Interviewing And Change Strategies For Helpers (6th Edition)
心理咨询师的问诊策略

（第六版）

谢丽·科米尔（Sherry Cormier）
［美］葆拉·S. 纽瑞尔斯（Paula S. Nurius） 著
辛西娅·J. 奥斯本（Cynthia J. Osborn）

张建新 等 译

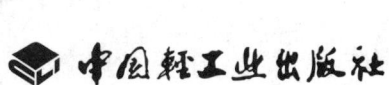

图书在版编目（CIP）数据

心理咨询师的问诊策略：第六版／（美）科米尔（Cormier, S.），（美）纽瑞尔斯（Nurius, P. S.），（美）奥斯本（Osborn, C. J.）著；张建新等译．—北京：中国轻工业出版社，2009.8（2025.1重印）

ISBN 978-7-5019-6927-2

Ⅰ. 心… Ⅱ. ①科…②纽…③奥…④张… Ⅲ. 心理咨询 Ⅳ. R395.6

中国版本图书馆CIP数据核字（2009）第062003号

版权声明

Interviewing and Change Strategies for Helpers, Sixth Edition
Sherry Cormier; Paula S. Nurius; Cynthia J. Osborn
张建新 等 译
Copyright © 2009 by BROOKS/COLE a part of Cengage Learning.
Original edition published by Cengage Learning. All Rights reserved. 本书原版由圣智学习出版公司出版。版权所有，盗印必究。

China Light Industry Press is authorized by Cengage Learning to publish and distribute exclusively this simplified Chinese edition. This edition is authorized for sale in the People's Republic of China only (excluding Hong Kong, Macao SAR and Taiwan). Unauthorized export of this edition is a violation of the Copyright Act. No part of this publication may be reproduced or distributed by any means, or stored in a database or retrieval system, without the prior written permission of the publisher.

本书中文简体字翻译版由圣智学习出版公司授权中国轻工业出版社独家出版发行。此版本仅限在中华人民共和国境内（不包括中国香港、澳门特别行政区及中国台湾）销售。未经授权本书出口将被视为违反版权法的行为。未经出版者预先书面许可，不得以任何方式复制或发行本书的任何部分。
978-7-5019-6927-2

Cengage Learning Asia Pte. Ltd.
151 Lorong Chuan, #02-08 New Tech Park, Singapore 556741

本书封面贴有Cengage Learning防伪标签，无标签者不得销售。

责任编辑：陈　珵　　责任终审：杜文勇
策划编辑：李蒨苒　　责任校对：刘志颖　　责任监印：吴维斌

出版发行：中国轻工业出版社（北京鲁谷东街5号，邮编：100040）
印　　刷：三河市鑫金马印装有限公司
经　　销：各地新华书店
版　　次：2025年1月第1版第16次印刷
开　　本：850×1092　1/16　印张：39.5
字　　数：800千字
书　　号：ISBN 978-7-5019-6927-2　定价：78.00元

读者热线：010-65181109
发行电话：010-85119832　　010-85119912
网　　址：http://www.chlip.com.cn　http://www.wqedu.com
电子信箱：1012305542@qq.com

版权所有　侵权必究
如发现图书残缺请拨打读者热线联系调换
241960J6C116ZYW

译 者 序

《心理咨询师的问诊策略》第四版和第五版中文译著分别于2000年和2004年在国内出版,自出版以来该书受到广大读者的欢迎。鉴于该书前两版读者反应良好,为了反映国外心理咨询技术的新进展,给读者提供最新资讯,值本书英文第六版出版之际,中国轻工业出版社"万千心理"及时引进、翻译出版了该书的最新版本。

新版的作者队伍更加强大、专业化,其内容与第五版在总体思路上没有大的调整。原书对内容的精益求精,使我们在翻译工作中也严加要求自己,以求奉给读者最好的作品。本书新增加的内容,使该书在介绍心理咨询和心理治疗的主要策略方面变得更加全面。

在过去的9年中,心理咨询和心理治疗等名词已不再为中国老百姓所陌生,而且随着经济生活的大幅改善,中国人对身心健康的要求变得更为强烈。心理咨询师、心理治疗师等专门为百姓心理健康服务的行业的兴起,充分反映了这一历史、文化深层的变化。我们为能够给中国的专业工作者和关心心理健康事业的读者,翻译和介绍《心理咨询师的问诊策略》一书,感到十分高兴。

本书在各种同类著作中,既强调学术理论性,又重视实际操作性,在两者之间取得了可贵的平衡。因此,该书在协助心理健康工作者提高咨询理论和咨询技能方面,帮助他们排解临床实践的困惑方面,以及间接推动心理咨询与治疗行业的发展方面,都发挥了特定的作用。目前国内图书市场上可供心理学工作选择的国外译著资料越来越多,出版社决定与国外差不多同步出版该书的第六版,足见本书的内容和中译文是受到国内心理学和精神卫生工作者的认可和接受的,也受到一般读者的欢迎。

感谢本书第五版翻译工作人员:黄秀琴、林石楠、陈芷妍、朱耀华、冯洁、吕建红、童永胜、陈波、王黎、高文斌。本书第六版翻译工作正是在他们的译著基础上进行的。

参与本书第六版翻译工作人员有:马敏、李明、赵欢;新增章节译文由张建新统校。

译 者
2009年3月

本书作者简介

谢丽·科米尔（Sherry Cormier）现在是西弗吉尼亚大学咨询、康复咨询和咨询心理学系的教授。她是西弗吉尼亚州的一名注册心理学家。她目前的研究和临床实践主要集中在进行咨询和心理学培训与督导，以及影响女性的有关问题。在咨询与督导中，她采用认知—行为、主—客体关系、身体—觉知等流派的方法，并且也遵从荣格心理学和人际心理学的取向。她还在美国咨询及有关教育项目认证委员会（CACREP）的硕士培训项目、美国心理学会（APA）咨询心理学博士培训项目的临床督导课程中任教。同时，她也督导博士生的临床实习，强调在实习中应用已获证实的各种助人方法，以及研究与咨询实践的结合。她有两个20多岁的女儿，丈夫是一位注册职业咨询师。

葆拉·S. 纽瑞尔斯（Paula S. Nurius）是华盛顿大学社会工作学院的一名教授。她在心理学和社会工作领域获得硕士及博士学位，致力于该领域的教学、实践及研究，尤其关注心理脆弱和遭受心理创伤的人群。她的研究主要关注咨询工作者的自我概念、临床推理和批判性思维，以及如何应对威胁和应激源，尤其是个人生活中的应激源，如亲友间暴力。纽瑞尔斯博士在硕士和博士培训项目中教授临床的实践、理论和研究。她负责一项由美国国家心理健康研究中心（NIMH）资助的研究生培训项目，该研究项目旨在促进心理健康及预防心理健康和行为方面的问题。她长期的兴趣在于促进临床实践与研究，以及各种与助人和社会服务相关联学科之间的相会交融。她常与丈夫和女儿一起，享受西北太平洋的户外生活。

辛西娅·J.奥斯本（Cynthia J. Osborn）是美国肯特州立大学咨询与人类发展服务研究生项目的副教授。她是俄亥俄州持照的专业临床顾问和药物依赖认证顾问。她的研究、临床实践和教学都侧重于从动机式访谈和焦点解决疗法的角度处理物质使用和咨询师督导问题。她的其他学术研究还涉及个案概念化和制订治疗计划的技能、心理健康实践中的毅力和韧性，以及咨询行业的领导力。她在心理咨询行业担任过各种领导职务，目前是《咨询师教育与督导》（*Counselor Education and Supervision*）期刊的联合主编。她和丈夫喜欢旅行、锻炼，并享受和爱犬鲁迪相伴的时光。

目　录

第一章　关于本书 1
　　想像一下 1
　　助人职业的实践核心 2
　　咨询概述 6
　　本书的结构 8
　　全球化 13
　　新千年里的信息科技 13

第二章　为咨询师打造基础 15
　　本章目标 16
　　有效咨询师的特点 16
　　影响咨询师的各种问题 21
　　本章总结 39

第三章　非言语行为 43
　　本章目标 44
　　求助者的非言语行为 44
　　如何处理求助者的非言语行为 52
　　咨询师的非言语行为 54
　　本章总结 57

第四章　建立有效咨询关系的促进因素 61
　　本章目标 62
　　促进条件 62
　　情感的客观现实：移情和反移情 70
　　工作联盟 72
　　关系变量与阻抗 74
　　适用于非自愿求助者的关系策略 77
　　本章总结 78

第五章　倾听技术 83
　　本章目标 84
　　倾听求助者的故事 85

　　四种倾听技术 86
　　为理解而倾听：释义、情感反映与
　　　基本共情 88
　　倾听中的各种妨碍因素 102
　　倾听不同群体的求助者 103
　　本章总结 104

第六章　影响技术 109
　　本章目标 110
　　实施影响技术的时机 110
　　影响技术对咨询师的要求 110
　　治疗中的社会影响 111
　　六类影响技术 111
　　本章总结 138

第七章　对求助者的问题、主诉与背景形成
　　　　概念框架和进行评估 147
　　本章目标 148
　　什么是评估 148
　　问题概念化的拉扎勒斯模型：
　　　BASIC ID 法 148
　　关于评估和认知行为疗法的理论假设 150
　　"环境之中的人"的模型 153
　　行为的 ABC 模型 156
　　对求助者问题的诊断分类 161
　　诊断的局限性：标签和性别
　　　及文化偏见 164
　　案例示例 166
　　本章总结 170

第八章　与求助者进行会谈评估 175
　　本章目标 176

II 心理咨询师的问诊策略

直接评估会谈	176
初接会谈和病史采集	176
精神状况检查	179
初接会谈与精神状况会谈中的文化问题	180
评估求助者问题的十一项内容	180
会谈评估中的性别及文化因素	196
问题评估中引导语的局限性	197
问题评估的对话示例：琼的案例	199
档案和记录保存	206
求助者的自我监测评估	208
本章总结	208

第九章 识别、界定和评价疗效目标 219

本章目标	220
疗效目标及其在咨询过程中的意义	220
咨询目标中的文化问题	221
疗效目标中的改变问题	222
疗效目标中的阻抗问题	225
识别目标的会谈引导	227
治疗对话示例：琼的案例	232
界定目标的会谈引导语	235
疗效目标的评价	243
疗效的维度：测量什么	244
选择疗效测量方式：如何评估疗效	245
何时测量疗效	250
案例示例：琼的案例	253
对话示例：琼的案例	254
本章总结	259

第十章 治疗计划与选择 267

本章目标	268
治疗计划：治疗的共同因素和特定成分	268
影响治疗策略选择的因素	268
计划治疗类型、疗程和模式的决策原则	275
治疗的成本效益	280
治疗计划和方法选择中的多元文化和性别问题	283
治疗计划与赋权同意的过程	293

咨询中的终止问题	297
对话示例：琼的案例	298
本章总结及以后各章介绍	300

第十一章 想象法和模仿法 305

本章目标	306
参与示范法	308
社会示范法的多元文化应用	311
参与示范法的对话范例	313
求助者想象法：评估与训练	316
想象法的多元文化应用	318
引导想象法	319
引导想象法示范	323
内隐模仿法	324
对话示例：内隐模仿法	329
本章总结	335

第十二章 再构、认知示范和问题解决 345

本章目标	346
再构法的过程	346
再构法的多文化应用	352
案例示例：再构法	353
案例示例：金一家	353
认知示范和认知自我指导训练法	354
对话示例：认知示范和认知自我指导训练	359
问题解决疗法	362
问题解决的跨文化应用	363
问题解决的六个阶段	366
案例示例：问题解决疗法	372
本章总结	373

第十三章 认知改变和认知重建策略 383

本章目标	384
认知治疗的发展	384
认知重建法的应用	386
认知治疗和认知重建法的跨文化应用	389
认知重建的六个组成部分	392
对话示例：认知重建法	407
本章总结	410

第十四章 压力管理策略 417

本章目标	418

压力与应对 418
　　应激压力下的文化与生活进程的
　　　　差异性 420
　　呼吸与压力的生理学 422
　　呼吸的步骤 425
　　隔膜式呼吸的禁忌症与不良反应 427
　　案例示例：隔膜式呼吸 428
　　应激接种预防治疗法：过程与使用 428
　　应激接种预防的七个成分 429
　　对话举例：应激接种预防 440
　　临床实践中的精神性 442
　　本章总结 449

第十五章 冥想与运动策略 455
　　本章目标 456
　　冥想的过程与应用 456
　　对不同群体的求助者应用冥想和放松 457
　　基本冥想 459
　　正念冥想的步骤 460
　　放松反应的步骤 462
　　冥想的禁忌症和副作用 463
　　案例示例：正念冥想 464
　　肌肉放松：过程与应用 465
　　肌肉放松的步骤 468
　　肌肉放松的禁忌症和副作用 472
　　肌肉放松法的变式 472
　　对话示例：肌肉放松法 475
　　运动疗法 477
　　本章总结 480

第十六章 暴露策略 491
　　本章目标 492
　　什么是暴露疗法 492
　　暴露疗法的理论背景 494
　　运用暴露唤起改变的途径 496
　　对各类求助者进行的治疗实践和研究 515
　　暴露疗法的研究现状 516
　　暴露疗法的对话示例：伊莎贝拉案例 517
　　本章小结 519

第十七章 自我管理策略 521
　　本章目标 522
　　自我管理策略的临床应用 523
　　自我管理的跨文化应用 527
　　有效自我管理策略的特征 529
　　为求助者设计自我管理方案的步骤 530
　　自我监测法的目的、监测的
　　　　应用和过程 532
　　自我监测的步骤 536
　　案例示例：自我监测 542
　　刺激控制法 543
　　案例示例：刺激控制 546
　　自我奖赏：过程和应用 547
　　案例示例：自我奖赏 551
　　自我偶像法 552
　　对话示例：自我偶像法 554
　　自我效能 557
　　自我效能感在跨文化治疗中的应用 564
　　案例示例：自我效能 573
　　本章总结 575

第十八章 处理阻抗的策略
　　方案凝聚疗法与动机性访谈 579
　　本章目标 580
　　阻抗、勉强和矛盾的心理 580
　　关于方案凝聚疗法（SFT）和动机
　　　　会谈法（MI）的研究 584
　　处理阻抗、勉强和矛盾心理 589
　　方案凝聚治疗 590
　　解构问题解决建构方案的对话示例
　　　　模型：伊莎贝拉的案例 598
　　动机性访谈 599
　　示范对话：肯定、共情、自主性以及在
　　　　求助者允许的情况提供建议：
　　　　伊莎贝拉案例 609
　　SFT 和 MI 在不同群体中的应用 613
　　本章小结 613

第一章

关于本书

想像一下

想象你自己是一个咨询师,正身处下面四种情境中。请用你的眼睛、耳朵和其他感官去体会其中所发生的事情。

情境一:一个14岁的男孩子充满挑衅地走进你的办公室。他被指控在自己家里放火,被法官"委托"来见你。男孩坐下后,抱着双臂,双脚交叉,眼睛望着天花板。你向他打招呼,他也不予理睬。

情境二:一个20多岁的青年女子走进来,眼泪成串。接着,她谈到自己感觉有多么难过。在过去的一年中,她有三个亲密朋友死于艾滋病;当她告诉父母自己是同性恋后,她也失去了父母的支持。

情境三:一对南美籍父子来找你,儿子大概有十几岁。父子两人非常不和,最初他们甚至不愿意在同一个房间里同你见面。初接电话记录显示,儿子要求更多的自由,而父亲不愿给予,于是他们不断争吵。

情境四:一个中年妇女走进来。她是由丈夫陪同前来的。她非常害怕走出家门,因此不再开车。你在谈话中得知,由于无力应付焦虑发作,她去年几乎完全把自己关在家里。为了不使她变换居住环境,她丈夫最近还回绝了一份待遇丰厚的工作。

现在请考虑一下,你在想象中如何帮助这些人,如何为他们进行咨询呢?你的感受如何?头脑中产生过什么样的想法?你听到或看到自己做出的反应吗?在想象中,你觉得自己的哪些行为会对咨询有帮助,哪些则有阻碍?你采用了哪些技巧与求助者进行交谈?你观察到求助者的哪些行为?这些观察又是怎样影响你的咨询的?怎样知道你所做的事情会对求助者有所帮助呢?

目前你要回答出上述问题还很困难。但当你阅读完本书,并获得大量实际练习经验及反馈意见后,你可能就会觉得这些问题变得简单了。下面将介绍本书的特殊之处及其主旨。

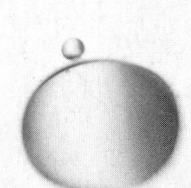

助人职业的实践核心

在本书出版后的20多年中,我们从读者和临床实践领域的不断变化中学习到了很多东西,我们的方法也因此有了进一步的发展。我们将使用当今的"实践核心"(包括职业领域的内部关联、外部关联以及相互作用)的概念,来说明本书的独特性质。如图1.1所示,临床实践知识主要内容之间的内、外关联共同界定了当今实践所需的核心领域。因此,本书将重点置于核心部分(在图中是由各种实践知识组成部分间的重叠区域来表示),以便为学习提供一个连贯而统一的临床基础。但正如图示,每个组成成分又都包括了更多、更具针对性的内容。读者根据自己的需要,可以进行更深层的探求。随着深入涉足某个具体领域,你们就会发现还要掌握其他领域的实践成分。要想掌握全部实践知识的内容,需要经过多年的实践训练和经验。不过,在开始的时候,你最需要掌握的是核心内容,以便了解各种知识相互间的关联,以及从实践和理论概念上加深对咨询实践的理解。

我们认为,对整体组织框架的了解将有助于你把各章学习到的内容进行整合。因此,我们先来简要地了解一下整体框架。

管理式医疗背景下的当今实践核心

管理式医疗运动对咨询职业的影响非常巨大。它的影响和意义在实践核心中始终在回响:带来新的道德两难困境,带来多样性的挑战,对核心实践活动产生影响(如何清晰表述问题和选择干预方法),当然还包括对于治疗效果和有效性的预期。本书回应了当今专业实践提出的各种现实要求,因此对上述各种问题给予了关注,并集中讨论在管理式医疗和有关服务系统中,进行恰当而持续实践活动所需要的各种治疗工具和策略。这种取向绝对不是僵化的,而是要求在咨询过程取得广泛的平衡(如在选择使用疗程短、有实证依据的治疗方法时,同时要考虑如何将干预方法加以调整,以便适用于不同文化求助者的需求及其所处环境的特点)。

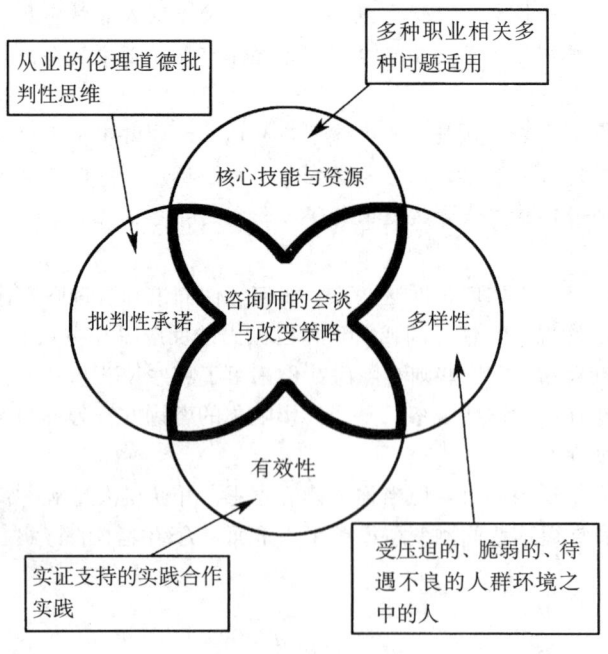

图1 当今的实践核心

专栏1.1　当今的实践核心：核心成分

核心技能与资源

多种职业相关

本书已经长期在多种学科的课程中使用。因此，本书的目标之一是通过关注多学科共有的知识和技能，以指出当前实践中日益趋向多学科的性质。这提供了广泛关联、跨越训练背景的实践训练，也提供了建立专门化的内容的坚实基础。提供助人服务的工作设置的范围确实是多得可怕——只举少数例子来说，就有学校、健康服务机构、社会服务和心理健康中心、家庭服务中心、教养机构、收容机构以及独立诊所等。我们将会把咨询师、从业者和临床工作者以及求助者和接受服务者这些词语等同交换使用。这些词语使用足够广泛，适用于许多设置和服务名称。我们知道这些术语在你自己的环境和临床实践体系中可能有所不同，因此建议你可以调整学习活动，以便使其更充分地符合你自己的需要。

本书主要关注各种咨询技能在咨询师与求助者二人关系之中的应用（但不局限于此）。但是，其中的许多技能和策略也可应用于其他的咨询形式，例如小组工作、案例协调和辩论、伴侣和家庭咨询，以及环境或组织干预等。事实上，我们期待着你根据本书讲述的核心知识和技能，增进技能在其他形式或专业领域中的熟练应用。

多种问题适用

证据显示，在学生进入临床实践职业后，这本书还会保留在他们的个人书库里，原因是由于本书的内容对不同群体、不同实践环境和咨询模式（如伴侣、家庭、小组）等都具有广泛的适用性。我们对于模型和策略的选择，更多地反映了认知行为的理论框架。被选入本书的各种实践策略均假定人是积极地追求意义的，他们不断地与生活中的其他人和环境发生互动；而人们对意义的追求、与情境的互动以及自身的目标、价值观、情绪和动机等，都是需要在咨询中加以考虑的"热"因素。

选进本书的干预策略都具有一个共同的理论基础，即人类的思维、情感和行为是他们与生活环境的日常互动过程中相互关联的方式。当然，了解其他更多的理论取向，也是很有用处的。因此为了你们受益，我们列出下面的阅读内容，以概括地介绍咨询理论中的各种主要流派。我们还列出有关认知行为理论及其干预方法的阅读内容，并显示其演变过程（例如，囊括更多的热因素、更加情境化、更少理性主义等更多默想性的），其所受到的批评及其局限性等。我们不是简单地重复这些很容易就获得的阅读内容，我们的目标是要关注体现在实践核心中的改变策略——即受到跨学科广泛应用和承认的策略；能够用于各种问题类型、不同服务环境和多样性的求助者的具有广泛适用性的策略；能够使求助者学习某种策略以及使他们能够进行长期自助的理由；显示策略具有在各种助人情境有效并可进行推广的实证基础，虽然各种策略并不完美（参见第十一至十八章）。

批判性承诺

从业的伦理道德

从事助人职业的工作者要认真对待自身的使命、角色和责任，要以伦理道德标准的形式来制定出各种实践的指导原则。我们提供了一些有关职业伦理道德指导原则的网站，这将有助于你更好地了解在不同的指导原则体系中，哪些是共同具有的，哪些是有相互区别的。我们也将直接讨论实践的伦理道德（第二章）。但伦理道德原则并不是一个独立的因素，它与批判性思维等其他批判性承诺相关联，也与实践中的其他维度有关，如多样性、信息科技、有效性以及管理式医疗模式等背景因素。因此，关于伦理道德的内容将不仅出现在第二章，也会在本书各部分中得以体现。

实践核心中伦理道德的多面性也体现在，当前出现了多种理论模型，以帮助咨询师在应对两难困境时进行思考，如 Hansen 和 Goldberg 关于道德原则和个人价值观的七分类矩阵，临床和文化因素，伦理道德的专业规范，机构或雇方的政策，联邦、州和当地的法令，规定和规则以及判例法等。如同学习其他批判性承诺一样，我们鼓励学生以一种主动、宽阔的视角来看待伦理道德问题，并为此提供了各种阅读、练习和实际案例，以激发学生对伦理道德问题进行思考，并培养预见和解决伦理道德有关问题的技能。

批判性思维

近些年来，人们越来越强调反思性和批判性思维的重要性，不仅在临床决策是如此，而且涉及到各种实践活动；不但对于个人案例的处理十分重要，而且对于团体案例咨询（如案例讨论会）、制定干预计划以及服务机构的政策制定等也很重要。批判性思维包括对理念、论点、信念、标准、信息、解释、选择和行动等进行仔细的考查，以便评估出它们的优势和局限，并形成合乎逻辑的问题架设框架和答案。批判性思维要对（自己、他人和环境）进行审视，但也需要对创造性、开放性以及对复杂性、模糊性和差异性的容忍力进行审视。这也是我们提供案例和练习，并鼓励你与同学、同事一起进行培养技能和反思活动的部分原因。应当把批判性思维看成是一种可以进行学习的技能（或一套技能），但这种技能必须要在有反馈的条件下进行练习，才能逐渐精熟、日臻完美。

我们参考了大量文献，并为各种证据、理论和观点提供了来源，这使你能够对本书和其他人观点的优缺点进行自我判断。这样做是因为我们力图在写书的过程中也遵循着批判性思维。大多数咨询师都以极大热情和真诚投入自己的工作，但历史和研究不断地告诉我们，这种投入并不足以保证在咨询中不出现偏差或错误，确保能够提供有效的帮助或防止做出不当或伤害性的咨询实践。我们将讨论的批判性意识，是批判性思维的一种形式，是对人们之间存在的权力关系、共性和差异性等社会与环境因素的外部显示出来的意识。仅仅通过一段文字或一节课的学习，是难以获得批判性意识的，因此我们会在整本书中不断

地要求你思考有关咨询的背景、差异性和共同性等问题。

多样性

受压迫的、易受伤害的、待遇不良的群体

随着社会变得更加多元文化，咨询工作者比以往任何时候都要更加意识到群体多样性的重要性。我们通常都依靠有关多样性和分歧呐喊的大量信息（如女权主义和多元文化的声音等）来增进我们对不平等以及不平等性对咨询师和求助者造成影响的意识。除了要能够为求助者面对的多种问题找到恰当的咨询策略，你还应该能够对于多样性的求助者群体，仔细而敏感地选择和应用各种咨询技能和策略。你自己可能具有同性恋取向，信奉犹太教，处于中产社会经济水平，是一个男性；也可能是一位非洲裔、正直而信奉清教的上层社会经济水平的女性，但你的求助者无疑在文化背景上可能与你存在着许多差别，如年龄、文化、民族、性别、语言、残障、种族、性别表现、性取向、宗教和社会经济水平等因素。即使你与求助者具有许多相似的背景，你也必须要考虑到他或她所具有的独特之处。

尽管我们无法指出处理所有多样性因素的最佳方式，但我们需要认识到这些因素的存在，并认识到本书介绍的许多咨询技术和策略是根据西方文化中欧裔男性建立的，它们可能不会适用于或者能够足以帮助所有求助者。正是出于这些原因，在本书的案例示范和实践练习中，我们在描述案例时常常都会列出求助者的文化参照特征，如种族、民族、性取向、性别、年龄和躯体/精神状况等。多样性是第二章的重点内容，但它作为实践核心的一部分，我们将在本书始终贯穿有关多样性问题的讨论，如在对多样性求助者的会谈和改变策略讨论中，将提供各种实例和文献证据。

环境之中的人

对多样性的关注不只限于对群体间差异的关注。本书更关注于对个体进行的直接的临床实践，帮助他们在处理具有压力的生活环境时获得控制感，并使他们和环境资源在生活中产生所期

望的变化。尽管全面讨论生态学过程或环境的干预方式超出了本书的范围，但我们将保持一种"环境之中的人"的视角。要持续关注处于背景之中的问题以及环境如何影响问题和解决方法的方式，其重要性我们如何强调都不过分。我们始终强调，咨询师要意识到求助者受到自己所处环境背景的影响，如家庭、邻居、工作、文化和认同群体、宗教和国家等，也受到那些在物质、空间、信息和社会政治资源上的差异的影响。

我们讨论环境问题以及人与环境之间的相互作用（重点参见第七至十章），并提供大量相关的参考阅读，以帮助你进一步培养出改变环境的技能。"环境之中的人"的观点也是我们讨论的认知行为策略中的重点。认知行为策略日益反映出一种生态学框架，即将个人内部的心理功能（问题思维、问题情感等）与个体的历史和当前背景联系起来，其中还包括要关注以下的因素，如知觉及其个人意义、适应和不适应的人际相互作用形式，以及利用学习原理和重要的他人作为资源来开始和坚持在环境中可以做到的改变。

有效性

证据支持的实践

当今的实践在可靠性方面受到规范要求和伦理道德期望的高度影响。使用经验支持的实践方法与基于证据的决策，已经成为对培训资格和工作场所要求和期望的一部分，虽然这种要求并非没有问题。我们预期在未来几年中，临床实践会受到以下因素（积极或消极）更多的影响，如为咨询实践的决策和效果出示证据的压力、实践指南的建立和使用、对干预方法的广泛适用性（如某项干预方法对不同求助者和不同情境都有效吗？）的关注以及咨询措施的功效。

我们将探讨某些因素在此方面的平衡作用，尤其是在第九章和第十章中。我们也将为你提供一些有帮助作用的实用方法，如那些经过实证检验的会谈技术和改变干预策略，策略的详细行为描述，与当前干预方式有关的最新文献，以及为满足当今实证要求而为学习者设计的具体工具（见第十一章到第十八章）。同时，我们也希望你能认识到，对经验实证效果的追求存在着现实局限性，因为人们不断需要新的工具（如质性的、对背景因素敏感的测量手段等），而且不断在改进和发展更多、值得特别考察的干预方式。

合作性实践

求助者需要在生活中做出的显著而持久的改变，远远超出在正式治疗会谈情境限制中可以取得的改变。合作反映出一种道德承诺，即注重求助者自我决定和知情参与；也反映出一种心理教育倾向，即治疗要建立在求助者自身的优势基础上，要与求助者和其他资源提供者一起达成求助者治疗目标，要协助求助者持续努力做出改变；以及一种非常实际的认识，即有效的咨询依赖于与求助者的合作和共同努力。我们始终认为，求助者在现实中最了解自己的需要，最贴近自己的处境。尽管这种接近性为求助者带来了挑战，但咨询中重要的是求助者要讲出他们自己的信息、视角和网络，要让求助者以"环境之中的人"的角色，成为追求自己发生变化的主动者。

上述这些原则成为指导本书内容选择的根据，如潜能取向的评估（第七章和第八章）、强调有效倾听的技能（第五章）、促使求助者在咨询各阶段中进行参与的策略（第三章到第六章），以及注重那些容易传授、容易进行练习并根据实际需要适当调整的咨询策略（第十一章到第十八章）。我们也鼓励你对如何将本书或其他教材中各种练习、阅读参考和有关资源与求助者共享进行思考。合作性还包括在当今的实践情境中，如何与其他专业工作者协同（由不同学科和不同经验背景的咨询师组成咨询小组），以及如何在实践核心的"交界面上工作"的需求。例如，在对高危家庭进行帮助的一组咨询师中，可能包括了儿童心理咨询师、家庭治疗社会工作者，可能还包括心理学家（如果需要测验）或精神病学家（用药治疗）、职业工作者、案例协调人及其他的专业人员（翻译、残障、暴力、化学依赖、学校联络等方面）。

让我们围绕一个案例，考虑其中涉及到的实践核心的多个水平：求助者是一位穷困的土著成年人，曾遭受严重的性虐待，有时表现出以操纵他人为目的的自杀尝试。一位有执照的心理学家对她进行了最初的10次治疗，此时管理式医疗组织（MCO）拒绝对求助者继续进行治疗。在求助者知道这个决定以前，刚好经历了一次自杀危机。她给负责治疗的心理学家打来了紧急电话，要求在当天进行一次治疗。在会见求助者之前，心理学家试图让管理式医疗组织准许至少再进行一次治疗。但是常务案例管理人员和部门督导都正在休假。临时的案例管理人根据对求助者的有限了解，坚持认为这次自杀危机仍然是一种操纵性的表现，而拒绝准许心理学家再增加治疗。

无需多说，这案例涉及许多因素。对实践伦理道德的担忧和批判性意识等与文化多样性考虑交织在一起。例如，导致社会经济地位低下的有色人种被视为病态、他们的生活背景根本不考虑因而很少得到心理健康系统服务的各种因素，在这个案例中是否仍然在起着影响作用？有什么方式可以让这位临时案例管理人能够对这名求助者有更多的了解，从而使其对此案例做出不同的解释？此案例中确实隐含着若干当前的和先前的问题。如能否将多种专业资源的思考范围扩展到也考虑多元文化？在确定求助者的主要问题并选择相应的改变策略时，这案例最初是如何建构的？在处理这个多重问题的案例中，是否还存在着其他具有实证基础、更为合理的治疗方法可供选择？从合作性的工作理念出发，是否还存在其他的方式，使咨询师能够与求助者（若可能的话，与她的支持网络）一起，共同解决各种局限，找出求助者身上的潜能（包括求助者迄今为止在治疗中的获益），并建立起紧急情况或长期的帮助资源？显然，并没有简单的解决方式，各种方式在多个层面上相互关联着。意识到种种关联，有助于咨询师以不同的方式去思考求助者和各种方法的选择，并能真正代表求助者的利益，灵活多样地开展咨询工作。

咨询概述

职业咨询师要能帮助患者或求助者，探明并解决他们提出的各种问题和困难。咨询过程由四个部分组成：（1）有人寻求帮助；（2）有人愿意给予帮助；（3）并且受过专业训练，能够提供帮助；（4）有特殊的环境使咨询（给予、接受帮助过程）能够进行。

我们认为，咨询过程可分为四个主要阶段：
1. 建立咨询关系
2. 评估及确立目标
3. 干预策略的选择与实施
4. 评估与终止咨询

在第一阶段里，咨询师要与求助者建立起一种有效的治疗关系。其方法主要来自于罗杰斯的患者中心或以人为本的治疗方法，以及近期的社会影响论和精神分析学说。第三章到第六章将描述在这个阶段需要的各种咨询技能。建立良好关系基础的潜在价值是不可忽视的，因为它是咨询过程中的特殊组成部分，表明咨询师关心求助者，并将其视为独特而值得关注的人。对于求助者来说，良好关系能帮助他们对咨询师建立起足够的信任，以便最终能够揭示、展露出自己的内心世界。对于有些求助者来说，能与咨询师建立起这种关系就已经足够了，已经可以很好地解决自己的问题了。而对另外的求助者来说，关系的建立只是他们在治疗中寻求各种选择和变化的必要条件，而不是充分条件。他们需要咨询师采取进一步的治疗活动或干预措施。

咨询的第二个阶段（评估及确立目标）常常与建立关系阶段同时或稍后进行。咨询师在这两个阶段中，要帮助患者研究、了解自己和自己的问题。评估问题能使咨询师和求助者更全面、深入地了解究竟发生了什么事情，究竟是什么促使求助者前来进行咨询。评估中所获得的信息对于规划咨询策略极具价值，而且还可以用来控制求助者的阻抗心理。评估策略将在第七章和第八章中讲述。找出问题和困难后，咨询师与求助者还要一起制定预期目标，即求助者希望通过咨询得到的特殊结果。预期目标同样可为规划咨询策略提供有用的信息（见第九章）。

在咨询的第三阶段（策略选择与补充）中，咨询师的任务是促进求助者领悟并做出相应的行为。领悟是有用的，但仅靠顿悟的作用是不够的，其作用远不如在顿悟基础上，再将顿悟转化为特定行为的联合作用。为了达到这一结果，咨询师与求助者要在评估资料的基础上，选择并安排好行动计划或干预步骤，以使求助者取得预期目标。制定干预步骤时，重要的是选择那些与问题及目标相关联的策略方法，而且不要让所选择的策略与求助者的基本信念和价值观相冲突（见第十章至第十八章）。

咨询的最后一个主要阶段（评估阶段），包括评估咨询师干预措施的有效性以及求助者朝向既定目标的进展情况（见第九章）。这种评估有助于使你知道何时需要中止治疗以调整行动计划。此外，求助者在转变自己的过程中很容易失去信心，而评估结果可以提供可见而具体的进步的迹象，也常常会使他们感到鼓舞。在最后一个阶段进行评估会不经意地暗示出，咨询已接近结束，需要进行疗效评估了。而如果我们在建立合作、治疗性的关系或者理解求助者的观点时，没能获得有效的进展，我们就应当立即意识到这一点。实际上，在整个咨询过程中，我们需要、也应当进行明确的疗效评估，并与求助者分享我们的观察结果，以此作为合作的咨询关系的一部分。

事实上，四个阶段之间存在着互动与交叉。换言之，虽然咨询过程每个阶段的重点不同，但各阶段中的所有元素始终都贯穿于整个咨询过程。Waehler 和 Lenox 指出：“咨询的参与者并不像阶段划分暗示的那样，陆续地经过每个阶段，最后才到达评估阶段。”每个阶段都与其他阶段相联系，比如，即使咨询到了干预阶段，咨询师与求助者建立良好关系仍然很重要；同样，关于咨询终止的讨论也可能在较早的关系建立的阶段中就进行。

咨询过程分为不同阶段，而咨询师成为专业人员的过程也分为不同的阶段和主题，如参加培训、接触求助者、获得督导经验等。Skovholt 与 Ronnestad 曾考察咨询师职业的终生发展，该研究获奖并已经以专著形式出版。他们发现一个人由选择咨询作为职业开始，到成为经验丰富的咨询师要经历八个阶段。这八个职业发展阶段如下所述。Skovholt(2001) 扩展了咨询师职业发展阶段以及有关因素，期待培养出"富有弹性的从业者"。

1. 常规阶段
2. 专业培训的过渡阶段
3. 模仿专家阶段
4. 有条件的自主阶段
5. 探索阶段
6. 整合阶段
7. 个性化阶段
8. 完善阶段

与咨询阶段类似，这些职业发展阶段之间也是相互关联的。咨询师在每个阶段都有最关注的主题。例如，初学咨询师必然更关心技能的培养，而不是个人的咨询特色，他们也更可能去模仿他们所见到的专家教师或督导的行为。随着职业化过程的进展，新的主题和关注点会不断产生。

我们指出这一点的原因之一，在于本书将特别强调认知-行为的理论及其实践模式。有证据显示，在职业发展的早期阶段（比如在学习本书的课程时），详细的知识以及在应用和适应各种实践方法中获得初步机能的机会，能够满足学习者的需要，满足他们希望成为有效的咨询师并体验自己胜任能力的要求。因此，虽然在今后长期的专业发展中，你需要熟悉更为广泛的咨询实践模式以及它们的优势和局限，但对刚入道的学习者来说，我们会更为强调咨询中的核心工具和技能。

出于以上原因，我们侧重将认知-行为的理论取向作为论述咨询策略的重点；另外的原因也在于，该理论取向与前述实践核心的优先顺序相一致。两位重要的实践理论家，普洛查斯卡（Prochaska）和诺克罗斯（Norcross）曾经说过，认知-行为疗法是目前增长最快的疗法，也是被研究最多的疗法，按照这种增长速度，它将是未来五年中最主要的疗法。该疗法流行的某些原因在于，认知-行为框架对心理治疗的努力整合、注重实证评估并注重各种心理教育方式（例如自助形式、网络形式以及计算机辅助媒介形式等）。多元的心理教育方式使求助者能更容易地直接接触到心理咨询。而且认知疗法通常还与其他疗法进行了融合，这十分符合当前取各家之所长建立整合治疗模型的尝试。这种融合的策略在美国以外的国家也很流行（为咨询评估提供了更为广泛的文化和背景视角），并且在治疗严重和长期的障碍中的应用也正在增加。

尽管上述因素使我们侧重于认知－行为策略，但各种实践方法都有其缺陷和局限，而我们也无意执着于某个单一的取向。目前估计存在上百种疗法，而对这些疗法一一论述是不现实的。当然，通常视为核心疗法或疗法组合的数量还是相对有限的。普洛查斯卡和诺克罗斯对各种核心疗法的主要原则进行了系统的综述，并提供了批评意见和案例。在他们的综述中包括了如下理论取向：

1. 精神分析
2. 阿德勒学派
3. 存在主义
4. 以人为中心
5. 格式塔（完形）
6. 人际取向
7. 暴露与满灌
8. 行为取向
9. 认知／认知行为
10. 系统取向
11. 性别与文化敏感取向
12. 建构主义
13. 整合与折衷主义

会谈与改变策略相结合

尽管会谈和改变策略由于时间的关系，常常被安排在不同的咨询过程中，但它们是相互联系在一起的，在整个咨询过程的各个阶段彼消此长。我们没有将会谈与改变策略分成两本书，而是在本书中将两者结合起来，以便于使用时彼此协调；同时我们还将对实践知识的学习与增进技能培养的练习结合起来。

在本书的前六章中，我们将介绍"基本技能"。这些基本技能包括非言语行为、关系条件及言语反应等。无论咨询师具有怎样的理论倾向，掌握这些基本技能都十分有用。这些内容包括咨询师与求助者的非言语沟通模式与行为；促进性的关系，共情、真诚和积极关注等条件；与倾听和传达基本共情或交互共情的微技能。这些也关注于咨询作为人际影响的过程以及增进影响基础的三种关系因素：专业性、魅力和可信任性。随着将咨询扩展为一种发生影响的过程，我们也将介绍与影响、挑战和传达高级或附加共情有关的微技能。

最后，我们希望你通过本书的学习，能够获得一些实际训练经验，这将有助于促进你的个人成长，培养各种咨询技能，并掌握评估自己咨询有效性的各种方法。个人成长是这三个领域中最难以把握和界定的一个。尽管本书的主要内容不是关于咨询师的自我发展，但你在本书的某些部分仍可以进行自我探索活动，包括进一步完善实践工作模式以及作为咨询专业人员的身份角色。我们也鼓励你寻求更多的体验，征询他人对你的反馈意见，以便了解你自己、你的优势和某些可能干扰咨询的行为。这些体验可以是课堂活动、反馈、成长小组或自己接受个体咨询。许多文献资料都显示，咨询师个人的热情、共情和积极关注对求助者的转变能起到良好的作用（参见第四章）。如果你具备了这些与人建立关系的条件，你在运用本书所介绍的各种咨询技能和方法时，就会增加咨询的效果。

总之，这是一本关于如何实际应用相关咨询技能与策略的书。本书对理论及研究概念涉及不多，因为有许多专著和文章对此都有很好的论述；我们相信将知识与技能培养结合在一起会对你的专业发展很有帮助。

本书的结构

我们采用了促进学习的方式撰写本书，以使读者能有机会练习、测查自己学到的咨询技能。每章都由这样几个部分构成：本章简介，本章目标，含有各种范例、练习及反馈信息的章节内容，本章课后测验以及会谈角色扮演、评估练习等。曾实际考察过本书内容的人发现，运用本书所列的各种咨询练习材料，会使他们有参与感，并能融会贯通书中讲授的内容。你可以自学本书，也可参加团体学习。如果觉得某个练习需要多练几遍，那就去做好了。如果某些内容你已经很熟悉，那就跳过它们。每一章的练习及自我测评成绩，是你学习该章内容进度的一个指标。下面我们简单解释一下章节的构成。

本章目标

我们写每一章时都设定了某种目标，每个主题都有许多与之相关联的概念和技能。我们认为与读者交流的最佳途径就是让他们了解我们的写作意图，所以在章节简介中我们都安排了"目标"一节。目标清单列出了该章要学习的主要内容。学习目标与在咨询中设立目标的作用是相同的，它们使你明确最终结果，并可依此评判自己学习成绩。比如，第九章的目标如下：

1. 操作行为，或将要学习并掌握的东西
2. 操作水平，或表现该行为的程度和频率
3. 操作条件，或表现该行为的环境及情境

目标第一条指明你要学会什么或表现出什么行为，第二、三条则涉及对操作的评价。目标的评价，如操作水平，似乎过于琐碎。但是，所设目标越具体、越容易控制，则越能促进操作和学习。将目标放在每章的开始部分，使你一开始就知道学习的内容以及如何评判你自己的学习成绩。如果你认为现在就看一看目标部分会有帮助的话，那就请翻到第二章的开始部分。

学习活动

反映章节目标的学习活动穿插于每章的内容里。学习活动由范例、练习及反馈三部分组成。利用学习活动有几种途径。许多练习活动要求你记录下自己的反应，这些记录可以帮助你或你的教师检查学习的准确性。拿出一张纸来，记录下自己的反应。或者你也可能更喜欢仔细反思某一次活动，并考虑自己的反应。

有些练习活动让你想象自己正在某个情境中做着某件事，引导你进行内隐学习。我们认为，这种大脑训练形式有助于你在某类情境中做出咨询反应。内隐学习无需笔录反应，但如果在活动完成之后，记下几条能够对你有所帮助的话，那就这样去做。你自己是决定如何进行练习的最佳裁判。

很多练习，尤其是前七章中的练习，多是认知自我引导式的。它们能帮助你不仅要牢记咨询技能的内容，更要将它们加以内化。一些研究暗示，在技能获得学习中非常有效、常用的微观训练法（如示范法、复习法、反馈法等）系列中，还应加上认知自我引导法。认知学习策略特别有助于你以自己的方式或你觉得"有意义"的方式去学习和掌握技能。

角色学习活动涉及到一种比记录反应或内隐学习更直接的练习。设计这种"学习活动"，是要帮助你在模拟角色会谈咨询中运用所学的技能。角色扮演活动有三个人物或三种角色：咨询师、求助者及观察者。活动中要变换角色，使每个人都能从不同的角度体验咨询过程。扮演咨询师时，就要按照指导语练习咨询技能，它提供了在模拟情境中磨练技能的机会。求助者的角色则要求扮演者在模拟过程中接受咨询。

我们提醒大家注意：在学习活动中必须平衡考虑可能存在着的目标冲突。例如，其中一个目的是，利用像角色扮演这种接近真实咨询情境，加强在督导下的训练，并提供反馈和应用技能的经验。但是，与此同时必须考虑到伦理道德问题。例如，如果扮演求助者的人讲述真实的担忧或者有强烈感受的事情，这可能有助于加强角色扮演的真实性。但另一方面，在这种情境下的自我暴露无法保证隐私性，而且可能为扮演者带来不适，或者影响教师和同学以后对扮演者的评价。也有人建议使用其他方式，例如请演员扮演求助者。当然这种方法也有自身的困难与平衡问题。

我们建议在进行角色扮演或其他涉及隐私和脆弱性的培训练习之前，先进行小组讨论。无论使用什么练习方法，都要确立出明确的基本规则和保护措施。扮演求助者角色的困难也提醒我们，真正的

求助者在咨询过程进行自我暴露和自我整理时所感受到的困难和脆弱。我们不建议要求学生进行自我暴露，或者不恰当地促使牺牲个人需要换取学习回报，而是建议做出明智决策，以确定如何恰当地、最大程度地利用体验性练习和其他应用培训练习。无需多说，我们假定，无论在参与角色扮演、案例讨论、小组督导还是其他这类活动中，你都会赞同要采取保持敏感性和保护性的专业措施。

角色扮演练习中的第三个人是"观察者"。这是一个非常重要的角色，因为它可以培养和提高观察技能，而观察技能是有效咨询的重要组成部分。观察者要完成三个任务。第一，要观察模拟练习的全过程，搞清楚"求助者"做了些什么，"咨询师"如何做出反应。当咨询师练习某一技能或策略时，观察者还要判断他使用这一方法的优点与局限性。第二，在练习过程中，只要学习活动需要，观察者就可在任何时候提出建议，比如，咨询师"卡壳"时或者做了过多无用的行为时，观察者都可提建议。就这一点来说，将观察者当作咨询师的另一个自我，是大有裨益的。这样，观察者会更投入，会给咨询师提供更多意见，帮助他更好地抓住中心问题。当然，重要的是，观察者不要代替咨询师。观察者的第三项、也是最重要的任务，是向咨询师的扮演者反馈意见，告诉他练习中技能掌握的好坏。也可向求助者的扮演者提供类似的反馈信息。

提供有用的反馈信息本身也是一项咨询需要的技能。角色练习后的反馈与角色扮演过程同样重要。虽然每个人扮演咨询师后都得到反馈，但"负面的评价"仍会令人难以接受。反馈信息令人接受的程度，取决于观察者如何表达它们。我们鼓励你利用提供反馈的机会，练习使用建设性、有教益的方式表达反馈意见，并让反馈意见具体而确切。记住，反馈是要帮助咨询师的扮演者通过练习学会更多的东西，不要用它来分析扮演者的个性或生活风格。

但反过来也是有问题的。反馈如果过于美好或者过多假定（如对咨询师的意图），可能会没有任何用处。扮演观察者和求助者的同学可以用提出疑问的方式提供反馈，询问咨询师在角色扮演中采取的决定或方向的理由或基础。这种练习过程的讨论对于获得自我反思和批判性思维的技能极为有用。建立一种尊重、具体而建设性的气氛，也有利于更加深入地讨论在角色扮演中自然发生的各种问题，例如伦理道德难题或不确定性。

再有一种学习活动要求两个或多个参与者互相教授各种咨询方法。我们建议你与伙伴们互教不同的策略方法。如，A教B内隐示范法，B教A肌肉放松法。"学生"可以获得关于应用新技能的反馈——例如，B练习A教的内隐示范法，而A演示B教的肌肉放松法。学习的方式多种多样，而这种技术可以使学生利用教授/示范/反馈途径来学习，以及利用观察/应用/反馈后再次尝试的途径来学习。

学习活动中反馈的作用

本书大多数章节学习活动后都附有反馈表。例如，做完一项有关识别会谈咨询过程中出现正反例的练习活动后，其反馈表随即指出哪些例子是正面的，哪些是反面的。在反馈表中，我们还试图讲明咨询反应行为背后的理论假设。反馈表包括多种可能的反应行为。提供反馈表的目的，不是让你知道某个练习活动的"正确"或"错误"答案，它列出的各种可能反应为你提供了编码、评判自己反应行为的指导工具。因此，我们希望你将反馈表看成一种反应行为可能性的信息源；如果你的反应与表中的不一样，你也不要灰心。我们并不期待你做出一模一样的反应。你的某些反应可能与反馈表所列反应一样好，甚至更好。篇幅所限，我们无法将每一种学习活动的所有可能反应行为都列出来。

在书中找到学习活动与反馈部分

我们说过，每一章的多数学习活动后都伴随着对应的反馈表。通常练习活动与相关的章节内容安排在一起，而不是放在每章的结尾部分。这样的安排使你有机会及时练习和运用刚刚学到的内容。对应的反馈表则印在练习活动后面的一两页上，因而当你做练习活动时，不能同时查看反馈表的内容以帮助自己确定应做怎样的反应。我们相信这样的安排会促使你更独立地学习，并培养出信赖自己的知识和技能的习惯。但这样排版存在一个潜在问题，即读者较难找到与某个学习活动相对应的反馈表。为了减少寻找难度，我们为学习活动和反馈都一一对应编了号。

课后测验

每章后面都有一个课后测验。它包括与该章应掌握的知识和技能有关的问题和练习。这些测题是为了帮助你准备资格认证的考试。

因为读者学完该章内容后才来回答这些问题，故称为本章课后测验，用来评估你接受培训后的学习成绩。测验中的问题和练习呼应了该章的目标。如果目标要求你从一个句子或案例中找出某个反应，那你就要取出纸笔记录下你的答案。而如果目标要求你依照某个角色做出反应，评估部分就将建议你如何通过角色扮演来评估自己的成绩。另外一些评估练习则要求你做某些事情或进行某种体验，以增强你对所学概念和技能的感受程度。

课后测验的主要目的在于帮助你测评自己的能力，方法是依照评判结尾处的反馈测查表检查自己做出的反应，如果两者差距较大，评判则指出了你在哪些方面的学习还存在问题。要解决出现的问题，你可能需要复习该章节的有关内容，重做有关的练习，或者请指导者及同事给予帮助。

角色扮演评估

在实际咨询中你必须用口头语言而不是书写文字表达出你的技能。为了使你能评估自己运用技能的程度，多数章节的最后部分都提供了角色扮演评估练习。练习要求你在一个结构化的情境中扮演咨询师，面对求助者展示某种咨询技能。你的成绩可由角色扮演测查表来评估。表中列有与某种技能相关联的步骤及可能的反应。当然，测查表只能用于学习指导，在实际的咨询中，你要永远根据求助者及周围情境的具体情况来变换咨询策略。

有两种评估角色扮演成绩的方法。可以让指导者或同事一边观看你的咨询活动，一边对照测查表。没有他人在旁边时，就自己评估自己，将自己的角色扮演谈话进行录音，然后对照测查表进行评估。还可以让"求助者"提供意见。如果第一次没能达标，你就要多做些附加练习。下面的一节说明了对附加练习的需要。

附加练习

你可能会发现某些技能很难第一次就学会。人们常常因为没能如想象的那样第一次就掌握一项技能而感到沮丧和失望。那么我们来问问这些人，你们是否对求助者也抱有同样高的期望？人们很难迅速而简单地摆脱掉咨询中无用的行为并培养出有用的行为。幻想第一次就通过所有测验是不现实的。必须在尝试许多认知和行为练习之后，你才能自信地应用各种技能。有时你可能要不止一次地反复进行学习活动和章节末尾的练习。

使用本书的几点注意事项

尽管我们相信本书的结构会有助于你的学习，但我们仍希望你在学习本书时考虑以下几点注意事项。为使你更容易掌握咨询技能，我们尽可能精确、系统地对各种技能及策略进行定义，但我们并不希望这些定义和指南被当做教条来使用。

同样的，一种改变的策略不一定适合所有的求助者。当你的咨询经验积累的越来越多时，你将会发现，在接受一种咨询改变策略时，没有两个求助者是以同样的方式、同样的速度、达到相同的疗效的。因此，在选择治疗策略时，应当参照以往有关治疗策略如何被实际应用的文献。同样重要的是要记住，每个求助者都会以自己独特的方式对治疗方法进行反应，而且咨询时的变化条件也要求对治疗方法进行相应的调整。总之，你不仅需要了解任何一种治疗策略的潜在适用性，而且还要能够变化干预措施，以适应具体的求助者和治疗情境。学习完本书后，我们希望在面对不同的求助者，如患有抑郁、焦虑情绪、或者不那么自信的求助者，你应该能够选择出恰当的治疗策略来帮助他们。那时你可能也会意识到，本书所列举的应用各种治疗方法和策略的案例，不一定在你自己的咨询活动中有多大的帮助。

本书提出的各种定义、描述和案例为读者进行评估会谈、建立关系同盟、和选择治疗策略，提供了方法依据和理论基础。但千万不要将它们看成为一成不变的教条，特别是将技能应用于实际咨询过程中的时候。如果书中介绍的内容在实际咨询过程中没有疗效、或者不能很好的适用于咨询参与者和咨询情境（包括咨询师本人的个性和风格），那么你就应该对之进行调整，创造性、合理地提供恰当有效的咨询服务。最后，要记住的是，几乎所有人都是以一种常规的方式学习和操作某种技能，他们会谨守自己已经学会的理念和方法，拒绝他人的批评。但不是所有人都具有意愿和能力去表现出实践核心的精神，即带着怀疑和真诚的态度学习各种特殊的咨询技能，以便于今后在为求助者进行评估和咨询的过程中，不断地探索和建立符合实际的咨询形式。

学习咨询技能最困难的部分之一，是要相信这些技能可以产生疗效，而不要被自己运用这些技能时的表现所迷惑。咨询中只顾关注自己、关注自己咨询技能发挥的好坏以及实施某个咨询程序的细节，将会减弱你与求助者建立关系的能力。开始学习咨询时，你自然会专注于技能和方法的应用，因为是刚学会的，你会觉得自己有些笨手笨脚。但真正掌握了某个技术和方法时，当你需要它，它就会自然地出现。你逐渐地掌握了大量技能和方法后，你就应该能够将注意力由咨询程序转到咨询中的人。上面是另一个很好的例子，用以说明在咨询过程中，求助者通过学习和调整的努力，从而经历了自我挑战和成长的过程；而你作为咨询师，在经受挑战的同时，也在发生改变和成长。在开始时，你可能还不习惯于新思维、新情感、新关系和新行为，它们还是一些断断续续的操作步骤，需要不断地加以重复、不断得到强化，但逐渐地它们会变为成熟的、自动化的、连续而和谐的整体。我们将在有关改变策略的章节中对此详加讨论。

还要记住的是，咨询是一个各个部分相互关联的复杂过程。虽然本书各章分别介绍不同的咨询阶段、不同的技能与策略方法，但所有这些组成部分在实际应用中都是交织在一起的。例如，咨询师和求助者开始评估问题、制定目标、修订治疗策略时，双方建立关系阶段并没有停止，其重要性也丝毫没有降低。另外，评估过程也不只是在咨询结束后才开始，它贯穿于咨询中的连续监控过程中。治疗结束时，咨询师通常要获得求助者坚持使用某种治疗方案并观察其疗效的承诺，甚至到这时，咨询过程中双方关系的质量、问题及目标界定的清晰程度等，都还会影响（提前或推后）求助者做出承诺。同样要记住的是，求助者的问题很复杂，并有多个层面。成功的咨询可能表现为求助者在情感、外显行为、信念及认知方面发生改变。为了示范，我们在书中列举了许多案例和典型会谈对话。但这些案例和对话都被简化了，印刷文字无法表达出正常咨询交流中的那种流动感和方向感。而且面对实际求助者，你会碰到本书没有涉及到的更多、更复杂的咨患关系及求助者的问题。

第三点注意事项关系到你使用本书实例和练习的方式。很显然，阅读案例和扮演会谈角色，毕竟不如面对实际求助者和处于真正咨询过程那样具有真实感。但练习对于任何学习过程都是必要的，即使看起来有太多的人为性，但它们也许能帮助你学会咨询技术。实习本书提供的结构化练习要求你有自律能力，将来你在多大程度上能将所学技能应用到实际咨询中，就要看你在练习中付出了多大的投入。

使用本书的几种方式

本书具有特殊的结构，它的每个部分在帮助你学习的过程中都有着独特作用。但我们也知道每个人必定有自己的最佳学习途径，故而我们在这里向你建议几种学习本书的途径。首先，可按本章所述结构通读本书。如果你要这样做的话，应仔细地熟悉本章介绍的结构，假如你没有搞明白本书的结构，那么本书对你的帮助就不会很大。另外一种途径是，以你自己选取的任何组合形式阅读本书的某些部分。开始时你可以试一下，看哪些部分对你特别有用，如只选用本章课后测验部分，而不必完成章节中的学习活动。最后，如果你喜欢"平铺直叙"的教科书形式，那你就可以只阅读本书的主体内容，而不必理睬那些特殊结构部分。我们主张，以最适合自己的学习方式阅读本书。

本书各个章节中还夹带有一些特殊的图标，

它们代表着特定的内容，用来帮助读者能够快速地找到相应的内容和学习活动。如

📖代表学习活动；🔗代表学习活动反馈；
📚代表课后测验；🔗代表课后测验反馈。

全 球 化

"虚拟的全球化社区现在来到我们身边。"在文化、种族、宗教和语言的多样性方面，我们国家多元文化增加速度超过以往任何时候，而与此同时，全球化的相互联络也正在由于通讯、交通、经济、环境、政治和社会福利等的联系而进一步加强。上述发展提供了新的机会和富有成果的变化。此外，我们也必须要应付伴随着这种错综复杂力量构成的网络而出现的各种问题以及快速变化带来的节奏和压力，例如文化休克和错位、移民、文化适应应激、身份混乱、社会分裂、贫穷和侵害公民权利、环境破坏、重大健康威胁，以及像"9·11"袭击这样的恐怖主义等等。咨询工作者面对这些因素和事件所引起的紧急情况，需要做出反应。反应过程中不仅需要具有应对目前为人所知的问题的手段，而且也需要处理我们尚无法预期的持续变化的手段。

你将看到，本书始终强调系统和情境背景理论概念的运用，强调在人们生活和行为中文化的力量，提醒人们有关国家或种族中心的偏见，并认识到在我们国界以外的世界的重要性。在我们日常生活急匆匆的步伐中，全球化的社区可能看来有些遥远——那是我们在新闻中常常听到的、十分吸引人的故事，但在某些实践领域中却难以看到和感受到。未来这种情况会发生改变，许多全球化的力量会促成各种计划之中和计划之外的链接，显示出世界本身的互相联系。我们鼓励一种全球化的视角，不仅因为这是符合现实的，而且也因为我们有许多东西要向国际同行和邻居学习，并同他们共同分享。

新千年里的信息科技

自本书第一版出版以来，信息科技的增长浪潮处处可见。你可能每天都在使用计算机和有关的信息科技——无论是文档处理、电子邮件、传真和网页等个人用途，还是在当今许多服务机构中使用的专业用途，例如联络和协调财政、行政和服务活动的案例记录和信息管理系统。我们也用于各种教育和治疗目的的电子工具的增长，例如指南、互动模拟、评估和决策、案例协调或结案计划、电子转介和信息网站及资源、异地协同会议和其他远程科技、针对减少语言和残疾阻碍的专门工具，以及正在增长的可供求助者直接使用的各种科技和其他计算机辅助工具。

我们鼓励你具有双重技能参与咨询，一方面，你要具有本专业的知识和批判性思考，另一方面，你还要成为了解科技的使用者。这种取向需要一定的动手技能，它使你能够清醒地评估科技工具及其提供的信息的优缺点，如质疑来自网上的某种计算机产品或信息是否有效。新的工具是否经过对不同文化背景的人的适用性评估？它能否以维护伦理道德的方式安全使用？

在本书第六版中，我们大量更新了本书的文献基础。但是实践知识的变化速度超过以往任何时候。想让你所学习的知识不断更新、不断进步，你还需要通过系统地研究这些通用的技术和可发展的初中练习等。希望你通过本书学习训练以后，可以提出更有见地的方式方法给我们。我们期待着你的加入！

第二章

为咨询师打造基础

我们知道,在你接受专业培训的时候,重要的是能够在技能培养和助人活动的实际操作方面得到清晰的指导。你将看到,下述各章会非常强调你所需要的核心技能与资源。在我们开始系统地接触这些内容之前,我们应该先来花一些时间,考虑一些咨询活动中的共同因素,它们存在于所有咨询阶段中,对于提供有洞察力、敏感且恰当的服务是非常关键的。几乎所有从事助人职业的专业人员都懂得下列因素的重要性,即要理解自我、熟悉人际互动关系、知道在工作中贯彻价值观与伦理道德的复杂性,并且了解人们在看待问题及寻找问题解决方法的方式存在着多样性。我们认为,本章重点讨论的问题框架,正是所有助人工作的基础。你对这些问题进行个性化的梳理,是你成长为专业工作者并开始实践工作的一个非常重要的组成部分。这可不是容易做的工作!但是,使用"打造"这个比喻,意味着你要先行建造一个坚固的基础,在此之上,你才能成长为一个素质很高、能经风雨的职业咨询工作者。

本章目标

学习完本章后,你将能够:

1. 判断出自己有哪些态度和行为能够促进积极咨询关系的建立,有哪些会妨碍建立这种关系。

2. 识别出在当前职业要求的背景下,哪些可能影响到咨询关系和恰当服务,与价值观、文化多样性和道德规范等相关联的问题。

有效咨询师的特点

求助者与咨询师之间的治疗关系是整个咨询过程的一个重要部分,这已被当今持各种不同咨询理论的人所普遍接受。按照Brammer等的观点,咨询关系之所以重要,不仅在于"它是用以引发和处理重大情感和想法的主要媒介,以改变求助者的行为",而且在于它常常能够决定"咨询本身是否能够进行下去"。没有有效的治疗关系,求助者就不可能发生改变。有研究表明,治疗关系的质量"对于人际沟通、开放性、可说服性以及求助者最终的积极改变,均可产生积极而有力的影响"。治疗关系的有效性,部分取决于咨询师对于自身资源的了解和使用,对于文化多样性、复杂性的理解,以及对于咨询情境变化影响重要承诺(例如伦理道德与批判性思维)和治疗效果的方式的关注,正如我们在前面讨论实践核心时已经谈论过的那样。

最有效的咨询师不仅已经掌握咨询的专业知识和技巧,并且也能认识、解决自身的人际关系问题。如果你只掌握了出色的技巧,但不了解自己,那你仅仅是一个好的技师。如果你既懂得技巧又了解自己,那你就不仅是个技师,而且具备了进行治疗的能力。下面我们来探讨一下有效咨询师的品质和行为。

自我意识与人际觉察

随着你在咨询生涯中的成长,在你积累了更多活生生的咨询经验后,你就会不断地意识到求助者会对你自己造成影响。求助者可能会触发你的反应,或按动你敏感的开关,使你以某种方式去反应、去感受,甚至导致你焦虑和失眠。之所以会发生这样的事情,是因为我们每个人都带着来自过去和家庭的创伤。没有一个人的过去是完全健康的,因而我们都学会了应付我们自己和别人的办法,有些办法是积极、健康的,而有些则是具有防御性和不健康的。我们不是完美无瑕、没有丝毫创伤的;完美也是不必要的,因为正是创伤才使我们具有进行治疗的能力。最重要的一点是,我们要清楚自己的创伤。我们要认识到求助者向我们揭开的伤口,同时,我们要承担起治疗这些创痛的责任。否则,我们可能会无意中让求助者为我们治愈了创伤;那样的话,治疗中得到满足的只是我们自己的需要,而不是求助者的需要,这样的治疗关系对求助者就失去了作用。

Day指出了检查我们自己进入咨询业动机的重要性。他提出了三个最常见的动机:

(1)为他人做那些别人已经为我们做过的事情;

(2)为他人做那些我们希望已经为别人做过的事情;

(3)与他人共享我们自己所获得的一些启发性的东西。

尽管这些是人们希望成为咨询师的常见动机,但Day特别指出,具有这些动机的人,"会遇到一些问题,使他们的动机转变成为不良的影响"。具体地说,有以上动机的好心咨询师,可能会在咨询中感到挫折和泄气;继而,这些情感就会影响他们对待求助者的行为,从而导致自己的行为变得骄傲而非谦恭、强求而非邀请、宣泄而非倾听、要求而非信任、强迫而非允许。考察自己想要成为咨询师的动机以及这些动机的潜在影响,是自我意识的一个重要方面。

Brems提供了一种思考自我意识的方法,既考虑到自我意识内部的不同维度,也考虑到自我意识在能力发展中与知识和技能的交界关系。自我意识维度中的任何一个都不可能真正独立于其他维度或者单独分割开来。例如,价值观与伦理道德是一名咨询师会带到咨询情境中的个人因素,但这些方面无疑与我们其他的专业和文化维度有重叠。在你专业发展的这个较早阶段，你需要从三个具体的方面深入地剖析自己：能力、权力和亲密（见学习活动2.1）。以后，根据你具体的专业流派或实践领域，可能还有其他的方面将会加入——例如，评估一个人在多大程度上适合于在危机处理机构工作，或者是否具有与身患绝症的病人一起工作所需要的洞察力。

能力

能力包括图2.1中列出的知识与技能的培训，也包括在实践核心各种交互联系。自我意识涉及到对这些方面的自我力量与局限性的正确评估。然而，我们

学习活动2.1 探索影响你的咨询的个人领域

本活动的目的是帮助你探索那些将会以某种方式影响咨询工作的自身因素。在你成长为咨询师的发展过程的不同时期，请花些时间来思考下面的问题。这个活动没有答案反馈，因为答案就是你自己做出的反应。你也可以与你的同事或督导者一起讨论你对这些问题的回答。

1. 为什么你对咨询或帮助他人的职业感兴趣？
2. 在成长过程中，你在家庭中的角色是什么，它对你加入咨询业有什么影响？
3. 作为一个人，你是谁？
4. 在你进入咨询业时，你带有什么样的创伤或尚未解决的心事？
5. 你以什么方式在治疗这些创伤？
6. 你注意到或者你认为，与求助者接触的工作（将）会触动你吗？
7. 你真的相信自己需要成为一名咨询师，或者自己就要成为一名咨询师？
8. 你同哪个人之间还有没了结的事情？
9. 当你陷入冲突、面临质问和被他人评价时，你如何处理？在这些情况下你采取什么防御机制？
10. 反复或长期困扰你的问题是什么？这些问题会怎样影响你的咨询工作？
11. 你一直不喜欢别人身上的什么东西？你在自己身上是否也发现同样的品质，并承认这些品质也是你的一部分？

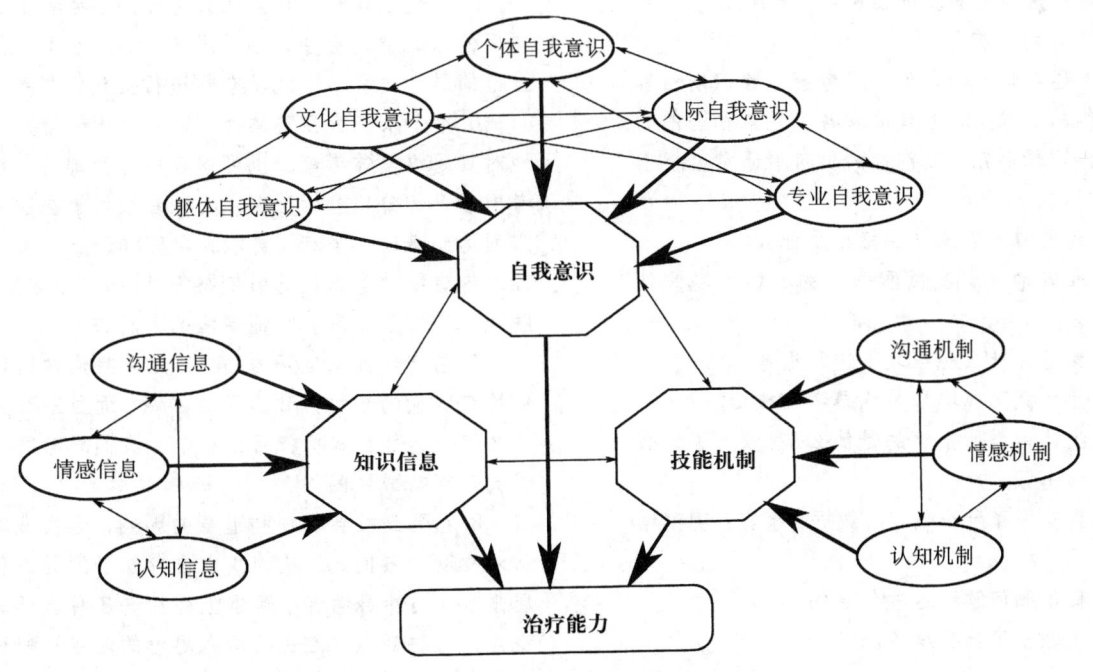

图2.1　治疗能力

也强调自我态度的重要性。对自己持否定态度的人，常常是"自己让自己失望"，他们或者选择逃避某些可能证实自己的消极自我形象的人际交往情境。这种行为对咨询师有着严重的影响。如果我们没有觉得自己是有能力或有价值的人，我们就可能会把这种态度传达给求助者。如果我们对自己的咨询能力没有信心，我们就会无意中把咨询过程引导去满足自我形象或思想需要，或者用来证实消极的自我形象。

正如Corey等人所指出的，如果你有一个"脆弱的自我"，那就很难成为一个图2.1治疗能力有效的咨询师。这并不是说我们不可以在有些时候感到自我怀疑，尤其是在开始新职业的早期阶段，感到自我怀疑是正常的。但是，我们要强调的是，能力也包括知道何时需要寻求督导、咨询或者同行的支持。与其说希望成为"刀枪不入"的咨询师，我们更需要这样一种咨询师：他们具有广泛而坚实的自尊；具有处理复杂性与不适感的能力以及思维灵活性与开放性；并在需要的时候，愿意寻求他人的帮助，以及持续不断地进行终生学习。

此外，正如我们在第一章中曾经提到的，批判性思维是能力中一个微细而又关键的方面。Nickerson指出，自我意识是批判性思维中三种核心认识之一（另外两个是针对具体领域的认识以及对批判性思维本身的认识）。自我认识包括对人类推理过程的意识和对自己进行推理过程的有意识注意——例如，自问"我相信什么，我为什么相信这些？我工作时具有怎样的偏见或假定？我能否为我的立场做出一个合理的辩护，同时也考虑到他人的观点？"由Paul等人的工作，

专栏2.1　批判性思维的特点

1. 它具有目的性。

2. 它受到智慧标准的影响和引导（智慧标准包括相关性、正确性、精确性、清晰度、深度和宽度）。

3. 它支持思考者发展出谦卑、正直、坚定、共情和自律等智力特质。

4. 在思考任何问题时，思考者能够识别出其中的思维的元素，思考者能将各种元素和当前的问题做出逻辑联系。批判性的思考者通常会提出以下的问题：

- 我思考的目的（目标）是什么？
- 准确地说，我试图回答的具体问题是什么？
- 我是在什么观点之下进行思考？
- 什么概念或理念是我思考的核心？
- 我认为理所当然的是什么，我做出了什么预先假定？
- 我使用了什么信息（数据、事实、观察结果）？
- 我是如何解释这些信息的？
- 我做出了什么结论？
- 如果我接受这个结论，其含义是什么？如果把我的想法付诸行动，结果会是什么？

对于每个元素，思考者必须考虑到如何表明其思考有效性的标准。

5. 它是自我评估和自我改善的。思考者设法使用恰当的智力标准评估其思考。如果你不评估自己的思考过程，你就没有在进行批判性思维。

6. 整个系统存在整体性。思考者能够批判性地对其思维整体考察，也可将其拆分为部分（也考虑各个部分）进行检查。思考者致力于在智力方面达到谦逊、坚定、勇敢、合理和公正。批判性思考者能够意识到思维变得扭曲、误导、偏见、肤浅、不公正或具有其他缺陷的各种方式。

7. 它产生推论良好的结果。如果我们知道如何检查我们的思维并致力于这样做，而且进行充分的练习，那么我们就可以相信，我们思考的结果会是富有成效的。

8. 它受到社会责任和道德的影响，会真诚地从对立观点看问题，从而找出自身立场的弱点和局限。批判性思考者了解世上存在许多种合理的观点，每种观点（在进行深入思考的时候）都可能产生某种水平的洞察。

Gibbs和Gambrill等归纳出了批判性思维的特点。请用几分钟阅读一下专栏2.1。尽管有关助人实践的核心知识与技能的培训有助于增加我们的能力，但批判性思维在帮助我们从知道什么向如何知道的转变过程中则起着更大的作用。

权力

在咨询过程中，权力可能被以下列几种不同的方式误用。首先，一个咨询师可能希望自己无所不能。对他来讲，只有在他能够控制时，咨询才可以进行。这样的咨询师可能会采取不同的策略来实施控制，包括劝说求助者按照他的要求去做（一旦求助者抵抗或犹豫，他就感到难过或进行防卫）、支配谈话的内容和方向。具有控制欲望的咨询师进行咨询时，更像是与求助者展开一场激烈的权力斗争。

相反，有的咨询师则可能害怕权力，或者希望否认助人角色中具有施加影响的成分。这些咨询师在无意之中尽可能地逃避咨询中的责任和参与，他们会回避对双方的角色或期望进行坦率的讨论，也回避表达自己的观点。助人咨询师与求助者之间的职业关系具有多种不平等权力的形式（如权威、资源和脆弱性等）。否认或回避对权力差别的承认，会限制咨询师诚实而有益地处理这种差别的能力。

另外一种可能影响咨询而未能得以解决的权力需求，可以在"生活方式转变者"型的咨询师身上见到。这种人对某种特定的生活方式怀有非常强烈的情感，他们会利用职业之便，用咨询方法使求助者朝着他自己所钟爱的方向转变生活或思想方式。

在这种情况下，咨询就成为咨询师本人发表见解和发泄愤怒的地方。最后，正如Woodman指出的那样，咨询师很容易沉溺于帮助他人的权力之中。

在现实中，权力是助人关系和过程中固有的成分。我们强调它的影响，是因为自我意识应包括对于权力微妙之处的认识，以及对选择使用权力微妙之处的认识。例如，权力可以由已经达到或者获得的东西（如，受教育获得的学位和表现出来的技能等）来加以区分，或者由某种意义上的指定或"继承"的东西来加以区分。所谓指定的权力可能来自于一个人的社会结构特征或血统，例如性别、种族、经济地位、能力、性取向或宗教，这些特征会以各种方式影响咨询实践。咨询中的权力不仅存在于个体水平（即治疗师和求助者二人之间的问题），且也存在于其他水平之上，如咨询师所在的机构拥有的组织权力、与管理机构相关的管理权，以及与保险承保范围和医疗管理有关的经济权力等。正如我们在本章和全书中将要看到的，权力在当今咨询的核心以及更多方面都是需要重点加以考虑的内容。

人际觉察与亲密

众所周知，人际习惯、倾向和意识构成恰当而有效咨询的重要部分。Brems注意到大量的人际关系模式，并给出了它们对咨询造成影响的各种例子，用以表明影响的过高、过低和恰到好处（健康）的水平和方向（见表2.1）。所有人都会出现起伏的交往模式，这十分自然。咨询师也并非生活在与世隔绝的真空中，而是生活在自己的人际关系中、自己

表2.1 探寻获得人际自我意识的人际模式

人际问题	可能的模式或表现（过分、不足、恰当而健康）
亲密需要	寻求过分的亲近；无法建立亲密关系；健康的亲密关系能力
获得他人认可的需要	对认可的过度需求；对他人的认可程度无动于衷；感谢他人的认可但并不依赖于此
生活中人际关系的重要性	关系是不重要的；关系是唯一重要的；关系在个人的优先地位等级中居于中间位置
对关系的关注	思维主要被关系中发生的事情所占据；对于关系及关系中发生的事情从不多加考虑；关于关系的思考大约是维持关系健康有益所需的程度
对关系的需要	在关系以外无法执行正常功能；抛弃关系，认为对生活不重要；承认关系的重要性，而并不因关系的短时缺乏而失去正常功能
信任水平	无法信任他人；过度信任，甚至轻信；在合理探索的限制下信任
关系中值得信任的水平	由于违背协议和诺言而无法被信任；总是说到做到，甚至到损害自己的程度；总的来说可以信任

表 2.1　探寻获得人际自我意识的人际模式（续表）

人际问题	可能的模式或表现（过分、不足、恰当而健康）
在关系中的自信水平	怀疑自己在亲密关系中良好交往的能力；对于保持正确并了解什么对关系最好过度自信；在各种合作关系中能保持健康的自信
依赖需要	过度依赖以致于没有他人就无法维持正常功能；反抗依赖、否认任何人际依赖的需求；在关系中相互依赖和相互独立的需求能够平衡
在关系中自我/他人取向	在关系中只关心和考虑自己的个人需求；在关系中只关心和考虑对方的需求；觉察并关心双方的需求和愿望
寻求帮助的适意度	在任何情况下无法寻求帮助；过快寻求帮助，而不首先尝试自己解决问题；依靠自己和寻求帮助之间的健康平衡
对他人反馈的重视程度	对关系中对方的反馈不予考虑；对反馈过度关心和反应；尊重而仔细地权衡反馈，然后做出结论
自我/他人专注的水平	完全专注于自身的、疏离的；完全专注于他人、过度投入；能够根据健康交往的需要而转换焦点
趋近-回避行为	只有趋近行为；只有回避行为；适合环境需要，有些趋近行为，有些回避行为
对关系赋予的价值	过度重视所有关系；贬低所有关系；根据关系各自的价值现实地注重关系
社交技能	缺乏社交技能，同时缺乏对社会交往的自我效能感；对于社交技能过度自信；恰当的社交技能
对新关系的适意度	在陌生人前感到不安和羞怯；在陌生人前过度自信和吵闹；在新关系中感到适意但保持适当的谨慎
注意的中心	在社交情境中需要成为注意中心或焦点；由于局促不安而总是避免成为社交情境中的注意中心或焦点；根据健康社会交往的需要而变换成为或不成为注意的中心或焦点
关系中的自我暴露	从不自我暴露，即使在可以暴露的亲密关系中也不；在所有关系中或在不宜暴露的关系中过早或不当的自我暴露；仔细辨别何时何地自我暴露是适当的
关系中的情绪表达性	从不表达情感或温柔；在所有关系中过度情绪化和表达同情；可以辨别何时和对谁表达情感是适当和必要的
与他人的认同	与每个人过度认同而丧失单独的身份感；完全保持距离，从来无法体会任何人的体验；适当的认同，并根据情境调整表达
与权威人物的冲突	对于上级或主观认为的权威形象对抗并不屑一顾；对于真实的或主观认为的权威形象过度谦恭和服从；尊重权威但对于个人价值观和伦理道德不妥协
关系中对平等的态度	总是力求高人一等和处于支配地位；总是感到低人一等；对所有人都平等看待

的体验和起伏的生活之中！我们对于人际关系的关注、对他人认可的敏感性、情绪的表达以及对权威身份的适意感，在不同的时刻处于不同的水平。重要的是，不是去狭义地规定何谓绝对正确，而是要不断地进行自我评估，以便在需要的时候去调整"过分"或"不足"。

我们通过探讨第一种人际模式——亲密关系——来说明人际意识的价值。咨询师不曾察觉的亲密需要，能够改变咨询的方向和进程。如同权力一样，发展某种程度和形式的亲密关系是不可避免的，也是咨询中的重要成分——例如，设想一下在帮助求助者处理痛苦经历、丧失、自我怀疑和担忧时，咨询师需要投入的情感深度。当然，必须给人格差异留出空间。我们都知道，有的人热情如火，像"大地之母"或"之父"，而有的人在表达热情的方式上则颇为保守。了解咨询师自己和求助者的风格，对于准确感受并传达共情是非常重要的。

但是，我们这里更主要关注的是，临床实践中会出现对于亲密关系更为极端的斗争。有些遭到拒绝或对批评非常敏感的咨询师，可能会采取让求助者接受和喜爱的行为。例如，因为担心求助者不会再来，咨询师可能避免向其提出挑战，或避免与之辩论。为了肯定自己得到了尊重和爱戴，咨询师可能会隐晦地寻求求助者给予积极的反馈意见。因为不想听到求助者的不满，咨询师也可能忽视求助者表露出的各种消极反馈信息。有些咨询师则对亲密具有很高的个人需求，他们有可能把这些需求带入咨询之中，并超出求助者感到恰当或舒适的界限。

另一类咨询师害怕亲密和情感表达，或者对此感到不适，他们因此会使咨患关系保持过大的距离。忽视求助者积极的情感表达，采取粗暴、疏远或冷漠的行为，以及用僵硬的"职业角色"对待求助者，都会使咨询师在与求助者的关系中回避情感亲密性。这些反应可能会中断求助者的情感表达，并造成求助者产生不被重视或不被理解的感觉。

我们这里讨论的许多问题，存在于人性和人际互动关系之中。为了洞察我们个人在这些方面存在的力量和弱点，就要不断地进行努力。尽管由于参与咨询的两人和小组成员不同，造成每个具体的咨询关系都带有其独特性，但某些共同的问题仍会影响你今后在问题解决或治疗中将要遇到的许多人际关系，这些问题包括（但不限于）价值观、多样性和伦理道德。

影响咨询师的各种问题

许多问题都会影响到咨询师，但三个最为关键的因素是价值观、多样性和伦理道德。

价值观

价值一词是指我们高度珍视、看重或喜欢的事物。价值观是对某些事物以及所偏好行为的情感或态度。举例来说，花几分钟想一想（也可以列举出）你愿意做的五件事情。现在检查一下你列出的清单，确定你实际上去做这五件事情的频度和一贯性。行为频度和一贯性即表明了你的价值观。如果你说自己很重视与朋友在一起，但事实上你几乎不曾这样做过，那么其他的活动和行为对你来说可能更有价值（见学习活动2.2）。

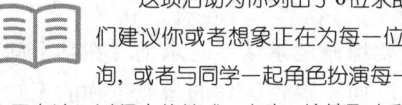

学习活动 2.2　　个人价值

这项活动为你列出了6位求助者的情况。我们建议你或者想象正在为每一位求助者进行咨询，或者与同学一起角色扮演每一种情况。注意自己在这一过程中的情感、态度、价值取向和行为，并思考回答下面的问题：

1. 你对求助者的态度和信念是什么？
2. 你的态度和信念是基于实际的信息，还是假设的信息？
3. 你怎样与求助者进行接触？
4. 你的行为反映了什么样的价值观？
5. 你能有效地为这个求助者进行咨询吗？

答案没有正确与错误的分别。对此活动的一个讨论见"学习活动反馈2.2"。

求助者1

发生经济困难的年轻女士。她独自带着三个孩子，靠卖淫和贩卖毒品为生。她说仅靠社会福利和一项低级工作经济很困难，很难养活三个孩子。

求助者2

一个被控犯有强奸和性攻击罪的男人。他告诉你说，这不是他的责任，因为是那个受害女人"让他这样做的"。

求助者3

感觉抑郁的人。肥胖、臃肿，身体很差，会谈中不断抽烟。

求助者4

某大学辅导中心的一位白人女学生。她哭着说，当她父母听说她的男朋友是个黑人，就威胁要与她断绝关系。

求助者5

一个男性同性恋者。他对自己的同伴很恼火，因为他了解到这个同伴最近与另一个男人睡过觉。

求助者6

一个年长的男人向你吐露，他正在吃两种药以"控制思维"。他相信人们正在出来抓他。虽然他失业一段时间了，但他想重新工作，并希望你能给他写封推荐信。

> **学习活动反馈 2.2　个人价值**
>
> 你的想象或角色扮演可能显示出你在性别角色、年龄、文化、种族、外表和强奸等方面存在着的偏见和价值观。一些偏见可能反映了你过去的经历。咨询职业中的绝大多数人都同意，我们会在咨询过程中将一些价值观传达给求助者，即使是无意的。试着确认目前你与求助者不相同或无益于求助者的价值观或偏见。与同学或老师一起制定出一个计划，重新评价自己的偏见，以便不把自己的价值观强加给求助者。

在与求助者的互动中，保持"价值中立"是不可能的。价值观渗透在每一个互动关系中。咨询师在互动中不可能"绝对中立"。Okun 指出，"近些年来，我们已经认识到，在任何人际关系中，无论是否是咨患关系，价值观都会直接或间接地在参与者中传递"。咨询师可能无意中通过关注某事物或通过非言语线索，显示出赞同或不赞同倾向，从而影响求助者的价值观。如果求助者感到自己需要咨询师的赞同，他们就会做出取悦咨询师的行为，而不是根据他们自己的价值体系独立地做出选择。

出于对自己观点的坚信或相信自己的价值观优于求助者，咨询师有时可能会把他们自己的价值观强加给求助者。这会导致出现几种问题。首先，当求助者被强加某种价值观时，会有一种被强迫感。其次，当我们把自己的观点强加给求助者时，我们就会损害合作关系，因为它传达出对差异缺乏欣赏或尊重，对求助者的价值观和需求视而不见、听而不闻。

很显然，不是所有的价值观都对咨询过程产生影响。例如，重视航海的咨询师会很好地帮助一个不懂航海的求助者。然而，那些有关"高质量生活"、道德、伦理、生活方式、角色、人际关系等的价值观，则肯定对咨询过程会有很大影响。我们进入咨询业这一事实，也暗示出我们的某些价值观。有时因咨询师与求助者的价值观存在着无法调和的冲突，将求助者转介给他人是必要的。例如，认为强奸是最严重和最男性主义行为的咨询师，在为一个被指控为强奸犯的人咨询时，可能会感到十分困难，因为他更认同于强奸受害者，而不是强奸犯。从理论的角度来看，如果咨询师不能维护和尊重求助者的利益，那么，转介就是必要的（美国咨询协会，1995；美国心理协会，1992；国家社会工作者协会，1996）。

Lum 指出，尽管社会工作价值观强调求助者个人的权利，然而，其他文化中的集体主义价值观也应受到重视，如家庭、神灵、宗教及多文化认同等。我们赞同 Lum 的观点，即咨询师应培养出接纳不同文化价值观和生活方式求助者的能力。通常咨询师的价值体系和他们对不同价值观的尊重是在成长过程中养成的，受到诸如家庭、宗教团体、文化、伦理背景及地理位置等因素的影响。作为成人，我们对治疗情境中各种差异的接受程度是不同的。一般来说，重要的是要扩大我们的包容程度，接受那些信仰、价值观、生活方式和行为都与我们非常不同的求助者。否则就存在这样的危险，即我们可能会认为，持不同价值观或生活方式的求助者不如我们那样成熟、有知识或"正确"，甚至更为严重的是，认为他们低我们一等。我们不要小看这些挑战为我们所带来的困难。尽管我们或许热切和坦诚，但处理这些价值观和视角的差异可能是微妙、困惑和艰难的。

第一步是要坦诚地承认你与求助者在某个问题上发生了争执，而不要否认你的盲点、你的无知或者你的不宽容。假如你坚决反对堕胎，那你就要承认你的立场，承认你会同那些赞同堕胎的求助者发生争执。有些求助者因躯体或心理能力、年龄、性别、性取向等原因，一直都受到传统的歧视和不公的对待（包括负性的刻板印象、情感的虐待和身体的暴力等），我们认为，咨询师要支持这些求助者的权利，这是尤为重要的。

例如，残障人士要遭受经济和环境的歧视，而且残疾儿童更可能成为身体、情感和性方面的受虐待者。老年人也遭受经济歧视、负性刻板印象和虐待，在美国，虐待老人已经达到了令人警觉的程度。尽管 20 世纪妇女的权益有所提高，但因为保守党势力操纵，妇女平权在许多方面已经出现停滞或反复。Faludi 举了一个例子：负责促进反对性别歧视法的平等雇佣机会委员会（EEOC）已经几乎解散。尽管对美国妇女工作角色的态度已经发生改变，但美国妇女仍比男同事挣的工资少，被提升到管理领导职位的机会更少，比男人更多遭到谴责和性骚扰，并且更可能在心理卫生系统中受到偏差的治疗。

类似的问题也存在于有色人种群体中，尽管有民权法，他们仍受到劣等待遇和侵扰。很遗憾，有色人种受到侵扰事件呈上升趋势。不管怎么样，这些团体在经济、教育上都不断地遭到歧视和剥削。甚至在精神卫生领域，也存在关于少数群体精神状态和病理学的令人惊讶的计算公式。例如，Stevenson和Renard引述的许多积累多年的心理学研究，都假定非洲裔美国人的行为是有缺陷的，而不仅是有差异的。Turner也注意到造成破坏性后果的许多研究，这些研究也都采用了"缺陷"理论模式，并假定美国的欧美中产阶级人口代表了测量的标准。

男女同性恋也遭受包括"社会的、法律的、医学的、心理的和宗教的"歧视。很显然，世界上有许多人仍把同性恋看做为病态遗传疾病，或把同性恋者看做"性欲倒错的犯罪者"。除了要面对人们对同性恋恐怖的态度，同性恋者们还要与"异性恋特权"进行斗争。"异性恋特权"认为异性恋是更为普遍的现象，是大多数人所接受的性取向观念。通常，一般人不必因害怕报复而隐藏他们的性取向；而对于同性恋的男女来说，由于担心报复，隐藏或偷偷摸摸则是普遍的现象。在精神卫生领域，虽然已经开始对同性恋男女出现的各种问题进行治疗，但还是有一些咨询师将同性恋本身作为治疗的中心。就像Colemen和Remafedi指出的那样，同性恋的男青年在接受同性恋自我肯定咨询时，特别危险，也十分困难。虽然咨询师们对待同性恋者常常比一般公众持更为肯定的态度，但他们仍然会有许多错误信息和刻板印象。这些态度也可扩展至各种性别表达的方式。

美国心理学会建立了对同性恋和双性恋进行心理治疗的指导原则，用以向咨询师提供"（1）对同性恋和双性恋进行治疗的参考框架，以及（2）在诸如评估、干预、角色、关系和心理学家的教育等领域的基本信息和进一步阅读参考"，以及为更广泛的心理治疗专业工作者提供基本信息和参考。这些指导原则归纳如下。我们建议在实践时参考整个报告。

对同性恋和双性恋的态度

1. 咨询师应理解，同性恋和双性恋不是心理疾病的标志。

2. 鼓励咨询师认识到，自己对同性恋和双性恋问题的态度和知识，可能影响到评估和治疗；需要的话，他们应寻求别人的咨询，或者将求助者转介给适当的咨询师。

3. 咨询师要力图理解，社会烙印（例如偏见、歧视和暴力）对同性恋和双性恋求助者的心理健康和幸福带来的危险。

4. 咨询师力图理解，对于同性恋或双性恋的不准确观点或偏见会如何影响求助者在治疗中的表现以及治疗过程。

关系和家庭

5. 咨询师力图获得更多有关同性恋和双性恋关系的知识，并尊重这种关系的重要性。

6. 咨询师力图理解同性恋和双性恋父母面临的特殊环境和挑战。

7. 咨询师要认识到，同性恋和双性恋的家庭中可能包含没有合法关系或者血缘关系的成员。

8. 咨询师力图理解，一个人同性恋或双性恋的取向，可能会如何对其起源家庭（出身家庭）及个人与该起源家庭的关系造成影响。

9. 鼓励咨询师认识到，对于在种族或民族上属于少数群体的同性恋和双性恋成员，与多重和常常冲突的文化规范、价值观和信仰有关的独特生活问题或挑战。

10. 鼓励咨询师认识到双性恋个体所体验到的独特挑战。

11. 咨询师力图理解对于年轻的同性恋和双性恋存在的特殊问题和危险。

12. 咨询师考虑到在同性恋和双性恋群体中的代间差异，以及同性恋和双性恋的成年人可能经历的独特挑战。

13. 鼓励咨询师认识到同性恋和双性恋个体在躯体、感觉和认知情绪损伤方面的特定挑战。

教育

14. 咨询师支持在同性恋和双性恋问题上提供专业教育和培训。

15. 鼓励咨询师通过继续教育、培训、督导和咨询来增加他们对同性恋和双性恋的知识和理解。

16. 咨询师培养出合理的能力以熟悉与同性恋和双性恋者有关的心理健康、教育和社团资源。

无论在心理学培训项目还是在心理健康系统中，都曾报告过对异性恋出现偏差的例子。目前也已制定出相似的指导原则，用于支持那些需要非性别歧视和应当保持性别敏感性的临床实践。这方面的一个例子就是美国心理学会女性委员会所建立的一套原则。这些原则可以简单地归纳为13项专业工作者的承诺：（1）对于影响女性的生理、心理和社会问题要有丰富的知识；（2）要意识到实践理论对女性和男性有不同的应用价值，并能够区分出哪些方面对女性更有用，哪些方面对女性的帮助有限；（3）努力保持对有关女性的议题和特殊问题的学习；（4）觉察和认识到性别歧视及其与其他形式的压迫的相互作用；（5）了解影响女性在咨询中表现的言语和非言语因素（尤其是关于权力的）；（6）使用特别对女性有帮助的技能；（7）在对女性进行心理咨询或治疗时，不受潜在变化或先定目标的局限；（8）敏感意识到对某个女性求助者来说，接受男性咨询师还是女性咨询师的帮助会更好；（9）使用不具种族歧视的语言；（10）在任何情况下不与女性求助者发生性活动；（11）反思自己的偏见和价值观及其对女性求助者和咨询可能产生的影响；（12）监测自己的个人功能，使之不至于对与女性求助者的咨询产生不利影响；（13）支持在机构和个体中消除性别偏见。

当然，对于咨询师有价值的指导原则正在持续发展、改善和应用。这方面的资源的例子包括 Brown，1994；Crawford 与 Unger，2000；Enns，2000 以及 Yoder，1999。

多样性和多元文化能力

咨询师的价值观体系与他对文化多样性做出的价值判断有着特殊的关系。正如第一章所述，由于我们生活的世界和社会是多元的，我们不能总是期望遇到与我们相似的求助者。在一种文化背景下，求助者就存在着诸多的不同：性别、性别表达方式、性取向、种族、民族、社会经济水平、宗教派别、残疾状况、年龄等。大体来说，我们将使用多重文化性一词来概括所有类似的各种差异维度。但是，我们知道，对多重文化性做这样宽泛的界定，可能大大冲淡了其意义、力量和效用——例如，模糊了有关种族差异的基本因素，或者钝化了各种相应的意识和变化。人们在讨论有色人种共有的体验时，常常使用像 ALANA（非裔、拉丁裔、亚裔和太平洋岛国血统以及美国土著人的缩写总称）和 VREG（差别可见的种族/民族群体的缩写总称）这样内涵广泛的词汇。

Ho 主张，咨询师应当关注存在于任何一个求助者身上的文化影响，以及文化是如何"塑造了个性和心理功能的各个方面"。Ho 所做的评论适用于所有的文化团体。例如，不同文化团体的人们对自己民族的称谓会有所偏爱。某些妇女可能喜欢被称做西班牙人而不是拉丁人，一个男人可能也是这样。但对另外一个人来说，听到西班牙人这种称呼，就觉得被冒犯。最好先别做任何假定，而是问一下求助者该如何称呼他们。一个求助者选择用以描述自我身份的种族标签，是基于很多文化因素的，如年龄、文化适应水平、出生年代、政治意识、出生国家、地区和社会经济状况等。

如表2.2所示，种族群体是来自于许多不同的国家和文化根源——这些可能在许多维度变化，最明显的是语言和宗教，此外还有信仰、习俗、视角和价值观。在亚文化团体间或团体内部也都存在着差异。例如，某些种族团体仍然要求妇女是"贤慧的"，并且不外露愤怒；而另一方面，则要求男人应该是强壮的，并且不流露悲伤或眼泪。然而，在任何一个团体中，都会有些妇女容易表现出愤怒，正如任何一个团体中，某些男人很容易表现出悲伤一样。不同宗教派别的人们具有不同的宗教信仰、风俗和仪式。如果你信仰基督教，你就会庆祝圣诞节；如果你是印度教徒或是佛教徒，你可能更相信转世投胎和因果报应说（因果报应是指你所做的好事和坏事将来都会伴随着你）。在某种程度上，你也受到所属种族和种族机构的影响或塑造。欧美人有喜欢散漫的个人主义传统；许多咨询方法都强调了个体、个体权利和个体化的重要性。在一定程度上，个体这

表2.2　美国的种族文化群体（1980，1990，1995）

白人	黑人	西班牙裔	亚裔	美国土著
盎格鲁撒克逊人	非裔美国人	墨西哥人	中国人	美洲印第安人
英国人	西印度群岛人	波多黎各人	菲律宾人	因纽特人
凯尔特人	海地人	古巴人	日本人	阿留申人
威尔士人		其他中部和南部美洲人	韩国人	
苏格兰人		西班牙人	印度支那人	
北爱尔兰岛的爱尔兰人		越南人		
瑞典人			柬埔寨人	
挪威人			老挝人	
丹麦人				
芬兰人			太平洋岛人	
德国人			土著	
荷兰人			夏威夷人	
阿帕拉契亚人			关岛人	
			萨摩岛人	
白种人			斐济人	
爱尔兰南部和东部的爱尔兰人			东亚/中东人	
意大利人			印度人	
西西里岛人			阿拉伯人	
波兰人			阿比西尼亚人	
奥地利人			伊朗人	
匈牙利人			埃及人	
捷克人			土耳其人	
希腊人			巴基斯坦人	
葡萄牙人				
俄罗斯人				
南斯拉夫人				

社会宗教种族
犹太人，孟诺教，摩门教

个概念甚至是通过学习性别角色形成的。妇女心理学的最新理论强调了"关系中的自我"模式，即我们彼此既联系又独立，尽管这一模式对有色妇女的适用性还不太明确。团体内的文化差异较之团体间的文化差异受到的重视更少。学习活动2.2提供了练习，来帮助大家更好理解和思考在不同实践情境存在着的偏见、价值观或反应。

文化适应和多样性的处理

文化适应是指，生活在主体文化中来自另一文化的个体，开始在态度、价值观和行为上向主体文化靠拢、看齐的过程。文化适应的早期模式假定，当主体文化的某些方面被同化时，本土文化的某些方面会随着时间的推移而被遗忘。显然，这种单一维度文化适应观有很大的局限性，因为它似乎假定主体文化比本土文化更受推崇，更具内在价值。Szapocznik等发展出一个新的文化适应模式，被称为双文化主义。在这一模式中，个体受到本土文化和主体文化各自的优势和价值观相互包容的影响。

近些时候，Szapocznik和Kurtines以及Ho等已

经将双文化模式扩大为多文化模式，多文化模式强调了多文化环境对个体的影响，即本书第一章所讨论过的文化多元性。例如，一个美籍古巴少年通过父母而受到拉丁文化的同化，通过朋友而受到非洲美国文化的同化，通过学校又受到欧美文化的同化。如 Ho 所观察的，这是一种加法模式，人们有能够获得多文化的能力，而不会失去他们自己的文化身份，也不必非得选择一种文化而放弃另一种。无论对少数民族还是多数民族，这一模式都提示了较为理想的生理和心理健康机制。

Atkinson 等人指出，文化适应与少数民族求助者对心理卫生服务的看法和反应方式有关。现有的研究提示，"同化程度较轻的少数民族成员与同化程度较深的同伴相比，更容易信任和偏好与自己种族文化相近的咨询师，也更愿意去寻求他们的帮助"。因此，文化适应和双文化主义观点对少数民族成员利用精神卫生服务有着重要的意义。Sue 等人注意到，同许多欧美求助者相比，少数民族求助者对咨询的利用不仅不足，而且往往在同治疗师接触一次之后就停止咨询。也有调查表明，一些少数民族求助者得到的精神卫生服务很少，并且服务质量很低。Sue 和 Sue 赞成这一说法，即"少数民族较少利用或提前终止咨询/治疗服务，是由于这种服务本身存在着偏差"，它们同来自各种文化团体求助者的生活经历对立或是不适当。

Smart 等人指出，文化适应过程是长期的、强烈的、可持续一生的过程，常常导致各种各样的应激。Coleman 同意这一观点，认为学会应付多样性本身就带有应激性，而且当诸如种、民族等变量加入时，它的应激程度还会增加。他注意到，求助者会使用从同化到分离等各种策略，来应对文化适应过程中的应激以及处理咨询关系。如果咨询师和求助者应对多样性所使用的策略不同，而咨询师又没有意识到或对求助者的策略不敏感时，便会存在着咨询师应用不恰当咨询过程、目标和策略的危险。

文化适应和关于压迫的心理学

许多求助者生长、生活的社会存在着种种社会、经济或政治的压迫气氛。不具影响力的求助者实际上是被压抑的少数人中的一部分。传统上，权力被欧美人、中上阶层、非残疾人、异性恋的男性所把持，这个圈子之外的求助者会遇到不同程度压抑。Das 指出，在多文化或多元文化社会中，文化不是孤立的，而是彼此相互影响的。所以，同另一种文化的接触会导致文化发生某种改变，以及产生文化适应的需求。虽然文化适应过程"并不是以平衡的方式流动。因为权力和地位的差别，生活在美国的少数民族，面对着去适应占主导地位和多数的白人文化的巨大压力"。

社会压力也适用于其他的团体，如同性恋男女、妇女和具有生理和心理缺陷的人们。结果，非主流文化的人们不仅受到区别对待，常常被剥夺平等的机会，而且他们还受到主流文化或明或暗的歧视和压迫。压迫扩大了不同文化群体之间的距离，也导致冲突和愤怒。我们的经验表明，属于主流文化而怀有善意的咨询师有时不太理解压迫对求助者的影响。尤其是对某些求助者来说，愤怒是歧视和压抑的遗留产物。作家 Michael Dorris（他是法国人，同时又是莫多克印第安人，具有爱尔兰血统）写到：

我认为，那些宽容和善良的人们应该认识到，在大家相互容忍之前，存在着必然要发泄的巨大愤怒。但这一想法使得占统治地位的人们非常戒备和焦躁。

在信任来到之前，在首先失去容忍力的一方变得能够容忍之前，会经过一段很长的时间。我认为，期望压迫者最终看到光明而会提前变得容忍的想法，真是太天真了。

我们应该意识到，需要时间去进行弥和，乌托邦不是伸手可得的事情。将要发生的是：一直在制定规则、撰写历史、用本不是他们的语言向被征服的人进行宣讲的一方，应该闭上嘴来聆听。提问题，但不要只是问问题，因为即使这些问题也会带有种族中心主义色彩。我们应该倾听人们在说些什么，而不是暗地里仍然认为这些人并不知道自己在说些什么。

对咨询师来说，理解受压迫者的心理很重要，因为它是求助者背景的一部分，同时也影响着求助者对世界、对他人和对咨询本身的知觉和看法。认识有关权力、统治、特权、文化适应或顺从的压力以及习俗化的限制或歧视，是培养批判性意识的一部分。Reed 等人提出了如下的有关压迫的差异的定义，可以用于当今的实践。同化强调一个人脱离"旧的"文化，而融入新的文化中。文化适应包括学习足以有效运用的新文化以及在新旧两种文化间成功"转译"所需的过程。文化相关性是指一种服务或方式与另一种文化的关键方面的"符合"程度。文化敏感性是指有助于人们理解文化，尤其是不同于自身的文化的知识和技能水平。文化能力则超出了这些范围，是指具备以文化相关方式评估情境和跨越差异而进行咨询工作所需的技能。文化意识则更进一步，涉及到反复监测和审视自己的理论、语言、思维和行动的文化基础。批判性意识不仅包括文化，也包括有关各种差异和支配的其他维度，要不断地对我们当前有关多文化的知识和意识提出挑战，并对此加以扩张和超越。

作为实践核心的一部分，批判性意识支撑着我们，以便我们对自身的价值观和各种想当然的假定进行自我意识，因为这些价值观和假定与文化多样性有关，也关系到在帮助求助者达到目标的过程中，将社会和环境力量也作为改变的目标。这些因素也影响求助者获得文化身份的方式，我们将在下面谈到。

文化身份的发展

人们获得自己特定的种族身份，似乎存在一个发展的过程。在各种有关特定种族身份发展的理论模式中，Atkinson 等人进一步做了总结，并将这一过程称之为"少数民族身份发展"理论或 MID 模式。这个模式是建立在对压迫和歧视的共同体验基础之上的，它有助于解释各个种族群体如何按照自己的文化以及主流文化看待自己和他人。这与少数群体的定义相符合：

由于自身躯体或文化的特点，而被从所处社会中挑选出来并受到区别和不平等对待的一群人，会因此把自己视为集体歧视的对象。

可见，少数群体并非是根据数量划分，而是指一组共同受到集体歧视的人。这个模型分为五个阶段，因此被认为是一个发展模型，而不是阶段模型。但发展过程并不是不可逆转的，而且也不是所有人都以同样方式经历这一发展过程。这些发展阶段列于表2.3。

美国白人也经历了种族身份发展的过程。与有色人种一样，美国白人的种族和社会宗教血统（例如英国人、意大利人、俄罗斯人；犹太教，孟诺教，摩门教）也可能对个人或集体的身份的建构具有重

表2.3 少数群体身份发展模式总结

身份模式 发展阶段	对自我 的态度	对同族其他成员 的态度	对其他少数群体成员 的态度	对主流文化成员 的态度
阶段一：顺从、一致	自我贬低	本群体贬低	歧视	主流群体欣赏
阶段二：不和谐出现	自我贬低和自我欣赏的冲突	本群体贬低和本群体欣赏的冲突	本族优越观和与他族平等观的冲突	主流群体贬低和主流群体欣赏的冲突
阶段三：抗拒与融入	自我欣赏	本群体欣赏	同情他族经历与自身文化中心论冲突	主流群体贬低
阶段四：反省	关注自我欣赏的基础	关注本群体欣赏中的盲目性	关注与他族交往时的本族中心论	关注主流群体贬低的基础
阶段五：文化趋同与文化意识	自我欣赏	本群体欣赏	他群体欣赏	对主流群体有选择地欣赏

要影响。在考虑民族身份的发展中，作为白人本身必然伴随着其社会化"处于一个本群体的成员（如果不是个人自己）相对其他人更具有特权的环境中"。因此，白人的文化身份发展包括克服种族赋予的特权和资格。Helms和Cook提出了在白人社会种族身份的一种发展过程，该模型考虑到个体对各种社会种族的社会政治维度的认知和斗争。专栏2.2简要地介绍了这个过程的发展和进化阶段。一端是对

专栏2.2　白色人种身份的自我地位、举例和信息加工策略（IPS）

地位与举例

接触

对种族地位指标感到满意，对种族歧视及个人在其中的参与毫无所知。如果种族因素影响生活决定，他们也会以过分简单的方式做出决定。IPS：无知、否认、迷信和回避。

举例

"……波尔一家对祖先颇具同情心的形象感到自豪，他们强调他们的先人在贩卖奴隶时，尽可能不将奴隶的家庭分开；波尔家的先人从不实行暴力或与奴隶发生性关系。艾德·波尔的研究被其他的家庭成员，尤其是年老者，看成是对上述这些长期信念的威胁。有些人宁愿不去了解关于他们祖先的太多的细节，一位亲戚这样说。"

分离-分裂

面对无法解决的种族道德两难困境，个体被迫要在忠于自己的群体和普遍的人道主义之间做出选择，并由此引起方向的迷失和情绪上的焦虑。可能由于引起种族两难困境的生活情境而受到阻碍。IPS：潜抑、情感矛盾和控制。

举例

"我很难过。几周来我什么也做不了……我是否带来了更多的痛苦而不是抚慰？是否这是别人的历史而不是我的？我是个剥削者吗，像Stefani Zinerman（一位黑人报纸女编辑）指控我的那样？我是否应该停止（调查我家庭拥有奴隶的历史）而让黑人去写他们自己的历史？"

重聚

将自己的社会种族群体理想化；对其他群体贬低和无法忍受。种族因素可能强烈地影响生活决定。IPS：选择性知觉和消极的外群体歪曲。

举例

"当有人问他：'你难道不因为你的祖先曾经拥有奴隶而感到难受吗？'他的回答是：'不，我不因为我的祖先曾拥有奴隶而感到难受。我的意思是，过去就算了。如果艾德想要四处道歉，他有这个自由。但是坦率地说，艾德从来没拥有过奴隶。他无需为奴隶制度或任何人的不幸负责……'"

假性独立

对自己的社会种族群体和微妙的优越性的理性承诺，容忍其他社会种族群体，只要他们能够遵从白人对优点的标准。IPS：选择性知觉、认知重建和有条件的关注。

举例

"他也曾对他们（他的家奴的后代）说：我很抱歉……他的母亲、兄弟和少数亲戚认为这种道歉具有愈合伤痛的效用……"

沉浸

努力理解白种人和种族主义以及共同从中获益的方式，以及对白种人的重新定义。IPS：过度警惕、具有评价性和认知情感重建。

举例

"我充满兴趣地思考着白人，就像白人思考黑人一样仔细。作为一个白人，我有兴趣去理解我的种族如何产生了我这个个体……以及白人如何产生了美国人的主要经验。我对种植园的研究可能是以作家的身份在理性上去理解的一种方式。"

再现、脱出

与其他从事重新认识白种人使命的白人在一起时，体验到发现感、安全感、理智感和集体团结和自豪感。IPS：乐于交往、自豪、寻求积极的集体态度。

> **举例**
> "但是艾德(为他的家庭拥有奴隶)的道歉也产生了积极的反应。珍妮特和泰德·波尔、艾德的母亲和兄弟,都被打动了:'我也哭了,'珍妮特·波尔说……泰德·波尔……说他悄悄对他的弟弟说了一声'谢谢你'……他感激艾德'做出了艰苦的努力来道歉。'"
>
> **自主**
> 在知情情况下对社会种族群体的积极承诺,使用内在标准进行自我界定,有能力放弃种族主义的特权。个人能力避免要求参与种族压迫的生活选择。IPS:灵活而复杂。举例
> "……(探查他的家庭拥有奴隶的历史)是我个人作为一名白人,在我的家族历史以外的方面,在努力寻找某种方式了解在这个国家曾经发生过什么。我的意思是,在说英语的人在这个国家的时候,黑人被奴役的时间要比不受奴役的时间更长。"

种族歧视以及作为白人群体成员的社会政治意义的相对无知和回避,另一端则是在知情情况下,对社会种族群体的积极承诺,以及放弃种族歧视和放弃作为"统治"群体成员特权的能力。

在多文化框架下,需要了解重要主线还有很多,但充分探讨社会化以及对个体和群体发生不同影响的有关因素,则超出了本书的范围。例如,有大量文献讨论性别和性别社会化对身份发展的影响——包括积极和消极的方面。Unger and Crawford 从这些文献中找出了几个共同的主题,它们对性别身份的发展存在着持续的影响。如,男性始终被视为是更有价值的性别;男性遵从性别角色的压力比女性来得更早和更强,而这种情况在整个成年阶段都是如此;父母在很大程度上不能意识到自己对女儿和儿子的态度有差异;女孩和男孩受到的不同对待,可能导致女孩具有抚育、情绪敏感和无助的特点,而男孩则具有效能感和独立性。孩子并非是社会化的被动接受者,他们也通过期望、行为选择和对自己的看法等积极参与社会化过程。人们通常都意识不到,在性别分化、规定应遵从的社会常模以及惩罚偏离社会常模行为方面存在着社会文化作用。

对于文化、少数群体地位和与负面烙印有关的社会压力等对同性恋和双性恋的影响方式,也有了越来越多的研究和理解。Cass 等建立了一个同性恋身份发展模型,用于描述男性和女性同性恋者获得他们自己身份的过程。尽管该模型使用了发展阶段,但它并不认为这些阶段是固定的或绝对普遍的,而更多是用来说明同性恋和异性恋中的某些自我/社会矛盾和适应目标。

人们具有多重"地位"和特征,因此身份发展也是多侧面的。一些近期的理论家正努力研究种族、民族、性别、阶层、残疾和性取向等因素的结合与相交。这些模型对咨询师有几方面的益处。首先,它们有助于意识到压迫在求助者文化身份发展中的作用。正如将要在后面讨论的那样,对大多数求助者来说,在信任(和不信任)形成过程中,压迫是一个主要因素。其次,这些模式有助于咨询师理解那些来自历史上处于劣势、受到歧视或压迫的群体的求助者,他们在文化身份形成中可能存在的问题。

类似地,这些模型可能有助于求助者认识自己的身份、那些曾经对此产生影响的因素以及那些可能尚未充分明晰的各种选择。例如,Vasquez 引用了一个她在临床上遇到的案例,求助者是一个年轻的奇卡诺大学生。为了使他免受偏见,他的家庭搬离了奇卡诺人的社区,住在一个中上层居住区,并以中上层的生活方式养育他。但这种看似保护他免受偏见的方式,却在他面对被教授指责为抄袭者时,表现得完全失效。虽然最终发现是一名白人学生抄袭了这名奇卡诺学生,教授对他的指责出于错误的假定。在咨询中,这名奇卡诺学生注意到,自己比其他墨西哥裔的学生感觉"更好",并相信,为了使自己感到更有能力和更成功,他需要疏远"他们"和他所属的文化群体。为他制定改变策略的目标,是要化解他内心的消极刻板印象,"重新构建"对自己文化传统的认同,并参加各种族和文化的活动。显然,对于一个健康的社会身份认同,并没有唯一的

正确答案或正确道路。种族身份是"在个人互动的现实社会基础之上，抽象出来的复杂构念的一部分"，反过来也是影响我们每个人世界观、自我概念和幸福感的一个重要因素。

文化能力与咨询多样性群体的求助者的指导原则

近来训练咨询师的重点，是要他们掌握一套多元文化的咨询能力，包括有效应付各种文化求助者时应具备的知识、态度、信念和必要的技能。最近人们将1992年形成的一套多元文化咨询能力操作化，并用于实际训练。Hansen等人总结了适用于各种咨询师和助人情境的多元文化能力，同时引用了大量有关多元文化能力指导原则的丰富文献。

在有效处理多元文化的问题上，有许多可以参考的指导原则。篇幅所限，我们无法提供目前有关这方面已经非常丰富的内容。因此，我们只做少量的介绍，并鼓励你深入研究这些原则以及其他的指导原则，以便加深你的咨询技能。当然，各种原则之间存在着重叠，这反映出在向多种文化群体求助者提供知情、有效的咨询时的共同文化敏感性主题。然而，也请注意以下指导原则之间的差异和冲突，这些反映了咨询过程中一些文化多样性中的独特成分。我们认为，以上两个方面一起为咨询提供了有建设性的指导。

Kadushin和Kadushin提出了具有文化敏感性的会谈者的特点。这些特点广泛适用于各种多样性，不仅限于种族或民族文化多样性，并且这些特点也与各种咨询活动有关：

文化敏感的会谈者

1. 文化敏感的会谈者对所有文化背景的求助者都持尊重、接纳、关心、有兴趣、共情的态度，并关注个体的独特性和保密性。

2. 文化敏感的会谈者努力建立一种明确的意识，即自己是特定种族或民族、性别、年龄、社会阶层、职业群体的成员之一，因此本身具有的文化和其他特征会影响自己在会谈中的信念、态度、行为、刻板印象、偏好和偏见。

3. 获得了这种自我意识后，文化敏感会谈者就会对自己作为某个文化群体成员的身份感到坦然，不再自我防御。

4. 文化敏感的会谈者能够意识到，他们需要从求助者背景中加以了解和接纳的文化因素，这些文化因素可能正是求助者前来求助的原因，造成了他们的问题及其性质，也是选择干预方式的依据。

5. 文化敏感的会谈者易于认识到影响会谈的跨文化因素，并可以不带任何防御性和辩护性地讨论这些跨文化因素。

6. 文化敏感的会谈者认识到，具有文化差异的群体多种多样，了解所有文化群体是不可能的，但却承诺学习那些经常接触的求助者文化背景的义务。

7. 文化敏感的会谈者易于承认自己对某个求助者的文化背景的了解不足，并易于不带防御性地要求求助者给予帮助，以便学习所需要了解的知识。

8. 文化敏感的会谈者表现出的态度是：文化差异不分好坏，差异是一种合理的多样性，并因此尊重这些差异。

9. 文化敏感的会谈者能够意识到本土文化的优势，意识到具有同样文化基础的群体可能成为咨询中的资源，并意识到某些帮助措施从本土文化的角度看可能并不适当。

10. 文化敏感的会谈者意识到那些常与少数群体相关联的权利剥夺、歧视和侮辱等问题。

11. 文化敏感的会谈者不但对那些可能与求助者问题有关的文化因素具有敏感性，而且能了解这些因素在某个特定求助者的案例之中是否处于核心位置（提示出个体的独特性）。

正如我们提到过的那样，为具有多样性的求助者进行有效咨询，一方面应包括对与权力和特权有关社会因素的批判性意识，另一方面也应包括心理倾向，以便将有关多样性的理解应用于实现咨询目标，如进行授权以及进行咨询合作。我们发现下面的这套指导原则很有帮助，它们很好地说明了，当面对现实中各色多样性的人群以及他们的优势和弱点时，如何将这些批判性承诺转化为具体的实践角色、技能和态度。在GlenMaye关于赋予女性权力的建议中，我们不仅可以看到他对性别问题的深刻理解，而且可以看到与多样性其他方面的关联：

- 咨询师必须承认和理解女性在生活中承担的受压迫者的角色。随着咨询师自己经历个人和政治意识的提高，对女性的这种理解也会不断加深。
- 对女性赋予权力需要一个安全、信任和支持的环境，要鼓励女性相信自己和自己的现实，并大声说出自己的真相。在创造这种环境的过程中，要有其他女性相伴，这是不可或缺的。
- 必须给予女性切实的机会去体验自己的能力、力量和价值。例如，应鼓励受到身体伤害的女性寻找各种方式去体验自己身体和情绪的力量，而对于受到社交侮辱和伤害的女性，应提供各种机会让她们重获尊严和价值感。
- 尽管赋予女性权力从根本上讲与女性的自主和自决有重要关联，但女性也应该一起努力来改变自己和社会。咨询师不应仅为个体的问题寻找个体的解决方法，而应寻求各种方式将女性求助者组织起来，并与她们一起共同努力来改变社会。
- 咨询师在赋予女性权力过程中的角色多种多样，可以是教育者、支持者、倡导者、活动家、帮助做出选择的人、体验自身权力的促进者以及赋予权力的现场示范者。

最后，为那些具有长期严重心理障碍者提供赋权咨询，我们提供以下的实践指导原则。我们发现，这些指导原则能够很好地体现出多样性的诸多形式，因为这些原则不仅适用于躯体残障者，而且也适合那些因其他原因被剥夺权力或被排斥的人们。这些指导原则提醒我们，要考虑求助者的"整个生活"，向他们提供合作性、尊重对方的咨询，能够且也应该成为一项基本的承诺，尽管这样的承诺并不简单，也并不容易实现。想想看，上面提及的这些有关咨询师态度、关系和角色的意义，是否也会对你今后的咨询实践产生影响。

- 态度。想着人，并与人进行互动，而不要想着标签或诊断。尊重人的自我决定权利。对"整个人"负责，将生活质量和环境因素纳入考虑之中。要从积极的角度而不是从缺陷模型区进行评估和治疗。尊重求助者在治疗关系中带来的多样性技能和知识。放弃扮演"专家"的角色。信任求助者具有学习和指导自己生活的内在动机。尊重求助者对你自己、其他求助者、治疗机构或组织以及社会做出贡献的能力和权利。承认个体的独特性，尊重每个人的独特品质、价值观和需要。
- 关系。根据合作关系模型进行咨询实践。在与求助者的关系中分享权力，而非高高在上。要允许关系的建立和成长有一个过程。把关系的建立看成是持续的，而不受到时间的限制。弱化自己的专业角色。要真诚、自然和真实。要让求助者和咨询师双方都积极地参与进来。分享领导权；珍视求助者在自己的角色中表现的领导性。
- 咨询师角色。建立指向求助者的治疗模型，关注于求助者持有的目标和价值观。通过角色、投入和社群等帮助求助者建立起新的关系，以替代失去的文化、历史和身份。提供各种进行有意义活动的机会，以便增进技能、知识和反思。增强求助者改变环境而非顺从环境的能力。促使求助者敢于承担风险、做出决策并从中学习。强调能够提高自我效能感的信息、教育和技能培养。在关系中和组织中促使求助者及其家庭成员扮演决策的角色。

熟悉与你背景不同的人们的信仰和行为，其重要性无论如何强调也不过分。比如，一个求助者，他相信死后投胎，或者相信自己的操行给家庭带来了耻辱，或者他一直沉默、不表露自己，以示对你尊重，或者他的日常生活受到慢性病和残疾的影响和限制等。若你对他的问题不予理睬或不能共情的话，那么你就会面临疏远求助者的危险。参见学习活动2.3进行有关的练习。

目前咨询业中的一些人十分强调文化敏感治疗，以至于它已成为行为道德准则和实践指南的一部分。美国心理学会已经制定出《不同种族、语言

> **学习活动 2.3　　多样性知觉练习**
>
>
>
> 本活动选自 Wilson 和 Stith，旨在帮助你增强对自己和其他文化群体的知觉。你可以同一个伙伴或在小组中做此项练习。
>
> 1. 描述一下你对自己所属文化群体的过去历史和现在经历的知识，以及你对下列文化群体的了解。
>   非裔美国人 / 黑人
>   本土美国人 / 美国印第安人
>   亚裔美国人 / 亚洲人
>   欧裔美国人 / 白人
>   拉丁人
>
> 2. 描述一下你自身所属的文化及下列文化的价值观体系和家庭常规：
>   非裔美国人 / 黑人
>   本土美国人 / 美国印第安人
>   亚裔美国人 / 亚洲人
>   欧裔美国人 / 白人
>   拉丁人
>
> 3. 举例描述一下对你自身文化群体和以上各种文化存在着的偏见和压迫现象。

和文化人群心理服务者指南》。美国咨询师协会（ACA）的最新道德规范也包括了尊重多样性的独立部分。尽管有了这些进步，一项对 APA 成员（已经取得临床、咨询或学校心理学博士学位）的调查表明，他们之中感到有信心、有能力为少数群体和其他咨询师提供适当咨询的应答者寥寥无几。

如 Allison 等人指出，"除了满足 YAVIS（即年轻的、有吸引力的、善于言辞的、聪明的和成功的）求助者的需要外，还要满足不断增加的各种不同人群的精神卫生需要，所以要扩充咨询师的培训范围，并且要不断地了解人类差异的各种维度"。在你的职业生涯中（更不用说你的个人生活中），你将要不断反思和解决这些问题以及其他一些复杂的问题。你会处于不断进步的动态之中，我们的社会也将是如此。因此，我们不是在给出"正确答案"的静态列表，而是要在不断变化而复杂的环境中，获取知识、技能、反思能力以及外部的控制和平衡，来支持我们做出敏感的、有效的和符合伦理道德的决策。

伦理问题

从某些方面来说，本章全部内容都是关于伦理道德的问题。由于助人专业中的伦理道德通常是指用于支配行为的规则、标准或原则，因此我们现在开始讨论一些具有广泛关联性的关键伦理道德问题和相关资源。正如讨论其他话题一样，我们在这里介绍相关资源信息，以利于你寻找更多的指导。

求助者利益

关注伦理道德原则和坚持伦理道德标准离不开实践核心中的批判性承诺。咨询师有义务保护求助者的利益。在绝大多数情况下，这意味着求助者利益优先原则，这也意味着你要在理智和情感上准备为每一位求助者尽最大努力。如果求助者的利益不能得到最大程度实现，那么应让求助者保留转介的权利。

咨询关系的处理应促进和保护求助者的利益。对求助者利益的保护包括许多维度，如何处理咨询关系是其中的一个维度。正如 Brammer、Abrego 和 Shostrom 所指出，能以道德方式处理与求助者的关系，是专业咨询师 / 治疗师的一个独特标志。

所有的专业咨询师都有一套专业所规定的道德规范，诸如美国咨询协会、美国心理协会、国家社会工作者协会、国家公共事业教育组织均有自己的伦理道德标准，国家咨询师认证标准委员会还有关于网络咨询的伦理道德准则。婚姻和家庭治疗师、康复咨询师、卫生专业人员和其他咨询服务者也有他们各自的道德标准。

在决定道德行为方面，咨询师的价值体系是一个重要的因素。不道德的行为可导致失去专业组织的会员资格和法律诉讼，不道德行为的最严重的后果是对求助者和治疗关系造成伤害。

所有咨询师都应该熟悉本专业的道德规范。以下的讨论特别强调了其中一些比较关键的问题，但绝不能用来代替对所有现行道德规范的认真学习。

伦理道德决策模型

专业伦理道德规范提供了关于符合伦理道德的期望、角色和责任的一套指导原则。许多咨询师发现，在陷于具体的伦理道德两难困境时，这些指导原则并非总能转化为清晰的决策或者问题的解决。于是，人们尝试设计出许多决策工具，以便系统地梳理问题、做出选择和优先顺序排序。例如，Kitchener建议，应当从规矩限制的伦理道德取向转为关注于伦理道德原则的取向，这些原则包括自主（尊重个人自己做决定的权利，只要他具有这种能力）、无害（不带来伤害）、有益（帮助他人）、公正（公平）以及诚信（诚实、可靠）。这些原则和其他有关原则共同构成了进一步思考和讨论的基础，它们主要涉及那些批判性-评价性的基础，用以决定专业咨询师应该做什么、不应该做什么。近来，人们更多地关注于德行或品德问题，以及这些品德如何对有关道德行为的塑造。例如，Meara等关注个体的动机、情绪、品质、理念和道德习惯等因素，强调有必要超越那些基于实践原则和规则建立的伦理模式。

我们更强调那些常规使用的伦理道德，尤其是在各种助人实践过程中广泛遇到的道德问题。在一些伦理学家工作的基础上，Kenyon建构了一种解决伦理道德两难困境的实用模型（参见表2.4）。该模型引导咨询师经过评估问题、计划、实施以及评价等步骤，在保证求助者最大利益的情况下，小心地做出决定。正如我们在本章中谈到的，在实践中遵循伦理道德非常重要，但实际做起来常常是复杂而困难的。尽管伦理道德是对价值观、责任和原则做出的高度抽象，但我们仍然希望，这个切实可行的模型在培养你轻松而自信地进行伦理道德实践的推理方面有所帮助（见学习活动2.4）。

表2.4 伦理道德决策模型

步骤	需要考虑的内容
1. 描述问题	描述这个伦理道德问题或两难困境。
	谁被卷入其中？卷入程度如何？他们的关系如何？
	这是谁的两难困境？
	涉及到什么？什么具有风险？
	有关的情境特征如何？
	这是什么类型的问题？
2. 考虑伦理道德指导原则	考虑所有可以找到的伦理道德指导原则和法律标准。
	确认你自身有关这个问题的个人价值观。
	确认有关这个问题的社会或群体价值观。
	确认有关的专业标准。
	确认有关的法律和规定。
	应用这些指导原则。
3. 考察冲突	考察任何冲突。
	描述你正在体验的内在冲突。
	描述你正在体验的外部冲突。
	决定你是否能够减小任何一种冲突。
4. 解决冲突	在需要的时候为你的决定寻求帮助。
	向同事、老师或督导咨询。
	阅读有关专业文献。
	向专业组织或其他可以找到的伦理道德委员会咨询。
	步骤需要考虑的内容
5. 考虑其他的行动选择	产生所有可能的行动方式。

表 2.4 伦理道德决策模型（续表）

步骤	需要考虑的内容
6. 考察和评估这些行动选择	基于对求助者和所有有关人员的价值观和伦理道德信念的充分理解，考虑他们的偏好。 考察与求助者及其重要他人的价值观和信念不一致的行动选择。 考察与其他有关指导原则不一致的行动选择。 考察缺乏资源或支持的行动选择。 去除剩下的行动选择中没有通过普遍性、公开性和公正性的伦理道德测试的选择。 预测剩下的可接受的行动选择的可能后果。 对剩下这些可接受的行动选择按优先程度排序。
7. 选择并评估最佳的行动	选择最佳的行动选择。 评估你的决定。
8. 做出行动计划	建立行动计划并实施行动。
9. 评估结果	评估所采取的行动及其结果。
10. 考察深层含义	你学到了什么？对于未来的伦理道德决策是否有启发？

学习活动 2.4　伦理道德两难困境

本活动选自 Kenyon，目的在于帮助你，当"碰到"一个道德两难困境时，你在实践中应如何思考各种不同维度、建立行动计划，并与你的同学和指导老师进行讨论。

问题。描述作为学生或专业人员，你在咨询中遇到的一个非常令你苦恼的道德两难困境。要尽可能地描述细节（或事实）。

伦理道德指导原则。相关的价值观、原则和其他指导原则有哪些？

冲突。描述冲突。它造成了怎样的两难困境？

解决冲突。处理两难困境时，你寻求过什么帮助吗？你得到了帮助吗？其他行动选择。还有哪些行动可供选择？

选择并评估一项行动。问题得到解决了吗？

意义。如果问题还没有得到解决，为什么？如果已经得到解决，你认为该解决方式在道德上意义如何？

课堂讨论

1. 讲述你所描述的问题及其两难困境。很可能有人与你有类似的体验。
2. 就每个人的问题，逐个地探讨道德原则、各种可选择的行动以及对行动的选择和评估。
3. 对于每个问题，你们之间是否存在本质上的共同点，或者大家意见不一致？这种不一致是可以接受的，还是体现了道德观的差异？

保密

与保护求助者利益密切相关的另一问题即是保密性。丧失了求助者信任的咨询师，会对治疗关系造成严重并且常常是不可挽救的损害。一般来讲，咨询师不可以随便泄露求助者的资料，除非事先他们已得到求助者的书面许可。各州立法中关于保密规则的例外规定各有不同，但它们之间又存在着一些共同的内容，如 Corey 等人和 Vasques 做出的总结：

- 如果求助者对其本人或他人构成危险，包括但不仅限于警告或保护的责任
- 如果求助者声明放弃保密这一特权
- 如果咨询师怀疑存在对未成年人、老年人、残疾人或精神病住院患者的虐待或忽视问题
- 如果法庭要求咨询师提供记录
- 如果求助者提起诉讼主动放弃保密权

- 如果求助者涉及法律纠纷，并且求助者自己公开了记录
- 如果发生紧急情况

其他有关咨询过程的保密规则的例外还包括，咨询人员处理案例文件时、专业咨询师接受同行咨询或督导时等。所有这些限制条件都加以重申，有些限制条件还要写在一个披露条款中，并在治疗开始前交给求助者。

1996年6月13日，在美国最高法院审理Jaffee和Redmond的案件时，保密性的概念被法庭提出。它判决治疗师和求助者之间的交谈具有受到保护的特权，可免受联邦法律涉及案件的强制披露。尽管这项主张非常重要，但一些人认为其实际的影响有限。如Shuman和Foote指出，让求助者知道法庭在没有获得求助者允许的情况下是不能获得咨询师拥有的重要信息的，这并不能真正阻止法庭不作进一步的要求。

Jaffee案件提醒咨询师注意到，有些情境可能需要一些咨询师向他人提供求助者的信息。这种结果在至少一项研究中得到证实。该研究发现，无论求助者或者学生在人格特点或人口变量上如何不同，他们由于对保密性的担心，在管理式医疗的情境中都表现得不像在自己付费的情况下那样坦诚。管理式医疗的保密性限制促使研究者们提出下列建议，以供咨询师参考：

- 在第一次会谈中就应与求助者讨论指导本次治疗的有关要求查看和使用咨询信息方面的规定
- 要主动询问求助者是否理解了有关信息要求和使用的规定，以确保其知情权
- 如果管理式医疗组织提供了有关信息要求和使用的文件表格，应在签署表格之前，与求助者一起仔细地加以阅读
- 要告诉求助者，若敏感资料泄露可能造成的影响
- 制定出信息资料使用计划，通常为确保向求助者提供适当的治疗，需要提供少量而必需的信息，但信息要避免过于详细，不要有太多的解释
- 为了求助者的利益，应尝试去改变那些可能限制或干扰治疗的管理式医疗规定
- 要用文件记录下与信息资料使用者或管理式医疗官员进行的任何接触

虽然在撰写上述原则时考虑更多的是管理式医疗，但这些指导原则也适用于其他许多咨询和公共机构。

有关保密限制性的最新问题涉及，当查出求助者带有阳性艾滋病毒（HIV）时，是否认为他对别人具有危险性，如Chenneville提供的下列案例所示：

在过去三个月里，你连续为麦克·史密斯进行治疗。麦克年龄33岁，已经结婚8年。他有两个孩子，一个男孩，一个女孩，分别为3岁和5岁。麦克在治疗中述说，他在几年前与邻居有过婚外性行为，这段关系大约持续了6个月。他妻子不知道这件事。麦克最近得知那个女邻居死于艾滋病。这促使麦克进行了艾滋病毒检测，结果呈阳性。麦克说，他并不打算将此检测结果告诉妻子。

这案例涉及到什么内容？要充分评估内容，需要提出什么问题？选择怎样的干预方式？承担怎样的道德义务？如果求助者处于不同的环境中，那么对同样的内容是否会有不同的看法？如果是这样，为什么会是这样？不同的方式会是什么？其深层意义又是什么？

为了保护其他人的利益和为了求助者的最大利益而为他们保守秘密之间，存在着多种形式的伦理道德冲突。由于各州制定的有关艾滋病和保密性的法律不同，因而对于医疗专业人员和咨询及心理治疗专业人员提出的法律要求也就有所不同，因此，重要的是要了解你所在州的法律。围绕着这个问题，既存在着复杂的道德、法律和治疗等冲突，也存在着就如何解释和应用法律条文和道德规范的立场观点的冲突。例如，Schlossberger和Hecker结论说，尽管治疗师负有法律责任，去提醒某些有关人士可能遭受到求助者带来的明确而迫近的威胁（基于Tarasoff一案），然而当求助者具有的危险性是社会法律赋予他的权利时，治疗师则没有责任进行干预，除非州法律要求血清反应呈阳性的求助者必须将真相告知其伴侣。Corey等全面而概况地介绍了各种可

能的立场，包括越来越多的人强调，如果因咨询师没能诊断出求助者具有的危害性，或者虽然做出高危险性的评估却没能提出适当的警告，那么咨询师就应承担对潜在受害者的责任。

对于有兴趣详细了解实际步骤的人，可参考Corey等和Chenneville对咨询师们所作的建议，以及Melchert和Patterson详细描述的一个评估和干预模型，该模型整合了有关的道德规范和法律原则以及有关求助者行为危险水平的信息（如，求助者本人感染艾滋病的状况及其性伴侣或共用针头吸毒伙伴对其感染艾滋病情况的了解程度）。

保密原则对有效进行多元文化咨询也有意义。Lum指出，在多元文化的咨询实践过程中向求助者详细解释有关保密的道德价值，因为在不同的文化群体中对保密原则的理解存在着差异。此外，当今的管理式医疗环境特别强调，要告诉求助者保密原则的局限性。例如，求助者可能不了解，保险公司或HMO所遵从的保密性与专业咨询师所讲的保密性，并不一定要处于同样的等级水平。

管理式医疗评审者也不一定如同咨询师那样，受到同样的道德规范或义务的限制，他们可能再没有任何防范的沟通过程中（电话、电邮、传真等）泄露出秘密，从而导致某种伤害。虽然有关问题已经超出本书的范围，但我们促请读者进一步了解与咨询过程有关的道德问题，如保密性原则。特别请参见Cooper和Gottlieb撰写的有关管理式医疗中道德热点问题的综述。

尽管管理式医疗带来了严峻的挑战，我们也促请读者在任何工作环境中都对相关的问题进行细致和认真的评估。Woody提醒我们，那些并非有意违反保密性的行为影响到我们所有人。无论你是在自己家中的办公室还是在共用办公地点或公用设备的使用中，都要考虑到共用计算机、局域网、电子邮件帐户、传真机、邮箱和工作空间（无论是家中的餐桌还是会议室）里存在着的隐患，也要考虑到他人（如家庭成员或非咨询过程中的其他工作人员）不经意地泄漏出个人秘密。

多重关系

双重或多重关系是指咨询师与求助者之间既存在有治疗关系，又同时或相继地存在着另外一种关系，诸如管理、教育、监督、社会、性关系或生意关系。双重关系之所以受到质疑，是因为它们降低了咨询师的客观性，混淆了问题，并且使求助者对治疗师不满意，甚至可能放弃治疗师。咨询师应该避免卷入双重关系之中，如果这种卷入不可避免，就要利用转介的方式，以使两种关系不能同时存在或相继存在。

有时双重关系不可避免，比如在较小的社区中，治疗师很可能在其他场合也认识求助者，并且不太可能建议求助者去别处求治。想一下你在生活中接触他人的多种方式——通过子女、邻居、大家庭、参加各种团体和组织以及休闲活动等，你就很容易知道，多重角色关系即便并非无可避免，也是很容易在某时某地发生的。早先我们也曾指出过，双重关系在下述情况下也会产生，如求助者的文化和社会价值观鼓励治疗师扮演多重角色。在双重关系不可避免的情况下，重要的是要就这一问题与求助者进行面对面的监督和商讨，并用文字记录下你们讨论的内容。

Kitchener和Anderson指出了一些因素，可以用来测量多重角色关系类型可能造成的相对危险或不良效应。根据社会理论，他们指出，当角色期望冲突或者当权力差异较大的时候，多重关系对求助者可能造成的伤害危险性尤其高，尽管咨询师并无意造成伤害。例如，得知求助者的孩子在你做教练的足球队，便可能构成一种潜在的伤害，更何况如果求助者是你工作单位的一个下级人员，或者是某一宗教组织或其他组织中的成员，因而双方在私人生活中有更多的接触（如，经济投资搭档或支持群体成员等）。多重角色关系问题在治疗终止后仍会发生影响。

基于几位伦理学家的论述，Kitchener和Anderson就回避治疗后的关系，提出了几点理由。尽管他们使用的是心理治疗的语言，但这些也适用于其他各种类型的助人实践和关系：过去的求助者或许在某个时候希望回来重新进行治疗，而如果已经存在着治疗后关系，那么就不应该再次进行治疗，或者说继续进行治疗是不明智的。因为权力差异仍然继续存在，这使得一些求助者在治疗终止后仍然很容易被利用。权力差异存在的同时，求助者还可能对治疗师产生强烈的情感，这两种因素加起来就可能导致过去的求助者缺乏客观性，很容易被治疗师利用。治疗的关系也可能很差，这使得过去的求助者可能重新评价他或她对心理学和／或治疗师的信任。当一般公众看到治疗后关系时，他们也可能认为咨询时设立的专业界限过于模糊和随便。治疗后关系还可能影响到治疗师未来提供专业服务的客观性，例如代表过去的求助者在法庭上作证。在治疗过程中，如果求助者认为治疗终止后仍会存在某种关系，那么他们就可能会隐瞒某些信息。在一些州，治疗后关系是非法的，取决于具体关系的性质。

如果你能明确地预见到现有的关系可能对咨询关系造成损害时，你就绝不应同意提供咨询服务。显然，咨询师在任何情况下与求助者发生性关系，都是不允许的，这在所有职业道德规范中都有明确的说明。Smith 和 Fitzpatrick 强调指出，治疗师过多地利用自我暴露技术，会导致与求助者保持适当治疗界限的意图和行动失败。过多的自我暴露通常是治疗师和求助者进行性接触的一个先兆，"非常典型情况是，在性关系发生之前，都存在着一个治疗界限逐渐遭到破坏的过程。治疗师进行不恰当的自我揭露的行为，与其他破坏治疗界限的行为相比，屡屡见诸于治疗师与求助者发生性关系之前"。与过去的求助者保持性方面的亲密关系，也属于咨询师的伦理道德问题，他们在利用求助者。在多长时间内禁止建立治疗后关系方面，各州的规定有所不同。

求助者的权利

要建立起有效的治疗关系，必须在治疗过程中向求助者公开他们的权利和选择。求助者如在治疗中发现以下的问题，就会对信任和融洽的关系造成最大的损害：治疗师没有能力帮助其解决特定的问题，或治疗的花费太高，或治疗涉及到某些限制，而其结果没有任何保证。为了帮助求助者做出知情的选择（也称"授权同意"），治疗开始时就应向求助者提供足够的有关治疗的信息。

通常，同意书应向求助者介绍如下的内容：①所提供的服务、治疗或测验的种类；②服务、治疗或测验的风险与收益；③有关后勤问题，如会谈的时长、治疗的次数、会谈的取消和收费；④关于治疗师的资格和实践经验的信息；⑤在治疗、服务或测验以外的选择的风险和收益，或遗忘这些的风险和收益；⑥保密原则的局限性；⑦紧急问题。当涉及到多样性的因素，我们要特别指出，应当找出那些有助于咨询的可利用的资源，这一点十分重要。这些资源可能包括本土咨询师、翻译、文化顾问、同源文化支持小组或者经验共享支持小组等。

如果咨询的对象是儿童或其他脆弱群体成员，毫无疑问还要进行更进一步的考虑。例如，在咨询儿童或认知功能缺陷者时，签订同意书时需要包含特殊照顾的内容。但在同意书的具体内容上，法律常常没有清晰的规定，比如，应将青少年视同为成人还是儿童？儿童与青少年在有关判断知情同意书内容的能力方面当然存在着很大的差异。相对来说，口头同意就不那么模糊，因为允许儿童和青少年直接表达参与治疗或研究活动的意愿。Kitchener 和 Anderson 对于有关知情同意的问题进行了非常有用的回顾总结，其中不仅涉及到学龄儿童和青少年，而且也涉及到其他各类弱势群体。

转介

在本书论述目标选择和治疗计划部分，我们将更充分地探讨转介的问题。我们在此只提及进行符合道德规范而又负责任的转介，具有十分的重要性。由于某些原因，当你不能为求助者提供所要求的服务，或者当求助者需要其他咨询师帮助时，进行转介则是必要的。然而，谨慎的转介不仅要告诉求助者其他咨询师的名字，而且应当让求助者能够选择那些有能力而且有资格处理自己问题的治疗师。在与新的治疗师讨论案例之前，咨询师必须得到求助者的书面许可。为了防止求助者放弃治疗，咨询师应对转介情况进行追踪,以确保他与新治疗师建立了恰当的联络。在一些情况下,由于疾病、死亡、迁徙、经济困难或者其他无法解决的问题,治疗过程可能中断时,应进行强制性的转介。在探讨伦理道德方面出现的新问题以前,先来讨论一个伦理道德两难困境,作为你进行当前实践的准备或许会有所帮助。

伦理道德方面的新问题

我们都知道,我们的社会正在以许多方式变化着,而伦理道德也是这些变化中的一部分。由于种族的多样性、来自世界不同地区的移民、"婴儿潮"一代人的老化、新的咨询问题或扩展中的咨询问题(如与艾滋病、暴力、儿童福利、生物医学领域有关的问题等)以及与管理式医疗有关的因素,造成了人们之间的分化日益显著,这些都构成了复杂的伦理道德挑战。Cooper 和 Gottlieb 归纳了在未来几年中可以预见的医疗系统变化的趋势,这些变化都含有伦理道德方面的意义:

- 大规模、多学科的健康关怀实践(少见分开、独立的机构)
- 在指导有关使用医疗资源的决策方面,更加注重运用商业的原则
- 小规模或大规模的管理式医疗机构
- 更多地适用门诊式的心理健康咨询,部分原因在于住院治疗的费用增高
- 更加注重预防手段的使用
- 更多地使用小组治疗方法,尤其是心理教育小组
- 更多地应用治疗计划法,关注疗效的测量和疗效证据,从而决定使用怎样的治疗干预方法对谁以及对哪类问题来说,具有最好的疗效,即所谓差别疗法
- 将干预方式更加操作化(制定特殊治疗策略的活动细节、其先后顺序以及时间周期等),并指出与之相关联的诊断类别

最后,如果不关注技术与咨询服务的关系的话,那么任何对于伦理道德的讨论都是不完整的。我们在整本书中都会谈到技术,但需要指出的是,在技术发展和进步的同时,以符合道德规范的方式使用技术的能力也必须同步发展。McMinn 等人对专业人员进行的一项调查评估了40种技术的应用及其相关的伦理问题。该调查有益之处在于,发现人们对这些技术道德伦理方面的评定是模棱两可的,这表明迫切需要对使用者进行指导原则的培训(参见专栏2.3)。在这40项技术中,可能有些还没有得到很多的应用(如在治疗中使用电脑做笔记、使用计算机辅助治疗或作为传统治疗的辅助方式等),但无疑它们在未来的应用会不断增多,而且有些应用目前也尚未可预见。

在某些方面,对与技术有关的伦理道德进行思考可能十分困难,比如技术的应用可能涉及到某种尚不了解的因素或情境,或者尚缺乏如何保护求助者利益的经验依据。我们在本章阅读参考中推荐了一些指导进行网络咨询标准的网站。目前专业群体中已经存在一些类似的伦理道德条例,反映出有关的意识正在增强。除了网上咨询或"电脑咨询"外,也存在着涉及相当广泛咨询活动的科技-伦理问题,如在单个咨询师层面上的计算机辅助评估或治疗工具、在专业咨询中使用辅助性科技以及在专业咨询师中分享信息等,在机构和宏观层面上的督导技术的应用、远程学习、虚拟培训以及数据管理和储存等。

Peterson 等对咨询师和临床工作者使用技术产生的伦理道德问题,进行了全面而富有思想性的论述。他们指出,既要持续警惕科技带来的伦理风险,又要注意科技为进行有效而易于为大众接近的咨询所带来的重大进步的机会。他们举出了一个案例,用以说明辅助性科技可能带来的影响:一名学校心理学家接待了一名因行为问题而被推荐前来咨询的孩子。咨询师发现,这名学生运动能力有缺陷,她不能自如地运动手臂,这妨碍她参与许多课堂活动。咨询师利用自己对计算机辅助科技的知识(此案例中使用了"口笔"和"粘滞键"软件),为这名学生提供了参与课堂活动的一种新选择,从而使她获得了更充分和更愉快的沟通和学习体验。这名学生的课堂表现极大改善,同时她的行为问题也消失了。尽管这案例很重要,但与那

专栏2.3　专业实践中应用科技的例子

1. 亲自复印求助者的保密信息
2. 请秘书复印求助者的保密信息
3. 在同事在场的情况下听取答录机上的录音信息
4. 在辅助员工在场的情况下听取答录机上的录音信息
5. 在求助者在场的情况下听取答录机上的录音信息
6. 由于设备故障或技术问题而无法听取答录机上的求助者录音留言
7. 通过电话规律性地提供预先安排好时间的临床服务
8. 通过电话为同事提供咨询
9. 通过电话提供临床督导
10. 通过电话提供危机干预
11. 通过收费电话提供临床服务
12. 将保密信息传真到另一位心理学家的办公室
13. 将求助者信息传真到医院
14. 不小心将求助者保密信息传真到错误的地方
15. 在治疗中使用电脑做笔记
16. 在个人电脑上储存治疗记录
17. 在电脑网络上储存治疗记录
18. 在个人电脑上储存求助者的收费记录
19. 在电脑网络上储存求助者的收费记录
20. 使用电脑生成求助者收费单
21. 使用电子（无纸）向保险公司提供文件
22. 由于电脑故障而丢失求助者的记录
23. 允许未经授权者接触求助者的保密记录（例如，通过电脑黑客）
24. 使求助者的保密信息显示在电脑屏幕上导致其他求助者可能看到
25. 使用计算机辅助的治疗作为传统治疗的辅助方式
26. 使用计算机辅助的治疗作为传统治疗的替代方式
27. 通过网络提供直接的临床服务
28. 通过网络宣传临床服务
29. 通过电子邮件提供直接的临床服务
30. 通过电子邮件为同事提供咨询
31. 通过电子邮件提供临床督导
32. 使用计算机化的测验施测软件
33. 使用计算机化的测验计分软件
34. 使用计算机化的测验解释软件
35. 根据计算机软件做出诊断
36. 允许心理学家以外的专业人员接触计算机化的评估工具
37. 使用远程会议进行心理治疗
38. 使用远程会议进行咨询
39. 使用远程会议进行临床督导
40. 使用虚拟现实治疗焦虑障碍

些更深地影响咨询师角色、咨询关系或专业技能的科技应用相比，它还是很明显，也容易被理解。除了要维护求助者的权利和进行保护外，专业咨询师还要面对如何管理自己的态度、焦虑或既定兴趣的挑战，以免它们毫无理由地妨碍利用科技手段为求助者及其需要提供更好的服务。在下面的章节中，我们将介绍会谈和改变策略中的一些具体例子。

本章总结

要成为一个有效咨询师，就要认识你自己，使自己成为有创造性和批判性的思考者，这样才能把自己当作治疗工具，来帮助求助者达到他们的目标。这种自我意识包含对自己价值观、优势和不足的洞察，也包括要充分地意识到，你作为一个咨询师和改变求助者的促进因素，应如何成为实践核心的一部分，即认识到我们每一个人在知识、技能、承诺、多样性和合作效能之间，都具有自己独特的关联模式。在理想的情况下，这种意识会使你将每一个求助者都看做是惟一的，使你培养出接纳价值观相异的求助者的态度，并且也培养出你对其他文化群体求助者的尊重态度。最后，你的自我意识和背景意识还会促进你追求一种平衡，既坚持在当前的实践中实行符合道德规范的行为，又持续追求作为终生学习者的积极角色，在进行实践的同时提高实践水平。

课后测验

第一部分

根据本章目标一，你应能够确认自己对进行咨询的态度和行为。在本活动中，我们为你提供了一个自评量表。你的任务是使用这个量表评价自己的态度和行为。如果你实际上还没有或者很少接触过求助者，就试着用这个量表评估一下你在实际的接触中将如何去做。在小组内或者同老师、同事或领导讨论你的评估结果。这部分课后测验没有反馈。

自评检核表

在下列题目中选择那些最能描述你自己的项目，并在横线上做记号。

A. 能力评估

____ 1. 他人对我进行有益的负面评价并不使我感到无能或不安。
____ 2. 我倾向于经常贬低自己。
____ 3. 作为一个咨询师我对自己相当自信。
____ 4. 我常常会想，我不会成为一个有能力的咨询师。
____ 5. 当我卷入冲突时，我不会为了故意忽视或避开它而脱离自己的惯有做法。
____ 6. 当他人对我进行正面评价时，我常常不相信那是真的。
____ 7. 作为一个咨询师，我制定可以达到的现实目标。
____ 8. 我认为逆反、敌对的求助者会使我感到不安或无能。
____ 9. 我常常为自己和自己的行为而感到歉疚。
____ 10. 我相当自信我能够或将会成为一个成功的咨询师。
____ 11. 作为一个咨询师，我常常过分担心自己不能胜任。
____ 12. 我可能有点害怕那些将我理想化的求助者。
____ 13. 很多时候，我为自己定的标准或目标太高而不能达到。
____ 14. 只要可以，我尽量避开负面反馈。
____ 15. 做得好或取得成功不会使我感到不安。

B. 实力评估

____ 1. 老实说，我认为我的咨询方法要比他人稍胜一筹。
____ 2. 很多时候我试图使人们做我想做的事情。如果求助者不同意我想做的事，不按我的想法行事，我就会变得相当戒备和难过。
____ 3. 我认为在咨询会谈中，我的参与和求助者的参与会取得平衡。
____ 4. 与抵触或固执的求助者打交道时，我会感到生气。
____ 5. 我发现，我会试图把我的一些理念加在求助者身上。
____ 6. 作为咨询师，"说教"问题对我来说不可能成为一个问题。
____ 7. 有时我对世界观与我不同的求助者感到没耐心。
____ 8. 我知道有时候把求助者转介给别人我会很勉强，尤其是当其他咨询师的风格与我不同时。
____ 9. 对价值观和生活方式与我十分不同的求助者，我感到排斥和不能容忍。
____ 10. 我很难避免不同求助者发生力量的较量。

C. 亲密性评估

____ 1. 有时候我的行为表现得比我实际感觉到的要粗暴。
____ 2. 我很难对求助者表达积极的情感。
____ 3. 对于许多求助者，我更愿意把他们当作朋友。
____ 4. 如果求助者不喜欢我，我会很难过。
____ 5. 如果我感到求助者对我抱有负面的感觉，我会直接谈起这个问题，而不是回避它。
____ 6. 很多时候我为了避免冒犯求助者而不去按我的方式行事。
____ 7. 在我与求助者之间维持一定的职业距离，我会感到更舒服些。
____ 8. 与人们亲近并不会使我感到不舒服。
____ 9. 当我与人保持一定距离时，我会更舒服。
____ 10. 我对求助者对我的看法非常敏感，尤其是他们的负面感觉。

____ 11. 我非常容易接受求助者对我的积极反应。
____ 12. 我觉得很难与求助者进行争辩。

第二部分

根据目标二，你应能够辨别出那些与价值观、伦理道德和多样性有关的问题。下面给出六个案例，在本项活动中，你要仔细阅读每一个案例说明，然后从中找出相应的主要问题来。这部分的答案见随后的课后测验反馈。

问题类型

A. 价值观冲突
B. 价值观刻板印象
C. 伦理道德—保密性的破坏
D. 伦理道德—求助者的利益和权利
E. 伦理道德—转介
F. 文化多样性问题

案例描述

____ 1. 你正在为一位可能完不成高中学业的求助者进行咨询。他说其他的学生都相当聪明，所以感到自己是一个失败者。为了使他感觉好一些，你向他讲述了以前的一个求助者，他也几乎因成绩差而退学。

____ 2. 一个58岁的老人，因为他妻子的死亡而难以适应生活，到你这儿来咨询。他解释不清楚自己的烦恼或问题，并且他也不清楚你的角色和咨询会给他带来什么好处。他好像认为你能给他一种镇静剂。你告诉他，你不能开药方，并且建议他去找内科医生。

____ 3. 一个四年级的女孩由老师推荐到你这儿咨询。老师说女孩在班上的成绩很差，虽然看起来有学习动机。为这个女孩咨询过几个星期之后，包括让她做了一套测查，你得出这个女孩存在着严重学习困难的结论。在女孩同意你和老师谈话之后，你将女孩的情况告诉了老师，并且告诉老师，最好还是不要在"无可救药的人"身上花费太多时间。

____ 4. 你正在为一对因为婚姻问题而考虑分居的夫妇咨询。你告诉他们分居或者离婚不是解决他们问题的办法。

____ 5. 一个欧洲裔美国咨询师在全体工作人员会上指出"人就只是人"，并表示不理解你为什么认为不同种族/人种/文化背景的求助者在咨询时会受到治疗过程的不同影响。

____ 6. 一个求助者来到心理健康中心，并且要求找一个与他文化背景相同的咨询师。他说咨询师与自己的文化背景不同也行，但咨询师要了解他的世界观，并知道他的文化背景的相应情况。人们告诉他，找谁治疗都没有关系，因为所有的咨询治疗师都是价值观中立的。

课后测验反馈

 第二部分

本章目标二

1. C: 伦理道德—保密性的破坏。咨询师因为未经同意而泄露了前一个求助者的成绩，故而咨询师背弃了求助者的信任。

2. E: 伦理道德—转介。咨询师没能以道德的或负责任的态度进行咨询，因为他没有向求助者提供能够给其帮助的至少几个内科医生或精神科医生的名字。

3. B: 价值观刻板印象。咨询师显然把所有存在学习障碍的孩子都看做是没用的或是没有希望的（这个"标签"也是无益的，或是没为求助者的最大利益着想）。

4. A: 价值观冲突。尽管你的价值观显示，分居和离婚不是你解决这类问题的办法，然而在说服求助者听从你的观点和解决问题的办法时，一定要小心。

5. F: 多样性问题。那个欧洲裔美国咨询师显然对多元文化咨询是无知的。

6. F和B: 多样性问题和价值观刻板印象。对求助者要求的反应，忽略了求助者的种族认同状况，并且是以一种定势刻板的方式做出的。

第三章

非言语行为

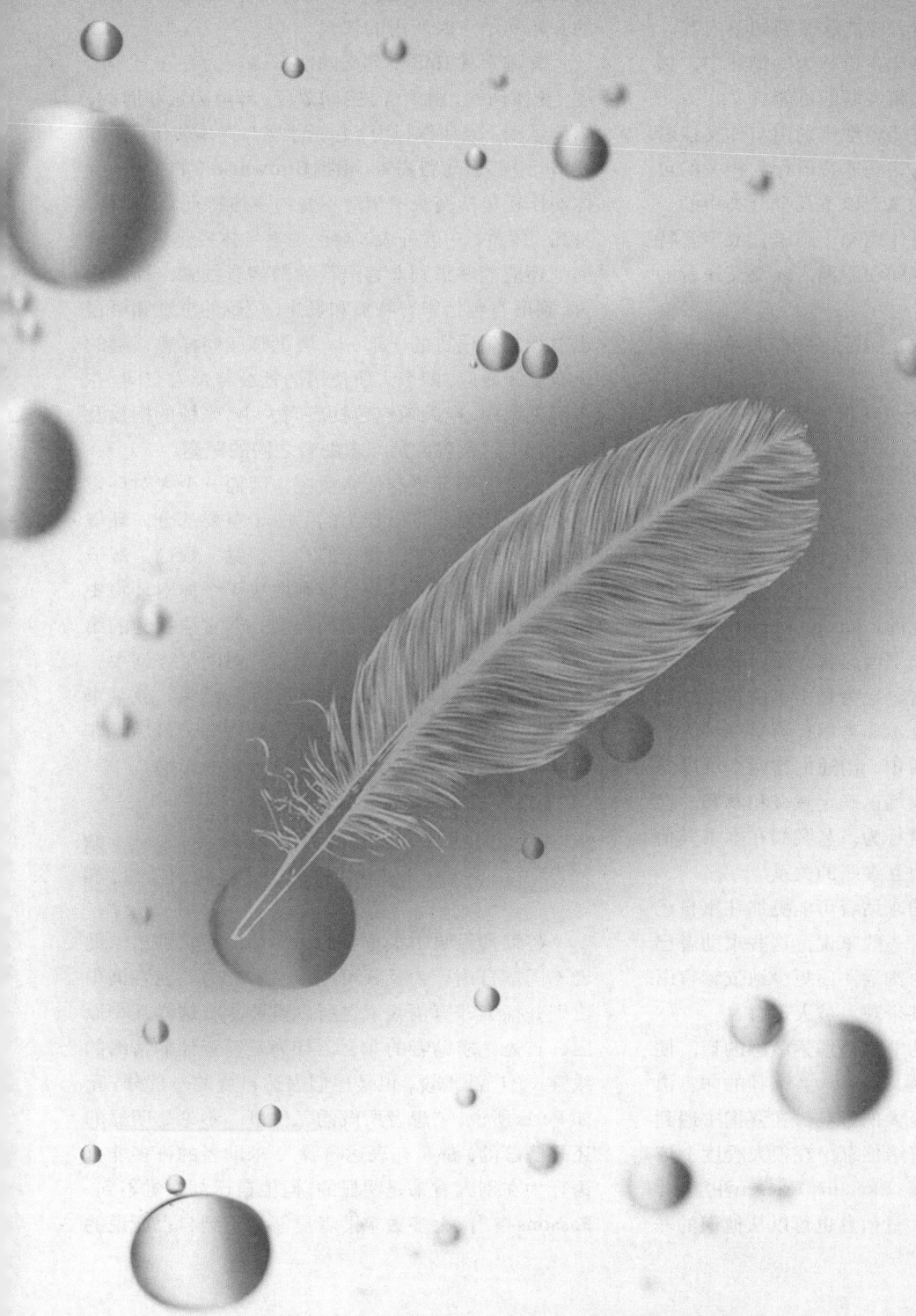

本章目标

通过学习本章，学习者应能够做到如下内容：

1. 在一系列对求助者非言语行为的描述中，指出每一种与其非言语行为相关联的可能含义。

2. 在会谈中，要尽可能多地辨别出与你交谈者的非言语行为，并描述与这些非言语行为相关的可能含义。非言语行为大约属于以下几个分类中的一类或数类：身体动作或身体运动、副语言或声音特点、空间效应或房屋的空间和距离，以及交谈者的一般外表。

3. 在角色扮演会谈中，实际应用咨询师的非言语行为。

4. 在会谈中应至少能识别出求助者3/4以上的非言语行为。

当我们和他人进行交流时，非言语行为起着很重要的作用。在交流中，我们更强调说出来的言语。而在实际交流的信息中，约有65%或更多的信息是由我们的非言语行为传达的。Knapp和Hall将非言语行为定义为"除言语和书面语言外的所有人类沟通方式"。当然，许多非言语行为是由言语符号来解释的。从言语行为中区分出非言语行为是一种人为的区分，因为在实际生活中，沟通的这两个维度是不可分割的，它们相互依赖以确定意义和解释。在本章中我们讨论的非言语行为，与我们在本书其他部分讨论的言语行为是相互参照的关系。

来自某些文化群体的求助者可能更加注重自己和咨询师的非言语行为。一般来说，这些求助者已经学会更多地依赖非言语沟通，而更少地依赖言语表述来解释事情或者使某个观点被人理解。

若咨询师对求助者的非言语线索敏感的话，便能对求助者有更多的了解。而且，咨询师的非言语行为对求助者也会产生极大的影响。在咨询中遇到的一种最基本信息——情绪信息，在很大程度上依赖于交流中的非言语方面。Ekman和Friesen注意到，从求助者言语中获得的大量信息也可以从他们的非言语行为中获得。除了用于表达情绪或情感，人与人的沟通中的非言语行为也用来向他人呈现自己，传达喜欢或厌恶的人际态度，传递沟通中话题转换的信息，以及用于建立某种仪式，例如在一次治疗的开始和结束时所用的仪式。

交流中具有重要意义的非言语行为存在五个维度：身体动作、副语言、空间效应、环境因素和时间。躯体运动（或动作行为）包括手势、身体动作、面部表情、眼部运动和姿势。根据Birdwhistell的工作，身体动作还包括交谈中相对不变的身体特征，如体格、身高、体重、一般外表。除了观察身体姿态以外，咨询师还应能够识别非言语行为的声音线索，即副语言。副语言包括声音特点和发声，短暂的沉默和语误也被视为副语言的一部分。咨询师应同样感兴趣的还有空间效应，即个人所使用的社会与个人空间。在咨询关系中，空间效应包括房间大小、坐椅的摆放及舒适感，以及咨询师与求助者之间的距离。

人对周围环境有情绪反应，因而一个人对环境的感觉也构成非言语行为的另一个重要部分。环境对求助者产生影响，使他们产生警觉、烦恼、舒适或应激等反应，而这些反应则取决于个体对环境中相关部分进行选择或筛除的程度。非言语行为的第五个方面是对时间的感觉及运用。时间是咨询中一个很重要的因素，包括咨询的开始与结束、就某个主题或事件进行咨询所用时间的长短等。最后，非言语行为的所有方面都受到文化因素的影响。

求助者的非言语行为

咨询师经验中很重要的一部分，是识别出求助者不同非言语行为及其可能含义的能力。在咨询中辨别并探索非言语线索之所以重要，有这样几个原因。首先，求助者的非言语行为是探查他们情绪的线索，更广泛地说，也是他们表达自我的一部分。正如Perls所说，"患者所做的每件事，不论是明显的还是隐蔽的，都是在表达自我"。求助者的许多非言语行为在别人看来是明显的，但他自己却察觉不到。Passons指出，大多数求助者更能意识到自己所说的话，而不是自己的非言语行为。对非言语交流的探索也能帮助求助者更好地了解自己的行为。

求助者的非言语线索比他的言语信息更能"泄露秘密"。被泄露的交流信息虽然不是被求助者有意识地发出的，但却极为有用。Passons认为，由于这种泄露，非言语行为能比言语信息更为精确地刻画求助者。一个求助者找到你并对你叙说一件事，然而他的非言语语言却在揭示着另一件完全不同的事。

Knapp和Hall指出，非言语行为和言语行为的相互关联相当密切，以至于把它们当作沟通中两个独立的层面非常困难。这是因为，无论是发出信息还是接收并解释信息的含义，两者都会同时涉及。

了解非言语线索如何证实语言信息是很有益处的。其分为以下六种关联方式：

1. 重复：语言信息是"请进，请坐下"，手势是指着房间和椅子，这是非言语的重复。

2. 矛盾：嘴上说的是"我喜欢你"，却伴着皱眉头和生气的语调。尽管在这种情况下，当我们得到矛盾的语言和非言语信息时，我们会更相信非言语信息，但也应考虑到求助者的年龄和对言语信息的熟练度而变化。

3. 替代：用非言语信息代替语言是很常见的。例如，如果你向别人问候"你好"时对方微笑，这微笑就代替了"我很好"。

4. 补充：非言语信息能通过对言语信息的更改和详细说明来进行补充。例如，一个人说他觉得不舒服，语速很快并伴以很多错误，这些非言语信息就强调了不舒服这一语言信息。当非言语行为与言语行为相互补充而非矛盾的时候，沟通进行得更加顺畅，更有助于信息的准确理解。在咨询会谈中，沟通的清晰性很重要，咨询师需要非常注意非言语信息与言语信息相互补充的方式。

5. 强调：非言语信息能强调语言并加强语言信息的影响。例如，你口头上表达关心，并辅以皱眉头和眼泪这些非言语暗示，能使你的信息得以加强。这种情绪的表达能从面部表情观察出来，而身体则能更好地揭示出情绪强度。

6. 调整：非言语信息有助于调整交谈。你是否注意到，当你在别人说话时点头，他会继续说下去？但如果你眼看别处并变换身体姿势，他可能会停下来，至少是片刻的。无论我们是否意识到这一点，我们都会依赖某些确定的非言语线索作为反馈，来开始或结束交谈，并指出对方是否在聆听。

这些对咨询会谈都具有重要意义，尤其是当咨询师需要传达对求助者的尊重和仔细倾听求助者的信息时，因为我们是根据这些调节技能才做出对人的判断的。咨询师需要记住，求助者的调节技能是不同的，比如儿童在这方面的能力就要低于大多数成年人。在不同的文化群体之间，调节技能也是有差别的。

识别出求助者的言语和非言语信息之间的关系，能使我们对求助者有更准确的了解，如他的情绪感受以及导致他寻求帮助的担忧等。此外，咨询师还要了解求助者的非言语行为和语言信息相匹配或一致的程度。求助者各种表达之间出现过多的不一致，表示求助者本身缺乏整合协调或存在着冲突。

近几年，非言语行为得到了报纸、杂志及畅销书的广泛关注。这些出版物对于增加对非言语行为的认识也许是有益的，然而，它们对某些特殊行为的含义的解释却过于简单化。在不同人或不同情形（背景）之间，非言语行为的含义是有差异的，注意到这一点很重要。例如，流泪对某个人来说是幸福和喜悦的表示，对另一个人来说可能意味着生气、挫折，或者仅仅是隐形眼镜出了问题；一个口齿不清的人可能是依赖型的人，另一个口齿不清的人则可能是口吃；一个人蜷在椅子上扭动或辗转不安也许意味着焦虑，而另一个人却可能是由于胃痉挛才这样。此外，某种文化背景下的非言语行为在另一文化背景下可能会具有不同甚至相反的含义。Watson报道了不同文化在交际与非交际非言语行为（距离、接触、目光接触等等）上的重要差异。例如，避开目光接触在有些文化中表示尊敬。这里只是提醒你注意，不要假定非言语行为在所有情况下都具有相同的含义和影响。就求助者的非言语行为而言，我们所知道的大部分结论都是从类比研究及对"典型人群"的研究中推理得出的，因而其普遍性是有局限的，牢记这点很重要。有关的例子列于表3.1（同时参见学习活动3.1）。

表3.1 欧美文化中非言语关注模式与其他文化中的模式之比较

非言语维度	欧美模式	其他文化中的不同例子
目光接触	当听一个人讲话时,直接的目光接触是恰当的。	一些非洲美国人却有相反的方式,说话时目光接触较多,而听时接触则较少。
身体语言	当说话时,目光接触的频率略低。身体正对对方略微前倾。握手一般意味着欢迎。	北极的一些因纽特人和因纽特人并肩坐着讨论个人问题。一个男子紧握着一个女子的手则被视为发出性邀请。
语调和语速	带有一些感情色彩的有变化的语调是合适的。语速适中。	许多拉丁人群的语调更有表现力、更多变。他们觉得欧美人的风格是缺乏感情且"平淡"的。
身体距离	谈话距离通常为"一手臂的长度"或更远时较为舒适。	阿拉伯和中东文化的谈话距离一般为15～30厘米,这个距离在欧美人看来是不舒适的。
时间	对时间是高度结构化的、线性的观念。通常"准时"赴约。	一些南美国家对待时间是一种"存在于此时"的态度,不会为有必要召开的会议计划出一个具体的、预先都同意的时间。

注意:一定要记住在同一个文化群体中的不同个体具有极大的差异性。

学习活动3.1　　求助者的非言语信息

第一部分

这个活动的目的是让你体验一下与情绪有关、表现在不同身体部位的非言语动作。可以由两人或多人小组一起来做。用你的脸、身体、手臂、腿和嗓音来表演下列五种情绪的每一种:

1. 悲伤、抑郁
2. 高兴、满意
3. 焦虑、激动
4. 愤怒
5. 困惑、不确定感

例如,要表演的情绪是"惊奇",你应该用动作或姿势表示你的眼睛、嘴、脸、手臂、手、腿、脚乃至全身应怎样去做,显示出你的音量、音调应该如何,以及话语流利程度应该怎样。当一个人表演完一种情绪后,小组其他成员可以共同分享他们对于同一种情绪的不同非言语行为。

第二部分

这个活动将有助于你培养对求助者非言语行为更好的敏感性。可以两个人或三个人一起完成。选择一个人作为消息传达者,另一个人作为聆听者,第三个人作为观察者。传递消息的人回忆你最近觉得(1)非常快乐(2)非常伤心(3)非常愤怒的情境,任务是用非言语的方式回忆这些经历,不要对聆听者说什么,不要告诉他你回忆的是哪一种情绪,你只需告诉聆听者开始的时间。聆听者的任务是观察传递信息者,注意他回忆中的非言语行为及其变化,并猜测他正在回忆三种情绪中的哪一种。大约三～四分钟后,停止扮演并讨论。观察者可以补充他们刚才注意到的行为及变化。当传递信息者回忆完一种情绪后,进行角色互换。

身体语言

身体语言包括眼部、脸部、头部的动作以及手势、触摸、身体表现和动作等。

眼部

治疗师如果对求助者的眼部表现敏感的话,就能发现求助者的各种各样的情绪,例如:

惊讶:眉毛上扬成高的弧线。

害怕：眉毛上扬拧在一起。

愤怒：眉毛下垂拧在一起，左右眉毛间有明显的垂线，眼睛显得"冷眼瞪着"。

悲伤：眉毛内角拧在一起，上眼睑内角上抬。

咨询师与求助者之间的目光接触（也被称为"直接相互注视"）同样具有重要意义。目光接触可以表达情绪、与别人交流的意愿、继续或停止谈话的愿望。目光接触较少或眼看别处是回避、尴尬或者不安的信号。目光的转开可能表达了在谈及某种被视为文化或社会禁忌的情感时的羞耻感。

眨眼过多（正常成人是6~10次/分钟）可能与焦虑有关。集中注意力和专心思考时，眨眼的频率一般会减少。眼睛潮湿或者流泪对不同的人来说有不同的情绪含义。目光转移——如从咨询师身上转到墙上——可能表示求助者在思索或在回忆某件事。瞳孔放大是一种自动（自主）的反应，可能提示着警觉、集中注意力和感兴趣。虽然瞳孔放大似乎发生在人们有积极人际关系的条件下，但没有证据支持与之相反的假设，即瞳孔缩小与人们消极的人际态度有关。

在咨询会谈中，更多的互相注视可能出现于以下情形中：

1. 咨询师和求助者间有较大的身体距离
2. 正在讨论轻松的、不涉及个人的话题
3. 咨询师与求助者间存在人际关系卷入
4. 咨询师在倾听，而不是在讲话
5. 咨询师是女性
6. 咨询师来自于重视人们交流中目光接触的文化背景

而在以下情形中相互注视则较少：

1. 咨询师与求助者的身体距离较近
2. 讨论困难、涉及隐私的问题
3. 咨询师或求助者对对方的反应不感兴趣
4. 咨询师在讲话，而不是在倾听
5. 咨询师感到尴尬、羞耻或试图进行隐瞒某些内容
6. 咨询师自己的文化背景不鼓励人们在个人交流中有目光接触

在某些情境中，如果唤起程度太高或者需要降低，较少的目光接触可能是有益的。例如，你面对的是一个自闭症儿童或者一个正处于"羞耻的漩涡"中的不安青少年。

不幸的是，咨询师太过经常地将回避目光接触等同于不尊重、害羞、欺骗或沮丧。但是，对于一些有色人种的求助者来说，较少的目光接触也许是他们的文化特性，而并不具有上述各种含义。目光接触的含义和影响在文化群体内部与文化群体之间都存在差异，不仅包括目光接触的频率和时长，而且也包括关于在哪里、与谁保持目光接触的"规则"。尽管大多数美国白人在听的时候，会进行更多目光接触，而在说的时候，则较少进行目光接触，但对于一些美国黑人来说，情况恰恰相反。

嘴部

微笑是和幸福快乐联系在一起的。但是，有时一些亚裔的求助者的微笑更可能是意味着尴尬、不安或者羞怯而非愉快。也有些亚裔求助者很少微笑，因为他们从其文化价值观中学到，微笑是软弱的表现。

嘴唇紧闭可能意味着压力、挫折、敌意或愤怒。一个人下嘴唇颤抖或者咬着嘴唇，可能意味着焦虑或悲伤。张着嘴说不出话可能表示惊奇或难以说话。

面部表情

表情在交流中也许是最重要的刺激，因为表情是情绪信息的最主要表达者。面部表情常被用在开始或结束谈话、为对方提供反馈、强调或支持言语信息及表达情绪的时候。很多时候，面部表达着多种情绪。例如，面部的某一部位表达着一种情绪，而另一部位则表达着不同的情绪。一个人的面部每次只表达单一情绪的情况是罕见的，更多的是，面部描绘着不同情绪的复杂结合。

不同的面部区域表达不同的情绪。快乐、惊奇和厌恶可由下半边脸（嘴和下颌区）和眼部周围表达，而悲伤由眼睛来表达。下半边脸和眉毛表达愤怒，恐惧一般由眼睛来表达。虽然仅仅通过面部线索，很难"阅读"一个人，但它们能够帮助咨询师理解会谈情境下其他的非言语情绪线索。

面部表情所表达的上述基本情绪在不同文化间似乎没有很大区别。换句话说，像惊奇、愤怒、厌恶、恐惧、悲伤和快乐这些原始、基本的情绪，在不同文化间是用同样的面部表情来表达的，虽然不同文化规范可能会影响这些情绪表达的程度与频率。

头部

头的运动提供了解释一个人的情绪或情感状态的丰富资料。一个人抬着头很从容地面对着另一个人，这个姿势意味着对人际交流的接受。上下点头意味着确认或赞同，左右摇头可能象征着不同意或不赞同。摇头并伴有腿的运动意味着愤怒。头抬得挺直可能意味着焦虑或愤怒，头垂在胸前可能反映了不赞同或悲伤。

肩部

肩部朝向可能提供了一个人与他人交流的态度。肩向前倾暗示着渴望、注意或接受与他人的交流。没精打采、弯腰、抱肩或转动肩膀可能意味着这个人不在意与别人交流，这个姿势也可能反映悲伤或心情矛盾。耸肩可能意指不确定、迷惑、心情矛盾或挫折。

手臂和手

手臂和手很能表达一个人的情绪状态。双臂抱在胸前可能象征着回避人际交流或不愿表露自己。焦虑或愤怒能通过颤抖不安的手和紧握的拳头反映出来。手臂和手动作较少、姿势僵硬可能意味着紧张、焦虑或愤怒。手臂和手在谈话中放松和展开，表示对谈话的投入和对某个观点的强调。手掌出汗这一无意识反应可能是焦虑和警觉的表现。

腿和脚

如果一个人的腿和脚显得舒适和放松，表示他欢迎进行人际交流。拖着脚或用脚敲击地面，则可能意味着焦虑、不耐烦或准备说些什么。反复地将腿来回交叉意味着焦虑、沮丧或不耐烦。一个人显得很"规矩"或者腿脚"僵硬"，可能是心情紧张、焦虑或拒绝深入的人际交流。

触摸

触摸也是身体语言的一部分。你可能想象得到，关于触摸的使用存在着争议。迄今为止，并没有许多实证数据可以帮助我们思考，如何在治疗过程中使用触摸动作。问题是触摸本身在不同人身上也出现由少到多的连续变化（如图3.1所示）。在治疗情境中发生的人际间触摸的含义有很大的变化余地，取决于"许多环境的、个人的和背景的因素"。触摸的类型、部位和时长会影响传达给求助者的意义。在图3.1中，位于连续体中间部分的触摸（友情的、温暖的）可能被求助者误解，而位于连续体上部的触摸（爱的、性唤起的），则应该避免对求助者使用，因为那是不道德的。如西蒙曾经发现，像拥抱求助者这样的身体接触，常常是咨询师与求助者发生有性交换的双重咨询关系的明显前兆。位于连续体下部的触摸（功能性的、职业性的、社交性的），例如握手，在咨询师与求助者之间通常是可以接受的。但仍要记住的是，某些求助者，尤其是曾受到躯体或性方面的虐待的求助者，可能回避任何形式的触摸，包括像握手这样的打招呼的方式。此外，也应考虑文化禁忌的影响。在某些穆斯林和亚洲文化中，使用右手握手可能被视为"和平的信号"，但使用左手

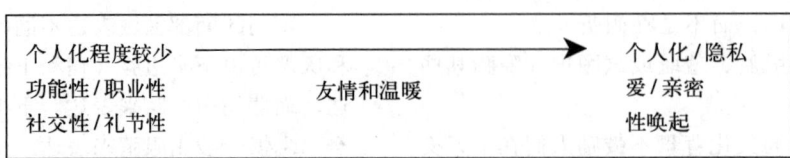

图 3.1　触摸的连续体

触摸别人则被视为"猥亵"。另外，来自于习惯身体接触的文化中的人，比那些来自于不习惯身体接触的文化中的人们，对触摸更感到自然。

这个一般性规则存在例外吗？是的！例如，咨询师与求助者都是女性，同样来自习惯于身体接触的文化，或者在求助者处于住院治疗、焦虑和孤独之中的情境。有时，触摸是由求助者自发地引起的。一位名叫玛格丽特的学校咨询实习生谈到她与一个近期突然丧母的小女孩的会谈经历。在会谈中，小女孩开始哭泣，并同时爬上玛格丽特的膝盖。在这个情境中，如果玛格丽特立即把小女孩从膝盖上推下去，将会是过于严厉并且阻碍治疗的。玛格丽特安慰她，等到她的哭泣平息下来，才温柔地把她抱到旁边的地板上，然后一起来画画。回想一下我们在第二章曾经讨论过的多样性、伦理道德、价值观以及评判性思维等，它们在面对像玛格丽特这样的情境时，应对做出怎样治疗决定发挥着重要作用。所有这些因素共同影响着在治疗过程是否进行触摸动作的决定。如果男性咨询师在面对一名年轻的女性想要坐到腿上或者拥抱时，就需要为自己确定与玛格丽特所处情境完全不同的触摸界限。

整个身体与身体动作

大多数的身体动作并没有确切的社会意义。但身体动作是习得的，具有文化特性。本章所讨论的身体动作的含义，来自于对美国中上社会经济阶层成年白人的分析（因而只适用于中上层白人）。

身体动作不是随机出现的，相反，它们的出现和人类语言有关。从出生开始，人们总是尽力在进行身体动作的同时发出声音。成年时，身体动作和言语之间缺乏协调则是病态的信号。两人谈话时，他们之间的身体动作和讲话不同步，则表示他们都没在注意聆听。

身体动作的一个最重要的功能是进行调节。各种身体动作调节或维持着人际互动。例如，伴随咨询师言语问候出现的重要身体动作，包括注视、微笑、手势和头的上下或侧向动作。在咨询会谈接近尾声时，使用身体动作结束谈话同样是很有用的，伴随结束语的非言语行为包括减少注视以及身体朝向出口处等。在结束一次会谈时（尤其是治疗性的），表现出支持性的非言语行为（如微笑、和求助者握手、搭着求助者的手臂或肩膀、点头）同样很重要。正如Knapp和Hall所解释的："支持性动作能抵消会谈结束信号所引起的消极情绪，并同时引起下次会谈的积极情绪，也就是要表达出：虽然我们的谈话结束了，但我们的关系并没有结束。"

身体动作调节会谈的另一个方式是轮换，即在谈话中说者和听者的角色互换。正如Knapp和Hall观察到的，"轮换行为不仅是非言语沟通的有趣的方面"——它也非常重要，因为数据显示，"我们似乎根据角色如何分配及交换的完成是否顺畅，来做出重要的判断"。多数时候，我们都是无意识地互换角色。"没有意识到我们在干什么时，我们已经用身体动作、声音和某些言语去完成了这种转换，而且效率惊人"。有效的轮换在咨询会谈中很重要，因为这不仅能使咨询师和求助者觉得双方关系良好，而且咨询师也会觉得自己是个有能力的交谈者。相反，不当的轮换可能会使求助者觉得咨询师很粗鲁（过多的打断）或者很霸道（没给求助者足够的时间去讲话）。

治疗会谈中的角色轮换不仅是上述一个或多个信号的呈现，而且也是治疗师与求助者之间的"共同协商过程"。此外，需要记住"具有不同的交谈规则和特殊的信号语言等沟通系统的文化，会需要多少有些不同的角色轮换过程"。Sue等给出了一个例子：

一些少数民族文化的早期教育方式制约着人们交流的模式，这种交流模式使他们在咨询中处于不利地位。咨询过程要求交流先从求助者开始，再到咨询师。在会谈开始阶段，一般都希望求助者作为主要角色，而咨询师则扮演次要角色。

然而，美国印第安人、亚裔美国人及西班牙人的文化使得他们很难做到这一点，这三个民族已经树立起尊敬长者和权威人物以及"不让说话时不说话"的观念，他们的传统家庭明确界定管理者和服从者的角色。有证据表明，在亚洲国家，心理健康是和意志力运用、避免不良观念、让头脑充满积极愉快的观念联系在一起的。咨询被视为权威过程，好的咨询师应当是一个积极的、指导性的、类似父亲角色的人物。要求少数民族的求助者首先展开话题，会使他们感到忐忑不安，而且只能得到只言片语。咨询师很可能不加思考地将其解释为消极的行为，但实际上不讲话可能表示着他们对咨询师的尊敬。

除了以上作用外，身体动作还能起到缓冲器的作用。缓冲行为包括撕扯、乱写乱划、搓手和敲叩等。咨询中重要的是要注意求助者使用这些非言语缓冲行为的频率，因为这些行为与情绪上的警觉及心理的不安相关联。躯体触摸可能反映出求助者正在独自出神或者设想如何撤出眼下的会谈。求助者频繁做出缓冲行为，或许表示他对咨询师或所讨论的话题感到不安。咨询师可将求助者的缓冲行为频度作为衡量求助者在咨询过程中的整体舒适感的指标。

求助者身体动作的另一个重要方面是呼吸。呼吸率（慢、快）或呼吸深度（深、浅）的变化，提供了求助者舒适程度、情感以及涉及重要问题等的线索。例如，求助者放松时，他们的呼吸一般是慢而深的，较快、较浅的呼吸常常与警觉、压力、不安和焦虑联系在一起。

副语言

副语言是指语言内容以外的因素，诸如声音水平（音量）、音调（音频）、语速和话语流利性等变量，停顿和沉默也属于副语言。副语言线索与如何传递信息有关，虽然它们有时也代表了信息内容。

副语言线索在咨询会谈中的重要性有以下几个方面。首先，它在听、说两者的角色轮换中有重要作用，因而有助于控制会谈。其次，声音特征传递了情绪状态的信息。如果你能听出声音差异的话，那么从声音线索中就可以辨别出求助者的基本情绪。要从声音线索中察觉出情绪，了解基本情绪的各种各样的声音特征同样很重要。例如，一个求助者说话很慢、很轻，可能是他觉得很悲伤或不想讨论敏感的话题。音量加大及语速加快一般是愤怒或快乐的信号或者只是反映出文化的一种常态，如"阿拉伯人喜欢边洗澡边喊叫"。应当结合谈话主题及其他非言语行为的变化来解释音量和音调的变化。

在不同文化之间，声音高低是不同的。Sue等指出，一些美国人比其他文化的人嗓门更高。在为来自其他文化的求助者咨询时，美国咨询师不应不加区分地认为，声音低就意味着他们脆弱或害羞。

言语错误和流畅性方面的声音线索也能向咨询师提供重要的信息。求助者的焦虑或不安经常可以通过他们的言语错误类型和频度察觉出来。多数语误在焦虑和不安增高时出现得更为频繁。

停顿和沉默是副语言线索的另一个组成部分，也可以向咨询师提供关于求助者的信息。无声停顿或沉默间隙在咨询会谈中有着不同的作用。无声停顿的目的经常取决于它由咨询师还是由求助者做出的。求助者运用沉默表达情感、思考问题、回忆某种观念或情感、回避问题、跟上咨询进度等。Sue等指出：

文化对于沉默的使用有不同的理解。英国人和阿拉伯人用沉默表示秘密，而俄罗斯人、法国人和西班牙人把它当成是不同团体达成意见一致。在亚洲文化中，沉默在传统上是一种尊敬长者的信号。而且，许多中国人和日本人的沉默并不表示屈从，也不是邀请他人主导谈话；而是表示在阐明自己的一个特殊观点后，要继续讲话的愿望。沉默常常是礼貌和尊重的表示，而不是不愿继续谈话的表示。

当咨询师要达致某些特殊目的（如减少咨询师活动水平、减慢会谈的进度、给求助者思考时间、通过轮换发生及拒绝轮换将一些责任加给求助者等）时，运用沉默是很有效的。若治疗师停顿下来，只是为了某些自己个人的需要（如他无话可说时），那么这样的沉默不一定具有治疗效果。Cormier和Hackney指出，在此种情形下，如果停顿有治疗效果，这与其说咨询师有能力，还不如说他是幸运的。

使用沉默不恰当的一种情况是，当求助者表露一些非常珍贵和重要的事情，常常显示出求助者弱点的时候，咨询师却沉默不语。例如，保罗告诉你，他最近意识到自己是一个同性恋；玛丽告诉你，她作为学校里唯一的日裔学生感到的痛苦。在类似这样的情境中，咨询师的沉默常常让求助者对所谈事情感到羞耻并被咨询师误解。这时重要的是要肯定求助者做出的表露。

空间效应

空间效应涉及到环境和个人空间的概念。咨询会谈中,空间效应包括咨询室可用空间、家具摆放、座位安排及咨询师与求助者间的距离。空间效应还涉及人类交际中非常重要的变量——领地。许多人不仅占有属于他们的东西,还占有他们周围的空间。重要的是,治疗师要对求助者的空间需求表现出非言语敏感性。当求助者觉得他(她)的空间或领地被侵犯时,就会采取一些行动来恢复到合适的距离。这些行为包括转移目光或变换为较少个人性的话题。

在咨询中,咨询师与求助者之间保持0.9~1.2米的距离,被视为是最有效且引起焦虑最少的距离,至少对于中产阶层成年欧美人来说是如此。距离过近会抑制他们的言语表达量。虽然在这个文化中,女性一般要比男性更能容忍个人空间的减少,特别当她们的交往对象是女性的时候。烦恼的求助者要求较大的相互距离。这些空间界限(0.9~1.2米)对于不同年龄或不同文化的求助者不都是合适的,年轻人和老年人似乎更愿意在近距离交流。来自"接触"文化(在这种文化中,交往者直接地面对面、近距离交往,更多地运用身体接触和目光对视)的人与那些来自"非接触"文化的人相比,使用的人际交流空间距离是不同的。简言之,与面部表情不同,并不存在着普遍适用的空间距离。

Sue等描述了空间效应中的跨文化差异:拉美人、非洲人、美国黑人、印度尼西亚人、阿拉伯人、南美人和法国人与别人谈话的舒适距离要比盎格鲁人更近。一个拉美的求助者可能会因近距离谈话而令咨询师向后退步。求助者可能会将咨询师的行为解释为疏远、冷淡或不愿交流。在一些跨文化人际交往中,这甚至会让人觉得傲慢和优越感。另一方面,咨询师则可能会误以为,求助者的行为是试图有不恰当的亲近、管闲事或进行寻衅。如果咨询师和来自不同文化的求助者都能了解到,他们的反应和行为只不过是试图建立他们自身文化所容许的空间距离,这对彼此都会有好处。

空间效应的另一个方面包括座位和家具的布置。某些文化中的咨询师不喜欢在主客座位之间安排桌子或其他物体,但许多求助者却喜欢有一张桌子,以产生保护空间或"身体缓冲区"。因纽特人也许更喜欢肩并肩坐着。

座位和空间安排在家庭治疗中也是很重要的一部分。成功的家庭治疗师会注意到如下的家庭空间效应:每一个家庭成员之间相距多远?谁挨着谁坐?谁离治疗师最近?这些问题的答案将会提供有关家庭规范、关系、界线、盟友、角色等方面的信息。

环境

咨询和治疗发生在某些情境或环境下——尽管可以利用其他室内或户外环境,但通常是在办公室。同样的情境会以不同的方式影响求助者。情境分为唤醒或非唤醒情境。若求助者对情境的反应是低度警觉和中等愉悦,他就会感到舒适和放松。环境应具有适度唤醒水平,以使求助者觉得足够放松,从而能够探索自己的问题及显露自我。如果求助者觉得太过舒适,以致抑制自己探讨问题的愿望,这时治疗师应当考虑通过移动家具、使用更亮的色彩、增强光线甚至加强语言表述来增加环境唤醒水平。音量大、语速快、表达性语调更强的治疗师,对围绕其周围的人来说能构成较强的唤醒源。

面对来自不同文化背景的求助者,环境同样是一个重要的问题。按事先约定好的时间来到办公室,是一个很欧化的观念,而对有些求助者来说,随意或顺便来访的方式可能更为合适。还有的人更愿意在办公室以外的环境中会谈。

环境也包括接待求助者的建筑和办公室的结构与设计,以及这些空间之内的物品摆放。对于可能具有躯体残障的求助者,提供容易到达并且无障碍的环境空间尤其重要。

时间

时间在很多方面可以影响治疗会谈。一方面,这与咨询师及求助者的时间感有关,也与他们对展开或结束某个话题的及时性和延迟性感觉有关。一些求助者会认为,延迟或重新预约表明咨询师在搪塞;而有的人正相反,对额外的时间觉得很合适、很值得。有些求助者会通过迟到或者快到疗程结束才开始谈论重要的话题，来表达自己的焦虑和阻抗。人与人的时间感也不一样，一些人有严格的时间观念，所以准时会见咨询师（或求助者）对他们是重要的；另一些人在时间上很随意，所以对咨询师未按时到达不觉得是冒犯或搪塞，也不认为咨询师会对他们的迟到感到不高兴。

时间同样是一个受文化影响极大的概念。传统美国社会对时间的主导观念是，时间是线性的、指向未来的；相反，一些美国印第安人和非裔美国人看重"现在"时间，而亚裔美国人和西班牙人则对时间的"过去"和"现在"维度都很重视，反映出这两种文化对祖先和老年人尊重的传统。这些对时间的不同看法和价值观，也许会对咨询的进度和时间安排产生差异和误解。

如何处理求助者的非言语行为

在第一章中，我们列举了助人过程中的各种理论流派。许多理论都强调了处理求助者非言语行为的重要性。例如，行为主义咨询师可以辨认并指出，哪些特殊的非言语行为构成了求助者的社交技能。一个不停地咕哝并避开眼光对视的求助者，也许会发现这些行为不利于自己与他人建立良好的人际关系。运用有效的非言语行为是构成自我肯定训练中的一部分。患者中心治疗师将患者的非言语行为作为患者情绪和情感的指示器。格式塔治疗师则帮助患者认识自己的非言语行为，以此增强他们对自我及冲突、差异的意识。例如，患者在说"是的，我想得到学位"的同时，却摇着头并降低音调、眼睛向下看。注重躯体语言的治疗师会积极运用身体语言来理解隐藏的、不明确的"事物"、冲突和冲动。阿德勒学派咨询师使用求助者的非言语反应，以便发现求助者行为的目的（通常是隐含的）和错误逻辑。家庭治疗师既关心家庭的非言语（模拟的）信息，也关心其言语（数字）信息。"家庭塑造"法便是一个建立在家庭非言语信息上的方法。它将家庭成员排列在不同的空间位置上，借以表示他们之间的关系，这种安排是非言语的。而这项技术的一项扩展——家庭设计法，则将塑造或空间排列进行有目的地移动，以重新构造家庭中现存的关系，并形成新的关系模式。

一般来说，无论是哪一个具体的理论取向，在助人会谈中，对求助者的非言语行为进行反应和处理有几种共同的方式。如下所述：

1. 留意言语和非言语信息间的差异或混淆，并做出反应。
2. 留意求助者沉默不语时的非言语行为，并做出反应。
3. 使用非言语行为改变会谈的中心。
4. 处理求助者在单次会谈或系列会谈中非言语行为的改变。

非言语交流也是一种有用的途径，它使咨询师能够注意到求助者交流方式的恰当性；不仅注意到他们说话的内容，而且还可以观察到表达的方式。这些观察在为不同种族、不同文化的求助者咨询时尤为重要。例如，含蓄的而不是直率的交流，在传统亚洲文化中被认为是"一流的艺术"。交流方式的这些"社会韵律"在不同种族、文化、道德观念和性别的求助者之间是不同的。

混合信息

咨询师观察求助者时，要注意求助者的言语与非言语行为是否有混淆的信息。如，一个求助者说"我真的［停顿］对这种关系觉得很兴奋。此前我从来没有过［停顿］这种体验"，并且眼望下面、斜靠着身子，其中言语和非言语行为之间存在着很明显的矛盾。咨询师有至少三种选择去处理语言与非语言行为之间的差异。第一种是用心记住求助者所说和所做的不一致，即言语信息和非言语行为、副语言线索传递的信息之间的差异。第二种选择是向求助者描述出这种差异，如"你说对这种关系感到很兴奋，但说话的时候却低着头，并且似乎很犹豫"。第三个选择是问求助者："我注意到你在讲述时有停顿，并且眼望别处。这是什么意思呢？"

沉默时的非言语行为

咨询师反应的第三种方式，是要注意求助者沉默时的非言语行为。沉默并不意味着什么都没有发生！同样要记住，沉默在不同的文化间有不同的含义。有的文化中沉默表示尊敬，而不是表示不想说更多。咨询师通过用心体察沉默、向求助者描述沉默，抑或向求助者询问沉默的含义，藉此理解求助者沉默时的非言语行为含义。

改变会谈的内容

对有些求助者来说，改变会谈的方向是必要的，因为继续同一个话题可能是无益的。当求助者传递的信息太多且杂乱无章时，改变谈话方向同样是有用的。此时，咨询师可以通过将注意力引向非言语行为，从而将求助者的注意力从自己的言语内容上分散开。

对于求助者的信息中"无关主旨"的内容，咨询师可以说："到目前为止，我们的谈话只是叙述了你兄弟的去世以及你与父母的关系。现在我想请你注意一下，你谈话时做了些什么，你注意到你的手做了些什么吗？"

咨询师的这些分散干扰措施，对治疗的进程可能有价值，也可能有害。Passons指出，这些干扰如果能将求助者引导到"目前的行为"上，那就是有益的；如果它们将求助者从目前的情绪中引导出去，这种干扰则是无益的。

求助者非言语行为的改变

对有些求助者来说，非言语行为可能提示治疗性改变、冲突或者处于求助者意识之外的潜在情绪和躯体变化。Brems把这些称为"泄漏"——即，当求助者在谈论某个特定话题（常常是以无感情的或超然的方式）的时候出现的手势、面部表情或其他的身体动作。她提供了下面一些在求助者的沟通中的非言语泄漏的例子：

- 它是一种不寻常的手势、表情（面部表情或语调变化）或动作，而治疗师在这个求助者身上以前没有看到过
- 它是一种迅速的手势、表情或动作，一旦发生，求助者力图隐藏
- 它是一种有些规律性发生的手势、表情或动作，常常发生在可预期的情境中
- 它是一种习惯性的手势、表情或动作，而且求助者没有意识到，或者被问到时甚至会否认

一旦观察到非言语泄漏，咨询师必须做出决定，是公开地做出反应还是默默地予以关注，是在当次治疗中进行处理还是在以后再来处理。

对求助者非言语行为做出内隐（内心记住）或外显回应的决定，不仅取决于关注非言语行为的目的，而且也取决于时机。Passons认为，咨询师要在治疗过程的早期就对求助者的非言语行为做出外显的回应。否则，在进行了10次治疗以后，你才开始注意求助者一直显现出的非言语行为并做出反应，求助者可能感到困惑混乱，会以为你改变了治疗方法。

对求助者非言语行为做即时反应时，使用描述性词语较之评价性词语更为有益，并且最好用尝试性的方式说出来。例如，描述句"你是否注意到你说话时，你的脸和脖子变红了？"可能要比"你的脸为什么红了？""你的脸当然红了""你的脸这么红，你肯定对这个感到尴尬了"之类生硬的评论句更有益处。Brems提供了一个非常好的例子，说明一位治疗师如何对求助者的非言语行为泄漏进行反应：

治疗师：你可以像你刚才那样坐吗？

求助者：怎样坐？（显得困惑）

治疗师：你的腿这样交叉着（示范这个姿式），然后你的腿在摇晃……

求助者：为什么？

治疗师：我想和你一起尝试一下……

求助者：像这样？（换回到那个"泄漏"姿式）

治疗师：是的，就是这样。现在摇晃你下面的腿，像这样。（示范）

求助者：我真的是这样坐的？

治疗师：是的，你是。

求助者：好吧，现在怎么样呢？（摇晃着腿）

治疗师：你这样坐的时候，正在谈及你告诉艾米说，你想结束你们之间的友谊。我觉得你的身体姿势在传达着另外的东西。所以我想，也许你可以

再像那样坐着,倾听你身体在说什么。看你这样坐着能不能留意到什么感觉……

求助者:好的……

治疗师:继续体会,摇晃你的腿,像你刚才一样。

求助者:(遵从)

治疗师:你从身体上留意到什么了?

求助者:我不知道……(试探地、不确定地)

治疗师:和我一起保持一会儿这个姿势。我相信这一定能帮助我们。你能不能努力试一下,让你的腿摇晃得更厉害一点儿?

求助者:摇晃更厉害一点儿?

治疗师:嗯,做这个动作再加把劲儿。

求助者:好吧……(一笑并更厉害地摇晃)

治疗师:好的,现在你从身体上留意到什么了吗?

求助者:我不能确定,但好像我现在想到艾米时,就会这么做。(现在噪音更加有力了)

治疗师:那么你现在感觉到什么?

求助者:嗯,我猜想它让我有事可做。(退回到情感)它使我没事找事,你知道的,只是一个很难办的事,告诉朋友你要她出去。

治疗师:你在摇晃腿的时候,脑海里出现了什么想法?(允许现在绕开明显的情感,并转入认知方面。对这个求助者,这更能承受)

求助者:哦,我知道了,好像是——"嗨,艾米,我现在真想把你踢出去!"

治疗师:你以前意识到这个想法吗?

求助者:没有。但你知道,这是真的。我想要踢开她。

咨询师的非言语行为

咨询者注意到自己的非言语行为很重要,理由如下。首先,咨询者某类非言语行为有助于建立建设性的咨询关系,而其他的非言语行为可能有损于这种关系。例如,像目光直接注视、身体正面相对、放松的姿势等这些"高水平"或建设性的非言语行

学习活动 3.2　　对求助者的非言语行为做出反应

第一部分

这个活动的目的是练习对求助者非言语行为做出言语反应。一个人扮演求助者,(1)给出一致的言语和非言语信息,(2)给出混合的信息,(3)保持沉默,(4)漫谈和传递大量的信息,(5)使非言语行为从会谈开始阶段到结束阶段不断变化。扮演咨询师的人对这五种情形中的每一种做出言语反应。做完后,替换角色。在角色扮演中,主要注意你对其他人非言语行为所做出的反应。

第二部分

你自己在同事或同学的帮助下,用空间安排的方法扮演你在家中的角色,并描述你对和家庭其他成员之间关系的感受。你站在屋子里,并告诉其他伙伴该站在哪里,来表示和你及其他人之间的关系。当完成安排后,看看你周围。你能从这种非言语行为中对你自己的家有什么样的了解呢?你喜欢你所看到的和所感觉到的吗?如果你能改变在家中的位置,你想往哪儿移?这会对你及家里其他人有什么影响呢?

第三部分

在角色扮演会谈或咨询过程中,作为一个治疗师,你要观察求助者的一些有意义的非言语行为,如呼吸的变化、注视的转移、音调和空间效应(不要注意那些和话语内容无关的微小的非言语行为)。注意这些行为,并询问他是否意识到自己的声音、身体姿势、眼睛或其他方面等的变化。要知道,你所关注的地方正引导着求助者。

第四部分

比较我们在本章描述的求助者非言语行为(身体动作、副语言、空间效应、环境和时间)的地区差异,如欧美与非欧美地区的差异。

为，都会有助于求助者对咨询师的同情心和理解力进行积极的评价。此外，求助者对咨询师的个人魅力和专业技能的知觉程度，也与咨询师是否能有效地使用非言语技能相关。

关于咨询师非言语行为的有关研究大多是根据录像或照片进行的，因此很难明确指出咨询师的哪些非言语行为和咨询效果有关。我们将设想出的各种有效及无效的咨询师非言语行为列于表3.2。在评估这些行为时，切记咨询师非言语行为的有效性与咨询进行中的各种背景变量（如求助者类别、言语内容、会谈进程以及求助者知觉风格等）紧密相关。

因此，对治疗师印象良好的求助者，不会因为咨询师做了无效而"低水平"的非言语行为而改变印象，如敲叩手指、拨弄笔或头发等（我们仍然建议你改掉这种有损形象的怪癖）。同样，如果某个求助者对你留有不佳印象，那么仅仅按照表3.2的样子做一些"有效"的非言语行为，也还是不足以改变求助者对你的印象（参见学习活动3.3）。

除了运用表3.2列出的有效非言语行为外，治疗师非言语行为中其他三个重要方面也能影响咨询关系，即：敏感、一致和同步。

表3.2　咨询师有效和无效的非言语行为

有效的应用	交流的非言语方式	无效的应用
以下行为可能会导致谈话延缓或终止		这些行为鼓励谈话继续进行，因为他向别人表示接受和尊敬
远或非常近	距离	大约一臂距离
离开	移动	向前
慵懒；僵硬；向后仰	姿势	放松但在注意，略向前倾
回避；蔑视；不安	目光接触	有规律
在做出反应前仍做自己的事；急急忙忙地反应	时间	有机会立即反应；和求助者共用时间
用来和别人产生距离	腿和脚（坐着）	很友好
作为障碍	家具	使人联系更紧密
和情绪不一致；愁眉苦脸；面无表情	面部表情	和你自己或别人一致；微笑
和话语竞争	手势	强调话语；谦逊；流利
明显；贬低	怪癖	没有或不明显
非常大或非常小	音量	清晰可闻
不耐烦或断断续续；非常慢或犹豫	语速	适中或略慢
冷漠；困倦；激动；冲动	精力水平	警觉；整个会谈中保持清醒

学习活动3.3　咨询师非言语行为

这个活动的目的是让你体会不同类型非言语行为的影响效果。可以两人或多人一组在室外进行。

1. 观察与你谈话的人的反应，当
   a. 你看着这个人，或者轻松对视时。
   b. 你并不是一直瞧着这个人，或者你不断转移目光，只偶尔瞥其一眼。
   c. 你盯着这个人。

然后，了解对方对你观看行为的反应。

2. 和其他人一起时，观察不同谈话距离产生的影响。和某人谈话的距离是（a）1米（b）2米和（c）3米。观察这些距离产生的不同效果。

3. 你可以对你的身体姿势做同样的实验。例如，比较谈话中下面两种身体姿势的效果：(a) 懒散地靠在椅子上，转过脸去不面对着对方；(b) 面对着对方，身体放松、上身（腰部以上）略微前倾。

敏感性

大致来说，熟练的咨询师能更好地发出有效的非言语信息（进行编码），也能更好地留意到求助者的非言语信息（进行译码）。一些证据表明，许多文化中的女性要比男性是更出色的译码者，她们对他人的非言语线索更敏感。男性治疗师则需要确认，他们没有漏掉求助者的任何重要线索。我们能通过打开所有的感觉通道来增强我们对非言语线索的敏感性。例如，一个倾向于通过听觉通道加工信息的人，要学会密切注意视觉线索；而那些惯于通过视觉加工信息的人，要锻炼自己对声音线索变得敏感。

一致性

咨询师非言语行为和言语信息对咨询过程有联合影响，特别当这两方面的信息是混淆或相互矛盾时。混淆的信息使求助者感到困惑。例如，假设一个咨询师对求助者说"我很有兴趣知道，你对父母的感觉如何"，但是咨询师的身体不是面对着求助者，并且两只手臂交叉在胸前。这个不一致的信息对求助者的影响是非常大的。事实上，一个否定的非言语信息与肯定的言语信息相混，它们的影响可能比相反的情形（肯定的非言语信息与否定的言语信息相混）要大的多。Gazda等人指出，"当言语和非言语信息矛盾时，我们一般更相信非言语信息"。求助者对咨询师不一致信息的反应，一方面会增加彼此之间的距离，另一方面会将这些信息视为是咨询师不诚实的表现。此外，混淆的信息会减低求助者与咨询师在心理上的亲密，也减低对咨询师的真诚的知觉。咨询师言语与非言语信息缺乏一致性在跨文化的治疗互动中尤其有害。Sue等指出，许多少数民族的求助者可能有意地挑战治疗师，"以便评估咨询师的非言语信息，而不是他说出来的言语信息。在治疗中谈到关于种族歧视的话题时，治疗师所说的有时常常与其非言语沟通内容相反。遇到这种情况，少数民族的求助者会迅速察觉到这种不一致，并做出这个治疗师无法处理文化/种族多样性的结论"。

相反，咨询师言语与非言语信息的一致性会提高求助者对咨询师能力的评价，也使咨询师对自己的表现会有积极评价。咨询师在言语、身体动作以及副语言行为间保持一致或同步的重要性，是怎么强调都不过分的。在与求助者争论时，或在讨论私人性、敏感而带有压力的话题时，咨询师言语和非言语间的一致性尤为关键。保持一致性的一个重要方面是，咨询师要学会使自己的非言语行为强度与求助者的行为强度相对应。例如，为让求助者对自己感觉良好、充满机智地进行回忆，咨询师要使用自己的非言语行为来帮助传递这些情感，如表现得更为活跃，讲话声音提高，并强调"强大"和"力量"等关键词。很多人都忽略了使我们做到言行一致的最重要工具，即我们的声音。改变音调、音量、语速以及加强语气等都十分有用，能使我们与求助者的体验更加接近。

同步性

同步是咨询师与求助者之间非言语行为的和谐程度。在咨询会谈中，尤其是开始阶段，与求助者的非言语行为之间保持协调是很重要的。身体姿势及其他非言语行为的协调一致，有助于培养良好氛围以及建立起相互理解的关系。协调不意味着咨询师模仿求助者的每一个动作或声音，而是指咨询师非言语行为要与求助者非言语行为紧密结合或非常相似。例如，求助者舒服地坐着，姿势放松并且两腿交叉；咨询师要与此相应，摆出同样的身体姿势和腿部动作。如果求助者放松地向后靠，但咨询师却专心地将身体前倾；或者当求助者面容悲戚，而咨询师却面带微笑；再或求助者和缓地讲话，咨询师的回答却铿锵有力，这些都是明显的不协调、不同步。能够达到同步的非言语行为越多，咨询效果就越好。然而，初学这种技能时，你会发现你要调整太多的非言语行为以配合求助者，你很难同时进行。这时你不要勉为其难，尝试一次只去协调某个行为。从求助者的行为中找出某个方面自然而舒服地进行协调，如声音、身体姿势或手势（见学习活动3.4）。

学习活动 3.4　　观察咨询师和求助者的非言语行为

这个活动的目的是要在会谈情形中应用本章所学知识。利用本章结尾处的非言语行为检核表观察一个咨询师，并确认他的行为中那些清单中列出的行为。在角色扮演中，利用检核表，看一看你能辨别出多少求助者的非言语行为。最后，找出两个人之间协调（同步）或不协调以及一致或不一致的实例。

本 章 总 结

本章重点讲述了求助者和咨询师的非言语行为。咨询师和求助者对非言语信息的信任，显示出非言语信息在咨询中的重要性。非言语行为也许可以更准确地反映出真正的自我。大多数非言语行为是自发的，不容易加以伪装。非言语行为极大地加强了我们对言语信息的理解和解释。

本章讨论了非言语行为的五个重要维度：身体动作（面部表情和身体动作）、副语言（声音线索）、空间效应（空间和距离）、环境和时间。虽然许多畅销书籍描述了咨询会谈中"身体语言"的含义，但咨询师必须记住，在咨询过程中非言语行为的意义会随着求助者、情形和文化的不同而变化；而且，如果没有相应言语信息的帮助，也很难对非言语信息做出解释。

本章也介绍了在会谈中处理求助者的非言语行为的各种方式，包括对求助者言语与非言语行为之间的差异做反应，对沉默做反应，使用非言语行为改变会谈的中心，以及对求助者的非言语"泄漏"（非言语行为的改变）做反应。

非言语行为的分类对咨询师有效地运用非言语行为是有帮助的。除了使用传递表达兴趣和关注的非言语行为外，咨询师还必须确保自己言语信息和非言语信息的一致性，确保自己非言语行为与求助者非言语行为同步或协调。一致性和协调性是培养良好咨询氛围和建立相互理解关系的重要方式。

课后测验

第一部分

下面列有10种求助者的非言语行为，简要描述每个行为的可能效果或含义（本章目标一）。从求助者描述和呈现的背景中，推测求助者非言语行为的含义。如果你愿意，可将你的答案写在纸上。答案见课后测验反馈。

观察到的求助者非言语行为	对求助者的描述（背景）
1. 低垂的眼睛——向下看或转向别处	求助者刚讲述了她和父亲的乱伦关系，细述完情节后她目光移向别处。
2. 瞳孔放大	求助者刚被告知她将被分到州立医院住院。她的瞳孔放大、向后靠并倾听。
3. 下嘴唇颤抖或咬紧嘴唇	求助者刚向咨询师叙说最近的流产。当她说完后，她的嘴唇在颤抖并紧紧咬着。
4. 上下点头	咨询师刚向求助者指出戒酒的理由，求助者点头并说"我知道"。
5. 耸肩	咨询师刚告诉求助者他不适合在那个办事处工作。求助者听了后耸了耸肩。
6. 紧握拳头或手紧紧攥着	求助者讲述最近的婚姻纠纷。她讲述时紧握拳头。
7. 腿反复地交叉	咨询师刚问求助者是否按医嘱服药，求助者在回答时两腿反复交叉。
8. 口吃、犹豫和语误	咨询师问到婚姻忠诚问题时求助者在犹豫。开始讲述通奸事情的时候有口吃和语误。
9. 靠近	当咨询师向求助者自我暴露一件相似的事情时，求助者将座椅移近。
10. 脸红并且额上出汗	咨询师面质求助者关于种族歧视的意见。求助者脸红并且前额出汗。

第二部分

以咨询师身份进行一次简短的会谈。会谈结束后，向观察者报告你辨别出了多少求助者的身体动作、副语言（声音特征）和空间效应（空间）等非言语行为（本章目标二）。描述每一个你识别出的非言语行为的可能影响和含义。与观察者的评价对照，看看你正确辨别出了哪些求助者非言语行为，哪些没有被识别出来。

第三部分

在一个角色扮演会谈中，你扮演咨询师，充分表现你如何有效地利用面部表情、身体姿势、声音以及距离/空间/身体接触等非言语技巧（本章目标三）。注意你的非言语行为与你的语言的一致程度，同时努力与求助者非言语行为中至少一个方面（如身体姿势或呼吸频率及深度）达到协调。利用本章后面的非言语行为检核表，再依据录像或观察者的评价来评估你在会谈中的表现。

第四部分

回忆对求助者非言语行为需要做出反应的五种情况：
1. 求助者"混合的"（矛盾的）言语和非言语行为。
2. 求助者运用沉默。
3. 求助者非言语线索发生改变——或非言语"泄漏"。
4. 注意求助者非言语行为，用以改变或重新引导会谈。

按照本章目标四，在以下求助者描述中，至少辨别出上述四种情况中的三种。

1. 求助者说你的反应没有影响他，但他却皱眉、看别处及转移目光。
2. 你问完问题后，求助者停顿了很久。
3. 求助者在最后5分钟用大量的信息淹没你。
4. 在会谈开始阶段，求助者的表情很愉快，现在求助者的表情非常严肃。

课后测验反馈

 **第一部分**

这些求助者非言语行为的可能含义如下:
1. 求助者眼睛向下看和向别处看可能意味着,她对讨论这个特殊的问题觉得尴尬和不安。
2. 这个求助者的瞳孔放大可能意味着她对分配到别的医院感到害怕和警觉。
3. 在这个例子中,求助者的下嘴唇颤抖和咬着嘴唇可能意味着,她对自己的行为感到矛盾和难过。
4. 求助者点头表示对咨询师的保持清醒的基本理由的认同。
5. 求助者耸肩可能表示不相信或听从。
6. 在这个例子中,求助者紧握拳头可能意味着她对自己的婚姻感到愤怒。
7. 求助者来回交叉大腿可能表示焦虑和不安。
8. 求助者在回答中的犹豫和后来的口吃和语误,可能意味着对这个话题敏感及对讨论这个感到不安。
9. 在这个例子中,求助者靠近咨询师,可能意味着对咨询师所暴露的东西感兴趣和认同。
10. 求助者出汗和脸红,可能是负性情绪唤起的信号,也就是说,对咨询师关于种族歧视意见的面质,感到焦虑和尴尬。

第二部分

让观察者提供反馈意见,或对照非言语行为检核表(附后),回忆你识别出哪些非言语行为。

第三部分

运用非言语行为检核表,观察者或你自己可以确定你作为咨询师展示了哪些适当的非言语行为。

第四部分

课后测验的例子中反映的四种需要对求助者非言语行为做出反应的情况分别是:
1. 对求助者混合信息的反应——在这个例子中,求助者皱眉、回避目光接触以及变换身体姿势和求助者的语言信息相反。
2. 对求助者沉默的反应——这里,求助者停顿表示沉默。
3. 对求助者非言语行为的反应,重新引导会谈——在这里,"打断"求助者的滔滔不绝。
4. 对求助者非言语线索改变或"泄漏"的反应——在这里,是对求助者面部表情改变的反应。

非言语行为检核表

咨询师姓名＿＿＿＿＿＿＿
观察者姓名＿＿＿＿＿＿＿

指导语:在录像或现实会谈中,用下列的分类指导观察非言语行为。清单可以用来观察咨询师、求助者或同时对两者进行观察。左边列出的是大量要观察的行为。当观察到某个行为时,在右边的空处做记号,并填写一些描述性的备注,如,"眨眼——过多"或"屋内的颜色——高度唤醒"等。

Ⅰ.身体语言	(√)	备注
1.眼		
眉毛上扬、下垂或拧结	＿＿	＿＿
注视或"盯着"	＿＿	＿＿
眨眼——过多、适中或较少	＿＿	＿＿
湿润、流泪	＿＿	＿＿
瞳孔放大	＿＿	＿＿
2.脸、嘴、头		
面部表情不变或改变	＿＿	＿＿
微笑	＿＿	＿＿
嘴唇撅着、紧绷着或颤抖	＿＿	＿＿
皮肤颜色改变	＿＿	＿＿
脸和脖子上部变红、出疹出汗	＿＿	＿＿
点头	＿＿	＿＿
3.身体动作、姿势、手势和触摸		
身体姿势——僵硬或放松	＿＿	＿＿
身体姿势不变或有变换	＿＿	＿＿
身体动作的频率——过多、适中或较少	＿＿	＿＿
手势——开放或封闭	＿＿	＿＿
非言语衔接(干扰行为)的频率——过多、适中或较少	＿＿	＿＿

身体朝向：正对（相互面对面）	
或侧对着	____ ____
呼吸——深或浅，快或慢	____ ____
呼吸频率不变或有变化	____ ____
手臂或腿交叉	____ ____
问候性的触摸（握手）	____ ____

II. 副语言

音量、音调、语速不变或改变	____ ____
语言强调——重音或特殊的	
字/短语	____ ____
耳语，听不见	____ ____
话语率直或不率直	____ ____
语误——过多、适中或较少	____ ____
咨询师引起的停顿	____ ____
求助者引起的停顿	____ ____

III. 空间效应 距离不变或有

变化（近，更远）	____ ____
在屋子中的位置在东西或人的	
后面或边上	____ ____

IV. 环境

与引起警觉（高或低）有关的	____ ____
家具布置	____ ____
颜色	____ ____
光线	____ ____
声音	____ ____
整个房子	____ ____

V. 时间

会谈开始时间过早或过晚	____ ____
对求助者信息的反应过于匆忙	
或者过于迟钝	____ ____
治疗步调连续性或者突变性	____ ____
治疗结束过早或者过晚	____ ____

VI. 协调与同步

求助者非言语行为与言语间协调	
或不协调	____ ____
咨询师与求助者非言语间的同步	
或不同步	____ ____

VII. 一致性

躯体各个部分非言语形式间的	
一致或差异	____ ____
非言语行为与言语之间的一致	
或差异	____ ____

小结

通过对非言语行为和会谈中的文化/背景变量等的观察，你对治疗师、求助者以及他们之间的咨询关系有什么样的结论？要考虑到情绪、舒适水平、遮掩、对改变的需求以及喜欢/吸引等。

第四章

建立有效咨询关系的促进因素

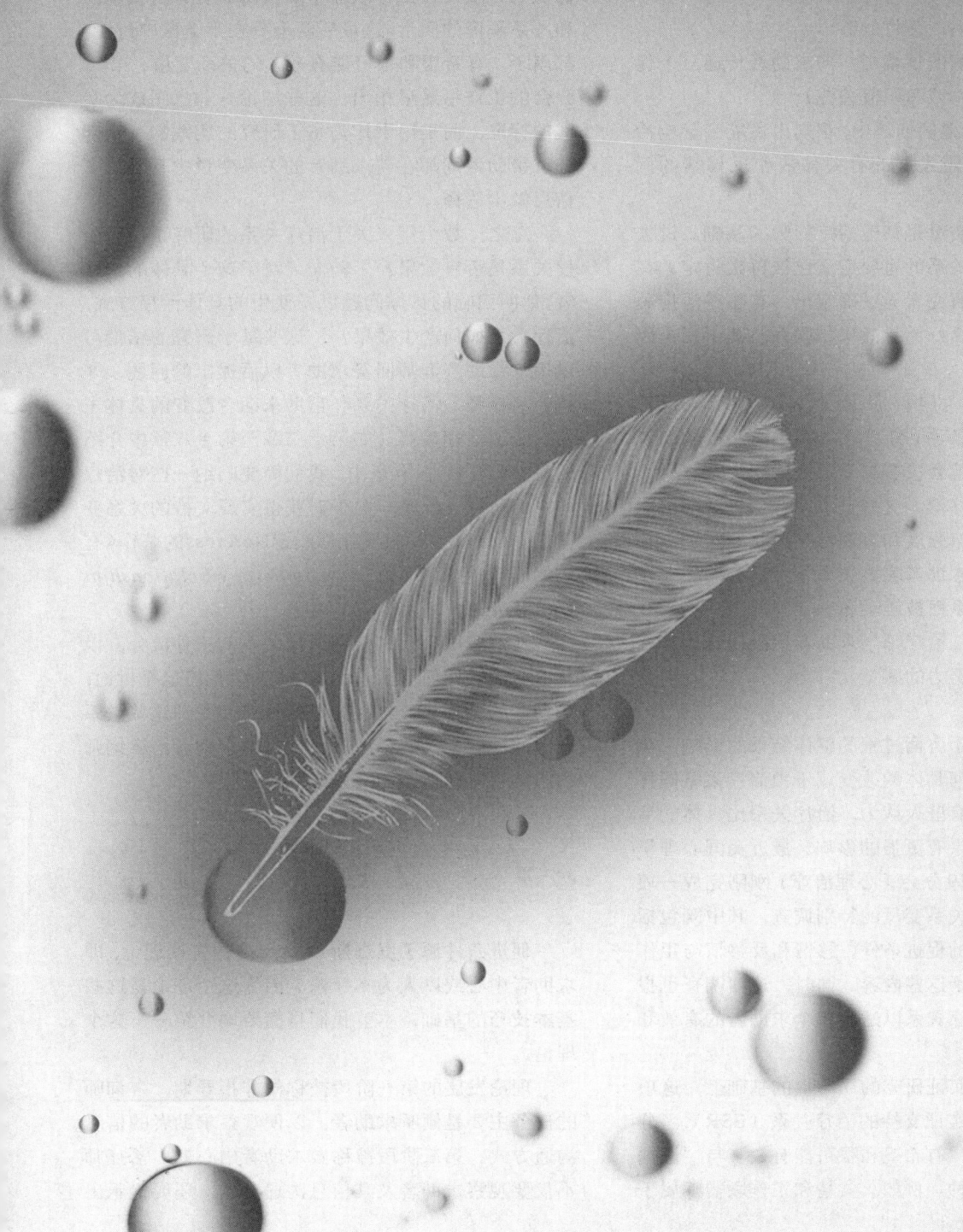

本章目标

学习完本章后，你将能够：

1. 在角色扮演的情境中，向求助者传递三个促进条件（共情、真诚和积极关注）。
2. 在4个书面案例描述中，识别出可能会影响治疗关系和工作联盟发展的有关移情和反移情的问题。

治疗关系的质量是其他治疗行为的基础。过去的几年中，治疗关系的重要意义已被再次肯定。在有关的研究中，研究者尝试确定出，有哪些治疗关系因素始终都与良好治疗效果相联系，其中三个因素分别是：

1. 促进条件：共情、积极关注和真诚。如果咨询师表现出这些条件（特别是共情），而又被求助者知觉到的话，那就会极有利于建立治疗关系。
2. 移情和反移情：这些是求助者和咨询师都能感觉到的并与情绪强度和客观性相关联的问题。它通常在起源上与求助者家庭关系不美满有关，在咨询中它因治疗关系而被触动和感受到。
3. 工作联盟：治疗师与求助者积极地朝着特定目标和结果共同努力的感觉。

治疗关系对于咨询过程的整体结果的影响，与咨询中采取的任何具体的改变或干预治疗策略同样重要。事实上，有些人认为，治疗关系比具体的治疗干预对治疗效果有更强的影响。最近美国心理学会（APA）的第29分会（心理治疗）刚刚完成一项关于实证支持的关系变量的特别调查，其中既包括了我们上面提到的促进条件、移情和反移情与工作联盟，又不仅限于这些内容。同时，这项调查也报告了各种调整治疗关系以适合单个求助者的有效和有希望的因素。

在回顾以往实证研究的质与量的基础上，这项调查把这些获得实证支持的治疗关系（ESR）区分为"确实有效"、"有希望和很可能有效"与"证据不足以判断"三种。例如，共情和工作联盟都属于"确实有效"的关系变量。其他属于"确实有效"的还有小组治疗的凝聚力与目标一致和合作（我们将在第十章讨论目标合作）。积极关注、真诚、反移情的控制、反馈、工作联盟中裂痕的修补、自我暴露和关系解译的质量（这最后两个将在第七章中讨论）都属于"有希望和很可能有效"的关系变量。第29分会的工作组最早指出，这些结论并非意图成为实践的标准，而是用于作为基于研究的实践的一个部分，帮助咨询师在与求助者的关系变量中基于更多信息做出选择。

总之，数十年来关于治疗关系的研究正从"治疗关系是否有效果？"转向"对于这个具体的求助者、他所面临的具体问题以及使用的具体治疗方式，治疗关系如何产生效果？"这些基于研究的结论可以用来帮助咨询师回答求助者以后提出的问题，并整合治疗师、治疗关系和帮助求助者改变的具体干预方法或治疗策略（如第十二章至第十八章中介绍的各种方法）。在本章中，我们简要归纳一些对治疗关系的研究，但是，关于对获得实证支持的关系变量的全面讨论，我们推荐你阅读Norcross的著作《有效的心理治疗关系》（*Psychotherapy Relationships That Work*）。

在本章中，我们介绍治疗关系的三种成分，以及这些成分如何用于求助者。此外，我们也将讨论，求助者的性别和文化状况等变量如何受到这些关系条件的不同影响。最后，我们讨论求助者与咨询师的阻抗可能如何影响关系建立的过程。

促进条件

促进条件源于罗杰斯（Rogers）的咨询理论，即求助者中心或以人为本疗法。因为这个理论是这些基本技巧的基础，本节我们将简要地介绍一下这个理论。

理论发展的第一阶段被称做非指导期，咨询师的任务主要是倾听求助者，以便观察求助者的信息沟通方式。第二阶段被称做求助者中心期，治疗师不仅要观察求助者及其信息沟通方式，还要揭示出求助者隐蔽、不明确的感受或情感，以帮助求助者成为自我实现或功能健全的人（这个阶段是共情技巧概念的基础，将在下节中讨论）。

理论最新的发展阶段被称为以人为本疗法，治疗主要是建立在求助者与咨询师间积极的伙伴关系基础上。这一阶段的理论强调，通过求助者自己的经验和咨询师的经验实现求助者的个人成长。

尽管求助者中心疗法不断发展和变化，然而某些基本的原则一如既往。其中之一就是，所有人生来就有一种向着成长、自我实现和自我引导而努力的倾向。当个体已经具备自然成长（无论是在治疗内还是在治疗外）条件时，这种趋势就会被意识到。在治疗进程中，求助者的成长与三个核心或促进条件的水平高低有关，这三个条件即共情（准确理解）、尊重（积极关注）和真诚（表里如一）。如果治疗关系中没有这些条件，求助者不仅不能成长，还可能衰退。要使这些条件能够促进治疗关系，它们就一定要由咨询师传递出来，并且被求助者察觉到。求助者曾经报告说，这些促进条件是他们在整个咨询过程中获得的最有帮助的体验。

罗杰斯的思想对咨询关系的进化有巨大的影响，部分原因是他强调求助者的成长能力，部分原因是他的思想与时代文化大背景相一致：即宽容和反对权威主义。然而，如Lerman所观察到的，罗杰斯的人本主义取向理论在强调成长的同时，忽视了在求助者的成长过程中外部影响和环境制约作用。如，对妇女现实生活的研究"已经表明，男性主导各类机构，限制并严重束缚了妇女发展的可能性"。Ivey等人在与一些非裔美国人、本土美国人和拉丁文化的求助者交往过程中，也注意到这一局限性，因为这些文化不太注重个性，而更注重人际关系和集体社团。

尽管罗杰斯学派的咨询策略"不强调给予或为求助者做某事的技术"，但在后来的著作中，罗杰斯还是强调，上述三个促进条件既代表了一套咨询技巧，也代表了治疗师的一种态度。近些年来，人们已经发展了一些与这三个核心条件有关的具体技巧，将三个核心条件可操作化，使咨询师能够学会如何把这些核心条件传递给求助者。如Wright和Davis指出，治疗关系和治疗技巧的各个方面不是相互独立的领域，而是"一个单一过程的多方面整合"。在下面三个小节中，我们将仔细描述这三个重要关系的促进条件和与之相连的有关技巧（我们将在第五章介绍有关技能和言语反应）。

共情或准确的理解

共情即是从求助者角度，而不是咨询师自己的参考框架去理解求助者的能力。以共情的方式对求助者做出反应，是"尝试与求助者一同思考，而不是代替其思考"。例如，一个求助者说："我已经尝试去与我父亲和谐相处，但是那没有用，他对我太苛刻了。"共情的反应应当是，"对于试图与父亲相处而又不成功这件事，你感到很沮丧"。相反，如果你说"你应该进一步努力去尝试"，那么你的反应就是从你自己而不是从求助者的参照系做出的。

近些年，共情已经受到研究者和咨询师的极大关注。最新的观念强调，共情远远不只是一个单一的概念或技能，共情是由多种元素组成的一个多阶段过程。Duan和Hill写了一篇有关共情的有价值的综述文章。根据赫普沃斯（Hepworth）等人的观点，共情"在培育和维持助人关系中（担任）至关重要的角色，并提供一种媒介，促使咨询师在求助者的生活中具有情绪意义和影响力"。

Ivey等人区分了个体和多元文化的共情，多元文化共情概念要求我们理解与我们自己"不同的世界观"。在文化共情中，咨询师不仅对求助者的言语和非言语信息做出反应，还要对其文化—历史—种族的背景做出反应。误解或共情的破坏通常不只是沟通不良所致，也来自于理解风格的差异、细微之处的差别，以及各种文化信仰、价值观和语言使用上的微妙之处。康斯坦丁（Constantine）发现，咨询师的共情体现了其总体多文化的处理能力。

在共情发生误解时，咨询师应当承认并为之负责。Sue等提供了一个处理文化的误解的例子："我理解你的世界观，而且我知道我所说和所做的对你来说显得十分西方化，不过我也受到我的沟通风格所限。我也许不一定理解你的想法的来源，但是让我们来试一试。"

目前的研究已经放弃了有关共情的"一致论神

话"，而是寻求什么时候共情理解才对特定的求助者、特定的问题和咨询过程中特定的阶段最有帮助。如Gladstein观察到，"在咨询/治疗过程中，感情和认知共情在某些阶段，对某些求助者和针对某些目的是有作用的。然而在其他时候，共情很可能干扰治疗结果"。一般来讲，在促进治疗关系的质量和效果方面，共情是有用的。通过表示理解、展示有礼貌的行为、表示咨询师与求助者站在"同一立场"、鼓励求助者进行自我探索等，共情可以帮助建立起融洽的咨患关系，并引发求助者讲述自己的问题。

　　罗杰斯的求助者中心理论及其对共情在治疗过程中的作用观点认为，在咨询开始初期，求助者对自己已经有一个清晰和相当完整的自我意识或称自我结构。那些"神经质"的患者就是如此，他们把生活中的问题带给咨询师，并对自己有一个完整认识。事实上，最近的一些研究表明，共情和其他促进条件通常对这样的求助者，比对于那些呈现出更加严重问题的求助者有更大帮助作用。

　　同罗杰斯的共情作用观点（有助于促进已形成的自我结构实现其潜能）相对立的另外一种共情观点，是由科胡特（Kohut）的自体心理学理论提出的。这一观点假定，许多求助者进入治疗时没有形成自我意识，他们缺乏自我意识；共情和治疗的作用是，通过完成一个发展过程而帮助求助者建立自我意识结构。这一发展过程在某个时候受到阻碍，以至于求助者不能形成完整的自我意识。

　　罗杰斯和科胡特极大地影响了我们对于共情的作用的理解，无论是在正常的发展过程中，还是在助人关系中，共情影响着自我的积极感和真诚感的发展。罗杰斯强调的理解和接纳有助于求助者学会，成为真实的人、成为真正的自己是可以被接受的。科胡特则强调共情作为一种修正性情绪体验，允许求助者发现那些过去被埋藏或割裂的自己的部分，并在咨询中以更整体的方式整合起来。罗杰斯和科胡特都强调作为咨询师的非评价立场的重要性。我们的看法是，两人的观点可以共同采用，以创建和维护具有促进作用的助人关系。共情是通过证实反应、设置界限反应和提供安全抱持环境传达给求助者的。在第五章中，我们将讨论使用言语反应传达共情。

共情与证实求助者的体验

　　罗杰斯和科胡特在与各种求助者的工作中发展出自己的共情观点。对科胡特来说，其理论转折点来自于一个求助者在每次访谈中都激烈地指责他。当他不再试图解释和说明求助者的行为并开始倾听时，他意识到这些指责是求助者试图展示一个事实，即她早年由于与不称职的监护人生活在一起，她一直不能得到监护人的照顾。科胡特猜测，求助者通过治疗中的行为向我们展示他们的需要，给我们提供了这样一些线索：即他们早年没有从监护人那里得到能够使他们建立起充分自我意识的东西，因此他们需要从咨询师那里得到。

　　要记住，当一个孩子的需要没被满足或受到妨碍时，它只是被阻止了，但并没有消失。它通常以原始的形式保留于一个人的身上，这种原始的形式解释了为什么一些成年求助者在治疗中表现出非常幼稚的行为。如果这些需要持续受到阻止和压制，孩子长大后就会缺乏自信，自我结构就会受到损伤。而且，自我会被分割为一个真实的自我——与自身和他人建立关系的能力，和一个虚假的自我——顺从主要监护人的需要、否认自我真实需要的谦卑自我。

　　科胡特认为，共情的核心在于为求助者提供"修正性情绪体验"（在人际相互作用分析中，这叫做重新养育），重要的是治疗师对求助者及其情感的接纳。要避免任何使求助者听起来像是批评的评论。最初的监护人缺乏共情接纳，因而使得求助者自我的某些部分受到压抑。在咨询中切不可重复这一压抑过程，相反，治疗师需要创造一种氛围，使求助者以前被埋没的自我得以浮现、受到接纳并被整合。达到这个目的的途径就是让求助者知道，他们看待自己和世界的方式"并没有受到评判；从他们自己特殊的个人发展史出发，他们的方式是最有可能被接受的方式"。

　　这被称作是证实反应。证实反应通常是咨询师反映出求助者的体验的言语信息。这听起来容易做，但做起来时却常出现问题，这是因为我们自己存在着创伤（见第二章的讨论）。我们经常因为自身的创伤经历被触及到，而不能证实求助者的经验；结果我们会变成证实自己或者防卫自己。Kahn对此作了一个精彩的说明：

> 最近我因事不得不关闭办公室，所以要在一个临时的地方会见求助者。我的一个求助者拒绝与我在那里会面，理由是在那里停车太难。她非常生气，并因我竟然要求她这样做而蔑视我。我犯了科胡特所列的全部错误。我告诉她，在那里停车不比别的地方难，并且猜测在她愤怒的背后掩藏着其他的事情。她变得越来越生气了，最后我也很生气。事态逐渐升级，近乎灾难。如果科胡特遇到这件事，可能会这样处理，以温和、理解的口气对她说："我能够体会到，你对于打破你我会面的常规感到十分难过。我想找到停车的地方是很难的，而我们改变会谈的地方后，肯定还带来其他令人不快的事情。我相信讲出这些事情可能比找地方停车更难。"如果她继续争执下去，他还会说："我想让你到新的地方来进行咨询会面，你一定觉得很困难。这有点像你被人摆布、被别人作决定，而又不得不接受或放弃的情况。这的确一定非常难。"

如果我也这样做了，我就使她可能探索其他的情感（或许我也可能失败）。但无论结果怎样，她都会感到被人倾听或被人理解了。实际上，我成了又一个告诉她做错事情的人。

Teyber指出，证实反应在遇到有色人种、男女同性恋、低收入的和其他可能感到自己与众不同的求助者时尤其重要："这些求助者会把压迫、偏见和不公等问题带入治疗过程，而他们的个人经历常常没有受到主流文化的证实。尤其是这些求助者不会期望治疗师会倾听和理解他们。"

提供证实反应的关键是能够控制你自己的情绪反应，不把它们发泄到求助者身上。当求助者触动了你的创痛时，这尤其难以做到。这就是为什么分析你自己和自己的"内心世界"是如此重要的原因。我们将在本章后面的反移情一节中再进一步讨论这个问题（参见学习活动4.1）。

共情和设置界限的反应

正如你能够想象的，基本需要没被满足的求助者，常常向咨询师提出即时满足的强烈要求。Kahn

学习活动4.1　　证实性共情

思考下面的求助者案例描述。每个求助者的问题对你产生的影响是什么？你可能会试图对自己做什么防卫？你怎样处理这些才能给予求助者证实反应？试举出一个这种反应的例子。

1. 求助者对你表现出很强的性兴趣，并且当她意识到你"不爱"她时，感到愤怒和难过。
2. 求助者想成为你最喜欢的求助者，并且反复询问，他对你有多么特殊。
3. 求助者是一个信仰罗马天主教的男人，他想娶一个信仰犹太教的妇女。他的拉丁族的父母、他的教父以及他的亲戚都要他终止这种关系，并找一个与他宗教信仰相同的女人。他因此感到压力很大。他要你告诉他该做什么，但当你不这样做时，他很难过。

学习活动反馈4.1　　证实性共情

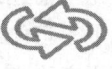

下面是一些证实反应的例子。与同伴或小组讨论你的情绪反应和回答。

1. 我知道，你说你对我有感情，并也要我对你有同样的感情；但你很失望、很难过。
2. 对我感到自己是很特殊的，这对你来说很重要。我理解这是你的一种方式，以便告诉我，你在自己的生活中所缺乏的东西是什么。
3. 我知道你正在两者之间犹豫，一方面是宗教和文化，另一方面是所爱的女人。你希望我能告诉你，你应当怎样去做；我无法做到时，你会感到难过。

解释道："像孩子一样，求助者最原始的需求要得到满足，即求助者需要被呵护，需要别人说他们是出色的，需要确信你会保护他们，等等。"提供共情环境的部分工作包括要反映出求助者的希望或愿望，但又不要实际去满足这些需求。这就是界限设置反应。将它与关怀和共情结合在一起有助于求助者的成长，同时也有助于创造一个安全的氛围。看看你是否能辨别下面两个例子的差别：

求助者：我认为我什么事情都做不好。似乎也没有一个人认为我是特殊的。

例一：

咨询师：然而你对我是如此特殊……

例二：

咨询师：我明白对你来说那是一件多么为难的事情——你希望感到自己是特殊的，然而却没有感受到……

在第一个例子中，咨询师提供了安慰，满足了需要，但是在这样做的同时，可能就关闭了求助者进一步解释这个问题的大门。在第二个例子中，咨询师反映了求助者的痛苦和愿望，并为求助者进一步的反应敞开了大门。

Wells和Glickauf-Hughes发现，"对于那些有被剥夺和被忽视背景的求助者来说，界限设置是一门必需的关怀艺术和保护性遏制政策"。对有冲动行为倾向的求助者，需要为他们的行为设置界限，这不仅因为求助者是苦恼的，也因为求助者的行为侵犯了你作为咨询师的界限。如果一个求助者不断地向你喊叫，你可以用这样的话来设置界限："我知道这次谈话中你冲我喊叫了多少次。我知道这是你向我表示你过去的经历以及为此感到愤怒的方法。然而，为了你我之间能更有效地配合，我希望你在向我谈自己的烦恼时不要喊叫。"

这里想要强调一点，在对科胡特自体心理学的共情概念的讨论中，我们自始至终一直刻意使用监护人这个词。这同我们个人的观点是一致的，即在各种各样的种族和文化群体中，母亲、父亲甚至祖父母以及大家庭中的其他成员，都是健康儿童培养一致性自我的榜样；如果自尊心受损或自我需求不被满足，总的来说这不是保护不够所致，而是不一致的教养所造成。用荣格的话来说，在女人和男人身上以及男性主导的文化中，都表现为女性成分的缺失（或者"阴－阳"中的"阳"过旺），而这种女性成分的缺失又导致孩子们缺少"珍爱的容器"。

Helms和Cook对于探索有色人种求助者的早期童年事件，提出了一点注意事项。他们指出，"在涉及早期童年经验的时候，治疗师需要记住，对于治疗师本人听起来感到反常的经历，对求助者来说在其习惯的种族或文化环境中可能是正常的"。而且，治疗师也需要意识到在家庭角色和养育孩子上存在不同类型的家庭、多样的文化和种族习惯，因此欧美家庭并不是适用于所有求助者的标准模式。

共情与抱持性环境

我们已经讨论过的共情性的反应和界限设置反应，常常被看做是提供治疗的抱持性环境。抱持性环境意味着治疗师用言语或行为向求助者传递信息，表明他知道并理解求助者最深层的情感和体验，同时表明咨询师可为求助者提供一个安全而又具有支持性的气氛，使求助者能够深入地体会情感反应。Cormier和Hackney指出，这还意味着"咨询师能够容许并抱持求助者的情感，而不是避开求助者或其情感。这样做时，咨询师就像一个'容器'：他们对求助者情感的探索和宽容，帮助并抱持了求助者容纳各种曾被他看做是不安全的情感"。作为容器的治疗师，只要求助者需要，就应通过提供安全的空间来帮助他去管理在其他情况下无法控制的情感。

Teyber指出，治疗师提供的抱持环境，在年轻求助者的体验中与成年求助者成长过程中所体验的，有着极大的不同。例如，如果孩子很难过，父母就可能让步或否认孩子的情感，或者进行嘲笑。在父母所有这些反应中，孩子的情感没有被倾听、证实或"容纳"，结果，随着时间的延长，孩子就学会了否认或逃避这些情感（这样就形成了先前描述过的"虚假的自我"）。孩子们在成长过程中不可能靠自己去体验和管理自己的情感，这就需要旁边有人与他们交流情感，并且接纳甚至鼓励孩子的情感。如果父母不能帮助孩子接纳情感，那就需要咨询师来做了。用这种方式，咨询师让求助者知道，他能够接受他们的痛苦情感，并且与他们保持情感的交流。

Josselson 指出，"在人们彼此需要的所有方式中，抱持是最基本的，也是最不引人注目的"。抱持在婴儿最早经历的感觉中就已开始——被强壮的手臂保护以防他们跌落，并且也帮助他们长大成为独一无二、独立的个体。在这种环境中，孩子不仅得到足够的营养，同样重要的是，孩子也感受到真实。在她进行的有关成人人际关系的启发性研究中，Josselson 注意到，对抱持与踏实感的需要不会因为我们的长大成人而消失，尽管对成人的抱持形式除了身体接触以外，还包括各种机构、观念以及言语等形式。儿童时期没有经历过这种抱持的个体，当他们长大成人后身上常常缺乏一种踏实感，也没有作为一个独立且独特的人的自我感觉。通常他们的能量或"生命力"受到束缚，没有根基，他们有可能被许多嗜好感染，以求逃避这种"空"的感觉。Josselson描述了一个非常精彩的治疗案例。案例中，抱持性环境帮助了求助者的成长。她说：

> 人们在情感成长过程中常常为获得抱持而来做心理治疗。他们需要一个地方，能够体验自己那些令人恐惧、令人躲避的方面。他们需要知道，这个地方不会使他们失望；在这个地方，他们不会受到无用的忠告或咨询师自身的冲突和困难进一步的打击。由于咨询师努力分析发生的事情，所以心理治疗便构成了一种最佳的抱持性环境。治疗师抱持着求助者，去面对记忆和感情生活中那些难以单独面对的恐惧或不安。（我的一位求助者有一次这样描述她的咨询体验：当我坐在她的旁边时，她才能同时面对内心之中的魔鬼。）甚至当求助者向他们发怒、同他们争吵、嫉妒他们甚至渴望得到他们的时候，治疗师仍要继续抱持求助者。尽管处于这种关系中会很痛苦，咨询师仍要继续给予足够的抱持。

注意在不同的文化中，本土的治病术士也会提供这类抱持环境。

真诚

真诚意味着真我，没有虚假和做作。尽管绝大多数咨询师受过专业训练，然而咨询师完全可以通过作为普通人与求助者进行合作而传递真诚。真诚可以缩短咨询师与求助者之间的距离，帮助求助者认同咨询师，并将咨询师看做是与他相似的另一个人。因而真诚有助于形成有效的治疗关系。真诚至少有五个组成部分：支持性的非言语行为、角色行为、一致性、自发性和开放性。

支持性的非言语行为

治疗师可使用恰当的支持性非言语行为来传递真诚。传递真诚的非言语行为包括目光接触、微笑以及朝向求助者倾身而坐。然而，这些非言语行为应该用得谨慎而得体。例如，直接而间歇的目光接触比持续地盯着（求助者可能理解为瞪着）更能表示真诚。同样的，持续地微笑或过分前倾会被看做是虚伪做作，而不是真切诚恳。我们在讨论共情时已经提到过，在建立融洽关系时，咨询师应该做出与求助者相称的行为。

角色行为

不过分强调角色、权威或地位的咨询师，可能使求助者觉得更加真诚。过分强调自己的角色和位置，会造成过大而不必要的情感距离。求助者会感到害怕甚至怨恨。

真诚的咨询师是一个对自己、对他人和情境均能感到自然舒适的人，他不必为了感觉自然、行为有效而"披挂"新的或不同的角色。Egan 观察到，真诚的咨询师"不以咨询师的角色来逃避。理论上讲，与他人进行各个层次的交流或帮助他人，是他们生活方式的一部分，而不是他们随意穿戴、脱掉的角色"。

一致性

一致性意味着咨询师的言行和情感相辅相成、保持一致。例如，求助者不停的言语侮辱会使治疗师感到不舒服，他应承认这种不舒服感的存在，至少对自己应如此，不要试图掩饰，或不舒服而偏要装成舒服。对自己的情感没有意识，也没有意识到自己的情感与言行不一致的咨询师，可能会向求助者发出含混的、矛盾的信息。例如，一边坐立不安，踏着脚、敲着手，一边说"好吧，继续讲，告诉我你对我的感觉"。这样的信息会使求助者感到困惑，甚至会激恼求助者。

自发性

自发性即是在没有刻意或做作的行为情况下自然地表达自己的能力。自发性还意味着在没有仔细考虑要怎样说或做的情况下所表现出的机智。然而,自发性不是让咨询师向求助者说出任何想法或情感,尤其是那些负面的情感。罗杰斯建议,只有当不利的情况持续不断,或它们干扰了咨询师传递共情和积极关注的能力时,咨询师才可向求助者表明自己的负面情感。

真诚还包括咨询师的一些自我暴露,我们将在第六章作为一种影响性反应来讨论这一技能。

积极关注

积极关注也即尊重,它意味着把求助者看做是一个具有价值和尊严的人,而予以赞扬和尊重。积极关注对于建立有效的治疗关系有几个重要的功能,包括传递愿意同求助者一起工作的愿望、对求助者本人抱有兴趣、接纳求助者等。Egan 分析出积极关注的四个组成部分:具有对求助者的承诺感、做出努力以理解求助者、延缓批评性评价、表现出能力与关怀。积极关注也包括向求助者表达温暖。

承诺

承诺意味着你愿意与求助者一起工作,并对此感兴趣。它可被转化为具体行动,如及时赴约、保留求助者的专用时间、确保咨询过程和结果保密,以及应用各种技巧帮助求助者。缺少时间和缺乏关心是表达承诺的两个重要障碍。

理解

当咨询师试图理解求助者并十分关注他们的问题时,求助者就会感觉受到了尊重。咨询师可通过共情作用,通过特别设计的问题,以及利用评论和具体行动,来表示自己正在努力去理解求助者,了解他们的文化背景和价值观。

咨询师还可以使用诸如重述和反映求助者的信息等倾听技巧,来传达他们对求助者的理解。

非评判的态度

非评判态度是咨询师推迟评判求助者的行为或动机,避免谴责或者宽恕求助者的想法、情感或行为的能力。它也可被描述为无条件或无保留地接受求助者,尽管它并不意味着咨询师要支持或同意求助者所说或所做的一切。通过欢迎求助者表述自己的情感和经历,并对之不进行负面的评论或批评,咨询师便向求助者表明了这种非评判的态度。例如,一个求助者说:"我无法不欺骗我妻子。我爱她,但我也从其他女人处获得同样的满足。"具有关注和尊重态度的咨询师可能会说:"在对妻子的感情和对另外女人的需要之间,你感到左右为难。"这样的反应既不原谅也不批评求助者的情感和行为。相反,另一个咨询师会说:"多么糟糕,你因为爱你妻子才同她结婚。现在,你又在玩弄别的女人。"这种话传达了批评态度,缺乏一种把求助者作为独特的人的尊重。求助者体验到咨询师给予的积极关注,可以在他们如下的(隐含的)想法和情感中得以体现,如"当我同此人在一起时感觉很好",或者"这个人对我讲的事情不使我感到厌烦或不舒服"。

咨询师经常面对的一个问题是,他们如何克服自己个人及文化的偏见,从而有效地接待各种各样的求助者,这些求助者甚至包括那些不受喜欢的、对社会无用的或是令人不愉快的人,诸如强奸犯、种族歧视者或虐待儿童者。

Johanson 和 Kurtz 就这个问题提出一个看法,他们认为:

> 如果治疗师无法使自己对强奸犯或种族歧视者的内心情绪平静下来的话,他们就很难帮助这些人。治疗师不首先做好这一工作,他们手中咨询师的权力就会与这些罪犯的抵抗力相冲突,因为这些罪犯会玩弄各种必要的手段,来逃避改变以维持现状。那些认识到自己具有控制罪犯的能力,并能够有效而冷静地运用咨询权力的咨询师,正是那些最有可能不使用控制手段和权力来战胜罪犯的咨询师。诚实而坦率的治疗师,能够传达出一种普通人的情感,因而他们最有可能使罪犯在治疗过程进入自我知觉状态。

能力与关怀

作为咨询师，我们传达积极关注和尊重的方式，也包括采取措施以确保我们具有专业能力，能够帮助前来求助的求助者。这意味着我们要接受督导、咨询和继续教育，以保持和提高我们的技能。这也意味着我们要懂得自己不是无所不知的，并在获得学位和在此领域开展工作以后仍然继续学习和成长。这还意味着我们依据原则与求助者进行工作。当我们遇到自己无法帮助的求助者时，应采用符合伦理道德的转介过程。除此以外，我们不应利用求助者满足自己的需要，要小心避免以任何可能利用求助者的方式行事。我们也要注意去遵从符合求助者的日程，而不是我们自身的日程。

温暖

按照 Goldstein 和 Higginbotham 的看法，没有温暖的表示，特殊的策略和干预措施就可能"在技术上是正确的，但在治疗上却是无力的"。温暖可减少治疗过程或干预措施的非人性化性质，以免给求助者带来干巴巴、冷冰冰的感觉。此外，温暖又可引起温暖的回应。在与有敌意或态度勉强的求助者的互动中，温暖和关怀可用来对付他们的愤怒。

非言语温暖线索

传达温暖的一个主要途径是通过支持性的非言语行为，如言语声调、眼睛对视、脸部生动的表情、体态姿势以及触摸。Johnson 描述了几种表达温暖与冷淡的非言语线索（见表4.1）。要记住的是，不同种族、民族和文化的求助者也许会对这些行为线索有不同的解释。

非言语表达温暖的一个重要方面是触摸。出现情感应激时，许多求助者喜欢善意的触摸。触摸造成的困难是，求助者感到的含意或许与咨询师所要表达的不同。在决定是否运用触摸时，要考虑到你与求助者之间的信任程度、求助者是否有可能觉得触摸有性的含义、求助者过去被触摸的经历（求助者偶尔会把触摸与惩罚或虐待联系起来，并且可能说"我无法忍受被他人触摸"）以及求助者的文化背景（触摸被认为是受到尊重、重视还是相反）。为了帮助你评估触摸对求助者可能产生的影响，Gazda 等人建议你首先要问自己如下几个问题：

1. 别人是如何看待这个问题的？它被看做真诚还是虚假的技巧？

2. 别人感到不舒服吗？（如果别人因为被触摸而后退，就要相应地调整你的行为。）

3. 我对这个人触摸，这个人有兴趣吗？触摸是为了我自己，为了被触摸的人，还是为了旁观者？

因为所有的求助者过去都受过创伤，所以尊重有关触摸的明确界限是很重要的。要首先与求助者核对并讨论界限问题。

与温暖有关的言语反应

温暖还可以通过有选择的言语反应来传达。表达温暖的一个方法是使用强调陈述句。强调陈述句可以反映出求助者积极的方面或属性，例如，"看到你把局势控制得这样好，真是太了不起了"，"你真的把自己表达得非常好"，"关于这个行动计划，你做得非常出色"等。要使强调陈述句有效，它就必须给求助者带来正面强化，一定要真诚，让人觉得的确如此。

表达温暖的另一个言语反应是即时性。即时性是咨询师言语反应的一个特点，是咨询师在当次治疗中在事件发生当时，把事情指出来（我们在第七章将讨论作为一种微技术的即时性技术）。

表4.1 温暖和冷淡的非言语线索

非言语线索	温暖	冷淡
语调	柔和	生硬、冷酷无情
面部表情	微笑、有兴趣	扑克牌一样的面无表情、皱眉、无兴趣
姿势	前倾、放松	向后靠、紧张
目光接触	看着对方的眼睛	避免看对方的眼睛
触摸	轻触对方	避免接触对方
手势	开放、欢迎	封闭、自我保护、拒绝他人
空间距离	近	远

情感的客观现实：移情和反移情

治疗关系能够极大地激起强烈的情感，咨询师和求助者都可以体会到这一点。咨询师需要在某种程度上对相互关系投入感情。如果咨询师太虚浮、疏远，求助者就会觉得咨询师冷漠、机械和漠不关心。然而，如果咨询师过分投入，又会使求助者退却，或者可能全部丧失客观性，并且会降低他们自己的判断力。咨询师的情感客观性和情感强度可以影响相互关系中的两个问题：移情和反移情（见学习活动4.2）。

移情

移情是

> 求助者将自己过去对生活中某些重要人物的情感或态度，投射到治疗师身上的过程……发生移情时，求助者过去未曾解决的问题，会使他们对治疗师的知觉和反应方式产生变形。这些未解决的问题根源于求助者过去的人际关系，而现在又直接指向了治疗师。

移情在不同治疗背景的咨询师身上都会很容易地发生。当求助者的情感达到一定的强度，以至于他们失去了客观判断力时，就开始向咨询师移情，就好像咨询师是他们生活中的一些重要人物一样。例如，一名求助者可能是被一位情感疏远并且不回应孩子情感的照料者抚养长大的。在治疗中，这名求助者可能不愿意处理情感。当治疗师鼓励求助者这样做的时候，求助者有可能以生气或退缩做出反应。

Gelso等发现，治疗师把移情看成是治疗过程中的一个复杂现象，并且似乎没有任何"单一、一致或专一的模式"。然而，移情很容易由求助者生活发生的改变而引出来，而且咨询治疗过程中的结构性变化（如收费标准改变、治疗时间和地点发生改变、约见治疗师难易程度等）也会引发移情的产生。

不管治疗师的性别怎样，移情都有可能发生。按照科胡特的说法，因为共情治疗师的出现，使得求助者过去未被满足的要求重新浮现。例如，一项近期的质性研究考察了11位动力学取向的治疗师，研究发现，求助者的移情内容都是有关对令人恐惧、坏的照料者的投射，以及对给予鼓励、好的照料者的渴望。此外，求助者的移情反应常常包括任何的重要他人，不仅是父母——例如兄弟姐妹，或早期和创伤情境中包括的任何人。移情可以是正性的、负性的或混

学习活动 4.2　移情和反移情

在小组中或与一个同学讨论如下三个案例中的移情和反移情。答案见学习活动反馈4.2。

1. 求助者因为你不给提供家里的电话号码，感觉很难过。她指出，虽然你允诺提供24小时电话咨询服务，但是她在需要时却不能联系到你，她希望你能把家里的电话号码给她。

2. 你是一个住院实习学生，实习期快要结束了。在实习期间，你每周都为一个求助者治疗。因为实习即将结束，求助者变得对你越来越焦虑和生气。她指出，你在与她建立这种关系之后又离开她使她很失望。

3. 求助者反复地邀请你到他家里参加各种各样的社交聚会。尽管你已经向他解释"双重身份"的问题，他仍然说，如果你真正关心他，你就能够参加这些活动。

学习活动反馈 4.2　移情和反移情

1. 求助者对不能在任何时候都找到你做出的情绪反应，便是移情。而可能的反移情反应，则包括你的挫折感、愤怒和失败感。

2. 求助者在治疗将近终止时感到的被抛弃的感觉，便

是移情。可能的反移情包括悲伤、恼怒和压力感。

3. 求助者对你与他建立社交关系的期望，便是移情。可能的反移情包括让他失望的感觉、难过和不耐烦。

杂的。求助者的移情至少部分是无意识的——当它实际发生在治疗过程中时,求助者不能意识到。

(正性或负性的)移情,常常是求助者所熟悉和旧有的交往模式重新浮现的一种形式。移情的价值在于,它帮助我们发现,当求助者早些时候受到某种特殊的对待时,他们是如何感受的。移情通常发生在当治疗师(无意中)做了或说了些什么,从而触动了求助者心中未得到解决的问题时。这些问题出在求助者与其家庭成员,如父母、兄弟或其他重要人物之间。咨询师能够利用移情(尤其是反移情)帮助求助者看清,他们在治疗中对咨询师的期望,实际上就是他们对生活中其他人的期望。例如,一个求助者想使咨询师"看起来很糟糕",那么当他与别人相处时,很可能怀有同样的意图。

Gelso等发现,咨询师处理求助者的移情有五种常用的方式:

1. 关注于当前的关系;
2. 对移情的含义进行解译;
3. 使用提问以促进领悟;
4. 关于移情的讲授、建议和教育;
5. 自我暴露。

咨询师也可以通过共情反映出求助者欲望或愿望(如被爱、变得重要、控制他人等)的方式,来有效处理移情问题。通常,求助者所做出的见诸行动的移情反应,不仅是早期重要关系的重演,而且还重演着求助者对这种关系的期望。移情过程的解决似乎需要求助者领悟的增加、对治疗师更加现实的期望以及对自己更加积极的看法。移情的解决也与治疗师与求助者之间的实际关系发生了什么以及双方之间的工作联盟的质量有关。我们在本章的最后一节将讨论工作联盟。

Helms和Cook提出移情不仅可以是关于父母的,也可以是关于种族-文化的观点,对移情的讨论做出了重要贡献。他们指出,咨询师应注意求助者对咨询师的种族和文化的知觉,作为移情关系的一个潜在可能部分:

> 如果种族的移情发展成为一个更主要的问题,求助者可能难以发展出关于父母(无论"父母"是如何界定的)的移情。在这种情况下,治疗师可能变成一种象征,代表着求助者或其所属群体(个人亲身的或替代的)曾与治疗师的种族或文化群体经历的任何过去的创伤经验或社会化过程。有时,需要先修通这种种族-文化移情,才能期望更加世俗的父母关系移情问题的出现。

反移情

雪莉,一名刚刚开始实习的学生,遇到了罗尼,一个被法律委托来见咨询师的十几岁的男生。雪莉现在与罗尼已经进行过6次会谈。她形容他"毫无反应"。她描述说,他坐在那里,帽子拉得遮住眼睛,以避免直接看她,并对她的任何提问都回答"我不知道"。雪莉越来越感到挫折。她说,她是如此努力地想要和罗尼建立一种好的关系,但是感到她做的任何努力都毫无作用。似乎罗尼已经成功地动摇了她想帮助他的需要,而她发现自己在治疗中变得对他更加缺乏耐心了。这就是一个反移情的例子。

反移情包括治疗师对求助者的情感和态度。它是咨询师针对移情或麻烦自己的事物做出的真实、本色的反应。Kahn指出,咨询师的反移情反应可能是有益的,也可能是有害的。他断言道,"个性化、习惯性的反应每时每刻都等待着时机,以便以反移情的方式表现出来"。有危害性的反移情出自咨询师本身的伤痛,在下列几种情况中常常发生:(1)我们盲目地进入一个重要的探索领域;(2)我们所关注的问题与咨询师自己而不是与求助者有更大关系;(3)我们利用求助者作为代用性的或真正的满足对象;(4)我们发出微妙的线索引导求助者;(5)我们的干预措施不符合求助者的最大利益;(6)特别重要的是,我们采用了求助者根据他或她的旧的生活脚本希望我们扮演的角色。

Gelso等的研究发现显示,咨询师的反移情反应需要小心地控制,以避免干扰到治疗的工作。反移情反应是源自于治疗师的未完成的事件,可能带来好处也可能带来坏处。Hayes等指出了在理解反移情现象时关注文化变量和"未完成事件"的重要性,因为未经探索的偏见常常影响着咨询师的反移情反应。

为了使我们作为咨询师控制好自己的反移情反

应以有利于治疗，我们必须开始意识到这些反移情反应是什么以及对我们有什么意义。这也正是在培训之中和之后咨询师寻求并接受个体和小组咨询和督导的一个主要原因。在专栏4.1中，我们提供了引自Marshak的人际过程的例子，你可能发现它们对于培养你自己对求助者的反应的意识有帮助。

工作联盟

Sexton和Whiston指出，工作联盟的概念在心理治疗中有"很长的历史"，它始于Freud的工作，虽然其他治疗方法也都认为这种联盟非常重要。"工作联盟"这一术语由Greenson发明，他认为治疗关系是一种治疗合作伙伴关系，咨询师与求助者要以相互配合的方式进行工作。就像划船那样，如果只是一个人摇桨，船在水中就不会行进得很好。Bordin扩展了Greenson的工作，并且具体指出工作联盟的组成部分：

1. 治疗目标的协议（详见第九章）
2. 治疗任务的协议
3. 求助者和治疗师之间的情感联系

Gelso和Carter扩展了Bordin以及Mallinckrodt等人的工作。一项元分析研究显示，工作联盟与疗效（如求助者的满意度和改变）之间存在稳定的正相关。研究也显示，这种联盟要在治疗的早期建立起来，可能会随着时间起起伏伏，但在危机的时候会重新浮现，对于问题严重的求助者更加具有影响力。工作联盟也受到求助者作为孩子与父母建立的联系的类型的影响。同时，求助者的社交能力和社会支持也会影响工作联盟。这些作者指出，"治疗师不可能重写求助者的依恋历史，但是他们可以帮助求助者获得新的社交能力。治疗师可以成为求助者当前生活中的一个稳定的准依恋对象"。在婴儿身上可以观察到依恋的模式，而这些模式被认为也主导着成人的依恋。依恋是指求助者对于治疗关系这样的亲密关系的适应度和信任程度，也包括求助者珍视与他人的关系的程度。

专栏4.1 人际过程的提示

在治疗中记下你的想法、感受、直觉、感觉和梦。
当你与这位求助者在一起的时候，你有什么感受？
与这位求助者进行治疗的时候，阻碍发生在哪里？是怎样发生的？
在你们两人之间正在发生什么？
当出现阻碍或者问题的时候，你的内心发生了什么？
是什么阻止你说出你想要说的——你的感觉？
是什么让你不能静静地坐着并保持沉默？
你的治疗活动如何保持了当前静态的状态——或如何推动了求助者？
是什么中断了治疗中的流畅性？
是什么使你变得无能？
求助者是如何利用你的？
求助者的什么期望"迫使"你成为某种模式或者采用某种与他或她相处的方式？
你在对求助者做什么——你在"迫使"他或她以某种特定的方式与你相处吗？

你的想象和幻想告诉了你一些关于这个求助者的什么？
在描述与这个求助者在一起的过程时，你想到了什么象征？（画出来）
这个求助者以及对其的治疗使你更有活力？或者使你死气沉沉？
你是如何害怕令这个求助者失望的？
在求助者所说的话的后面有什么含义？
在治疗中和治疗前后，你如何创造了你与求助者双方的反思空间？
在这次治疗中，"游戏"（按这个词最好的含义）发生在什么地方？
你使用的语言是反映了你自己的声音，还是更多反映了教科书的声音？
在与这个求助者的这次治疗中，你的身体上有什么感觉？
你做了些什么使你被看成是一个"理想"的人，或者避免承担"一个阴影"？
在与这个求助者的这次治疗中你是如何关怀自己的？

Mallinckrodt、Gantt和Coble建构了一个"求助者依赖治疗师量表"（CATS），并用此量表来判断求助者在治疗中的依恋类型。他们的研究结果对于依恋理论和工作联盟概念都有重要意义。在CATS量表中"安全依恋"分量表得分高的求助者，会认为他们的治疗师是负责任的、接纳的，并报告说他们与治疗师之间建立了积极的工作联盟，同时具有了良好的目标-关系能力。在CATS量表中"过分依恋"分量表得分高的求助者，更想占有治疗师，想与治疗师保持密切而频繁的接触，存在一些严重的目标-关系缺陷，更愿意与治疗师建立工作联盟，而不是达致双方共同建立治疗目标并实施治疗的目的。在CATS量表中"回避恐惧"分量表上得分高的求助者，有不信任治疗师的倾向，并报告说他们与治疗师的工作联盟关系很差，同时也存在目标-关系缺陷，这些求助者显得更为渴望情感的沟通，却担心他们不能进行沟通，同时也害怕遭到治疗师的拒绝。

求助者的依恋和治疗师的经验会影响工作联盟的强度。这些作者发现，对于亲密关系更感到适意的求助者会与治疗师建立更强的工作联盟；对于这些求助者，治疗师的经验水平不成为影响工作联盟强度的因素。但对于那些对亲密关系感到不适的求助者，治疗师的经验水平与双方建立的联系的强度紧密相关。更有经验的治疗师似乎比缺乏经验的治疗师使求助者更长地保持治疗——部分是由于他们能更早和更快地形成工作联盟。

Gelso和Carter指出，在本章所讨论的治疗关系中，没有哪个组成部分可以单独地起作用。例如，工作联盟的某些部分既受移情影响，又受反移情的影响。积极的移情反应可以增强工作联盟，而消极的移情反应则削弱工作联盟。而且工作联盟越巩固，求助者在承认和表达移情反应和模式时也越感到安全。如Gelso等指出的，坚固的工作联盟成为一种缓冲器，它"允许让那些通常是非常困难的移情感受表达出来，从而得到解决"。坚固的工作联盟对于移情问题的解决至关重要，而治疗师的经验水平在这个过程中具有影响。

咨询师当然还要注意与各种各样的求助者（尤其是来自于不同文化背景的求助者）建立工作联盟的方式方法。Berg和Jaya指出，在同某些亚裔美国人建立最初同盟时，适当注意各种礼规是非常重要的。他们指出，"对程序规则的尊重是达成积极工作联盟的第一步。有时在治疗过程中咨询师表达出对求助者尊重，要比帮助求助者解决问题显得更为重要"。求助者的性别对工作联盟的进程也可能会有不同的影响。对于那些早期形成过不健康依恋情感、有过性虐待史、有强烈的被遗弃恐惧的求助者，要重视与他们建立积极工作联盟的方式。（见学习活动4.3）

Helms和Cook描述了工作联盟在跨种族的治疗中会如何受到影响。他们指出：

> 如果在跨种族的治疗中形成了一种联系……求助者可能会对治疗师有夸大的正性反应，因为这个跨种族的治疗联系可能是求助者与治疗师所属种族成员的第一次重要的关系经验。

工作联盟之中的裂痕

有时，工作联盟中可能出现裂缝和裂痕。这些裂痕"显示了与他人协商的关系中必有的张力"。工作联盟中的裂痕的迹象或标志常常包括：求助者消极情绪的隐秘或直接的表达、对于治疗目标或任务的不一致看法以及回避和毫无反应。此外，如前所述，跨种族的张力也可能导致联盟的裂痕。

Safran和Muran认为，这些裂痕不是要克服的

学习活动4.3　工作联盟

与一个同学或在小组中讨论，在面对下面的求助者时，工作联盟会受到怎样的影响。

1. 儿童
2. 青少年
3. 老年人
4. 残疾人
5. 男人
6. 女人
7. 有色人种
8. 男性同性恋者、女性同性恋者和双性恋者
9. 贫困的求助者

障碍，而是有助于治疗师看到求助者的人际关系的一些特点的窗口。而且，联盟中的裂痕也是治疗师和求助者之间互动的一种产物。他们解释说，在治疗关系中，求助者常常重演早期的、困难的、可能是创伤性的生活经验，并且试图将治疗师拉入假定的迫害者的角色。当发生这种裂痕的时候，以及裂痕的产生是由于共情性理解的缺乏或不准确、由于反移情的反应的时候，如果治疗师能够认识到自己对裂痕产生的作用并直接向求助者承认这一点，裂痕可以修补并开始复原。这给求助者提供了一种新的经验。举个例子来说，求助者弗兰丝一直在叙述过去曾经经历过的抑郁且常常找不到照料者的情况，以及她当前与这位照料者的关系。她的治疗师在情绪上疏远、隔离，而并没有证实她对这些经历的感受是自然的。结果，下一次弗兰丝就没有来。治疗师现在要如何处理这个裂痕呢？首先，她仔细回顾了上一次治疗中她对弗兰丝的反应。这一回顾可以独自进行，也可以在一位同事、督导或她自己的治疗师的咨询下进行。当她意识到自己对裂痕产生的影响时，她决定给弗兰丝打电话、写信或电子邮件，让弗兰丝知道她多么希望她回到治疗中。如果弗兰丝真的回来了，治疗师可直接提及上次治疗的经历，例如说："你知道，在几个星期前我们的上次治疗中，当你在谈你的父母不在你身边的那些经历的时候，我后来意识到我的心思离开了你，与你隔离了，当我这样做的时候，我也没有陪伴在你身边。对此我感到抱歉"。治疗师也可以通过与求助者对裂痕的体验或反应进行共情而修补裂痕。在弗兰丝的例子中，治疗师可以说："我能够理解，为什么当你感到我像你父母一样远离了你的时候，你感到再次受到抛弃，而不愿意再来进行治疗，不愿再次经历那样的痛苦。"为了有效地处理裂痕，作为治疗师，我们需要保持对自己以及自己最深的情感的开放性，无论是过去和现在，无论是快乐或艰难。对自身保持开放的过程，需要在我们的生活中找出或留出足够的空间，以便与我们自身保持协调和感受自己的感受。除了在安排上留出时间和空间，像冥想、深呼吸、运动和躯体审查这样的活动也能有助于这一过程（参见第十四章和第十五章）。

关系变量与阻抗

在本章中我们讨论的所有关系变量——促进条件、移情和反移情以及工作联盟等，都受到求助者对于进行咨询的兴趣大小的影响。有些求助者可能感到是受某个家庭成员或者"官方权力机构"逼迫而来求助的。这些求助者常常被称为非自愿的求助者。但在治疗过程中的某些时刻，即使是自愿的和自己前来求助的求助者也常常采用阻抗行为，原因很简单，是因为大多数求助者对于改变，都具有矛盾的情感，因此以某些方式表现出对抗改变。治疗师也可能对某个特定的求助者表现出阻抗、矛盾情感和缺乏工作动机，表现行为包括：在治疗中迟到、提早结束某次治疗、取消某次治疗以及阻碍求助者要说出的话。我们在前面讨论的许多反移情反应都是治疗师的阻抗和矛盾情感的例子。我们把阻抗界定为求助者或治疗师干扰治疗过程和结果，或减低其成功可能性的任何行为。我们将在第十章讨论对改变的阻抗和矛盾情感，但在本节中，我们将介绍对于由关系变量引起的阻抗应使用什么策略。

不要认为求助者的阻抗针对个人

在对悲观的或消沉的求助者进行治疗的时候，治疗师接受自己并接受求助者的阻抗行为是很重要的。有些治疗师会认为求助者的阻抗与自己个人有关，并感到仿佛自己是求助者的阻抗行为的对象。在这种情况下，接纳求助者和你自己就显得非常重要。当治疗师不能或不愿接纳一名不情愿的求助者及其对抗咨询的行为时，求助者或治疗师或双方常常会宣称对方为不受欢迎的人，治疗师因此会感到帮助的努力失败了。由于治疗师常常感到求助者的阻抗是令人恼怒的，他们可能放弃帮助求助者，或者以微妙的方式进行报复。尝试使自己超越对疗效和求助者进展的思考，可能会有助于你更加接纳自己和求助者，尤其是在你自己的期望没有达到的时候。

鼓励求助者参与治疗

根据心理阻抗理论，如果在他人促使自己发生改变，而个体却感到自己所拥有的自由降低或减少的时候，他就更可能会抵抗他人试图改变自己的努力。鼓励求助者在治疗过程中积极参与具有许多重要的益处，这些益处均有助于减少心理阻抗的影响。首先，积极的参与增加了求助者的控制感或有选择权的感觉。第二，这样求助者更可能选择那些更适合于他们的生活的策略和任务。第三，比起受到控制的治疗环境，求助者在合作的环境中更可能遵从和减少阻抗。如果征得求助者的同意再让他去做某事，要比直接要求他做某事更不容易产生对抗的行为。

有许多方法可以鼓励求助者更多地参与。第一，在求助者做出的任何改变中，减少对你的影响的强调。相反，要关注求助者的贡献。避免为成功而居功。如果求助者认为改变是归功于自己，而不是归功于治疗师等他人，这种改变更可能保持。

第二，努力促使你的影响力不引人注意。采取低调的形象，用轻柔的方式讲话。像真诚的帮助这样建设性的影响，与利用和逼迫这样毁坏性的影响，区分常常并不明晰。尽管有少数求助者对治疗师采用权威的或积极影响的方式反应良好，但大多数求助者对于大量的治疗性影响会感到畏惧或者阻抗。由于治疗关系中隐含了预定的权力地位，治疗师必须采取格外的行动，来达到Fisch等人所谓的"放低身段"的目的。

第三，要求助者表达自己的意见。求助者常常是关于他们的意图、问题和推荐解决方法的最好来源。要利用存在于你面前的这个资源！

使用恰当时机与步伐

时机和步伐关系到治疗师在治疗会谈中的进展速度。如果治疗师前进得太快，在求助者之前走得太远，阻抗就可能发生。减低由于时机和步伐导致的阻抗的方法包括：改变步伐、暂时离开敏感话题以后再回来，或减低治疗中的情绪强度。

时机和步伐也关系到治疗的过程，包括在整个治疗中小步前进，以及在向前进展或开始新任务之前先评估求助者对每一步的反应。治疗师根据求助者的反应调整他或她的言语和行动的时机与步伐。如果求助者的反应不是对治疗师的引导的明确的言语或非言语接受，治疗师就应当改变步伐或策略。如果治疗师坚持使用不适当的方法或策略，就存在阻抗增强或可信度下降的危险。

恰当使用时机和步伐的另一个方面，是避免过早地采取某一立场。治疗师必须首先评估求助者对于问题、治疗和效果的看法，然后提供可能适合该求助者的建议。

评估和采取患者立场

Fisch等人关于患者立场的概念在文献方面做出了重要贡献。患者立场是指求助者

坚定持有的信念、价值观和优先考虑事项，它们决定了求助者如何做出行动或不做出行动。因此，"立场"的重要性在于，它代表着求助者内部的一种倾向，可以用于增进求助者对治疗师的目标的接纳和实行……了解求助者的立场，使治疗师可以形成关于如何表达（或形成）一种求助者最可能接受的建议。

治疗师首先必须认真倾听求助者所说的话，以便评估求助者的重要的立场观点。关注求助者选择和使用的词语非常重要，因为求助者通过特定的用词显示了他们的立场。最为有用的立场是那些求助者强烈持有并因此在治疗中反复重复的立场。例如，一位名叫汤姆的30岁的男性求助者，由于职业选择前来寻求帮助。在初次会谈中，他用类似这样的话来描述自己："我难以决定是去读研究生还是去找个好工作并开始挣钱。我不知道你是否能帮我，因为我是一个非常复杂的人。对于我这样的年龄来说，我可以说是具有一个不寻常的背景。在学校和在过去的工作中，我一直非常优秀，并且比他人对我的预期更为成功，而且都是在这样一个年轻的年龄。我现在认为自己非常成熟，对于生活很有经验。我做成了很多似乎我没有相应的能力完成的事情。我总是迎接挑战。如果有人说：'汤姆，你干不了这个。'我就会去证明他错了。我想也许我有点反叛。"

在这段简短的例子中，汤姆显露了一些"患者立场"，例如：

1. 他对于治疗师能否帮助他或治疗过程是否会对他有益有一些悲观（"我不知道你是否能帮我"）。

2. 他认为自己是一个特殊、独特和复杂的人（"我是一个非常复杂的人。我有不寻常的背景。非常成熟和很有经验。一直非常优秀和成功"）。

3. 被告诉说他无法做某事时，他表现最佳；当被要求或请求做某事时，他可能会表现出对抗的行为（"我总是迎接挑战。我就会去证明他错了。我想也许我有点反叛"）。

对于治疗过程影响最大的"患者立场"包括：求助者对自己问题的性质及其假定原因、对于谁应为此负责、关于如何能够解决问题以及关于治疗过程本身和求助者在治疗中的角色等等的看法。

如果治疗师不能从倾听求助者的谈话中察觉到这些立场，可以用类似下面的一些问题来作为附加的评估手段：

"你对于自己问题的解释是什么？"

"如果有人这样描述你的问题：＿＿＿＿＿＿＿＿＿＿＿＿＿＿，你会同意，还是认为这样的描述完全错误？"

"对于这个问题为什么存在，你最好的猜测是什么？"

"你认为是谁导致了这个问题？"

"你如何解释这个问题持续如此之久（或变好或变坏）这一情况？"

"你感觉谁有解决这个问题的需要？"

"这个可能对你适合也可能不适合，但你是否尝试过＿＿＿＿＿＿＿＿＿＿＿＿＿？"

"你觉得治疗会怎么帮助你？"

"你对于我（或你）在治疗中的角色有什么想法？"

"你会怎样描述你自己？"

在了解了"患者立场"以后，治疗师可以几种方式对求助者的立场加以利用。首先，治疗师要避免说出任何可能引起阻抗的话——有些话由于与求助者的价值观和信念差异过大，以至于可能激怒求助者或者降低你作为治疗师的可信度。例如，对于汤姆，治疗师需要避免下列激惹求助者的话：

1. "你要做的是一个非常简单的决定。"（"简单"一词可能是激惹性的，因为它与汤姆认为自己及其问题是困难和复杂的认识相冲突。）

2. "很多人都觉得做出这种职业选择很难。"（"很多人"一词可能是激惹性的，因为它与汤姆认为自己及其问题是独特的观点不同。）

3. "最好在接下来的几个月里做出决定，这样你就不会既没有工作又得不到学位。"（这句话可能太"说教"，可能引发汤姆的对抗行为。）

对于汤姆来说，可能降低治疗师的可信度的类似表达方式包括：

4. "我肯定能帮助你。"

5. "如果你努力，咨询就会对你非常有帮助。"（以上两句话不符合汤姆对于治疗师和治疗过程的价值的悲观看法。）

6. "让我们来讨论读研究生和工作的利弊，你会很容易地找到解决方法。"（这句话不符合汤姆认为自己的决定很困难、不易做出的观点。）

如果咨询师做出的表达符合求助者的观点和立场，则会更有帮助。例如：

1. "既然这是一个困难而独特的问题，那么有必要慢慢地、花些时间来解决它。"

2. "考虑到你不同寻常的背景，在治疗开始时也许最好保持比一般人多一点的对咨询的怀疑。"

3. "这是一个重要而有影响的难题。值得仔细分析和关注。"

治疗师还需要以求助者可能合作的方式提出建议和任务。为了达到这一点，就需要在提出建议和任务时符合求助者的立场。使用求助者的语言说话，并提出符合求助者的价值观和信念的想法。用求助者可能接受的方式重新表述想法（参见第十三章）。例如，对于汤姆，治疗目标的表达方式可能促进，也可能妨碍他在追求治疗目标中的合作性。"考虑到你的背景、成就和成熟性，你需要做出一个你在现在和将来都会满意的选择，这对于你来说很重要"，这样的说法很可能比下面的说法对汤姆更具吸引力："你需要在上学和工作之间作个选择。"向汤姆提出的方法和行动选择也需要考虑到他对于问题和自身的认识。他更可能采纳那些看起来不寻常的、宏大的、有挑战性的和有冒险性的方法和任务，因为这些符合他对于自己是特殊的、不同寻常的认识，而相对世俗的、惯常的和不引人注目的任务则不太可能被采纳。

承认对自身能力的焦虑和不安

对于缺乏经验的治疗师，他们在面对求助者时担忧着自己的能力和有效性，阻抗有可能变得更强。对于能力的焦虑与承诺有关，并且在实际上由于初学治疗师对求助者过强的责任感而进一步加重。处理能力焦虑的第一个有效步骤就是承认它。向你的一名同行、同事或督导表达你的焦虑，会使焦虑程度减低，并能减少你对自己的过分关注。向有支持性和有见识的人寻求咨询或督导，也是一种处理你对自己有效性的担忧的方法。

第三种方法是确立你自己在治疗中的界限。区分出哪些是应由你负责的合理范围的事情，哪些是求助者必须负责的事情。避免替求助者做他应做的事！Weeks和L'Abate发现，对咨询和治疗的一个常见误解就是，治疗师总是要为产生改变而负全责：

人们期望治疗师对于未来感到乐观。人们期望治疗师具有支持性。当治疗进展不顺利时，治疗师需要更加努力地工作。对于一个问题，当求助者努力减少的时候，治疗师甚至要增多努力。这种观点最终将导致一种依赖性的关系，而治疗师成为一个拯救者的角色。

关怀自己：避免同情的疲劳

"博爱始于家中"这一格言对治疗师具有重要意义。当治疗师感到疲劳和过度工作时，当他们忙于关心他人的生活而忽略了自己的需要时，治疗师的阻抗就会变得严重起来。对于这个现象，新近有一个词汇称之为"同情的疲劳"——指由于对他人比对自己有更多的关怀而产生的心理和躯体的精疲力竭。

最终，我们称为"耗竭"的现象发生了。耗竭的信号包括：当求助者取消或推迟某次治疗会感到如释重负，对于治疗缺乏精力，对求助者疗效缺乏兴趣，以及持久、重复地考虑自己是否选对了职业或者试图改换工作。在严重耗竭的例子中，可能出现健康问题，咨询工作也可能因此而被取消。疲惫和过度工作的治疗师可能以各种方式表现出阻抗，例如，迟迟不回求助者的电话或不重新安排暂时取消的治疗，对治疗效果显示出悲观主义，以及对求助者表现出更少的热情和情感强度。求助者对于治疗师是否愿意见他们十分敏感，他们的阻抗行为很容易传递给求助者，甚至通过电话就可以传递。于是，求助者表现出迟到、或推迟或取消约定好的治疗，这可能更多的是对治疗师的阻抗做出的反应，而不是来自求助者自身的阻抗。

避免由于疲劳、过度工作和耗竭所带来的阻抗的最佳方式是预防。适当安排工作和环境条件，使疲劳和耗竭比较不容易发生。例如，在会见不同求助者之间安排"喘口气的余地"，在午餐时间总要休息一下，与其他同事建立支持系统，常常向督导咨询，以及把你的办公室布置得令人愉快。在不工作的时候，学会进行一些放松活动，不要把工作带回家或者在休闲时间仍然沉湎在工作上发生的事情中。

总之，不要因为你没有学会关注自己或者没有足够时间来关怀自己，而危害到求助者的需要（见学习活动4.4）。

适用于非自愿求助者的关系策略

如前所述，非自愿的求助者是出于某种压力前来求助的，很可能比自愿的求助者表现出更多的阻

学习活动 4.4　同情的疲劳

两人一组或在一个小组中，讨论治疗师的疲劳和耗竭带来的阻抗问题。找出你自己的耗竭和疲劳的认知和行为信号。描述你可能会如何向求助者传递阻抗。找出控制或预防耗竭发生的方法。

抗行为，至少在治疗初期是如此。尽管所有前面提到的用于处理阻抗的方法也都适用于非自愿求助者，但本节将介绍一些对于这类求助者特别有用的、特殊的关系技能。

治疗那些被强迫而来的求助者需要灵活性、创造性和机智。对一个心不在焉的求助者很难进行咨询，因此，治疗师需要促使求助者以某种形式参与治疗，至少在治疗过程发生影响以前要如此。

从求助者当前状态开始，是一个恰当的起点。对求助者想谈的内容表现出兴趣。由于许多非自愿的求助者关注于自我保护，因此应避免要求甚或期望求助者的自我暴露，也应避免其他试图撕下他/她的任何面具的行为。调整你的方法和风格以适应求助者的需要和风格。比起那些表现出随意谈话风格的求助者，要对那些谈话有书生气而过于正式的求助者，采取一种比较正式的方式会更为适合一些。

另一种起始的方法是先做些事情（任何事情），只要能让求助者感到有所帮助。即使是一个小小的干预措施，例如总结当前情境或者反映求助者的怨恨（第五章），都可能增进求助者对治疗的期望和提高治疗师的可信度。有时，一些更复杂的干预，如教给求助者放松、冥想（第十四章、第十五章和第十六章）或分析非理性思维，对这类求助者也可能产生立即的效用。

另一种可用的方法是做一些让求助者感到有更多控制感的事情。当求助者对于治疗的过程和结果极少或没有控制力的时候，他们更可能把治疗师视为推荐他们前来治疗的机构或个人的代表，于是阻抗会增强。要与求助者坦率地讨论导致求助者被推荐来治疗的压力。如果是法庭要求求助者前来接受治疗，治疗师可以向求助者指出，他可以拒绝治疗并接受这样做的后果，由此重建求助者的控制感。正如 Anderson 和 Stewart 指出的，"如果结果通常非常严重，并不是一个令人喜欢的选择，就应明确指出拒绝也是一种选择，否则（求助者）会继续在每个回合抵抗治疗师"。

如果可能，重新协商"协定"也是一种可以增加求助者的控制感和责任感的方法。询问求助者，除了推荐他们前来治疗的原因以外，是否还有任何困扰他们的事情。这种方法的目的在于找出一个求助者也有兴趣加以改变的问题。如果无法做到这点，另一种备选方案是商定一个明确的协定，既满足推荐机构或个人的需要，又能给予求助者一些控制感。重要的还有，要让求助者清楚地了解，你作为治疗师会做什么和不会做什么、你会向推荐机构报告什么和不报告什么，否则就会加重他们丧失控制权的感觉。如果你需要向推荐求助者前来的机构提交书面报告，那么在与求助者协商治疗协定时，或许应包括求助者可以看到的该报告的有关内容。

如果这些努力都失败了，求助者对于重新商定反映自己其他利益的协定也不感兴趣，那么最后的方法就是力图使求助者对治疗感兴趣。Fisch 等这样介绍了该种方法：

如果能够达到这种目的，则不应该采取劝诫他严肃看待问题的方式，或者迫使他认真接受治疗的方式等。这些都是应避免的常见错误。当然，治疗师还会有一些成功的机会，如果他通过不同的方式来施加不同的压力，如采取与求助者相同的立场，承认接受治疗是不可以被劝诫的。在得到认同后，求助者便会有机会让治疗师相信，对自己的问题做些什么可以符合自己的最大利益。

如果得到认同的求助者仍然对治疗不感兴趣，治疗师就可以选择终止治疗，并选择帮助那些送求助者前来咨询的发起者。通常发起者对于解决问题更感兴趣，并比那些非自愿的求助者更愿意做出某种改变。

本 章 总 结

本章描述了治疗关系中的三个主要组成部分：共情、真诚和积极关注等促进条件，移情和反移情，以及工作联盟。这些组成部分并不独立发挥作用，它们在治疗进程中相互联系和相互影响。在某种程度上，这些组成部分也受到求助者因素的影响，诸如问题的种类和严重性、求助者的性别和文化归属等。这些成分不仅有利于有效的治疗过程和治疗效果，而且也受到所有咨询治疗理论的重视。

正如 King 曾经指出的，无论在治疗过程中发生了什么，治疗师与求助者之间的关系总是在那里存在着。治疗师最大的责任之一就是留意这种关系的质量和健康。King 指出，求助者的改变更多来自于"人类关系的熔炉"，而不是治疗技术。如果来自于求助者或治疗师的阻抗没有得到认识和探索，就将会危及这个熔炉。当阻抗是来自于关系变量时，处理阻抗包括如下一些方法：避免认为阻抗是针对个人的、鼓励求助者参与治疗过程、使用恰当的时机和步伐、评估和采取"患者立场"、承认对自身能力的焦虑以及关怀作为治疗师的自己。

课后测验

第一部分

按照本章的第一个目标，在一个角色扮演的场景中，你应能够向求助者传递三个促进条件。三人一组来进行这项活动，其中一个人扮演咨询师，一个人扮演求助者，第三个人扮演观察者。咨询师的任务是向求助者传递共情、真诚和积极关注；求助者向咨询师谈自己的问题；而观察者则参照促进条件检核表来观察他们之间的相互作用，并且在扮演结束后提供反馈。每种角色大约持续10~15分钟。交换角色以便每个人都有机会扮演每种角色。如果找不到另外一个人作为观察者，那就两个人进行，用录音机录下你们的会谈过程，再参照清单来评价你们的会谈。

促进条件检核表

咨询师_____ 观察者_____ 日期_____

指导语：评估咨询师在会谈中对三个促进条件的传递情况，并在最能代表他的表现的数字上做记号。

共情

1. 咨询师利用言语反应来表明理解求助者的意愿了吗？

    1　　2　　3　　4
    有点　有些　很多　几乎总是

2. 咨询师顾及到求助者的情感了吗？

    1　　2　　3　　4
    有点　有些　很多　几乎总是

3. 咨询师讨论了对求助者来说重要的事情了吗？

    1　　2　　3　　4
    有点　有些　很多　几乎总是

4. 咨询师与求助者的非言语行为保持一致了吗？

    1　　2　　3　　4
    有点　有些　很多　几乎总是

5. 咨询师表示理解求助者的历史、文化和种族背景了吗？

    1　　2　　3　　4
    有点　有些　很多　几乎总是

6. 咨询师证实求助者的体验了吗？

    1　　2　　3　　4
    有点　有些　很多　几乎总是

真诚

7. 咨询师避免过分强调他或她的角色、立场和地位了吗？

    1　　2　　3　　4
    有点　有些　很多　几乎总是

8. 咨询师在情感、言语、非言语行为和动作上都表现出真诚或表里如一了吗？

    1　　2　　3　　4
    有点　有些　很多　几乎总是

9. 咨询师的反应有适当的自发性（例如，颇为机智）吗？

    1　　2　　3　　4
    有点　有些　很多　几乎总是

10. 咨询师表现出适合于求助者文化的支持性非言语行为了吗？

    1　　2　　3　　4
    有点　有些　很多　几乎总是

积极关注

11. 咨询师在会谈中表现出有关承诺和愿意的行为（例如，按时开始、随着强度做出相应的反应等）了吗？

    1　　2　　3　　4
    有点　有些　很多　几乎总是

12. 咨询师是在没有判断和评价的情况下对求助者做出言语和非言语的反应吗？

    1　　2　　3　　4
    有点　有些　很多　几乎总是

13. 咨询师是通过支持性的非言语行为（温柔的语调、微笑、目光交流、接触）和言语反应（增多语量和/或即时性）来向求助者传递温暖的吗？

    1　　2　　3　　4
    有点　有些　很多　几乎总是

观察者的意见：

第二部分

按照本章的第二个目标，你应能够在下面的4个书面案例中识别出有关移情和反移情的问题。在本活动中，仔细阅读每一案例,然后写出反映在案例中的移情和反移情问题。答案见课后测验反馈。

1. 你在一所中学里负责一个问题解决小组。小组成员们正在谈论他们从父母那里受到的批评,已经谈论了很长时间。过了一会儿,他们开始转向负责人,并抱怨起他们从你那里受到的所有批评来。
2. 你正在为一个年龄与你相当的异性咨询。在几个星期的面谈之后,当求助者要求延迟下次咨询治疗的时间时,你感到极为失望。
3. 当你觉得需要终止对一个求助者的治疗时,你又不太愿意这样做。当求助者要求确定终止日期时,你发现自己需要克服悲伤。
4. 你的一个求助者不断地给你写小纸条,寄卡片,主要是说你是一个多么好的人。

课后测验反馈

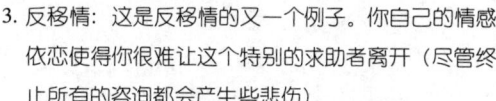

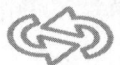 第一部分

本章目标二

1. 移情:小组成员把他们对父母的愤怒情感转移到了你身上。
2. 反移情:你对求助者产生了超出一般程度的情感反应(失望)。这提示你正对求助者生出一些爱慕的情感,同时反移情出现了。
3. 反移情:这是反移情的又一个例子。你自己的情感依恋使得你很难让这个特别的求助者离开(尽管终止所有的咨询都会产生些悲伤)。
4. 移情:求助者把你理想化了。在这一点上,尽管求助者的这种感觉可以发生改变,然而这是一种正性的移情。

第五章

倾听技术

本章目标

通过学习本章，学习者应做到：

1. 在所列出的12个咨询师倾听技术例子中，要至少能在其中9个例子中精确地辨认出倾听技术分类：澄清、释义、情感反映和总结。
2. 对给出的3个求助者案例，要能为每个案例写出所有4个倾听技术。
3. 在15分钟的角色扮演咨询会谈中，作为观察者，你要能倾听和记录下求助者的5个主要信息。
4. 在15分钟的角色扮演会谈中，作为咨询师，你要至少能够演示4个倾听技术中的2个。

"倾听是一种艺术，通过倾听，我们使用共情穿越我们之间的距离……真诚的倾听意味着悬置记忆、欲望和评价——并且，至少是在一小段时间内，是为另一个人而存在。"尼克尔斯（Nichols）如是说。而根据Simpkinson等人的观点，许多西方文化患上了注意缺失症，因为我们接待的许多求助者在他们的生活中没有得到足够的注意和证实，并因此在心理上营养不良。Simpkinson等人发现，倾听和被倾听是我们所有人每天都需要的"重要的心理营养"。如果这些营养缺失，我们会失去一部分同一性，并生活在一种"慢性心理营养不良"的状态中。

倾听是理解求助者的参考框架的一种方式。同样，倾听也是"安静而启发"的治疗风格的重要成分，通过一种称为动机会谈的过程，从内部促使求助者改变，而不是通过外部压力使求助者产生反应。

倾听是所有咨询反应和策略的先决条件。倾听是咨询过程中最先做出的反应。咨询师不能很好地倾听，求助者可能就得不到鼓励进行自我探索，双方就有可能讨论错误的问题，或者咨询师就可能过早地提出干预策略。

我们定义倾听为三个过程：接收信息、加工信息和传递信息。这三个过程见图5.1的示意。

每一个求助者的信息（言语或非言语）都是咨询师接收和处理的刺激。一旦求助者发出信息，咨询师就会接收到它。信息的接收是隐蔽的过程，也就是说，我们不能看到咨询师如何接收和接收到什么信息。当咨询师不再关注求助者时，信息的接收便会停止。

信息一旦被接收，它就必须以某种方式被处理。信息加工如同接收一样是内隐的过程，它是在咨询师心理内部进行的，不能被外部世界观察到，除非咨询师的某些非言语行为可能会暗示出某些线索。加工过程包括对信息及其意义的思索。信息加工过程很重要，因为咨询师的认知、自我对白和心理（内隐）准备及视觉表象等加工结果，为他们的外显行为奠定了基础。当咨询师的偏见或盲点阻碍他们认识全部信息或者使他们歪曲信息时，信息加工过程就会发生错误。如咨询师听到的是他们自己想要听的东西，而不是真实的信息。同样，如Ivey和Gluckstern所说，求助者也会倾向于只讲那些他们认为咨询师能够听懂并愿意倾听的东西。

倾听的第三个过程涉及咨询师传递的言语和非言语信息。咨询师有时候可以准确地接收和处理信息，但是却由于缺乏技巧而难以传递信息。幸运的是，你能通过学习倾听技术来传递信息。传递信息中的问题要比接收和加工处理信息等内隐过程中的错误容易得到改正。我们希望你能够毫无困难地接收和处理信息，当然，这是一个大胆的假设！但如果你认为自己需要在接收和加工信息方面进一步得到发展的话，这就要你自己进行努力或者找其他人帮忙了。

本章用于帮助你获得传递信息的四种言语倾听技术：澄清、释义、情感反映和总结。这些反应的目的在于传达出你在倾听和理解求助者的信息。面对任何求助者，这都可能是一个困难的过程。如果求助者来自与你不同的文化背景，由于不同文化在沟通和表达上的细微差别，这一过程就可能

（1） （2） （3）
求助者的信息→接收信息（内隐）→加工信息（内隐）→传递信息（外显）

图5.1 倾听的三个过程

更加困难。Sue等提到,"相同文化背景的社会成员之间的交流时常发生中断,而不同种族和文化背景的人们之间进行交流时,这个问题可能会变得更严重"。

倾听求助者的故事

Ivey和Simek-Morgan注意到,倾听能够引导求助者讲述出自己的故事,因而它具有治疗功能。在求助者讲述自己的故事、叙述自己的经历和现在的体验过程中,他们就能够建构自己的身份地位,并为自己的生活赋予意义和目的。好的治疗师倾听他们的故事,以便帮助求助者认识到这些故事所包含的意义,揭示这些故事对于他们自我发展的促进或妨碍作用。讲述故事能让曾经遭受过精神创伤的求助者缓解情绪,无论这些求助者是年轻人还是老年人。对于那些遭受分居或离婚、失业或亲人死亡的求助者,倾诉为他们提供了一种认识失落为何物的途径。对于生命垂危的求助者,故事代表了他们行将结束的一生,这些故事很有可能从来都没有讲述过。当求助者的故事中包含了背后隐藏着的"困难"或"羞耻"时,倾听的治疗作用就更加明显。

各种民族文化的求助者几乎都会呈现出故事,故事也都具有重要的意义。咨询师从求助者的故事中可以听出许多事情。Ivey和Simek-Morgan建议,要倾听故事的内容、故事所表达出的求助者情感以及求助者组织故事的方式。Sedney等则建议,要倾听故事怎样开始、故事的顺序、故事中"愤怒、悔恨等的线索"以及求助者对故事的理解和他们在故事扮演的角色。故事中重大的情节缺失也是重要线索。Ostaseski评论说,咨询师必须相信在所讲述的故事中存在着了解求助者的某种启示。他总结说:"故事传递了某种需求。因此要密切注意求助者讲述了什么。从这里开始,接受它,相信它,并看它会将你引导到何处"。

倾听技术对咨询师的要求

当某人真心地倾听我们,这是一份特殊的礼物。我们都能回想起那些令我们感到愉快的时刻——我们的意中人与我们在一起,并真心诚意地倾听我们讲话。相反,我们也能记住那些令我们感到沮丧的时刻——我们亲近的人对我们的谈话心不在焉。Nichols把倾听称为一门"失去的艺术",他认为这部分要归因于现代时间的压力,它分散了我们的注意力,减弱了我们在生活中进行倾听的质量。因此,倾听的缺乏破坏了我们最感自豪的人与人的关系,导致人际间的冲突,使我们有一种失落感。Nichols观察到,当人们需要在某种关系——如治疗关系——中,别人能够倾听自己,然而却发现别人没有倾听,这时倾听的失落感是最为严重的。

在本章中,我们将介绍四种倾听技术的应用和目的,掌握好它们将帮助你成为更好的倾听者。可是,除了这些反应外,真正有效的倾听还需要全身心关注求助者和避免(内部和外部)干扰的能力。通过这种方式,倾听过程提供了我们在第四章中讨论过的"抱持环境",而这需要治疗师的一种特殊的能量——在情感高度卷入的同时,仍能相当平静从容的能力。

最善于倾听的咨询师通常培养出了这种"专注",我们将在第十五章的冥想策略中进一步讨论。这样的咨询师能够非常专心地将能量集中在求助者身上,而同时使侵扰减到最少——无论是来自他们的内部过程还是来自外部环境。这种专注品质或许在东方文化中得到了更高度的发展,例如,人们在晨曦中缓慢地练习太极运动。也许最能表现专注品质的人就是那些陪伴垂危病人的咨询师。旧金山"禅的关怀"项目负责人Ostaseski这样描述倾听过程:

我们坐在床边,我们倾听着。我们不仅用耳朵、而是用整个身体去倾听。我们必须不断地问自己:"我是全身心地坐在这里吗?我是否正在看表或者看着窗外?"

倾听的最关键之处,就在于我们对对方全神贯注。当人面临死亡时,他们对废话的承受力是最小的。他们能很快地察觉出不真诚。有些话题可能是你特别不喜欢或强烈不喜欢的。但就像我们正在进行冥想,我们需要安静坐着并倾听,不要管下一步会是怎样的,不要作判断,这样故事就将按照对方自己的方式展开。

如果你认为这是你需要加以提高的品质，我们建议你每日练习"学习活动5.1"，该练习改编自Kabat-Zinn。

四种倾听技术

本章展示了四种倾听技术：澄清、释义、情感反映和总结。澄清是在求助者发出模棱两可的信息后，向求助者提出问题的反应。它开始于"你的意思是……"或"你是说……"这样的问句，然后重复求助者先前的信息。释义是将求助者信息中与情境、事件、人物和想法有关的内容进行重新编排。情感反映是对求助者的感受或求助者信息中的情感内容重新加以编排。通常信息中的情感成分揭示出求助者对有关内容的感受，比如求助者可能对自己在课堂上的表现（内容）感到失望（情感）；而总结则是释义和情感反映两种反应的进一步延伸，它将信息的不同内容或多个不同信息加以连接，并重新编排。

我们举下面的例子来分别说明这四种倾听技术：

求助者 [一位35岁的寡妇，两个小孩的母亲]：我丈夫去世时，我整个生活都崩溃了。我一直不敢确信我有能力自己生活并抚养孩子们。以前我丈夫总是替我做所有决定，他每个星期都带钱回家。现在我已经很长时间没有睡过好觉了，而且酗酒——有时简直不能直接思考。我的亲戚尽可能地帮助我，但是我仍然感到恐惧。

咨询师进行"澄清"：你是说你现在面临最艰难的事情之一是要建立自信心，是吗？

咨询师进行"释义"：自从你丈夫去世后，即使你有亲戚的帮助，但你自己仍然要承担更多的责任，并需要自己做出决定。

咨询师进行"情感反映"：你担心自己肩负起整个家庭责任的能力。

咨询者进行"总结"：你丈夫已经去世，你正面临着一些十分困难的事情……要承担家庭责任，自己做出决定，自己照顾自己，并且要处理随之而来的恐惧。

表5.1列举了四种倾听技术（澄清、释义、情感反映和总结）的定义和预期目的。咨询师的反应对不同的求助者可能会有不同的结果。例如，咨询师可能会发现，对求助者情感的反映会促使某些求助者进一步讨论自己的情感，而其他求助者则可能连情感反映的内容都不承认。问题在于我们为咨询师提出的倾听技术是一些"模式化"的东西，但实际过程中总存在着例外情况。大多数情况下，咨询师的倾听技术会达到预期目的，然而会谈中其他的互动因素会产生不同的结果。而且这些言语反应的效

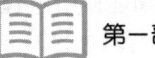 **学习活动5.1　培养倾听的心**

第一部分

在开始练习之前，准备三件可以吃的小东西，如葡萄干或巧克力。舒适地坐下来，轻轻地闭上眼睛，注意力集中在牙齿上。如果出现遐想，就让它们飞翔。开始慢慢地举起一颗葡萄干放入嘴中，慢慢地咀嚼，观察你的胳膊抬起、拿葡萄干放入嘴中的过程……想你的手是怎样拿葡萄干的……注意它在你嘴里的感觉……当你咀嚼时，尽可能慢地感受它的滋味。注意当你慢慢咽下时，你的舌头和喉部的感觉。

重复以上的过程……然后注意你在吃葡萄干的过程中意识到了什么。你经常意识到什么？

第二部分

安静舒适地躺下。从你的脚尖开始，然后慢慢地向上移动到你的头顶，进行全身扫描。集中注意力在你感到紧张和疼痛的部位，把手放在上面，让它停留几分钟，深呼吸，随着你的呼吸和意识，注意你身体的这些部位所发生的变化。你不要试图去改变任何东西，仅仅意识到这个部位，并接受它。就这样停留一会儿，看看这部位发生怎样的变化。

表5.1 咨询师倾听技术的定义和目的

反应	定义	目的
澄清	提问开始于，如"你是指……"或"你正在说的是……"；接着对求助者信息的再解释	1. 鼓励求助者更详细地叙述 2. 检查你听到求助者所说的准确性 3. 释义含糊、混淆的信息
释义（内容的反应）	对求助者的信息内容的再解释	1. 帮助求助者注意自己信息的内容 2. 当过早关注情感或自我否定时，应突出求助者信息的内容
反映（情感反映）	对求助者的信息情感部分的再解释	1. 鼓励求助者更多地倾诉他或她的感受 2. 让求助者经受更强烈的感受 3. 帮助求助者意识到支配自己的情感 4. 帮助求助者认识和管理情绪 5. 帮助求助者在情绪中准确识别
总结	用两句或更多的释义或情感反映浓缩求助者的信息	1. 把求助者信息的多个元素连接在一起 2. 确定一个共同的主题或模式 3. 打断多余的陈述 4. 回顾整个过程

果还会随非言语信息而变化。使用倾听技术时，记住一般性原则是有帮助的。但要意识到，倾听技术对求助者的影响有可能达不到预期的目标。所以在应用表5.1中所列出的指导性原则时要谨慎，要根据不同的求助者进行调整。

下面的三节介绍了倾听技术，并提供了每种技能的示范举例。例子的后面有练习每种技能并获得反馈的机会。

为准确而倾听：澄清反应

因为讲话者表达的大部分信息出自内部的参照系统，它们可能是模糊而混淆的。特别可能引起混淆的信息是那些包括复数代词（他们）、含糊的短语（你知道）和一词多义的语句。如果你不能确定信息的含义，进行澄清是有帮助的。

根据Hutchins和Cole-Vaught的观点，澄清反应要求求助者对于"含糊、模棱两可或意义隐藏的语句"给予详细叙述。澄清反应通常以疑问的形式表达，并以下面的短语开始，如"你是说……？"或"你能试着再描述……吗？"或"你能澄清……吗？"

澄清的目的

澄清是让求助者表达的信息更加清楚，并确认咨询师对求助者信息知觉的准确性。只要当你无法确信自己是否明白求助者的信息并需要详细叙述时，就应使用澄清反应。澄清的第二个目的是检查你从求助者信息中听到的内容。特别是在咨询开始阶段，在做出任何结论之前，一定要求证求助者的信息内容。下例会帮助你认识澄清反应的价值。

求助者：有时我真想彻底地摆脱它。
咨询师：听起来好像你要与什么分开并独立。
求助者：不，不是那样。我不要独处。我只是希望能从不得不去做的所有工作中解脱出来。

在这个例子中，咨询师对求助者的最初信息过快地得出了不确切的结论。而如果咨询师在假设信息包含某种信息之前进行澄清反应，那么会谈进程就会更顺利，如下面的例子：

求助者：有时我真想彻底地摆脱它。
咨询师：你能为我描述"彻底地摆脱它"的意义吗？
求助者：我有太多的工作要做—我总感到落在

他人之后，负担很重。我想摆脱这种难过的感受。

在此例中，澄清反应帮助双方明确了求助者说出的和咨询师听到的信息内容。双方都没有依赖未作探讨和确认的假设和推论。熟练的咨询师应当对接收和加工的信息进行澄清反应，以便确定信息的准确性。否则，便不能纠正不准确的信息，不能检验被曲解的假设。

澄清的步骤

澄清反应有四个步骤。首先，要确认求助者的言语和非语言信息的内容——求助者告诉你了些什么？第二，确认任何需要检查的含糊或混淆的信息。第三，确定恰当的开始语，如"你能描述……"，"你能澄清……"，或"你是说……"等，另外要用疑问口气而不是陈述口气进行澄清反应。最后，要通过倾听和观察求助者的反应来评估澄清反应的效果。如果澄清反应起作用，求助者就会对信息中含糊和混淆的部分进行释义。如果它没有作用，求助者则没有反应，不理睬澄清的要求，或继续做出模糊和省略的陈述。这时，咨询师或者试图进行进一步的澄清，或者转而使用另一种倾听技术。

为使你能了解怎样进行澄清、何时使用澄清以及如何评估澄清的有效性，请思考下列认知学习策略：

1. 求助者告诉我了些什么？
2. 求助者信息中有没有需要进一步核实或遗漏的内容？如果有，它们是什么？如果没有，则决定下一步更适合的反应。
3. 我用何种方式开始澄清反应？
4. 我如何知道我的澄清反应是起作用的？

请注意在下例中，咨询师是如何应用认知学习策略对求助者信息进行澄清的：

求助者：有时我真想彻底地摆脱它。

咨询师：[内部自问自答]

1. 这个求助者告诉了我什么？
她想摆脱某些事情。

2. 在她的信息里有没有含糊或遗漏的部分？如果有，它们是什么？[如果没有，我将决定下一个更合适的反应]

是的——我需要查出"彻底摆脱"的含义。

3. 那么，我如何开始澄清反应呢？
我能看到它的开始，听到它的开始，或者捕捉住它的开始。比如说"好的，你能告诉我，或者你能描述一下……"。

4. 我怎能知道澄清是否有帮助呢？
我必须去看、去听、去捕捉求助者是否做出了详细的解释。

让我们来试一试……

假设在这个时候，咨询师内隐的想象或自我言语结束了，发生了下面的对话：

咨询师的澄清：你能描述"彻底摆脱"是什么意思吗？

求助者的反应：哦，我有太多的工作要做——我总感到落在他人之后，负担很重。我想摆脱这种难过的感受。

从求助者的回答中，咨询师能够断定澄清是有效的，因为求助者进行了详细解释，并加入先前信息遗漏的部分。咨询师要暗自庆幸自己没有过早得出结论，而是花时间检查求助者信息中省略和含糊的内容。

学习活动5.2为你提供了按照认知学习策略去练习澄清反应技巧的机会。

为理解而倾听：释义、情感反映与基本共情

除了准确地澄清求助者信息外，咨询师还要倾听信息中对求助者生活有重大意义的情境，以及生活事件的深层含义，即他们对这些事件的感受。Ivey、Ivey和Simek-Morgan将倾听总结为：（1）求助者故事中的主要事实；（2）求助者对自己故事的感受。求助者的每一个信息都直接或间接地表达出他们对情境、问题和自身感受的某种含义。涉及情境或事件的信息部分称为信息内容或认知部分，如信息中提及的情境或事件、人、物体或思想等。信息的另外一部分揭示出求助者对信息内容的感受，这些带有情感表达或情绪色调的信息内容称为情感

学习活动 5.2　澄清反应

在这个学习活动中，呈现给你三段求助者实际的信息。对于每个信息请使用澄清反应，并使用各种认知学习策略。你可以通过先大声地自我提问，然后进行隐蔽谈话的方式，来消化这些学习策略。在练习前给出一个例子。答案见学习活动反馈 5.2。

例子

求助者（一名15岁的高中生）：我的成绩正在走下坡路，我不知道为什么；我对任何事情都感到失望。

自问 1：这个求助者告诉我什么？

她感到很失望、沮丧。

自问 2：有任何含糊或遗漏的信息需要检查吗？如果有，那是什么？（如果没有，决定作不同的反应）

是的，有几个，一是她感到对什么失望，另一个是这种失望的感受对她意味着什么？

自问 3：我怎样开始进行澄清反应？

可以这样："你是说有某些事情很特殊吗？"或"你能描述这种感受……吗？"

自问 4：大声说出或写下实际的澄清反应。

"你是说一些特别的事情使你感到失望吗？"或"你能描述失望的感受像什么吗？"

求助者实例练习

求助者 1（一个四年级学生）：我不想做这该死的作业。我不要学习这些数学，反正女孩子不需要知道这个。

自问 1：她告诉我了些什么？

自问 2：有任何含糊或遗漏的信息需要我检查吗？如果有，是什么？

自问 3：我如何听到、看到或捕捉到开始进行反应的方式？

实际的澄清回答：_____

求助者 2（一位中年男人）：我对于现在的身体残疾感到沮丧。我感到再也不能像过去一样做事。它不仅影响到我的工作，而且影响到我的家庭。我感到似乎我对他人没有任何作用了。

自问 1：他告诉了我些什么？

自问 2：有任何含糊或遗漏的信息需要我进行检查吗？如果有，那是什么？

自问 3：我如何听到、看到或捕捉到开始进行反应的方式？

实际的澄清回答：_____

求助者 3（一位老人）：公司让我退休，我不愿意。退休后我自己将做什么？我发现自己不断地回忆过去美好的时光，不愿意面对将来。有时候退休搞得我非常紧张，以至于睡不好觉，吃不下饭。我的家人建议我来咨询。

自问 1：他告诉了我些什么？

自问 2：有任何含糊或遗漏的信息需要我进行检查吗？如果有，那是什么？

自问 3：我如何听到、看到或捕捉到开始进行反应的方式？

实际的澄清回答：_____

部分。一般来说，言语信息的情感部分可以通过求助者所使用的情感词加以识别，如高兴、愤怒和悲哀等。但求助者也会用不那么明显的方式，特别是通过各种各样的非言语行为表达自己的情感。

下例可以帮助你区分求助者言语信息中的认知和情感两个部分：

求助者 [6岁，一年级学生]：我不喜欢学校，它不好玩。

第一句话是信息的情感部分，求助者的感受通过"不喜欢"表达。第二句话是信息的认知部分，因为它指的是求助者生活中的一个事件（学校不好玩）。

这是另外一个例子：

求助者 [20岁，青年妇女]：我该如何向我的男朋友开口说我要与他分手？他会很伤心的。我想我不敢告诉他。

在这个例子中，头两句是内容部分，因为它们描述了求助者要与男友分手的情境。第三句则是情感部分，它表明求助者对于分手情境的情感 [害怕告诉男友自己的想法]。

现在看看你是否能区别以下两个例子中求助者信息中的认知内容和情感部分。

求助者 1 [年轻的男子]：我不能在性生活中满足我妻子，它让我很沮丧。

学习活动反馈 5.2　澄清反应

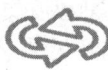

求助者 1

1. 她说了什么？

她不想做数学作业——她认为这对女孩子来说不重要。

2. 有任何含糊或遗漏的信息？

有。她是否真的不关心数学；或因为她的数学成绩不好，而否认对数学的关心。

3. 澄清回答的例子：

"你是说真的不喜欢数学，还是数学成绩没有像你努力做的那样好。""你是说数学对你不重要，还是对你来说很困难？"

求助者 2

1. 他说了什么？

他感到他对自己和他人来说无用。

2. 有任何含糊的或遗漏的信息？

有。他现在还不十分清楚事情变得与以前怎样不同了，而且否认自己的残疾困扰着自己，否认残疾的影响（不能到处走、他人的反应等）。

3. 澄清回答的例子：

"你能解释一下，与过去相比你在哪些方面发生了变化？""你是说你对残疾感到灰心丧气，还是说你对残疾带来的影响和后果感到不方便？""你是说，你感觉现在的自己与以往的自己有很大的不同吗？"

求助者 3

1. 他说了什么？

由于公司的政策，他将要退休。现在他不想退休，并为此感到难过。在他家人的建议下，他来这里咨询。

2. 有任何含糊或遗漏的信息？

有。他说他感到紧张，然而从他所描述的吃不好、睡不好来看，这可能是悲伤或压抑。而且，他来这里是因为他的家人送他来，还是他感到有必要？最后，哪些退休的具体方面特别困扰他呢？

3. 澄清回答的例子：

"对即将来临的退休，你是说感到更紧张，还是更压抑呢？""你说你来这里是因为你的家人觉得有必要，还是因为你自己觉得有必要？""你能描述一下退休在哪些方面让你担心吗？"

本例中，内容部分是"我不能满足我妻子"，而情感部分则是求助者对内容的感受——"它让我很沮丧"。

求助者 2 [一名循规蹈矩的男人]：这个地方是个陷阱，我似乎永远被困在这里。如果我不在这里，我会感到好得多。

在第二个例子中，前两句是内容部分，而"感觉好"一句则是情感部分。

有经验的咨询师会努力倾听求助者信息中的认知和情感部分，因为这对于认识求助者生活中的重要情境或人际关系以及他们的情感是重要的。对认知和情感信息做出不同的反应，将会使会谈以不同的方式进行。在某些情况下，咨询师只对内容认知部分做出反应，将注意力放在信息中的事件、物体、人物和思想上。在其他情况下，咨询师会通过关注求助者的情感和情绪而对信息的情感部分进行反应。一般来说，咨询师可以使用释义手段对信息的内容部分进行反应，而使用情感反映手段对信息的情感部分进行反应。

释义

释义是对求助者先前的言语和思想进行再编排。它包括有选择地注意求助者信息中的认知部分，并将求助者的主要想法用咨询师的语言表述出来。因此，有效的释义不是"鹦鹉学舌"。再编排应十分小心地选词，以便能够引起进一步的讨论，或增加对求助者信息认知部分的了解。强调求助者所表达的最关键的语词和想法是很有用的。如下面的例子：

求助者：我知道整天坐着或躺在床上并不能消除我的抑郁情绪。

咨询师：你知道，你要避免整天躺着或坐着，以减弱你自己的抑郁情绪。

在本例中，咨询师只是重复求助者的信息。求助者对此做出的反应，可能只是低声表示"我同意"或"对的"，而并不进一步详谈；或者求助者可能会由于咨询师明显的模仿反应而感到自己被戏弄。更有效的释义反应应当是:"你已意识到,你需要离开床铺到周围四处走动,以便减少抑郁。"

释义的目的

在与求助者的交流中使用释义反应有如下几个目的。首先,通过释义你可以让求助者知道,你已经理解他们的信息,如果你的理解是完整的,求助者就会进一步澄清自己的想法。第二,它可以鼓励求助者对一些关键想法或思想做进一步阐释,使他们深入地探讨某个重要话题。第三,使用释义反应可以帮助求助者,更集中注意具有重要性的特殊情境、事件、思想和行为,而不至于分心。

有时,通过促进内容的集中,释义有助于使求助者"不离题"。例如,准确的释义能阻止求助者喋喋不休地重复同一个内容。

释义的第四个目的是可以帮助那些需要做决定的求助者。像 Ivey、Ivey 和 Simek-Downing 观察到的那样:"释义对于需要做决定的求助者经常是很有帮助的,因为重复关键词语和思想会使问题的实质显现出来。"而当关注情感部分时机不成熟甚至有相反效果时,使用释义来强调内容部分也是有用的。

释义的步骤

释义过程包括五个步骤。首先,咨询师要在心中重复或回忆求助者的信息——他告诉了我些什么?第二,问自己"在他的信息中存在什么样的情境、人物、物体或思想?"以辨别信息中的内容部分。第三,选择适当的语句进行释义,释义可以由许多语句引出,要选择一种接近求助者所使用的感官词汇的语句(见表5.2)。表5.2列举了求助者使用的典型感官词汇,以及咨询师要选择的相应释义语句。第四,运用所选择的语句,将求助者信息的主要内容或概念用自己的语言表达出来。注意要尽量使自己的语调听起来像陈述句而不是疑问句。最后,通过倾听和观察求助者的反应来评价自己进行释义的效果。如果你的释义是准确的,求助者会以某种方式(言语或非言语)来肯定它的正确与有效性。注意在下例中,咨询师是如何应用认知学习策略来组织他对求助者信息的释义的:

求助者[一名40岁的亚裔美国女人][说话声音单调]:我该如何告诉我丈夫我想与他离婚?他会认为我疯了。我想我不敢告诉他。

咨询师[内心对话过程]:

1. 求助者告诉我什么?

她想离婚,而又不敢告诉她的丈夫,因为他会认为她疯了。

2. 信息的内容部分是什么?—即求助者正在讨论的是什么人、物体、思想或情境?

想离婚但还没有告诉丈夫,因为丈夫将认为她疯了。

3. 应使用什么合适的语句?

我应使用这样的语句,如"你认为""我听到你说""它听起来好像"等。

4. 怎样将求助者的主要内容用我自己的语言表述?

想离婚 = 解除关系、结束关系、分手

5. 如何知道我的释义是有用的?

注意倾听求助者是否肯定它的准确性。

假设咨询师的自我陈述到此为止,下面是咨询师的实际释义反应:

表 5.2　短语和句子主干的范例

咨询师的短语
那看起来好像
它看来就像是
从我的角度看
我所看到的
我明白你的意思
它看起来像
它听起来像
如我所听到的
你所说的是
我听到你在说
有什么告诉你
你在告诉我的是
你感到
从我的立场出发
我感觉到
我有种感觉是

咨询师的释义：听起来好像因为你丈夫的可能反应，你还没有找到告诉他你想结束你们关系的方法，对吗？

求助者：是的——我已决定了——甚至找过律师。但是我不知道应当怎样开始告诉他这一切。他还以为一切都很美好，我不想因为与他离婚，而使他名誉扫地。

上例中咨询师的释义鼓励了求助者对自己的主要问题进一步阐释。学习活动5.3将为你提供发展自己释义反应技能的机会。

情感反映

我们已经看到，释义反应可用于复述信息的认知部分。尽管释义和情感反映不是互相排斥的反应，但情感反映主要用于对信息的情感部分（即情绪基调）进行再编排。情感反映与释义的不同之处在于，情感反映要对信息加入情绪基调或成分，而这是释义反应所没有的。下面的两个例子可以说明它们之间的差异。

求助者：所有事情都很枯燥，没有新鲜刺激，没有让人兴奋的事情。我的所有朋友都不在身边。我希望我有钱去做一些不同的事情。

咨询师（释义）：由于朋友不在身边，又没有钱，你现在没有事情可做。

咨询师（情感反映）：你感到现在的状况非常乏味。

注意咨询师使用了情感词"乏味"，以捕捉求助者由特定情境所引起的情绪感受。

学习活动5.3　释义反应

在这个学习活动中，呈现给你三段求助者实际的信息。对于每个信息请使用释义反应，并使用各种认知学习策略。你可以通过先大声地自我提问，然后进行隐蔽谈话的方式来内化这些学习策略。最后的结果将是一个你可以大声说出和写下来的释义反应。答案见学习活动反馈5.3。

例子

求助者（一名中年研究生）[语调平缓、单调]：对我来说，这段时间安排实在是艰难，要工作，要坚持研究生学习，还要花时间与家人在一起。我不断告诉自己，这种紧张的生活节奏有一天是会慢下来的。

自问1：求助者对我说了些什么？
同时做许多事对他来讲很艰难。
自问2：信息的内容是什么？——求助者讨论的是什么人、物、思想或情境？
试图同时工作、学习和与家人团聚。
自问3：合适的释义句是什么？
我试图用句子"听起来像"或"有"。
实际的释义反应：听起来好像你很难平衡你的责任，或者现在有许多事情需要你花时间来做。

求助者实例练习

求助者1（30岁的妇女）[语调平缓，音调和节奏都没有多少变化]：我和我丈夫总是就如何管教孩子发生争吵。他说我总是干扰他的纪律——我想他对孩子们太严厉了。

自问1：她对我说了些什么？
自问2：信息的内容是什么？求助者讨论的是什么人、物、思想或情境？
自问3：有用的释义句子是什么？
实际的释义反应：

求助者2（6岁的男孩）[语音缓慢柔和，眼睑下垂]：我不希望我有妹妹。我知道我父母会爱她胜过爱我。

自问1：他对我说了些什么？
自问2：信息的内容是什么？求助者讨论的是什么人、物、思想或情境？
自问3：有用的释义句子是什么？
实际的释义反应：

求助者3（一名大学生）[语调平缓，节奏缓慢，很少变化]：我曾经对我的家人说过，我不能与其他眼睛好的学生竞争。我不能克服我的眼盲残疾。我告诉他们，落后和表现差是很自然的事。

自问1：他对我说了些什么？
自问2：信息的内容是什么？求助者讨论的是什么人、物、思想或情境？
自问3：有用的释义句子是什么？
实际的释义反应：

学习活动反馈 5.3　　释义

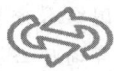

求助者 1

提问 1: 她对我说了些什么?

她与丈夫就孩子的教育问题进行争吵。

提问 2: 信息的内容是什么?

作为夫妇,他们对于由谁来管和怎样管教孩子有不同的想法。

提问 3: 有用的释义句子是什么?

用"听起来像"或"关于教育的原则,你的看法是"。

实际的释义反应: 听起来好像你与丈夫在由谁管教孩子们和如何教育他们的方面有着不同的看法; 或你对孩子们教育原则的想法确实与你丈夫的不同,并且这在你们之间产生了分歧。

求助者 2

提问 1: 他对我说了些什么?

他认为他的父母会更爱他的妹妹,他不希望她出现。

提问 2: 信息的内容是什么?

求助者感到失宠,希望新的"皇后"离开。

提问 3: 有用的释义句子是什么?

用"似乎是"或"我感到"。

实际的释义反应: 好像你希望再一次成为家里的"第一"; 或你感到自从你妹妹出世后,你就不自信自己在家里的地位了。

求助者 3

提问 1: 他对我说了些什么?

他在学校做得不如同学好,因为他是盲人——他对家人特别强调了这点。

提问 2: 信息的内容是什么?

他想让家人知道,失明是残疾,使他不能像同学做得一样好。

提问 3: 有用的释义句子是什么?

用"听起来好像""我听你说""你似乎"。

实际的释义反应: 听起来好像你家人认识到你要在同学们中表现出色,就要付出很多; 或你愿意让家人认识到,要与正常学生在学习上保持一致,对你来说有多困难。

情感反映的目的

情感反映可达致五种目标。首先,情感反映可用来鼓励求助者对特殊情境、人物或事件表达出更多的(积极的和消极的)情感。一些求助者因为没有学过如何表达情感而不知该怎么做,而另一些求助者则会一直抑制自己的情感,直到得到咨询师的允许。表达感受本身不是目的,它是一种帮助求助者和咨询师了解问题或情况范围的手段。求助者陈述的大部分问题都涉及需要加以解决的情绪因素。例如,集中注意情感部分后,求助者会更加意识到自己行为背后弥漫的或强烈的情感,他们还会意识到各种混杂、冲突的情感。模糊不清是求助者表达对自己问题的情感时普遍的毛病。Teyber发现了两种带有混杂成分的情感结构,即愤怒—悲伤—耻辱和悲伤—愤怒—罪感。在第一种结构中,主要情感通常是愤怒,是对遭受的伤害或悲伤做出的消极反应; 而愤怒和悲伤又会激起耻辱。在第二种结构中,主导情感是悲伤,但又与愤怒纠缠在一起; 由于否认存在愤怒情感而产生出罪感。这些情感序列结构是在童年时学会的,是各种家规以及家庭成员之间相互作用的结果,而且这些情感因素也受到文化归属的强烈影响。Sue等指出,在强调个人主义的西方文化中,做错事情后的主导情感反应是罪感; 而在非西方(如亚洲、西班牙或非洲)文化中,人们更强调家庭、群体或集体社会,因而对于错误行为的主要情感反应不是罪感而是羞耻。Sue等得出的结论是:"罪感是一种个体化的情感,而羞耻感则似乎是群体化的情感。"Mesquita和Frijda对情绪的文化差异进行了综述。

情感反映的第二个目的是帮助求助者控制情绪。当求助者体验着强烈的情绪,如恐惧、依赖或愤怒时,学会处理情绪就是非常重要的。强烈的情绪会干扰求助者对压力做出理性反应的能力。而当允许求助者打开和释放这些情感时,他们的心理能量和幸福感就会提高。例如,在类似地震、汽车炸弹或2001年9月11日世贸中心和五角大楼遇袭这样的危机或灾难之中和之后,人们感到被强烈的情绪所淹没。这种感觉可能在事件过后的数月甚至数年仍然持续。

在这类情境下，咨询师对求助者的帮助，可通过鼓励这些求助者在安全的环境中对自己的情绪进行命名、证实和表达来达到。在本章末尾，我们提供了一些有关对危机或灾难引起的情绪进行沟通和反应的网址。

情感反映的第三种目的与那些对治疗或咨询师表示消极情绪的求助者有关。当求助者对咨询师或治疗变得愤怒或沮丧时，咨询师有可能较真起来，并加强自我防御倾向。在这种情况下，使用情感反映会"减少两人情绪冲突的可能性。当两人都试图让对方听自己说而不是去倾听时，冲突就会经常产生"。使用情感反映会使求助者知道，咨询师了解他们的感受，并使他们的愤怒强度逐步减弱。当愤怒情绪减弱后，求助者会更加容易接受他人，咨询师才可以开始采用行为取向的反应或干预策略。

情感反映也能帮助求助者准确地区分不同的情绪感受。求助者经常使用"焦虑"、"紧张"等情感词，但有时它们反而掩盖了更深层的情绪。这些情感词也可能并没有十分准确地描述出他们自己的情感。例如，我们常常会遇到求助者用"我很紧张"来描述厌恶或压抑之类的情感。有些求助者或许会用隐喻的方式来表达情感。例如，求助者说"我感到好像正坐在桶里，从尼亚加拉大瀑布上滚下来"或"我感到好像被大轮卡车撞了一下"。Gluckstern和Ivey说，隐喻是求助者情感的重要指标，它们表示出"表面言语"后面有更多的东西需要探察。因此准确的情感反映会帮助求助者理解各种不同的情绪感受。

Gluckstern和Ivey发现，对某些求助者来说，进行情绪加工的过程并不容易。他们指出：

白人（北美和其他地区）文化中，男人被要求抑制自己的情绪。如果你让自己经常表现得情绪化，你就不是"真正的男人"。虽然许多男人能够表达自己的感受，但在咨询的最初阶段仍然不要对某些男人太过强求，勉为其难。随着信任的增加，探索情感会逐步地被接受。

总的说来，在所有文化中，女人都比男人更容易动情，并愿意与他人分享情感。当然这也会随文化群体的不同而变化。在一些文化（如亚裔和土著美国人）中，人们有时会以他们控制情绪的能力而自豪，这对于有英国和爱尔兰血统的人来说或许也是这样。

非裔美国人和其他少数民族经过长期的历史强化，形成了这样的信念，即公开地与美国白人分享情感是不安全的。在跨文化的咨询中，咨询师必须首先建立起信任关系，而后才能进行深层次的情绪讨论。

最后，如果使用得当，会让求助者感到被咨询师理解了，他们因此就会更自由地与尝试理解自己的人进行交流。Teyber观察到，当感觉自己正在被理解了时，"求助者便开始觉得自己不再被人忽略，被人认为是孤独、怪异或没有价值的。这时求助者开始接受治疗师，把他看成是不同的人，是能够帮助自己的人"。

在接下来的小节中，你将会看到情感反映的反应是用于传达基本共情的主要言语工具。

传达共情的言语手段

请考虑以下几种传递共情的具体手段：

- 表示理解意愿。不仅要表示咨询师能够对求助者的问题准确理解，而且还要表示你愿意站在求助者的角度去理解他的问题，这一点十分必要。

  正像我们讨论文化共情时表明的那样，理解的愿望不仅包括对个体的理解，还应包括对他的世界观、环境、社会政治情况和文化背景的理解。McGill提出文化故事的概念，用以进行沟通和理解求助者的文化背景。他指出：

  文化故事是指种族或者文化团体的出身、迁移和身份。在家庭内部，文化故事用来讲述家庭祖先从哪里来，他们是什么样的一种人，目前家庭成员是谁，什么问题对家庭是重要的，历史上曾经有什么好事和坏事发生，从过去经验中吸取了什么样的经验教训等。在种族的层次上，文化故事讲述这一群体的集体经历，如他们是怎样生活的，他们如何面对痛苦和各种困难等。文化故事教给人们如何在多元文化的社会中努力取得成功，如何教育孩子，以使他们能够延续种族和文化的故事。

理解的愿望可以通过语言明确表达出来，如，你尽力去理解求助者生于斯、长于斯的世界的意义，去澄清、探询求助者的经历和各种情感。

- 讨论求助者认为重要的事情。通过问题和陈述，向求助者表达你很清楚对求助者而言最重要的事情是什么。你的反应要与求助者的最基本问题建立起联系。这一反应要简洁，直指求助者的思想和情感，并关联到求助者的问题与烦恼。
- 应用语言来表明求助者的情感。定义共情的一个方法是通过语言表述反映出求助者的情感。通过命名或贴标签的方式来强调求助者的情感。这个方法有时被称做可交换或基本共情。
- 使用言语链接或补充求助者表达不明确的信息。共情也包括理解求助者内心深处的想法和观点，特别是当这些想法没有被说出来或表达得不明确的时候。按照罗杰斯的观点，"治疗师是如此地深入到别人的最隐秘的世界，以至于他不仅能够认清求助者意识到的信息，甚至还能认出那些在意识层面之下的信息"。为了扩展求助者的参照系统以及引申问题的含义，咨询师要通过表明理解了求助者所做的暗示或推断，来链接或补充求助者的信息。这种方法有时被称做附加共情或高级共情。

在这个水平上的共情，治疗师要对推论出的求助者的情感做出轻度或中等程度的解释。我们将在第七章中讨论这种传达高级共情的技能，因为与其说它是一种倾听技术，不如说它是一种影响性反应。

Carkhuff 和 Pierce 建构了一个区分调查表，用以评估基本共情和附加共情。在这个量表中，咨询师的反应可分为五个等级：水平3是可接受的最低水平反应，相当于 Carkhuff 和 Pierce 的交互共情和 Egan 的基本共情的概念；水平4相当于附加共情或高级共情；水平5代表着促进性的行动。这个量表既可用于区分咨询师反应水平，也可用来评估咨询师的沟通水平。下面的例子显示了使用 Carkhuff 和 Pierce 的区分调查表，是如何区分言语共情反应水平的。

求助者：我已尝试同我父亲和谐相处，但的确行不通。他对我太严厉了。

水平1的咨询师：我相信将来总会行得通的。[安慰和否认]

或者：你应该努力去理解他的观点。[建议]

或者：为什么你们两个不能相处？[问题]

水平1的反应包括问题、安慰、否认或建议。

水平2的咨询师：你与父亲的关系正处于困难时期。

水平2的反应只针对求助者信息中的内容或认知成分，而忽视了其中的情感成分。

水平3的咨询师：你尝试与父亲相处，但又不成功，因而感到沮丧。

水平3的反应中包含有理解，但没有指导。它是针对求助者明确信息中的情感和意义做出的反应。换句话说，水平3的反应既反映了情感，又反映了情境。上例中，"你感到沮丧"是情感，"因为不能相处"则是情境。

水平4的咨询师：你似乎无法接近父亲，所以感到沮丧。你想让他对你宽容些。

水平4的反应既有理解，也有指导。不仅辨明了求助者的情感，也指出了信息中所隐含的求助者的不足之处。在水平4的反应中，求助者的不足之处要针对其本人，即意味着求助者要对不足之处负有责任。如例子中"你无法接近"隐含着求助者有责任。

水平5的咨询师：你似乎不能接近父亲，所以感到沮丧。你需要他对你宽容些。你可以采取这样一个步骤，即向父亲表达出你的这种情感。

水平5的反应包含了水平4的所有反应，另外至少还包括了求助者能够采取的措施，以克服自己的不足，并达到所希望的目的。本例中，行动措施即是"向父亲表达出你的这种情感"。

在接下来的小节中，我们将介绍用于传达基本共情的情感反映的步骤。

情感反映的步骤

情感反映是一项较难掌握的技巧,因为情绪常常会被忽略或误解。它包括这样六个步骤,其中最主要的步骤是确定交流中的情绪基调,并以咨询师自己的语言反映出求助者的感受。

首先,要注意倾听求助者信息中使用的情感词汇。可将情感词汇所表达的积极、消极或含混不清的情感归为下面五个分类之一:愤怒、恐惧、冲突、悲伤和幸福。表5.3列举了三种强度水平的常

表5.3 情感词汇

词的相对情感程度	情感词分类				
	愤怒	冲突	恐惧	幸福	悲伤
轻度	烦恼	障碍	担忧	奇妙	同情
	干扰	局限	关注	倾向	乏味
	烦扰	抓住	紧张	舒适	困惑
	厌烦	涌现	紧迫	相信	失望
	惹恼	避开	心神不安	满足	不满足
	易怒			高兴	混乱
	责备			愉快	屈从
				轻松	不信任
中度	厌恶	封闭	害怕	喜悦	放弃
	劈裂	压力	惊恐	激动	烦闷
	折磨	做作	焦虑	幸福	丧气
	疯狂	撕裂	惧怕	希望	痛苦
	激惹		恐怕	兴奋	沮丧
	激愤		震惊	惊奇	消耗
	愤慨		惊吓	飘浮	空洞
	愤然		担忧		受挫
	恶意				孤独
	耗费				损失
					悲伤
					不幸福
					沉重
强度	愤怒	割裂	绝望	充满生机	极度痛苦
	激动	歪曲	淹没	狂喜致命	打击
	激发	扭曲	恐慌	鼓舞生命	减弱
	受辱		惊呆	热心	压抑
	惹恼		惊惧	入迷	无望
	发怒		恐怖	激奋	无助
	恼怒		恐吓	充裕	丧失
	憎恨		拷打	自由	贬低
	急躁			感动	痛苦
	狂怒			自豪	消沉
	撒尿			极度喜悦	窒息
	郁闷			激动	拷打
	怒火				

用情感词，熟悉这些词汇会帮助你在与求助者的交流中识别它们，并且扩大你用于描述情感的词汇量。表5.4列举了适用于儿童和青少年的情感词汇。对于非常幼小的儿童，建议使用类似于图5.2中的人脸符号。

其次，要注意观察求助者传递言语信息时的非言语行为。第三章曾经提到，非言语行为线索（如身体姿势、面部表情和各种语音特征等）是求助者情绪的主要指标。事实上，因为非言语行为比言语更不容易控制，因此它们在揭示求助者的情绪方面更为可靠。当求助者的情感具有一定的隐蔽性或表达得比较微妙时，观察非言语行为更加重要。

下一步，咨询师要使用自己的语言，把由言语和非言语线索获得的情感再反映给求助者。选择反映词语是情感反映技巧能否奏效的关键一步。例如，求助者表示"烦恼"，可以用来替换的情感词有"困扰"、"激怒"和"烦扰"等，而"愤怒"、"疯狂"和"狂暴"等词要比求助者的情感程度更强烈。选择的情感词不仅要与求助者情感相吻合，而且与其强度也要保持一致。否则咨询师或者低估情感强度，从而使求助者有被嘲弄的感觉；或者高估、夸张，从而使求助者觉得受到威胁。注意表5.3中的情感词汇

有三种不同程度水平。可以通过在情感词汇前加副词来控制强度，如有些（弱）、相当（中）或非常（强）的沮丧。对于儿童，使用尽可能贴近他们的感受的词语或符号效果最好。

认真学习表5.3和表5.4能使你掌握大量情感词汇。只使用几个常见的情感词汇难以体察求助者情感的细微差别。

第四步是用一个合适的语句开始进行情感反映。例如：
"你表现得好像正在生气。"
"看起来你现在正在生气。"
"在我看来你正在生气。"
"听起来你似乎正在生气。"
"我听到你说你现在生气。"
"我的耳朵告诉我你正在生气。"
"我能捕捉到你正在生气。"
"你现在感到生气。"
"让我们感受你的生气。"
参见表5.2以了解更多句子主干。

第五步是在语句中加进情感发生时的情境，这很像简洁的释义反应。通常情境内容可以通过求助者信息的认知部分确定。例如，求助者说到"我就不能参加考试。尽管我努力学习，可是一旦考试我

表5.4 适用于儿童和青少年的情感词汇和短语

焦急的	无聊的	幼稚的	满足的	好奇的
忧郁的	坚决的	厌恶的	怀疑的	尴尬的
空虚的	嫉妒他人的	兴奋的	狂怒的	内疚的
有希望的	谦卑的	受伤的	恼怒的	妒忌的
可爱的	卑鄙的和破坏的	紧张的	乐观的	自豪的
反叛的	悲伤的	安全的	害怕的或恐惧的	愚蠢的
遗憾的	强壮和能干的	受惊吓的	激动的	温暖舒适的
担心的				

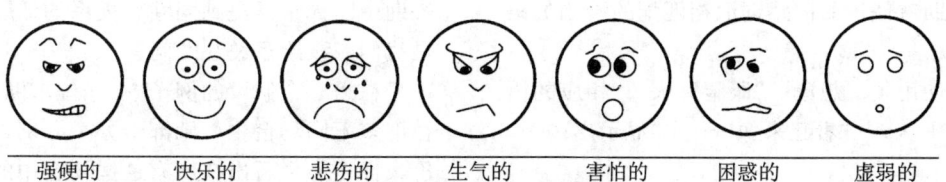

强硬的　快乐的　悲伤的　生气的　害怕的　困惑的　虚弱的

图5.2 适用于儿童的情感符号

就非常紧张,总考不好"。在这个信息中,情感部分为紧张,认知部分为考试。咨询师反映情感部分时,可以说"你感到很紧张",而加进情境后可以说"不论你什么时候参加考试,你都感到很紧张"。

情感反映的最后一步是评估你的反应是否有效。通常如果你能准确地反映求助者的情感,求助者就会以这样的方式加以肯定,说"是的,没错"或"是的,那正是我的感受"等。如果你没有反映求助者的感受,求助者就会回答"不完全是那样"或"我的感受不是那样"或"不,我不那样感觉"等。当求助者否认情感时,这就意味着你的反映不确切、不合时机。重要的是咨询师要确定进行情感反映的时机。在咨询的初期,情感反映的影响太强,因而不能频繁使用,此时如果过分使用情感反映会让求助者感到不舒适,导致他们否认自己的情绪感受。但在咨询后期,则不要忽视情感反映的潜在影响和作用,此时关注求助者的情感会促进咨询的进程。在下面的例子中,咨询师使用认知学习策略进行了情感反映。

求助者,一位中年男人[大声、激动、高声地说着,拳头紧握]:你不能想象,当我发现妻子欺骗我时,我的感受是怎样的。我眼睛都冒火了!我应怎样做?以同样的方式扯平?离开她?我不能确定。

咨询师(内心对话过程):

1. 求助者用到了什么样的情感词汇?

没有,除了暗示性的情感短语"眼睛都冒火了"。

2. 求助者的声调和非言语行为暗示了什么样的感受?

生气、愤怒和敌意。

3. 选择什么样的情感词汇能够准确描述求助者的情绪程度?

愤然、发怒、大怒。

4. 与求助者使用的情感词汇相匹配的恰当的语句是什么?

求助者使用了"想象""眼睛冒火"等,相应的语句有"似乎……""看起来像……""显示出……"等。

5. 求助者情感发生的情境是什么?

发现妻子欺骗他。

6. 我怎样知道我做出的情感反映是否准确、有帮助?

注意观察和倾听求助者的反应,他是肯定,还是否认自己发怒和有敌意情感。

咨询师实际做出情感反映的例子:

看起来你对妻子的所做所为是非常生气的。

看起来你对妻子的行为非常愤怒。

似乎你现在又气又恨,因为你发现妻子与别的男人约会。

假定在你进行上述反映之后,求助者说:"是的,我确实很生气——但我不知道是否怀恨,尽管我想让她品尝一下我的感受。"求助者对咨询师做出的情感反映给予了一定的肯定,但仍暗示"怀恨"一词在当时是过于言重了。咨询师抓住了求助者的感受,并注意到,当求助者理清自己对妻子行为的混乱感受后,"怀恨"一词可能会被再次使用。

学习活动5.4将为你提供练习情感反映的机会。

为主题而倾听:总结

通常经过一段时间的会谈,求助者表达出的多种信息会暗示出某种主题或模式。这个主题在求助者话题中经常被提及。咨询师可以通过倾听求助者反复强调的信息而确认其主题。主题代表着求助者想要讲述的东西,也是在咨询过程中应当给予关注的地方。Ivey等和Simek-Morgan认为,寻找主题就是倾听求助者如何组织他们自己的故事。咨询师对求助者谈话主题进行的反应,就是使用总结。例如,假如你正在为一个男青年做咨询,他在前三次的咨询中不断提到有关同性恋的话题,但并不是有意地将它确认为问题。你可以用总结从这些重复的信息中确认主题,比如说"我注意到在我们前几次咨询中,你常常提到同性恋关系的话题。也许这正是我们应该给予关注的问题"。

在另一个假设的例子中,一位求助者多次讲到,在许多不同场合中,她都十分关心别人对自己的评价。你可能会看出在所有这些场合中的一个共同的主题,就是求助者需要他人的赞同或"他人的直

学习活动 5.4　情感反映

在这个学习活动中,呈现给你三段求助者实际的信息。对于每个信息请使用情感反映,并使用各种认知学习策略。你可以通过先大声地自我提问,然后进行隐蔽谈话的方式来内化这些学习策略。练习的结果应该是你可以大声说出、或者写下来的情感反映句子。先给出一个例子,答案见学习活动反馈5.4。

例子

求助者(50岁,刚失业的钢铁工人)[用大声的、批评的声音说,愤怒地、双眉紧锁地抱怨,眼睛盯着天花板]:瞧,我现在能做什么? 我已失业一年多了,没有钱,没有工作,还要负担家庭。我的知识和技能就这样被废掉了。

自问1: 求助者使用了什么情感词汇?

没有。

自问2: 求助者的非语言行为暗示了什么情感?

厌恶、愤怒、难过、受挫、怨恨、失去勇气。

自问3: 在相同程度上描绘求助者情感的其他形容词汇是什么?

似乎是两种感受——愤怒和气馁,愤怒在两者中显得更强些。

自问4: 与求助者使用的感官词汇相匹配的合适语句是什么?

"我看……""我清楚你……""从我的角度来看你……"这些句子与求助者的语句"瞧"和"它是清楚的"相符。

自问5: 与求助者情感有关的情境和背景是什么?

失业、无经济来源、没有工作机会。

实际的情感反映回答: 我能看得出你由于失业很生气,对未来很沮丧;或者,看起来你对于失去工作和稳定的收入很难过。

求助者实例练习

求助者1(8岁女孩)[语调平稳,慎重选词,来回两边看,紧闭双唇,红着脸]:我不喜欢再呆在家里。我希望与我的朋友及她的父母住在一起。我告诉我母亲说,说不定哪一天我就会离开。但是她根本不听我。

自问1: 求助者使用什么情感词?

自问2: 求助者的非言语行为暗示何种情感?

自问3: 什么是精确和类似的可替换的情感词?

自问4: 与求助者使用的情感词相匹配的句子是什么?

自问5: 我将释义的求助者情感背景和情境是什么?

实际的情感反映回答:＿＿＿＿＿＿＿＿＿＿＿＿

求助者2(接受婚姻治疗的中年男人)[眼睛下垂,声音低沉]:据我所知,自从去年我妻子重新工作后,我们的婚姻就变味了。她花在工作上的时间超过与我在一起的时间。

自问1: 求助者使用什么情感词?

自问2: 求助者的非言语行为暗示何种情感?

自问3: 什么是精确和类似的可替换的情感词?

自问4: 与求助者所使用的情感词相匹配的句子是什么?

自问5: 我将释义的求助者情感背景和情境是什么?

实际的情感反映回答:＿＿＿＿＿＿＿＿＿＿＿＿

求助者3(一位青少年)[粗哑而高声地说]:看,学校中有那么多该死的规定。我要离开这该死的地方。我看这地方是肮脏的。

自问1: 求助者使用什么情感词?

自问2: 求助者的非言语行为暗示何种情感?

自问3: 什么是精确和类似的可替换的情感词?

自问4: 与求助者所使用的情感词相匹配的句子是什么?

自问5: 我将释义的求助者情感背景和情境是什么?

实际的情感反映回答:＿＿＿＿＿＿＿＿＿＿＿＿

率"。用总结确定这个主题:"在你刚讲述的所有三种情境中,我看到一个你非常关心的事情,就是你十分在乎别人的评价。这种说法准确吗?"

总结的目的

总结的目的之一是将求助者信息中的多个元素联系在一起。这时,总结是一种对求助者进行反馈的很好的工具,从求助者含混模糊的信息中提取意义。总结的目的之二是获得若干信息或经过几次咨询后,识别出逐渐明晰的主题或模式。有时,咨询师也可以通过总结来打断求助者喋喋不休地重复信息内容。这时,总结也是引导咨询会谈方向的重要工具。

学习活动反馈5.4　情感反映

求助者1
提问1：求助者使用什么情感词？
不喜欢。
提问2：求助者的非言语行为暗示何种情感？
难过、生气、怨恨。
提问3：什么是可替换的情感词？
烦扰、伤心、愤怒。
提问4：适用的句型是什么？
用"好像是""听起来好像""我听你说"。
提问5：围绕求助者的情感的背景和情境是什么？
与她的父母住在一起。
实际的情感反映回答：听起来好像你对于家里发生的一些事情很难过；或者，我听你说你的父母常使你烦扰。

求助者2
提问1：求助者使用什么情感词？
不太明显，除了"变味""在一起"。
提问2：求助者的非言语行为暗示何种情感？
伤心、孤独、伤害。
提问3：什么是可替换的情感词？
不高兴、孤独、伤害、冷落。
提问4：适用的句型是什么？
用"我感觉""你觉得"。
提问5：围绕求助者的情感的背景和情境是什么？
妻子重新工作。
实际的情感反映回答：自从你妻子重新工作后，你感到受到了冷落和孤独；或者，我觉得你感到很不高兴和受到伤害，这是由于你妻子对工作更感兴趣的原因。

求助者3
提问1：求助者使用什么情感词？
不明显，但是像"该死的""肮脏的"等词语可以暗示出强烈的情绪。
提问2：求助者的非言语行为暗示何种情感？
生气、受挫折。
提问3：什么是可替换的情感词？
愤怒、受到侵犯、厌恶。
提问4：适用的句型是什么？
用"好像是""显示出""看起来像""我能看出"。
提问5：围绕求助者的情感的背景和情境是什么？
学校的规则。
实际的情感反映回答：看起来你很厌烦那些限制你的学校规则；或者，对于学校的这些规定，你好像很愤怒。

总结的第四个用途可以调整咨询的节奏，使之不至于太快。此时，总结提供了咨询中的心理喘息空间。总结的最后目的是回顾在过去的一次或多次咨询中已取得的进展。

总结可以定义为是浓缩了求助者的信息，或者是整个咨询过程中的两个或两个以上释义反应或情感反映的合成。总结"即是在对求助者倾听一段时间（从三分钟到整次咨询或更久）后，在关键问题之中找出关联，并将它们准确地复述给求助者"。

总结可以只浓缩认知释义或情感反映，但更多的是将两种信息部分都包含进去。如下面四个例子所示：

1. 将求助者信息中相联系的多个元素的总结：

求助者（美国医学院的土著民族学生）：我一生中都在想着我会成为一个医生，并回家从事医疗事业。现在我离开了家，我变得不那么确定。我仍然感到有强大的力量在把我往回拉。我不想让族人们失望，但我又觉得外面的世界有太多新的东西吸引我去探索。

咨询师[总结]：你现在远离家乡，并发现在不同的地方有那么多东西需要探索。但在同时，你觉得你与族人有着割不断的联系，你的梦想是作为一个医生回到他们中间。

2. 识别主题的总结：

求助者（35岁的男人）：我们离婚的原因之一是她总是向我提出要求，我从来没有对她说过不字；我总是退让。我想对我来说，拒绝别人的要求是很困难的。

咨询师[总结]：你发现自己总是退让，在与他人的关系中无法做自己要做的事情，这种情况不仅存在于你与前妻的关系中。

3. 调整咨询节奏和提供聚焦的总结：

求助者（年轻的女士）：多么可怕的一个星期！热水器坏了，狗丢了，钱包被人偷了，汽车的油用光了，最糟糕的是我体重增加了2公斤。我忍受不了了，好像坏事全都压到我身上了。

咨询师［总结］：在我们往下进行之前，让我们先停一会儿。似乎你这星期遇到了没完没了的坏事。

4. 回顾咨询进展的总结（经常用于咨询结尾阶段）：

咨询师［总结］：罗尼，今天我们大约还有5分钟时间。我们大部分时间都在讨论那些妨碍你进行工作而且你自己无法加以控制的障碍和因素。我希望在我们下一次会面之前，你会完成为你布置的家庭作业……

Helms和Cook指出，对于许多有色人种的求助者，从他们谈话内容中分离出情感，并不是一种"有意义的区分"，相反，这是一种基于欧洲中心的身心二重论的文化信念——即情感与信念可以分开的观点。因此，你不仅要学习会谈技能，而且也要"理解技能所适用的文化背景"。

总结的步骤

总结需要仔细地观察和注意求助者的言语和非言语信息。要想进行准确的总结，就要能够很好地回忆出求助者过去几次咨询治疗中的行为，时间跨度可能有几个疗程或几个月。总结包括如下四个步骤：

1. 关注和回忆求助者表述的信息，并在心中复述这些信息：求助者讲述了什么？关注些什么？考虑些什么？这是进行总结的关键，也是最困难的部分，因为它需要你注意到在整个咨询过程中许多变化着的言语和非言语信息。

2. 通过向自己提问题，如"求助者多次重复些什么？"或"这个难点的不同部分是什么？"，来识别出信息中存在着的明显模式、主题或多种元素。

3. 下一步，使用所选择的语句和词汇描述信息中的主题，把多种因素联系起来，将总结讲给求助者。记住，要使你的语调听起来像陈述，而不是疑问。

4. 通过倾听和观察求助者肯定还是否认总结出的主题以及总结是加强还是减弱了咨询关注方向等，来评估总结的效果。

为了帮助你学习总结反应手段，请记住下面的认知学习策略：

1. 求助者今天和以往对我讲述了些什么？这些信息包含的关键内容和关键情感是什么？

2. 求助者今天和以往反复强调的是什么？其中的模式和主题是什么呢？

3. 怎样知道我所作的总结是否有效？

请注意咨询师在下面的示范中如何将认知学习策略应用于总结反应：

求助者（努力戒酒的中年男人，在前三次咨询中，他告诉你酗酒正在毁掉家庭生活，但是他戒不掉，因为喝酒让他感觉很好，帮助他减轻工作压力）［语调低而弱，沮丧的眼神，弯腰驼背］：我知道喝酒并不是长久之计，它解决不了我的问题，而且也帮不了我的家庭。我妻子威胁说要离开我，这我都知道。但我就是离不开酒，喝酒让我得到解脱。

咨询师［内部对话过程］：

1. 求助者今天和以往讲述了些什么？

关键内容：酗酒的结果对他本人或家庭都没好处。

关键情感：喝酒让他感觉很好，焦虑减轻了。

2. 求助者今天和以往不断重复的是什么——模式或主题？

尽管喝酒产生负面影响并危及家庭，但为了减轻压力，他继续喝酒；好像通过喝酒来减轻压力比家庭更重要。

假设此时咨询师向求助者给出了如下的总结之中的一个：

"杰瑞，我感觉出你认为因为喝酒能带给你良好、平静的感觉，即使与家庭有些摩擦也值得。"

"杰瑞，你感觉到继续喝酒使你在家庭里遇到许多麻烦。但我觉得尽管有这样的负面影响，你还是不愿意戒酒。"

"杰瑞，我感觉到，不管怎么样，酒带给你的满足要多于家庭给予你的。"

如果杰瑞承认酒确实比家庭更重要这个主题，那么咨询师的总结便是有效的。如果他予以否认，咨询师可以让他澄清哪些地方不准确。不过要注意：一方面可能是总结确实不准确；另一方面也可能是求助者还没有准备好现在就承认这个问题（见学习活动5.5）。

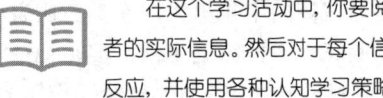

倾听中的各种妨碍因素

Egan讨论了倾听的"消极面"，即倾听过程有可能失败的各种方式。正如他所说的，积极的倾听在理论上来说是好的，但在现实中并不是没有"障碍和干扰"。

我们观察到，有三类咨询师似乎很难对求助者的信息进行倾听，他们是：

1. 狂热型咨询师：这些咨询师"活动"（心理上和躯体上的活动）过度，以致他们极难安静坐下来吸收求助者的故事。

学习活动5.5　　总结反应

在这个学习活动中，你要阅读三段有关求助者的实际信息。然后对于每个信息使用总结进行反应，并使用各种认知学习策略。你可以通过先大声地自我提问，然后进行隐蔽谈话的方式来内化这些学习策略。练习的结果应该是你可以大声说出、或者写下来的总结反应句子。先给出一个例子，答案见学习活动反馈5.5。

例子

求助者是一个10岁的女孩。

咨询开始时［低而弱的声音，眼含泪花］：我不明白为什么我的父母不再住在一起。我不责怪任何人，但它让我感到困惑。

咨询进行中：我希望他们能在一起。我想我似乎感到，他们不在一起和争吵太多都是因为我。可能我是他们不能住在一起的原因。

自问1：就今天主要的内容和感受，求助者谈了什么？

主要内容：希望父母住在一起。

主要感受：伤心、难过、责任感。

自问2：求助者在今天或者一直多次重复的是什么——模式或主题？

她是父母关系破裂的主要责任承担者。

总结反应实例：琼，今天开始咨询的时候，你觉得没有人对你父母的分开负有责任。现在我感到你觉得你自己有责任。开始时，你不觉得应责备谁，现在我觉得你感到自己应对父母的分开负责。

求助者实例练习

求助者1（因为妻子不幸福而责备自己的30岁的男人）［低而弱地说，低垂的眼神］：从根本上说，我为娶她而感到内疚，因为当时结婚不是为了爱，而只是为了省事。我觉得我把她的生活弄得一团糟，同时我觉得对她要负责。

自问1：今天求助者一直在谈的是在告诉我什么？

主要内容：

主要感受：

自问2：就主题和模式而言，求助者不断重复的是什么？

总结反应：＿＿＿＿＿＿＿＿＿＿＿＿

求助者2（关注有孩子后生活质量提高的35岁女人）［激动、高声地说］：我从没想过我感觉这么好。我曾认为做母亲是无聊和非常困难的，然而并不是这样。它令人兴奋和轻而易举，使我觉得做任何事都值得。

自问1：今天求助者一直在谈的是在告诉我什么？

主要内容：

主要感受：

自问2：就主题和模式而言，求助者不断重复的是什么？

总结反应：＿＿＿＿＿＿＿＿＿＿＿＿

求助者3（关心与男士建立关系、寻求兴奋和稳定关系的27岁女士）：

第一次咨询［明亮的眼睛，脸充满活力，声音高昂］：在过去的几年中，我不断地与许多男人约会，他们大部分都是已婚的。我感觉好极了，因为这对我来说没有过大的压力。

第四次咨询［软弱的声音，眼神悲伤］：我不再感到那么好了，那也不再是很有趣的事。现在我认为自己在生活中缺少了责任和稳定的关系。

自问1：今天求助者一直在谈的是在告诉我什么？

主要内容：

主要感受：

自问2：就主题和模式而言，求助者不断重复的是什么？

总结反应：＿＿＿＿＿＿＿＿＿＿＿＿

学习活动反馈 5.5　　总结反应

求助者 1

自问 1：求助者告诉了我什么？

主要内容：结婚是为了省事而不是爱。

主要感受：现在他感到内疚和要负责。

自问 2：就主题和模式而言，求助者不断重复的是什么？

冲突感受——强烈渴望能摆脱婚姻，又希望能持续婚姻关系，因为他觉得对妻子的不幸福有责任。

实际总结反应：我能感觉到你感到处于矛盾中，对于你个人来说，你想摆脱出来。而站在对方的角度，你又感到应该保持原状；或者，你感到似乎因为自己的方便而利用了她，并因此认为应与她继续保持婚姻关系；或者，我能感觉到你多想摆脱这个婚姻，但同时你感到要对妻子的不幸福负很大责任。

求助者 2

自问 1：求助者告诉了我什么？

主要内容：孩子使她的生活更美好、更有意义。

主要感受：惊奇和喜悦。

自问 2：就主题和模式而言，求助者不断重复的是什么？

尽管她没有期待这样，可是成为母亲后令她鼓舞。另外，孩子对她很重要，在某种程度上说，他们使她有了做人的价值。

实际总结反应：看起来好像你发现，做母亲要比你曾经想象的更容易和更有价值，这使你感到惊奇、满足和轻松；或者，我能听出，当你讲到作为母亲是多么伟大、孩子对你是多么重要时，你的语气中有着惊奇和喜悦；或者，你似乎对你现在的生活现状感到幸福，尤其自从有了孩子后，他们使你和你的生活更有意义。

求助者 3

自问 1：求助者告诉了我什么？

主要内容：她与许多已婚的男人约会。

主要感受：过去感觉棒极了，现在感到失落和空虚。

自问 2：就主题和模式而言，求助者不断重复的是什么？

开始她感到喜悦，对与他人关系亲密而没有承诺感到轻松。现在感觉不同，很少感到满足，希望亲密关系更稳定。

实际总结反应：最初你说与许多男人约会感觉很好，而他们也不会对你提出过多的要求。现在你的感觉就不那么好了，因为你感到生活中缺少目标和稳定；或者，在我们咨询开始时，你感觉与这些没有承诺的男人约会很不错，现在你感到这种感觉被打乱了，因为你正在寻找稳定感；或者，开始时你感到棒极了，与这些不要求太多承诺的男人约会很刺激，现在你感到由于没有稳定性而产生失落感。

2. 自我中心型咨询师：这些咨询师如此关心自己，并按照自己的想法一意孤行，以至于求助者很少有机会讲述自己的故事。

3. 自我专注型咨询师：这些咨询师外表看起来正在关注求助者，然而他们的内心却存在着许多"内部噪音"，以至于他们并没有真正从情感上倾听求助者。

Egan 指出，妨碍有效倾听的障碍之一，涉及到对信息的评价和过滤。尽管完全延后判断是不可能的，但大多数求助者对于评价性的反应都非常敏感——或许这是因为他们在生活中已经听到了太多类似的评价。对于那些具有个体或文化羞耻感的求助者来说尤其如此。当这些求助者听到咨询师使用有评价性的倾听技术时，他们很可能因此缄口不言。

过滤性的倾听包括贴标签和偏见。例如，如果你需要给求助者做出诊断，你可能在试图倾听求助者的同时在脑海中考虑各种可能的标签。或者，在另外一个场景中，可能你见到的求助者已经被其他的人贴了标签——"边缘性"求助者或"恶劣心境"的求助者或"对抗性"的孩子等。在这些情况下，倾听的一个阻碍就是，在聆听求助者的同时，有一种试图寻找证实这些标签的行为的诱惑。我们所有人都使用过滤的方法建构我们的世界，但如果这些同样的过滤非常的强的话，会使咨询过程中的倾听带有偏见，并引起刻板印象。在遇到与我们不同的文化背景的求助者时，过滤常常会影响我们进行倾听。

倾听不同群体的求助者

在咨询关系中，倾听过程根据求助者的年龄、种族、性别和语言等因素而变化。例如，对于儿童和青少年求助者进行积极倾听，可以有效地建立情感协调气氛。缺乏社会接触的老年求助者常常渴望在生活中能有一个好的倾听者。

对于一些有色人种的求助者，倾听过程本身可能会与他们的基本价值观相冲突。正如Atkinson等所发现的：

为了鼓励求助者自我流露，常常将咨询情境设计得朦胧含混，以便咨询师与求助者之间产生共情，以便咨询师用倾听技术促进、鼓励求助者继续讲述自己。但是咨询过程这种缺少结构化的设计与许多文化讲究结构、重视条理的价值观相冲突。少数民族求助者经常发觉，缺少结构和条理的咨询会使他们感到茫然、沮丧甚至威胁。

性别差异在这里也起作用，男人倾向于更直截了当的风格，他们比女性求助者问更多的问题，更常打断谈话，更倾向于问题解决取向，而女性可能做出更多思考性的表达。对于来自某些文化群体的求助者，可能需要一种更加积极主动的风格。但与此同时，面对一些美国土著的求助者，安静地在那里坐着并表示你的存在，这种能力本身就很有效。

如果遇到不能讲标准英语或者英语是其第二语言或完全不懂英语的求助者，倾听可能成为咨询过程中的一个特殊问题。咨询师在这样的情境中可能感到难以倾听求助者，但实际受到损失的却是求助者。Sue等指出，"双语治疗师的缺乏与对来自不同文化的求助者使用英语交流的要求，可能限制了求助者在心理咨询或心理治疗中获得进步的能力"。Helms和Cook也谈到了这个问题。他们建议，如果咨询师与求助者具有不同的母语，并且双方对于对方语言缺少了解难以沟通，就需要转介。如果不可能转介，那么需要请一个翻译，但Helms和Cook指出，这是一种不很理想的情况，因为咨询师对语言的缺乏理解，可能扭曲求助者要表达的意思。如果是另一种情况，咨询师和求助者说不同的语言，但双方都至少能够懂得一种"市面流行"的语言，比如标准英语，"这时治疗师必须学会发现求助者熟悉的文化中的一些表达方式。要做到这一点，就要通过留意地倾听求助者，努力发觉求助者如何在两种文化的语言之中进行切换，以及伴随着的情绪变化"。

本 章 总 结

我们经常听到这些问题："倾听有什么好处？仅仅复述求助者的信息真能有所帮助吗？"在此我们将再次重申咨询过程使用倾听技术的理由。

1. 倾听是非常有效的强化物，可以加强求助者谈论自己和问题的欲望。不去倾听则可能阻碍求助者与咨询师分享自己的信息。

2. 倾听首先意味着，咨询师有更多的机会在咨询后期对求助者做出准确的判断和干预。如果不去倾听，而是忙于得出草率的结论，你就有可能在无意中忽略重要的问题，从而表现出不恰当或不合时机的咨询行为。

3. 倾听会鼓励求助者承担起在会谈中进行话题选择并确定谈话焦点的责任。不对求助者进行倾听，就会使咨询师仅仅满足自己去发现问题和解决问题的需要，会导致咨询师把自己看成是专家而不是合作者。在咨询开始阶段，咨询师就径直地向求助者询问问题，并提出各种咨询步骤的建议，会使求助者把咨询师看成专家，但同时这也会阻碍求助者在咨询过程中发展出自己的责任感。

4. 良好的倾听和关注技巧为求助者提供了正确社会行为的示范模式。许多求助者并没有学过如何在自己的人际关系和社会活动中使用倾听艺术。当他们通过接触咨询师后，获得了亲身体验，就很可能在生活中应用这些倾听技巧，从而改善他们的人际关系。

应用上面这些指导说明时，还要考虑求助者的性别和文化属性，倾听对求助者的作用有赖于他们的性别和文化属性。

有些咨询师可以很清楚地讲出进行倾听的道理，但在实际会谈中却不会进行倾听，这是因为存在某些障碍阻碍了他们进行倾听。咨询师最常见的倾听障碍如下：

1. 判断和评价求助者信息的倾向。

2. 由于噪音、时间或话题等分心的事情而停止关注的倾向。

3. 通过提问题来对求助者信息缺失部分进行反应的倾向。

4. 迫使自己解决问题、发现答案的倾向。

5. 进行倾听时，实际更多的是关注自己。这将使关注点从求助者转向自身，从而减少而不是增加进行倾听的能力。

最后，有效的倾听要求咨询师将全身心放在求助者身上。倾听并不是只在咨询开始阶段才需要，它需要贯穿在整个咨询过程中。

Remen 在她的名作《餐桌上的智慧：治疗的故事》中的一段话可能是对倾听固有价值的一个最好说明：

我想，与另一个人相沟通的最基本和最有力的方式就是倾听。仅仅是去倾听。也许人们彼此能够相互给予的，只是我们对对方的关注。尤其是当这种关注是从我们心底发出来的时候。当人们在谈话时，无需做任何事，要做的只是去接纳。把对方的信息接收进来。倾听对方说的话。关注它们。

课后测验

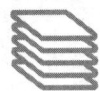 **第一部分**

这一部分测验,主要评估你自己在掌握本章目标一的程度。请在下列反应中选出一种咨询师的倾听技术,即澄清、释义、情感反映和总结。如果你能正确地在十二种反应中选出九个,即达到目标。答案见课后测验反馈。

1. 求助者(退休老人):他们怎么能认为依靠这么点社会保险我就可以生活呢?我努力工作一辈子,现在我只有这么点回报。我还要在温与饱之间进行选择。
   A. 你能告诉我,你所指的"他们"是谁吗?
   B. 你奋斗一辈子,希望能安享晚年。现在令人伤心的是,仅有的一点社会保险并不能满足你基本的需要。

2. 求助者:我总感到有许多可怕的景象涌现。我过去总认为我有一个快乐的童年,现在我不那么肯定了。
   A. 你能告诉我"可怕的景象"是指什么吗?
   B. 近日来你开始回忆起过去可怕的记忆,并使你开始对童年的美好生活提出疑问。

3. 求助者:当我在许多人面前发言时,我感到非常紧张。
   A. 当你不得不在一群人中谈话时,你感到焦虑。
   B. 在人多的时候,你宁愿不说话。

4. 求助者:一有压力,我就喝酒。
   A. 你是说你经常用酒精来使自己镇静吗?
   B. 你认为酒精对你可以产生镇静作用。

5. 求助者:我不知道我是否有过性高潮,然而我丈夫认为我有过。
   A. 你是说你试图让你丈夫相信你经历过性高潮,是吗?
   B. 你对有过性高潮经验不确定,尽管你丈夫觉得你有过性高潮。

6. 求助者:我多年来没有离开过我的房屋,我甚至害怕出外挂衣服。
   A. 当你走出屋外时,你感到恐慌不安。
   B. 由于害怕,你长期呆在房屋里。

第二部分

叙述三个求助者的信息。本章目标二要求你说出、或写出每种倾听技术。在完成过程中,你会发现,以前学过的认知学习策略会有帮助。正确的反应技术请参见课后测验反馈的内容。

求助者1(28岁的女士)[高声说话,交叉双腿,在手和脸部有许多神经性抽动]:我的生活一团糟。我失业了,朋友们不再来了。这已经持续几个月了,我不能改变现状,我不能看清楚将来。一切似乎都是无望的。

澄清反应:＿＿＿＿＿＿＿＿＿＿＿＿＿＿
释义反应:＿＿＿＿＿＿＿＿＿＿＿＿＿＿
情感反映:＿＿＿＿＿＿＿＿＿＿＿＿＿＿
总结:＿＿＿＿＿＿＿＿＿＿＿＿＿＿＿＿

求助者2(高二的非裔美国学生):我看来与妈妈合不来。她总是干涉我,告诉我该做什么。有时候我都快要疯了,我感到好像要打她,但是我不能这样做,这样一来情况会更糟。

澄清反应:＿＿＿＿＿＿＿＿＿＿＿＿＿＿
释义反应:＿＿＿＿＿＿＿＿＿＿＿＿＿＿
情感反映:＿＿＿＿＿＿＿＿＿＿＿＿＿＿
总结:＿＿＿＿＿＿＿＿＿＿＿＿＿＿＿＿

求助者3(54岁的男人):自从四个月前我妻子死后,我对一切都失去兴趣。我不想吃饭也不想睡觉,我的体重在下降。有时候我对自己说,如果我也死去可能会更好些。

澄清反应:＿＿＿＿＿＿＿＿＿＿＿＿＿＿
释义反应:＿＿＿＿＿＿＿＿＿＿＿＿＿＿
情感反映:＿＿＿＿＿＿＿＿＿＿＿＿＿＿
总结:＿＿＿＿＿＿＿＿＿＿＿＿＿＿＿＿

第三部分

这部分为你提供机会,以便培养出观察求助者行为主要方面的技巧。为了倾听的有效性,必须全神贯注地投入。

1. 不清楚或迷惑的词组和信息。
2. 对主要内容的表达。
3. 情感词汇的使用。
4. 非言语行为对感受或情绪的暗示。
5. 模式或主题的出现。

本章目标三要求你在15分钟的会谈中,能观察到求助者是否出现以上的五种行为。可用如下的求助者行为观察检核表记录自己的观察,你可以让两个或更多的人同时观察和评估,然后比较你与其他人的观察。

求助者行为观察检核清单

咨询师姓名: 观察者姓名: 指导语:对左栏列出的求助者五种类型的行为进行观察,在右栏记录咨询过程中求助者的主要行为。

观察的行为类型	求助者的主要词汇和非言语行为
1. 含糊、混淆、模棱两可的词组和信息	1._____ 2._____ 3._____ 4._____ 5._____
2. 主要内容（情境、事件、思想、人物）	1._____ 2._____ 3._____ 4._____ 5._____
3. 使用的情感词汇	1._____ 2._____ 3._____ 4._____ 5._____
4. 非言语行为暗示的情感	1._____ 2._____ 3._____ 4._____ 5._____
5. 模式和主题	1._____ 2._____ 3._____ 4._____ 5._____

观察者印象和评估:

第四部分

这部分让你有机会展示所掌握的四种倾听技术。本章目标四要求你在15分钟内通过扮演咨询师角色，要至少使用四种倾听技术中的两个。可以让另外一个人观察你的表演，或者你可以录下自己的咨询过程来进行评估。你或你的观察者可以通过以下的倾听检核表，来对自己的反应进行分类，并判断它们的有效性。使用倾听技术一定要有特别的目的。为了更好地进行倾听技术，你要

1. 避免做判断
2. 防止分心
3. 避免提问
4. 避免提供忠告
5. 关注求助者

根据倾听检核清单查看反应的类别及其评估的有效性，获得对此练习的反馈。

倾听检核清单

咨询师姓名:_____
观察者姓名:_____

指导语：在最左侧的"咨询师反应"栏中，总结咨询师每个反应陈述的主要词语，并在下一栏中简单记录求助者的言语和非言语反应。然后在相应的栏中把信息按澄清、释义、情感反映和总结进行分类。在最右栏，对咨询师的每个反应的效果进行评估，反应效果评分为1~3分。

1=无效果。求助者忽视咨询师的信息，或咨询师信息不准确并"离题"。

2=有点效果。求助者通过言语或非言语行为暗示，咨询师的反应在某种程度上是正确的、"切题的"。

3=非常有效。求助者的言语和非言语行为肯定咨询师的反应非常正确、"切题的"或"恰当的"。

记住观察和倾听求助者对你的反应的反应，以进行有效性评定。

		咨询师反应类型					
咨询师反应（关键词）	求助者反应（关键词）	澄清	释义	情感反映	总结	其他	反应的有效性（根据求助者的反应）从1到3评定（3为高分）
1							
2							
3							
……							
20							

观察者评论和总体观察

课后测验反馈

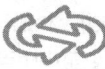 第一部分

1. a. 澄清
   b. 总结
2. a. 澄清
   b. 总结
3. a. 情感反映
   b. 释义
4. a. 澄清
   b. 释义
5. a. 澄清
   b. 情感反映
6. a. 情感反映
   b. 释义

第二部分

下面是一些倾听技术的例子，看是否与你的反应相似：

求助者陈述 1

1. 澄清反应："你能描述'减少'是什么意思吗？"
2. 释义反应："你似乎已经意识到生活并不像你想象的一样。"
3. 情感反映："你好像对自己生活的混乱感到恐惧，而且不能确定应该怎样做才能摆脱它。"
4. 总结："你的整个生活都崩溃了，朋友离开你，你又失业。尽管你努力去解决问题，但似乎你不能独自处理。来这里倾诉是理清问题的有用的第一步。"

求助者陈述 2

1. 澄清反应："你能描述无法与她和睦相处时的情境吗？"
2. 释义反应："很可能你与母亲的关系会坏到你失去控制的那一步。"
3. 情感反映："你感到愤怒和沮丧，因为妈妈总是命令你。"
4. 总结："好像你与母亲在家里的关系变得越来越难以忍受。你不能忍受她的烦扰，你感到很害怕的是你会做出令你后悔的事。"

求助者陈述 3

1. 澄清反应："你是说，自从妻子死后，生活变得如此悲伤，以至于你时常考虑结束自己的生命，是吗？"
2. 释义反应："自你妻子死后，生活失去了许多意义。"
3. 情感反映："听起来好像自妻子死后，你很孤独、消沉。"
4. 总结："自妻子死后，你失去了对生活的兴趣，不再有兴奋和乐趣。同时，你又告诉自己这样下去不会有任何好处。"

第六章

影响技术

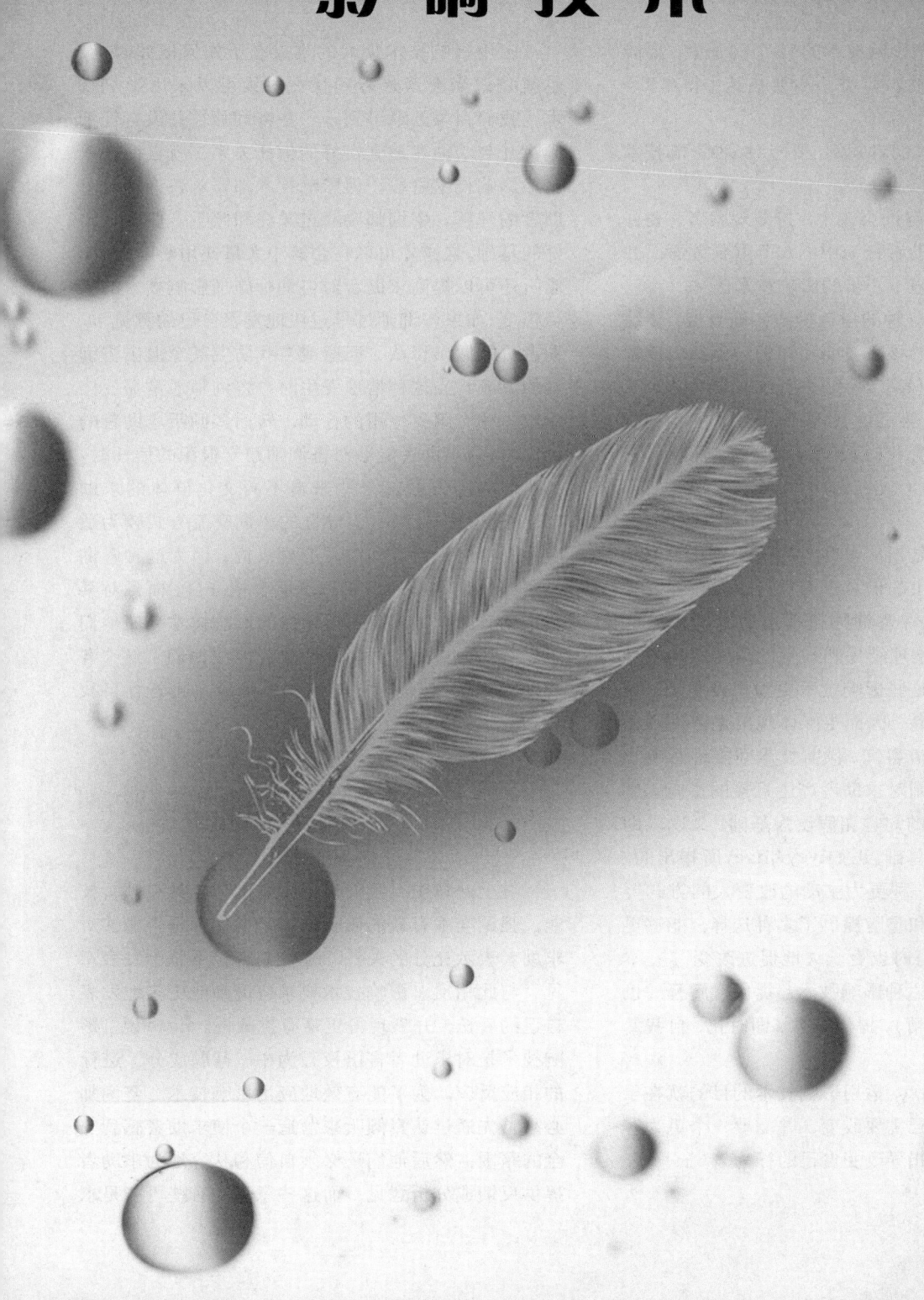

本章目标

1. 在咨询师实施影响技术的12个例子中，要能够从中找出6类影响技术，并至少要在其中得出9个准确的分类。

2. 对于列出的求助者案例，要能对6种影响技术各举一例加以说明。

3. 在30分钟的咨询会谈中，扮演观察者。要仔细倾听并记录下求助者行为中的6个重要方面，并以此为基础准备实施下一步的影响技术。

4. 进行一次30分钟的角色扮演咨询会谈，要综合应用你已经学到的核心技能和知识，包括：道德规范、批判性思维（第二章）、多元文化能力（第二章）、非言语行为（第三章）、咨询关系中的各种变量（第四章）、倾听技术（第五章）以及影响技术（第六章）。

倾听技术主要是指从求助者的角度或参照框架出发，对求助者发出的信息进行反应。但在咨询进行过程中，有时允许咨询师超越求助者的参照框架，从咨询师自己推理结果和知觉的角度做出各种施加影响的反应。这些影响技术更为积极主动，而不是在那里被动等待，因而更能体现出是咨询师而不是求助者在引导着咨询。倾听技术间接地影响求助者，而影响技术则对求助者产生直接的影响。影响技术既以咨询师的知觉和假设为基础，又以求助者的信息和行动为基础。正如Ivey和Ivey所指出的，这些影响技术"是一种更为主动的改变人的方式"，因为"它们为行动和重建提供了多种选择，能够更快速地促进改变，有时也更长久地促进改变"。在本章中，我们将介绍六种影响技术：提问、解释（也称为附加或高级共情）、提供信息、即时化、自我暴露和面质。

根据Egan的观点，运用影响技术的目的就在于帮助求助者明白自己需要改变，并需要一个更为客观的参照框架，来指导改变自己的行为。

实施影响技术的时机

应用影响技术最大的难点在于如何把握时机，也就是说当会谈进行到什么时候可以采用影响技术。我们在第五章讲到，一些咨询师往往没有仔细倾听并与求助者建立良好的信任关系，就直接进入施加影响技术阶段，但影响技术却要求咨询师对求助者的理解。咨询师要通过关注和倾听，奠定一个好的基础，这样才可以在会谈中大量使用影响技术。倾听还可以提高求助者对咨询师施加影响技术的接受程度。如果咨询师过早过快地发表自己的意见，求助者可能做出否认、回避或自我防卫甚至退出咨询等的反应。当这种情形发生时，咨询师通常需要停止做一些有阻碍作用的行动，转而多倾听求助者的诉说，直到求助者能够对咨询师建立很深的信任时。

但另一方面，一些来自不同文化群体的求助者，可能对积极和有引导性的咨询交流方式较为适应，较少出现回避和防卫心理反应。因为这种咨询风格与他们本身的需要和价值观相符合。而且对某些求助者来说，咨询师指导性的影响技术会使他们感到舒适、自然，因为这些反应能使他们了解"咨询师的背景，使他们能够先试试水深"，再进行自我流露。

影响技术对咨询师的要求

在上一章中，我们讨论了咨询师应具有倾听技能，强调准确有效的倾听取决于咨询师是否能够对求助者表示充分的关注，并控制自己不急于发表意见。与此相反，影响技术要求咨询师能更多地发表自己的看法，并表现得更富有挑战性。Egan说，影响技术是对求助者言语及行为中"问题成分"进行的相应反应。为了能有效地应用影响技术，咨询师必须首先通过认真倾听来营造一个使求助者感到安全的氛围，然后他们还必须自信和从容地为求助者提供反馈或分析意见，而这些意见中有些可能是求助者不愿意听到的。不自信的咨询师会感到难以施加影响技术，因为运用影响技术中发表的意见有可能冒犯求助者。最后，有效地应用影响技术，还要求咨询师对所要讲述的问题有充分的把握，并能够容忍求助者的异议和反对。

有些咨询师更愿意停留在"安全护网"之中，表现出被动关注的咨询风格。某些求助者可能会接受这种咨询方式。但是，这种方式同时也意味着，咨询师与求助者间可能无意中达成了某种共识，相互间不说出任何表达自己不快或令对方失望的东西。如前所述，对于一些有色人种的求助者，保持比较被动的倾听方式可能会引起求助者的防卫和不信任感，导致咨询效果令人失望。

治疗中的社会影响

六大影响性技术潜在的是一种在影响过程中以相互性和互补性为特征的咨询关系。实际上，在过去的几十年中，咨询过程被描述为是一种社会影响过程。Strong（1968）以及 Strong, Welshe, Corcoran 和 Hoyt（1992）的研究以及一些社会心理学的文献表明，在咨询过程中，咨询的社会影响模型假设有三个因素在起作用：

1. 通过合法性、专家身份以及口碑（Referent）等力量，临床医生建立了影响求助者的基础，可以影响求助者的态度改变。合法性力量是指由于咨询师的角色和可信赖性所形成的一种力量。专家力量取决于咨询师的能力和专业性。口碑力量是从人际吸引、友好性以及求助者和咨询师之间的相似性（例如是当地的咨询师）等维度得出的。

2. 在以上基础上，临床医生灵活地运用提高咨询师的专业性、可信赖性以及和求助者之间的人际吸引等行为和技巧来影响求助者的态度和行为以做出改变。

3. 作为一种对咨询师的依赖感，求助者要对临床医生所提出的想法和建议做出反应。依赖在这个模型中被认为是一种动机性的因素。

六类影响技术

本章选择了六种影响技术加以介绍。提问是提出开放式或闭合式的问题，以便从求助者那里寻求详细的解释或信息。解释是这样一种反应技术，要在求助者讲述中找出主题和模式，使求助者隐含的信息更清晰地显示出来，解释常常要根据咨询师的观点以及对求助者的直觉。解释有时也被称为高级共情或者附加共情反应。提供信息是指与求助者交流有关经验、事件、行动选择或人物的资料和事实。即时化是在咨询面谈中对当前正在发生的事情做出的言语反应。自我暴露是与求助者分享个人的信息或经验。面质技术（也被 Egan 称为挑战技术）是指出求助者行为和言语表达中的矛盾或不一致之处。

通过下面所举的例子，我们可以看到六种影响技术的差异：

求助者［一个 35 岁的拉丁裔寡妇，有两个孩子］：我丈夫去世后，我的生活四分五裂。我一直怀疑自己是否有能力独自承担家庭责任和抚养孩子，我丈夫生前总是替我做所有的决定。我已经很长时间没有睡过好觉，而且开始酗酒——我甚至不能去想以后的事情。亲戚们尽可能地帮助我，但我仍然感到害怕。

咨询师提问：你独自应对时有何种体验——如果有的话？你对此感到最害怕的是什么？

咨询师解释：当你丈夫在世时，你依靠他来照顾自己和孩子，现在需要由你来做这一切。承担这一角色让你感到陌生和不舒服。你越来越多地喝酒，这也许是你用来避免面对现实的一种方式。你怎样认为呢？

咨询师提供信息：也许你仍处于失去丈夫的悲痛之中。我不知道在你自己的文化中，是否会有什么仪式或者什么人，能帮你减轻痛苦和伤心？

咨询师即时化：当你和我分享你的体验的，我能感觉到你的脆弱；而你能放心地让我了解你脆弱，这使我感到高兴。我想，这样做也许能够帮助你减轻一些负担。

咨询师自我暴露：我想我确实能够理解当你丈夫去世以后，你要面对和应对的东西是什么。我自己生活中也曾有过一段时期，要独自一人担负自己和两个孩子的生活。那是一段艰难的时期——同时要处理许多的事情。

咨询师面质：看来在目前这种情况下你要面对两件事情：首先你要第一次自己拿主意，这对你来说十分陌生，这使你感到害怕，你不能肯定自己是否能够做到这一点；其次你要面对这样一个事实，尽管亲戚们在尽量帮助你，但支撑家庭和抚养孩子的责任还是要落在你自己的肩上。

表6.1描述了四种影响技术的定义和目的。其中

表6.1 咨询师的影响技术的定义和目的

技术反应	定义	使用目的
提问	开放、封闭式问句	开放式问句 1. 开始会谈 2. 鼓励求助者进行陈述或获得信息 3. 引发求助者行为、感受和想法的具体例子 4. 促进求助者的交流 封闭式问句 1. 缩小讨论的话题 2. 获得具体的信息 3. 确认关于一个问题的限定因素 4. 打断说个不停的求助者，如提醒其要集中围绕当次治疗
解释（高级/附加共情）	根据求助者的隐含信息和咨询师的直觉，反映出求助者的行为、模式和情感	1. 确认求助者隐含的信息 2. 从不同的角度探讨求助者的行为 3. 增进求助者的自我理解，并影响求助者的行为
提供信息	言语交流资料和事实	1. 确认其他选择 2. 评价其他选择 3. 排除常见错误 4. 鼓励求助者探索他们曾逃避过的主题
即时化	在咨询之中描述当时正在发生的情感或过程	1. 开展关于内隐的或未表达的情感或问题的讨论 2. 在过程或互动发生的当时提供反馈 3. 帮助求助者自我探索
自我暴露	通过言语和非言语行为有目的地表露关于自己的信息	1. 培养治疗联盟中的情感协调、安全和信任 2. 传达真诚 3. 为求助者做出自我暴露的榜样 4. 注入希望和促进产生大家都一样的感觉 5. 帮助求助者考虑其他的和不同的选择与观点
面质	描述矛盾/歪曲	1. 识别出求助者混杂的（不协调的）信息或歪曲 2. 探索其他的看待求助者自己或情境的方式 3. 影响求助者以采取行动

所描述的使用目的仅带有试验性质，并不是一成不变的"真理"。还要记住实践核心中的批判性思维要求你进行自己的思索，并对这些反应技术根据实际情况进行调整（见第一章）。

本章以下部分将对六种影响技术给予描述并举例说明。你将有机会练习每一种技巧，并获取有关练习的反馈。

提问技术

提问是访谈过程中不可缺少的部分，它的有效性依赖于问题类型和提问频率。根据咨询师的技能熟练程度，提问的问题对建立和谐或不和谐的人际交往模式具有潜在的影响。初学者常假定，咨询会谈不过是一系列的问与答，并常常在某些时候提出不适当的问题，因此他们的提问常会使求助者感到更为迷惑；即使是富有经验的咨询师，有时也会过分使用这种提问的言语反应。不幸的是，当会谈陷入沉默或者你不知该说什么时，提问会成为再自然不过的事情。但是，除非你心中对于提问已有明确的目的，否则就不应当提问。例如，如果你使用一个问句作为会谈的开始，你就应意识到，你实际上是在请求助者首先开始谈话，并且要允许求助者进行同样的发问。

开放和封闭式提问

大多数有效的问话都是开放式的，它们常常以"什么""怎样""为什么""何时""何地"或"谁"等疑问词开头。根据Ivey、Ivey和Simek – Morgan的观点，开放式问句的引导词非常重要。调查显示，以"什么"开始的问句更倾向给出事实和信息，以"怎样"开始的问句与过程和情绪相关联，以"为什么"开始的问句多给出原因；同样，以"何时"和"何地"打头的问句要提供出时间和地点的信息，而以"谁"开头的句子则与人物联系在一起。使用不同的引导词构成不同的开放式问句，是十分重要的。

开放式提问在咨询情境中有多种目的，包括：

1.开始咨询会谈

2.鼓励求助者说出更多的信息

3.诱导求助者讲出行为、想法和感受的具体例子，以便咨询师能更好地理解那些造成求助者当前问题的原因

4.通过鼓励求助者讲话以及指导他们进行有目的的沟通，促使求助者发展与咨询师的关系

与开放式问句相反，如果咨询师需要得到特别事实或寻求某一具体信息时，封闭式或集中式问句则是很有用的。这类问句会以助动词和情态动词开始，并以"是"和"不"或一个短句作为回答。我们在第九章将要看到，提问是评估过程中获得信息的主要工具。下面是采用封闭式问句的例子。

1."在我们讨论的所有问题中，哪一个问题令你最感困扰？"

2."你们家庭成员中有人患有抑郁症病史吗？"

3."你计划在未来的几个月内找到一份工作吗？"

封闭式问句的目的有如下几个：

1.通过要求求助者给出具体的回答来缩小讨论的范围

2.收集特别的信息

3.确认问题的指标参数

4.打断喋喋不休讲故事的求助者

在访谈过程中，不要随便地使用封闭式问句。过多地应用会妨碍讨论，也会令求助者觉得咨询师允许他们只进行简单的回答，因而可以避开谈论敏感、重要的话题。但Hepworth等提出了一种例外的情况，他们注意到，如果求助者的"智慧和能力十分有限"时，则必须使用更多的封闭式问句。

Shainberg指出，"提问的关键之处在于让人公开自己的心路……从一个不同于求助者的角度参与到咨询中来"。她还指出，在提出真正有效的问题时，治疗师常常太过粗心和缺乏创造性。有效与无效提问的区别就在于，提问是否能够让求助者从一个新的角度和深度看待事物。她说："对许多求助者来说，被问到一个好的问题就好像得到了新的能量一样。"Shainberg还提及了一些与有效使用提问有关的情境：

1.提问的频率——问题多并不意味着问得好；

2.提问的时机——"常备"的一些问题，如"这使你有怎样的感觉？"或者"那个对你来说意味着

什么？"等，常常能够得到"恰到好处"的答案。

专栏6.1列出了Shainberg所建议的启发思维的提问例句。

使用提问句的指导原则

如果能记住以下几个重要原则，你就会有效而充分地使用提问技术。

首先，提出的问题要围绕求助者的关注点。有效的问题只能来自求助者所做的陈述，而不是来自咨询师的好奇心或者结束会谈的需要。

其次，提出问题后，要给求助者足够的时间去做出回答，要知道，求助者可能并没有现成的答案。让求助者产生急于回答问题的感觉是有害的，会让求助者为使咨询师高兴而回答问题。

第三，一次只问一个问题。一些咨询师没给求助者足够的反应时间，就提出多个（两个到三个）问题，我们把它们叫做"堆积问题"。这会弄糊涂求助者，他们可能只回答最不重要的那个问题。这个原则在为儿童和老年人进行咨询时特别有用，因为它们往往需要更多的信息加工时间。

第四，尽量避免指责性、面质性的问题。这种问题常由于咨询师的语调和使用了"为什么"一词，而带有对立性质。用"什么"代替"为什么"一词，你可以获得同样的信息。指责性、面质性的问题会使求助者产生防卫心理。

最后，在咨询过程中应避免将提问题作为主要的反应模式。对于一些文化群体的求助者来说，提问可能会被认为是冒犯和缺乏尊敬。无论在哪一种文化下，不断地提问都会在治疗关系中导致若干问题，如产生依赖性、把自己摆到专家的位置、减少求助者的责任和参与度，甚至引起求助者反感。当"不情愿"的求助者产生被盘问的感受时，提问更会造成伤害。只有当提问能够唤起新的灵感和引出新的信息时，提问才是最有效的。在咨询过程中，要想确认此时提问是否必要，就要先暗自问一下自己，看看你是否能替求助者做出回答；如果能，那么这个问题很可能就是不必要的，因为不同的答案才更有助于咨询。

使用提问的步骤

形成有效的提问有四个步骤。首先要确定提问的目标，即它是否合法和有助于治疗？在探求更多的信息之前，通常要看看你是否已经获取了求助者的信息，特别是当求助者暴露出强烈的情感时，提问之前的倾听显得尤其重要。同时这也会让求助者感到自己被理解，而不是被审问。正是基于这一原因，在所举的例子中，我们提问前都会先做一些解释或思考反应。在实际操作过程中，倾听技术和影

专栏6.1　提问例句

关于这个问题你有何种经历？
你知道这有多么痛苦吗？这令人痛苦吗？
你所描述的感受发生在身体的哪个部位？
你真的曾让自己感受过这种经历吗？
你能告诉我一些关于你对治疗的准备吗？
在这个问题上，令人恐惧（或痛苦、伤心）的是什么？
解开难题、揭露出事实，需要付出代价吗？
你不想看到（或感受到、做）的是什么？
你在生活中如何能够坚持活下来的？
在过去的时光中，是否有一些事件或伤痛使你不能忘怀？

你觉得自己的希望和渴望是什么？
你自己造成的不愉快是怎样的？
你与自己的痛苦（害怕、悲伤）的关系是什么？当你具有这种情绪的时候，你是对抗它、害怕它、远离它，还是想让别人帮助解决它，或者相信它将永远继续下去，或者自己照顾自己？
你与家人的关系怎么样？
对你自己、你的家人和你的文化来说，什么是重要的？
现在在你的生活中是一个什么时候？

响技术之间的这种衔接是非常重要的。此后，依据目标来决定哪类问题会是最有帮助的。开放式提问促进求助者挖掘自己，而封闭式提问则要留到你希望获得特别信息或者缩小讨论话题时再使用。确保你的问题围绕着求助者关心的话题，而不仅仅是你自己的兴趣。最后，应通过确认是否达到了目标来评估你提出问题的有效性。仅仅因为求助者做出了回答无法确定问题是否有用，还要考察求助者是如何回答问题的，以及某个问题所引出的解释、探究和对话的整个过程。

这些步骤可以归纳为以下的认知学习策略：

1. 提问的目标是什么，它是否有助于治疗？
2. 我能预测出求助者的答案吗？
3. 在既定目标下，我怎样开始组织问题才能使它们最为有效呢？
4. 我怎样才能知道我的提问是否有效呢？

请注意咨询师在下例中是怎样运用认知学习策略的：

求助者：我不知道应从哪里开始。我的婚姻面临破裂，母亲刚刚去世，而且我在工作中又不断地遇到麻烦。

咨询师：

1. 提问的目的是什么，它是否有助于治疗？让求助者的思想集中于她最关心的问题。
2. 我能否预测出求助者的答案？不能。
3. 在既定目标下，我怎样开始组织问题才能使它们最为有效呢？
"其中哪一个是？"
"你想讨论……吗？"
4. 我怎样才能知道我的提问是否有效呢？观察求助者的言语和非言语反应，以及后来的对话，同时也查看是否达到目的（求助者是否已开始将注意力集中于某个让她特别关心的问题）。

假定咨询师在内心进行的上述自语结束时，他开始了下面的实际对话：

咨询师提问：你现在一定感到事情非常难办［思考］。在你所提到的三件事情中，你现在最关心哪一个？　［提问］

求助者反应：我的婚姻。我想保持它，但我想我丈夫不这样想。［伴随着眼睛对视，身体姿势由紧张变得渐渐地放松下来］

从求助者的言语和非言语反应中，咨询师可以得出结论，即他的问题是有效的，因为求助者已经集中于特别问题，而且并没有被这个问题吓住。咨询师这时可以暗自庆幸自己对这个求助者提出了一个有效的问题。

学习活动6.1将会给你提供一个练习"认知学习策略"并掌握有效提问的机会。

解释技术与高级／附加共情

解释是理解和交流求助者表达的信息的技术。在进行解释反应时，咨询师要根据自己的直觉或观念识别出信息背后的模式，并将隐含的信息明确清晰地显示出来。可以用各种方式界定解释技术。我们对解释技术的定义为，根据咨询师自己的直觉，识别出求助者表达信息中暗示或隐含着的行为、模式、目标、愿望和情感。

解释反应与倾听技术（释义、澄清、情感反映和总结）不同，它针对的是隐含的那部分信息，即求助者没有明说或没有直接讲出的那部分内容。正如Brammer等人所观察到的，咨询师在进行解释时，要将求助者自己隐隐约约感觉到的东西用语言表达出来。我们关于解释的概念与Egan所说的"高级准确共情"或赫普沃斯等人的附加共情等概念相类似。赫普沃斯等指出，在这个水平的共情中，咨询师使用轻度到中度的解释反应技术，准确地识别出"问题背后隐藏着的情感或内容。咨询师的反应明示出求助者信息中那些微妙或隐藏的层面，使求助者能够接触到自己更深层的情感，以及行为中未明了的意义和目的。"而且，这些解释反应也可能发现求助者"隐藏的目的"或期盼的行为，求助者自己可能对此都不承认。这些解释反应超越已经表达出来的信息，触及到那些只被部分表达出来或暗示出来的信息，因此有"附加"共情一说。如果这些反应使用准确且时机得当，求助者就会获得一个新鲜而不同的视角。Egan将这些反应称为"高级共情"，因为它们促使求助者看得更深远。

学习活动 6.1 提问

在这个学习活动中，将给出三个求助者的实际描述。使用我们前面讲过的"认知学习策略"，对每一个求助者的信息进行提问。在运用这些策略的过程中，你也许希望大声或默读出这些问题，最后的结果即提问。先给出一个例子。答案见学习活动反馈 6.1。

例子

求助者（一个拉丁裔中年女士）：我精神很紧张。

自问 1：提问的目的是什么？它是否有效？

请求助者举例说明她什么时候感到紧张，这将有助于治疗，因为它能够加深对问题的理解。

自问 2：我能预测求助者的回答吗？

不能。

自问 3：在有目标的情况下，我如何能最有效地开始提问？

"什么时候"或"什么"。

实际提问：你说你感到非常难过。[情感反映] 什么时候你有这种感觉？[提问] 当你感到难过的时候，情形是什么样的？[提问]

求助者实例练习

每个信息都给出提问的目的，试着依据目的提出问题，同时不要忘记在提问前，要运用你的倾听技术，如释义或情感反映。

求助者 1（一个退休的欧洲裔美国中年女士）：坦率地说，去年我的房子就像地狱。

自问 1：提问的目的是什么？鼓励求助者解释对她来说地狱是怎样的，像什么样。

自问 2：我能预测求助者的回答吗？

自问 3：在有目标的情况下，我如何能最有效地开始提问？

实际提问：

求助者 2（一个 40 岁身体有残疾的男人）：有时我只是感到难过，有时这种感觉会持续一段时间，但并不是每一天都这样，只是有时这样。

自问 1：提问的目的是什么？

了解求助者是否注意到什么会让难过的情绪变好一点。

自问 2：我能预测求助者的回答吗？

自问 3：在有目标的情况下，我如何能最有效地开始提问？

实际提问：

求助者 3（一个 35 岁的非裔美国女士）：我现在就是感到压力很大，孩子太多，而我自己的时间也所剩无几。

自问 1：提问的目的是什么？

求助者有多少孩子，以及她需要对他们承担什么样的责任。

自问 2：我能预测求助者的回答吗？

自问 3：在有目标的情况下，我如何能最有效地开始提问？

实际提问：

学习活动反馈 6.1 提问

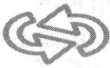

求助者 1

听起来好像你对事情失去了控制。[释义] 对你来说到底是什么情况不好？[提问] 或者这样问：对你来说它怎样像一个地狱？[提问]

求助者 2

你不时会感到有种沮丧。[情感反映] 你注意到有什么会消除这种感觉吗？[提问] 或者这样问：你注意到了有哪些特别事件会使你感到好一些吗？[提问]

求助者 3

由于要照顾很多人，留给你自己的时间就很少。[释义] 确切来说你要照顾多少孩子？[提问] 或者这样问：你对多少孩子负有多大的责任？[提问]

在咨询会谈中，适当应用解释反应可以得到许多收益。首先，有效的解释有助于建立积极的治疗关系，因为它能够加深求助者的自我剖析，提高咨询师在求助者心目中的可信度，并传达出咨询师对求助者的治疗态度。第二，解释可用来识别求助者明确表达和隐藏信息与行为之间的关系模式。第三，帮助求助者从另外一个参照框架来审视自己的行为，或从另一个角度对自己的问题予以阐释，从而对问题有更好的理解。最后，几乎所有的解释反应都可用来促进求助者的领悟。Johnson 发现，解释之所以对求助者是一个有用的技术，是因为解释导致领悟，而领悟是导致心理生活改善的关键，也是行为改变的有效的前兆。

下面的例子可以帮助你更好地理解解释反应的性质。

求助者1（一位年轻女士）：日子真是单调乏味，没有什么新鲜事，一点儿都不能让人激动，我所有的朋友都离开了。

解释：你对于与过去一样的、千篇一律的生活感到厌倦，你感到无聊、孤独，或许甚至有些不安……你渴望你的生活中发生一些新的事情、一些不同的事情、一些令人兴奋的事情。这样说符合你说的吗？

有时隐含反应可能与求助者信息中的文化内涵相关联。想一想那个在交流课上惟一的非裔美国学生 Thad 所说的话："这是我第一次要站起来，真正发表讲话的课。我觉得自己做不到，我不能讲得足够好，不能达到标准，不能像其他人讲得那样好……总之就是不够好。"敏感的咨询师可能听出 Thad 话中隐含着的文化内容，并给出类似下面这样的解释反应："像这样发表讲话，对你来说是第一次，你对此感到怀疑和恐惧，这部分地是由于这对你来说是一种新鲜经验，也可能由于你是课堂上惟一的黑人，而你对自己有一个更高的标准。"

什么使解释技术发挥作用

最近几年来，许多研究对解释反应进行了分析，但由于概念定义不同、研究设计不同、求助者样本的差异以及进行解释反应的时机不同等等，能够得出结论性的证据仍然很有限。Claiborn 提出了解释反应对求助者起作用的三种模式：一个是关系模式，认为解释是通过加强治疗关系而起作用；第二个是内容模式，认为解释反应的内容和措辞可带来一系列的变化；第三个是差别模式，认为咨询师和求助者的观念差异会促使求助者去寻求改变。Spiegel 和 Hill 总结道，就解释反应的作用和影响而言，所有这三个模式都有关联，因为每个模式"都只描述了在干预过程中某个方面的作用"。换句话说，所有三个模型都具有临床相关性。我们将在本章的另一部分对此做进一步描述。

解释反应的基本原则

由关系模式我们知道，治疗关系的总体质量影响着解释反应能在多大程度上起到帮助求助者的作用。正如 Spiegel 和 Hill 观察到的，"这种治疗关系既可以作为解释反应的来源，又可以由解释反应所加强"。解释反应必须建立在与求助者安全而沟通良好的基础上。从内容模式看，解释反应的质量与其数量同样有效。Spiegel 和 Hill 说："更多不一定更好。"

关于解释内容的另一重要方面是，要保证将你的解释建立在对于求助者准确的信息基础之上，而不要将自己的偏见或价值观投射在求助者身上。这需要你意识到自己的盲点。举一个例子，如果你有一个很糟糕的婚姻经历，你对人们结婚或维持婚姻就有偏见，那就一定要注意，这有可能影响你对求助者婚姻问题的解释方式。如果你不注意这一点，你就会很轻率地建议所有来进行婚姻咨询的求助者去离婚，这种偏见可能会妨害求助者的最大利益。

关于内容的第三个方面包括，咨询师要注意对求助者进行解释反应的措辞。尽管初步的研究认为，肯定性措辞或非肯定性措辞在进行解释上并没有差别，但我们还是相信在大多数情况下，应该用非肯定性措辞。这有利于避免使求助者对解释反应产生抵抗或防御。在进行解释反应后，要询问求助者你的解释是否恰当，以此来检查解释反应的准确性。进行澄清常常是判断解释是否准确的很有用的方法。

最后，解释的内容不应与求助者的文化背景发生冲突。由于我们的许多咨询理论是建立在欧美求助者的基础上的，这可能是一个需要加以思考的任务。重要的是，不要仅仅因为某一解释对你来说挺合理，便以为它对于一个种族、民族和文化背景不同的求助者也同样合理。

差别模式涉及咨询师给予求助者解释的深度。深度是指咨询师表达的观点与求助者的信念之间的差异程度。提供给求助者不同的观点，有利于帮助他们重新审视自己的问题。一个重要的问题是，咨询师所表达的看法应在多大程度上相异于求助者的信念。Claiborn等人的研究涉及到这个问题,他们的结果与通常的假设相符合,即差异过大的解释(也就是深度太大)更可能遭到求助者的拒绝,因为这种解释不容易被人接受,听起来太荒谬或招致求助者的抵抗。相反,与求助者的观点一致或差异微小的解释,更容易带来求助者的改变,因为这些解释"能使求助者更容易很快理解,也更容易被应用"。

解释的深度也在一定程度上影响着进行解释反应的时机——在单次会谈或整个治疗过程中都是如此。在你应用解释反应之前,求助者应当在某种程度上已经表示愿意对自己进行探索。通常,解释反应要在较后的会谈中使用,而不要急于在最初的几次会谈中就去使用,因为在解释之前你需要收集基础信息和资料。而且一般的求助者也通常需要经过几次会谈后,才能适应咨询过程中所讨论的问题类型。如果求助者适应了正在探讨的主题,并有愿意接受解释反应的表现,这时他们将会更容易接受你的解释。正如Brammer等人所说,通常要等到求助者几乎能为自己进行解释时,咨询师才应该进行解释反应。

在单次会谈内,选择解释的时机也很重要。如果咨询师担心解释有可能导致求助者焦虑、抵抗或冲破他的"情绪堤坝"时,最好将解释推迟到下次会谈开始时再进行。

求助者对解释的反应

求助者对解释可能做出不同的反应,如表现出自我理解加深、情绪得到释放,或者说话更少、更加沉默。

总的来说,关于解释的研究尚未能系统地探索求助者不同的反应,此领域的一些研究结果也有所不同。但基于这些研究,Spiegel和Hill认为,一个求助者对解释的接受程度与"求助者的自尊、精神紊乱的严重程度、认知的复杂水平等"有关。我们认为,还要增加求助者的文化归属这一因素,它也是一个重要的调节变量。

尽管使用解释反应促进领悟,这对欧美求助者来说是适用的,但其他文化的求助者未必同样看重领悟。正如Sue和Sue所言,"当每日的生存都成为问题时,咨询师采用启发领悟的方式就是不合适的"。而且,一些文化群体的求助者并未感到有反思的需要,过多地反省自己和自己的问题并不适合某些求助者,因为他们所受的教育不要求他们去细想自己和自己的思维。另外一些求助者习惯于在孤独的状态中获得领悟,而不习惯于在与诸如咨询师等的他人交流中获取领悟。在实际操作中,你可以试着先用一个尝试性的解释观察求助者的接受程度,而且心里要清楚,求助者的最初反应会随着时间而改变。

如果解释反应开始时就遭到求助者的防御或敌视,最好将这个话题暂时放在一边,以后再重新拾起来。重复是解释应用中的一个重要概念。正如Brammer等人的观察,"因为一个有用而且有效的解释可能会遭到求助者的抵抗,但咨询师有必要在适当的时机,在有更多的支持依据时,以不同的方式重复这个解释"。但是,如果你没有事先再次检查反应的准确性,绝对不要硬将你的解释施加给一个对此有抗拒情绪的求助者。

解释的步骤

形成有效的解释反应有三个步骤。首先要倾听并确定求助者信息中隐含的意思,即求助者以微妙和间接的方式传达的内容。倾听求助者的行为、模式、情感以及隐含的目标、行动和愿望等。第二,要确定你对问题的看法,你的参照框架不应与求助者的文化背景相冲突,留意我们在前面提到的一些注意事项。最后,通过评估求助者对解释技术做出的反应,检查解释的效果。要注意观察诸如微笑或沉思这样的非言语性的"认可"信号、显示求助者正从另一个角度思考的言语或行为上的线索以及提示求助者没能理解你的意思或者不同意你的观点的言语或行为上的线索。

下面的认知学习策略可以帮助你设计一个有效的解释,并评估其效果:

1. 求助者信息中隐含的那部分内容是什么?
2. 我对这个问题的看法符合求助者的文化背景吗?
3. 我怎样知道我的解释是否有效?

注意咨询师在下面的例子中如何应用认知学习

策略：

求助者（一位欧美女士）：我自己真是不明白这到底是为什么。只要我们不在家里缠绵，我的性生活总是感觉很好——甚至在车子里都行，但在家里从来都没好过。

咨询师：

1. 求助者信息中隐含的那部分内容是什么？

除非是在特别的或非常规的环境中做爱，性生活总是不太好或不令人满意。求助者不能理解她的性生活发生了什么，或许希望在家里和在其他地方一样拥有好的性生活。

2. 我对这个问题的看法符合求助者的文化背景吗？

这位求助者似乎可以相当从容地谈论或吐露她自己的性感受和性行为方面的信息。但是，一定注意不要对求助者的性取向做任何假定，我们这时还不知道这个求助者是同性恋、双性恋或异性恋者。

假设这时咨询师结束了内心自语或对情境的想象，他接着就会进行下列的对话：

咨询师的解释：安妮，下面的解释我可能理解得不对。但似乎你内心里只向往着在非常规的场所做爱，在那种地方你有很多新鲜感和兴奋感。你还不太能理解这些，也许希望你能在家里也有很棒的性生活。这么说准确吗？

求助者[双唇张开，有点微笑，眼睛睁得大大的]：我自己从未那么想过，我猜想当我做爱时，确实希望周围有一些刺激——也许正是这个原因使我觉得在特殊的地方，比如在电梯里做爱，很富有挑战性。

这时咨询师可以肯定，解释产生效果了，因为求助者非言语的"认可"行为以及她的言语反应都表明解释正中目标。咨询师可以接着帮助求助者探察她生活中的其他方面是否也需要刺激或挑战才行。

学习活动 6.2 提供给你一个练习解释反应的机会。

学习活动 6.2　　解释

在这个学习活动中，将给出三个求助者的实际描述。运用我们前面讲过的认知学习策略，分别对每个描述进行解释反应。你可以大声说出或在心中默想在进行解释反应时应该问自己的问题。练习的结果应该是你可以大声说出、或者写下来的总结反应句子。在三个练习之前会给出一个例子。答案见学习活动反馈 6.2。

例子

求助者（一位年轻的亚裔美国女士）：我不知道做什么。我想自己从未想到过会被要求做一个督导，我对能成为工作集体的一分子就已经感到非常满足了。

自问 1：求助者信息中隐含的那部分内容是什么？

求助者害怕去做超出她目前工作的事情。想到这种职位转变，她感到不确定，还可能有点不能承受，也许她在担忧如果她走出集体而成为督导，会失去她在集体中的位置。自问 2：我对这个问题的看法符合求助者的文化背景吗？

上述理论的解释反应没有考虑求助者的亚裔背景，她作为普通一分子在集体内工作时，心理可能更舒服一些。

实际的解释反应：尽管你的工作非常出色，但你似乎不愿被提升到一个更高的位置，这个位置要求你独立地工作。可能有各种原因使你这样做，我不确定这是否部分由于你的文化背景，这种文化背景强调群体归属感，要为群体的利益工作，而不是谋求个人的升迁。

求助者实例练习

求助者 1（一位年轻的土著美国女士）：我再也不能忍受被男人触摸。我被强奸后，他们想让我到这家医院看医生。当我不愿意来时，他们便认为我疯了。我希望你会不认为我是为此而发疯。

实际的解释反应：

求助者 2（一位 50 岁的约旦男人）：的确，几年前当我被解雇时好像很沮丧，毕竟我当了 23 年的工程师。但监管这些保管员的工作使我可以养家糊口，所以我应该很感谢这一切了，然而我为什么仍感到心情低落呢？

实际的解释反应：

求助者 3（一位年轻的欧洲裔美国男士）：我跟苏茜（他的女朋友）在一起时感觉棒极了，但是我告诉她我不想结婚。她总是对我发号施令，试图告诉我应该做什么。她总是来决定我们要做什么、什么时候做、在哪里做等等，我真是挺烦她的。

实际的解释反应：

学习活动反馈 6.2 解释

求助者 1

解释反应举例：我猜想不仅强奸事件影响了你对其他男性的信任——甚至包括男医生，而且你的文化背景也起了一定作用。如果你以传统的方式寻求帮助，你的反应是不是就会不同了？

求助者 2

解释反应举例：听起来你的意思好像是说，当你失去工程师职业时，你同时也失去了你从自己的文化中所学到的东西，即作为一个男人、一个丈夫、一个父亲所应具备的角色特征，即使你很高兴得到了工作，但你也为丧失上述那些东西，如失去作为一个男人、一个丈夫、一个父亲、一个家庭养护者的生活意义，而感到沮丧。我这样说对吗？

求助者 3

解释反应举例：你喜欢和苏茜呆在一起，但是你感到有和她成家的压力，而且她老爱发号施令也让你讨厌。听起来你好像希望在这个关系中有更多的控制力。这符合你刚才所说的吗？

提供信息 *

（* 本节主要是关于在咨询会谈中如何提供信息，但在咨询会谈之外向求助者提供信息资源也非常重要。诺克罗斯等的《心理卫生自助资源权威指南》在这方面提出了一个有用的纲要。该书针对许多心理卫生问题，列出了超过 600 种书籍、电影和网址的介绍和评论。）

在咨询会谈中，求助者很多时候会提出要了解有关信息的合理要求。例如，一位自诉被丈夫虐待的求助者，也许会需要关于法律权利和诉讼途径的信息。一位最近身体不适的求助者，会需要一些关于工作和其生活方式，比如家务活或性行为等，适应性改变的信息。注意，信息提供是女权主义治疗方法中的一个重要工具。这类治疗师可能会为求助者提供以下信息：性别角色的世俗观、文化背景对性别角色的影响、女性获得权利的方法、导致女性权利丧失的社会/政治结构等。最近的研究发现，在进行咨询会谈时，咨询师倾向于提供有关咨询过程以及求助者行为方面的信息。

我们将信息提供定义为对个人经历、事件或人物的信息或事实进行的语言交流。如表 6.1 所总结的那样，咨询过程中的信息提供技术有四个目的。首先，当求助者不知道自己有哪些选择时，就要为其提供信息，这有助于帮助求助者明确其他解决问题的方法。比如说，一个怀孕的求助者说打算离婚，因为这是她惟一的选择。尽管她最终仍可能会决定这样做，但在做出最后的决定前，她应知道其他的选择。当求助者尚未意识到某个选择或行动计划的可能后果时，对其进行信息提供是有帮助作用的。例如，如果求助者是未成年人，而且不知道她需要父母的同意才能堕胎，这时告诉她这一信息，就有可能影响她的决定。信息提供也可用来校正无效的或不可靠的信息，或驱逐迷信观念。换句话说，当求助者对某事的信息有误时，应该为其提供信息。比如，基于堕胎是控制生育的方法这种错误想法，一位怀孕的求助者可能会决定堕胎。

提供信息技术的最后一个目的是要帮助求助者审视他们自己一直回避的问题。例如，一年来一直感到身体不适的求助者，当得到忽视疾病治疗可能会带来不利后果的信息时，也许他会尽快地进行身体检查。

提供信息与建议的区别

要注意信息提供有别于提出建议。提建议是给听者推荐或策划一个具体的解决方法或行动途径，并让他照着去做。相反，提供信息则是交待与主题或问题相关的信息，由求助者自己决定最后的行动途径。注意下例中这两种反应的区别。

求助者（一位年轻的妈妈）：我发现真是很难拒绝孩子提出的要求，很难对她说不。即使当我明知她所提的要求是无理的，甚至可能会给她带来危险时，我也难以拒绝。

咨询师（提出建议）：为什么不从现在开始呢？

开始时只对她的一个要求说"不"，可以是你认为最好拒绝的任何一个要求，然后再看看情况会是怎样。

咨询师（提供信息）：我想我们可以讨论两个可能影响你处理这种情况的事情。首先来谈谈如果你说不，你感觉会发生什么情况？另外，我们也可以谈谈，当你还是孩子时，你在家里提出的要求是被怎样对待的？父母怎么对待我们，我们也就会怎样对待自己的孩子。这种方式非常自然，我们甚至不会意识到事情是这样的。

在第一个例子中，咨询师推荐了可能成功、也可能不成功的做法。如果这种做法奏效，求助者会感到兴高采烈，并期望咨询师还有其他神奇的解决办法。如果这种做法失败了，求助者会感到更没有信心，并怀疑咨询是否真的能够帮她解决问题。适当而有效的信息提供呈现的是让求助者能够去思考或去做的事情，而不是教求助者应该做什么；是他可以考虑什么，而不是必须考虑什么。

提出建议有几种危险，因而会成为咨询师的潜在陷阱。首先，求助者不仅会拒绝咨询师所提出的这条建议，而且会拒绝任何其他的建议，以此来建立自己的独立性，并阻挠咨询师希望对求助者施加影响的任何努力。第二，如果求助者采纳了咨询师的建议，而依照这一建议所采取的行动却失败了，求助者可能会将此归咎于咨询师，并过早地终止治疗。第三，如果求助者按照建议去做，并对行动的结果感到高兴，求助者会变得过于依赖咨询师，而且即使不是去要求，也会期望咨询师能在以后的会谈过程中提供更多的"建议"。最后，总会有这样一种可能性，某一求助者错误地理解了建议，在按照自己对咨询师建议的理解去做时，可能给自己或他人带来危害。

提供信息的基本原则

当对信息的需要与求助者的愿望和目的直接相关，并且当对信息的呈现和讨论可用来帮助求助者达到这些目的时，则信息提供就是适宜的。

为了正确应用信息提供技术，咨询师应考虑三个主要原则，如何时进行信息提供、需要什么样的信息、信息应如何传递。表6.2总结了在咨询中提供信息的基本原则——"何时"、"什么"、"怎样"。第一个原则"何时"是关于了解求助者对信息的需求。如果求助者没有了解全部信息，或者掌握了错误的信息，则存在对信息的需求。

为达到好的效果，应选择合适的时机提供信息。在传递信息前，求助者应有愿意接收信息的表现。如果过早地进行信息提供，所提供的信息可能会被求助者忽视。

咨询师还应明确，什么样的信息对求助者来说是有用而切题的。总的来说，如果所提供的信息是求助者自己无法发掘的，而且如果求助者有依据所提供的信息做出反应的能力，这种信息便是有用的。咨询师还应确定是否应按一定顺序提供信息。因为求助者往往对最先提供的信息记得最好，所以应首先提供最重要的信息。最后，要记住不要将信息强加于求助者，利用什么样的信息并做出什么样的反应，最终取决于求助者自己，换句话说，咨询师不应利用信息提供，来将自己的价值观微妙地施加于求助者。

表6.2 "何时"、"什么"和"怎样"提供信息

"何时"——认识到求助者何时需要信息	"什么"——应提供哪种类型的信息	"怎样"——会谈中应如何传递信息
1. 识别出求助者目前已有的信息	1. 确定对求助者有用的信息类型	1. 避免使用专业术语
2. 判断求助者目前的信息是否可靠？是否基于事实？是否充分？	2. 将有关的事实全部呈现出来，不要让求助者回避不好的信息	2. 明确信息的可靠来源，使信息准确
3. 要等到求助者做好准备接收新信息，避免过早地提供信息	3. 提供信息的顺序（A在B之前）	3. 限制一次会谈所提供的信息量，不要超负荷
	4. 信息是否与求助者的文化背景相容	4. 询问求助者对信息的感受
		5. 知道何时停止提供信息
		6. 用纸和笔强调重要的观点或事实

提供信息很重要的一点是，信息是否与求助者的文化背景相容。Lum 观察到"在许多跨文化接触中，交流的双方所采用的信息类型不同"。一些研究也表明，不同文化背景的人所注意的信息类型不同。在美国对非欧美求助者进行咨询时，咨询师太轻易而且太经常地向他们提供基于欧洲文化背景的信息。例如，一个患病的求助者，如果他是欧美人，向他提供关于医生和医院方面的信息是有用的。但是，对许多非欧美求助者来说，这样的信息在他们自己有关健康和疾病治疗的文化中是完全无关的，所以这种信息对他们来说根本没用。

以欧美为中心的信息和其他文化群体的信息之间存在差异，这在家庭治疗上非常多见。大家庭的概念（指家庭成员间缺乏明确界限的家庭系统）就是一个最好的例子。在美国，对于欧美家庭来说，大家庭是一种病态的表现，因为他们认为成员个人的自主权在这种家庭中得不到实现。但是，对于许多亚裔家庭及一些来自欧洲农村的家庭来说，大家庭是一种完全正常的模式，而其他类型的家庭生活结构对他们来说都很陌生。在许多这样的家庭中，家庭的利益高于成员个人的需要和愿望。在这些家庭中界限模糊不清的方式，通常不会在欧美家庭中出现。例如，在亚洲，小孩子可以让妈妈一直背到3岁或4岁，如厕训练也比较晚，而且经常有"合睡"的做法——孩子和家长同睡一室。如果咨询师想当然地认为这种行为是病态的，并向求助者提供诸如要变得更有"个人的独立意识"或"建立更明确的私人界限"这样的信息，求助者可能会感到被误解，而且也会因此感受到很大的冒犯。因此，要进行有效的信息提供，咨询师就应问自己这样一个很重要的问题：我向求助者提供的信息带有何种文化色彩？它与求助者的文化背景冲突吗？如果你不仔细评估向求助者提供的信息是否反映出你自己的假定，不但你的信息会有可能不很合适，而且还会使求助者丧失对你的信任。从实践核心（第一章）中我们知道，由于全球化的影响，在我们向求助者提供各种信息时，我们无法承受继续在文化上的闭塞。

通过科技提供信息

需要注意的是，信息不但可以在治疗中提供给求助者，也可以通过电子的方式提供。例如，一位因刚刚得知自己患上脑部恶性肿瘤而感到痛苦的求助者，不但可以从咨询师在会谈中所提供的信息获益，而且可以从电子信息中获益。我们并不认为所有信息都应该以电子的方式提供给求助者，但是我们确实感到，电子信息将会成为在咨询过程中变得日益重要的一种提供信息的工具。现在，求助者可以访问许多有用的网站；而且，许多社区服务、转介资源和信息服务现在都可以在网上找到。此外，网上还有许多种类的支持团体，对于"居家"的求助者尤其有用。

对于多样的求助者群体，有许多网站提供可能是具有针对性的信息。然而，许多处于主流群体之外的求助者，例如一些农村、低收入和有色人种的求助者，缺乏接触计算机技术的方便途径，因为这种技术并没有"在社会或世界的各个角落平均地分享"。除了这些公平问题以外，关于通过计算机提供信息也引发了道德问题。正如 Bloom 所指出的，"科技信息没有中央仓库和配送点……信息高速公路上的旅行者需要多加小心"。网站的质量和准确性存在着极大的差异。有些网站可能不适合儿童求助者，而许多聊天室里有侵犯性的语言。这是实践核心（第一章）中提到的一种情境，咨询师需要应用他们的核心知识和技能，批判性地思考：通过电子手段进行信息提供是否明智？对于某个特定的求助者它是否有效？是否存在有什么道德问题？那些受压迫的、脆弱的、很难得到服务的求助者能方便使用的方式是什么？

正如 Nurius 所指出的，由于"对心理学信息资源没有审阅者、编辑和监督者，任何人只要愿意，都可以将有关信息放到网上，因此每个人必须在很大程度上做出自己的判断"，以便解决有关电子信息的质量、适合性和可获得性的问题。不过，美国心理学会创建了一个网站，以帮助人们评估网上的资源。

Schoech总结了电子信息优点与不足。优点包括方便和灵活性、自己把握时间节奏以及向求助者提供教育服务。不足之处在于它缺乏规则和道德标准，尚缺乏对其有效性的研究，并且对某些求助者来说，这种信息提供可能过于程序化和过于机械。现在，一些人文服务的专业组织开始提供有关助人过程中的信息技术的使用标准。在第二章中，我们提到了刚刚建立的一套关于网上咨询的伦理道德标准。我们还发现Grohol提供了一个关于网上心理健康资源的非常好的手册。这本参考手册一般每年都要更新，因此它包括了最新的信息。此外，最近三期的《人文服务科技杂志》都是关于在使用网络进行人文服务之中目前存在着的和未来可能出现的问题。最后，Schoech的一本关于人文服务科技的书还提供了许多有用的网址，并论述了关于（1）计算机辅助与辅助性科技的指导，（2）计算机软件程序与专业监控的支持团体，以及（3）危机管理、认知疗法、性治疗、伴侣治疗与恐怖症的计算机辅助治疗的应用。正如Schoech所指出的，"求助者使用的大多数网络科技都是关于教育和信息的"，包括关于心理健康和心理疾病、各种治疗方法和药物方面的信息。

在咨询过程中，如何提供信息很关键。提供信息的方式应会使求助者感觉咨询师的信息是有用的，并鼓励他倾听和利用这些信息。应尽可能客观地呈现信息，不要因信息可能令人不愉快而回避某些信息。当然还要尽量不提供过多的信息，因为多数人无法在同一时刻记住大量信息。你提供的信息越多，求助者能够记住的越少。而每次只提供几个信息，便会达到最好的记忆效果。

对不同的求助者来说，信息可能具有不同的意义强度和情感冲击力。一些相对简单的信息，如介绍咨询过程、职业或简历不会引起求助者的情绪反应；但是另外一些能够带来深刻而长远影响的信息，如解释测验结果，则可能会引起求助者愤怒、焦虑或者情绪释放反应。因此要与求助者一起讨论信息可能引起的反应，努力促使求助者理解所提供的信息，不要用专门术语对信息进行解释。可利用纸笔画出示意图表，来帮助求助者理解信息的重要之处，也可让求助者记录下关键的地方。还可让求助者总结或复述信息，以确认他们对信息的理解。另外，咨询师要知道何时应停止提供信息，因为不断提供信息，会使求助者有借口不去采取具体行动。

信息提供的步骤

为求助者提供什么信息、何时提供信息以及怎样提供信息，咨询师可参照如下6个步骤进行。首先，要评估求助者对于了解自己的问题尚缺乏什么样的信息。其次，要确定准备提供的信息与求助者文化的关系。第三，确定信息提供的顺序，以利于求助者的理解和记忆。第四，考虑能促进求助者理解的信息呈现方式。特别是在跨文化咨询中，咨询师要以求助者能够理解的语言和风格去呈现信息。第五，评估信息内容可能对求助者带来的情感冲击。最后，判断所提供的信息是否有效，这就要注意求助者对信息的反应以及随后求助者利用信息的情况。我们注意到，有些求助者将信息"储存"起来，很久以后（甚至咨询结束后）才利用它们。如果你是使用科技手段提供的信息，记得进行追踪并询问求助者对之的反应、疑问和担忧。

为了帮助咨询师提供信息，我们将上述6个步骤以认知学习策略问题的形式复述如下：

1. 求助者对自己的问题缺乏什么样的信息？
2. 将要提供的信息对于求助者的种族、文化来说，是相关而恰当的吗？
3. 我怎样安排信息的呈现顺序才更好？
4. 我怎样呈现这些信息，以使求助者更容易理解？
5. 这些信息可能对求助者造成哪些情感冲击？
6. 我如何才能知道，我所提供的信息产生了效果呢？

参见学习活动6.3中咨询师使用上述认知策略的例子。

即时化反应技术

即时化是咨询师在治疗中描述此时此刻发生事情的一种言语反应特点。即时化也被认为是一种真诚和直接、相互的谈话。即时化虽然也涉及到自我流露，但是它只与当前情感的自我流露有关。在建

学习活动 6.3 提供信息

在这个学习活动中,给你提供了三个求助者情境,请使用前面描述过以及下面还要刻画的认知学习策略,判断求助者缺乏什么信息,并做出适当的提供信息反应。你可以大声说出或在心中默想在设计提供信息反应时问自己的问题。在三个练习之前会给出一个例子。答案见学习活动反馈6.3。

例子

求助者是一对30多岁的夫妻,丈夫加斯是欧美人,妻子阿莎妮是亚洲人。他们在管教4岁儿子的问题上产生分歧。加斯认为孩子被惯坏了,纠正的方法就是打屁股。阿莎妮则认为孩子是"特殊"了些,最好的管教方法是理解和爱护他。两人的行为也不同,加斯常常责骂和打孩子,而阿莎妮则在一旁看着,安慰孩子,并替孩子说情。

自问1:这对夫妻对此问题缺乏什么样的信息?

缺乏有效的管教和养育儿童技巧的信息。

自问2:根据两人的种族和文化背景,提供这种信息是相关和适当的吗?

我必须认识到,夫妻俩的文化价值观对他们的养育方式造成了不同的影响。因此所提供的信息必须适合两种文化价值观,比如:

1. 有时所有孩子都必须有所约束。
2. 父母与孩子的关系有长幼之分。要教育儿童尊重家长,家长也要尊重儿童。
3. 父母的管教行为一致时,孩子的表现会更好。父母不要总是争执,特别是不要当着孩子的面。

自问3:我怎样将三个信息排序呢?

先讨论3——家长行为要一致。虽然各个文化的管教方式不同,但它们无所谓对和错。要强调共同点。

自问4:我怎样提供这个信息才能使他们更容易理解呢?

要使信息与两人的价值观都有联系。母亲看重理解、支持和呵护,而父亲看重权威、尊重和控制。

自问5:这个信息可能会对求助者产生什么样的情感冲击呢?

我应以积极的方式提供信息,这样才会吸引他们。一定小心不要站在任何一方,使一人感到轻松,而另一人感到焦虑、内疚和情绪低落。

自问6:我怎样知道所提供的信息起到了作用呢?

我要观察和倾听他们的言语和非言语反应,看他们是否同意这个信息;还要看他们以后如何使用这个信息。

实际的提供信息反应:加斯、阿莎妮,我感觉到你们都爱自己的孩子,并希望他得到最好的教育。所以在这个基础上,你们可以尝试找出最好的教育方式。在讨论孩子和他的行为时,要记住,只有当你们俩采取一致的教育方式时,孩子的表现才能更好。我想你们争执的部分原因是你们来自教养方式不同的文化。或许我们应先来谈谈这种文化差异,然后再找出你们容易取得共识的地方。

求助者实例练习

求助者1(年轻的土著美国人):他因为多次酒后驾车而被吊销了驾照,他很恼火,因为他认为6罐啤酒并不会妨碍他驾车。而且他说,他从来没有发生过交通事故。他的许多亲戚酒后驾车多年,也没有出过任何问题。他认为吊销驾照表明,白人想从他那里夺走应属于他自己的东西。

信息提供反应:

求助者2(一个非裔美国人):他被法院强制进行戒除吸食海洛因的治疗。在治疗中,他谈到他与几个性伙伴一起吸食海洛因。当向他讲这有可能导致艾滋病时,他的反应是艾滋病永远与他无缘。

信息提供反应:

求助者3(35岁的欧裔美国妇女):她有两个十几岁的女儿,在一家大工程公司任执行秘书。她与丈夫的关系很糟糕,已经持续几年时间了。她想离婚,但又犹豫,因为她担心会被别人认为是在制造麻烦,也害怕因此而失去工作,再者她也怕光靠自己一人的力量难以在经济上养育两个女儿。但她相信,离婚会令她高兴,并从根本上解决自己的内部冲突。

信息提供反应:

学习活动反馈 6.3　提供信息

求助者 1

实际提供信息反应：我注意到，对你来说吊销驾照是白人不公平、不公正的又一个例证。我还注意到，你看到许多亲戚都在酒后驾车。所以基于上述理由，你很难相信 6 罐啤酒可以影响驾驶行为。但事实上，它确实影响你的判断力和反应的速度。到目前为止，你还没有出过事故。但酒后驾车很可能会使你自己或其他人的生命受到威胁，你应当想到这一点。你愿意不愿意同我一起观看一段电影剪辑或者浏览一个网站呢？

求助者 2

实际提供信息反应：你说你根本没有可能得艾滋病，但我想知道，你对艾滋病的了解有多少。你知道有多少黑人男子被检查出艾滋病阳性吗？你知道这种病毒通过共用针头和体液是很容易传播的吗？

求助者 3

实际提供信息反应：谈到你的情况，我打算说几件事情。首先，你可以考虑找一个专门处理离婚问题的律师，这对你可能会有用，他可以告诉你关于离婚的后果和程序方面的具体信息。通常情况下，人们不会因为离婚而丢了工作。而且，在大多数情况下，在孩子成年前，可以要求你丈夫付抚养费。我建议你与律师谈谈这些问题。我想用些时间与你讨论的另外一个事情是，你认为离婚后会感到很快乐，真的很有可能是这样。但是，你也要记住，结束一种关系的过程——即使是一种糟糕的关系——都会让人内心非常不宁。它不仅会使你得到解脱，也常常带来丧失的感觉，而且可能会使你为自己和你的孩子感到悲伤。

立彼此关系的过程中，当人们回避即时化时，距离感就会产生。

在咨询过程中运用即时化时，治疗师要对三个方面做出即时反应：（1）咨询师的想法、情感或行为；（2）求助者的想法、情感或行为；（3）两者的相互关系。下面是有关三种即时化反应的一些例子：

1. 咨询师即时化：在咨询过程中，当咨询师的想法或情感出现的"那一刻"，咨询师要将它们表达出来。

"今天我很高兴见到你。"

"很抱歉，我很难抓住重点，让我们再重复一遍。"

2. 求助者即时化：咨询师要给求助者一些反馈，将求助者正在表现出的行为和情感告诉他们。

"你现在有些坐立不安，看起来不太舒服。"

"现在你真的笑了。关于那件事你一定非常高兴。"

3. 关系即时化：咨询师要表达出他对咨询关系的看法和情感。

"我很高兴你能与我共享。"

"今天我们建立起来的关系，使我感到很高兴。"

关系即时化或者涉及"此时此地"的相互作用，或者涉及相互关系的整体模式和发展阶段。例如，"我知道在我谈话时，你眼睛看着别处，手和脚还在不断敲打着。我猜想，你是否对我感到不耐烦了，或者觉得我谈得太多了"（特定的相互作用）。考虑另外一个例子，其中关系即时化集中于相互关系的发展和模式上："我在这次治疗过程中感觉很好。我记得几个月前我们第一次开始会谈时，彼此间都很小心翼翼，都觉得不太容易表达自己的思想。今天，我知道我们不会再仔细斟酌如何用词了。我们彼此感觉非常舒服。"

即时化反应本身不是目的，而是帮助咨询师和求助者间进行更好配合的手段。如果把追求即时化作为目标，那它起到的作用常常不是帮助而是干扰。即时化主要用于处理那些如果不加以解决就会妨碍咨询关系和治疗联盟的问题。在下面例子中，即时化反应的运用是起到帮助作用的：

1. 谈话或行为的犹豫或"谨慎"（玛丽，我知道你［或者我］似乎正在非常谨慎地措辞——好像你［或者我］可能会说错了什么似的）。

2. 敌意、生气、怨恨、激怒（"乔，你表示想让我把这个时间段留给你，但下周你却有可能不来。所以，现在我感到十分生气。因为你上两周已经违约两次。我很为我们之间的关系而担心"）。

3. 感觉被"困住了"——缺乏重点和方向感（"我现在觉得，我们本次会谈有点像用坏了的唱片。我们就像唱针在同一纹道内做无谓的运动，没有真正放出任何一点音乐，也不知道向任何方向走"）。

4. 紧张与信任（"我知道，我们现在都能感觉到有点不舒服和紧张。心里都在问：我们是谁？我们的谈话将向哪里去？将要发生些什么？"）。

即时化反应也可用来处理第四章中谈到的移情和反移情的问题。

即时化有三个目的。一个目的就是公开表达你对自己、对求助者或者你们间的关系的现时感觉，而这些感觉以前从没有直接表达过。一般认为，除非咨询师意识到并及时做出反应，否则不将有关相互间的关系感受表达出来，就有可能会阻碍有效的沟通，或者会阻碍相互关系的进一步发展，特别是当这种感受带有消极的色彩时。在这个方面，即时化可以减小由于不承认存在潜在的问题而可能疏远的咨询关系。

即时化的第二个目的，是针对此时此刻相互关系中的某些方面展开讨论或提供反馈。反馈包括分享咨询师的情感，以及咨询师在互动过程中观察到的一些事情。即时化不是用来向求助者描述所有的感受或观察，而是将那些正在发生的、可能影响求助者对咨询师感受的事情加以公开讨论。通常应由咨询师决定何时开始这种讨论。即时化反应可以是引起公开讨论的一种手段，如果用得恰当的话，它能够增强双方的工作联盟。

即时化的第三个目的是帮助求助者进一步认识自己与他人的关系，以及这种人际关系出现问题的背后原因。Teyber称求助者的人际关系为"人际风格"，并指出有三类主要的人际风格：朝向他人、远离他人和对抗他人。即时化反应在这方面能够发挥作用的原理就在于，通常求助者与咨询师相处的方式，也就是他们在生活中与他人相处的方式。例如，如果何塞与治疗师是对抗的，他在生活中很可能也与其他重要人物相对抗。如果凯瑟琳娜将治疗师理想化，那么她很可能也在生活中把其他重要人物加以理想化。如果乔格特意地取悦治疗师，那么他很可能也在努力地取悦其他人。即时化反应可以向求助者示范如何讨论和解决他们在治疗之外的人际关系问题。无论求助者是个人，还是伴侣、家庭或团体，通常都会遵从咨询师所展现出来的人际关系模式。

基本规则与求助者的反应

咨询师有效地利用即时化反应技术时，可参照下列几条规则。首先，咨询师要即时描述出他看到的此时此刻正在发生的事情。如果咨询师非要等到疗程结束时，甚至等到下次会谈时才进行描述以前发生的事情，那么其影响效果就会减少或丧失。而且，如果忽略相互关系中的情感因素甚至不予理睬的话，那么它们就会慢慢地积聚起来，最终以更为激烈或扭曲的方式表达出来。咨询师如果延缓使用即时化反应以便开始必要的讨论的话，那么这些没有得到解决的情感或问题就有可能损害双方的关系。

其次，为了反映"此时此刻"的体验，即时化句子应该使用现在时态，如"我现在感到不舒服"，而不是"我刚才感到不舒服"。这向求助者示范了如何表达当前的感受，而不是过去的感受。

进而当你谈你自己的情感或知觉时，要强调表示出"我"这个主体，要使用自身代词"我"或者"我的"等等。比如"我现在对你有些担心"，而不是"你使我感到担心"。用"我"来表达此时此刻的感受，会增加求助者对你即时化反应的接受程度。赫普沃斯等人指出，"我"的字句在小组活动中也非常有效，它们可以"深深地影响小组咨询过程的质量"。

此外，像使用其他反应策略一样，咨询师应考虑到时机问题：在咨询疗程的前期，过多使用即时化反应，会使一些求助者感到有压力，并且会使咨询师和求助者都产生焦虑。

文化差异也影响到是否要使用即时化的决定。有些求助者可能对于讨论个人情感感到尴尬，或者当咨询师要求时不愿给出反馈意见。

正如Gazda等人所说："在使用即时化反应前，双方间最好已经建立起一种很牢固的基本关系。"如果咨询师使用了即时化，并且感到它引起了求助者的恐慌，那么咨询师就应确定，求助者还没有准备好去应付这些情感和问题。咨询师并不需要将自己所有的感受和观察都讲给求助者。咨询过程不必变成一种沉闷的讨论，也不该是一种忏悔。总的来说，应当将即时化策略专门用来探索最重要的或最有影响的情感问题。当然，从来不使用即时化反应的咨询师，也许正在试图回避某些可能对相互关系造成重要影响的问题。

最后，在使用即时化反应时，即使时机安排得非常好，咨询师仍需注意，即时化反应要针对咨询关系中正在实际发生的事情，而不是对求助者的反移情进行的反应。例如，乔伊是一个实习咨询师，开始会见他的第一个求助者玛利亚。玛利亚感到非常抑郁，因此他建议与精神病医生一起进行咨询。玛利亚接受了这个建议，于是乔伊为她安排了下一周的治疗。到了约定的咨询时间，乔伊带玛利亚来到精神病医生的候诊室，而此时他们被告知，由于时间安排上的原因，她必须要等待至少一个小时才能开始咨询。玛利亚变得很不高兴，斥责乔伊，说她为了安排这次咨询，牺牲了工作时间，并因此而损失了工资。乔伊根据自己的第一反应做出了如下的回应："好吧，如果你这样觉得的话，或许你下周也不用再来见我了。"幸好，乔伊与他的督导具有安全而信任的关系，他在与督导的谈话中谈出了这件事。督导帮助乔伊看到，他脱口而出的话，更多地是他自己反移情的反应，而不是真正基于他对玛利亚和自己关系的真实感受。事实上，他非常喜欢为玛利亚进行咨询，她对他来说是重要的。但他做出的反应只是出于他自己的感觉，在他的眼中，玛利亚好像并不看中他自己和咨询过程。

避免类似乔伊这样的事情的一种方式，是探查在你的即时体验背后的情感——例如，你表面上可能有讨厌或厌烦的感觉，但是更深的探查却发现好奇或同情的感觉。或者，你可能对求助者的迟到感到气恼，但是更深的探查却发现，你只是对求助者没有更投入咨询过程而感到失望。

即时化反应的步骤

即时化反应是一套复杂的技能，不但需要批判性思维，而且需要机敏的适应。即时化反应的第一步（或实际言语反应的一个重要条件）是一种意识能力，或者说是一种感觉到相互关系中正在发生事情的能力。要做到这点，你必须随时注意互动的变化，以了解对你、对求助者以及对你们发展中的关系正在发生的事情。这种意识也意味着，你能够读懂各种线索，而不至出现大量的理解性错误，也不会把自己的偏见和盲点投射到互动之中。有了意识能力之后，下一步则是进行言语反应，与求助者共享你对互动过程的感受和印象。有时这也包括分享多种感受，或者分享冲突情感。即时化的关键点在于强调此时此刻——现在的感受。

第三步是以中性和描述性而不是评价性的形式，叙述情境或者靶行为。第四步是识别问题情境的具体效应、关系问题，或者求助者对他人和对你自己的行为。通过真诚地与求助者分享"对方如何影响了自己"的感受，就会有助于求助者采取某些行动，这较之于哄骗、恳求或教导的手段更有助于求助者的改变，后几种手段常常会带来不良的后果。最后一个步骤是了解求助者在你运用即时化反应后做出的反应。例如，你可以问求助者类似这样的问题："对于我刚才所说的，你的反应是什么？"如果你使用这个技术没有产生效果，求助者常常可能变得自闭、退缩或甚至对你进行斥责。如果即时化有帮助作用，求助者则会提供反馈并参与进行更多的探索。

为了帮助你形成有效的即时化反应，考虑下列认知学习策略：

1. 现在正发生着哪些事情——我——求助者——过程和我们之间的互动——需要我们进行讨论？
2. 我如何形成以"此时此地"的方式对这个问题进行即时化反应？
3. 我如何以描述性而非评价性的方式讲述这个情境或行为？
4. 我如何识别这个情境或行为的具体效应？
5. 我将如何得知我做出的即时化反应是否对求助者有用？

请注意在下面的例子中，咨询师如何使用这种认知学习策略做出即时化反应：

求助者：伊沙贝拉正在为是去找工作还是回学校学习的决定而挣扎。在每周治疗之外，她都会用大量的电子邮件和电话来淹没你。你对此感到厌烦，想要加以摆脱。因此在治疗中，当她谈到她与人联系时遇到大的困难（如别人不做出任何回应）时，你决定使用即时化技术进行反应。

治疗师：

自问1：现在发生了什么事情需要进行讨论？

我——我有要摆脱伊沙贝拉的想法。

她——她在治疗之外，出现了使用电子邮件和电话来淹没我的行为模式，我假设这也可能发生在她生活中的其他人身上——这背后很可能存在着焦虑和不确定的感受。

我们之间的互动——随着她要求我给予她更多的时间和精力，我发现自己正在尝试退缩，并给她更少的帮助。

自问2：我如何以"此时此刻"的方式做出讨论这个问题的即时化反应？

使用现在时，并从我意识到的那些内容开始，例如："我意识到，我对你的一些感觉，可能与你和其他人的关系体验有联系。"

自问3：我如何以描述性而非评价性的方式叙述这个情境或行为？

使用"我"字句，为自己的感受承担责任。叙述她使用电子邮件和电话的行为，而不要过多地责怪她。

自问4：我如何识别这个情境或行为的具体效应？

描述我在这个过程中看到的事情——随着她使用电子邮件和电话，要求我付出更多的时间和精力，我发现自己正在退后，给予更少帮助，并且猜测这是否也是她与别人联系时遇到的困难的一部分。

自问5：我将如何得知，我的即时化反应是否对求助者有用？

我将会在我做出即时化反应后，马上询问她的反馈。

即时化反应：伊沙贝拉，我意识到，你的一些感受可能与你对学习或工作的决定有关，也与你试图与他人联系时他人缺乏回应有关。如果你愿意听的话，我想现在和你分享这些感受〔停顿以征求她同意的表示，常常是非言语的表现〕。好吗？好的，我发现，当你每天通过电子邮件和电话问我你该怎样做的时候，你是在要求我给予你更多的时间，而我变得想要远离你，并向你付出更少的时间和精力。我猜想对于这个决定，你比我所知道的焦虑程度更高。因此，你以这样的强度来接近我，而当这种情况发生时，我实际上在远离你。我想这是否也是当你在生活中联系他人时遇到困难所发生的情况？〔停顿〕对于这些讲述，你有什么反应？

伊沙贝拉的反应：哦，这可是一大堆要消化的东西。我想我从没有这样想过，我没有意识到那会有什么影响。你说我对于接下来要做的事情感到非常不确定，这是准确的。我对于自己做决定的能力从来没有多少信心。在我的成长过程中——我想也许是因为我是家里的"宝贝"，家人常常为我做出了许多决定。现在，我的父母都去世以后，我要完全靠自己，这令人恐惧。

伊沙贝拉的反应显示，她从咨询师的即时化反应中获得了收获，她能够开始探索单独做决定的想法。尽管她对于生活中其他人的部分没有做反应，但这可以在这次咨询的晚些时候或者以后进行的咨询中再去涉及。学习活动6.4为你提供了使用认知学习策略来培养和练习即时化技术的机会。

自我暴露技术

自我暴露可以直接进行，也可以间接进行。直接的自我暴露是"通过言语表达和非言语行为，有意识和有目的地表露有关自己的信息"。间接的或并非有意的自我暴露，则可能通过咨询师的每个词语、表情、动作和情绪而表现出来。正如我们在第三章中提到的，这就是为什么咨询师要对自己的非言语行为十分在意的重要原因之一。我们在本章将主要介绍如何应用有目的和直接的自我暴露，将它作为咨询过程中的一种言语干预工具，以达到特定的治疗目的。

向一个求助者进行直接的自我暴露有几种目的。首先，有意识地使用自我暴露可以建立情感协调和促进治疗联盟，这主要是通过增加咨询师的真诚、促进大家都一样的感觉和增求求助者的信任。自我暴露的这个目的对于所有求助者都很重要，对于来自不同种族和民族群体的求助者尤为关键，因为他们可能需要咨询师进行一些自我暴露，以便感到

学习活动 6.4　即时化反应

这个学习活动向你提供三个求助者练习描述句。请针对每一个求助者的信息,给出咨询师即时化反应的例子。在给出每个例子时,请利用认知学习策略和下列5个自问句。答案见学习活动反馈6.4。

例子

求助者已经是第三次来晚了,你对此有些担心。原因包括,这影响了你的时间安排,也让你担心求助者对于治疗的投入程度。

即时化反应:"我意识到,你现在准时来到这里有些困难,对此我感到不太舒服。我现在对你何时能来以及是否能来进行咨询,感到不能把握。我想,我也不能确定知道你是否还很愿意来这里咨询。你对这个想法,是怎么认为的呢?"

使用这五个自我提问,对下列求助者案例做出你自己的即时化反应。

自问1: 现在发生了什么需要进行讨论?

自问2: 我如何以"此时此地"的方式做出即时化反应,来讨论这个问题?

自问3: 我如何以描述性而非评价性的方式叙述这个情境或行为?

自问4: 我如何识别这个情境或行为的具体效应?

自问5: 我将如何得知,我的即时化反应是否对求助者有用?

1. 任何时候只要提起求助者的学习成绩,她就会停止谈话。

   你的即时化反应是:_____

2. 求助者问了几个有关你的能力和资格的问题。

   你的即时化反应是:_____

3. 你感到你和求助者之间存在着高度的紧张和戒备,你们两个似乎都以"温和的手段"对待彼此。你注意到了自己躯体紧张的感觉,并且求助者躯体紧张的表现也很明显。

   你的即时化反应是:_____

学习活动反馈 6.4　即时化反应

这里是一些即时化反应的例子,你的反应与它们相比如何?

1. "每次当我提起学校的成绩,就像现在,你就似乎要回避这个话题。"

   "我发现,在这次谈话中,当谈起你的学习成绩时,你就停止了谈话。"

   "我刚才是触碰到敏感神经了,还是说还有些其他的东西有助于我更好地理解这些?"

2. "我意识到,了解更多的有关我和我的背景及资格的信息,现在似乎对你来说是非常重要的。我觉得,你正在担心我能在多大程度上帮助你,以及你和我在一起能感到多大程度的舒适。你对我说的话有什么反应?也许你也有一些东西想要告诉我,如果是这样,我很愿意听。"

3. "我注意到现在我的身体很紧张,你也很紧张地看着我。我感到我们彼此还不太习惯,我们似乎正以一种非常戒备和小心的方式相处。我不是非常确定这是怎么回事。你对这个有什么反应?"

更加安全。对于某些文化群体的求助者,例如印第安人和西班牙裔人,他们更强调进行自我暴露的前提是双方要有友谊关系,因此他们会觉得,向咨询师这样的陌生人吐露个人生活的隐私面,这种想法会显得"古怪和不恰当"。Helms和Cook为在跨文化咨询中进行自我暴露提供了有用的指导:"如果你希望求助者谈出关于他们自己的全部事情,你必须要吐露自己的一些事情。"但是在这样做的同时,不要让谈话的焦点转到你自己的身上。自我暴露在咨询中的作用是通过咨询师的示范来帮助求助者暴露自己。自我暴露的另一个目的是为求助者带来希望,使那些可能感到孤独的求助者感到有人正在帮助自己。最后,自我暴露也可用于帮助求助者从其他不同的选择视角进行思考,尤其适合于促使那些墨守陈规的求助者采取一些行动。

基本规则与求助者的反应

自我暴露是一种复杂的技能。有关自我暴露的使用涉及到伦理道德问题，需要批判性思维和机敏适应（参见第一章的实践核心），或许比本书讨论过的倾听技术和影响技术更需要批判性思维。因为咨询师想要表露自己，更多地是要满足表达自己并得到证实的需要，而不是考虑求助者的需要，这就造成了一种角色的逆转。此外，也存在一种过分认同求助者、并在自我暴露的内容中将自己的体验和感受投射给求助者的危险。例如，一位求助者告诉咨询师，她目前正处于第二次婚姻中，并且说："谁说第二次婚姻不是很棒呢？"咨询师这时进行了自我暴露，说："是的，我也这样想。我对与第一任丈夫离婚毫不后悔。你呢？"求助者对此表现出悲伤和困惑："哦，我的第一个丈夫是死于车祸。"在类似这样的例子中，不加思索地使用自我暴露，可能给咨询师带来很多麻烦。正如 Simone 等人指出的，有效的自我暴露最终需要"一种对道德和临床问题的意识，以便维持专业的界限和始终关注求助者及其需要"。为帮助你能够批判性地思考自我暴露的技能，我们提出了下面的一些规则。

第一项规则是关于暴露的时机，或者说是应何时做出向求助者自我暴露的决定。赫普沃斯等人建议，在大多数情况下，如果还没能与求助者建立情感协调，使用自我暴露并无用处："过早自我暴露的危险在于，在降低威胁和防御刚好处于非常关键的时候，这样的反应可能使求助者感到威胁，从而导致情感的退缩。"由于自我暴露是属于一种影响技术，因此最好首先要与求助者建立起便于倾听的初步良好基础。

第二项基本规则与暴露的"广度"或提供多少暴露内容有关，即关于暴露的信息量。许多证据表明，中等程度的流露有更积极的效果，流露得太多或太少，都不一定有效果。某些自我暴露显示出亲近的愿望，会使求助者觉得咨询师值得信任。某些自我暴露可为不太善于表达情感的求助者提供一种角色示范作用。很少自我暴露的咨询师，会使他们与求助者之间的角色距离拉大。在另一种极端的情况下，过分地流露也是不利的。过分流露的咨询师会被认为缺乏周到的考虑、不值得信任、似乎太过自我中心，甚至是需要帮助的。过分流露的一个真正的危险是咨询师会被认为需要进行同样的治疗，这当然会削弱求助者对咨询师能力的信任。此外，过多的自我暴露可能导致那些来自于不习惯分享隐私文化的求助者开始退缩。

过多的自我暴露可能表示治疗界限的模糊。Greenberg 等将咨询师过多自我暴露和对界限问题缺乏足够关注的过程称为混乱的自我暴露。他们指出，有效地使用自我暴露要基于治疗师对自身内在体验的准确认识。此外，正如我们在第二章中所指出的，过多的自我暴露是咨询师与求助者出现不道德性接触前最常见的破坏界限的先兆表现。

另一条基本规则涉及到自我暴露持续的时间，用于暴露自己信息的时间量。咨询师长时间的自我暴露会占用求助者自我流露的时间，因为一个人占用的时间越多，另一个人则越少。从这个观点来看，进行自我暴露的句子应保持一定程度的简洁。关于自我暴露时长的另一个应考虑的方面是求助者使用共享信息并从中获益的能力。Egan 认为，对于一个负担极重的求助者，咨询师应该避免进行自我暴露来加重他的负担。当然，如果求助者看起来对自我暴露的反应不积极，那最好就不再继续使用这项技术。在自我暴露以后，最重要的是要确保谈话的焦点不停留在你自己的身上，而是要回到求助者身上。

运用自我暴露技术要考虑的第四个基本规则，涉及流露信息的深度或亲密性。咨询师应使自己的流露在内容与情感上与求助者相接近。Ivey 等建议，咨询师的自我暴露要与求助者的陈述有密切的联系，例如：

求助者：我对自己感到很没信心，我丈夫总是批评我，而我常常认为他是对的。我真的许多事情都不能做好。

咨询师（并行的）：许多时候我对自己也会失去信心，所以我能体会到你是多么沮丧。有时候男性的批评也使我自己感觉很坏，尽管我正在学习如何看重自己，而不在乎我丈夫或异性朋友的批评。

咨询师（非并行的）：我也感到自己是没用的。有时候日子真不好过。

最后要考虑的规则是，自我暴露对谁可行、对谁不可行。求助者问题的性质、他自身具有的自我力量以及诊断类型等都是需要考虑的重要因素。赫普沃斯等建议，对于患有精神病的求助者或者具有严重进行性心理疾病的求助者，自我暴露的使用要非常严格和具体。类似地，Simone等发现，对于诊断为人格障碍的求助者，则不要使用自我暴露技术。具有自恋性人格障碍的求助者尤其不会对咨询师的自我暴露做出积极反应。因为自我暴露可能将焦点从他们的身上转开，构成对他们自恋的伤害，这很可能重演了他们过去与主要看护者的经历。不幸的是，那些自身的自恋问题上未愈合的咨询师最有可能不恰当地和过多地使用自我暴露。对于诊断为冲动控制障碍和品行障碍的求助者，自我暴露也应较少使用。

另一方面，对于某些求助者，使用自我暴露则非常合适。如青少年和一些有色人种的求助者，他们对于进行自我暴露的咨询师感到更加舒服和信任。在对有药物滥用问题的求助者进行个体咨询和团体咨询时，自我暴露也是一个主要的咨询工具。最后，Simone等发现，对于具有适应障碍、焦虑障碍、创伤后应激障碍和情绪障碍的求助者，自我暴露也是最常使用的技术。

自我暴露的步骤

形成一个自我暴露的反应有四个步骤。首先，要评估此时使用自我暴露的目的，确定它是为了求助者，而不是为了咨询师自身的利益。Simone等提出了一系列问句，用来帮助你思考使用自我暴露技术时的益处和危险：

自我暴露会把焦点从求助者身上拉开吗？会使咨询界限模糊吗？会使求助者关注于我的需要或者被我的脆弱之处吓到吗？我的暴露是否会使求助者担心我帮助他的能力？这种暴露会增进还是会损坏我们的情感协调？会有助于求助者从不同的视角看问题，还是会使求助者困惑？这种暴露会有助于求助者感到更多希望并减少孤单感，还是可能会使求助者更失去信心？这个求助者是否需要我做出自我暴露的示范？

其次，评估你对求助者（和/或其诊断）是否具有足够的了解，以确定这名求助者是否能够利用你的自我暴露来增进自己的领悟和采取行动。考虑求助者问题的性质及其诊断类型，以及它们影响求助者有效运用咨询师自我暴露的能力。第三，评估自我暴露的时机。注意你得到怎样的线索，提示求助者是准备好接受你的自我暴露，还是会因此而感到困惑。第四，要及时评估你进行自我暴露的有效性。你可以通过使用释义、情感反映和开放性提问，来追踪求助者的反应，观察求助者是接受了你的自我暴露反应还是变得更加封闭了。如果求助者似乎对你的自我暴露感到不舒服，或者并不认为你暴露的内容与他/她自身的处境有相似之处，最好就不要进一步做出自我暴露——或者不在本次治疗中使用，或者不再对这名求助者使用。

为了帮助你形成有效的自我暴露反应，请考虑以下的认知学习策略：

1. 我现在要进行自我暴露的原因是什么？是与求助者的需要和表述有关，还是与我自己的需要和投射有关？

2. 对于这个求助者及其问题的性质和诊断我了解什么？这名求助者能否利用自我暴露？

3. 我如何知道对这名求助者使用自我暴露的时机是否恰当？

4. 我将如何知道我的自我暴露是否有效？

注意在下列例子中，咨询师如何使用这些认知学习策略进行自我暴露：

求助者（一名45岁的同性恋男子，最近他的同伴离开了他）：与我在一起20年的同伴最近离开我，与另一个人结合。我禁不住地想，他是否觉得我没有魅力了。我对自己感到如此厌恶。我不断地怀疑，我是否应该走不同的路——如果这都是因为我的错造成的话。这让我觉得我一定是做错了什么。我不断地想，要是我做了这个或那个，他也许就不会离开了。

咨询师：

自问1：我现在要进行自我暴露的原因是什么？

我现在进行自我暴露的原因，是为这名沮丧的求助者注入希望。这与他感到自己要为关系的破裂完全负责的表述有关。

自问2：对于这个求助者及其问题的性质我了解什么？他能否有效利用自我暴露？

这名求助者不是精神病或严重的心理疾病，也没有表现出具有冲动或品行障碍。我将使我的表述简短，并使关注焦点回到求助者身上。

自问3：我如何知道使用自我暴露的时机是否恰当？

时机看起来还可以，因为求助者似乎非常沮丧，并沉浸在沮丧和自责之中。

自问4：我将如何知道我的自我暴露是否有效？

我会在自我暴露之后会将焦点转回求助者，并留意他对于自我暴露的反应。

咨询师的自我暴露：里奇，我也曾经历类似的处境，我花了很长时间才了解到那不是我的错，而无论我做什么和怎样做，我的伴侣仍然会离开。我的经验对你来说能有什么帮助吗？

求助者的反应：哦，我很惊奇像这样的事情也曾发生在你身上。你好像挺过来了。我想，如果这也会发生在像你一样的人身上，也许那并不全是我的原因。

里奇的反应看来支持了咨询师想法，即为他带来希望和使他走出沮丧。在这个情境中，自我暴露的使用似乎是有效的。学习活动6.5给你提供了培养

学习活动 6.5　　自我暴露

对下面三种求助者的情况做出自我暴露性反应，使用下面列出的认知学习策略。要确定你表露出自己的某些事情。你的陈述最好以"我"开始。要使你的陈述简洁，并在内容与深度上与求助者的陈述相近。先给出一个例子，答案见学习活动反馈6.5。

例子

求助者对前来咨询的理由难以启齿，而你感到这很可能是由于你与求助者之间存在的文化差异。

自问1：我现在要进行自我暴露的原因是什么？是与求助者的需要和表述有关，还是与我自己的需要和投射有关？

自问2：对于这个求助者及其问题的性质和诊断我了解什么？这名求助者能否利用自我暴露？

自问3：我如何知道对这名求助者使用自我暴露的时机是否恰当？

自问4：我将如何知道我的自我暴露是否有效？

实际的自我暴露：我知道，任何事情的开始都是需要花时间的。有时我不愿意与我不认识的人分享我自己的事情，而我们来自不同的种族群体。我想你也会有这样的感觉，是吗？

求助者的练习信息：

1. 求助者莫尼塔，因为似乎一切都不成功而感觉自己是个失败者。她说自己"玩命地工作"，但是从来没有感到她达到了标准。

   实际的自我暴露：

2. 求助者暗示在性生活方面存在一些问题，但看起来似乎不知道怎样说起这种烦恼。

   实际的自我暴露：

3. 求助者第一次觉察到愤怒的情感，并且怀疑这种情况是否合理，或者他自己是否出了什么问题。

   实际的自我暴露：

学习活动反馈 6.5　　自我暴露

下面是咨询师可能做出的自我暴露的一些例子，看看你的反应是否与此相似。当然，你的陈述可能会更多地反映出你自己的情感和经历。你的陈述简洁吗？它们在内容和强度上与求助者相类似吗？

1. 莫尼塔，我能感觉到，你这么努力工作但没有感到成功，这是一种多么艰难的感觉。我也有时会为自己的高标准而痛苦，而渐渐地我才学会对自己更加宽容和放松。这些和你的感觉有关吗？

2. 我发现，有时很难谈论像性这类非常个人的话题。我想知道你现在也是这种感觉吗？

3. 我记得，过去我常常很害怕承认我生气了。我总是告诉自己我真的没有生气，通过这种方法来压抑自己的愤怒。这和你现在的情况相似吗？

和练习自我暴露技能的机会。

面质技术

面质是一种言语反应，咨询师主要运用这种言语反应来描述在求助者的感受、想法和行动中存在的明显差异、矛盾、冲突和含糊的信息。赫普沃斯等人这样定义面质反应："类似于解释和附加共情，它是用来增进求助者自我意识和促进他们改变的工具。面质涉及到使求助者面对他们思想、情感或行为中某些方面，而正是这些方面导致或维持了他们自己的困难。"

面质具有几种目的。第一是帮助求助者挖掘出认识自己的不同方法，或最终引导他们采取不同的行动或行为。Egan将此目的称为是挑战求助者的"盲点"，即"求助者没有看到或不愿看到的思维和行动中的自我局限性"。这包括去挑战求助者的歪曲和矛盾。歪曲可能是认知歪曲（常常是由不准确、不完整或错误的信念和信息所导致的），也可能是情感歪曲以及根据不准确或错误的知觉做出的歪曲归因。

面质的第二个主要目的在于帮助求助者意识到，在他们的想法、感受和行动中存在着矛盾或不协调。这一点非常重要，因为矛盾常常提示着尚未解决的、矛盾的或有意压抑的情感。如果基于这两种目的去挑战求助者，并且使用得当的话，就可以促使求助者发生改变。

有许多求助者在会谈过程中言谈或行为自相矛盾的例子。例如，一个求助者说她不想与你交谈，因为你是一名男性，然而她却接着滔滔不绝地与你聊起来。在这个案例中，求助者的言语与她的实际行为明显矛盾。这就是不一致、或者混淆信息的例子。使用面质技术处理混杂的信息，就是对求助者的自相矛盾之处进行描述。在咨询师指出他们的矛盾之前，求助者通常不会或者仅仅模糊地意识到这种矛盾和冲突。在描述这些矛盾的过程中，你会发现面质反应的使用会非常有助于展现矛盾，或者将矛盾的两个方面相互联系起来。

下面列出信息混淆的六种主要类型，同时举例描述咨询师做出的面质反应。

1. 言语和非言语行为之间的矛盾

a. 求助者说"我感到很舒服"（言语信息），而同时又坐立不安并不断摆动她自己的手（非言语信息）。

咨询师的面质：你说感到很舒服，可是你同时又在不安地摆动手。

b. 求助者说"我对我们之间的关系就这样结束感到很高兴，这样或许更好"（言语信息），但他说话的速度很慢，音调也很低（非言语信息）。

咨询师的面质：你说对关系的结束很高兴，但你的语气同时又暗示出你可能还有一些其他的感受。

2. 言语信息和行动之间的矛盾

a. 求助者说"我打算给她打电话"（言语信息），但是他又说，他上周并没有给她打电话（行动）。

咨询师的面质：你说你要打电话给她，可到现在为止，你并没有这样做。

b. 求助者说"咨询对我来说是非常重要的"（言语信息），但是却取消了后两次咨询（行动）。

咨询师的面质：几个星期以前，你还说咨询有多么重要，现在你却取消了我们原定的两次咨询。

3. 两个言语信息之间的矛盾

a. 求助者说"他与很多人交往，我并不为此感到烦恼（言语信息1）。但是我想，我们的关系对他来说应该意味着更多的东西（言语信息2）"。

咨询师的面质：开始时，你说你感到他的行为没有什么，而现在你又觉得难过，因为你们的关系对他来说不像对你那么重要。

b. 求助者说"我真的有点喜欢乔治（言语信息1），尽管他经常激怒我（言语信息2）"。

咨询师的面质：你似乎已意识到，大部分时间里你还是喜欢他，但同时你有时也对他感到很生气。

4. 两个非言语信息之间明显不一致

a. 求助者又哭（非言语信息1）又笑（非言语信息2）。

咨询师的面质：在笑的同时，你却又在哭。

b. 求助者直视咨询师（非言语信息1），然后把椅子搬离咨询师（非言语信息2）。

咨询师的面质：在你谈到这些内容时，你能直视我，同时又要与我保持距离。

5. 两个人之间（咨询师/求助者、父母/孩子、老师/学生、配偶双方等等)的矛盾。

　　a. 求助者的丈夫在两年前失去了工作。求助者想要离开这里,到其他地方去找工作,但她的丈夫却不想离家太远。

　　咨询师的面质:Edie,你想让丈夫去外面工作;Marshall,你却不这样想。

　　b. 求助者是一个表现出焦虑、沮丧和记忆缺失的女人。你建议用某种医疗手段来帮她摆脱这种情绪,然而求助者拒绝了。

　　咨询师的面质:Irene,我认为使用医疗手段对你来说很有帮助,这对我们双方来说也很重要。但是你好像不愿意接受它,那么我们应怎样做呢?

　　6. 言语信息和背景或情境之间矛盾

　　a. 一个对父母离婚感到很难过的孩子说,她想帮助父母重归于好。

　　咨询师的面质:Juanita,你说你想帮助你父母重归于好。然而,你不是他们关系破裂的原因,你怎能把这两件事联系起来呢?

　　b. 一对年轻夫妇在过去三年中一直吵架,他们想通过生一个孩子来改善他们的婚姻。

　　咨询师的面质:在治疗过程中,你们就曾三次分居。现在你们说想通过孩子来改善你们的关系。许多夫妇说孩子只会增加压力而不会减轻压力。你们会怎样处理这两种关系呢?

面质反应的基本原则

　　使用面质的方式要有助于求助者检验自己行为的结果,而不是使他们对自己的行为进行辩护。换言之,面质必须谨慎使用,以免反而增加了咨询师可能需要消除或改变的行为或模式。以下的基本原则会帮助你使用面质带来帮助而不是带来害处。首先,任何时候都必须清楚你使用面质的动机。尽管面质这个词本身听起来比较严厉,但它在咨询过程中却不是对求助者的攻击,也不是寻求机会烦扰求助者。面质不应被作为消除咨询师自己挫折情绪的一种手段,无论在内容上还是意图中,它都应是积极的,它是提供具有建设性和指导性反馈的手段,而不是提出异议和批评。为了强调这一点,Egan用挑战这个词来代替面质。Ivey和Ivey将面质称为一种

"支持性"的挑战和一种"温和的技术,包括仔细而尊重地倾听求助者,然后力图帮助求助者更充分地探索自己或情境……它并不是与求助者相对抗,而是与求助者在一起"。

　　为了避免造成指责,面质反应应该只针对问题中的矛盾,而不是针对求助者本人,要"通过你说话的语气和身体语言,表示出你不是在做是非判断"。在对矛盾或冲突进行描述时,应当引用行为中存在的具体例子,而不应只做模糊的推论。有害的面质描述反应如:"你希望别人喜欢你,但你的人格却拒人于千里之外。"在这个例子中,咨询师对求助者的人格做了一个总的推论,同时暗示求助者若想与人搞好关系,必须要"脱胎换骨"。有效的面质反应可采取这样的方式:"你希望别人喜欢你,而你同时却不断地对自己进行评论,这妨碍了你与人的交流,让别人都对你躲避三分。"

　　另外,在咨询师试图对求助者做出面质反应之前,应先建立良好的咨患关系和信任度。除非咨询师愿意维持或加强自己在咨询关系中的参与角色,否则不要使用面质反应。首先应考虑的是咨询师与求助者关系的水平如何,并据此采取相应的措施。关系越牢固,求助者越易于接受面质反应。

　　选择面质的时机亦很重要。因为面质的目的是帮助人们进行自我检测,所以只有当求助者有能力利用它的时候,才能给予面质反应。求助者接受面质反应的能力是决定何时可以采用面质技术的主要指标。换句话说,在你进行面质反应之前,应先判断求助者的注意程度、焦虑水平、渴望改变的强度以及倾听的能力。当求助者和你在一起感到安全时,面质最可能被倾听,而当面质发生在关系建立的早期,它被求助者倾听和接受的可能性就较小。对于这个一般性原则存在着例外,即在有违法或对自己、他人产生危险的情况下,就需要在咨询过程的早期阶段进行面质反应。

　　正确选择面质时机也意味着咨询师不是仅求一时之功。在面质之后,应给求助者充分的时间做出反应和讨论反应的效果,基于这一原因,咨询师应尽量避免在治疗会谈接近结束时使用面质。

　　另外不要在很短的时间内用面质反应给求助者施加太多的压力。循序渐进的原则告诉我们,不要企图

在一夜之间就取得多大改变。开始进行面质反应时，应选择容易成功的事情。Carkhuff 建议应避免两个面质反应连续使用，因为这也许会过于强烈。赫普沃斯等认为："过度使用和滥用面质技术，而没有表达出求助者人性的关怀，是不道德的，也是无疗效的。"对于脆弱的求助者以及那些正在经历严重应激或情绪极度紧张的求助者，最好是完全避免使用面质反应。

求助者的性别和文化背景也会对面质反应的效果产生影响。面质反应也许更适合欧美的男性求助者，特别是那些操纵型和活跃型的求助者。一些亚裔、拉丁裔和土著美国人会认为，咨询师的面质"缺乏对人的尊重"，是"一种野蛮无礼的谈话方式"和"感觉迟钝的反应"。对所有求助者来说，不管其性别和文化背景如何，咨询师都应采用这样的方式进行面质反应：在面质中要让求助者把你当做是同盟者，而不是当作敌人。

最后要承认面质也有它的局限性。面质通常让求助者意识到自己的矛盾或冲突。对于矛盾的意识是解决冲突的第一步。单独使用面质反应而不进行更多的讨论和干预策略（参见第十一章至第十七章），并不总能解决求助者的矛盾和冲突。求助者真正的意识常常难以察觉，因为这种意识可能并不是一种即时反应，而是要经过一段时间才发生的。

求助者的反应

有时咨询师害怕采取面质行为，因为他们不知怎样处理求助者对此的反应。即使倾听和接受面质的求助者，也可能会对其含义表现出焦虑或难过。

Hill 和 Nutt-Williams 指出，关于求助者对面质的反应的实证证据并不一致。对于那些有理由（常常是文化原因）不信任咨询师的求助者，或对于像某些青少年那样具有对抗性的求助者，面质可能引起阻抗，并导致疗效减低。有证据显示，在这种情况下，一种称为动机会谈的程序（以求助者为中心的倾听反应和基本共情）可能带来更好的效果。动机会谈对于类似药物滥用这样的长期问题尤其有用。但是，近期一项有关药物滥用的研究显示，面质和动机会谈这两种技术具有类似的疗效。

一般来讲，求助者对面质做出的反应可分为四种类型：否认、困惑、假装接受和真正接受。

在对面质进行否认的时候，求助者不愿承认或者不同意咨询师给出的信息。否认也许暗示着，求助者面对自己矛盾或扭曲的行为，还没有做好准备或不能忍受。Egan 列出了求助者可能进行否认的一些具体方式：

1. 不信任咨询师（例如"你没有孩子，你怎么知道？"）。
2. 认为咨询师弄错或误解了（"我的意思不是那样的"）。
3. 降低主题的重要性（"这无论如何也不值得花这么多的时间来讨论"）。
4. 从别处寻求支持（"上周我把你对我的评论告诉了我的朋友们，他们中没有一个曾注意到我出现这种情况"）。
5. 同意咨询师的意见，但不一定会依照咨询师的意见行动（"我认为你是正确的。我应该说出我的感受，但我不肯定会那样去做"）。

有的时候，求助者可能会对面质的意思感到困惑或不确定。在一些情况下，求助者也许是真的不清楚，这就意味着咨询师的面质描述不简洁、不具体。而有时，求助者会利用不懂作为烟雾，以此方式来避免应付面质产生的影响。

有时候求助者似乎已接受了面质。如果求助者真的渴望检测自己的行为，那么这种接受通常便是真实的，这类求助者也许能够最终弥补他们的矛盾和冲突，并勇于面对自己。但是 Egan 提醒到，会出现假装的接受，这是求助者的一种游戏。在这种情况下，求助者口头上同意咨询师的说法，但并不准备探讨自己的矛盾，实际上他们只是希望咨询师不要再打扰自己。最需要进行面质的求助者也最可能拒绝接受面质，因为他们可能较少进行自我面质，并可能具有较低的自尊，他们更可能将面质反应视为批评或指责，尽管咨询师并无此意。

针对求助者上述反应并没有现成的对策。然而，一般的原则应是遵从基本共情，并退回到对求助者进行倾听反应的阶段，如进行释义和情感反映。咨询师可以在进行面质反应之前使用倾听技术建立基础，在面质之后再返回到倾听技术所建立的基础上。

例如，可以采用下面的程序：

咨询师：你似乎对你父母的离婚很在意。（情感反映）

求助者：实际上，我感到很高兴——我高兴的是他们终于离婚了。（话说得很慢，声音很忧伤，有混乱的信息）

咨询师：你说你很高兴，但从你的口气中我能感觉到你并不高兴。（面质）

求助者：我不知道你指的是什么，真的。（否认）

咨询师：我想，我的话让你感到难过了。（返回到情感反映）

面质反应的步骤

进行有效的面质需要四个步骤。

首先，要仔细观察求助者，以确定他所表现出来的矛盾或歪曲的类型。要花一段时间来倾听，以便探查出矛盾之处，而不要过早地做出面质反应。

第二，评估进行面质的目的，确定这是因为求助者需要被挑战，而不是由于你自己需要被他人挑战。评估你们之间的关系是否足够安全，以致于求助者能够从面质中获益。评估根据求助者的种族、民族、性别和年龄，使用面质是否适当。

第三，总结矛盾中的不同元素。用陈述句将冲突的各部分内容联系起来，不要排斥任何部分，因为面质反应的最终目的是解决冲突、达到和谐。一个比较好的总结说法是："一方面，你……以及另一方面，……"注意，两个部分的联结是通过使用"以及"而不是"但是"或"然而"。这种方式有助于你以描述性而非评价性的方式提出你的面质。确定你的语调和非言语行为传达出了对求助者的关心。

第四，评估面质反应的效果。当求助者承认存在着矛盾冲突或不和谐时，说明面质反应取得了效果。然而，要留意的是，你的面质取得的效果可能不是立即发生的。同时关注求助者可能变得更为防御的迹象，或者对你的面质进行间接反应的迹象。注意，如果面质没有被很好地接受，求助者可能会掩盖外显的消极反应，而在当次咨询的剩余时间中出现退缩或封闭的情况。

注意下列的认知学习策略，这将有助于你使用面质反应。

1. 在与求助者交流的过程中，我看到、听到和掌握的矛盾或混乱信息有哪些？
2. 我对这名求助者进行面质的目的是什么，此时进行面质是否有用？
3. 我怎样来总结矛盾或歪曲中的各种元素？
4. 我将怎样才能知道面质反应是否有效？

注意咨询师是如何在下面的面质例子中使用认知学习策略的：

求助者 [说话缓慢，声音软弱]：对我来说，教训儿子是件很困难的事，我知道我太纵容他，我也知道对他需要给予一定的约束。但我就是不能这样做。基本上说，我允许他做自己喜欢的事情。

咨询师 [内部认知对话过程]：

1. 在与求助者交流的过程中，我看到、听到和掌握的矛盾冲突或混合信息有哪些？

矛盾存在于两个言语信息之间以及言语信息和行为之间：求助者知道应该给儿子一定的约束，但实际上没有给他任何约束。

2. 我对这名求助者进行面质的目的是什么，此时面质对这个求助者是否有用？

我的目的是要指出，这个家长对儿子实际做的与他想要做但还没能够做的事情之间存在着矛盾，并在面质的同时给予他支持。好像没有任何线索显示，此时使用面质反应会使他更具防御性。

3. 我怎样来总结矛盾或歪曲中的各种元素？

求助者相信约束将有助于儿子，然而同时求助者又不去实行约束。

4. 我将怎样才能知道面质是否有效？

观察求助者的反应，看他是否承认这种矛盾的存在。

假设这时咨询师结束内心自语，并做了如下的实际对话。

咨询师的面质：William，一方面你觉得约束会有助于你的儿子，同时你又让他我行我素。你怎样把这两者结合起来呢？

求助者的反应：你说得对，我确实觉得他会得益于一定的约束。他现在变得越来越骄纵，他要被惯坏了。这一切我都明白。可是，我就是"狠不下心来"让他做什么事。

从求助者承认存在矛盾冲突的反应中，咨询师可以肯定面质反应是有用的（但需要对其矛盾冲突作进一步的讨论，以帮助求助者解决情感和行动中的冲突）。

学习活动6.6提供了练习用认知学习策略发展

学习活动 6.6　面质技术

在这个学习活动中，将给出三个求助者的实际描述。运用我们前面讲过的认知学习策略，分别为每个求助者进行面质反应。你可以大声说出或在心中默想在设计面质时要问自己的问题。练习的结果应该是你可以大声说出、或者写下来的总结反应句子。在做三个练习之前先看一个例子。答案见学习活动反馈6.6。

例子

求助者（一位拉丁裔男性大学生）：我希望能很骄傲地从医学院毕业，希望在班里名列前茅，取得成功。但没完没了的聚会妨碍了我，使我不能全力以赴。

咨询师：

自问1：在与求助者交流的过程中，我看到、听到和掌握的矛盾冲突或混合信息是什么？

言语信息和行动之间存在冲突；他说他希望在班级中名列前茅，而同时他又在参加许多聚会。

自问2：我对这名求助者进行面质的目的是什么，此时对这个求助者是否有用？

我的目的是帮助他探索他谈出的两方面不同的信息，并且以敏感而尊重的方式进行面质。

自问3：我怎样来总结矛盾冲突中的各种元素？

他希望在班级中名列前茅，但同时他又在参加许多聚会，是哪一个妨碍他达到自己的目标？实际的面质反应：你说你希望取得好的成绩，在班级中名列前茅，但同时你又在参加许多聚会，这似乎妨碍了你达到自己的目标；

或者：爱德瓦多，你说在医学院表现出色对你很重要，你又说你参加许多聚会而没能去学习，那么名列前茅对你来说有多重要？

求助者实例练习

求助者1（一位亚裔美国研究生）：妻子和孩子对我来说很重要，他们使我感到我可以为他们做一切事情。而问题是如果我想在自己的专业里有所成就就必须一直工作，现在我想跟他们多呆在一起，但没有时间。

实际的面质反应：

求助者2（一位13岁的非裔美国女孩）：我放学回家时妈妈在家里当然挺好。我并不感到孤独，只要有一个很亲近的人跟我在一起，我就会感觉很好，这样就不必每天独自一人呆几个小时。

实际的面质反应：

求助者3（一位欧裔美国高中生）：我爸爸认为我每门功课都得A非常重要，他认为如果我得了B，是不够用功的缘故。我告诉他，我更愿意多积累一些社会经验，能更全面地发展一些，虽然有几个B，但同时也有时间跟朋友聊天、打棒球。

实际的面质反应：

学习活动反馈 6.6　面质

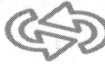

求助者1

面质反应：大卫，一方面你感到家庭对你来说非常重要，另一方面你又感到要更重视事业上的发展。你怎样将这两者联系起来呢？或者：你说你的家人使你感到生活的意义，而同时，你又说你必须为事业而奋斗，以此来获得一种成就感。你怎样将这两者协调起来？

求助者2

面质反应：丹尼斯，你说你不感到孤独，而你又说希望有像妈妈这样的人在家里与你做伴。你怎样将这两者协调起来？或者：看来你试图去接受妈妈不在家这一现实，而同时仍在想，要是妈妈跟你一起在家里就好了，我想你是否有时会感到孤独？

求助者3

面质反应：加利，你说多参与各种不同的活动要比门门功课都得A重要，而你父亲认为对你来说最重要的事情就是每门功课都得A。或者：加利，你说你更看重生活中应全面发展，你父亲则相信高分最重要。或者：加利，你想得高分好让你父亲高兴，而同时，你想花些时间做一些你认为在生活中应该掌握的事情。

面质反应技巧的机会。

本章总结

倾听技术要折射出求助者对自己和世界的知觉，而影响技术则为求助者提供了看自己和世界的新视角。一旦求助者对事情的看法和理解发生转变，这往往提示着咨询正朝着积极的方向发展。根据Egan的说法，咨询师超越求助者的参照框架所做的陈述反应（影响技术），是要在倾听反应和具体干预策略实施之间建立起的一座"桥梁"。有效的影响技术需要咨询师进行周密思考和判断。

在第五和第六章，我们描述了咨询师使用的两种不同的交流方式——倾听技术和影响技术。选择何时进行这些反应，在一定程度上要求咨询师能够意识到求助者的文化背景。正如Sue和Sue所说，咨询师应能根据每个求助者独特的文化背景来选择合适的交流方式。

在第一章和第二章，你学习了成长为咨询师的基础，包括自我意识、对多样性的注意、批判性思维和伦理道德规范。在第三章，你了解到，不仅要关注求助者的非言语信息，而且咨询师自己的非言语行为也很重要，例如身体姿势、次语言现象、空间接近、环境以及时间因素等。在第四章你学习了建立良好咨询关系的重要条件和因素，诸如真诚、共情、专业技能、可信任性和吸引力等。在第五章和在第七章，你学习到在咨询互动中用来帮助求助者探察、理解和行动的各种言语反应。这些反应包括澄清、释义、情感反映、总结、提问、面质、即时化、自我暴露、解释和提供信息。所有这些反应都是在多元文化的情境中进行的。例如，你学到，当求助者来自不同的文化或种族群体时，促进条件和社会因素的影响效果会有所不同。同样，我们也指出，非言语行为的各个方面也与文化相关联，语言交流方式的效果在一定程度上依赖于咨询师和求助者双方的文化背景。在各种角色扮演的咨询会谈练习中，你进一步理解了每一种技能。但在实际咨询中，这些技能的使用是混杂在一起的，它们相辅相成。在本章课后测验中的第四部分，我们要模拟一个与求助者进行初次咨询会谈的练习机会。这个练习的目的是帮助你将所有这些技能以一种合理紧凑的方式综合起来。这与学习任何其他需要一套技能才能成功完成的事情一样，如学习游泳，你必须先学会把头埋在水里，然后漂起来，会蹬腿，会用胳膊划水，最后要将上述动作协调起来同时进行。最初进行练习时，会感觉很笨拙，但是那些获得冠军的游泳选手也是由此而训练出来的。

课后测验

第一部分

这一部分是帮助你评估你在目标一上的表现。利用下面的求助者陈述和咨询师的反应，识别并写出咨询师每段话所包含的影响技术类型——提问、面质、即时化、自我暴露、解释和提供信息。每种选择中可能包含不止一种反应技术。如果你能准确答对下面12种反应中的9个，你就达到了目标一。你可以将答案与课后测验反馈进行对照。

1. 求助者[语速快，讲话匆忙]："工作上的压力开始向我袭来。我一直处在不停的奔忙之中，想尽量干得快一点，同时做几件事情。可时间从来就根本不够。"
   A."嗯，听起来好像是'我跑得越快，反而越落后'。在你的情况中，你越努力奔忙，你就感到越大的压力，而压力越大，你就越努力奔忙。所以你好像陷入了这个循环中，而这让人难以承受。你想要找一种方式解脱出来。"
   B."你意识到了这种情况，这很重要。如果听任这种情况发展下去，焦虑和压力会导致你的健康受损。"
   C."你在谈这些的时候，我发现你和我谈话的时候也很有压力，部分是由于你说得这么快，也由于你在咨询中好像也很匆忙。这样说对你来说准确吗？"

2. 求助者："我真是不愿自己一个人呆在家里，但是当我跟一个女孩子说我想和她约会时，我感觉特别紧张。"
   A."你好像是说你感到孤独，同时你又说不愿意冒险请女孩子出去约会。"
   B."当你跟女孩子说话时，究竟是什么使你如此焦虑？"
   C."我能体会你所说的，因为我也曾不得不处理我在接触不熟悉的人时的一些恐惧。有一件事曾经帮助过我，就是参加一些社交和社区的团体活动，那里每个人彼此原来都不认识。这让我练习在一种危险比较小的情境中接触原来不认识的人——如果他们不喜欢我，我的损失也不大。尽管这个例子和约会不完全一样，但我觉得有些原则是相似的。你觉得呢？"

3. 求助者："我不知道为什么会忍受他的虐待，我真的不爱他。"
   A."一方面，你说你不爱他，而另一方面，你还跟他住在一起忍受他打你，你怎样将这两者联系起来呢？"
   B."你可能陷在一个恶性循环之中，尽管你对他的感情并不是爱，但你对他的感情仍然超过了对自己的关心。这么说符合你的情况吗？"
   C."了解一些和你处在同样情况下，最后有勇气永远离开对方的其他女人的情况，对你来说可能会有所帮助。我能告诉你一些我们当地家庭暴力机构中你可以和他们聊聊的人的名字。此外，如果你能够上网和愿意上网看看的话，我能告诉你一些网址。"

4. 求助者："我真不知道我们为什么会结婚？有一段时间还好，但是自从我们搬家以后，婚姻就开始出问题。"
   A."最初吸引你的，使你们走到一起的那些东西是什么？"
   B."你现在处在困难之中，这使你对整个婚姻产生怀疑。我不知道，如果现在的问题没有给你带来这么多烦恼，你是否也会这样去想？"
   C."我也曾经历过类似的情境。当其中一方面出问题的时候，我就想要把整个事情都抛开。在你现在对你的婚姻的感觉中，有没有类似的情况呢？"

第二部分

下面是三个求助者的陈述，目标二要求针对每一个求助者，你能对六种影响技术分别各举一例，在举出这些反映例子时，请利用你已经学习到的认知学习策略，在课后测验反馈中提供影响技术的范例。

求助者1（一位欧裔美国家长）：我家里看起来乱极了，孩子们总围在我身边，我好像没时间做任何事情。我担心自己有一天会发脾气，把他们揍一顿。我真的紧张极了。

提问：_____

解释：_____

提供信息：_____

即时化：_____
自我暴露：_____
面质：_____

求助者2（一位非裔美国学生）：我感觉快崩溃了，有好多书要看、文章要写，又没什么钱，甚至连工作都没有，而我的室友又打算搬出去。我简直都没有喘息的时间，没有人想要停下来那怕给我一点点帮助。

提问：_____
解释：_____
提供信息：_____
即时化：_____
自我暴露：_____
面质：_____

求助者3（一位年轻的土著美国男士）：我对这东西还未上瘾，它没有让我感觉轻飘飘的，只是感觉不错。当我用这东西时，所有不好的想法和所有的痛苦都消失了。那么我干吗要戒掉它呢？你不是来到这里强迫我戒掉它吧，是吗？

提问：_____
解释：_____
提供信息：_____
即时化：_____
自我暴露：_____
面质：_____

第三部分

若要形成有效而准确的影响技术，必须注意观察求助者行为中关键的东西，这部分的评估给你一个机会来训练这种技巧：

1. 需要更详细描述、更多信息或更多例子的问题和主题
2. 隐含的信息和主题
3. 常犯的错误和不准确的信息
4. 情感和过程问题
5. 歪曲的知觉或想法
6. 矛盾和不一致

目标三要求你在30分钟的会谈中，观察求助者行为的6个方面，并记录在下面的求助者观察检核表中。你可以让两个或更多的人跟你一起观察和记录，并评分。

求助者观察检核表

咨询师姓名_____
观察者姓名_____

指导语：表的左栏是求助者行为的6个方面，右栏分别记录在30分钟的会谈中求助者的具体行为。

观察类型	选择的求助者的关键词语和行为
1. 需要更详细描述、更多信息或更多例子的问题和主题	1._____ 2._____ 3._____ 4._____
2. 隐含的信息和主题	1._____ 2._____ 3._____ 4._____
3. 常犯的错误和不准确的信息	1._____ 2._____ 3._____ 4._____
4. 咨询当前发生的求助者和/或咨询师的情感和过程问题	1._____ 2._____ 3._____ 4._____
5. 歪曲的知觉或想法	1._____ 2._____ 3._____ 4._____
6. 矛盾和不一致	1._____ 2._____ 3._____ 4._____

第四部分

本章的目标四给你提供了整合你到现在为止学习的各种核心技能和知识的机会。你需要进行一次30分钟的角色扮演的会谈。你可以把这当作一个最初的咨询会谈，与求助者建立情感协调并了解求助者。下面是这次整合性的咨询会

谈需要达成的具体任务：
1. 敏锐关注伦理道德情境和问题的出现以及你的解决方式。
2. 以文化能力的方式评估你进行这次会谈的能力到达了什么程度。
3. 评估会谈中你的非言语行为的关键方面。
4. 注意咨询关系的质量，尤其是你在共情、真诚和积极关注等促进条件上的表现以及专业性、注意集中和可信任性等关系增进因素上的表现。
5. 在会谈的时间范围内，尽可能多地使用恰当的倾听和影响性言语反应。

尽量把这个会谈当做是深深理解坐在你面前的求助者的一个机会，而不仅仅是一次练习。如果你感到有些不舒服，也许你希望与不同类型的求助者多做几次会谈。用下面的调查表评估你的会谈的有效性。你可复印这个问卷，或在上面附一张纸来做评估。

会谈问卷

会谈编号：_____ 咨询师：_____
求 助 者：_____ 评定者：_____ 日期：_____

评定指导语：这个调查表由五个部分组成。"伦理道德问题"评估任何伦理道德问题的出现和解决的方式。"多文化能力"评估具有文化能力的咨询行为的10个方面。"非言语行为"评估使用各种非言语行为的技能。"关系变量"测量建立和增强咨询关系的技能。"言语行为"评估倾听技术和影响技术。评分时要遵照每个部分的指导语去做。

总体有效性

在完成全部评定以后，参考下列问题查看你的评定：
1. 对你来说出现了什么伦理道德难题，你是如何解决的？
2. 多文化能力的哪些方面最适合你表现？哪些对你来说仍然难以表现？

多文化能力

咨询师
1. 对自己种族和文化背景的意识，以及意识到它对咨询过程的影响
2. 意识到自己对其他种族和文化群体的观念、偏见或想当然的认识，不要让这些妨碍咨询过程
3. 对求助者的文化差异表示尊重
4. 意识到每一个求助者的文化价值观，以及每位求助者在自己的种族和文化群体中的独特性

3. 你最容易运用哪些非言语技巧？你发现会谈中哪些非言语技巧更难运用？
4. 哪些关系变量你最容易表现出来？哪些最难？
5. 检查你所应用的每一类言语反应的总数。对各类言语反应的应用频率是一样的吗？你的大多数反应属于一种类型吗？你是否避免只应用某一种反应方式？如果是这样做的话，你的原因是什么？
6. 综合言语反应更容易一些，还是综合非言语行为的技巧更容易？
7. 你的咨询会谈行为的有效性怎样？有哪些方面需要改进？

伦理道德问题

指导语：注意会谈中出现的任何伦理道德问题，以及咨询师是如何对这些问题做反应的。

伦理道德问题	咨询师的反应
1._____	_____
2._____	_____
3._____	_____
4._____	_____

咨询风格的文化影响

在6点量表上，选择最能代表咨询师行为的数字，并在所选的数字上画圈。然后根据自己的观察和练习经验，回答下面四个有关你自己咨询风格的问题（改编自Sue和Sue）：
1. 我自己主要的咨询和沟通风格是怎样的？
2. 我的咨询风格暗示了我自己对人类行为和他人的价值观或偏见？
3. 我的非言语行为如何反映出我对各种种族或民族群体的刻板印象、恐惧或先有的观念？
4. 我的咨询风格以怎样的方式妨碍了我对来自不同文化的求助者进行咨询的能力？

	极少		有时		一直	
	1	2	3	4	5	6
	1	2	3	4	5	6
	1	2	3	4	5	6
	1	2	3	4	5	6

5. 对跨文化的非言语和泛语言的交流方式敏感	1	2	3	4	5	6
6. 评估求助者的文化适应水平，并能够实施敏感的咨询方法	1	2	3	4	5	6
7. 理解种族、文化对求助者治疗、地位和生活机会的影响	1	2	3	4	5	6
8. 能够帮助求助者认识到，社会环境的限制和规则在何种程度上加剧了求助者的问题	1	2	3	4	5	6
9. 能够帮助求助者应对环境中的挫折和压迫	1	2	3	4	5	6
10. 能够发现并与求助者处理多重压迫问题	1	2	3	4	5	6

非言语行为

指导语：依据非言语行为的几种主要维度，对咨询师的行为进行观察，对表现出的行为画钩，并简单对这个行为的关键方面和适用性做个描述。下面给出了一个例子。

行为	如果该行为出现则画钩（√）	行为的关键方面
身体姿势举例	√	紧张、僵硬、直到咨询最后才放松
1. 目光接触		
2. 面部表情		
3. 点头		
4. 躯体姿势		
5. 身体运动		
6. 身体朝向		
7. 手势		
8. 非言语变化		
9. 音量和音调		
10. 言语速度		
11. 言语重音（语音中的强调）		
12. 言语错误		
13. 停顿、沉默		
14. 距离		
15. 接触		
16. 在房间中的位置		
17. 环境唤起		
18. 开始咨询的时间		
19. 对信息做出反应的时间		
20. 结束咨询的时间		
21. 自主反应（如呼吸、出汗、脸红、匆忙等）		
22. 言语和非言语行为的一致或不一致		
23. 咨询师与求助者非言语行为的同步或不同步		
24. 其他		

咨询关系变量

指导语：在 5 级测量表上，选择最能代表咨询师在会谈中行为的数字，并在相应数字上画圈。

1. 表达了对求助者的准确理解。

1	2	3	4	5
完全没有	很少	有一些	很多	总是这样

2. 在没有表示赞同或反对的情况下，表达了对求助者的支持和欢迎。

1	2	3	4	5
完全没有	很少	有一些	很多	总是这样

3. 注意力放在求助者本人而不是咨询过程或"咨询师角色"上。

1	2	3	4	5
完全没有	很少	有一些	很多	总是这样

4. 对求助者的反应自然，不刻板教条。

1	2	3	4	5
完全没有	很少	有一些	很多	总是这样

5. 对咨询过程中发生的情感和问题进行了反应。

1	2	3	4	5
完全没有	很少	有一些	很多	总是这样

6. 表现出舒适和自信。

1	2	3	4	5
完全没有	很少	有一些	很多	总是这样

7. 反应主动而不"被动"。

1	2	3	4	5
完全没有	很少	有一些	很多	总是这样

8. 表现出诚恳意愿的反应。

1	2	3	4	5
完全没有	很少	有一些	很多	总是这样

9. 与求助者交流时，表达了友好和祝愿的态度。

1	2	3	4	5
完全没有	很少	有一些	很多	总是这样

10. 告诉求助者在咨询过程中会发生什么、不会发生什么（结构化）。

1	2	3	4	5
完全没有	很少	有一些	很多	总是这样

11. 需要时，向求助者透露自己的态度、观点和经历。

1	2	3	4	5
完全没有	很少	有一些	很多	总是这样

12. 其他重要的关系方面

言语行为

指导语：在相应的分类中，对咨询师表达出的言语反应类型画钩。在观察时间结束时，计算下表中的每种言语反应的总数。

	倾听技术				影响技术						
	澄清	释义	情感反映 （基本共情）	总结	开放式 问题	封闭式 问题	解释 （高级共情）	提供信息	即时化	自我暴露	面质
1											
2											
3											
4											
5											
6											
7											
8											
9											
10											
11											
12											
13											
14											
15											
16											
17											
18											
19											
20											
总数											

课后测验反馈

 **第一部分**

1. A. 解释
   B. 提供信息
   C. 即时化和封闭式问题
2. A. 面质
   B. 开放式问题
   C. 自我暴露和开放式问题
3. A. 面质
   B. 解释和封闭式问题
   C. 提供信息
4. A. 开放式问题
   B. 解释
   C. 自我暴露和封闭式问题

第二部分

下面是影响技术的一些例子,你的反应是否类似?

求助者 1

提问:你一天中希望能做的事情究竟是什么?

或

当你做家务时,你怎样才能让孩子有事可做呢?

或

你感觉什么时候最想揍孩子?

或

生气时你怎么控制自己?

解释:我不知道即使孩子们不缠着你,你是否就能去完成重要的事情。也许,你是以孩子作为你没获得什么成就的理由。

提供信息:如果你相信自己的时间更多一些你的问题便能得到解决,我们还可以谈谈其他一些选择,它们对其他女性都有帮助,如给你更多的时间,同时教会你怎样控制自己的情绪。

即时化:从你现在谈话和呼吸的方式,我可以看出你感到压力非常大——不仅是在家里,甚至也包括你现在和我一起谈话的时候。

自我暴露:我知道感觉你的生活超出控制是什么感觉,而且那不是一种愉快的状态——对我来说,那是相当有压力的。你呢?

面质:一方面,你说你的困难是因为孩子,同时另一方面,你好像总是失去自我控制。

求助者 2

提问:你怎样才能更好地安排自己的时间,不使自己被功课压得抬不起头?

或

你可以做哪些不与你的课程冲突的工作?

或

你怎样处理自己压力太大的感觉?

解释:你似乎对任何事情都没有信心,我想象你现在好像感到有理由放弃,并从研究生院退学。

信息提供:也许我们可以谈谈怎样帮助你处理好自己的时间安排和钱的问题,这样可能会对你有所帮助。

即时化:在你谈话的时候,我感觉到你现在多有挫折感,并且猜想你是否把我看成是不愿意帮助你的人。

自我暴露:哦。我想我了解一些你所说的事情,所有的事情一下都压在你的身上。需要处理的事情太多了。

面质:你提到了你感到压力太大的几个原因,但同时,我认为你没有讲你是否采取了任何行动去解除这种压力。

求助者 3

提问:你认为可以让我分担你的哪些痛苦?

解释:即使你不认为会对这东西上瘾,但你似乎用它来帮你逃避某些事情——你认为是这样吗?

提供信息:我不知道你是否愿意让我们花些时间来谈谈解除痛苦的其他方式——比如你的文化和民族所采用的方式。

即时化:我猜想我刚才说的或做的什么让你感觉到我会决定你的行动。

自我暴露:我在戒烟的时候也有过类似的想法。香烟总在那里等着我——当其他一切都不在的时候,它们还在。这样想的时候,我很难觉得继续吸烟有什么不好。这和你对你的处境的感觉符合吗?

面质:你告诉我你很肯定自己不会上瘾,而你同时却认为,它可以使你的痛苦消失。你如何将这两者联系起来?

第七章

对求助者的问题、主诉与背景形成概念框架和进行评估

住院精神病人:"别人为什么老是来惹我呢?"
学生:"我甚至不能跟我妈说话。多烦人哪!"
身体致残的人:"自从我遇到那次车祸,我不得不换工作,那以后,我好像就不行了。"
老人:"我感觉好像再也做不好任何事情了,我的情绪总是那么低落。"

　　上面的表述在咨询师每天遇到的求助者众多问题中很具有代表性。这些求助者都有一个共同点,即他们最初对问题的表述常常含混不清。咨询师通过使用某些评估技巧,将这些表述模糊的主诉转变为明确而具体问题表述。本章将介绍一个概念框架,咨询师可用它帮助自己评估求助者的问题,第九章将示例咨询师如何在会谈情境中应用这一框架。

本章目标

通过学习本章，学习者应做到，在记录和使用两案例的描述过程中确定如下几方面内容：
1. 求助者的问题行为
2. 求助者的问题行为是外显的还是内隐的
3. 求助者自身与环境中的各种力量
4. 触发问题行为的先前条件
5. 问题行为的结果和二级获益
6. 每一结果影响问题行为的方式
7. 有关的社会政治环境

什么是评估

问题评估包括收集和加工信息的各种程序和工具，根据这些信息建立整个助人程序。在咨询与治疗过程中，与求助者进行访谈并使他们参与评估只是整个评估过程的一部分，同样重要的是咨询师自己的心理或内隐的活动。一般来说在咨询的这个阶段，咨询师可以从求助者那里获得大量的资料信息。但除非咨询师对这些资料信息进行整合和综合，否则它们几乎没有什么价值和作用。在评估过程中咨询师的任务包括：懂得针对求助者问题要获取什么样的信息，如何获取信息并加以有意义地综合，如何利用信息进行临床预测和假设，从而由这种判断或者假设进一步形成治疗计划的雏形。治疗师的这些内心活动被称为"概念化过程"。"概念化过程"简单地说就是咨询师对求助者问题结构的思考方式。最近的一项研究探讨了咨询师形成假设的技能与咨询有效性的关系，结果发现，高水平的假设形成技能与求助者对咨询师的积极评价成正比。

本章及第八章描述的评估方法，特别是作者自己的会谈评估模型，都是在我们长年教学和临床实践中使用的各种概念化模型的基础上形成的。这种模型的起源最初由Richmond发现，后来由Kanfer和Saslow提出。在详细介绍我们的模型之前，将首先介绍当前的一种由拉扎勒斯（Lazarus）提出的案例概念化模型，因为它对我们的问题概念化临床模型形成具有影响。

问题概念化的拉扎勒斯模型：BASIC ID法

拉扎勒斯建立了涉猎广泛的行为治疗方法，他认为，对求助者进行评估和干预有七种特性。他将这七种特性予以简缩，用它们的首字母表示出来，就是BASIC ID。下面对其每一种特性逐一做简短讨论。需要注意的是，这七种特性相互联系、相互作用，不应将它们孤立地使用。

B：行为（Behavior）。它包括各种简单和复杂的心理运动和活动，如发笑、说话、书写、吃东西、吸烟和性行为等。在大多数临床诊断中，治疗师不得不根据求助者的自我报告来推断他做了什么和没做什么，虽然有时其他的行为测量方法也能验证这些口头报告。拉扎勒斯指出，重要的是要特别注意那些过度或缺失的行为，即求助者做得太多或太少的行为。

A：情感（Affect）。它包括感觉到或报告出来的情绪和情感。拉扎勒斯认为，这可能是心理治疗中研究最多但也了解最少的领域。应注意某种特别情感是否存在，以及是否存在着隐藏或被扭曲的情感。

S：感觉（Sensation）。它包括五种主要感觉加工过程：视觉、动觉、听觉、嗅觉和味觉。经验中的各种感觉元素对于个人的自我完善是很重要的。有时求助者的主诉是感觉躯体不适，如胃痉挛或头晕。治疗师需要注意求助者报告的感觉是愉快还是不愉快，以及那些没有被意识到的感觉。

I：表象（Imagery）。它包括各种能对个人生活产生影响的心理图像。例如，一位丈夫反复不断地被"妻子另有所爱"的想法困扰（显然没有任何事实根据），因为他脑子里总是出现他妻子与别人偷情的画面。拉扎勒斯认为，对于那些过度使用认知特性并将情感理性化的求助者来说，了解其表象特性会特别有帮助。

C：认知（Cognition）。认知是指人们的思想和观念。拉扎勒斯最感兴趣研究人们的错误观念——不合逻辑或不合理性的观念。通常他先要查看三种错误的假设，因为他认为这三种假设最为常见，而且比其他观念的潜在危害更大：

1. "应该"式的专制观念——这是一种能从求助者行为举止中推论出来的观念，它经常将不合理的要求强加于自己和他人。

2. 完美主义——不仅常常期望自己完美，而且也期望他人毫无差错。

3. 外部归因论——求助者嘴上常说，自己是他人和外部环境的牺牲品，因而对所发生的事情不能控制，故而也没有责任。

I：人际关系（Interpersonal Relationships）。许多治疗专家（包括沙利文、霍妮和弗罗姆）都强调人际关系或"社会兴趣"的重要性。拉扎勒斯指出，人际交往过程中的问题，不仅可以从求助者的自陈报告和角色扮演中发现，也可通过观察求助者与治疗师的关系而发现。对人际关系的评估包括：观察求助者如何表达和接受他人的情感，以及他们的行为和对别人的反应。

D：药物（Drugs）。药物是一种需要加以评估的重要的非心理方面，因为神经生理和生物化学因素能够影响求助者的行为、情感、认知、感觉等。除精神药物治疗所要求的一些特殊的调查项目之外，药物评估还应包括如下内容：

1. 整体外貌：衣着、皮肤、话语流畅性、痉挛、心理运动障碍等。

2. 躯体生理主诉和已经确诊的疾病。

3. 一般健康状况和幸福感：身体健美、参加运动、饮食与营养状况、职业兴趣和爱好、闲暇时间的消遣等。

这种检查治疗需要咨询医生或其他健康专家的参与，或由他们进行会诊。

拉扎勒斯宣称，大多数治疗师（包括那些折衷主义者）都无法同时对七种特性都进行评估和治疗。相反，他们只能依据自己的个人爱好和理论取向来处理一两种特性，尽管"治疗效果的持久性与进行评估的具体特性数目成正比关系"。

下面的案例分析使用了BASIC ID模型，其结果按七种特性总结在表7.1中。

求助者是一位35岁的女性，体重大约超重20～30公斤，偏胖，但保养得很好，衣着得体，口齿伶俐。她说自身比较健康，几乎不运动，不是上班就是做家务，空闲时间很少。闲暇时主要做些诸如读书或看电视之类的事情。离过婚，有两个正在上学的女儿。偶尔有胃痉挛的毛病——大约每两个星期发作一两次。求助者现在的问题是"对自己和生活感到不满"。她生活在一个小城镇里，没有多少人可进行交往，她希望与某位男士建立良好的关系。她在四年前离的婚，她丈夫因为对另一个女人产生兴趣而离开了她。而且，她与两个女儿的关系也不好，她们"不负责任而且懒惰"。从询问中看出，她在与重要人物的关系中大多处于服从、被支使的地位。如在工作中，即使没有加班费，她也会同意把工作带回家做。她说自己感到孤单、孤独，甚至有

表7.1　求助者案例的BASIC ID模型

特性	观察
B：行为	被动反应；不愿谈话
	语速缓慢
	常耸肩膀
	过多进食
A：情感	独处——孤独
	不被爱
	否认对肥胖的担心或难过
S：感觉	肌肉紧张——特别是上半身
I：表象	经常幻想改变和不同的生活方式
	持续的关于被拯救的梦
C：认知	消极自我言语和知觉
	自我完美主义的标准
	将她自己的问题归因于外部因素
I：人际关系	被前夫、女儿和老板利用
	与他人互动中顺从
D：药物	修饰整洁
	衣着整洁
	体重约超重20～30公斤
	表达清晰
	胃部不适——每周发生
	健康良好——大多数为久坐活动
	很少有娱乐时间

时觉得自己不被人爱、也不可爱。她经常想到自己在生活中是一个失败者，她现在的状况不是她应该成为的样子。她自己是环境（离婚、工作、小城镇）的牺牲品，而她却无能为力。她也经常幻想会在另一个完全不同的城市中生活，并有一个新工作。她不断地梦想自己被人救助，这些画面栩栩如生，甚至可以回忆起来。在咨询过程中她反应消极——说话慢，耸肩，有时从谈话中退缩。显然她的肌肉有些紧张，特别是上身的肌肉。她说大量吃东西是自己主要的问题，并将此归咎于她的生活不如意，她自己也无法控制。同时，她好像并不关心自己的体重，如她所言，如果她自己都不为此担心的话，那么任何人的关心就都是多余的了。

在确定治疗方案时，首先应该注意的就是这位求助者最关心的两种特性——情感和人际关系。如果将人际关系作为首选重点，那么也会带来情感的变化，就如同孤独感是缺少有效的人际关系的直接后果一样。就女权治疗主义观点看，她的人际关系与情感治疗模型中的重点就在于社会对她作为一个女性的期望，这种期望使她感到情绪紧张和孤独。应对技巧训练，如自我肯定训练和社交技巧训练，对这位求助者建立新型人际关系、摆脱她在已有关系中的不利地位都会极有帮助。这些训练也可以直接针对她的某些外显行为，如说话速度慢和谈话的风格，这将有助于她建立新型的人际关系。她自身的优势，如良好的健康、能够想象到改变后的结果等，也可以成为咨询的重点。尽管她否认注重自己的体重，但体重会阻碍她参与各种社会交往和她想要建立的人际关系。其他策略如完形对话和主观投射法都可以帮助她认识自己对体重的矛盾情感。如果她决定减肥，那么以纠正错误认知观念为目的的认知疗法（如第十三章的认知重建）将会很有帮助。同样，行为疗法（如第十七章的自我管理）也会帮助她纠正自己的嗜食行为并提供环境支持。对此案例的归纳见表7.1。

关于评估和认知行为疗法的理论假设

如同前述的案例概念化模型一样，作者的评估模型也建立在对求助者问题和行为的若干理论假设基础上，这些假设来自咨询心理学中的认知-行为学派。认知行为疗法包括许多基于学习原理的技术和策略，目的是使个人行为发生结构性变化。这种方法在20世纪50年代发展起来，当时使用"行为疗法"一词，主要人物有斯金纳、沃尔普、拉扎勒斯和Krumboltz等人。早期的行为治疗学家侧重于改变人的外显行为。从20世纪50年代开始，行为治疗有明显的发展，其中最重要的发展之一就是认知疗法的出现，在20世纪70年代由于受迈琴鲍姆和贝克等人工作的影响而崛起。认知疗法强调个人心理事件如认知、信念和内部对话等对个人情感和行为的影响。现在的认知行为疗法承认，外显反应（可观察到的行为）和内隐反应（情绪和思想）都是行为改变的重要目标，只要这些目标能够被详细地说明。

Thyer与Myers清晰地说明了在进行评估时采用认知行为与社会学习模型的另外两个附加假设：

1. 在个体的生活过程中，类似的学习过程会在不同的环境中发生，这就引出了多样性的表达方式，也即是我们所称的人类经验；

2. 对求助者的评估就是对个体过去与当前学习经验的分析，而这些经验可能是源于那些存在着各种问题的情境。这种评估称为功能性评估。理论上讲，社会学习理论就是要考虑处于环境之中的人。

Follette和Hayes把功能性评估描述为："对临床问题行为及其当前和历史环境进行的评估和形成概念框架，以助于选择适当的干预方式，提高治疗进展的监控手段，并有助于评估某个干预措施的效果。"他们还指出，在实际操作中，对求助者进行功能性评估的主要特征在于"治疗效用"，亦即"与不使用评估相比，使用评估则会显示出更好的治疗效果"。尽管目前显示功能性评估如何改善治疗效果的证据有限，但通常人们还是认为，对求助者的问题进行详细的评估要比完全不进行评估更好。在下面的内容中，我们继续讨论这些假设，并介绍它们在对求助者进行评估时的影响。

多数行为是习得的

问题（不良）行为与正常（适应）行为一样，也经过发展、保持和变化或调整等过程。社会适应良好和适应不良的行为，以及自我否定行为的产生与发展，受到两大因素的影响：一是外部情境因素和外部强化物，二是内部过程如认知、调整和问题解决等。从很大程度上讲，不良行为并不是疾病或者潜在的内部心理冲突的结果。但这一基本假设并不意味着我们排除或忽略问题行为的机体及生理方面的原因。例如，求助者诉说自己经常"焦虑"，并伴有一些躯体症状，如心跳过速、肠胃不适、胸痛、气喘等，他患的可能是慢性过度换气，虽然这一诊断只有在经过体检并排除心脏疾病之后才可确定。再如，某些抱怨"心慌"的人在体检之后，可能发现心脏二尖瓣膜心功能紊乱。而暗示焦虑症的躯体症状，如盗汗、心动过速、头晕以及头昏等，也可能是机体功能失调的结果，如低血糖、甲亢或其他内分泌失调，抑或是轻度感染。

生理变量总是应该予以考虑，特别是当评估结果表明不存在任何具体的刺激因素引发了问题行为。许多心理障碍既有生理成分又有学习成分。例如，抑郁与焦虑障碍中都涉及到五羟色胺这种神经递质。而且，该神经递质的循环速率受到遗传标记的影响。有些障碍，如酗酒和精神分裂症，同时具有可导致个体患病脆弱性的遗传和生物化学标记。这也是在初次会谈时要评估医疗史的原因之一（见第八章）。在上述情境中，要求医生参与对求助者的检查是必要的。

对心理问题（例如上面提到的各种失调症状）进行适当的生理调控也很重要。在心理干预措施之外，药物治疗也是必须的。抗抑郁药通常用于治疗某些形式的抑郁，特别是那些与反应型（情境型）有明显区别的内源型抑郁症。对于广场恐怖症，一种以对独自一人或身处公共场合的明显恐惧为特征的心理障碍，各种抗抑郁药物作为心理治疗的辅助手段也证明有很好的疗效。焦虑症或惊恐发作也常常可使用抗抑郁药控制，但需要附加使用Beta阻断剂和/或其他抗焦虑药物。而且，生物因素如生化失衡，可见于许多精神变态者身上，例如精神分裂症患者，这些症状通常需要使用抗精神病的药物，以提高病人的整体功能水平。

有些临床疾病，例如痴呆、谵妄、健忘症和与药物有关的障碍，与器质损害或大脑病态如衰老、药物影响、大脑疾病、外伤和中毒等有关。（有时，这种器质性的大脑病态也称为"中枢神经系统失调"或CNSI。）大脑疾病的一个著名的例子是老年痴呆症，即在老年人中一种由阿尔滋海默病或严重中风或躯体循环问题等大脑恶化导致的精神失常。在认为可能存在器质损害或退化的情况中，最好请神经心理学家或神经学家对求助者进行评估。例如，在老年求助者身上，伴随抑郁的痴呆很容易与正常老化的症状混淆。

问题的多因性和治疗干预措施的多维性

但求助者的问题很少只存在一种引发因素，同样在实际咨询中，也很少只用单一的治疗方式就能见效。例如，一个求助者自诉抑郁，我们发现有三方面因素的证据：一是机体因素——如Addison氏症（肾上腺功能失调），一是外部环境因素——如迁居到新城镇后妻子离开了他，再有一个是内部因素——如自我否定的信念。大多数求助者问题的原因和作用因素都是多方面的，如外显行为、情境实践、人际关系、内隐行为（如信仰、表象、认知）、情绪、躯体感觉以及可能存在的生理、机体功能作用等。当干预措施针对了所有这些可能的因素时，它才能更为有效。对于上面那位抑郁的求助者，必须重新调节与平衡他的内分泌系统；必须帮助他应付由于妻子离开而产生的被拒绝和愤怒的情感；他还需要新的资源和新的支持，包括自我支持；他也需要获得帮助来学习改变自我贬低的思想和意象。此外，通过问题解决的技巧训练帮助他确定今后的生活方向，也可能会对他有益。另外，关注于他自身的潜力和应对技能，可能有助于给予他实现这个新方向所需的信心。我们也需要考虑他所处的环境的影响。他离开了什么样的环境背景（家庭、社团、社会和文化环境）？在新的城镇里他遇到和没有遇到什么样的环境背景？这些如何影响他的抑郁水平？在治疗他的抑郁时，治疗干预是完全使用心理方式还是也需要由保健医生提供的生理治疗？治疗方案越完备、越全面，治疗过程就越成功，复发的可能性也就越小。

问题的操作化

为了更好地进行研究，我们提出了一种确定求助者问题行为及其影响因素的方法，称为"操作性"或者"具体"定义方法。问题的操作性定义就好比是一种尺度、一个气压计或者一种"行为基准"，它直指一些非常明确的问题行为，而不是从求助者的问题陈述中进行模糊的推断或标记。Mischel曾经区分出这样两种问题概念化的方法，"一种是强调人在某种环境中做了些什么，一种是推断人具有什么样的整体特征"。

我们将用下例说明如何对问题进行操作性定义。在对那些感到"忧郁"的求助者进行治疗时，我们会对他的"忧郁"进行准确的定义，以避免对求助者的自我报告产生误解。不应当仅仅把求助者的问题视为"忧郁症"就了事，相反，我们应尽量描述出那些与其忧郁问题有关的思想、情感、行动、情境和人物。还要了解求助者抑郁时是否有某些生理变化发生，他的活动和行为是怎样的。

也就是说，治疗师要与求助者一起辨别出那些可以预示抑郁、焦虑、逃避、孤独等症状的参照事物。以这种方式定义问题的长处在于，它能把模糊不清的现象转变为具体可观测的经验。这样，我们不仅能更准确地知道求助者发生了什么问题，而且使这些问题具有了可测量性，从而使我们可以评估整个治疗过程和其结果（见第九章）。

大多数问题产生于社会背景中

问题不是在真空状态下自发产生的，总有促其发生和维持其发展的因素，一般分为两大类：一是可观测的事件（言语的、非言语的反应和运动反应），一是不可观测、内隐或者间接的事件（思想、表象、心境和情绪、躯体感觉等）。这些内外部的事件被称为"前因"或"后果"，它们在功能上与问题相互联系，并对问题产生影响，其中任何一个变量的改变都会引起相关变量做相应的变化。例如，一个小学生不能在老师面前正常地表现自己，其原因可能出于习得性恐惧、缺少社交技巧，也可能是他转到了一个新的学校，第一次遇到一位男老师等。解决某一个方面的问题——如帮助他减少恐惧感——就会对其他的问题产生影响。

第九章讨论治疗"目的"时，我们将会学习到，治疗师不仅要注意问题的多方面相互作用的方式，还要注意一个变量的变化对其他变量产生的影响。有时会有这样的情况：某一个症状对求助者可能有很重要的意义，将它去除掉会使情况变得更糟。如在上例中加进这样一个事件，即这个男孩有一次曾被一个入室抢劫的男人凌辱过。那么，他的恐惧会在他遇到陌生男人时起到自我保护的功能。如果不考虑问题的其他方面而只是简单地去除掉这种恐惧感，就会使问题恶化或者引发其他的问题。

行为与环境变量之间的相互作用关系反映了一种系统生态学的观点，这种观点早在1979年、继而在1993年被Bronfenbrenner提出过。关于精神健康的社会生态学观点认为，求助者个人是与他的环境联系在一起的，所以评估不仅要针对个人，还要针对情境背景，如关键性的社会情境、事件和资源等。

Bronfenbrenner认为，咨询师需要考察关键性的社会情境、事件和资源相互间的关系，还要考察社会和文化背景。如果说考察问题的生态学背景对所有求助者都很重要的话，有些作者则认为社会政治背景具有特别重要的意义，特别是对于那些有色人种和女性等社会边缘人群求助者。例如，Brown宣称，在女权主义治疗观念中，首要的患者是文化本身，因而"女权主义治疗并不只是简单地考察个人的痛苦，还要了解其病痛和治疗对策的社会、政治含义……女权主义治疗要大声地、反复地发问：每个生命、每种痛苦是怎样在大的社会背景中表现出来的？"举例来说，仅仅帮助一个主诉"抑郁"的女性求助者是远远不够的，咨询师必须还要了解，文化对女性的期望是如何造成了她的"忧郁症状"。

LaFromboise和Low运用相似的观点，强调了土著美国人的文化、政治背景的作用：

传统上印第安人群居生活，因而孕育了他们之间相互支持和彼此友善的牢固联系。许多部落依旧生活在集体相互依存的传统制度中，家庭成员不仅相互承担责任，而且还要对家族和部落负责。Lakota Sioux使用tiospaye这个词描述传统的群体生活方式，其中个体的幸福是与大家庭的责任感相联系的。……当部落中的某个年轻人出现问题时，他的问题就会成为整个群体关注的问题，家人、亲戚、朋友们联合起来关注他的行为，引导他走出孤独，重新融合到整个群体中来。

Ivey、Ivey和Simek – Morgan等人指出，在治疗某些求助者时，如上面的印第安人，治疗师应将评估重点从个人转移到群体——也就是家庭、家族和社区上来。

换句话说，社会生态学观点认为，在心理治疗过程中，求助者个人始终与他的外部环境联系在一起，所以评估不仅要以个人为重点，还要以社会背景为重点，包括关键性的社会环境、事件和资源。在第一章所描述的实践核心中，我们将此称为"环境之中的人"的模型，在以下的部分，我们将解释如何用这个模型去评估求助者。

"环境之中的人"的模型

在第一章中，我们介绍过，"环境之中的人"已经成为当今治疗实践发展的一个核心特征。有时候这个模型也称为"生态学"模型。这个模型对求助者的概念化是基于下面的两个观点：

1. 求助者的问题并不仅仅存在于个体内部，而且也存在于文化、环境和社会系统或情境之中。

2. 当今咨询实践存在着这样一种变化，即将关注点从个体的病态转向求助者本身的潜力、过往成功、资源和应对技能。

这两个理论前提与当前正在出现用于指导心理学、社会工作、咨询和人类服务课程的政策，以及第二章提到的多文化能力是协调一致的。此外，它们也提出一个在下面两个层面上对求助者进行评估的模型：

求助者个体层面，或者"谁"，以及求助者的环境与文化背景层面，或者"在哪里"（参见图7.1）

在这两个层面进行评估时，咨询师会获得对求助者的"平衡认识"。在下面的部分，我们将分别详细地介绍这两个评估层面的指导原则。在每个层面用来收集信息的特定的会谈以及有关的评估工具将在第九章中介绍。

个体求助者，或"谁"

个体求助者把个人的特点带入治疗中，主要包括内隐的、内部的经验和外在的行为。在对求助者的问题进行概念化时，我们要在下列四个具体维度上进行评估：

- 感受或情感维度
- 生理感觉或躯体维度
- 思维、信念、图式或认知维度
- 行动或行为维度

我们将在本章中非常详细地介绍这些维度。如同拉扎勒斯建议的一样，我们在这些方面既要寻找过度的倾向，也要寻找不足的倾向，而这些过度与不足则反映出了特定的临床障碍。我们还会评估以往的解决方法和成功经验以及求助者本身的潜力、资源和应对技能。对求助者的潜力和资源的关注，能够促进咨询师与求助者的合作，弱化对求助者问题的诊断可能带来的不良标记作用，并增强求助者的自我效能感。Cowger对此作过很好的归纳，他指出，"基于授权的临床实践要确保求助者获得力量感，使求助者能够做出选择，使他们对自己当前的问题情境及自己的生活获得更多控制感"。Summers提供了

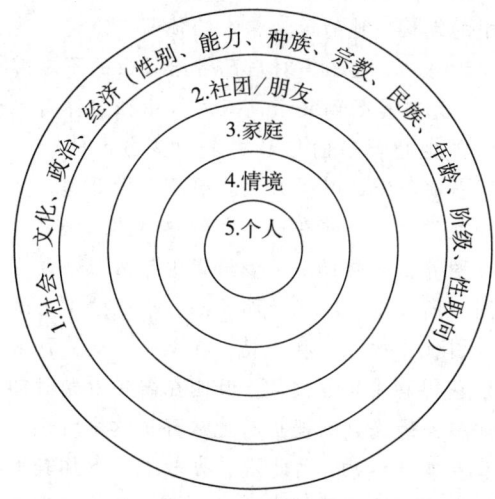

图7.1 评估的层次

两个案例，用以说明求助者的个人特点如何影响到了他们在监狱里的刑期（见专栏7.1）。

求助者的环境与文化背景，或"在哪里"

个体求助者也把影响他们当前问题的生态学和文化的变量带入到治疗中。生态学变量包括个体与其所处的环境之间的关系。例如，求助者是来自于某种类型家庭系统的一个成员。受到求助者所处文化的影响，他的家庭系统具有自身的结构与价值观。同时，求助者也可能从属于某个特定的社会群体、宗教群体、教育群体和社团群体等。求助者的问题也受到他所处的范围更大的社会和社团的影响，例如政治、经济、地理和信仰传统等。求助者也是某一个或某几个文化群体的成员，受到这些群体的结构、社会化和价值观的影响。我们把影响求助者的问题的生态学变量称为背景与关系维度。评估这些维度的影响非常重要，因为"求助者问题的原因可能存在于背景之中而非求助者自身"。较大的社会背景也可能影响求助者当前的问题。例如，一个求助者可能经历了失业、剥夺选举权、很差的医疗服务和勉强完成的学校教育。另一个求助者可能经历了股票市场的繁荣、政治上的优先待遇、一流的医疗服务和私立学校教育。

在评估求助者大问题的背景与关系维度时，我们会搜寻环境中的那些支持和阻碍因素，如地域、情境、事件以及给予权力或剥夺权力的人。例如，家庭和社团资源的支持程度如何，它们的可获得性如何？如果求助者是移民或者难民，他或她的社会地位如何受到迁移的影响？在评估时，无论怎样强调这些环境变量对已有问题影响的重要性都不会过分。例如，这种评估会帮助求助者认识到，某些问题可能来源于种族主义和种族偏见，这样求助者与咨询师就不会再将这类问题不恰当地归因于个人。

设想有两个同样的人，拉尔夫和爱德瓦多（见

专栏7.1 拉尔夫与爱德瓦多的案例

拉尔夫由于参与某个青少年帮派活动而入狱。在狱中，他利用每个机会改变自己。他常常去教堂，与一位经常来狱中的牧师建立了私人联系，并获得了高中毕业文凭。拉尔夫是一个热情、幽默的人，他吸引了许多朋友。他开朗的个性吸引了人们，他们对他非常鼓励和给予支持。他在狱中的期间，他的母亲常常给他写信，请求他改变生活方式。拉尔夫对自己带给母亲的不幸感到难过，尤其是想到父亲离家后母亲独自养育他的事情，他把母亲的信看成是改变自己的一个动因。当他出狱的时候，他注册了大学课程，常常参加教堂活动，并在那里受到热情的欢迎。

爱德瓦多同样由于参与青少年帮派活动而进入同一所监狱。他沉默而孤独，不像拉尔夫那样能吸引他人的注意和支持。在狱中，爱德瓦多尝试过获得高中毕业文凭，但他在需要帮助时却难以如愿，最终充满挫折感地放弃了这个计划。他不喜欢集体活动，因此没有去教堂或参加其他集体活动来促进自己的独立性和责任感。由于爱德瓦多很少说话，几乎不笑，因此常常让人以为他具有敌意。而事实上，他在周围人中间感到羞怯和尴尬。爱德瓦多的母亲也常常给他写信，请求他改变自己，"转变生活道路"；但是爱德瓦多倾向于把这些信当成是唠叨责骂，并责怪母亲让父亲在自己小时候就离开了家。他很少回信。当他出狱的时候，他回到以前的朋友中间，并且重新开始以前的犯罪活动。

这两个例子说明了个体特征如何影响了求助者的结果。建立对求助者的全面理解的一个部分，就是能够看到求助者把怎样的个体特征带入咨询情境之中，并看到这些特征与他/她生活的较大背景之间的相互关系。拉尔夫带入的是一种可以吸引他人帮助自己的人格特征。他具有与母亲的良好关系，并有更加建设性地做事情的动机。爱德瓦多带入的是一种更为孤僻的人格特征，对他人不够有吸引力并常常被人误解。爱德瓦多的人际技能不如拉尔夫。这两人各自的个体特征影响了他们在狱中生活的结果。

专栏7.1）。虽然他们两人都在狱中服刑，但他们现在所处环境状况不同，也具有不同的背景和关系变量（见专栏7.2）。

对背景进行评估的另一个方面即是对求助者问题进行文化分析。我们赞同Ridley、Li与Hill的观点，直接从求助者那里获得并评估文化信息是咨询师的一项道德责任。而且，虽然可能有必要请求助者澄清有关的文化信息有助于咨询师对问题的理解，但重要的是进行这种澄清时，应采取不加重求助者负担的方式来进行。

Sinacore-Guinn提出了一种更为全面的观点，以便从文化角度对求助者的问题进行概念化。她把这个模型称为"诊断窗口"，见图7.2。它包括了对四个类别的评估：

1. 文化系统及其结构。包括"社会结构、家庭、

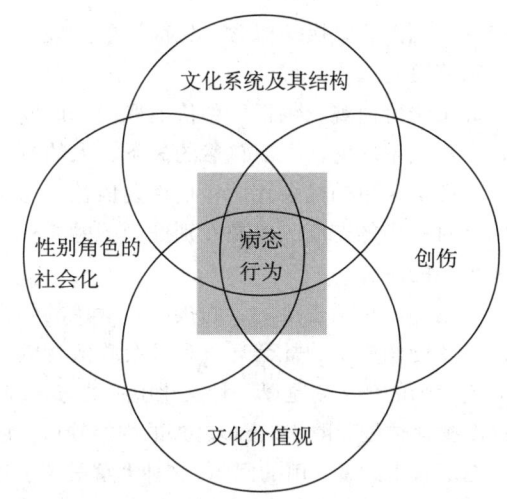

图7.2　诊断窗口

专栏7.2　拉尔夫与爱德瓦多的案例（续）

现在我们换一种方式来看爱德瓦多和拉尔夫。出于我们的目的，让我们假设拉尔夫和爱德瓦多都是热情而幽默的人。他们都很容易交上朋友，并且乐于与他人相处。他们都是由于参加青少年帮会活动而入狱，但处境不同。爱德瓦多进入了一所远离城市的监狱。这所监狱新建不久并注重犯人的康复。在那里，爱德瓦多有机会参加高中和大学的课程以及宗教和自我改善活动。他能够利用许多项目进一步达到自己的目标。一位支持性的咨询师协助他设立了若干良好的目标，并帮助他实施这些目标。他们每周见一次面。这所监狱的位置还有一个好处，就是爱德瓦多现在离父亲很近，他的父亲住在离监狱只有几公里远的地方。他的父亲开始来看他，给他提供支持，并提供了他刑满出狱后可以住的地方。爱德瓦多出狱时已经具有坚实的基础，他继续为获得大学学位而努力。

而拉尔夫被送到了一个普通监狱，在那里，咨询人员忙得不可开交。拉尔夫的咨询师看到了他的潜力，但是无法安排他参加高中课程，因为选课的人已经太多了。拉尔夫在狱中的期间，负责教育的人员经常见到缺课和退课的情况。拉尔夫从来无法参加并坚持完成整个课程。他很少见到他的咨询师，因为一位咨询师必须同时负责许多同狱犯人。家人也没有来看拉尔夫，一部分是由于他所在的监狱非常远，另一部分是由于家人责怪他的入狱并对他失去兴趣。拉尔夫的母亲患有严重的慢性气喘，很少给他写信。拉尔夫虽然也常常参加狱中的教堂服务，但是由于严格的时间安排，监狱不允许犯人在教堂活动前后会见牧师；与犯人建立关系的牧师，只是在其他时间偶尔前来探望。拉尔夫离开监狱的时候，还没有完成高中学业。他更接近那些在狱中认识的人，很快又开始了他入狱前所参加的犯罪活动。

这两个例子中环境存在着差别。爱德瓦多遇到了一个支持性的环境：有一个关注他的目标并督促目标实施的咨询师，有着大量的改变自我的机会，与父亲有着温暖的关系，以及有注重教育的监狱。而拉尔夫遇到的则是冷漠、缺乏支持性的项目和活动，一个忙不过来的咨询师，疏远而不给予鼓励的家庭。

学校、互动方式、疾病概念、生命发展阶段、应付机制和移民史"。

2. 文化价值观。包括五种价值取向：时间、活动、人际关系取向、人与自然的关系、人的本性。

3. 性别角色的社会化。包括性别角色、意义和求助者对性别的态度，以及性别偏爱上的文化、种族和民族的差异。

4. 创伤。包括直接的、间接的和潜伏的创伤体验，以及创伤产生的社会环境和社会政治背景。

治疗师的任务就是以一种文化敏感的方式，考虑到这四类评估处于图7.2窗口之外的内容领域，以便更好地理解求助者当前的问题。这种理解避免了将处于这些领域中的问题自动而必然地贴上病态的标签，即使这些问题可能引起了求助者的困扰或冲突。只是在窗口之内"才存在病态行为，只有出现了病态行为才可做出诊断"。按照这种模型，并不是所有的求助者都在窗口中表现出症状。Sinacore - Guinn强调，"关键在于，咨询师要仔细地限制窗口的范围，而不使它过大。存在于窗口之外的问题不是病态的，也不应给予V编码"（参见本章中的"诊断分类"部分）。

Hays提出的ADRESSING框架，给出了我们需要评估的具体文化维度的内容：

A——年龄和世代史；文化适应
D——伤残状况
R——种族；宗教和精神归属与价值观
E——民族，文化身份
S——社会状况与社会经济状况或阶级
S——性取向
I——固有传统
N——民族起源
G——性别

同时，对任何关键症状、痛苦表现、压力源和创伤都必须要评估它们的文化与临床含义。例如，求助者总体的压力水平是如何与ADRESSING框架中的各个方面相联系的，例如与文化适应、种族、性别或性取向之间的联系？求助者对此框架中的任何方面的经验曾经导致创伤吗？有哪些心理与生理的标志提示创伤的存在？求助者所属主要民族群体的历史创伤对这个求助者有什么影响（例如，非裔美国人曾受的奴役，本土美洲人曾受的驱逐、大屠杀，日裔美国人在二战期间曾遭受过的监禁等）？其文化的优势与价值是什么？正如文化变量可能与个体创伤有关，ADRESSING框架中的各个方面也可以导致个体的潜力、资源和应对方式。例如，求助者可能来自某个文化团体，该文化的社会政治历史教会了他们进行反抗；或者来自某些大家庭系统，从而增加了他们的社会联系和支持。

在本章下面的部分，我们将扩展这个模型，并详细讨论通过进行前因、行为和后果的功能分析，如何考虑求助者主诉中的个体及环境层面的各个方面。

行为的 ABC 模型

一种鉴别问题行为和环境事件关系的概念框架为ABC模型。行为的ABC模型提示，行为（B）既受到发生在前面的事件影响，这一事件被称为前提（A）；也受到某些发生于其后的事件的影响，这类事件被称为后果（C）。前提（A）是一种线索或信号，使人知道在某种情境中应如何行动，而后果（C）则是能增强或削弱行动的事件。上述定义表明，个人的行为与某些特定事件直接相联，或受其影响。例如，某种行为可由前提（如愤怒）所引发，而这种行为也会因后果（如其他人的反应）的影响而得以维持甚至增强。鉴于先前和后果对行为的影响和作用，评估会谈的重点就是要识别出那些影响问题行为或与问题行为相互作用的前提和后果。

现在举一个关于ABC模型的简单例子。行为（B）是我们大多数人经常做的事情——说话。说话行为通常都有明确的引发线索，如与某人开始交谈、被人提问题或者遇到某个朋友。减少我们说话可能性的前提包括担心自己所说的话得不到别人的赞同，或者不知如何回答问题，或者急着离开等。文化规范也可能成为诱导说话行为的前提，例如在某些文化中年老者尊贵，为了尊重老年人，青年人不可以主动开始谈话。说话行为可以因别人的注意而继续下去，他人的注意是一种强有力的后果或强化物。其他积极的后果还包括自我感觉良好或愉快，以及积极的自我评价等。但在某些情况下我们会减少或终止说话，如当对方的眼神游移不定时（当然文化不同目光所传递的信息也会变化），或者别人直接说你讲得够多了。这就是减少我们说话行为的消极后果。其他可能的消极后果还有身体疲累或声音嘶哑，或者感到自己的谈话引不起别人的兴趣。下面三个小节将要讨论到，不仅问题行为的内容因人而异，而且前提和后果的性质和作用也常因人而异。

行为

行为包括求助者所做和想做的事。外显行为是他人可以见到或可以察觉的行为，如言语行为（说话）和非言语行为（姿态和笑容），或者运动行为（参加某些活动，如散步等）。内隐行为是指那些他人所不能观察到的内部事件，观察者必须借助于求助者的自我报告和非言语行为才能察觉这些事件。内隐行为包括思想、信仰、表象、情绪、心境和躯体感觉等。

前文讲过，求助者的问题行为不是孤立发生的，大多数的问题行为都是更大的行为系统或行为链中的一部分。而且每一个问题行为通常都有不只一个组成部分，例如，主诉焦虑和抑郁的求助者，更可能是用这个标签来指出这样一种体验，它既含有情感成分（情绪、心境状态）、躯体成分（生理和身体感觉）、行为成分（所做的和没有做的），又有认知成分（思想、信仰、表象或者内部对话）。另外，问题行为也会因背景因素（时间、地点、同时事件、性别、文化和社会政治气氛等）和人际关系因素（如他人是否在场）而有所不同。所有这些成分有可能与求助者报告的某一个具体问题有关，也有可能无关。例如，有位自称"焦虑"的求助者由于高度焦虑和惊恐发作不敢置身于公共场合，而只能呆在家里和工作场所。

她是一位成年的单身女性，居住在父母家中。她照料着她年老的母亲，她形容母亲也是依赖而无助的。她一直生活在一个农村的小社区中。她谈到对陌生人不信任，尤其是对那些在她成长过程中并不曾认识的人。她说自己想要离开这里，自己想独立生活并且移居，但又感到非常害怕。正如Fodor指出的，在比喻意义上，她是在进行某种静坐罢工，申诉自己的角色受到限制（也是她母亲的角色）。她报告的焦虑问题似乎是她行为链的一部分，这个行为链始于这样一种认知成分——她总是忧心忡忡，想象着自己独自一人而且不能应付困难，或者在需要时不能获得帮助。这些成分进一步支持了她自己潜在的关于自主性受到限制的认知"图式"或结构。

这种认知成分带来某种躯体的不适和紧张感，并产生恐惧和忧虑的情感。这三种因素共同作用影响着她的外显行为——过去几年来，她成功地逃避了去所有的公共场所。因此，她非常依赖于家人和朋友的支持，帮助她在家里和工作场所恰当表现，以及尤其是在极少数她参加公众活动的场合。这些人构成了她的关系网络。

在你看到这些明显的问题行为的同时，在头脑里要记住，这名求助者还存在着代表着其潜力、资源和应对技能的外显和内隐行为。前来进行咨询所需要的有勇气的行动，就是一个具有潜力和有主动性的外显行为。她对于自己生活选择中一些冲突的情感和信念的认识，是一种内隐的行为潜力。她的朋友支持网络和稳定的工作环境是环境潜力的例子；身处一个关系紧密的小型社区，可能是一种文化方面的潜力。

对于每一个问题行为，确定排列出各种成分的相对重要性很有必要，我们可在此基础上选择适当的干预策略（见第十一章）。在第九章，我们将叙述如何运用会谈评估方法来描述问题行为的各种不同成分。对任何一个给定的行为，用书面形式列出其中各种已经确认的成分，常常是非常有价值的。

前因

Mischel认为，行为主要是由情境决定的，也就是说，特定行为只在特定的情境中发生。譬如，大多数人只会在公共或私人的洗手间里刷牙，而不会在音乐会或宗教仪式上进行这种活动。前因可以引起情绪或生理的反应，如愤怒、恐惧、兴奋、头痛或血压升高等，它使行为发生的可能性增加或减少。例如，一个一年级的小学生在学校和家里的表现会有所不同，面对代课老师与面对班主任老师时表现也会不同。

在问题行为发生前一刻出现的前提对行为有影响，而与行为相隔较久的前因，同样也可以增加或减少行为的可能性。较近的前提被称为"刺激事件"，包括引发行为、增加或减少其发生可能性的内部、外部事件或条件。而与问题行为时间相隔较久远的前因，则被称为"背景事件"，指人们在最近或以前曾经经历过的行为环境。背景事件可能在行为发生以前就终止了，但它的影响却继续存在。背景事件的例子有求助者的年龄、发育阶段、生理状况、工作性质、家庭或学校环境、文化因素，它们都能够影响后来的行为。刺激事件和背景事件必须根据每一个求助者的不同情况加以鉴别和确定。

前因通常涉及不止一种来源或事件类型。前因的来源可能是：情感（情绪、心境状态）、身体（生理和躯体感觉）、行为（言语的、非言语的、运动反应）、认知（思想、信仰、表象、内部对话）、情境（时间、地点、文化因素、当前事件）、人际关系（他人出现与否）等等。例如，对于自诉"焦虑"的求助者，许多前因可以引发他的问题行为，诸如害怕失控（认知的/情感的）、否定的自我评价和对自己及他人的错误知觉（认知的）、对与恐惧有关的身体感觉的意识——疲劳和低血糖（身体的）、熬夜以及饮食的不规律（行为的）、公共场合或者需要参加的公众集会（情境的）、某个主要人物（如朋友或家人）的缺席以及她老母亲的要求（人际关系的）。

还有许多前因可以减少焦虑产生的可能性，包括情感放松（情感的）、休息（躯体的）、饮食规律（行为的）、降低对朋友的依赖（行为的）、以及她老母亲的要求对自己和别人的积极认同（认知的）、期待能够控制某个情境（认知的）、没有去公共场所的愿望（情境的）、由某人陪同着去公共场所（关系的）。

由于每个人的学习历史不同，前因对每个人行为的影响也不相同。重要的是记住：前因无论内隐还是外显的事件，它们可以使问题行为在某种条件下发生，或者增加、降低其发生的可能性。也就是说，并非每一件发生于行为之前的事件都是前因，只有那些在某种程度上影响行为反应的事件才是前

因。但是问题行为还受到那些出现于问题情境之中但并不直接影响行为的情境因素影响，特别是当某一情境因素发生显著变化时，这种影响更易观测到。例如，如果一个孩子惟一的兄弟在车祸中受伤并住进了医院，或者他父亲在做了十年家务之后开始全职外出工作时，这个孩子在学校的行为至少会受到暂时的影响。

在咨询中的评估阶段，要区分出那些促进适应行为发生的前因和那些与适应不良行为相关的前因。因为在治疗干预阶段，所选择出的策略不仅要能够促进适应行为的发生，而且也要能减少引起不良行为发生的线索。在第九章中，我们将介绍并示范使用一种会谈评估方式，以便收集关于前因来源及其对行为影响的信息。

后果

行为的后果是指发生于行为之后，并在某种程度上仍然影响行为或与行为存在功能关系的事件。并不是每一件发生在行为之后的事件都被自动认为是后果。例如，你正在为一位妇女咨询，她时不时地参加餐饮聚会。她说每次聚会之后都会感到愧疚，觉得自己的体形更不可观，并且常常因此失眠。虽然这些事件都是她聚餐的结果，但它们并不是聚餐行为的后果，除非它们能够以某种方式使她的餐饮行为继续维持或者减少。在这个案例中，真正的后果可能有：这个妇女从聚餐中获得快乐，这会增加她的聚餐行为；或者她的同伴不同意她的暴食行为，并拒绝同她一起参加聚餐会，这会降低这个妇女聚餐行为的可能性。

后果可分为积极和消极两种。积极后果通常被称为"奖励"或者"强化物"；消极后果被称为"惩罚物"。像前提一样，后果对行为的作用也因人而异。从定义上看，积极后果（奖励事件）会维持或增强行为，这主要是通过积极强化作用而产生的。所谓积极强化，也就是某种行为之后出现的外显或内隐事件，增加了该行为在未来再次发生的可能性，人们倾向于重复那些带来愉快的行为。

人们也倾向于进行那些有利益或者有价值的行为，即使这种行为是问题行为（这时的利益被称为

二级获益)。例如,一位酗酒求助者在失业甚至家庭破裂后仍旧酗酒,因为她喜欢喝醉之后的感觉,喝醉可以使她逃避责任。另一位求助者总是训斥他的妻子,并无视这种行为给他们关系带来的紧张气氛,因为他从中可以使权力感和控制欲得到满足。在这两个例子中,求助者的问题行为通常难以改变,因为行为的直接后果使他们在某些方面感觉不错。即是说,他们要维持那些咨询师尝试帮助他们消除掉的行为。二级获益常常掩盖了许多求助者并没有表现出来的更为严重的问题。Fishman和Lubetkin认为,治疗师要想抓住求助者的中心问题,并将其成果扩展到其他问题,就要认识到"二级获益"问题。例如,一位身体超重的求助者要通过治疗进行减肥。对她表现出的问题评估结果表明,肥胖使她逃避寻找工作,并可以与父母一起生活。所以有效的治疗方案不仅要针对她表现出来的问题(体重和贪吃),还要针对更为核心而又潜在的问题,即避免承担起自己的责任。有效的治疗还应包括让她在崇尚"苗条"的文化中接受自己的体形。同样,对上面那位借酗酒来逃避责任的求助者,治疗目的不仅要消除她酗酒的行为,还要改变她逃避责任的行为模型。正如Fishman和Lubetkin所言,许多认知行为治疗师"过分拘泥于求助者的行为表现。在临床治疗过程中,我们发现'背后的事物'常常是表面问题行为得以维持的主要原因"。因为求助者也许并不总是知道自己问题的原因所在,所以治疗过程就要挑明问题背后的原因和二级获益。

积极的后果也可以通过负强化的作用来维持问题行为,如去除行为之后的不愉快事件,会增加行为再次发生的可能性。人们愿意重复那些能够摆脱烦恼或痛苦的行为,他们常常用负强化方式回避和逃避行为。当所期望的不愉快事件被消除时,回避行为就得到强化维持。例如,呆在家里可以避免广场恐惧。由于逃避了所预期的恐惧,所以避免去公众场合的行为就得到强化。如果已经发生的不愉快(消极)事件被终止,则逃避行为就得到强化。例如,对孩子的责骂会暂时停止孩子烦人或讨厌的行为,而孩子令人不愉快行为的终止则会使父母的逃避行为(责骂)得以强化。

消极后果可以减弱或消除某种行为。如果某种行为伴随着不愉快的刺激或事件(惩罚),或者积极强化的事件被取消或终止(反应代价),再或者不再有强化物跟随其后,那么这种行为就会减弱或者消除(至少会暂时)。举例来说,一个体重超重的男人,因总能从聚餐中得到快乐(一种积极的后果)而维持聚餐的行为;这种行为习惯得以维持也可能是因为他可借此逃避枯燥的工作(消极的后果);他妻子的指责、嘲讽或者拒绝与他一道外出,至少会暂时地减少他餐饮的次数(惩罚性后果)。尽管使用消极的后果来调整行为有许多缺点,但实际生活中,在家庭、工作场所和学校中,惩罚还是被广泛地用来影响他人的行为。治疗师必须注意到求助者生活中消极后果的存在,以及它们对求助者的影响。还要十分小心避免使用任何使求助者感到有惩罚意味的言语或非言语的举动,因为这些举动会使治疗关系产生不必要的问题,并可能使求助者终止(逃避)治疗。

后果与前因一样,包括多种类型的事件,如情感的、躯体的、行为的、认知的、背景的和人际关系等的事件。例如,上面那位"焦虑"的求助者,她逃避公共场所的行为得以维持,是因为她可以借此减轻她的焦虑(情感),放松身体的紧张(躯体),以及避免担心忧虑(认知)。另外,她还可以借此避免日常工作(行为),并引起家人与朋友的关注(人际关系)。背景性后果则包括她从自己的文化和性别价值中所得到的赞许强化,因为她能够与自己的家庭保持联系,能够养护家庭,并坚持呆在自己的"巢穴"之中。

简单询问求助者问题行为后面跟着什么事件,不考虑事件对行为的影响便对这些事件进行分类,这样的做法是错误的。如Cullen注意到,"如果错误地假设某些变量对某种行为有作用(但实际上并非如此),那么对这些变量进行的控制或干预,往好处讲,则对当前问题没有任何作用;往坏处讲,甚至会带来更为严重的问题"。

有时学生可能会对后果这一概念感到困惑,并将它与行为的后果混淆起来。例如,Julie经常耽误学习,其后果是成绩不好。但除非"成绩不好"这一结果能在某种程度上增强、减少或维持Julie拖延学习的行为，否则，成绩差就不是我们所说的后果，而只是一个学习不够努力的结果。区分问题行为的后果与结果的一种方法，就是记住"强化梯度"这样一个经验法则，即：紧随行为之后发生的后果比那些与行为间隔时间较长并已消退的结果，对行为的影响更强。成绩不好与日常的学习（不学习）行为时间相隔较远，所以不太可能对学生的日常学习行为产生太大的影响。

在咨询的评估阶段，辨别出问题行为的后果是重要的。因为这些信息将在干预治疗阶段帮助咨询师选择出适当的策略和方法，以维持和增强我们所希望的行为，减弱和减少我们所不希望的行为，如过度行为和缺失行为。同时，咨询师可利用这些信息确定那些直接依赖后果来改变问题行为的治疗措施，如自我奖励（见第十七章）。第八章会描述和示范如何用会谈评估法去揭示有关后果的信息。

必须针对每一个求助者来评估和鉴别问题行为的前因、后果以及问题的各种组成成分。如两个求助者都说自己焦虑或"神经紧张"，但是评估的结果可能表明两人的问题组成成分是不同的，也具有不同的前因和后果。另外，问题行为的前因和后果都会受到求助者文化和社会、政治背景的影响，所以，很有必要关注文化的影响。还要注意，前因、问题的成分和后果之间经常出现重叠的情况。例如，某个问题的组成成分——求助者自我否定和不合理的信念，可能既是前因，也是后果。假设一个大学生报告说在遭遇到不如意的情境后（如与某个女孩约会却遭到拒绝，在测验中得了B或C，参加工作面试却没有被雇用），就会感到情绪低落、抑郁。他的不合理信念即完美主义标准，作为前因而起作用，引发了抑郁的结果——"这并不是我希望的结果，太惨了。我感到恶心。"而自我否定的想法则可能会作为后果起作

用，使他的抑郁感在事情过去好长时间后仍无法消除——"事情没有按照我所设想的那样发生，所以我是个失败者。"同时，要注意的是，求助者在具有非理性信念的同时，也具有理性的和应对的信念，还具有行为的、环境的和文化的潜力。这些方面对他来说可能没有当前的问题那么显而易见，但是咨询师的任务之一就是帮助他来"发现"这些方面。另一个要注意的重要方面是，求助者呈现的大多数问题都包含了多重而复杂的行为序列链，因此要对不止一个因素进行ABC分析。在本章随后的琼的案例示范中，我们将说明这一点。

图7.3通过图形显示了环境中的人和ABC模型评估的要点。我们也建议你通过阅读学习活动7.1中呈现的案例来学习这两个模型提供的资料。

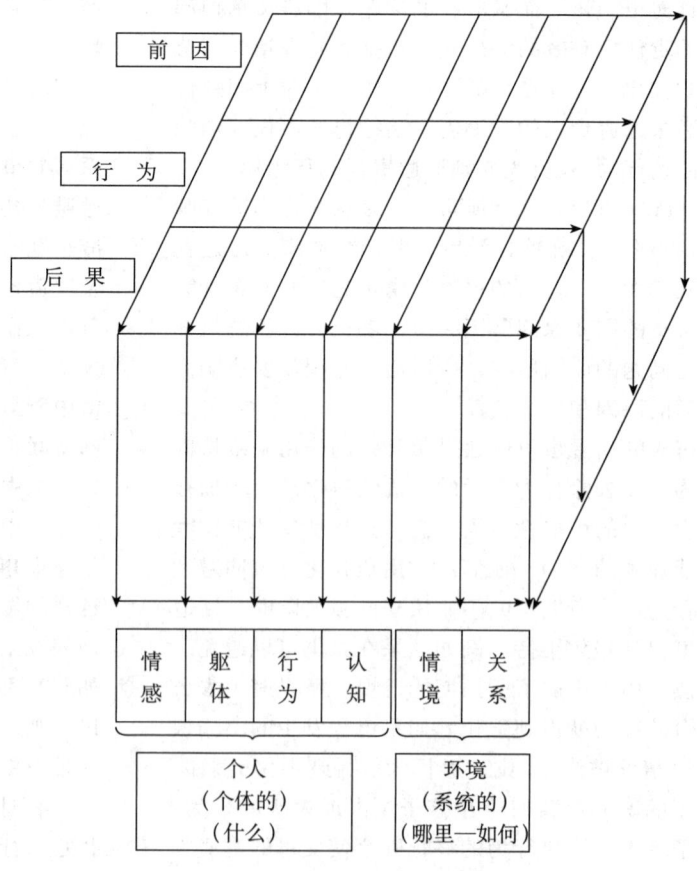

图7.3　ABC与"环境之中的人"评估模型

学习活动 7.1　案例概念化

根据下面描述的欧利弗罗夫人的案例，回答下列四个问题：

1. 根据案例信息，也根据你的临床直觉或假设，列出你认为欧利弗罗夫人的主要问题是什么。
2. 接下来具体看看你指出的问题——它们是否反映了欧利弗罗夫人个人的一些特点，或者她的环境的一些特点，或者两者都有？
3. 使用案例描述中的信息，尽可能填写图 7.2 中的窗口。完成以后，想一想根据你从案例描述中所知道的关于欧利弗罗夫人的信息，哪些窗口似乎对她有更重要的影响？你还需要了解哪些关于她的信息，才能填写完所有窗口？
4. 再次阅读这个案例。根据你获得的关于这个求助者的信息尽可能填写图 7.3 中的空格。与你的同学或教师讨论你的回答。

欧利弗罗夫人的案例

欧利弗罗夫人今年 28 岁，已婚。因为总是担心她丈夫会死去，所以来求助于心理治疗。她解释说，这是她的第二次婚姻，所以能否解决这个问题，对她来说非常重要。她不想因此而影响与丈夫的关系。她丈夫是一位销售代理，需要不时地外出开会。所以，在他们婚后的两年中，每逢她丈夫外出，她都会感到"精神要崩溃了，一切都要毁灭了"，因为她总是想到丈夫会死去，永远回不来。这种恐惧感压迫着她，甚至在丈夫外出半天或一天时也会发生。她不知道怎样应付。丈夫一回家，她就会好过多了。她说这是在第一次婚姻中发现的问题，那次婚姻于五年前结束。她认为之所以会有这些念头，是因为父亲在她 11 岁时意外死亡。每当丈夫告诉她他要外出或者开始准备外出用品时，她都会再次体验到那种当年她得知父亲死亡时的痛楚。她觉得丈夫不会再回来，并为此而焦虑不安，总是想到再也见不到他了。她说，丈夫总是很有耐心地安慰她，甚至不惜用许多时间来帮助她消除恐惧感，并试图说服他会回来。但是这对她并没有什么帮助。这几个月，为了不使她痛苦，她丈夫取消了好几个商业旅行。

欧利弗罗夫人讲，这种焦虑使她在过去两年中经常失眠。每当丈夫告诉她要离开一些时间时，她就会难以入睡。如果他是在夜间离开，她就根本睡不着。她只是躺在床上，担心她丈夫会死，并因为时间越来越晚而依旧睡不着感到烦躁。但是，只要她丈夫在家，并且没有什么外出计划，她就会睡得很安稳。

欧利弗罗夫人对这次婚姻很满意，但偶尔她也发现丈夫并不能满足她的所有愿望。她并不确切知道自己的愿望到底是什么，但每当意识到这一点时，她就会觉得自己在对他生气，她会"爆发"出来，并找理由讽刺、挖苦他。她并不喜欢这样做，但她每次发作之后都会感到轻松。而她丈夫依旧关心、爱护她，尽管她不时地发作。她想这么做也许是对他离开自己出差的一种报复。自从父亲死后，她就一直想找到一个"替代父亲"，并为这种努力的失败而生气。所以离婚后她仍旧不时地对前夫非常恼怒。

她没有孩子，在公司担任行政秘书的职务，负有一定的责任，年薪 28500 美元。她喜欢自己的工作，除了经常担心老板不满意、自己会失业外，她的工作成绩一直令人满意。还有一件让她担心的事就是她弟弟的身体，他去年在车祸中受伤。她与弟弟关系很好，而且，她是一个虔诚的基督徒。

对求助者问题的诊断分类

我们在本章中始终强调，对每一个求助者都要进行全面而准确的评价，以确定具体的问题所在。此外，咨询师也要了解到，求助者的问题行为也可以用某种形式的诊断分类法进行分类和组织。

正式的分类系统是美国精神病协会制定的《精神病诊断和分类手册》第四版。读者除了可以参照 DSM-IV 之外，还应当参考 DSM-IV 案例汇编。在 Stamps 与 Barach 的一本手册中可以找到有关 DSM-IV 诊断类别的网址。Morrison 与 Anders 整理了一本针对儿童求助者的有用的 DSM-IV 资源手册。

这里我们只是简单地总结出 DSM-IV 中的诊断分类编码，这样读者可以对其术语，如"轴 I，轴 II"等，有所了解，而不至于当同行或督导谈论它们时不知所云。显然，这里简短的说明不可能替代对DSM-IV系统的全面学习。

DSM-IV包含了对各种精神和心理障碍的大量描述，并区分为17种主要的诊断类别，每一个类别中包括许多次级类别。每一类别都有具体的诊断标准，可以帮助咨询师对求助者的问题进行评估和分类。DSM-IV中特有的评估系统被称为多轴系统，共有五种编码或五轴：

轴 I：临床障碍与其他可能引起临床注意的障碍

轴 II：人格障碍与精神发育迟滞

轴 III：一般医学状况

轴 IV：心理社会与环境问题

轴 V：功能总体评估

轴I包括临床障碍与咨询师确定为临床需要关注的任何其他障碍。DSM-IV中编码为轴I的一个新类别是宗教与精神问题。这些问题更多被看成是一种生活阶段的问题，而不是一种特定的临床障碍。如果不存在临床障碍，轴I编码为V71.09。在我们前面对诊断窗口的讨论也提到，不是所有的求助者都具有病态的或临床的障碍。如果临床医生怀疑存在临床障碍，但还需要关于求助者的更多信息才能做出结论性的决定，则轴I使用暂时编码799.9，意为"延后诊断"。

轴 II 用于报告人格障碍和精神发育迟滞。DSM-IV的编者们指出，这两组内容单列为一轴有助于确保不遗漏任何一种诊断状况。轴II也可用来记录求助者表现的防御机制，以及当前存在但程度不足以诊断为人格障碍的适应不良的人格特征。如果不存在轴II上的诊断，咨询师使用编码V71.09。轴III用于指出求助者目前出现的与对其临床障碍的理解或处理有关的医学状况。例如，一个甲状腺机能减退的人可能患有某种抑郁症（轴I），轴III则记录甲状腺机能减退，并指出两种状况之间的联系。

轴IV用于"报告那些对心理障碍（轴I和轴II）的诊断、治疗和预后产生影响的心理社会环境问题"（美国精神病协会，1994）。轴IV包括有9类一般性问题，分别与负性生活事件、环境和家庭压力以及缺乏社会支持（由咨询师确认）等相联系，它们分为以下类别：

与主要支持群体有关的问题

与社会环境相关的问题

教育问题

职业问题

居住问题

经济问题

与获得医疗卫生服务有关的问题

与司法系统/犯罪有关的问题

其他心理社会和环境问题

轴V用来报告治疗师对患者总体功能水平的评估，其结果将有助于确定治疗方案和评估治疗目标。这类评估被称为总体功能评估（GAF），分数范围从0（信息不足）到100（功能优良）。其他评估水平的描述如下：

91～100在绝大多数活动中，机能表现优良，生活问题从不会失控；

81～90没有症状或症状极少；

71～80如果有症状的话，也是短暂的，是对应激的自然反应；

61～70有一些轻微的症状；

51～60中度症状；

41～50严重症状；

31～40在现实检验或沟通中的某些失常；

21～30行为明显受到妄想或幻觉的影响，或沟通与判断中的严重失常；

11～20存在一些伤害自己或他人的危险；

1～10始终存在严重伤害自己或他人的危险。

本章在下述各种案例分析中，都采用了这个多轴评价系统。专栏7.3介绍了DSM-IV中轴I和轴II所列的17种诊断分类。

Barron观察到，尽管诊断系统在理论和应用方面存在着明显局限性，但它确能帮助治疗师评估问题行为和选择适当的治疗方案。例如，各种临床病症的典型症状分类知识有助于对症状的评估，这些知识包括诸如某些障碍发作的主要年龄段以及性别差异等。对DSM-IV极有用的补充知识还包括对各种障碍的年龄、性别和文化意义所进行的常规讨论。例如在某些文化里，恐惧感可能还包含对巫师和巫术的畏

专栏7.3 DSM-IV的17种主要诊断分类

通常在婴幼儿期、儿童期和青少年期做出的初次诊断障碍——智力落后（轴Ⅱ）、学习障碍、运动技能障碍、沟通障碍、弥散性发育障碍、注意力缺失及多动行为障碍、婴幼儿期或儿童早期的情感与进食障碍、痉挛障碍、排除障碍（轴Ⅰ）

谵妄、痴呆、健忘症及其他认知障碍——各种类型的谵妄、痴呆、健忘障碍（轴Ⅰ）

由一般医学状况引起而未在其他地方归类的心理障碍——紧张障碍和人格改变（轴Ⅰ）

与药物有关的障碍——与酒精有关的障碍，与安非他命（或安非他命类）有关的障碍，与咖啡因有关的障碍，与大麻有关的障碍，与可卡因有关的障碍，与致幻剂有关的障碍，与吸入剂有关的障碍，与尼古丁有关的障碍，与阿片有关的障碍，与苯环己哌啶（或苯环己哌啶类）有关的障碍，与镇静、安眠或抗焦虑药物有关的障碍，与多种药物有关的障碍（轴Ⅰ）

精神分裂症及其他精神病性障碍——精神分裂症（偏执型、紊乱型、紧张型、未分化型或残留型）、精神分裂形式的障碍、情感分裂障碍、妄想障碍、短期精神病性障碍、由妄想或幻觉引起的共存的精神病性障碍、药物引起的精神病性障碍等（轴Ⅰ）

情感障碍——抑郁障碍、双相障碍（轴Ⅰ）

焦虑障碍——不伴广场恐怖的惊恐障碍、伴有广场恐怖的惊恐障碍、不伴惊恐障碍史的广场恐怖症、特定的恐怖症、社交恐怖症、强迫症、创伤后应激障碍、急性应激障碍、广泛性焦虑障碍（轴Ⅰ）

躯体形式障碍——躯体化障碍、未分化躯体形式障碍、转换性障碍、疼痛障碍、疑病症、躯体变形障碍（轴Ⅰ）

作态障碍——以心理表现和症状为主、以躯体表现和症状为主、心理与躯体表现和症状结合（轴Ⅰ）

分离性障碍——健忘症、神游、身份与去个体化障碍（轴Ⅰ）

性与性别角色障碍——性功能失调（欲望、唤起、高潮或疼痛障碍引起）、一般医学状况引起的性功能失调、性倒错（暴露癖、恋物癖、摩擦癖、恋童癖、性施虐癖、性受虐癖、异装癖、窥视癖、性欲倒错）、性别角色障碍（轴Ⅰ）进食障碍——神经性厌食症、神经性贪食症（轴Ⅰ）

睡眠障碍——基本睡眠障碍（类睡症）、与其他精神障碍有关的睡眠障碍（失眠、嗜睡）、其他睡眠障碍（轴Ⅰ）

他处未作归类的冲动控制障碍——间歇性爆发行为、窃盗癖、放火狂、病理性赌博、拔发狂（轴Ⅰ）

适应障碍——伴有抑郁情绪、伴有焦虑、伴有抑郁和焦虑混合情绪、伴有行为失调、伴有行为和情感失调（轴Ⅰ）

人格障碍——偏执型、分裂型、分裂样、反社会、边缘型、戏剧型、自恋型、回避型、依赖型、强迫型（轴Ⅱ）

其他可能引起临床注意的状况——影响医学状况的心理因素、药物引起的运动障碍、其他药物引起的障碍。下述状况归类为编码Ⅴ：人际关系问题、与虐待或忽视有关的关系问题、可能引起临床注意的其他状况（如抗拒治疗、诈病、成人反社会行为、儿童反社会行为、与年龄有关的认知能力下降、丧失亲友、学业问题、宗教或灵魂问题、文化适应问题、生活阶段问题、职业问题、身份问题）（轴Ⅰ）

惧。对于广场恐怖症，DSM-IV做了这样的解释：某些文化和种族是不允许妇女出现在公共场合的。

DSM-IV还为问题行为及其相关控制变量提供了有用的信息。例如，DSM-IV中的操作性标准常提示，要对与某种障碍相关联的问题行为进行评估，并提示要对相应的控制、影响变量进行考查。若某一求助者主诉抑郁，治疗师就要利用抑郁事件的操作性标准来探询其他与抑郁相关的问题行为，这些行为可能连求助者本人都没有提到。治疗师还可以在"抑郁症相关特征"的指引下,向求助者了解影响问题行为的控制变量(如生活变化、失去强化物、家庭抑郁病史等)。

Nelson和Barlow也注意到,诊断分类体系有助于选择那些对同类问题有效的治疗策略。例如,恐怖症患者通常可以从示范治疗法(见第十一章)或者系统脱敏法(见第十七章)等减低恐惧的治疗方式中获益,也可能需要用抗焦虑药物进行治疗。最近出版的《美国心理学会第12分会工作报告》就提到了一些被验证为对一些具体诊断类别有效的治疗方法,如用系统脱敏法治疗恐怖症,用认知疗法治疗抑郁症、焦虑症和疼痛(我们在第十章中对此有进一步的讨论)。

诊断的局限性:标签和性别及文化偏见

诊断分类系统存在着一定的局限性,尤其是当没有对求助者进行彻底而完善的评估前就做出诊断时,其局限性更为突出。对诊断体系最常见的批评是,它为求助者贴上了经常是毫无意义的标签,这些标签没有被很好地定义,而且并不能说明求助者做了什么或是没做什么,就使得他们被标上"歇斯底里"或"行为失常"等。

另外,使用DSM-IV进行诊断的过程也受到女权主义治疗师、有色人种及其支持者的尖锐批评。如女权主义治疗师声称,妇女发生临床障碍几乎总是由于她们在生活中缺乏实际或心理上的权力所致。他们指出,"痛苦"作为一个在传统诊断分类体系中到处存在的概念,是一种"高度个性化的现象",但却忽略了痛苦"所表现出的更大的社会和文化力量"。Root说,"女权主义者对心理诊断的贡献之一,就是使正常的行为去除病态化"。例如,依传统诊断分类所确定的"退行行为、不稳定性和传统功能缺失等行为,从女权主义的观点来看,则都是维持生存、在危险和疯狂的环境中保持清醒的健康行为",是一种自我保护行为。若干研究发现,DSM-IV对障碍的分类中存在着性别偏见。Brown认为,心理病理学的女权主义观点必须包括压迫病理学。传统分类学的精神病学和心理学的理论基础"不仅涉及面窄,而且是反历史的……使大部分在历史上受压迫人们的经验都不见了"。在新模型下,健康不仅被定义为不存在痛苦,"而且对所有人类、动物和植物都表现出非压迫者的态度和关系"。女权主义模型也考察存在于某些文化群体中的特别症状群的意义。Root观察到,"对许多少数群体来讲,反复并长期遭受歧视的伤害,使其中的个体不相信任何事,只觉得自己易受到伤害";而这种易受伤害感"因为继续遭受歧视和威胁而不断地被强化,这些歧视包括诸如反同性恋暴力、种族歧视暴力、反犹太人运动、许多东南亚难民所遭受的长期的痛苦折磨以及性袭击、性暴力等"。

除了上述社会政治背景之外,女权主义心理病理和健康观还对个人的社会政治环境进行了考察。Fodor注意到,"不出家门"在以前或在不同的社会中被认为是女性的本分,但现在却被病理学分类为"广场恐怖症"。同样,Ross指出,某些文化并不把听到声音或看到幽灵视为一种病态或精神病的象征,而是一种"神的恩宠"。女权主义的诊断观强调文化相对性,强调正常行为只有相对某人、某时、某地才是有意义的,他们会问"你发生了什么事?"而不是"你出了什么问题?"。

跨文化研究的学者和治疗师对于诊断分类中的偏见也表示了同样的担心。Snowden和Cheung发现,治疗师依据诊断分类对有色人种进行诊断时存在偏见。Atkinson等人发现,欧美心理学家比非裔美国心理学家更倾向于这样的诊断,即非裔美国女性患有DSM-IV中的某些障碍。他们认为这种诊断上的差异,很可能是由于白人心理学家具有负面的种族偏见,而黑人心理学家则具有正面的种族偏见。因此,咨询师和治疗师必须不断地检查自己对有色人种进行诊断的基本原理是否有偏。Mwaba和Pedersen发现,治疗师在许多案例中都将其他文化中被允许的行为视为病态行为。

Sinacore-Guinn告诫人们,在任何文化中,诸如应付风格这类变量都有其独特的含义。在进行性别敏感和文化敏感诊断时，治疗师必须确定每个求助者症状、行为和问题的文化含义。她说："求助者也许正在与他们所属文化中的某种结构进行斗争，或者在两种（或多种）文化的冲突中挣扎。被误解为适应障碍的行为可能实际上是一种文化冲突，表示求助者正试图进行妥协，并满足不同文化的需求。"移民史是另一个必须从求助者文化角度加以理解的文化变量。Sinacore-Guinn 写到："在某些文化中，当父母中的一方或双方在另一个国家定居下来并成立新的家庭时，常常把以前的孩子托付给某位亲属抚养。如果咨询师没有从文化角度了解这种情境，就会按照西方人的观点，错误地把这种行为认为是遗弃行为。"

Sue 指出，在对有色人种求助者进行评估的过程中，咨询师常犯两种错误。首先，他们会想当然地以为少数民族求助者必然与自己不同，或者相反，认为所有求助者都有相同的症状表现。Sue 建议，当咨询师不太熟悉某个文化群体时，最好是寻求顾问的帮助。Sue 等人指出，受压迫历史也会影响对有色人种的诊断结果，因为这些人长期受压，他们不愿意自我暴露，因而可能被视为偏执狂。像 Brown 一样，Sue 等人也坚持认为，对有色人的诊断必须从一个更为广阔的社会-政治角度入手。否则，诊断结果就会忽视他们在种族歧视社会中表现出某种行为的生存意义。

Itai 和 McRae 注意到，当求助者不以英语为主要语言时，也常会产生错误诊断。而且，许多文化习俗对于欧美咨询师来说像是精神病态，但对某些非欧美求助者来说则是司空见惯的。例如，一位日裔美国老人说自己常与死去的丈夫谈话，欧美咨询师在对这样的情况做出人格异常诊断时必须十分小心。又如，他们注意到，亚洲人崇尚相互依存性与集体性，而欧美人赞赏自我满足。因为亚洲人注重相互依赖和群体性，所以某些亚裔美国求助者总是赞同别人的观点，而无论自己的观点如何。正像 Itai 和 McRay 观察到的那样，"这些行为并不表示存在依赖性人格障碍，而是表明不同文化对相互依存、相互尊重和服从有着不同的侧重点"。Bauermeister 等人注意到，某些波多黎各人的行为表现可能会被诊断为注意缺失或多动症，因为两者很相似，但是他们的行为其实只是反映了自己文化对时间和活动的取向，而不是病态行为或者活动过度。

作为对以上几种批评的回应，DSM-IV 的编者们认识到，"当来自某个种族或文化的咨询师使用 DSM-IV 为不同文化的求助者进行评估时"，进行准确的诊断是一种挑战。他们观察到，如果咨询师不了解求助者自身文化的细节，"那么他就可能将在该种文化中正常的行为、信仰或体验错误地判断为心理病态"。在 DSM-IV 中，除了对临床行为的年龄、性别和文化特征作了简短讨论之外，还有一个附录，包括了12种文化症状群的词汇表（APA，1994），这就是 DSM-IV 所定义的"本土的、民族的诊断分类，它构成了某些重复出现、有确切模型的经验与观察的内在含义"。虽然在 DSM-IV 的临床分类中通常很少出现重复，但与这些症状群相关的 DSM-IV 分类仍会存在交叉。另外，除了词汇表以外，附录中还包括了一个用于多轴分类系统的"文化公式"。文化公式中有如下几项内容：（1）求助者的文化身份和归属；（2）对求助者"疾病"的文化阐释；（3）与心理社会环境和机能水平相关的文化因素；（4）治疗关系中的文化因素；（5）可能影响对求助者诊断和治疗的整体文化评估。

Smart 与 Smart 的结论是，尽管 DSM-IV 在文化敏感度领域体现出进步，但"仍有要做的工作"。具体来说，他们指出，要意识到对具有不同背景的人仅依据临床诊断上使用的分类系统是一种过于简单的分类，会威胁文化敏感度。他们认为，虽然 DSM-IV"反映出大量仔细的思考和准备"，但它仍然"由于来自北美文化而具有自身的偏向"。Castillo 写的《文化与精神疾病》是一本探讨临床障碍诊断受文化影响的很好的书。我们强烈推荐所有临床工作者熟读这本书，作为 DSM-IV 的更具有文化局限性的资料的补充。

尽管诊断分类体系存在着显而易见的不足，但治疗师和咨询师在现实的工作中必须经常对求助者的问题做出诊断分类。而且患者也常常要求一个诊断结果，以便能够从健康保险公司得到治疗花费之赔偿。这种情况随着健康保护组织的发展而更为常见。我们认为，当必须使用DSM-IV分类系统时，应在多因素和多文化分析框架中进行，而不应用它替代对问题事件和行为进行个体化的评估（见学习活动7.2）。

案 例 示 例

为了说明如何运用ABC模型对求助者的问题进行概念化，我们将举一个分析实例，之后，还有

学习活动7.2　各种评估模型

下面，我们将通过对两个案例的实际分析，来介绍如何运用ABC模型对求助者的问题进行概念化操作。我们建议在彻底弄清楚第一案例之后，再来分析第二案例。每个案例之后都有几个问题，你可以独自完成，也可以和别人一起完成，然后与学习活动反馈7.2中的答案相比较，以确定你的回答是否正确。

威尔女士和弗雷迪的案例

威尔女士和她9岁的儿子弗雷迪在家庭服务中心的推荐下前来进行咨询。这之前她曾说已经受够了自己的儿子，非常需要与另一个人谈谈。他们先抱怨彼此不能和睦相处。威尔女士说，弗雷迪起床后不自己穿衣服，这让她非常恼火。而弗雷迪则抱怨母亲经常对他大声喊叫。威尔女士承认这一点，特别是当弗雷迪该去上学但还没穿好外衣时。弗雷迪说，他之所以不自己穿外衣，是因为这样做只会"使母亲发火"。威尔女士说这种情况已有好长时间了，弗雷迪在起床之后和吃早饭时，通常不穿外衣。吃完饭后，威尔女士总要提醒他穿好外衣，并且警告他说，如果他不穿她就会生气。而弗雷迪则回到自己的房间，在那里坐着，一直等到母亲进来。威尔女士通常在公共汽车驶来之前5分钟叫弗雷迪下来。如果没有动静，她就会上楼去，并发现他仍没有穿外衣。每当此时，她就会非常生气，一边大声说"你真笨。为什么坐着不动？难道你不会自己穿外衣吗？你就要迟到了。我是你妈妈，你的老师一定会责怪我的。"一边帮助弗雷迪穿衣。所以，到目前为止，他还从来没有迟到过。但是威尔女士说，她"知道"如果她不"催促"他并帮助他穿外衣的话，他肯定会迟到。

当被问到，如果不去帮助弗雷迪，而让他自己独立准备上学，威尔女士说，弗雷迪是个聪明的孩子，在学校的学习很好，因此她不愿意影响他的学习。她自己没有上完中学，

因此她不希望此事也发生在弗雷迪身上。她还说，如果没有自己的帮助，弗雷迪可能就会呆在家里一天而不去上学，她也无法做自己的事情。在进一步的询问中，威尔女士说这种情况只在上学期间发生，周末从不发生。而且，每次送弗雷迪上学之后，她都会感到紧张和焦躁不安，经常不能做一些必须做的事情。当问及紧张和焦躁不安的含义时，她说自己身体紧张、精神过敏。她申明这与自己的高血压毫无关系。她说在弗雷迪的父亲不在家住以后，她不得不独力抚养弗雷迪，由于"没有很多钱"，她必须晚上在家里加班，所以并没有多少时间与弗雷迪呆在一起。

威尔女士的DSM-IV诊断结果

轴Ⅰ：V61.20 亲子关系问题

轴Ⅱ：V71.09 无症状

轴Ⅲ：401.9（主要为高度紧张）

轴Ⅳ：无

轴Ⅴ：GAF=75（当前）

请回答下列问题。答案在学习活动后。

1. 在此案例中，弗雷迪表现出哪些问题行为？
2. 你所找出的各种问题是内隐的还是外显的？
3. 你看到弗雷迪具有哪些个体与环境的潜力？
4. 威尔女士表现出了哪些问题行为？
5. 这些问题行为是内隐的还是外显的？
6. 你看到威尔女士具有哪些个体与环境的潜力？
7. 对弗雷迪的每一个问题行为，列出一个或多个引起问题行为的前因。
8. 对威尔女士的每一个问题行为，列出一个或多个引起问题行为的前因。
9. 列出影响弗雷迪的各个问题行为的一个或多个后果（包括任何二级获益）。列出每个后果后，确定该后果

是如何影响行为的。
10. 列出影响威尔女士的各个问题行为的一个或多个后果。列出每个后果后,确定该后果是如何影响行为的。
11. 确定可能影响威尔女士问题行为的各种社会政治因素。

罗德里格兹夫人的案例

罗德里格兹夫人现年34岁,墨西哥裔美籍人。由于在当地一家超市中的古怪行为,她被警察带到了紧急情况处理办公室。据警方报告,罗德里格兹夫人对另一位顾客充满攻击性,她指责他"总是跟着我,窥视我"。当超市的雇员要她为所拿物品付钱时,她说:"上帝在对我说话,我听到了他的声音,他指引我完成使命。"在做心理测试时,心理顾问首先注意到她外表不整、头发散乱,看起来又瘦又老。她身体的紧张状态暗示她可能患有焦虑症。在整个问答过程中,她一直在不正常地笑。说话时很快,声音很大,还不时顾虑重重地朝四周看。她的情绪很不稳定,有时愤怒,有时兴高采烈。不时地朝天花板看,喃喃自语。当问她在与谁说话时,她回答:"难道你不知道吗?是上帝,他是来拯救我的!"罗德里格兹夫人很警觉,智商普通,注意的广度很窄。她说自己没想过自杀,也否认以前有过任何这种企图。但对那些"一直神秘地跟踪我的人",她有时确实有杀死他们的念头。她的家人来了之后,咨询师才知道,罗德里格兹夫人在过去的十年中一直断断续续地进行着精神病治疗,因同样古怪的行为而入院治疗过几次。另外,她一直在服用抗精神病药物。她的器官没有病变特征,也没有酗酒或吸毒的现象。她丈夫说最近由于她姐姐去世,她突然停药,但在此之前她一直表现正常,心理功能没有明显变坏。

罗德里格兹夫人的DSM-Ⅳ诊断结果

轴Ⅰ: 295.30 精神分裂症,妄想型
轴Ⅱ: V71.09 无症状
轴Ⅲ: 无
轴Ⅳ: 问题与主要社会支持体系有关(她姐姐最近去世)
轴Ⅴ: GAF=25(当前)

请回答下列问题。后面有答案。
1. 列出罗德里格兹夫人表现出的几种问题行为。
2. 你列出的每一种行为是内隐还是外显的?
3. 列出你发现的任何个体与环境的潜力。
4. 列出一个或多个可能引起罗德里格兹夫人的行为的前因。
5. 列出可能影响其行为的后果,包括二级获益,并说明每种后果是如何影响其行为的。
6. 确定可能影响其问题行为的各种社会政治因素。

学习活动 7.2 反馈评估

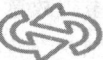
模型威尔女士和弗雷迪案例

1. 弗雷迪的问题行为是坐在自己的房间里,不去为上学进行准备。
2. 这是一种外显行为,因为它可以为他人观察到。
3. 弗雷迪的潜力包括:他很聪明,在学校表现良好,并且有一个信任他并希望看到他在学业上出色的母亲。
4. 威尔女士的问题行为是:(a)感到恼火;(b)对弗雷迪大喊大叫。5.(a)感到恼火是一种内隐行为,因为只能推测而知;(b)大喊大叫是一种外显行为,可以观察到。
6. 威尔女士的潜力包括:她决定寻求帮助,以及她认识到不应再尝试独自应对这种情况。
7. 威尔女士对弗雷迪的口头提醒与早餐时的警告,引发了他的行为。
8. 威尔女士的问题行为似乎是被校车到达前5分钟这一线索引发的。
9. 有两种后果影响了弗雷迪不为上学做准备的问题行为:(a)有人帮他穿外衣,他从中得到具体受益从而影响他的行为;(b)看到母亲生气并得到母亲的照顾,给予了他更多的满足。这使他的问题行为得以维持下去,因为这样能够吸引母亲的注意力。可能的二级获益是他在这时候能够控制他的母亲。根据案例中的描述,其他时候他得不到母亲很多的注意。
10. 影响威尔女士问题行为的主要后果是她使弗雷迪及时准备得当,使他从来没有迟到过。这种结果避免使她在自己或别人眼中被看成"不是一个好母亲";另外也帮助弗雷迪在学校获得成功。
11. 这个亲子关系问题无疑受到下列事实的影响:威尔女士独力抚养儿子,并生活在一个相当封闭的社会

环境之中，缺少社会支持。同时，她也是弗雷迪惟一的经济支持者，缺乏经济来源影响了她的行为和对孩子的抚养。总的来说，她感到自己无力处理好她的教养孩子和负担经济的责任。

罗德里格兹夫人的案例

1. 罗德里格兹夫人有以下各种问题行为：（a）外表不整；（b）不适当的情感；（c）妄想性信念；（d）幻听；（e）谋杀意念；（f）拒绝治疗（服药）。
2. 外表不整、不适当的情感和拒绝治疗是外显行为，因为它们是他人可以观察到的；妄想、幻觉和谋杀意念是内隐行为，因为只要求助者没有表达出来，他人就无法看到。然而，当求助者表达出来或表现出来时，它们就也成为了外显行为。
3. 潜力包括：没有报告自杀意念，并具有家人的支持和关心。
4. 在这案例中，罗德里格兹夫人的问题行为似乎是由于她停止吃药而引发的，这是主要的前因。显然，当她停止服药后，导致了急性的精神病发作。
5. 对间断性中断服药和随后的精神病反应产生影响的后果可能是：当她在精神病性、无助的状态下做出行为时，得到心理医生、家人甚至陌生人对她的注意。此外可能的二级获益包括逃避责任和逃避被控制感。
6. 确定这个问题的社会政治背景。在这案例中，应注意文化种族关系对罗德里格兹夫人的潜在影响。在一种文化中被视为是妄想的观念，在另一文化中则可能被许多人认为是极其普通的观念。在某些文化中，与宗教信仰有关的妄想只是一种比较典型的宗教体验而已，诸如"神的恩宠"。有经验的临床咨询师在做出最终诊断之前会在评估中考虑到这一点。

两个案例留给读者自己去完成。本章所学的案例概念化方法，将有助于你在第九章学习面谈评估、确定求助者的问题及其影响变量的技术。本案例将在以后各章中继续作为范例加以应用。

琼的案例

琼是一个15岁的白人女学生，即将完成高中学业，目前在大学预科班中学习。第一次咨询时，她说自己"不开心"，对学校生活"不满"，却又无能为力。进而，琼又说，她不开心是因为她认为自己在学习上赶不上同学，而且她不喜欢与这些"一流"同学在一起上某些课，因为竞争激烈。她特别提到数学课，其中大部分同学都是一些比她聪明的"男孩子"，所以上课时她经常想到"女孩子在数学上不开窍"的说法。一到数学课，她就焦虑不安并且"退缩"，甚至有时候想起数学课都会感到紧张，肚子难受，手掌出汗，全身发冷，心跳加快。当问及她"退缩"的具体含义时，她说自己独自坐着，不与同学们说话，不主动回答问题或上黑板做练习，而且被老师叫到也不说话。因此，她的成绩下滑，数学老师跟她说过几次，并试图帮助她。琼的紧张甚至使她只要有可能就旷课，她几乎用光了她的假条。她说她自初中时就开始对学习上的竞争感到害怕，当时她的父母开始将她与别的学生比较，对她"施压"，要求她努力学习以便能上大学。当问及父母如何施压时，她说他们总是讲要取得好成绩，而一旦成绩不理想，他们就责骂她，并收回对她的特殊待遇，如零花钱、或者不允许她与朋友外出。她说自己有很多说得来的女友，她们经常会一起在外面闲逛。她说在这一年中，由于班里竞争越来越激烈，学校已成为她的一个大问题，在某些课上她的焦虑感越来越强，尤其是数学课，有时候她甚至想故意失败，来报复她的父母。所有这一切都使她对学校更为不满，她甚至问自己是否还要继续呆在大学预科班。她想过转到职业培训班，这样便可以学到一些技术，在高中毕业后就能找到工作。但是她很没主见，不知道自己究竟该怎么办。另外，她也怕做出这样的决定，因为一旦转了课程，父母会反对她的。琼说，她甚至想不出什么时候她曾自己拿主意而不需要父母帮助。父母常为她做决定，也从不鼓励她自作主张，因为他们担心没有父母的帮助，她可能会做出错误的决定。琼是个独生女。她说她常害怕做出错误的选择。

案例分析

琼的问题有三个，它们虽互相联系但性质不同。

首先，她所"表现"的是一个与学习有关的问题（见 DSM-IV中轴I的相应诊断），她对学校课程，特别是数学课上的竞争，感到焦虑，她意识到自己的成绩下滑。其次，她对自己的长远目标和职业兴趣并不确定，不知道大学预科是否是她所需要的（见 DSM-IV中轴I关于自我身份问题的诊断）。她无法在这样的情境中做出决定，并且认为自己在许多事情上也同样没有主见。上述两个问题由于她与父母的关系而加重了。在DSM-IV轴IV的分类中，第三个内容被编码为心理社会环境的问题，它表示与父母的关系对上述学习和决策/身份问题有潜在的影响。下面运用ABC模型来分析前两个问题。

对学校问题的分析

问题行为

琼在学校中的问题行为包括：

A.给自己贴上自我否定的标签，认为数学课"竞争激烈"，自己"没有男孩聪明"。

B.数学课上一人独坐，不主动回答问题，旷课。

她的自我否定标签信念是一种内隐行为，而独自坐着、不主动回答问题和旷课等则是外显行为。

个人与环境的潜力

这包括琼对自己的行为的领悟力，以及她的数学老师的支持。

问题背景

A.前因。琼在学校的问题主要是对竞争激烈的课程（尤其是数学课）感到紧张。前因中还包括：父母在言语上将她与同学比较，要求她取得好成绩，以及成绩不好时收回特殊待遇。注意，这些前因并不同时发生。其中，对竞争激烈的紧张感在时间上与琼的问题行为最为接近，因而是"刺激事件"，父母的言语比较和压力几年前就开始了，因而起着"背景事件"的作用。

B.后果。琼在学校的问题行为由下列事件得以维持：

（1）数学老师对她的注意、关心增加。

（2）通过逃避引发焦虑的情境而减轻焦虑感，比如旷课就可避免将自己置身于紧张情境中。

（3）学习成绩不好或许有两种"二级获益"。a.如果她的成绩继续下滑，她就达不到留在大学预科班的资格，从而能避免引发焦虑的竞争情境；b.成绩不好还可以作为对父母压力的"报复"。

对决策问题的分析

问题行为

琼对是否要从预科班转到职业培训班不能自己做出决定。与决策有关的问题行为，根据求助者个人情况的不同，可分为内隐和外显问题。有些人具有决策技巧，却因为"标签"作用或者"内部对话"而难以抉择，这就是内隐的行为。与决策问题相关的背后因素还在于，她可能存在着受到损伤的自主性认知图式。对于琼来说，她已经习惯了由父母帮助她或者替她做决定。缺少自主决定的实践机会暗示她没有什么决策技巧可言，因此她的问题就是外显问题。

个人与环境的潜力

潜力包括琼对自身和与父母的自主问题的领悟力。另一个潜力是她具有来自于亲密女友的强大社会支持网络。

问题背景

A.前因。琼过去的决策经验是最主要的前因，包括：（1）由别人代她做决定，（2）缺少获得和运用决策技巧的机会。

B.后果。能维持她的犹豫不决行为的后果有：

（1）要别人帮助做决定，这样就可以避免进行选择的责任。

（2）在自我陈述中预测父母会反对自己的（转学）决定。

（3）以前自主决定的尝试不是没有积极结果就是缺少鼓励。

（4）在转学这个决策中，如果她的成绩继续下滑，以至于达不到预科班的资格时，她会自动被除名，也就没有必要做什么决定了。

C.社会政治因素。评估过程的这一部分要考察琼的问题行为如何表现出了其生活的社会政治结构。琼的问题是在外部对她的行为不断强化（和惩罚）的过程中形成的。所形成的行为模型使她不能正确地评价和肯定自己，也不能确知自己想做什么、需要什么。对自己当前的处境，她无能为力。我们猜想有以下几个原因：首先，是父母对她施加的压力；其次，是学校强调大学预科重要性而带来的压力；再次，是她从文化中获得的关于男性、女性和成就关系的观念。在数学课上，性别因素起着很大的作用，她理论上是属于少数性别群体的。她经常与班上的男同学进行负面的比较，比较的结果是她自己更为泄气。Brown和Gilligan，以及Pipher等人都曾指出，青春期的开始对女孩来说是一个转折点，为了取得成功和与别人建立良好的关系，女孩子们似乎失去了真我的认知，对自己的表现变得敏感起来，无法确信自己的身份。上面所描述的外显和内隐行为，正是琼用来应付这种失落感和无助感的工具，也是她尝试增强自己的力量并减少他人影响的工具。

琼的DSM-Ⅳ诊断结果：

轴Ⅰ：V62.3学习问题

313.82身份认知问题

轴Ⅱ：V71.09，没有症状

轴Ⅲ：没有症状

轴Ⅳ：与主要支持系统相关的问题

轴Ⅴ：（当前状况的）一般评估分数=65

本 章 总 结

评估是整个咨询过程进展的基础，它在信息、教育及动机方面对于治疗过程也有重要的作用。尽管主要的评估过程要在咨询过程的早期进行，但从某种程度上讲，评估或对求助者问题的鉴别应该贯穿于治疗过程的始终。

评估的一个重要组成部分是咨询师对问题进行概念化的能力。本章我们介绍了对案例或问题进行概念化的两种模型："环境之中的人"的模型与ABC模型。概念化模型有助于咨询师清晰地思考求助者问题的复杂性。

本章介绍的评估模型是建立在下述几个假设之上的：

1. 大部分问题行为是习得的，虽然某些心理问题有其机体的（生物的）原因。

2. 问题的起因是多维度的。

3. 对问题需要进行操作性的或具体的考察。

4. 问题有其发生的社会和文化背景，与问题相连的各种内外部前因以各种方式影响着问题行为。

5. 问题的组成成分以及前因、后果的来源可以是情感的、躯体的、行为的、认知的、背景的和人际关系的。

6. 除了评估求助者的问题，关注求助者的个体和环境资源和潜力也很重要。

评估的另一部分可能涉及对求助者的多轴诊断。目前采用的标准是《诊断与统计手册（第四版）》(DSM-Ⅳ)，包括对行为障碍、躯体状况、心理社会环境问题以及当前整体机能水平进行分类。诊断分类是评估过程中有用的组成部分。例如，对各种典型的临床综合症特征的知识将帮助我们了解求助者的问题。但是诊断分类不能替代其他的评估过程。除非诊断分类作为全面治疗方案中的一个组成部分，并且在对个别求助者的问题组成成分进行了具体而操作性的识别之后，诊断才可能被有效地用于确定治疗目标和选择干预策略。研究表明，评估过程和诊断分类都易受到性别和文化的影响。有经验的治疗师会采用多维度的评估过程，并意识到求助者生活的社会政治背景以及求助者性别和文化参照群体的影响。

课后测验

有关黄先生和罗宾逊先生的案例,并回答下列问题:

1. 求助者的问题行为是什么?
2. 其问题行为是内隐的还是外显的?
3. 求助者的个体和环境的潜力是什么?
4. 问题行为的前因是什么?
5. 问题行为的后果是什么?二级获益是什么?
6. 后果以何种方式影响问题行为?
7. 社会政治背景因素以何种方式影响问题行为的表现方式?

这些问题的答案见课后测验反馈。

黄先生的案例

黄先生69岁,亚裔美国人,在一家大型汽车公司中负责新型汽车的设计工作。他前来咨询的原因是他在工作中总是出差错,这种情况开始于六个月之前的一天,当时人事经理走进他的办公室要他填写有关退休的文件。他们公司规定员工在70岁时必须强制退休,所以即使从现在算起,他也只有九个月的时间就要退休了。自从他填写了那些文件之后,他说似乎任何事都不错,他与家人的关系也并未受到影响。但有几天他在工作中不能顺利地完成设计任务。问他为什么不能完成设计任务时,他说他一直在"担心",也就是说,他脑子里反复想着自己将要退休的事,诸如"生产这种汽车时我就不会在这儿了""如果不工作我该干什么呢?"等等。有时候,几乎整个上午或下午他都在想这些事情,特别是当他自己一个人呆在办公室时。由于老是分心,在交稿的最后期限内竟然无稿可交,这使他更加忧心忡忡。他尤其担心自己的行为"会让公司和家人感到羞耻,而他们一直是为他骄傲的"。他也害怕会破坏别人对他的印象,尽管还没有这种事情发生。实际上,黄先生讲,是他的顶头上司在与他私下谈过几次之后,建议他来咨询的,他的上司还表示咨询费用将由公司支付。看来,他的公司并不太在意他在工作中的失常表现,除了在私下谈话时暗中提醒并表示担心。他很高兴能与上司进行这种交流,并希望自己能与他共进午餐。但是,前几次约会都是上司的意思,所以他现在举棋不定,不知应不应该主动提出邀请。在过去的六个月中,没有任何人指责他的行为,但是他希望能够维持自己在工作中的自豪感,他不想因为这种事情而损害自己的形象。

DSM-Ⅳ诊断结果

轴Ⅰ: 309.24 焦虑性适应机制失常

轴Ⅱ: V71.09 无症状

轴Ⅲ: 无

轴Ⅳ: 问题与社会环境相关,表现为对退休前这一过渡期的适应不良。

轴Ⅴ: 整体评估分数(GAF)=75

罗宾逊先生的案例

这个案例有些复杂。涉及三种问题行为:(1)工作,(2)性和(3)感情。我们建议,可先针对三个问题行为分别回答第1到第6个问题,将第7个问题留待完成所有三个问题行为的分析之后再进行回答。

罗宾逊先生,30岁,非裔美国人。大学毕业后开始工作,目前在一家大公司中任商务经理的职务已有两年。在第一次咨询过程中,他说自己对目前的工作常常感到"沮丧",后来,他才提到最近对什么都失去了兴趣,甚至也丧失了性行为方面的快感。这使他"感到灰心",所以他大量饮酒,以图摆脱目前的困境。

罗宾逊先生以前没有进行过咨询,他承认对此感到"有些紧张"。当被提问时,他好像难以集中注意力。问题开始于两年多前,当时他修完了硕士学位。那时,他说,"什么事都很不错"。他白天在当地的一家小公司中做兼职,晚上上课。有一年多的时间,他一直同一个女孩约会,两人的关系还算令人满意。偶尔喝点酒,通常是在社交场合或夜深人静独自一人时。但取得学位之后,"一切都变了。我想,这可能是因为我期望得太多,也来得太快了。"他辞退了原先的工作,想在一家更大的公司中谋个职位。开始并不顺利,以至于他开始怀疑自己的决定是否正确。经过几次面试之后,他终于被现在的公司雇用,这家公司主要搞计算机,正好是罗宾逊先生所感兴趣的。他直接被任命为商务经理,开始工作时,他充满了信心,干劲很高。但随着时间的延长,这种激烈竞争的环境开始让他拙于应付。他开始怀疑自己是否具有作为一个高级管理人员的能力,他觉得自己的工作表现并不如其他的同级人员。同时,他注意到自己的职责权限使自己的雇员也相对较少。于是,他开始回避他的同事,谢绝所有的社交活动,并开始失眠,老是想着自己所做的事可能是错误的。由于缺少睡眠而精力不足,他总是感到疲倦,工作也不见成效。同时，他与女朋友的关系也开始恶化，"她并不理解我正经受怎样的折磨"。她说他的性行为表现不能使她满意，这种评价使他更加忧虑，自我评价更低。一段时间后，他对性欲的压抑导致他的性行为非常不稳定，他为此去看过医生，医生说身体检查为阴性，建议他去找人解决勃起的问题。这使他们的关系日趋紧张。最后她威胁说，如果他不赶快治疗的话，就要"结束这种关系"。也就是在那时，他开始大量饮酒。开始是在下班之后回到家里一个人喝点啤酒，后来，午饭时他也开始喝酒。他说，"那时我以为如果我要停止的话，我就可以停止不喝"。他说，他从未酗过酒，抚养他长大的爷爷年轻时曾酗酒，但晚年时也戒掉了。罗宾逊先生还去过几次酗酒者家属联谊会。但是，他想节制酒量的努力几乎都失败了。甚至他每天都需要喝酒才能保持正常。他开始白天不上班，与朋友争吵，还发生过几次交通事故。他还怕自己会做出错误的决定，因此他才前来进行咨询。他从未感到如此消沉，对未来悲观失望，看不到任何可以摆脱目前困难的方法。

DSM-IV 诊断：

轴 I : 305.00 酗酒

302.72 性功能障碍

311.00 抑郁症

轴 II : V71.09 无症状

轴 III : 无

轴 IV : 问题与主要的社会支持体系和职业有关

轴 V : 整体评估分数（GAF）=55

课后测验反馈

黄先生的案例

1. 黄先生自己报告的问题行为包括：担心退休和不能进行汽车设计工作。

2. 担心退休是内隐行为，不能进行汽车设计工作是外显行为。

3. 个体和环境潜力包括：他以前在工作上的成功与他的上司和家人的支持。

4. 问题行为的一个前因是，人事经理在六个月之前与他协商退休的事，并让他填写相关文件，它是外显的，并作为背景因素而起作用，引发了黄先生的上述两种问题行为。还有一个内隐的前因，即黄先生不断地想到退休的事情，想到自己会越来越老等等，这是一种刺激因素。

5. 后果包括：黄先生不能按时交稿的行为受到上司原谅，并因此而受到特别的关注。

6. 他的问题行为因为后果而得以维持，如得到原谅和受到他尊重的老板的关照，而且没按期完成任务他就可以不退休或者至少拖延一下，也就是说，如果他的设计没有完成的话，他就可以多留一些时间直到工作完成。

7. 黄先生正处于从全职工作到退休的过渡期，他因此而焦虑不安。这是人们对生活中重大变化所做出的一种相当普遍的反应。另外，黄先生可能还受到自己文化/种族亲和力的影响，他看重自豪感和荣誉，不愿让家人和公司感到羞耻。对这一点的认识很有必要，因为它也是干预治疗过程的一个中心议题。

罗宾逊先生的案例：工作问题的分析

1. 罗宾逊先生工作上的问题行为有：(a) 过分重视自己所想象出的与同事的竞争，并因此而怀疑自己的能力；(b) 因为抑郁感和酗酒而不上班。

2. 他对自己能力的怀疑和沮丧情绪是内隐行为，不上班逃避工作是外显行为。

3. 个体和环境的潜力包括：他仍然喜欢进行与计算机打交道的工作，以及他仍然保有他的工作。

4. 问题行为的前因是他对工作竞争的知觉，它们构成一个刺激因素。他对这种激烈的竞争感到恐惧、不适应，并表现出忧郁症的某些症状。应当认识到，罗宾逊先生目前的问题只是在他得到这个工作后才出现的。因为这个工作与他先前的工作相比，显然要承担更多的责任。所以，这项工作及目前的职位是问题行为的背景因素。

5. 能维持其行为的后果有：(a) 时而可以不去上班；(b) 酗酒。

6. 时而可以不上班的后果相当于变频强化作用，它能在相当程度上维持他逃避工作的行为。它的一个可能的二级获益是，他可以借此减轻自己的无能感和抑郁感。而酗酒可以使他在任何需要的时候或者他过于消沉而不想上班时，找到一个适当的借口。需要注意的是，酒精本身就是中央神经系统的抑制剂，而酗酒也是一种常见的抑郁症的并发症。

性问题的分析

1. 很显然，罗宾逊先生失去了对性行为的兴趣或欲望。与他以前的行为相比，这是一个非常重要的变化。他感觉不到兴奋，所以也就不能在性活动中维持自己的雄风。
2. 性无能可能只是一种外显的问题行为，罗宾逊先生的心理活动必然在某种程度上影响他的外显行为，而这种心理活动就是一种内隐行为。
3. 个体和环境的潜力包括：他去看病，并且不存在导致性功能失调的躯体问题。
   很明显，没有任何机体方面的原因可以解释他在性方面的行为变化。所以，前因可能是罗宾逊先生在工作中感到的焦虑和抑郁。
4. 能够影响其问题行为的后果有：(a) 女朋友对他的指责；(b) 酗酒。女朋友要求他设法恢复正常性功能的最后通牒对他产生了压力，并继续抑制他的正常性反应。而酒虽然是一种休闲品，却也从生理上抑制了他的正常性反应。

酗酒问题的分析

1. 问题行为的表现就是白天黑夜都经常喝酒。
2. 酗酒是一种当然的外显行为，但我们还可以设想，罗宾逊先生有某些自我否定的内隐行为，使他继续维持酗酒这一行为。
3. 个体和环境的潜力包括：他报告以往没有药物滥用史，并谈到他熟悉匿名戒酒协会（AA）和12步项目，以及最重要的，他承认自己有酗酒问题并在寻求帮助。
4. 很显然，在工作压力过大时，罗宾逊先生才开始过度饮酒。而且，这种行为也与他的性功能障碍有关。罗宾逊先生以前并无滥用酒精或其他药物的历史。
5. 后果包括：消除紧张感，逃避责任，减轻工作中的消沉情绪以及引起别人注意。
6. 因为酗酒，罗宾逊先生可以时而不去上班，并因此逃避工作中的紧张感。可见酗酒是作为负强化物而起作用的。酒精作为一种神经中枢的抑制剂，使他继续保持否定的自我评价；而他借酗酒赢得别人的注意，也会继续维持他的酗酒行为。最后，对于他性功能的失常，酗酒也是一个随时可用的借口。
7. 罗宾逊先生的问题显然受到几个方面的影响：社会政治环境、他自己所处的特殊年龄阶段以及他作为一个非裔美国人所必然经历的受压迫史。罗宾逊先生从学习、做兼职到在一家大公司中出任商务经理，是一个相当快的转变，且正好处于自我认同以及与他人建立亲密关系的关键时期。他所遇到的问题，正好对他的自我概念和与女朋友的亲密关系提出了挑战。虽然公司里确实竞争激烈，但他的敏感和脆弱，以及他对自己和同事们的不信任，毫无疑问必然受到被歧视和被压迫的社会经验的影响（需要指出的是，多疑对他来讲只是一种适应生存并保持正常的应付机制而已）。

罗宾逊先生希望借助于酒精来自我治疗的努力，只会进一步恶化自己的工作表现以及他与女朋友的关系。女朋友借威胁和恐吓来对他进行反应，或许是尝试在他们的关系中进行控制或者获得权力。事实上，他们的关系好像缺乏一种两人可以共同分享的东西，缺乏一种强有力的基础。

第八章

与求助者进行会谈评估

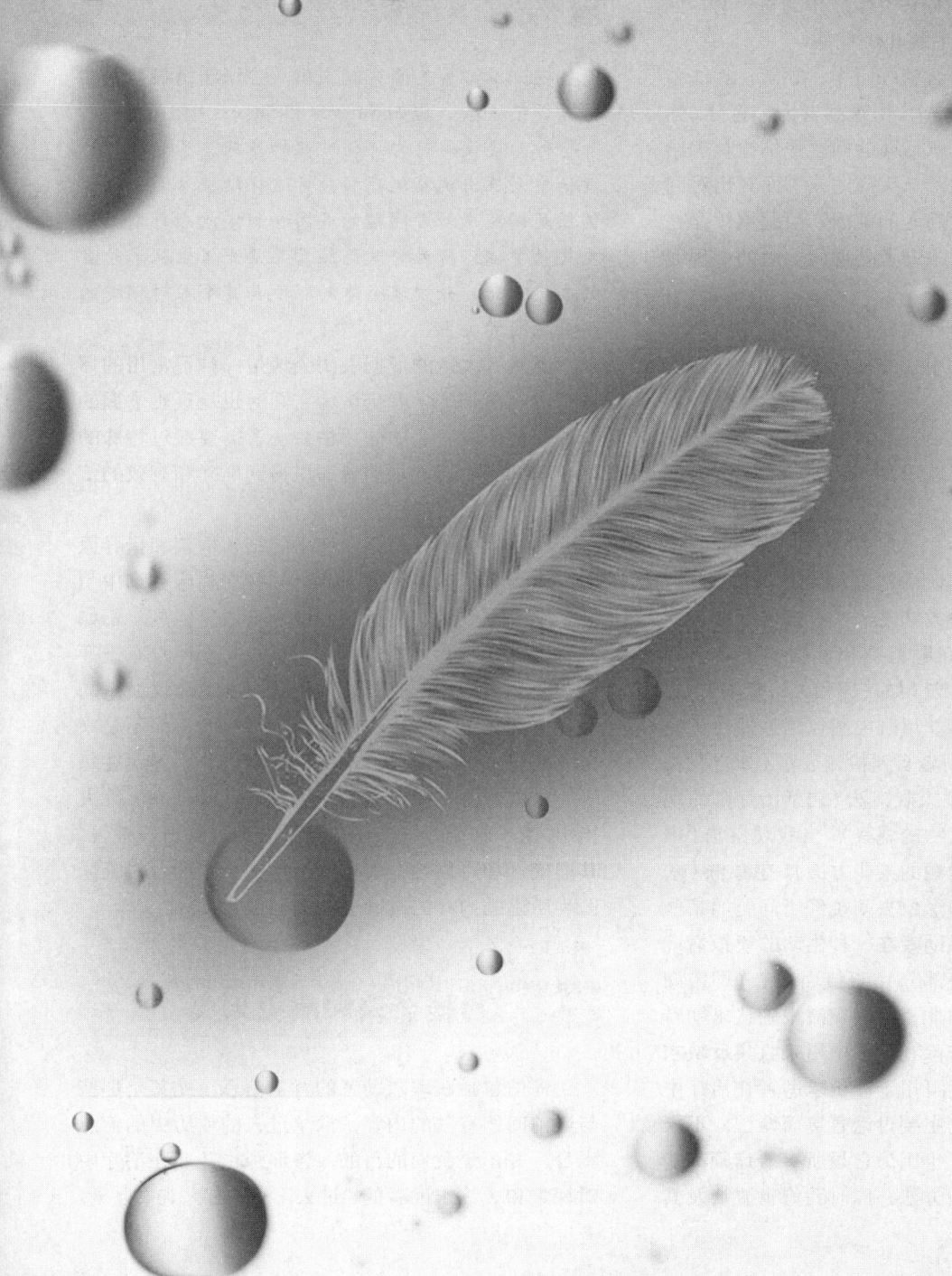

本 章 目 标

1. 针对给出的案例，请你对求助者的问题进行评估。要针对11种问题评估类型之中的每一种，至少能够写出2个向求助者提出的问题。

2. 在30分钟的角色会谈练习中，要演示出11种评估类型中的9个评估技术。由观察者为你打分，你也可以通过磁带根据本章后面的问题评估检核表给自己打分。会谈练习后，口头描述或书面写出对问题的假设，要包括引发问题的前因、问题继续存在的后果、二级获益以及求助者处理问题时的心理能量、应对技巧和特质等。

3. 针对给出的求助者案例，请为其制定一个自我检测评估计划，以及用来进行自我记录的日志表样例。

4. 在角色扮演会谈中，帮助求助者完成一份社会网络地图和一份生态地图。

我们在第八章描述了心理治疗中评估过程的若干重要功能，也介绍了评估是识别和确定求助者问题以便确定治疗方案的方法之一。有很多帮助咨询师辨认和确定求助者问题范围和程度的工具及方法，包括标准化的测验法（如兴趣和人格量表）、心理-生理-社会评估法（如用肌电图仪测量慢性头痛求助者的肌张力）、求助者自评检测表法（如自我决断量表和焦虑量表）、他人观察法（包括治疗师的观察和求助者身边重要人物的观察）、自我观察法（求助者观察并记录自己问题的某些方面）、想象法（求助者使用想象和直观的形象去间接经历问题的某些方面）、角色扮演法（求助者在一种生动的模拟情境中表演问题行为的某些部分）、直接面谈法（即咨询师和求助者通过言语和非言语的交流来确认求助者的问题）。所有这些方法除在评估中用来收集反映求助者问题的信息外，还可用于评价求助者在治疗中的反应。在本章中我们主要讨论直接面谈法，不仅因为它是本章的重点，也因为它是所有治疗师都能使用的、省时又省力的方法。同时我们也要谈及其他评估方法的辅助作用。在实际过程中，重要的是不仅要依赖面谈法获得评估资料，而且要同时应用几种方法。

直接评估会谈

根据认知行为研究的文献，会谈法是最普遍的行为评估手段。正如Sarwer和Sayers指出的：

行为会谈是行为评估过程的基础。尽管从行为评估中发展出观察编码和分析这样的技术，但会谈仍然是探究求助者问题的成因和制定治疗计划的最重要的步骤。行为评估仍然需要临床医生从求助者的主诉开始，并发现个体的环境与其个人对环境的反应之间的关系。

虽然有大量的证据表明会谈是一种很常用的评估手段，而一些学者仍认为它同时也是最难掌握的一种评估手段。成功的评估会谈者需要经过特殊的指导和训练才能从求助者那里得到准确和有效的信息，以帮助制定治疗方案。

本章将描述评估会谈使用的结构框架和指导原则。本章和其他各章还详述了某些在临床咨询中引导求助者提供特殊信息的会谈引导语。但是，正如Sarwer和Sayers所观察到的那样，几乎还没有进行过关于会谈程序的有效性的研究。本章建议使用的引导语更多是从临床实际经验中得来的，而不是来自于实验数据。因此，你需要注意这些引导语在每一个求助者身上所产生的特别效果。Edelstein等人指出，由于临床评估会谈依赖于求助者的自我报告，其准确性和可靠性很大程度上依赖于求助者对临床医生所说的内容的准确性和真实性。

初接会谈和病史采集

评估包括获取求助者的背景信息，尤其是那些与当前问题有关的内容。探求过去的或历史的信息本身，并不是我们的目的，咨询师也并非在治疗中对探索和关注求助者的"过去"格外有兴趣。但是，这些信息是整体评估过程的一部分，可以帮助治疗师把求助者所主诉的问题和生活困难的零散信息片段联结起来。求助者当前的问题经常是由其过去经历的事件促成或延续下来的。求助者过去遭遇过的某种创伤是咨询中最有用的信息。例如，一位37岁的女士因突然极度焦虑来到危机中心。会谈者注意到她用小女孩的声调进行谈话，同时她的身体语言也显示出很多的孩子气。治疗师随即问她，她现在觉得自己有多大，求助者回答"我七岁了"，然后自然地提起了一个偶然事件。一次她无意中走进了姑姑的房间，发现她姑父正在抚摸她的表姐。当时并没有人看到她，她也忘记了这件事情，直到最近才想了起来。在类似这样的案例中，过去的事件可以作为求助者的回忆基准尺度，用以帮助确认对他们的问题行为一直产生影响的认知前因条件。如果没有背景信息，这些前因很可能被忽略。对于表现出情绪波动和遗忘症状的老年求助者，对照料者进行访谈以了解过去的事件可能非常重要。

收集此类信息的过程称为"病史采集"。在许多咨询机构中，病史采集是在刚刚开始的会谈中进行的，称为"采集会谈"。会谈的最初阶段主要是收集信息而不是治疗性的，通常是由治疗师以外的其他人进行。进行初接会谈的不是治疗师，而是会谈工作人员，他们将在会谈中得到信息做出书面总结，并将这些信息交给治疗师。

在医疗管理和一些由州或国家资助的心理健康项目中，为服务支付保险金额之前，常常要求进行采集会谈。有时，这些一定要进行的采集会谈有很长的标准格式，需要咨询师与求助者一起来完成。

"心理治疗评定与研究的计算机化评估系统"简称CASPER，是计算机辅助采集会谈的一个例子。在该系统中，计算机屏幕上显示122个采集会谈的问题，涵盖了广泛的（18个）内容领域。一旦求助者确认存在问题的各个特定领域，则要进一步评定每一问题的严重程度和持续时间，以及在治疗中希望关注其中每个问题的程度。

在其他一些地方，治疗师也可能亲自做这项工作。对那些在私人诊所、学校或代理机构（那里通常不要求做采集会谈）工作的治疗师来说，了解求助者的过去史仍是一个好主意。罗杰斯在关于诊断和结构会谈的书中，介绍了大量用于情感障碍、药物滥用、进食障碍和注意力缺失障碍等领域的具体会谈方案。Hodges建立了一套用于儿童和青少年的半结构式的采集和评估方案，称为儿童与青少年功能评估量表，简称CAFAS。该会谈方案的一个优点在于，其评估不但包括在学校、工作、家庭和社区的表现，对他人的行为，情绪，自我伤害，药物滥用和思维等这些领域的问题，而且也评估这些领域的优势和目标。关于儿童和青少年的会谈方案还有Morrison和Anders的例子。Edelstein和Semenchuk提出了适用于老年人的会谈方案方法。

病史采集可以获取各种各样的信息，但最重要的几个方面有：

1. 关于求助者身份的信息
2. 总体外观形象和行为
3. 与现在问题有关的往事
4. 以往的精神病史或心理咨询史
5. 教育和工作背景
6. 健康和医疗史
7. 社会或成长史（包括宗教和文化背景、隶属系统、主要的价值观、过去问题的描述、主要成长事件、军队服役背景、社会和休闲活动、目前社会状况）
8. 家庭、婚姻和性方面的历史
9. 对求助者沟通模式的评估
10. 精神状况；诊断结果总结

对于以上十个方面，专栏8.1列出了每一个方面的具体问题和涵盖内容。

病史采集中获得上述信息的顺序很重要，一般来说会谈者要从最容易回答的问题着手，而将更敏感的话题（如6、7、8）放在会谈的末尾部分，那时双方已建立起更大程度的情感协调，求助者会更轻松自然地对一个完全陌生的人说出个人隐私。

并非对所有求助者都需要收集所有上述这些信息。显然，对于不同的求助者，使用这一原则时都需要进行调整——尤其是对于不同年龄的求助者，例如儿童、青少年和老年人，他们可能需要使用简便、时间较短的方式来提供这些信息。

专栏8.1 采集会谈的内容

1. 身份信息
求助者的姓名、地址、住宅和工作电话号码，紧急情况下可以联系的另一个人的名字。年龄、性别、文化、民族及祖籍、种族、语言、健全/残障程度、婚姻状况、职业。

2. 总体外观形象
大约身高，大约体重，求助者的衣着、修饰、举止等。

3. 现在的问题（给每个问题进行记录）
记录求助者目前的主诉（直接引用求助者的话）：

什么时间发生的？同时还有什么其他事件发生？发生的频率高低？相关联的想法、感受和行为是什么？何时、何地最常发生？有什么事件或人物促成问题的出现吗？它对求助者的日常工作和生活有什么影响？以前解决问题的方法或计划是什么？结果怎么样？这一次，是什么原因使求助者决定寻求帮助？

4. 以往的精神病史或心理咨询史
治疗的类型、治疗的时间、治疗地点或人、当时的主诉、治疗结果和结束治疗的原因、以前的住院经历、因心理或情绪问题使用过的药物。

5. 教育和工作背景
整个受教育过程中的情况：学业优、缺点，与老师及同学的关系、工作类型、工作时间、结束或换工作的原因、与同事的关系、工作中的哪些方面最易产生压力和焦虑感、最轻松愉快的方面是什么、对现在工作的总体满意度。

6. 健康和医疗史
儿童期的疾病，以往的重病史、手术史；目前与健康有关的主诉或疾病，如头痛、高度紧张；针对现在的问题所接受的治疗——哪种类型、由谁治疗；上一次体检的日期和结果；求助者家族中的重大健康问题（如父母、祖父母、兄弟姐妹）；求助者的睡眠状况；胃口；现在的用药情况（包括阿斯匹林、维生素、避孕药、保健药）；药物或非药物性过敏情况；残疾史；求助者的典型日常饮食（包括含有咖啡因的饮料、食物和含酒精的饮料）；身体运动的情况。

7. 社会或成长史
现时生活状况（居住条件、职业和经济状况、与他人的关系）、社交和休闲时间的活动和爱好、宗教信仰、精神观念、接触的人员（系统、家庭、朋友）、军队服役背景。

在下列发展阶段发生的重大事件：
学龄前（0～6岁），
儿童时期（6～13岁），
青春期（13～21岁），
青年时代（21～30岁），
中年（30～65岁），
老年（65岁以后）。

8. 家庭、婚姻和性历史
父母的情况：是否受父母、兄弟姐妹或其他人的身体和心理虐待；父母之间的关系。

兄弟姐妹的情况（包括求助者在家庭中的排行顺序及地位）：哪一个最受宠于父亲及母亲，父亲及母亲最不喜欢哪一个？哪一个与求助者最融洽，哪一个最不融洽？

直系亲属中有无患精神病者及有过住院史；直系亲属中有无药物滥用者？

以往的约会、订婚或结婚状况，解除婚约的原因，现在与伴侣的关系（关系融洽度、问题、紧张、乐趣和满意度等）。

求助者有几个孩子、他们的年龄。

其他与求助者在一块儿住的人或经常来往的人的情况。

描述以前的性经历，包括第一次（注明是异性、同性或双性经历）

现在的性生活情况。

对现在性态度或性行为的想法及困惑。

现在的性倾向。

9. 诊断结果（如果有的话）
轴Ⅰ：临床障碍。DSM-Ⅳ编码。
轴Ⅱ：人格障碍和精神发育迟滞
轴Ⅲ：一般躯体症状
轴Ⅳ：心理社会环境问题（注：社会政治因素也包括在这里）
轴Ⅴ：功能的总体评估分数（0到100评分的量表）

在会谈评估过程中处理敏感话题

Morrison曾指出，在进行会谈评估的过程中，治疗师和求助者都有一些敏感而重要的话题，然而潜在的敏感性并不意味着这些话题应被忽视或省略掉，而是意味着治疗师应具备良好的判断力，抓住合适的机会来评估这些问题。例如，一个男性咨询师询问因学业或职业问题来访的年轻女子性生活情况，这种行为应被视为窥淫癖。而另一方面，如果一个求助者来咨询与异性约会的问题，但却表达出被同性所吸引的问题，在这种情况下，咨询师如果不关注求助者的性行为，那就是一个重要的疏漏。

可能归类为敏感话题的具体问题包括：（1）自杀想法和行为；（2）杀人念头和暴力行为；（3）物质滥用，包括酒精、街头毒品和医生处方药品；（4）与性有关的问题，包括性取向、性行为和性问题；（5）生理、情绪和性虐待，包括过去的和现在的。如何在会谈中具体地评估上述五个方面的问题，已经超出了本书范围，我们向读者推荐Morrison的著作，因为该书提供了非常出色的指导。

精神状况检查

在最初的面谈进行之后，如果你对求助者的精神状况有怀疑，怀疑可能有脑部器质性病变，这时就要为求助者进行脑部状况的检查。根据Kaplan和Sadock的研究，脑部检查主要是分类、描述脑功能区域和组成成分。这类检查主要包括：求助者的一般情况，外表，心境和情绪，知觉，思维过程，意识水平，对时间、地点、人物的定向，记忆，对冲动的控制等等。另外，检查者还注意求助者报告信息时的准确性和可靠性。所有这些分类中，意识障碍（包括完成心理作业的能力、作业努力的程度以及完成作业时的流畅性和犹豫程度）以及定向障碍（求助者对时间、地点的定向，是否知道他是谁或其他人是谁）往往提示，求助者可能患有大脑器质性损害或障碍，需要进行神经科的检查和复查。对于老年人的精神状况检查的具体例子参见Hill等的著作，关于儿童和青少年的例子参见Morrison和Anders所著的《实用指南》。

咨询师和治疗师应充分了解脑部功能检查的作用和内容，以便可以向有可能从此项检查中受益的求助者推荐。专栏8.2概括了简明精神状况检查的内容。如要进一步了解脑部功能检查和神经科检查的有关内容，请参阅Kaplan和Sadock或Morrison的著作。

病史采集（以及脑部功能检查，如果需要的话）在会谈的最初阶段进行。在获得了求助者的基本信息和目前主诉后，咨询师就应准备好进行直接的评估会谈，以便更加具体地定义求助者的问题范围。在做完学习活动8.1之后，我们将在下一节中将给出评估会谈的指导原则。

专栏8.2　简明精神状况检查概要

注意求助者的躯体外貌，包括衣着、姿态、手势和面部表情。

注意求助者对你的态度和反应，包括警觉性、动机、被动性、疏远和热情。

注意求助者是否存在任何干扰互动过程的感觉或知觉行为。

注意求助者提供的信息的总体水平，包括词汇量、判断和抽象能力。

注意求助者的思维连贯和谈话速度是否符合逻辑和紧凑。

注意求助者在以下四个方面的定向力：人物、地点、时间和来这里的原因（有时这些称为"四定向力"）。

学习活动 8.1　初接会谈和病史采集

为了使你对最初阶段的会谈和病史采集形成初步印象，我们建议你与一位同学一起来做。

用30到45分钟的时间，一位扮演咨询师，一位扮演求助者，然后互换角色。做咨询师的一方可参照专栏8.1，同时可做一些记录。练习结束后，写一个简短的总结可能会很有帮助。可用专栏8.1中的主要条目整理你的报告。扮演求助者的角色时，记住你不仅仅是在练习表演，你要展示真实的自我。这样有助于你可以从容坦诚地回答咨询师的问题，使你们双方更容易了解到你的过去是如何影响你目前生活的。

初接会谈与精神状况会谈中的文化问题

在传统的初接会谈和精神状态检查过程中，要十分注意文化偏见并说明其根源，因为文化是一个重要的因素，决定着"一个人如何体验、认同、解释和交流有关的心理功能"。Canino 和 Spurlock 指出，"在某些文化里，病态的行为被认为与躯体障碍或者任性有关联"；因此，谈论病态行为本身并不会为求助者提供帮助。在另外一些文化中，向家庭或大家庭之外的人员暴露个人信息的人会遭受惩罚。而且，求助者对于社会赞许或社会厌恶行为的知觉，可能与咨询师所持有的价值观完全不同，"在决定一个反应是正常或异常时，必须要考虑某些文化的因素。例如，'听到主说话'的反应带有特定的文化印记，因此对于某些宗教群体来说，这并不是变态的反应。如果一个非裔美国青年人说'所有白人都在戏弄我们'，这实际上只是反映出他所在社群的意见，而不是妄想的标志"。解释由初接会谈和精神状态检查所获得的信息时，要切记，其中有些信息具有你所不熟悉的文化含义，如，有些文化将刚刚出生的婴儿视为一岁；有些文化更愿意使用文化惩罚式的治疗法进行矫治，而不采用西方的医学和心理学治疗方法。有些文化对于儿童青少年实行完全不同的纪律约束原则，所以这些你看来过分放纵或者过分严厉的方法，可能被求助者及其族群视为自然的事情。"家庭"的含义也随着文化而变化，所以在评估家庭历史和功能时，要询问住在家庭之外大家庭成员的意见，甚至还要询问家长周围重要的人物。

当求助者报告出的宗教或者精神信仰不为咨询师熟悉时，这可能正好反映出求助者感到压力并寻求帮助的行为。评估会谈要对文化问题保持敏感，不要被任何定式、偏见干扰。有关这方面的一个例子，请见第十章示范对话中的 Joan 案例。

评估求助者问题的十一项内容

为帮助你获得问题评估会谈的技能，我们为你描述了需要掌握的十一项内容。大多数内容是按照第七章中关于案例概念化的模式编排的。本章末的会谈检核表中也对十一项内容进行了总结。

1. 解释评估的目的——向求助者说明评估的理由。

2. 确定问题的范围——用引导语帮助求助者确认所有相关的原发及继发问题，以得到一个问题的大致框架。

3. 问题的选择和排序——用引导语帮助求助者将问题排序，并找出最关键的入手之处。

4. 明确目前存在的问题行为——用引导语帮助求助者明确问题行为的六个组成部分：情感、躯体、行为、认知、情境、关系。

5. 明确前因——用引导语帮助求助者明确前因及其对问题行为的影响。

6. 明确后果——用引导语帮助求助者确定主要的后果及其对问题行为的影响。

7. 找出二级获益——用引导语帮助求助者发现潜藏着的影响因素，正是这些因素维持了问题行为的存在。

8. 了解以前解决问题的方法——用引导语帮助

求助者回忆他们以前是怎样解决和尝试解决问题的，以及这些努力对问题所带来的影响。

9. 了解求助者个人及环境有利因素及其应对技巧——用引导语帮助求助者回忆过去及现在的应对行为或适应行为，这些技巧对解决目前问题可能会起到的作用。

10. 了解求助者对自己问题的知觉——用引导语帮助求助者描述自己对问题的理解。

11. 明确问题的强度——用引导语或采用让求助者自我监测的方法，以明确求助者的问题对其生活的影响，包括：（1）问题的严重程度；（2）问题行为发生的频率和持续时间。

前三项内容（解释评估目的，确定问题的范围及找出首要问题）是我们进行会谈评估的起点。首先，要在收集信息前告诉求助者进行会谈评估的理由；其次，必须花一些时间帮助求助者找出其所有的相关问题，并对这些问题进行排序，以便按问题的重要性及其严重程度进行咨询和治疗工作。

其他八项内容放在找出问题并对之排序之后。咨询师利用后八项内容来定义和分析问题的各项指标。咨询师可能会发现，问题评估引导语的顺序会因求助者的不同而有所变化。每次会谈都是自然展开的，咨询师使用与上述内容有关的引导语时，要按这样的模式进行，即引导语要配合会谈的展开过程，并要根据求助者的情况而变化。在评估会谈中很重要的一点是，咨询师不要将自己设计的会谈结构强加于求助者。根据求助者以及问题的不同，会谈的时间和次数也不同。有时一次会谈便可完成评估，但对另一些求助者则有进一步会谈的必要。尽管咨询师可能会进行若干次评估会谈，但信息收集和假设检验并不在评估会谈结束后就自动停止，问题评估某种程度要贯彻在整个治疗过程中。

说明评估的目的

通过说明评估目的，咨询师告诉求助者进行评估会谈的原理。评估会谈的第一项内容的目的在于给予求助者一个"定势"或期望，使其认识到会谈中将会发生什么，以及进行评估对咨询师和求助者都很重要的理由。

在跨文化咨询中，说明评估会谈的目的尤其重要，因为"以文化为基础的态度对于个体关于评估的有关期望具有重要影响"。对于来自不同文化背景的求助者说明评估的目的、目标和过程可以减少求助者与咨询师之间的误解，"使有意义的评估会谈可以进行"。

咨询师介绍评估会谈目的时，可采用这样一种方式，如说："我们今天讨论那些最困扰你的问题。为了准确分析你的问题，我会问你一些具体内容，以帮助我们两人都明确你来此进行咨询的目的。你觉得怎样？"在阐述上述理由后，咨询师要观察是否有迹象表明求助者理解了进行评估的重要性。如果求助者不同意或仍不理解，那么在进行下一步会谈前，咨询师仍需做出进一步解释。在会谈的最初阶段，激起求助者的期望和信心是很重要的。大多数求助者过于关注自己的痛苦，以至于他们无法去看、去听或者去注意本身痛苦以外的事情。所以咨询师不仅要关心他们的痛苦，还要触及他们的潜力、他们的可能性以及他们的未来。

明确问题的范围

在这一项内容上，咨询师使用开放式的引导语，帮助求助者分辨出他们生活中主要困扰问题。求助者开始时经常只描述一个问题，但随着询问和讨论的继续，咨询师会发现还有其他一大堆问题，其中一些可能比求助者最初主诉的那一个更严重、更紧张，意义也更为重大。如果咨询师不去了解求助者问题总体的轮廓，那么求助者或者在治疗过程中才暴露出其他问题，或者根本就不再透露任何其他问题。

下面是明确求助者问题范围的引导语：

"目前你在生活中所关心的问题是什么？"
"你能描述一下那些困扰着你的事情吗？"
"在你的生活中存在哪些现实的压力？"
"对你来说哪些事情不如意？"
"你现在还有什么其他关心的事情吗？"

在使用了上述关于问题范围的引导语后，咨询师应注意观察，求助者的应答中是否有令人头痛或难以解决的一般性问题或事物。有时求助者对这些引导语不做肯定性的回答，或者不敢肯定哪些信息可以同咨询师说；有些求助者不敢肯定哪些信息可以讲给咨询师；或者有些求助者来自于不愿将个人信息揭示给陌生人的文化。在这种情况下，咨询师要使用不同于言语提问的方式引出求助者的问题。比如，拉扎勒斯建议使用同心圆的方法帮助求助者揭示自己的问题领域。给求助者一个同心圆，如下图。

咨询师指出，圆心A中的问题非常隐私，而圆圈E中的问题或多或少可以公开。咨询师可对圆圈A中的问题类型进行举例，如与性有关的想法、敌对情绪、婚姻问题、不诚实等。这些例子有助于求助者更容易地揭示其隐私。咨询师可以强调说，好的治疗效果多与圆圈A或圆圈B中的问题有关；也可以提示说"我觉得我们仍在圆圈C里"或"你认为可以让我进入圆圈A或圆圈B吗？"有时让求助者演示出问题发生的典型情境有助于咨询师获取关于问题更具体的描述；有些求助者可通过想象问题而提供更多的信息。Meichenbaum采用后一种方法，让求助者"在脑子里过电影"，回忆问题的各个方面。在使用所有这些方法的时候，要注意对求助者的文化价值观传达出尊重，并提供保密的保证。

探索问题范围也是明确谁应当成为被咨询者的一种方法。求助者可能将其问题或行为归咎于外部事件或他人。例如，一个学生可能会说"那位老师老是挑剔我，我在她的课上什么都做不对"。因为大多数求助者最初似乎都很难意识到自己在问题中所起的作用，倾向于尽量减低自己的作用，因此咨询师需要明确谁是解决问题后的最大受益者，谁是真正需要帮助的人。可直接问求助者，问题的解决对谁来说最为重要——是他本人还是别人。对治疗师来说，不要认为来找他们咨询的人一定是最需要咨询的人。求助者是那些需要改变而来寻求帮助的人。在上面所举例子中，如果是学生希望有所改变并寻求帮助，那么学生便是求助者；但如果是老师想改变并寻求帮助，那么老师就是求助者。（不过，有些时候咨询师会"陷入"一种情境：某个家庭或者某个人希望得到改变，而却把另外一个被他人希望改变行为的人当成求助者而"送来"咨询。）

当问题涉及两个或更多的人，如处理人际关系、婚姻或家庭问题时，谁是真正求助者的问题常令人难以决定。例如，在进行康复咨询时，咨询对象不仅仅包括那些出现问题的人，而且还可能包括求助者的上司。许多家庭问题治疗师认为，家庭问题是所有家庭成员的事情，要么夫妻双方，要么家庭所有成员都应参与咨询过程。尽管这从理论上说非常好，但在实际操作上还有困难。

选择优先解决的问题

对求助者评估的结果很少发现只存在一个需要调整或解决的问题。通常求助者主诉的问题只是他们在生活中没能得到解决的问题中的一个。例如，对一个主诉抑郁的求助者进行评估，有可能还会揭示出求助者与其青春期的女儿关系紧张。既往史也可能会揭示，这位中年妇女在自己还是一个小孩时曾受到过躯体虐待。当求助者描述完自己所有的问题之后，求助者和咨询师要共同选择出那些最能代表求助者咨询目的的问题来。这时需要回答的主要问题是："求助者选择从什么具体情境开始？"

问题排序是进行评估和建立咨询目标的重要组成部分。如果求助者想同时解决许多问题，那么他们可能会很快就感到不知所措和焦虑，而且在治疗过程中感觉不到足够的成功感。尽管咨询师可以帮助求助者，但选出需要解决的问题是求助者本身的责任。如果求助者选择的问题与咨询师的价值观严

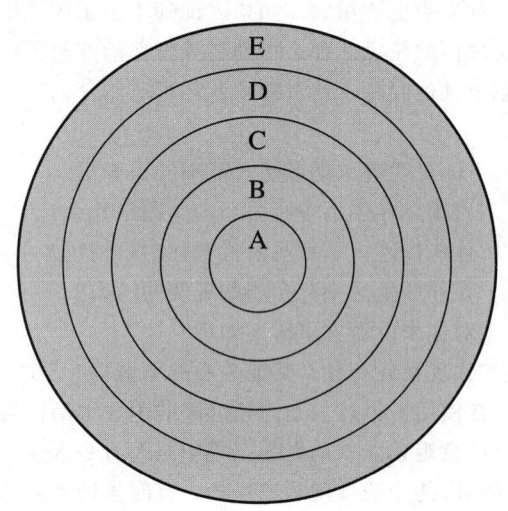

重冲突，就有必要向求助者推荐另一位咨询师。不然的话，咨询师可能会有意无意地阻碍讨论求助者的某些特定问题，因为咨询师只是选择性地倾听他能够且愿意解决的问题。

下列指导原则框架有助于求助者挑选、排序自己的问题：

1. 从目前存在的问题，即促使求助者寻求帮助的那个问题开始。Fensterheim 观察到，缓解当前呈现的问题，常常可以提高求助者的心理功能，并使得其他相关问题易于得到治疗。能帮助确定最初或当前问题的引导语包括"哪一个问题最能代表你来这儿的理由？""在你所提到的所有问题中，指出哪一个问题是你感到最需要帮助解决的？"

2. 从求助者最根本或最重要的问题开始。通常这个问题使求助者最感痛苦不堪、烦恼不安，或最妨碍其生活和工作。对最重要问题的解决似乎可导致在这一方面永久性的变化，并继而扩展到其他方面。为确定求助者需要首先解决的问题，可采取这种引导语："如果这个问题解决了，你将在多大程度上体验到幸福或解脱？""在所有这些问题中，哪一个令你感到最有压力、痛苦最大？""根据自己的判断，将你的问题从最重要到最不重要进行排序"以及"如果你不能解决这个问题，你将会有多伤心和多失望？"

3. 从最有可能成功解决且最容易解决的那个问题入手。有些问题或行为比其他一些更难以解决或矫正，而且需要更多的时间和精力。开始时就强化求助者寻求帮助的意识很重要。要做到这一点，一个很有意义的方法便是帮助求助者解决一个不用花太多气力而其结果却能令求助者感到大不一样的问题。

要确定哪一个问题最可能成功解决，可以问这样的问题："如果你能成功地解决这个问题，你认为还会有什么不高兴或不舒服的事吗？""你认为我们成功解决这个问题的可能性有多大？""请告诉我，在这些问题中，你认为哪一个问题你能最轻松而又最有把握通过学习来解决？"

4. 从需要最先加以解决进而才能解决其他问题的问题入手。有时，一个问题的存在可以引发一系列其他问题，当这个问题得到解决或消除后，其余问题要么得以改善，要么至少可以进一步探索和矫正。这个问题往往是求助者问题范围中核心的或突出的一个。

有助于确定最核心问题的引导语包括"在我们讨论的所有问题中，哪一个是最突出的？"或"请告诉我，在所有问题中，你认为解决哪个问题能对其余问题产生最大的影响。"

做了上述工作后，如果咨询师和求助者仍难以对问题进行排序并选出先要解决的着手点，就请试一下 Goldfried 所推荐的方法。针对自己的每一个问题，求助者要问这样的问题："如果我不对这一问题采取任何治疗措施，其结果会是怎样的呢？"

理解问题行为

确定入手点后，下一步很重要的是确定问题行为的组成内容。例如，如果所要解决的问题是"与同事相处不好"，目标是希望"改善与同事的人际关系"，这时我们就要进一步了解求助者在工作情境中的感受（情感）、躯体感觉（躯体现象）、行动（外显行为）、思维和信念（认知）。我们还要了解上述这些有问题的感受、感觉、行动及思维，是与所有同事接触时产生，还是只与部分人接触时才产生；是只在工作情境中存在，还是在其他场合也存在；产生的时间、条件以及伴随的事件（背景）怎样。如果没有这样的探索，就不可能对问题进行可操作性的（具体的）定义。而且也难以了解求助者的工作问题，是出于其举止或可观察到的行为，还是由于诸如愤怒或嫉妒这样的内在反应，或是出于某种认知和信念（比如"当我工作时出错，那就太可怕了"），也可能出于求助者从关系密切的人那里得来的暗示"我不好——他们不错"，或是出于工作过程中在某些时候或情境下发生的特殊事件（比如开会或在领导监督下工作时），或是由于工作场所中的有害的人物或环境条件。

没有获得此类关于问题行为及其何时何地以何种方式发生的信息，咨询师将很难选择干预方法或途径。对问题的定义应至少得到两人或多人的认可。以下几节中，我们将描述对问题行为六个组成内容的具体分析，并提供一些引导语和问话来帮助完成对求助者探索的过程。

情感和情绪状态

问题行为的情感成分中包括求助者自述的情感或情绪状态，如"抑郁"、"焦虑"、"快乐"。总的来说，情感是行为、生理和认知系统相互间复杂作用的结果，而不是单一经验过程的结果。求助者经常因情感问题而寻求治疗——即他们感觉不好、紧张、伤心、愤怒、困惑等，并希望摆脱这些令人不快的感觉。

询问求助者情感或情绪状态的一项内容，就是查看其对自己问题行为的感受。引出情绪后，要注意其内容（愉快/不愉快）和强度。引导语如下：

"你对此感觉如何？"

"当你做这件事或这件事发生时，你有什么感受？"

"你体会到什么样的感觉？"

另一项内容是查看求助者掩饰或歪曲的感受——如愤怒，或已被歪曲成受伤害感的愤怒。下面是针对此类情况的引导语：

"每当你丈夫批评你时，你似乎都感到头痛。这种头痛后面掩藏着何种感受？"

"当你谈论到儿子时，你的音调升高，脸上呈现的是一种很严肃的表情。在内心深处你对儿子的感觉如何？"

"你说过每当想起家庭时，便有一种受伤害感并哭泣，除了受伤害的感觉外，你还有没有其他的感受？"

"你提到每当你拒绝朋友的要求时，便有一种内疚感。那么试着感受一下怨恨，而不是内疚，现在就试着去体会这种情绪。"

咨询师要时刻注意发现被掩藏的愤怒情绪，这种情绪比其他大多数情感更容易被掩盖起来。最常见的被歪曲情感包括：受伤害感或焦虑掩饰的愤怒、内疚感掩饰的怨恨，有时焦虑掩饰了抑郁，反之亦然。另外还需认识到，对于那些能够从容有序地表述自己的求助者探索情感构成会使他们收获更大，但对其他的求助者，若询问"你感觉如何？"常常会使其面露困惑不解的表情，并会回答说"我不知道你这样问是什么意思"。像其他任何引导语一样，"你感觉如何"并不是对所有求助者都同样有效，因而它常常成为咨询中被大量滥用的引导语。要记住，来自某些文化背景的求助者可能不愿意与他们尚未了解或信任的人分享情感，尤其是脆弱的情感。

躯体感觉

与情感紧密相关的是躯体感觉。一些求助者对这些"内在体验"很敏感，另一些则不然。一些求助者对自己的每一种躯体感觉都如此关注，以至于存在疑病倾向，而另一些则似乎"麻木不仁"。两种极端都不好。躯体反应在诸如性障碍、抑郁和焦虑等问题上非常明显。一些人往往主诉躯体不适，而不是情感或思维问题——即主诉头痛、经常晕眩、背痛等等。问题行为也可由其他生理过程影响所致，如营养、饮食、运动、生活方式、物质滥用、激素水平、疾病等。通常如果存在这种情况，除进行心理干预外，生理上的治疗也是必要的。治疗师需获得关于身体方面的主诉、生活方式及营养、运动、物质滥用等方面的信息，以及与问题有关的其他躯体感觉。此类信息中的一部分通常可在采集会谈的健康史询问过程中收集到，但是需要注意，从健康史中获得的信息会因为求助者的文化背景而有很大不同。对于难以报告躯体感觉的求助者，咨询师可以请他们集中注意自己的非言语行为（第三章），或者进行一段时间的缓慢的深呼吸，然后进行"全身扫描"（见第十五章）。

了解问题行为的躯体感觉成分的引导语包括：

"当你做这件事或此事发生时，你的身体内有什么变化？"

"当这件事发生时，你意识到什么？"

"当这件事发生时，你的身体有什么感觉吗？"

"当这件事发生时，你觉得身体内有什么不好或不舒服的感觉吗，如疼痛、眩晕等等？"

外显行为或运动反应

求助者经常以非行为的词汇描述问题行为，换句话说，他们在阐述一个情境或过程时，并不描述在情境或过程中自己的表现或具体行为。例如，求助者可能会说"我与伴侣相处不融洽"或"我感觉很不好"或"我与权威人士相处很困难"，却不具体说明他们做了些什么具体事情，以致影响了与对方的关系。在这部分评估会谈中，你要努力准确地找出求助者具体的行为（做了什么或没做什么）。外显行为的例子有强迫性洗手、哭泣、暴食、偷窃、对人或对己进行诋毁或批评等。

在询问行为成分的时候，咨询师不但想要引出关于问题的具体外显行为出现的描述，也想要引出这些行为未能出现的描述——即求助者做什么和不做什么。咨询师要关注求助者行为表现得是否过分或者不足。过分的行为指做得太多、太频繁或太极端的事情，如贪食、无节制地哭喊或进行攻击。不足的行为指发生频率极少，或在某些情境中应出现而没出现的行为，如不能为自己的利益提出要求，不能与自己的伴侣交流性方面的想法或渴望，缺乏体育锻炼和躯体训练课程等。同样，注意文化背景也很重要——在某种文化中被视为是行为的过度或不足的情况，在另一种文化中可能有不同认识。治疗师也可通过询问什么时候不出现这样的行为而了解求助者"行为的另一面"。

下面是了解有关外显行为或活动信息的引导语：

"当你说'在工作中有麻烦'时，你指的是什么？"

"描述一下在这种情况下发生了什么？"

"当这种情况发生时，你在做什么？"

"这种情况对你的行为产生了什么影响？"

"描述以下这种情况在最近几次发生时，你做了什么？"

"如果说我正在摄下当时的情境，那么我的相机可能会拍下什么行为或对话？"

咨询师偶尔也要通过更多的客观评估途径，进一步补充从求助者口述中收集到的行为信息，如使用近似真实情境的角色扮演，或陪同求助者访问他们所处的环境。这些附加的评估手段可以帮助治疗师进一步了解，求助者在问题情境中做了什么或没做什么。另外，将这些观察与会谈信息综合起来，治疗师对求助者的问题行为以及求助者对治疗的可能反应就会建立起更可靠的感觉。

认知、信念和内心对白

在过去几年中，几乎各个学派的治疗师都强调认知过程或符号过程的作用，强调它们在恶化求助者问题或改善求助者问题中的相对重要性。对自己或他人不现实的期望经常与目前存在的问题有关，比如混乱的表象、自我标签和自我评价以及认知歪曲等。如果认知成分是问题中的一个非常强烈的因素，则治疗一部分通常会转向这个成分，包括改变不现实的观念和信念、认知歪曲和错误概念以及两极化思维。

并不是所有求助者的认知方式或符号加工都是相同的。因此，治疗师应注意每个求助者的认知是如何表现出来的，并据此做出相应的反应。例如，一些求助者可能很容易接受"你有不合理想法"的说法；而其他人，尤其是青少年，似乎对这种用语很反感，而喜欢像"清理你的想法"这样的说法。依动作知觉加工信息的人，很难探索自己的认知状况，因为他们根本不以这种方式去"想"。相反，依视觉加工信息的人，则可能会以表象或画面的形式来报告自己的认知。例如，如果你问"当这件事发生时，你想到什么？"求助者会说"我看见我太太跟别人上床了"。对这类求助者来说，将问题以表象的形式展现可能是一种很有效的评估手段。而用听觉方式加工信息的求助者，会用"自言自语"的方式来报告自己的认知，他很可能会对你大声说出与问题有关的一系列内心对白。

因此对认知的评估应针对存在的问题，探索求助者不合理以及合理的信念和想象。不合理的信念要在咨询过程中加以矫正，而合理的信念在治疗干预过程中也很有用。尽管不合理的信念有很多表现形式，但最具破坏性的信念大致与下面几个方面有关：认为自己、他人、与他人的关系及自己的工作等"应该"如何如何；认为那些不如自己所愿的事情"糟糕至极"或将其"灾难化"；要求自己达到"完美标准"，并将此标准投射于他人；"外部化"，即倾向于认为外部事件应对自己的情绪和问题负责。治疗师还应注意到是否存在认知歪曲及错觉，如过分泛化、过分夸大、缺乏支持性事实而得出结论等。在这些自动思维和假定的背后是认知图式——所谓图式，是关于自己、他人和世界的深植于心的信念，它在求助者的早期成长经历中形成，并证实求助者关于自己、他人和世界的核心信念。例如，抑郁或焦虑的求助者常常选择性地关注那些"显示他们脆弱性"的认知图式。

尽管求助者可能难以说出具体的认知和信念，但他们的非言语线索常常是提示核心信念和图式在评估过程中被激活的重要指标。Linscott 和 DiGiuseppe 指出：

当治疗师触及到了失调的核心信念系统，求助者常常表现出情绪和行为反应。先前积极与治疗师交谈的求助者可能突然开始回避治疗师的问题，减少目光接触，表现出不安的面部表情，并试图改变话题。或者求助者可能开始变得活泼，仿佛一盏灯被治疗师的问题点亮了……此外，求助者突然发怒或与治疗师对峙性的争论，也可能显示着核心信念被引发出来。

评估问题认知成分的引导语包括：

"你的意念（表象）中有哪些与问题有关？它们使问题恶化，还是使问题缓和？"

"请完成下列句子——

我应该……

人们应该……

我丈夫（或妈妈等）应该……

工作（或学校）应该……

性应该……"

"如果事情的结果非你所愿，你通常会感觉怎样？"

"你有什么根据支持你的这些想法和设想吗？"

"当这件事（问题）发生时，你在考虑或思考什么吗？"

"你能描述当这件事发生时，你脑子中有什么想法或画面闪现吗？"

"当这件事发生时，你对自己说什么？"

"当这件事不发生时，你对自己说些什么（或者当你感觉良好时等等）？"

"让我们假设一种情境，请想象你开始变得对自己有点丧气。在脑海中出现这个情境时，请注意所出现的表象和画面。告诉我情境是如何演变的（或出现了哪些想法和内部对话——如情境进展时，你对自己说了些什么）。"

"你内心对这种情况是如何解释的？"

"当其发生时，你内心深处在想什么？你能回忆起当时你在想什么吗？"

"假设你有一本关于自己和世界的规则指导书，那么这些规则都有哪些呢？"

背景：时间、地点、伴随事件和环境

问题行为发生在社会情境里，而不是发生在真空中。的确，经常使行为成为"问题"的，正是它周围的情境，或者它与各种情境、地点、事件联系的方式。例如，在你自己家中赤裸不是什么问题，但在许多国家，若在公共场所这样做便会被称为"裸露癖"。而在另外一些文化中，同样的行为可能会更常见，不被认为是异常或适应不良。关注问题出现的环境不仅对评估具有意义，而且对治疗干预也具有意义，因为求助者的文化背景、生活方式及价值观经常影响他如何看待问题，也影响解决问题的治疗措施。

评估问题存在的情境之所以重要，还因为大多数问题都是与"特定情境"相关的——也就是说，它们与特定的事件或情境相联系，在特定的时间及地点发生。例如，求助者诉说"我很紧张"或"我对自己不肯定"时，他们通常并不是指自己总是这么紧张或不肯定，而是在特定的情境或时间里才如此。对治疗师来说，重要的是不要强化求助者的这种想法，即他的这种感觉、认知或行为是时时处处存在的。不然的话，求助者更可能会认同自己的问题，并开始认为自己确实存在诸如"紧张"、"社会焦虑"、"不能肯定自我"等特殊的人格特质，也更有可能会将问题渗透到其生活方式及日常生活中去。

在评估与问题有关的情境因素时，你可能需要了解：

1. 地点——问题经常发生的情境或地点；问题不常出现的情境或地点。

2. 时间——问题经常发生的时间；问题不常发生的时间。

3. 伴随事件——与问题同时或几乎同时发生的事件。这一信息很重要，因为有时它提示出与问题有关的一种模式或有意义的事件链，而求助者可能未注意或未能说出。

4. 文化背景、所属的民族或种族以及相应的价值观；这些价值观如何影响求助者对问题本身和改变问题的方式的看法。

5. 社会政治因素——也就是说，求助者所生活的社会概貌、占主导地位的社会或政治结构、这种结构的主要价值观、谁掌握结构的权力，这些因素如何影响求助者。

下面是获取问题的有关背景方面信息——时间、地点和伴随事件——的引导语例子：

"描述最近问题发生时的情境。这些情境有哪些相似之处？此问题经常在什么情境中发生，在什么样的地点发生？"

"描述问题不发生的一些情境。"

"在什么样的情境中它不发生？"

"问题经常发生在什么时间？什么时间不常发生？"

"你能否明确指出一天（一周、一月、一年）中的哪些时候这个问题更可能发生？哪些时候不太可能发生？"

"同样的事在其他时候、其他地点也发生吗？"

"当这个问题出现时，还有其他什么事情发生吗？"

"描述一下你感觉紧张的典型的一天的情况。"

"你是否注意到任何常常与问题同时发生的其他事件？"

评估围绕求助者问题的有关背景，不仅包括探查求助者的"直接心理社会环境"，也包括更广阔的环境背景，如文化归属和社区。干预方法常常包括帮助求助者，让他们感到在自己生存的环境中，他们拥有更多的权力，是为了自己而行动。你在会谈中需要评估的典型环境系统包括邻居和社区、机构和组织、社会文化政治系统以及个人与家庭的支持网络等。我们将在下一节讨论关于问题的关系成分时再论及社会网络。在每个系统内部，评估某个系统加重求助者问题的程度也非常重要；另外评估系统内资源的可获得性以便帮助求助者解决自己的问题，也是非常重要的。

生态地图是评估求助者问题的背景和环境时常常使用的一个工具，见图8.1所示。生态地图是对会谈的有益补充，也是"将求助者与外部世界的关系，包括能量源流和体验的关系性质，进行绘图记录"的一种方法。绘制生态地图时，求助者首先要把属于他或她当前环境的所有系统都以小圈画出来。然后，使用实线联结自己与代表积极或坚固关系系统的圆圈，用虚线联结自己与代表消极或有压力的关系系统的圆圈。最后，求助者使用波浪线联结自己与那些代表虽然需要但却无法得到的系统的圆圈。我们将在本章后面关于求助者琼的对话示例中说明这一过程。

图8.1生态地图在完成生态地图后，咨询师可以使用下列这些会谈引导语完成围绕求助者问题的环境事件的绘图：

"你会怎样描述自己与所有这些当前环境中系统和结构之间的关系？"

"你对当前环境有什么体验？这种体验如何受

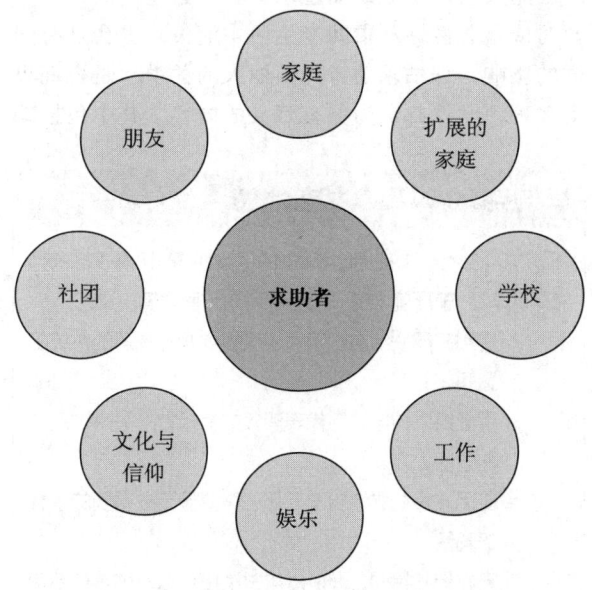

图8.1 生态地图

"到你的性别、种族、民族、收入水平等等的影响?"

"你与你的生态地图上这些较大的系统之间的关系是什么——在你生活中迄今为止这些关系是怎样的?这些如何影响了你当前的问题?"

"你感到在你的生态地图上,需要与这些较大的系统之间建立更多的关系吗?如果是,那么是什么原因使这些关系难以建立?"

"你会怎样描述你所在的社会政治和社会经济环境——这些如何影响了你的问题?"

"你的问题在多大程度上受到环境中存在的压迫、偏见和歧视的影响?"

"你的生存环境授予你权力的情况如何?或者剥夺你的权力的情况如何?这些情况又是如何影响到你现在的问题?"

"你的环境中有什么样的机会,使你能够分享文化或宗教信仰和实践?"

为了熟悉评估个体与其环境的关系,完成学习活动8.2。

人际关系、重要他人和社会支持

正如求助者问题经常与特定的时间、地点、事件相关联,它们也经常与其他人的存在与否相关联。周围的人可以引起或加重求助者的问题,而某些人暂时或永久性地从求助者生活中消失,也会具有同样的影响。评估求助者与其他人的关系,是咨询界众多理论学派都认为很有意义的内容,其中包括动力学理论、阿德勒学派理论、家庭系统理论及行为理论。

人际关系问题的产生可能是由于在求助者生活中缺乏重要的他人,由于他与人交往的方式,或者由于关系密切的人对他反应的方式。下面我们通过马里奥的"学校恐怖症"发展的案例,来思考一下"他人"在问题中的影响作用:

> 来自中美洲的9岁男孩马里奥,刚刚与家人一起搬到这个原本很少外来人的社区,他们家是这里出现的第一个讲西班牙语的家庭。因此,马里奥是他们班上少数几个拉丁裔孩子之一。不久,他出现了学校恐怖症的症状,并被推荐来到一处心理健康门诊进行咨询。
>
> 一位对于文化问题具有敏感性的临床医生与学校进行了密切的合作,决定协助马里奥参加一项双重文化的双语培训项目。这名临床医生了解到,马里奥在上学和放学的路上常常成为其他孩子进行种族侮辱和身体攻击的对象。学校应临床医生的要求,在随后的家长—教师碰面会上处理了这个问题。随着校长不断的关注和支持,马里奥的症状逐步减轻了,而且他开始能够适应新的环境。

与求助者有关联的他人常常倾向于降低自己在求助者问题中所起的作用。其他人在问题中起什么作用,他们如何看待求助者的问题,以及如果这个问题得到解决或求助者本人发生改变,他们会得到或失去什么,如果治疗师能了解并掌握上述这些信息,这对咨询常常会很有帮助。正如Gambrill所观察到的,当周围的这些人预期到求助者问题改善后会给他们自身带来消极不利的影响时,便会暗暗试图破坏求助者所进行的努力。例如,一位丈夫可能会公开宣称,他赞同"男女同酬、机会均等",但暗地里却故意阻止和破坏妻子为事业成功而做的努力,他害怕妻子比他赚更多的钱,或者害怕妻子产生这样的想法,即找到新的工作要比同他在一起更有趣和更有价值。其他人影响求助者的行为,还可以产生一种榜样的作用。对求助者来说,那些重要的人经常对自己的重要动机产生影响。

求助者问题的关系背景中的一个重要方面,还与求助者从社会和人际环境中获得资源的可能性有

学习活动 8.2　生态地图

1. 使用图8.1中的生态地图,把属于你的当前环境中的一部分的所有方面都圈出来。
2. 使用实线联结自己与代表积极或坚固关系的系统的圆圈。
3. 用虚线联结自己与代表消极或有压力的关系的系统的圆圈。
4. 使用波浪线联结自己与那些需要但无法得到的系统的圆圈。
5. 查看你的绘图。你能从中总结出什么?你或许希望和同学讨论你的结论。

关，如获得包括来自核心家庭和大家庭、朋友、邻居的支持，以及同事、同学、老师和社区组织关怀自己的人的支持。社会网络地图是一种用于补充会谈引导语以便对求助者的社会支持系统有更多了解的工具。这项工具在实践中曾用于各种问题情境。社会网络地图是一项图形工具（参见图8.2），用于确定求助者从以下七种社会系统中获得支持的类型和数量：

1. 家庭
2. 其他家人
3. 工作单位/学校
4. 俱乐部/协会/信仰或教会群体和组织
5. 朋友
6. 邻居
7. 正式的服务和项目，例如社区的服务和项目

这个列表可以依据求助者的情况进行修改，增加或删减社会支持的类别。使用图8.2所示，"请求助者在对应的每个区域内填写自己社会网络中的人名。可在名字上划圆圈代表女性，在名字上划方框代表男性，或者可以使用男性和女性的性别符号"。如果需要，可以将该图放大使用。求助者可以使用箭头之类的符号，来代表自己与所指圆圈的接近或疏远的关系，也可以表示接受帮助的类型和方向。此外，Kemp等曾经指出，求助者有时也可在图上列出去世的人或者宗教领袖。

使用社会网络地图获得的信息可以用于进行目标设定（见第九章）和设计有效的干预策略（见第十章）。例如，是社会网络中的人成为了求助者的负担还是求助者成为了社会网络的负担？在社会网络中是否存在关心求助者、可靠的人可以加入的求助者治疗计划？求助者是否感到自己"被消极的、缺乏支持的或增加压力的社会网络所围绕"？或者，求助者或者社会网络中的人是否缺乏与社会网络中其他的人进行有效联系的技能？图8.2社会支持网络地图对求助者问题中的人际关系成分进行评估的引导语例子如下：

"目前你的生活中有多少重要的亲密关系或朋友？"

"你的问题对你与重要他人的关系有什么影响？"

"重要他人对你的问题有什么影响？"

"除你以外，还有谁与目前的问题有关？他们如何与问题相关联？如果你解决了问题，他们将会有什么反应？"

"你是从谁那里学会这样做事或这样思考问题的？"

"在你目前的生活中，谁对你有最积极的影响？谁对你有最消极的影响？"

"现在不在你的生活中的人中，谁对你有最积极的影响？谁对你有最消极的影响？"

"在你所认识并尊重的人中，谁以你所喜欢的方式对待你的问题？"

"你对自己的人际关系感觉如何？"

"你对这个人的信心有多大？"

"你在与这个人的密切接触中舒适感如何？"

"你经常需要得到他或她的肯定吗？"

"你对这个人的信任度如何？"

"你在与这个人相处时体验到何种程度的焦虑和担心？"

"你感觉这人对你的情绪控制程度如何？"

"你对这人的依赖程度如何？"

"你与这人相处时感到不知所措吗？"

"当你与此人在一起或想起此人时，你能否很轻

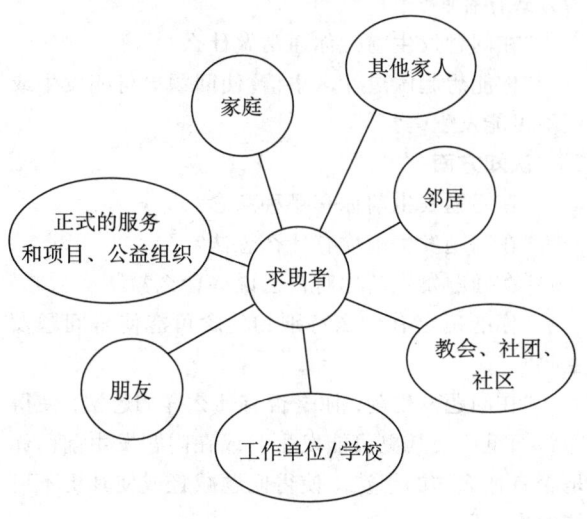

图8.2 社会支持网

松地调整自己的情绪?"

"你与此人相处时有多大的独立自主性?"

"现在你的生活中可以获得的社会支持是什么类型——支持是太多还是太少?"

"你认为现在的生活中有什么或者谁是你需要但无法获得的?"

"谁是这个社会支持系统中的主要的人?"

"哪些人会支持你?哪些人对你挑剔?"

"你生活中的什么人和社会支持系统会赋予你权力?或者剥夺你的权力?"

"什么阻碍了你运用这些社会支持系统以及其中有帮助的人?"

"你生活中的什么人对你有益?对你有害或令你衰竭?"

"你生活中的什么人是令你尊敬的?他们的什么特点对你当前的情境有帮助?"

明确前因

你可能还记得,在第七章中我们曾讲过,问题产生前后经常有某些事情发生,并对问题的发生产生影响。换句话说,人们并不是天生就抑郁或认为自己干什么都不行。其他的事件可能会对问题发生作用,从而使问题行为、思想或感受持续不变、进一步加重或减轻。评估的大部分过程都在于探索引起问题出现的因素(前因)以及问题出现后的事情(后果),它们以何种方式影响或维持着问题。

回想一下我们讨论过的 ABC 模式。我们还记得,前因或后果如同问题行为一样多种多样,可以是情感的、躯体的、行为的、认知的、情境的或人际关系方面的。而且,每个求助者的前因以及后果很可能也不同。前因是引发问题行为出现的外部或内在事件,一些前因出现在问题发生之前的短期内,而另一些前因(背景事件)则可能发生于很久以前。

为帮助求助者揭示问题的前因,你应特别关注于(1)在问题出现前,当时存在什么事件(外显和内隐),使问题更有可能发生?(2)在问题出现前,当时存在什么事件(外显的和内隐的),使问题不可能发生?(3)以前事件中哪些仍然影响着当前的问题?

下面是一些用于了解前因的引导语,它们依据第八章讲述的六种可能来源进行了分类:

情感方面

"在此问题发生之前,你经常感觉如何?"

"你第一次有这样的感觉是在什么时候?"

"在问题出现前的感觉是怎样的?使问题加重或更频繁的感觉又是怎样的?"

"在问题出现前使问题缓和的感觉是怎样的?"

"在你过去的生活经历中,有无压抑的感觉,并且它们仍在对问题起作用?"

"你认为这种感觉的根源是什么?"

躯体方面

"在问题发生前,你的身体有什么变化?"

"在问题发生前,你注意到身体有什么特别的感觉吗?"

"在问题发生前,有没有什么躯体感觉使问题缓解?"

"你身体上有没有出现一些情况——疾病或身体状态——或饮食、抽烟、运动等,影响或导致问题的发生?"

行为方面

"如果我在摄录当时的情境,在此事发生前我可能录下什么样的行为或对话?"

"在问题发生前,你能确定是否有某种特别的行为方式存在吗?"

"在问题发生前,你通常做什么?"

"你能想起做过什么事情,使问题更可能发生或更不可能发生吗?"

认知方面

"在问题发生前你有哪种意念?"

"在问题发生前你有什么想法?"

"在问题发生前你对自己说些什么?"

"你能确定有什么特别的信念可能使得问题发生吗?"

"在问题发生前,你是否有什么样的想法,使得问题加重或使其更可能发生?或在问题发生前,你是否有什么样的想法,使得问题减轻或使其更不可能发生?"

背景方面

"这件事在你生活中的其他时候发生过吗？如果是这样，能描述吗？"

"这件事是多久以前发生的？"

"此事第一次发生的时间、地点？"

"你认为这件事情与自己问题的相关性如何？"

"哪些事情看来的确导致问题的发生？"

"问题何时出现——当时生活中还有什么其他事情发生？"

"问题第一次是在什么情况下发生的？"

"当你第一次注意到这件事时，那时正在发生什么事情？"

"你的文化背景和价值观是否以某种方式影响到问题的发生？使其更有可能发生？或更不可能发生？"

"在此问题发生之前，你有没有注意到什么事情仍以某种方式影响着问题，或使问题发生？"

"你注意到你所生活的社会有什么特别的情况影响到自己的问题吗？"

人际关系方面

"有没有特别的人使得问题发生？"

"在问题发生之前或问题发生时，你通常会与某些特定的人在一起吗？"

"在问题发生之前，你通常和什么人在一起？"

"是否有某人或其特别行为，使得问题更有可能发生或更不可能发生吗？"

"你过去的生活中有没有什么人或人际关系，仍以某种方式影响或导致问题的发生？"

"你认为在社会上掌握权力的人们是否影响到问题的发生吗？又是怎样影响的？"

明确后果

第八章讲到，后果是指维持问题行为的存在或使其加重、减轻的外在或内在事件。后果出现于问题行为之后，与问题行为本身所带来的影响和结果是不同的，它们之间的区别主要在于，后果通过某种方式来加重、维持或削弱问题行为，从而直接影响到问题行为。

为帮助求助者发掘出后果，应该既要注意那些使问题持续存在或加重的内在或外在事件，也要注意那些使问题减轻或削弱的事件。

下面是了解后果的引导语，并根据第八章讲述的六种可能来源进行了分类：

情感方面

"在发生……之后，你感觉如何？"

"这种感觉如何影响这个问题（例如，是使其继续存在，还是终止问题的存在）？"

"在问题出现后，你有没有注意到有什么特别的感觉或情绪使得问题加重或减轻？"

躯体方面

"在问题发生后，你注意到身体有什么特别的反应吗？这对问题的影响如何？"

"在问题发生后，有什么躯体感觉使问题加重或缓解吗？"

"在问题出现之后，你在疾病、饮食、运动等方面有什么情况出现吗？它们对问题的影响如何？"

行为方面

"在问题发生之后，你做了些什么？其如何使问题加重或缓和？"

"在问题发生之后，你通常反应如何？你的反应以何种方式使问题继续存在，或削弱甚至终止问题的存在？"

"在问题发生后，你发现自己有没有什么特别的行为模式？这些行为模式是如何使问题持续存在或使其终止的？"

认知方面

"此后你经常想些什么？这对问题有什么影响？"

"在问题发生后，你都思考了些什么？"

"在问题发生后，你对自己说了些什么？"

"在问题发生时或发生后，你有没有发现自己存在什么特别的想法（或信念、或自言自语）使问题加重或缓和？"

"在问题发生后，你有什么特别的想法或意向使问题加重或缓和吗？"

背景方面

"此后发生了什么事情？"

"问题通常什么时候停止或消失？什么时候变

> **专栏 8.3　环境资源**
>
> 1. 充足的社会支持系统（例如家庭、亲属、朋友、邻居、组织群体）
> 2. 可以获得专业的保健服务（例如临床医生、牙医、物理治疗家、医院、护士之家）
> 3. 可以获得日托服务（对于工作的父母和单亲家庭）
> 4. 可以获得娱乐设施
> 5. 能够适应和使用资源，并行使公民权利
> 6. 充足的居住，提供宽敞的空间、卫生、私密，以及避免危险和污染（包括空气和噪音污染）
> 7. 充足的警卫和防火保护，以及适度的安全程度
> 8. 安全而健康的工作条件
> 9. 充足的经济资源以购买重要物资
> 10. 充足的营养摄入
> 11. 生活安排可以预测，并有照料的人（尤其是对于儿童）
> 12. 教育和自我实现的机会
> 13. 可以获得法律资源
> 14. 可以接触宗教组织
> 15. 就业机会

严重或变缓和？"

"当问题消除时、或者变坏时、或者变好时，你一般都处于什么情况？"

"有没有特别的时间、地点或事情使得问题持续存在？或使问题加重或缓和？"

"你的文化背景和价值观是否以某种方式使问题持续存在？是怎样影响的？"

"你认为社会和社区中有哪些特别的事情维持了自己的问题吗？它们是如何维持的？"

人际关系方面

"在问题发生当时或之后，你通常跟某些人在一起吗？在问题加重或缓解时，你通常跟某些人在一起吗？"

"你能明确指出使问题加重、缓和、终止或持续存在的人吗？"

"在问题发生之后，你能明确指出他人有什么特别的反应吗？这些反应是如何影响你的问题的？"

"你认为在社会上掌握权力的人们对你的问题起何种作用？"

找出二级获益：后果中的特例

我们在第七章中曾提到，求助者有时会有意地使问题行为继续存在，因为问题给他们带来了某种利益。例如，一个肥胖的求助者发现自己难以减肥，这并不是因为饮食或运动方式不能减轻体重，而是因为过重的体重可以使他避免或逃避某些社会情境，或者避免性关系之类的事情，从而造成了一种他不愿意放弃的安全而又有保障的生活方式。一个经常上课捣乱的孩子不愿停止这些破坏性行为，尽管这些行为使得她丧失很多权益，但也因为这使她获得了"班上小丑"的地位，她可以得到同龄人的许多关注和支持。

了解求助者问题的二级获益情况极为重要，因为对这类求助者的治疗干预过程常常遇到阻抗。在这种情况下，阻抗的出现是求助者二级获益受到威胁的迹象。最常见的二级获益有金钱上的收益、重要他人的关注、对需求的立即满足、避免承担责任、产生安全感和控制感等。

可以用来帮助你辨明可能存在二级获益的引导语包括：

"对……来说，其好处是……"

"问题出现后，有什么令人愉快的事情发生吗？"

"对于所发生的事情，哪些是令人不快的？"

"你的问题可以给你带来某些好处吗？"

"问题的结果会使你逃脱或避免一些事情吗？"

"当你这么做时，其他人的反应是怎样的？"

"你的问题对你有帮助吗？"

"什么使你逃避这种情境，而不逃避其他的情境？"

"在问题出现后,你有没有注意到你是否试图延长或引起某些事情?"

"在问题出现后,你有没有注意到你是否试图阻止或避免某些事情发生?"

"是否随后有一些你想要保持的感觉或想法?"

"是否随后有一些你试图中止或避免的感觉或想法?"

了解以前的解决方法

评估会谈的另一重要内容是了解求助者已经做过哪些尝试来解决问题,以及它们的效果如何。这一信息的重要性有两个方面:一方面,可使咨询师避免向求助者推荐"和以前差不多"的解决方案;另一方面,在很多情况下,求助者尝试过的解决方法可能会带来新的问题,或者会使现有的问题更趋严重。

Garvin和Seabury指出,尽管有些求助者具有解决问题的技能和资源,但是有些求助者比如"被压迫的求助者,可能缺乏同样的应对资源"。如果求助者无法找到资源或成功的解决方法,他们"可能疯狂地、重复地使用不成功的方法"。这种"导致尝试变成不断失败的恶性循环被放大,最终将个体推向严重的危机。"

帮助求助者明确以前出现过的解决问题方式的引导语如下:

"你以前是如何处理这个问题或其他问题的?效果如何?"

"你是如何尝试解决这个问题的?"

"你为了改善这个问题做过哪些事情?"

"你做了什么事情使得问题缓和、加重或维持不变?"

"其他人做过什么事情来帮你解决问题?"

"是什么使问题没有恶化?"

了解求助者的应对技巧、个人与环境的潜力和资源

求助者来咨询时通常感到痛苦,并常常只关注自己的痛苦。因此,他们的目光是短浅的,也很难相信自己拥有有效对付痛苦的内在或外在资源。在评估会谈中,不仅要关注问题和痛苦本身,而且还要关注求助者积极的品质和心理能量(这一点经常为痛苦所掩盖),这样做非常有益。这种关注是女性治疗师十分重视的一种方式,即将咨询重点放在揭示求助者本人所具有的力量而不是弱点之上。最近,认知行为治疗师也越来越重视求助者的自我效能,即个人能力感和对自己能做事情的信心。这与短程治疗模式相一致,后者建议,找出"求助者身上至少一件可值得尊敬的事以及他们的应对技巧,并给予相应的关注"。治疗师应当记住,像其他许多因素一样,应对技巧也因文化背景、性别不同而具体表现不同;男性和女性使用的应对策略常有不同;同样,一个文化中所认可的"有效的应对",在另一种文化中可能有另外的含义。经受过歧视、压迫及其他环境条件下的压力的求助者,其应对风格可能被削弱。由于这类压力源是持续和长久的,你认为不适当的环境应对风格,可能对求助者来说却是适应其所处环境的生存方式。

关注求助者的积极品质可达到几个目的。首先,它可向求助者传递这样的信息,即尽管他们心理上很痛苦,但他们的确拥有可以产生一种完全不同结果的内在力量。第二,它强调完整性,即求助者身上并不是只剩下了自己的"问题",其他什么也没有了。第三,让咨询师了解在治疗干预过程中可能会出现的潜在问题。最后,求助者过去的"成功故事"也许可应用于对目前问题的治疗上。这类信息在设计干预策略时极为有用,因为可以利用求助者本身所具有的解决问题方法和应对技巧。LeShan注意到,强调求助者身上的优点,而不是强调求助者的弱点,可以令求助者产生认知模式的转变,使他们开始更全面地对待自己。

求助者对自己某些不幸经历的叙述,经过咨询师的帮助,可以改编为完全不同的故事。例如,经历某种创伤的求助者,通过讲述或画出导致创伤的故事及其关键事件,反而可以帮助自己康复。对这些求助者来说,为故事加上一个结局非常重要。具有创伤经历的求助者通常感到自己在创伤面前是无助的。在与这些求助者一起合作讲述他们自己的故事时,要让他们讲出自己用来应对创伤的力量和资源。在成人幸存者的康复性故事中,对力量的意象

往往是非常重要的。通过关注自身的力量而不是仅仅关注自身的问题,"我们可以发现以往曾经被部分遗忘了的方法,这些也是求助者早已知道的方法,用它们来帮助求助者解决自己当前存在的问题"。

咨询师要在这一领域获取的信息如下:

1. 行为潜能及问题解决的技能——求助者在什么时候曾经表现出适应行为? 这一信息常常可通过询问"问题的反面"而获得,例如"你什么时候不会出现问题行为?"

2. 认知性的应对技巧——例如对一个情境的合理判断评价,区别合理与不合理观念的能力,选择性注意及精神散漫时的反馈能力,是否具有应对式或安慰式的"自我陈述"能力。

3. 自我控制、自我管理的技巧——包括这样一些能力,如求助者忍受挫折、承担责任、自我引导、通过自我强化和自我惩罚控制问题行为、感觉自己在控制局面而不是外在环境的牺牲品等能力。

4. 环境潜力和资源——除了上述三种求助者"个人的"潜力,评估求助者环境中可以获得的潜力和资源变得日益重要。这不仅包括我们前面提到的支持网络,而且包括获得充足的就业、居住和健康服务等方面。专栏8.3提供了一个列表。环境潜力也包括属于集体社团的文化潜力,例如社团凝聚力、社团种族认同, 以及社团资源、群体和组织等。文化归属可以提供给求助者一定的"保护性"因素,当求助者遇到不幸时成为力量的来源。

除了以上这些与社区有关比较的具体的方面以外,其他比较抽象的方面也都是潜力评估中的重要内容,例如"社区认同、对社区的依恋程度、共有的社区价值观……以及社区与其他组织或机构联系的能力等。最后,文化叙述内容和民间故事也是潜力的极为重要的来源,包括对文化起源、迁移和生存的记叙传说等"。

下面的引导语可用来了解个体和环境的潜力与资源:

"你拥有一些可以帮你处理这一问题的技巧或东西吗?"

"当问题不干扰你时的情境是怎样的?"

"你拥有什么力量或财富可以帮你解决这个问题?"

"你什么时候不这样做?"

"哪种思维或自言自语可以帮助你更好地处理这件事情?"

"你什么时候以自我挫败的方式去思维?"

"在处理一个困难情境时,你对自己说什么?"

"描述一下过去你在处理较好的情境中采取的方法和步骤。你当时想些什么、做些什么? 这些方法步骤可以怎样应用到解决目前问题中来?"

"你在什么样的情境下很容易处理或控制这种反应或行为?"

"描述任何一次你能够避免出现问题的情境。"

"你可在多大程度上引导自己做事情,而不用依赖于其他人的要求或催促?"

"你经常奖励自己而完成事情吗?"

"你经常惩罚自己而完成事情吗?"

"你现在使用了你的社区或环境中的任何一方面的何种资源?"

"你的社区和总体环境的什么方面令你感到有帮助?"

"你认为在你的社区和环境中的什么东西是资源或财富?"

"你应更多地使用你的社区和环境中存在的什么潜力或资源?"

咨询师可以通过引导求助者注意自己叙述的内容中的模式和主题来帮助求助者从问题中发现意义。其中的一种方式就是,利用求助者的文化团体中那些强调潜力意象的叙述内容或故事。Ivey 等建议使用下列的引导语:

1. "你能否给我讲一个你自己文化和群体中的积极的故事?"

2. "这个故事令你想到什么样的积极意象? 你看到了、听到了、感觉到了什么?"

3. "你能再给我讲一个来自你的文化和群体的积极的故事吗?"

4. "这些积极的故事和意象是如何代表了你当前生活中的一种模式? 你会怎样利用这些潜力来处理当前的问题?"

5. "当你对你的群体做整体的反思时,这些系统

(家庭、教会、文化)如何影响了你的成长?你是如何成为这个现存的群体中的一部分的?你是怎样被它的历史所改变,或者你将会怎样改变它的历史?"

了解求助者对问题的知觉

大多数求助者对问题有自己的感受和理解。在评估过程中了解这方面的信息很重要,有以下几个理由。首先,它可帮助咨询师更好地理解求助者的问题,在求助者对自己问题的评价中,治疗师可以注意,他强调哪些方面、忽略哪些方面。第二,这一过程使你能够了解"求助者的角度"。"求助者角度"是指求助者对于自身问题性质的强烈信念和价值观。通常求助者在表述对问题的看法时,会暗示出这种"角度"。忽视求助者角度可能会使治疗师"采用一种会遭遇阻抗的治疗策略"。可以让求助者简单扼要地描述他们对问题的看法,让他们为问题给出一句话的标题,就像为一部电影、戏剧或一本书命名那样。拉扎勒斯推荐了另一种了解求助者对问题知觉的方法,就是让求助者用一个字描述自己的问题,然后再用这个词造句。例如,求助者说"内疚感",然后造句说"我对婚外恋有很大的内疚感"。同样,这位求助者可能会给问题列出这样的标题——"陷入两个情人之中"。这种方法对儿童来说效果极好,儿童通常能迅速地想到标题和词语,而不需要努力思考。另外,文化、民族、种族对求助者的感受和对问题的报告的影响也很重要。如Rosado和Elias注意到,一些拉丁美洲求助者往往报告说,问题起因于外界的因素、超自然的力量或两者皆有。治疗师不应贬低或嘲笑这种解释,而应将这种解释整合到评估和治疗过程中去。

在咨询中的改变阶段,成功的干预常常取决于了解并证实求助者"对问题的知觉"。这种对求助者看法的强调,在为老年求助者进行咨询时已被证明是十分有效的,但这一原则也同样适用于所有的求助者:当求助者说出他们的看法时,在改变的过程中就会有更多的合作和共同努力。

帮助求助者认识并描述他们对问题看法的引导语包括:

"你对这个问题的理解如何?"

"你怎样对自己解释这个问题?"

"这个问题对你来说意味着什么?"

"你对这个问题是怎样理解(分析)的?"

"还有什么与问题有关的重要事情我们尚未提到吗?"

"给问题列一个标题。"

"用一个词概括一下这个问题。"

明确问题的发生频率、持续时间和严重程度

探明问题发生的强度也是很有益处的,要了解问题对求助者及其日常生活的影响程度。例如,如果一个求助者说"我感到焦虑",那么他是有点儿焦虑,还是非常焦虑?他总是在焦虑,还是在某些时候焦虑?这种焦虑影响到他日常生活的各个方面,如饮食、睡眠或工作吗?需要对两种强度进行评估:问题的程度或严重度以及问题发生的频率(多长时间发生一次)或持续时间(多久)。

问题的强度

了解求助者对不适、压力或问题强度的主观评定常常是有用的。咨询师可用此信息来确定问题对求助者的影响程度,以及求助者是否让问题弄得毫无办法或什么都不想做了。咨询师可用下面类似的引导语来评估问题的强度:

"你说感到焦虑,如果用10分度量的话(1分表示很镇静,10分表示极其焦虑),那么你现在的焦虑可用几来代表?"

"当这个问题出现时,你的感觉的强烈程度如何?"

"问题在多大程度上干扰了你的日常活动?"

"如果这个问题在一年内得不到解决,你的生活将会受到怎样的影响?"

评估问题强度时,应注意搜寻求助者做出的反应,以提示问题严重强度和涉及面大小。

问题行为发生的频率或持续时间

询问问题的频率及持续时间,目的是让求助者明确问题行为发生的时间长短(持续时间),或多长时间发生一次(频率)。实施治疗措施前的问题发生频率及持续时间信息称为基线数据,它表示问题当

前的程度。基线数据可用来比较咨询措施实施前后问题程度的变化（可见第九章）。

用来评估问题行为发生频率及持续时间的引导语包括：

"这个问题发生的频率如何？"
"这个问题发生了多少次？"
"这种感觉通常伴随你多久？"
"这个问题平均每天发生的情况如何？"

一些求助者在会谈中可以很轻松地讨论问题行为的严重程度、发生频率及持续时间。但是许多求助者可能没有注意到问题发生的次数、持续时间长短或强烈程度。大多数求助者可通过自我监测和记事的方法，向咨询师报告问题行为发生频率及持续时间等准确的信息。本章后半部将讨论如何应用日记方法对会谈资料进行补充。

专栏8.4总结了问题评估会谈11个方面的内容。它有助于你在评估会谈中对所获得的信息进行概括和总结。

会谈评估中的性别及文化因素

基于ABC模式的评估会谈不一定适用于所有求助者，特别是某些女性及非欧美裔的求助者，因为这一模式更多地反映了欧洲中心和男性主义的倾向。一些女性及来自于不同文化的求助者并不依照上述特殊方式进行思考，他们在会谈中难以对这类问题做出反应。治疗师要意识到这种困难，不要认为这些求助者阻抗或不合作，而要看到他们与"中产阶级男性白人"有不同的认知方式。Belenky、Clinchy、Goldbeyer及Tarule发现，女性的认知加工风格或"思考方式"常常是圆形的、非线形的、直观的，更关注事物间的联系。Jackson注意到，非裔美国人与美国白人的认知方式不同：非裔美国人倾向于根据情境、人际关系及历史因素进行推论，而欧裔美国则依赖归纳或演绎进行推理。

另外一些求助者可能感到难以按照会谈的引导语进行回答，因为他们的文化不提倡直接地自我暴露，尤其当面对非家庭成员和陌生人时。曾在主流社会文化中体验过种族歧视或压迫的有色人种求助者，也可能不愿意在会谈中暴露自我。自我暴露在某些家庭中亦不受到鼓励，因为这被看做太个人化而非群体的行为。

语言是影响评估会谈效果的另一因素。美国的咨询师经常会碰到第一语言不是英语的求助者。对这些求助者，咨询师应尝试允许他们使用自己的语言，以使他们感到更轻松，同时也会使评估过程更为顺利。

专栏8.4 11项评估内容纲要

1. 评估目的
2. 问题范围
3. 问题优先顺序
4.5.6.7. 确认以下内容

前因	问题行为	后果和二级获益（或补偿）
情感	情感	情感
躯体	躯体	躯体
行为	行为	行为
认知	认知	认知
背景	背景	背景
关系	关系	关系

8. 以前的解决方法
9. 应对技巧与个体和环境的潜力
10. 求助者对问题的知觉
11. 问题的频率、持续时间及严重程度

问题评估中引导语的局限性

本章所列出的引导语仅仅是咨询师用来获取某种信息的工具,它们类似于一张地图,为会谈评估提供某种方向。但是单凭这些是不够的,因为它们最多只能代表整个过程的一半,即咨询师的行为。而另一半则来源于求助者对引导语的回答。一个完整的问卷评估不仅包括适当的问题,而且还包括综合和整合求助者的反应。

会谈评估中综合求助者反应的一个有用方法是继续参照并使用本书前几章介绍过的基本咨询技能。可作如下设想:在会谈评估中,你为获取某类信息而设计某些引导语,用以补充自己的基本技能。多数引导语都是开放式的问题。但是,会谈评估不应该分解成一问一答或审问式的过程。还可以通过其他方式获取信息,并赋予信息某种意义,如总结、澄清、争论、沉默等。在会谈中要表现得敏感,这非常重要,因为求助者可能会再次经历伤害性的事件或记忆。因此,以一种理解和同情的方式把握评估会谈非常关键。另外,在转到另一问题前,对求助者提供的信息进行澄清和再思考也是非常重要的。下面的例子将示范整个评估过程(参见学习活动8.3)。

学习活动 8.3 会谈评估

第一部分

下面的学习活动将帮助你了解会谈中所使用的问题评估引导语。先从威尔女士和儿子弗雷迪的案例中节录一段他们与咨询师的谈话(见第七章)。节录中只包括与母亲、威尔女士的谈话内容。你的任务是在他们的谈话中判断并写出咨询师所用到的问题评估引导语。使用章尾的会谈检核表指导这个学习活动。这个对话中有不止一个引导语,而且还用到了前面各章所学习过的反应技能,以及其他的基本言语交谈方式。答案见学习活动反馈8.3。

威尔女士与咨询师的谈话

1. 咨询师:你好,威尔女士。你能告诉我你现在的问题吗?

   求助者:没有什么。是家庭护理中心让我来的。

2. 咨询师:那就是说,你到这里来仅是因为家庭护理中心让你来,还是有什么事使你感到烦恼?

   求助者:是这样的,他们认为我和孩子相处得不好。我的孩子是弗雷迪.

3. 咨询师:你自己觉得你们相处得如何?

   求助者:噢,我对他叫嚷得多了一点。我并不想那么做,可是有时他让我发疯。我不想那么做,可他需要学习。

4. 咨询师:所以有时你会很生气并向他叫嚷,你不喜欢这么做,但你认为只有这样做,才能使他知道对错。

   求助者:是这样的,我不喜欢这样,但总有一天他需要懂事。就像昨天,我给他买了条新裤子,他放学回来后就弄了一个大洞。现在,我没有钱再给他买新的。

5. 咨询师:你刚才提到关于弗雷迪的裤子,还有没有别的时候你对弗雷迪很生气呢?

   求助者:每天早晨。弗雷迪已经上四年级了,可是他始终不会早晨穿衣服,我想做一个好妈妈,带他按时上学,但他却老是迟到,他总是不穿衣服等我。

6. 咨询师:还有没有其他的时间你也很生气?

   求助者:噢,不久前,他在外面玩,打破了玻璃,我气极了。但这种事并不像他不穿衣服那样天天发生。

7. 咨询师:所以最让你操心的一件事就是每天早晨发生的事,你能具体告诉我每天早晨在你家究竟发生什么事吗?

   求助者:可以,我叫弗雷迪起床,并让他穿好衣服,下来吃早餐,他下来时却穿着睡衣。我警告他吃完早饭去准备好。通常汽车要来的前5分钟,我已经准备好,而他却仍在屋里,仍然没穿好衣服。我就会对他叫嚷,然后给他穿好衣服以免迟到。

8. 咨询师:你对这事的反应仅仅是气得发疯,没有别的感觉了吗?

   求助者:没有,仅仅是发疯。

9. 咨询师：确切地说，当你上楼发现他还没穿衣服时，你怎么做？

   求助者：我向他叫嚷，然后帮他穿好。

10. 咨询师：你经常对他说什么？

    求助者：我说你太笨了，而且就要迟到了，而我必须确保他上学不迟到。

11. 咨询师：你说这些事发生在早晨，是每个早晨，还是只有几个早晨呢？

    求助者：除了周末以外所有的早晨。

12. 咨询师：这些事是从什么时候开始的？

    求助者：自从弗雷迪开始上学。

13. 咨询师：也就是说这已经发生了近五年时间。

    求助者：我觉得是。

14. 咨询师：好，现在让我们回到这件事上。你告诉我，你每天提醒弗雷迪穿好衣服，而他每天早饭前都没穿好衣服。你就再次提醒他。然后，差5分钟车来时，你上楼检查他。你发现你是从什么时候开始生气的。

    求助者：是在我觉得车马上就要来了，而弗雷迪还没下来时，我就会很生气。

15. 咨询师：你那一刻在想什么？

    求助者：噢，我想他可能还没穿好，如果我不去帮他，他就会迟到。如果我不能让儿子按时上学，我就不像一个好妈妈。

16. 咨询师：所以你实际上是去帮他，以免他会迟到。弗雷迪迟到过几次。

    求助者：从来没有。

17. 咨询师：你认为帮助弗雷迪，他就不会迟到。然而，你的帮助却使他不能管理自己。你觉得，假如你不上楼检查他会怎样？

    求助者：我不知道，但我是他惟一的家长，他爸不在身边，一切都要靠我一个人，完全靠我一个人，让弗雷迪生活得有条理。如果我不上楼，如果弗雷迪总是迟到，他的老师一定会责备我，我就不是个好妈妈。

18. 咨询师：当然，我们不能确定，假如你不上楼向他吵嚷或帮他穿衣会怎么样。也许在他自己穿衣一两日后，事情会很不一样。可能是那样，他想每天等你帮他穿衣比自己穿衣更容易。所以他会坐着一直等你来帮他，他从你那儿可以得到特别的帮助或注意。

求助者：你是说他是让我惯的。

19. 咨询师：是的。当我们发现能从某人那里得到好处时，我们也会尽可能继续得到这种好处。威尔女士，我还想问一些别的事。你是不是觉得帮助弗雷迪使他避免迟到，也可以避免别人对你的责备？

    求助者：是的，我宁愿帮助他，也不愿被别人责备。

20. 咨询师：你感觉到了因他迟到而将要发生在你身上的事。所以你帮助他不迟到，从而避免受到责备？

    求助者：是的。

21. 咨询师：每天早晨发生了这些事后，有何感觉吗？

    求助者：我很不安。

22. 咨询师：你觉得不安，这种感觉是让你继续帮助弗雷迪，还是停止这样做呢？

    求助者：或许是停止。我已经厌恶了，而且总有一天我不能再做这一切。

23. 咨询师：所以你帮助弗雷迪以免迟到，你不愿受责备，又使你想继续帮助他。然而，当你觉得不安及厌恶时，你又想停止这样做，对吗？

    求助者：我想是的。

24. 咨询师：我想，要全部承担起养育一个9岁男孩的责任，确实令人感到是个很重的负担。你说是这样吗，你一定觉得自己对弗雷迪及他的行为要特别负责？

    求助者：是的，我想我花费了很多时间。

25. 咨询师：我想我们要进一步讨论这些感受。我还是怀疑是否还有其他给你带来麻烦的事。

    求助者：不，只有这些。

26. 咨询师：威尔女士，我们已经谈了许多你和弗雷迪之间的不快，你能告诉我你俩相处得很好的时候吗？

    求助者：好，是在周末时，我们关系很好。弗雷迪起床后自己穿衣服，我睡得晚。

27. 咨询师：你们俩相处得好时的周末是怎样度过的？

    求助者：有时，我会带他看电影或玩游戏，我们一起吃饭。周末经常都是很愉快的，他能成为一个好孩子，我也不经常责备他。

28. 咨询师：你应该意识到你们是有可能好好相处的。我跟弗雷迪先谈谈，然后再跟你们俩同时谈，你觉得如何？

    求助者：好吧。

第二部分

学习掌握和使用会谈中的引导语。我们建议你以三人小组的方式,对威尔女士或黄先生的案例(见第七章)进行角色扮演。一个人可以演求助者(威尔女士或黄先生),另一个人可以演咨询师。你的任务就是用本章所描述的引导语对求助者的问题进行评估。第三个人可以是观察者,在表演中或表演后向咨询师提供反馈意见,利用后面的会谈检核表进行评估指导。

学习活动反馈 8.3　会谈评估

 第一部分

威尔女士和咨询师对话中的问题评估引导语如下:

1. 开放式问题
2. 澄清反应
3. 开放式问题
4. 总结反应
5. 释义反应和问题行为引导语:了解问题发生的背景
6. 问题行为引导语:了解问题发生的背景
7. 释义反应和问题行为引导语:了解外显行为
8. 情感反映反应和问题行为引导语:了解情感
9. 问题行为引导语:了解外显行为
10. 问题行为引导语:了解外显行为
11. 解释以及问题行为引导语:了解问题发生的情境
12. 前因引导语:事情发生的情境
13. 澄清反应
14. 总结及前因引导语:情感
15. 问题行为引导语:了解认知
16. 释义及开放式问题
17. 后果:外显行为
18. 后果:弗雷迪的二级获益
19. 后果:威尔女士的二级获益
20. 总结反应,并探查威尔女士的二级获益
21. 后果:情感
22. 后果:情感
23. 总结(后果)
24. 情感反映和解释反应
25. 问题范围的引导语
26. 应对技能
27. 应对技能
28. 释义反应和开放式提问

问题评估的对话示例:琼的案例

为帮你弄清在会谈中如何运用问题评估引导语,我们列举琼的案例中的对话作为例子。在咨询师的反应之前有该反应的说明和使用该反应的原理。

对话 1 是咨询师向求助者解释评估会谈的目的。

1. 咨询师:琼,上周你来预约了今天的会面,并提及对学校学习感到烦恼和不满。今天让我们利用一些时间来弄清你自己、学校和其他有关的事,这或许会对你有所帮助。我肯定我们可以找出对付这种不满情绪的办法。但是,首先我们必须对你目前所有问题先有一个更好的了解。这与你今天来这儿的想法吻合吗?

求助者:是的,我想学校是主要问题所在,它确实困扰着我。

咨询师在谈话 2 中,使用了帮助琼确定自己问题范围的引导语。

2. 咨询师:好,你说学校是主要问题。从你说话的方式和你目前的情形看,我觉得学校不是你生活中唯一担心的事情。

求助者:对,我还为无法处理好与家人的关系而烦恼。但那同样与学校有关。

在下面的反应中,咨询师只是聆听琼的谈话,并使用释义法总结她的谈话。

3. 咨询师:照你的观点,学校事情是与你父母

相关联的。

求助者：是的，因为我在某些课程上学习吃力。竞争太激烈，我觉得其他家伙比我更强。我曾想过放弃大学预科课程，改学职业教育课程。但我不知如何去做，无论如何我不愿自己做决定。同时我的家人给我很大压力，希望我表现好并取得好成绩，他们对我影响很大。我曾经想做好一些，但现在我已厌倦。

在下面的谈话中，咨询师继续听琼谈话，并思考她的感受。

4.咨询师：看来你现在压力太大，并且很沮丧。

求助者：对。[低下头，垂下眼，声音细微]

咨询师感到琼对这些事感受很深，并且不想马上就去摆脱它们，所以让琼继续谈论她的感受。

5.咨询师：[停顿]我们可以稍停一会，去体验这种感受，看看它会带你去哪儿。

求助者：[停顿，眼睛含泪]我想，我感觉似乎所有事情都马上朝我压过来。我愿意想出个头绪，但不知道如何开始，从哪里开始。

咨询师继续关注、聆听并思考求助者这时的表现。

6.咨询师：看来你背了很大的包袱。

求助者：是的。

在谈话7中，咨询师总结了琼的问题，然后用引导语来确定琼最想讨论的问题。

7.咨询师：我想在谈话结束以前我们再回到那些感受，现在它们对你来说是太强烈了。在你想这些事情时，不要一下子把所有的问题都扛到一起。你谈及三件干扰你的事情：充满竞争的课堂、自己无法作决定、与父母关系不好。其中哪一件事最让你厌烦？

求助者：我不太确定。此刻我想到的是学校班级中的困难，但有时我想，如果我上另一门课，我可能就不会在班上如此紧张。但我拿不定主意如何去做。

谈话8是一种澄清，咨询师想确定求助者是否真对学习职业教育课程感兴趣，还是想藉此逃避目前的问题。

8.咨询师：你认为学习职业教育课程是一个摆脱当前状况的方法，还是对它真正感兴趣。

求助者：我确实对它有兴趣。我想在高中后有朝一日我会找一份工作，而不是去上大学，也许去厨师学校甚至去参军。但我考虑了一年仍不能决定。我的确不擅长拿主意。

咨询师谈话9使用了归纳总结和建议。咨询师回到前面提到过的三个问题。注意，咨询师此时对求助者刚才自我贬低的回答没有给予特别的关注。

9.咨询师：好，你说到了你现在的学习问题及相关的这种或那种决定，你的父母也牵连其中。或许你可以探究所有的问题，然后再考虑先解决哪一个问题。

求助者：我同意。

咨询师谈话10是为了弄清琼与充满竞争的课堂相关的问题行为。要求助者举出例子，可以帮助咨询师具体了解在问题情境中发生或未发生的事情。

10.咨询师：那么，请给我一个在竞争最激烈的课上使你烦恼的例子。

求助者：在这些课上我退步了。我已经打算放弃数学了。这是最糟糕的。我的成绩在下滑，尤其是数学。

咨询师谈话11是一个了解关于问题发生情境的引导语，用于查看求助者的问题是否也在其他时间或地点发生。

11.咨询师：在别的课上你有困难吗？或别的时候？或学校以外的地方？

求助者：没有，学校以外没有。在某种程度上我对任何课都感到紧张，因为我父母要我获得好分数。但数学课情况的确是最糟的。

咨询师谈话12是为了弄清求助者在数学课的外显问题行为（问题的行为构成因素）。

12.咨询师：描述一下使你烦恼的数学课上的情形。[这里可以使用想象评估法]

求助者：好吧。开始时我觉得数学是一门较难的课，我必须努力去做才能好一些。只要上这门课，我就觉得紧张。所以我退缩了。

求助者对"我退缩了"的描述是含糊的。因此咨询师谈话13是使求助者将"退缩"的含义具体化，并用了一个关于外显问题行为的引导语。注意，由于咨询师没能在谈话8中得到一个全面的回答，因而相同的问题再次被提及。

13. 咨询师：在退缩时你是怎么做的？[这里也是使用角色扮演评估法的理想地方]

　　求助者：噢，我独自坐着。我不说话，也不主动发言。有时老师叫我，我也不上黑板或回答提问。

　　既然求助者说明了某些与问题相关的外显行为，于是咨询师接着使用内隐问题行为引导语，进一步了解求助者在数学课上是否存在什么主导想法（问题的认知构成部分）。

14. 咨询师：你在课堂上一般会想些什么？

　　求助者：你的意思是什么——我对数学的看法？

　　求助者的回答表明她对问题有些不清楚。为帮助求助者更准确地回答，咨询师必须用一些更具体的内隐问题行为引导语来评估求助者的认知，另外还可让求助者进行自我揭示。

15. 咨询师：在某种情形中，如上课时，有时我会集中精力听课，但其他时间我会想着我自己，或想着要做的事。你是否注意到你上数学课时所想的事情？

　　求助者：对，有时我在想数学问题，有时我在想我宁愿不在这里上课，有时还想到我不如其他同学。

　　求助者开始具体化，咨询师认为可能还有其他一些想法。为了揭示这种可能性，咨询师在对话16中又使用了内隐问题行为引导语来评估认知。

16. 咨询师：当你想到你不如其他人时，你还能回忆起你对自己说过些什么吗？

　　求助者：喔，我想我没有得到和其他人一样好的成绩。父母从我上初中就这么对我说了。数学课上只有我们四个女孩。那些男孩很聪明，我总在想女孩怎么可能在数学课上像男孩那样聪明呢？不可能，绝不可能。

　　求助者辨明了更多的与问题相关的具体想法，同时提及了两个可能的前因——父母对她分数的评价和文化偏见（女孩在数学上不如男孩）。咨询师的记录表明，求助者考试成绩说明她在数学上并不笨。咨询师将总结这一点，然后在后面的谈话中，集中

于这些前因以及其他可能的前因，如求助者以前提到的紧张情绪。

17. 咨询师：你在告诉我，你相信从别人那儿听来的话，即相信女孩似乎应当学不好数学。

　　求助者：对，我想是这样的。但我对此到从未认真想过。

18. 咨询师：是的，看来你好像从未想过你自己是否真的这样认为，还是这些想法只是来自于别人的话。

　　求助者：对，我从未想过。

19. 咨询师：有些事我们或许以后还会谈到。

　　求助者：好。

20. 咨询师：你知道，琼，早些时候你提到你对上课感到紧张。你什么时候有这种感觉，课前？课中？或其他时候？

　　求助者：课前最紧张。英语课结束前十分钟——下节课正好是数学——我就开始想着数学课了。我变得紧张起来，并想如果不上数学该多好。最近，我在想尽方法要逃避数学课。

　　咨询师还需要进一步知道，焦虑在何时是以怎样的方式影响求助者的。因而谈话21是另一个关于前因的引导语。

21. 咨询师：你能否对我多讲一些何时你最紧张，何时你对上课不紧张呢？

　　求助者：好，我在走向教室和数学课开始时最紧张，一旦开始上课我就觉得好一些。当我不用上课或处于其他时间时，则不紧张了。但是有时如果有人谈到数学课，或者我自己想到它，我就会有一些紧张。

　　求助者表明这种紧张更像一件前因，而不是一个问题行为，她已表明逃学是使问题持续存在的后果，因为她利用这个方法去逃避导致紧张的数学课。咨询师这时意识到"紧张"一词并未被明确定义，下一段谈话将利用内隐问题行为引导语，以弄清琼关于"紧张"的意思（情感构成部分）。

22. 咨询师：请告诉我你对"紧张"的理解——当你紧张的时候你感觉如何？

　　求助者：我感到胃不舒服，手出汗，心脏怦怦地跳。

在下一段谈话中，咨询师继续聆听并解释紧张的生理体验。

23.咨询师：看来你的紧张确实涉及到了你身体内部的变化。

求助者：是的。

接下去咨询师将利用一个强度引导语去确定紧张的严重程度。

24.咨询师：这种感觉有多强烈——有一些，还是很强烈？

求助者：课前很紧张，其他时候有一些。

求助者表明紧张主要表现于腹部，在课前最强烈。咨询师将进一步弄清求助者的紧张与前面所描述的外显行为和内隐行为之间的关系，用以确定紧张是否是一个前因。这里又使用了一个前因引导语。

25.咨询师：紧张感、上课不发言或认为你不如别人聪明——哪一个最早出现？

求助者：紧张感，因为这在上课前就出现。

咨询师在下面的谈话中总结这个模式，并与求助者一起证实这一点。

26.咨询师：让我们看一下。在课前及数学课开始时，你感到紧张——如胃不舒服和手心出汗。然后在上课时，你开始想到女孩在数学上不如男孩机灵，不想主动发言，或者被叫到时也不回答。但上完课后，你并不感到很紧张，是吗？

求助者：正是如此。

咨询师从求助者先前的谈话中找到线索，除求助者的紧张以外，还有其他前因与问题行为有关，如父母的作用。咨询师将利用一个前因引导语继续下面的谈话。

27.咨询师：琼，你早些时候提到，人们认为你从初中时就不如你的一些朋友聪明。你回想一下你是在什么时候开始注意到这一点的。

求助者：大约在七年级。

咨询师对求助者在七年级时发生了什么了解得不充分，下面的前因引导语将用来弄清这一情况。

28.咨询师：你能回忆起七年级时发生过什么事情吗？

求助者：嗯，我父母说在上初中以后，评分等级对于今后上大学变得相当重要。所以，在以后三四年内，他们一直在说我的某些分数不如别的学生好。而且，如果我得了一个B，他们就会取消我的一些权利，比如不让我与朋友们一起出去。

咨询师没有关于其父母真实反应的证据，但是可以根据求助者的报告进行工作，因为这已表明了求助者对其父母的看法。如果可能，在求助者许可的情况下安排一次与其父母的会见。看上去，琼的父母似乎在用一些消极的而不是积极的结果去影响她。咨询师想要弄清楚父母灌输的东西与求助者现在的行为之间的关系，是否是父母的反应引起了琼现在的焦虑，因此又使用了一个前因引导语。

29.咨询师：你认为父母的这种反应与你数学课上的问题有什么关系？

求助者：自从我上了中学，他们就更多地谈论为了上大学我应取得更好的成绩。我必须在数学课上更加努力，以达到这一要求。我想我受到了很大的压力——它使我退缩、逃避。当然，现在我的成绩变得更糟，而不是更好。

在下一段对话中，求助者将释义琼刚才的评论。

30.咨询师：也就是说，你觉得父母的期望似乎带给你压力。

求助者：是的，就是这样。

在谈话31中，求助者将要探究另一个前因，就是琼以前所提到的——认为在数学方面女孩不如男孩出色。

31.咨询师：琼，我想问你另外一些你以前曾提到过的事情。你说过，数学课里只有四个女孩，作为一个女孩，你在数学方面不像男孩子那样聪明。你知道是什么使你有这种想法的吗？

求助者：我不清楚。人人都知道或者提到过，女孩学起数学来比男孩子困难。我的老师也是如此，他曾经尽力帮助我，因为他认为数学对我来说很困难。

求助者已经表示出，老师对她的关注是其问题行为的一个可能后果。咨询师将在后面转到这一问题。首先，咨询师将回答求助者对"每个人"都告诉她这种思想的反应。咨询师有责任告诉求助者，在他们信念中有哪些是源于一种偏见或谬论，而不是真实的情况。琼的学习成绩册也是很明显的一个反证。咨询师将在下面的答复中进行质询。

32. 咨询师：你知道，研究已表明年轻女性中途放弃数学、理科及工学课程，并不是因为她们在这方面无能，而是因为她们不相信自己会做得很出色。从你的成绩册中可以很明显地看出，你在数学方面很有潜力。

求助者：你是说我真的能像那些男孩一样出色？

咨询师谈话33是为了帮助求助者了解外显行为和内隐行为之间的关系而作的一个解释。

33. 咨询师：我看不出为什么不会是那样。但很多时候，人们在某种环境下的表现会受到人们对这种环境的认识的影响。我想你在数学课上有那么多的麻烦，是因为你自己的紧张和对自己的低估。

咨询师在下面的谈话中检验和澄清求助者对先前解释的反应。

34. 咨询师：你看着我的方式使我怀疑你是否听明白了，还是我所说的话使你更糊涂了？

求助者：不，我正在想一些事。你提到期望这个词。但我想并不是父母对我期望太高。我想在某种意义上说，是我对自己期望太低。我从未真正想过这件事。

35. 咨询师：这是个很伟大的发现。这两种期望有着某种联系。有些话题我们可以在咨询过程中继续进行下去，如果这种方式适合你的话。

求助者：是的，当然。

咨询师打算回到原来的话题，即追查影响求助者问题行为的后果。下一个问答可作为明确后果的引导语。

36. 咨询师：琼，我想再回到一些你曾经提到过的事情上，一个是你谈到数学老师曾经帮助过你。你说他以不寻常的方式帮助你，这是否意味着，你在他的课上受到了额外的注意或特殊的关注？

求助者：当然是额外的注意。他经常对我讲话，我拒绝上黑板时，他也不会感到尴尬。

咨询师的问题37将继续探究这位老师的行为是否是问题行为的后果。

37. 咨询师：你的意思是他会原谅你不到黑板前做练习？

求助者：当然，我想他也没有指望我会知道答案，正如我也不指望一样。

可能这位老师对她的问题给予了额外的关注，并对她采取了原谅的态度，从而使她的外显问题行为得以继续。老师在课堂上对女生的关注往往少于对男生的关注。当他们真的关注到女生时，更多情况是以通过代替她们解决问题的方式来保护她们。今后与老师见个面是必要的。咨询师在下面两个谈话中，将用其他的引导语继续明确可能存在的后果。

38. 咨询师：你认为你做的哪些事情可以帮助你从数学课的压力中解脱出来？

求助者：你是指像旷课这一类事吗？

39. 咨询师：我想这可能是你从课程中解脱的一种方法，还有其他的吗？

求助者：我没想到其他的。

求助者已经明确旷课是逃避数学课的方法。在下面一段对话中，咨询师将提到另一个后果，但它不是有关如何摆脱数学课压力的方法。咨询师提到这一后果，是将它当作一种二级获益或补偿。下面三个问题试着去了解和解释求助者二级获益的情况。

40. 咨询师：好，琼，你曾经告诉我说，你的数学成绩一直在下降。那么如果你的分数变得更坏的话，你将自动被开除出大学预科班？

求助者：是这样的。

41. 咨询师：我想，使你成绩滑坡的一个原因是你认为这样会使你自然摆脱竞争激烈的课程。

求助者：为什么？

42. 咨询师：因为如果你的成绩跟不上这些课程，你将自动被劝退出这些使你紧张、竞争激烈的课程。你对这一问题是怎么想的？

求助者：我想这是事实。留在大学预科班还是转到职业教育课程，的确令我进退两难。

在下面的谈话中，咨询师将对数学课"成绩下降"和有关改变课程的决定进行总结和关联。

43. 咨询师：好。让自己的成绩变得更坏，就意味着别人会自动为你做出以上的决定，这样你便可以摆脱做决定的苦恼。换句话说，这只不过是你很聪明地想出的一种途径，使你免于做出你并不想真正负起责任的决定。

求助者：哦，上帝，我想也许是这样的。

44.咨询师：这就是你要考虑的内容。今天我们没有花太多的时间去探究你自己做决定的问题，我们可以留待下次见面时再讨论。我知道10分钟后你还有课，因此下面只来看看少量的几个问题。

求助者：好，下一个是什么？

在下面的谈话中（45～52），咨询师继续通过倾听求助者的反应，来帮助琼探究她以前解决问题时所做出的尝试。并检验这些解决问题的方法所产生的效果。

45.咨询师：好吧，就从你在数学课上感到紧张和压力开始。你是否为控制这一情况采取过什么办法？

求助者：没有，除了和你谈论此事外。当然，还有旷课。

46.咨询师：所以逃课是你所做的惟一解决方法？

求助者：是的。

47.咨询师：你认为这个方法有怎样的帮助？

求助者：如我以前所说的——我不去上课的时候，我就不会感到紧张。

48.咨询师：你认为这是解除你不想有的那些感受的一个途径吗？

求助者：是的，我想是这样。

49.咨询师：除这个无效的办法之外，你能想出其他途径吗？

求助者：哎呀，我不知道。也许我还不清楚你问的问题。

50.咨询师：好，就是这一点！有时，当我努力去解决一个问题时，它可能会使结果变好，也可能变糟。所以我想我真正要问的是，你是否已经意识到，旷课的方法已经使你自己的问题变得更糟，或在某种意义上对整个问题行为都有影响。

求助者：[停顿]我想也许是那样。[停顿]不去上课，我错过了功课，我没有获得参加考试或完成作业所必需的知识，这对改善我的成绩毫无帮助。

51.咨询师：好，这是个很有意思的想法。你在说，当你深入看问题时，你的解决方法对你想要解决的问题产生了某些不良影响。

求助者：是的，但我不知道我还能做什么。

52.咨询师：在这一点上，你有点不知所措了，正如你不知道该选择什么方向或走哪条路。

求助者：是有点不知何去何从。

这时咨询师将重点转移到探查琼的潜力、心理能量和资质。

53.咨询师：好。我觉得你所受到的巨大压力掩盖了你控制问题并找到解决方法的自身潜力和资质。例如，你能找出你拥有的任何特殊技能或其他东西，利用它们能帮助你解决这些问题吗？

求助者：[停顿]你是不是让我夸夸自己？

求助者经常大谈自己的痛苦或局限，但不愿挖掘他们本身的力量，所以在下面的问答中，咨询师给琼一个特殊的指导和许可，去谈一谈她自己的能力。

54.咨询师：当然，在这儿当然可以。

求助者：我是相当有责任感的。我一般来讲是忠实可靠的。虽然做决定很困难，但是当我说要做某事后，我通常会做好它。

55.咨询师：好的，了不起。你告诉我的是，言出必行对你很重要。

求助者：是的。另外，尽管在数学课上我很紧张，但我在英语课上从来没有过这样的感受。英语课上我表现得相当好。

在对话56中，咨询师将关注于这些"正面的东西"，并使用一些关于应对技巧的引导语，让求助者明确她在积极情境中的特别行为方式，特别是她在英文课上的表现。如果她能讲述在某一课程中获得成功的步骤，就可将它用于不同的课程和问题情境。这一谈话将在57中继续。

56.咨询师：那么，在学校中还有些事情你做得很好。你说你在英语课上表现很好。你能想出你做了些什么或没做什么，从而帮助你在这门课中表现得很好？

求助者：我常去上英语课。而且，我觉得我在阅读和写作上做得很好。我并没有因为自己是女生而感到有障碍。

57.咨询师：那么，也许你能看到英语课和数学课之间的不同。了解这一不同非常有用，因为如果你能够明白是什么东西使你在英语课学得那么好，你就会渐渐地将这些方法和步骤应用到更难的情境中去，比如数学课。

求助者：这听起来很有希望！

咨询师和琼讨论了她自身的个体潜力。接下来（反应58～62），咨询师将探讨在这个情境中能够对琼有帮助的任何环境的和文化的潜力和资源。

58.咨询师：刚才我们谈到了你自己的个人优势。你能想到在你身边的环境中有什么优势或者资源——包括人在内，对你处理这些问题会有帮助吗？

求助者：嗯，我想有我的数学老师。他确实特别帮助我。他甚至给了我们他的电子邮件地址，当我们做家庭作业的题目被卡住的时候可以写邮件问他。而且他每周四放学以后会来辅导一次。不过我在课下很少请求他的帮助。

59.咨询师：所以你在课上更依赖他？

求助者：对。

60.咨询师：还有没有什么其他的你可以得到帮助的人或者资源？

求助者：嗯。

61.咨询师：前面你提过你的朋友。你会和他们一起做作业或者组成学习小组吗？

求助者：不会——我们主要就是周末一起出去玩。不过我觉得这可能是个好主意，我想我的父母也会赞同这样做。

62.咨询师：还能想到什么吗？

求助者：哦，我有点想不出来了；我看不出现在还有什么可以帮我的。

为了帮助琼探讨她环境中的造成问题的条件，咨询师在反应63～69中使用了生态地图。

63.咨询师：我们今天可以开始绘一种图，在下次咨询把它完成。它一般称为生态地图，它有助于我们了解你的世界，以及其中的其他人和系统促成你的问题或者能够有助于解决你的问题的方式。你愿意看看这种地图的样子吗？

求助者：当然。[咨询师向琼展示生态地图，如图8.1]

64.咨询师：现在，你看到的这些圆圈里的内容并不是全都和你及你的世界有关——比如说，你还没有孩子或公婆。但有些是你的世界里有的内容——让我们开始把这些内容圈出来。

求助者：所以你要把像父母、姨舅姑叔、祖父母这些圈起来？

65.咨询师：嗯，把所有适合于你的内容现在都圈起来。[琼在她当前生活中具有的内容上画圈]

求助者：好了吗？

66.咨询师：还没完成。接下来我想要你把圈出来的内容中与你有积极的或者坚固的关系的那些和你自己之间画上实线。

求助者：好的。[画出几条实线]

67.咨询师：差不多了。接下来，我想要你把圈出来的内容中与你有消极的或者有压力的关系的那些和你自己之间画上虚线。

求助者：好的。[继续画线——虚线]

68.咨询师：最后，把你需要但是得不到的那些内容和你自己之间画上波浪线。

求助者：好，是这样[画出几条波浪线]。

求助者：这有些意思。

69.咨询师：它不仅有意思，而且你能从中得到的信息之多令人吃惊。图9.3琼的生态地图在下面的几个对话中，咨询师试图引发琼对主要问题的感知和评价。

70.咨询师：很好，我也感觉有希望了。还有一些事情要提及。现在转换一下注意力，你能否思考一下今天你带来的问题，并用一个词来描述主要的问题？

求助者：嗯，这真是很难。

71.咨询师：我想这是可以做到的，花点时间，不必着急。

求助者：[停顿]哦，用"不能"这个词怎么样？

72.咨询师：很好，现在，给我解释一下这个词是什么意思，用它造一句话。

求助者：任何一句话？

73.咨询师：是的。造一个句子。或许就是第一个出现在你头脑中的句子。

求助者："我不能做许多我想做或应该能做的事。"

在下面的对话中，咨询师用了质询法，去揭示琼的那句话表现出来的矛盾。对话74继续了这种质询法。

74.咨询师：好，这很有意思，因为一方面，你说有一些事情你想做，但却没有实践，另一方面，你还说有些没有实践的事情是你认为应该做的。你将两个相当不同的情况混在一句话中了。

求助者：是的。[明确的]我认为，要做的事情在于我自己，而应该做的事情则在于我的父母和老师。

75.咨询师：好，所以你将整个问题明确分成两部分，一部分使你自己高兴，而另一部分则使其他人高兴。

求助者：嗯。

在对话76中，咨询师指明这是前面提及的二级获益的扩展，即避免自己做出决定。

76.咨询师：我能看到，事情变得非常麻烦后，对你来说，让别人为你做出决定要比你自己有意识地或深思熟虑地做出选择会更轻松。

在下面的两个对话中，咨询师探讨问题发生的相关情境，并布置一些自我监测作业来获得更多的信息。注意，这个任务有赖于求助者的可靠性。琼在会谈中表现出她是可靠的。

77.咨询师：我想还有些东西我们以后要讨论到。但在你离开之前，我们再来探讨最后一件事。先前，我们谈过一些与问题有关的特殊时间和地点——比如在什么地点、什么时间，你表现得紧张焦虑、看低自己，并认为自己不像其他人那样聪明。我想让你在这个星期内写日记，收集有关这类问题更多的信息。将这些事情写下来，可以帮助你发生改变，并有利于将问题进行分类。你曾说过你是相当可靠的，做这件事是否也需要你的可靠性？

求助者：是的，这件事对我来说并不困难。

78.咨询师：很好，让我告诉你需要特别抓住些什么，我将在下周见你，请你将日记带来。[指导琼如何记日志表——见"求助者自我监测评估"一节的有关部分。]

此时，咨询师可以让琼填写一张过去史的问卷，或完成一个简单的自评量表，如焦虑量表等。

档案和记录保存

通常从求助者要求进行会谈时起，就要准备某种形式的档案。按照Mitchell的观点，临床咨询师必须及时、准确地记录档案，重要理由有三个：财务、临床和法律的义务。第二章中提到的伦理道德规则，也要求进行准确而及时的记录。

随着政府投资的机构及私人健康组织的日渐增多，档案不仅仅是收费的工具，同时也可用来追踪求助者取得的进步。Mitchell指出，如果你没有适当的记录证明治疗措施是恰当的，政府基金或保险公司都不会付钱；如果他们付了，只要没有治疗服务证明，他们也会将钱要回。Swenson指出，现在越来越多的人借助于计算机进行记录，这一方面使记录更容易，但另一方面，以电脑保存的资料"比纸张记录的资料更容易被复制，而难以保护资料"。电子档案资料和纸张记录资料一样，都需实行保密原则。档案要先记录求助者的身份以及预约时间、预约取消等。然后记录采集会谈的内容，要避免只言片语、含糊不清、主观推断等，要尽量详细、具体。没有确切证据时，不要对求助者状况做出评价或临床诊断。如，你应该写"求助者报告说，他总在（多于一天两次）想象谋杀一个未明身份的陌生人"，而不应只写"求助者是个杀人狂"；再如，要写"求助者记不起他在哪儿，他为什么在那儿，这是哪一天，他有多大年龄"，而不应记为"求助者缺乏定向力"。

记录求助者的治疗和病情进展情况也非常重要。可采用标准化的记录纸，如治疗计划表（图8.4）或叙述记录表（见第十章的讨论）。一般来讲，治疗情况的记载应简短扼要，着重记录治疗步骤中的主要内容以及求助者的进展情况（改进或没有进展）。记录从病史采集开始，加上评估会谈中所获得的新的信息。随着治疗的进展，还可以加进治疗目标、干预措施、求助者的情况等。同样要避免贴标签、主观推断等文字。Mitchell提倡让求助者参与记载病历，他认为将治疗进展情况告知求助者能激发起一种团队精神，并减少求助者的紧张和不满。

心理健康网络：门诊病人治疗报告　　报告人_____
求助者姓名:_____出生日期:_____年龄:_____性别：男 女

A. 评估
  1. 目前的问题（求助者的视角）：

  2. 促发事件（为什么现在来求助）：

  3. 相关的医疗史（药物治疗、毒品、疾病、伤残、外科手术等）：

  4. 以前的精神/心理状况及治疗：

  5. 其他相关史（职业/学校、人际关系/性关系、社会/法律等等）：

  6. 简明精神状况评估（在项目上画勾）：

外表/衣饰　　智力　　判断力　　幻觉/幻想　　思维混乱　　近期记忆　　远期记忆
____适当　　____高　　____良好　　____没有　　____没有　　____完整　　____完整
____不适当　____中　　____缺失　　____有　　　____有　　　____缺失　　____缺失
____没有评估　____低　　____没有评估　____没有评估　____没有评估　____没有评估
____没有评估

  7. 心境/情感（描述）：
  8. 自杀评估（危险、既往、计划）：
     谋杀评估（受害者、暴力性、计划）：
  9. 临床构想（对症状的解释；包括潜力、资源、治疗的阻碍/隐藏的日程）：请具体简明写出
 10. DSM – IV 轴 II 的编码与名称：
     诊断印象：DSM – IV 轴 I:

B. 治疗计划：
  1. 目标行为和可测量目标（强调当前的问题）：
  2. 治疗类型：认知/行为疗法 人际关系/顿悟/情感意识疗法
     其他：
  3. 持续时长：本报告后进行_____次咨询，结束日期：
  4. 形式：个体　伴侣　家庭　个体/家庭结合　药物治疗　小组（如果具备）
     其他（　　　）

      问题　　　　　　目标　　　　　　成功的标准　　　　干预措施
   1. _____　　_____　　_____　　_____
   2. _____　　_____　　_____　　_____
   3. _____　　_____　　_____　　_____

治疗师签名及电话：　　　执照号：　　　日期：
求助者评语：

图 8.4　治疗计划表样例

对涉及道德、法律的任何事情都应详细记录，这一点很重要。如，一个求助者主诉他感到抑郁并有自杀的倾向，这时你最好记录下：你为他进行过一个自杀倾向测验，测验结果怎样；你与上级医师讨论过这个案例；你是否对这个案例做了特殊处理，如经常约见求助者并与求助者签了合同等。

很多咨询师喜欢与人打交道，而不喜欢做记录。如果你也是这样的人，请记住 Mitchell 的格言："自豪地写吧。"Mitchell 指出，人们经常根据档案记录来对咨询师进行评判。

求助者的自我监测评估

求助者在会谈之外的自我监测可以补充会谈所获取的信息。自我监测是指求助者观察自己的行为、自己与他人以及环境互动关系中特别事例的过程。以自我监测作为评估工具时，要求求助者将观察结果做出书面记录。这些记录可以是日记或日志表格。将来也包括使用手提电脑来收集自我监测资料。

自我监测的目的之一就是帮助咨询师和求助者获得求助者在现实生活中问题行为的信息。另一目的是确认求助者在会谈中口头报告的准确程度。求助者问题情境和问题行为的自我监测，可以提高在会谈中讨论信息的准确性和具体性。其结果是，自我监测可以加快求助者的治疗过程，增进其改变自我的期望。自我监测也是检测我们对求助者问题的预测以及找出各类事件如思想、感情、行为之间关系的有效途径。

如前所述，一名求助者可以使用日记或日志表记录对自己的观察。求助者在定义问题时可利用两类日志观察记录。一类为描写性日志，用来记录对问题和潜力的判断和选择（见图8.5）。另一类为行为日志，用来记录问题行为及其前因和后果，以及与问题有关的各类事件之间的关系（参见图8.6的举例）。

Silverman 和 Serafini 发现，儿童可以有许多种方式成功地使用自我监测日志。如果对于某个儿童来说，比较开放性的行为日志太难了，那么我们就建议换用更加结构化的检核表。

本章总结

本章的重点是通过直接会谈对求助者的问题进行评估。很多情况下，首次评估会谈常常从采集会谈开始，以了解求助者存在的问题和症状，以及如下的信息，如以前咨询就诊情况、社会履历、教育/职业情况、健康状况、家族史、人际关系和性历史等。咨询师从以上会谈获得的信息中形成对求助者问题本质的假设，而且以往的信息也能帮助咨询师了解求助者以前的行为如何，以及哪些事件导致了现在的问题及应对方式。对于某些求助者，采集既往史后还要进行精神状态检查，这可以帮助咨询师评估求助者的精神状况。

本章所用的直接评估模式是基于之前所提到的环境中的人模式和ABC模式。特别是咨询师要对构成目前问题的六个组成方面，即情感、躯体、行为、认知、情境及人际关系做出探索。他还要探寻那些发生于问题出现之前并导致问题发生的前因，以及那些在问题出现之后发生，但仍影响问题并使之持续存在的后果。后果可以包括"补偿"或二级获益，它们赋予异常行为某种意义，从而使问题行为得以延续。前因

每日记录表					
日期	时间	地点	活动	人物	观察的行为

图8.5 描写性日志

琼的案例

观察时间：10月6日~13日

问题行为观察	日期	时间	地点	（频率/长短）数目	前因	后果
1. 认为自己没有其他同学聪明	星期一，10月6日	10：00	数学课上	I I I I	走进教室，知道课上将要进行测验。	离开教室，和朋友们在一起
	星期二，10月7日	10：15	数学课上	I I I I　I I I I	得知测验得分为B	老师安慰我
	星期二，10月7日	17：30	家里	I I I I I I	父母问及测验结果，要我这个周末留在家里	睡觉
	星期四，10月9日	9：30	英语课上	II	想到将不得不去上数学课	上数学课，老师换了
	星期日，10月12日	21：30	家里	III	想到明天还要上学	睡觉
2.a. 不主动回答问题	星期二，10月7日	10：05 10：20	数学课上	II	感到呆笨	无
b. 不回答老师的提问	星期四，10月9日	10：10 10：20 10：40	数学课上	III	感到呆笨	无
c. 不上黑板	星期四，10月9日	10：30	数学课上	I	教师提问到我	无
	星期五，10月10日	10：10 10：35	数学课上	II	教师提问到我	无
	星期四，10月9日	10：45	数学课上	I	没有代课的老师	无
	星期五，10月10日	10：15	数学课上	I	老师让女生都到黑板前来	课后老师找我谈话
3. 旷课	星期三，10月8日	9：55	学校里	1小时	不愿课堂讨论或想到测验	旷课，到卫生间一小时

图8.6　行为日志示例

或后果可以来源于情感、躯体、行为、认知、背景和人际关系等方面。背景方面和关系方面的ABC构成了环境评估的基础，以确定求助者的社会网络（或其缺乏）与环境阻碍及资源如何影响了问题。

性别和文化因素在评估会谈时也必须予以注意。直接评估会谈中的其他重要内容包括：了解求助者以前试图解决问题的方法，探究求助者的应对技巧和本身所具有的心理资源，了解其对问题的知觉，并辨明问题发生的频率、时间或严重性。

除直接评估会谈方法以外，其他的评估工具还包括生态地图、社会网络地图、角色扮演法、想象法、自陈测量法以及自我监测法。所有这些技术都有助于获得关于问题的更具体的信息。

课后总结

第一部分

一个感到"无所适从"、有弥散性焦虑的求助者前来找你咨询。请计划出你要在会谈中向求助者提出的直接针对其主诉的问题。你的目标（本章目标一）是至少能在专栏8.4列举的11个评估内容中的每个类别中找出2个问题。答案见课后测验反馈。

第二部分

用上述求助者的描述资料，进行一个30分钟的角色扮演会谈。你的任务是学会应用问题评估的11个方面中至少9个方面的引导语和会谈技巧（本章目标二）。你可以进行一个"三人剧"，假定一人为咨询师，另一人为"焦虑的"求助者，以及一个观察者，交换角色两次。如果无法组成一个小组，将你的会谈录音或录像。用后面所列的会谈检核表作为指导，来评价你完成的情况。

完成了会谈后，要形成一些关于这个求助者的假设，尤其要尝试在下述几个方面形成自己的"猜想"：

1. 引发焦虑或使其更容易发生的前因线索。
2. 使焦虑维持、发展或变糟的后果。
3. 减弱或使焦虑消失的后果。
4. 关于焦虑的二级获益或补偿。
5. 可能会加强焦虑或使其变糟的求助者"目前的解决方式"。
6. 求助者特殊的力量、能力和解决技巧，以及如何更好地使之用于治疗中。
7. 求助者的性别和文化如何影响到他的问题。

你如希望将这部分练习活动以三人小组的方式或自己独自继续进行下去的话，则要在这一过程中，简单地记录下你的想法。有的时候，将你的想法与同学和老师进行交流，是会很有助益的。

第三部分

通过给求助者布置作业，设计一次自我监测评估过程，以获得有关他焦虑情绪发生的时间、地点、频率、持续时间以及严重程度的信息。你可以给他一个日志示范（目标三）。

第四部分

进行一次会谈角色扮演，帮助求助者完成如图8.1那样的生态地图和图8.2那样的社会网络地图（本章目标四）。如果可能的话，请三人共同联系这个学习活动，并从观察者那里获得反馈评价。

评估求助者的会谈检核表

评分 是 否	信息分类	咨询师引导语举例	求助者的反应
___ ___	1. 解释评估会谈的目的	"我将比平时多提些问题，以便知道究竟发生了什么。准确描述出你的问题有助于我们决定帮助你的具体内容。你所提供的信息会很重要。"	____（查看求助者是否确实理解了评估的目的）
___ ___	2. 确定问题的范围（如果你在病史中没有获得这方面的信息）	"今天你想谈些什么？" "现在有什么特殊的原因使你去见什么人吗？" "有什么其他的问题你还没有提到吗？"	____（注意求助者是否说出其他的问题）
___ ___	3. 选择最主要的或最迫切的问题优先解决	"你来这里的最主要的原因是什么？" "在所有这些担心中，什么使你最紧张（或痛苦）？" "将所有这些问题按级排序，从你认为应解决的最重要的一个开始，最后是最不重要的那一个。"	____（注意求助者是否选择了什么焦点问题）

		"告诉我在这些问题中,你认为哪些是你能够最容易处理得好的。" "你认为我们讨论的这些事,哪一件得到解决的可能性最大?" "在我们讨论的所有问题中,哪个问题的解决会对其余问题产生最大影响?"	
—— ——	4.0 目前的问题行为		____(注意求助者是否能明确问题的以下组成部分)
—— ——	4.1 问题的情感方面:感受、情绪、心境	"这些发生时你有何感受?" "这些发生时你感受如何?" "这些发生时你有何其他心态感受?" "这个问题掩盖了什么样的感觉?"	____(注意求助者是否能明确其感受)
—— ——	4.2 问题的躯体方面:躯体感觉、生理性反应、器官障碍和疾病医疗	"后来你体内有何变化?" "问题发生时,你发现自己的身体有何不适?" "这事发生时你感觉到了什么?" "这事发生时,你感到身体不舒服或难受吗?"	____(注意求助者是否能明确躯体感觉)
—— ——	4.3 问题的行为方面:外显行为/活动(过度或不足)	"若拍摄这一情境时,摄像机会拍下哪些动作和对话?" "这事发生时你在做什么?" "你说'没有交流'指什么?" "描述一下最近几次发生时你在做什么。"	____(注意求助者是否明确其外显行为)
—— ——	4.4 问题的认知方面:自动的、有帮助的、没帮助的、理智合理的或非理智的想法和信念,内心独白,知觉和错觉	"当这件事发生时,你对自己说什么?" "当这件事发生时,你通常想些什么?" "那么你头脑中充斥着什么?" "什么样的想法会使你有这种感觉?" "你持有什么想法(或意象),它们对问题有什么影响?" "请完成句子:我应该____,人们应该____,如果____将很可怕,____使我难受。"	____(注意求助者是否明确其想法、信念)
—— ——	4.5 问题的关联情境:时间、地点或引发事件	"描述一下这个问题最近发生时的一些情境。你在哪里?那是什么时候?" "这通常发生在什么时候?" "在什么地方发生?" "是一直持续还是在某段时间内发生?" "同样的事有无在其他时间或地点发生?"	____(注意求助者是否明确事情发生的时间、地点、其他关联事件)

			"在什么时候它不会发生?或其他地点、其他情况下不发生?" "你的文化/民族背景对这个问题有何影响?" "你所处的社会的政治-经济结构对其有何影响?" "在你的环境中,你有多少机会与他人分享精神和文化的价值观和活动?"	
——	——	4.6 问题的人际关系:其他人	"这个问题对你身边的重要他人有何明显影响?" "重要他人对这个问题人物有何影响?" "还有其他人涉及到这个问题吗?是怎样的?" "此人如何影响到生活?" "你认为你是从谁那里学会以这种方式行动或反应的?" "你现在共有几位至亲?" "你所认识并尊重的人中哪位是以你所喜欢的方式处理这个问题的?" "你生活中的什么人对此事有最积极的影响?谁有最消极的影响?" "那么你生活中缺乏什么人呢?" "让我们一起画出这个社会网络地图,看看你的生活存在着哪些社会支持?" "在你的生活中,谁在扶持你、滋养你?谁在打击你、毒害你?"	____(注意求助者是否能明确重要的他人)
——	——	5.0 前因		____(注意求助者是否明确下述前因的来源)
——	——	5.1 情感方面的	"在此之前你通常感觉如何?" "你记得第一次有这种感觉是在什么时候吗?" "在问题发生之前有何感觉,并且它使问题发生的可能性是更大还是更小?" "现在你有没有什么从过去生活中保持或残留的感觉仍在影响着这个问题?是怎样影响的?"	____(感觉、心情状况)
——	——	5.2 躯体方面的	"在此发生之前你体内有何感觉?" "在此事刚要发生或变糟之前,你有无任何特殊的感觉或不适?" "在问题发生之前或刚刚发生时,你有无任何身体感觉似会使其更可能发生或不	____(躯体感觉、生理性反应)

			"可能发生?" "你有无什么身体方面的情况——如疾病或一种生理状况，或是你的饮食方式——会引起这个问题?"	
——	——	5.3 行为的前因	"如果我在拍摄，在问题发生之前会拍下什么行为和对话?" "就在它发生之前，你知道有何特殊的行为方式吗?" "在此发生之前你一般在做什么?"	——（外显行为）
——	——	5.4 认知图式	"在此发生之前你脑中有何方面图像?" "在此发生之前你有何想法?" "在此发生之前你对自己说了什么?" "你能找出有何特殊信念似乎会引起这个问题吗?" "在此发生之前，你自己有何想法或自言自语会使其发生的可能性更大或更小?"	——（思想、信念、内心独白、认知方式）
——	——	5.5 情境方面	"这发生在多久以前?" "它发生在你生活中的其他时间吗? 如果是，情况如何?" "它第一次发生是在哪里? 何时?" "你怎样看待这些事件与你的问题之间的关系?" "你第一次注意到这个问题时，你的生活中正在发生什么事情?" "你的文化背景和价值观以哪种方式引发问题的发生? 或使其更容易发生? 或不容易发生?" "你产生这些担心前，事情与以往有什么不同吗?" "你说这是'最近'开始的，这指的是什么意思?"	——（时间、地点、其他事件）
——	——	5.6 人际关系方面	"你过去的生活中有什么人或亲属至今仍对这个问题有影响吗? 如何影响?" "你能指出某个人，其似乎导致了这个问题吗?" "你通常在这个问题发生之前或刚刚发生时与某个人在一起吗?" "你过去的生活中有什么人或亲属以某种方式引发了这个问题吗? 谁? 是如何引发的?" "在你生活中有能力引发它的人是什么样的?"	——（其他人）

___ ___		6.0 确认后继事件——维持和强化、或者弱化和消除问题的各种条件		____（注意求助者是否明确下述后果的来源）
___ ___		6.1 情感方面	"这件事之后你感觉如何？" "它如何影响着这个问题？" "你何时不再有这种感觉的？" "在问题发生之后，你有无任何特殊的感觉或反应会加强或削弱它？"	____（感情、情绪状态）
___ ___		6.2 躯体	"在此发生之后你体内有何方面感觉？" "它对问题有何影响？" "在发生之后你有无任何特殊的感觉强化或削弱了问题？" "你有无任何身体感觉、疾病等等似乎出现在问题发生之后？如果有，它如何影响着这个问题？"	____（身体或体内的感觉）
___ ___		6.3 行为方面	"在此发生之后你做了什么？你的事情是如何使问题缓和或加重的？" "在此发生之后你通常有何反应？" "你的反应以何种方式使这个问题进行下去？或使之削弱或停止呢？" "你是否发现在此之后自己有何特殊行为方式发生？" "这种方式如何使问题继续进行？或使之停止？"	____（外在的反应）
___ ___		6.4 认知方面	"在此发生之后你有何想法？" "这对问题有何影响？" "此后你如何看待它？" "在此发生之后你对自己说了什么？" "你能找出有何特殊想法（信念、自言自语）会使这个问题好些或变糟吗？" "之后你有无某种想法或想象使问题强化或削弱？"	____（思想、信念、内心活动）
___ ___		6.5 关联情境方面	"此问题通常何时停止或消失？变糟？或变好？" "问题结束时你在哪里？变糟了或变好了时你在哪里？" "你能指出有何特殊时间、地点或事件似乎使之持续进行？变糟？或变好？" "你的文化背景和价值观是否以某种方式使问题持续存在？或使问题消失或削弱？"	____（时间、地点、其他事件）

___ ___	6.6 人际关系方面	"你能指出在问题发生之后从其他人那里获得的任何特殊反应吗？" "他们的反应如何影响着问题？" "问题变糟或变好时，你是否通常与某些人在一起？" "你与这人接触之后发生了什么？" "你能指出有什么特殊的人会使这个问题变糟？变好？停止？维持原状？" "在你生活中有权力的人是如何使你的问题一直存在下去的？"	___（其他人）
___ ___	7. 确认从问题行为中得到的二级获益	"此后发生了什么令人高兴的事吗？" "此后发生什么令人不高兴的事吗？" "你的问题是否曾经为你带来什么特殊好处或补偿？" "在你的问题发生之后，你是否摆脱或避免了某些事情或事件？" "这些问题如何对你有利？" "你从你目前的状况中摆脱掉什么，而这些是你在其他状况下所无法摆脱的？" "你在试图延续或引发问题之后，你注意到发生了什么吗？" "在你试图阻止或避免问题之后，你注意到发生了什么吗？" "在你试图延续问题之后是否总是有某种感觉或想法？" "在你试图阻止或避免问题后，是否总有某种感觉或者想法呢？" "关于……（问题）的好处是……"	___（注意求助者是否明确其获益补偿）
___ ___	8. 确认已经尝试过的解决方法	"你以前如何处理此事或其他事情？效果如何？是什么使之起作用或无效的？" "你是如何试图解决这一问题的？" "为了改善这种状况你做过什么？" "你做了什么使问题变好了？变糟了？保持原状？" "别人是如何帮你的？"	___（注意求助者是否明确自己以前的解决办法）
___ ___	9. 明确求助者的应对技巧、力量、对策	"你有什么技巧或东西可能对这个问题有帮助吗？" "描述一下当这个问题没有干扰你时的情境。" "你有什么力量或资本可以帮你解决这个问题吗？"	___（注意求助者是否明确其所具有的特质或应对技巧）

			"你什么时候不这样做？"	
			"什么样的想法或自言自语会使你对这个问题处理得好些？"	
			"你什么时候以自我挫败的方式思考问题？"	
			"在处理一个困境时你对自己说些什么？"	
			"描述你在处理得好的情境中所采取的方法——你的所想和你的所做。这些方法可以如何用于目前的问题中呢？"	
			"在没有其他人促使你或刺激你的情况下，你能在多大程度上为自己做些什么？"	
			"你多久会通过以某种方式奖励自己而做什么事？或通过惩罚自己？"	
___	___	10. 明确求助者对问题的描述/评价（要注意那些被求助者强调或忽略的方面）	"对这一问题你是怎样理解的？" "你是如何对自己解释这一问题的？" "这个问题对你意味着什么？" "你怎样解释（分析）这个问题？" "对于这个问题是否还有我们尚未提到的其他重要的方面？" "请你以一句话概括这个问题。" "给问题起一个标题。"	___（注意求助者是否解释了问题）
___	___	11. 明确问题行为的发生频率、持续时间和严重程度（如果有必要，布置监测作业）	"它一天/一周内发生几次？" "这种感觉会伴随你多久？" "你一天会……多少次？一周呢？" "它在多大程度上干扰你的生活？如何干扰？" "你说有时感到很焦虑，如果用1到10来形容其程度（1代表非常安静，10代表非常焦虑），你会选择哪一级？" "它如何影响到你生活中的其他方面？" "如果这个问题一年内没有解决会怎样？"	___（注意求助者是否估计出问题的发生次数或程度）

是否其他技能

___	___	12. 咨询师认真聆听，并准确回忆求助者提供的信息。
___	___	13. 咨询师使用基本的聆听反应来澄清并分析求助者提供的信息。
___	___	14. 咨询师因势利导决定获取信息的顺序。

观察者的评语

课后测验反馈

 **第一部分**

看看你找出来的问题是否与下列问题相同:

这是你生活中目前惟一关心的问题,还是有你尚未提及的其他问题？（问题的范围）

当你说感到焦虑时,你具体是指什么？（问题行为——情感成份）

当你焦虑时,你身体内有何感觉？（问题行为——躯体方面）

当你焦虑时,你通常做什么具体的事情？（问题行为——行为方面）

当你焦虑时,你通常会想什么或对自己说什么？（问题行为——认知方面）

试着指出,你在何时会产生焦虑或焦虑问题变得更糟？（问题行为——关联情境方面）

描述一下当你自己感到焦虑时,一般都处在什么地方或情境中。（问题行为——关联情境方面）

描述一下当你自己感到焦虑时,通常会发生什么其他的事情。（问题行为——关联情境方面）

你如何描述你自己、你的问题与所处环境之间的关系？（问题行为——关联情境方面）

你的文化和从属群体对你的问题有什么影响吗？（问题行为——关联情境方面）

当你有这种感觉时,身边通常有什么人吗？（问题行为——人际关系方面）

你描述一下现在生活中受到了怎样的支持？（行为——人际关系方面）

在你的生活中,谁在支持你？谁在反对你？（行为——人际关系方面）

有什么感觉会引发这个问题吗？（前因——情感）

就在这种感觉出现之前,身体内会有什么感觉吗？（前因——躯体）

你是否注意到,有哪些特殊的行为反应或行为方式,似乎总发生在焦虑感觉产生之前？（前因——行为）

有哪些想法（你思考的事情）似乎会引发你的这些感觉？（前因——认知）

你第一次注意到这种感觉是在什么时候？在哪里？（前因——关联情境）

你能想起有何其他事件或时间与这些感觉有关吗？（前因——关联情境）

目前有什么特殊的人会以某种方式引发此事吗？（前因——人际关系方面）

你意识到有何其他特殊的情感能使焦虑缓解或加重吗？（后果——情感）

你如何描述你现实生活中所获得的支持？（行为——人际关系）

你的生活中,谁在支持你？谁在反对你？（行为——人际关系）

你能做什么特殊的事情使这种感觉增强或减弱吗？（后果——行为）

你能指出什么想法似乎会使之变好或变坏吗？（后果——认知）

这种感觉在什么时候会消失或减弱、变糟？在什么地方？在什么情境下？（后果——关联情境）

你认识的某个人是否会以某种方式使这种感觉保持或使之弱化？如果有的话,它是怎样做的呢？（后果——人际关系方面）

作为焦虑的后果,你是否曾经摆脱或避免过不喜欢的事情？（后果——二级获益）

你的问题是否曾经给你带来过任何利益或补偿？（后果——二级获益）

你是如何试着解决这个问题的？你尝试的效果如何？（先前的解决方法）

能描述一下你没有这种感觉或你感觉安静和放松时的情境吗？在这些情境中,有些什么不同的事情发生吗？（应对技巧）

你以前通常如何处理生活中其他的困境或感觉？（应对技巧）

你的文化和社区中存在着怎样的资源,可供你应对自己的问题吗？（个体、环境优势——应对）

在你的社区和环境有什么东西让你认为是优势和资源吗？（个体、环境优势——应对）

如果你能为这个问题命名(如同给一部电影或书籍命名那样),它会是什么名字？（求助者对问题的感觉）

你是如何向自己解释这些感觉的？（求助者对问题的感觉）

在一天中这些问题会发生多少次？（问题的发生频率）

这些感觉会伴随你多久？（问题的持续时间）

在1到10的刻度尺上，1级代表不紧张，10级代表非常紧张，你会用几级来表示平时你的焦虑感觉强度？（问题的程度）

第三部分

开始时，你可能需要获得与焦虑发生的时间和地点直接相关的资料。日志大致如下所示：

日期　　　时间　　　地点　　　活动人物

要求求助者每天记录焦虑的感觉。随着以后增加一些有关问题持续时间和强度的描述时，可以在日志中增加两条：

多久　　　　　　　　　　　　　　　程度（1~10）

要求求助者观察和记录下自己认知方面（思想、信念）的信息，是很有帮助作用的。但有资料显示，许多焦虑的求助者难以完成自我监督任务，因为在面对自己的认知时，可能会引发或加重而不是减轻他们的焦虑。

第九章

识别、界定和评价疗效目标

请利用几分钟时间，你自己或与其他几个人一起回答下面的问题：
1. 你想在哪个方面改变自己？
2. 假如你成功实现了上述改变，对你而言，会有什么不同吗？
3. 改变的结果是你自己发生了改变，还是其他人发生了改变？
4. 这种改变对你或其他人有哪些风险？
5. 从这种改变中，你能得到怎样的回报？
6. 实现这种改变后，你会做些什么、想到什么、感到什么？
7. 在什么情况下，你认为能够实现这种改变？
8. 你愿意很经常、很深入地实现这种改变吗？
9. 在你目前所处的状态和你希望达致的目标之间，是不是需要走很长的路？如果是的话，请按从"最易做"到"最难做"的顺序列出一个步骤表。
10. 找出所有可能干扰你达到目标的阻碍因素（包括人、感情、观念、环境）。
11. 找出所有你需要加以利用的资源（包括技能、人力、知识）。
12. 你将如何评价达到改变目标的进程？

上述这些步骤反映了识别、界定和评价咨询目标的过程。目标即期望达到的结果或结局，并可作为求助者咨询获得进展的里程碑。本章介绍了一些具体的准则，据此你可帮助求助者识别、界定和评价咨询的最终目标。

本章目标

学完本章后,学习者应该能够:

1. 想出一个你想要加以改变的生活情境。用本章课后测验中的"目标设定工作表"来识别和界定出你所要达到的改变目标。

2. 对于所给出的求助者案例,要具体地描述出你帮助求助者实现疗效目标而制定的步骤,其中至少要包括14种可供选择步骤中的11种。

3. 通过角色扮演会谈,演练14种"识别和界定疗效目标"中的11个步骤。

4. 你自己或与他人一起,对一个真实或假想的咨询目标进行结果评价,要指出你在何时、怎样以及对什么内容进行评价。

疗效目标及其在咨询过程中的意义

治疗目标即求助者所描述、所期望的结果,是评估过程中确定求助者问题后的直接结果。治疗目标有六个方面的重要意义。首先,目标为咨询指明了某些方向。明确界定的目标反映了求助者问题的关键所在。确定目标可澄清求助者最初的期望。目标可以帮助咨询师和求助者更明确地预知通过咨询能达到什么目的以及不能够达到什么目的。

虽然每一理论决定了其自身的咨询方向,但对于特定的求助者,咨询则要建立在符合其个人需要的特定目标基础上。求助者会更愿意接受那些他们自己需要的改变,而不是别人强加于自己的改变。不制定目标,咨询会失去方向,或者可能会更多地建立在理论偏见和个人偏爱之上。一些咨询师在咨询中可能并没有意识到,在某个时间内咨询可能失去了方向,脱离了求助者的需要和目的,而与咨询师自己的偏爱相靠近。其实,在我们的生活中多数人都遇到过类似的情况。如我们乘坐一架预定飞往目的地的飞机,结果该飞机在空中盘旋或者驾驶员宣布改变目的地,我们会感到心烦和愤慨。

第二,目标决定了咨询师所具有的技能、能力和兴趣是否与特定求助者所要求的特定结果相符合。根据求助者选择的目标和咨询师自身的专业水平,咨询师才可以决定是否为该求助者进行咨询,还是将其推荐到更适合的咨询师那里去。

第三,目标的意义还在于它们在人们认知和问题解决中的重要作用。目标能促使问题的成功解决,因为我们常常在工作中回忆已定的目标,同时目标会引起我们对环境中可能促进问题解决的资源和组成部分的注意。这一重要意义在成功的运动员中得到明显的体现:他们为自己设定目标,然后把目标当做激励的手段,作为反复演练的标准,这种目标通常是感性的、表象的。例如(橄榄球赛中的)抱球跑者,经常"看见自己"拿着球跑到前场,越过得分线。又如,我们经常看见滑雪冠军在比赛前紧闭双眼,朝着线路的方向频频点头。就咨询目标而言,重要的是求助者能够看到并重复目标行为,并以其作为咨询目标的终点。

第四,目标的意义在于给咨询师提供一些基本的参照准则,以便他们能够选择和使用特定的咨询策略和干预方法。在某种程度上,求助者希望达到的目标决定了行动计划和治疗策略的种类,这样选择的策略便有了成功的可能性。没有对求助者目的的明确认识,我们就不大可能对咨询方向进行选择,并就一种或更多咨询策略的使用进行解释和辩护。没有目标,咨询师可能会使用一种没有任何理论依据的方法,该方法能否对求助者给予帮助,只好由运气而非选择来决定。

第五,目标最重要的意义是它在咨询疗效评价中的作用。目标指出目前和将来求助者能够做什么和做多少之间的差别。确定最后的目标,咨询师和求助者就能够控制咨询进展情况,并比较咨询前后的效果。比较资料将不断为咨询师和求助者提供反馈,这些反馈可用来评价目标的可行性以及干预的有效性。

最后,制定目标计划本身就很有作用,正像评估过程一样,它会带来反应性,即求助者参与制定计划的过程就会促使其行为发生改变。因为目标能引起求助者对改进的期望,同时有目的地设置目标,可以让求助者感受到希望和愉快感。正如Snyder指出，"志向远大与志向渺小的人相比，前者制定的目标更多也更难，他们更能成功地实现目标，并把目标视为挑战"。

咨询目标中的文化问题

Sue等人指出："实际咨询过程与特定的内涵或明确目标密切相联……不同的文化和亚文化群体可能要求不同的咨询过程和目标"。研究者又指出，任何一个求助者都可能处于四种咨询状况之一，如表9.1所示。

表9.1 咨询的过程和目标

过程	目标
1. 恰当	恰当
2. 恰当	不恰当
3. 不恰当	恰当
4. 不恰当	不恰当

在前面几章中，我们已经讲述了针对不同文化群体的求助者使用咨询技能的文化适应性（或者缺乏适应性）问题。本章我们重点强调Sue等人提出的由谁来决定咨询目标及其对求助者的适应性问题。这些研究者通过下面的实例来说明如何区别恰当与不恰当的咨询目标。

一个来自贫民区的黑人男学生在校考试不及格，并经常与其他学生打架。对这个学生可以采用不同方法治疗。有时，这样的学生因缺乏获得好成绩的学习技能，以致被同龄人嘲笑为"愚蠢"。这是导致他经常与人打架的原因。咨询师要指导学生考试技巧，并提供相应信息，该咨询过程要与该学生的期望一致。恰当的目标由咨询师与该学生共同制定，除了获得特殊的技能以外，可能还有提高学习成绩等。

通常，咨询师可能会选择与求助者生活经验相协调的咨询战略，但是目标则常常存在疑问。让我们仍以那个来自贫民区的黑人男生为例，咨询师可能把目标限定在消除"打架行为"上，选择的治疗技术是调整这种行为。由于这个方法强调可观察的行为，并且就此"问题"设计了有系统的、精确的、有条理的过程，因而对该生来讲，咨询的模糊性和神秘性就大大减少了。我们不应对少数民族求助者采用那些没有吸引力的反省方法或者自我分析的方法，而应采用具有吸引力、具体而切实的行为咨询法。

这种方法对很多少数民族求助者有正面效果，但在行为控制和行为目标上也存在着某种危险。如果该生被迫去打架是因为其少数民族身份受到挑战，那么"停止打架行为"的治疗目标可能就是不恰当的。如果这样做，咨询师就可能无意识地将自己的标准和价值观强加于求助者身上。这样的目标把问题解决指向了个人，而不是社会，但恰恰是社会造成了这个问题。

Brown就性别角色意识治疗方法提出了相同的建议。她指出，咨询师将案例进行概念化的特殊方式会影响求助者选择自己的咨询目标。强调外部社会政治因素的女权主义者及其社会制度理论提出，应让求助者对咨询结果做出不同的选择："求助者可以选择与主流文化不同的治疗目标，如'学会多生气，看清楚自己与周围人的关系'，而不是顺从主流文化的要求，接受被分派好的任务，如'不要抑郁，要更有活力'等。"Werner–Wilson等探讨了性别影响治疗目标选择的另一种方式。他们指出，在异性恋伴侣的治疗中，男性与女性求助者在界定问题和期望的疗效时都存在着差异。受到性别社会化的影响，咨询师如果未能认识到许多女性的顺从倾向，可能就会忽视女性求助者对目标的追求。

Rosado和Elias指出，主流文化的咨询师经常期望求助者有长期的咨询目标。他们注意到，这种长期的目标与某些文化群体的求助者（如乡村的、低收入的等）的想法并不一致。他们因此建议，要使目标设定满足"这些求助者紧迫的生存需要，哪怕目标只能持续一段时间"。作者指出，经济困难的求助者更关心解决生存问题和当前问题。同样，Berg和Jaya指出，对多数的亚裔美国人来说，制定的目标应是短期的、现实的、有实效的、具体的并指向问题的解决。

当考虑到文化意识而制定目标时，对于咨询师来说，重要的是要对自身的价值观和偏见有明确的意识，要避免有意或无意地把求助者引导到只反映主流文化而不能表达求助者自身愿望的目标上来。一个明确的例子就是，当求助者与你自己的性取向不一致时，要尊重求助者的性别倾向。重要的还有，要"对求助者的目标与他人目标之间的任何可能的冲突"保持敏感性，这些"他人"可能来自求助者的身边环境，如学校、工作和家庭。例如，对于什么是好儿子的问题，儿子做出的界定可能不同于父母或他所处文化群体或信仰群体的界定。

疗效目标中的改变问题

简单地讲，疗效目标代表着求助者希望在咨询过程中会发生的事情。换一种说法，疗效目标是求助者经验到的问题类型的进一步延伸。

在改变问题上，疗效目标就是指达到求助者想要达成的改变。制定的疗效目标要反映求助者个体的变化，也要反映求助者生活环境的变化，或者两者同时发生改变。这种改变或者是公开的行为，或者是隐蔽的行为，或者两者兼而有之。疗效目标可能导致一些行为或事物的消除、增加、发展或重建。Lyddon区分了求助者的第一改变和第二改变。第一改变是最初的、相对简单的线性运动，而第二改变是复杂的、非线性的、根本的改变。第一改变是次要的，而第二改变则是核心的且意义深远的，是"一个人的自我、生活方式或世界观的根本性重建"。举一个实例：一个30岁、嗜酒、贪恋女色的男性，他每天喝6打啤酒，在过去20年中曾与200个以上的妇女发生过性关系。他的初次性经验发生在10岁，是被一个21岁的妇女诱奸。他对这次经验感觉良好，所以继续寻找更多的性伙伴。个人史显示他是个独生子，双亲酗酒，曾多次目击双亲之间的家庭暴行。他自称是个工作狂，因为他患有高血压，去看过医生，医生建议他不要太过焦急，要减少工作量并少喝些啤酒。他来咨询是要你帮助他学会如何在工作中休息，学会如何享受休闲时光。他认为自己的童年还是比较幸福和正常的，没有觉察到自己家庭生活中的经历与当前问题之间存在着关系。

在咨询过程中，可能会发生以下两件事情之一：他可能学会限制啤酒的摄入量和减少工作时间——这是第一改变；我们也能想到，他可能会开始意识到那些强烈的悲伤和愤怒，要走出沉迷，并在非常深的核心层面上发生改变——这就是第二改变。然而重要的是，咨询师要尊重求助者要求改变的层面。Mahoney提醒我们注意，求助者的改变——尤其是深层的改变——会反映出一种对"咨询进展的崇拜"，这会成为一种"诱惑"，咨询师会向求助者保证治疗可以永远地消除某些东西，如"旧有的模式"，但是这"在道德上是不负责任的"。

普洛查斯卡和诺克罗斯等发展出一种描述求助者改变的模型，它超越了具体的理论范式，涉及求助者要达到特定结果时所经历的五个改变阶段。

1. 思虑前阶段：求助者没有意识到自己需要改变，或者没有进行改变的意向。

2. 思虑阶段：求助者意识到需要改变并对此进行认真思考，但是还没有做出改变的决定。

3. 准备阶段：求助者决定在不久的将来采取一些行动，同时最近也曾采取过一些行动，但没有成功。

4. 行动阶段：求助者已开始朝他所期望的结果做出一步步的努力，但尚未达到最终结果。

5. 保持阶段：求助者已达到其目标，正在为防止后退和巩固在行动阶段取得的成果而努力。

对于上述求助者改变的阶段性模型，可用下述求助者案例加以解释，该求助者经常对同事表现出言语辱骂行为。在思虑前阶段，求助者既没有认识到需要改变自己的辱骂行为，对此也毫不关心。他/她对自己的现状很满意。当求助者进入思虑阶段时，他/她开始意识到辱骂行为的一些影响，同时考虑要加以改变。

接下来，求助者尝试了某些改变自己或者问题解决的方法，可是没有取得成功——但仍然计划在不久的将来采取进一步行动，这便是准备阶段。当求助者找到成功地矫正辱骂行为的方法并付诸实施时，行动阶段就开始了。最后，求助者采取行为保持这种改变，并预防辱骂行为的再次出现，这就是保持阶段。

在过去的15年中，临床研究结果大多支持这个模型。第五个阶段与求助者自我管理的改变、治疗干预、疗效的有效性及坚持性等都存在着关系。在减肥、药物滥用、吸烟、高血压调控和艾滋病等领域，处于这个阶段或使用这个阶段模型的求助者，都获得了更加积极的治疗效果。此外，研究还显示，处在前两个阶段的求助者由于未能像那些处于后面阶段的求助者一样准备好了改变自己，因此，如果他们此时就开始尝试改变的方法，就有可能会过早地中止改变的过程。

这个模型对于目标设定与治疗方法的选择均有重要意义，原因如下。首先，作为咨询师，如果要影响并帮助求助者进行改变，我们就需要理解，对求助者来说改变究竟意味着什么。此外，在确立疗效目标和选择干预方法的时候，求助者对于改变的准备程度也是一个关键变量。在第一阶段，即思虑前阶段（参见表9.2），求助者是在其他人的要求下或者迫于某种压力前来咨询的："压力的来源常常是某个系统，例如个体所处的家庭、同伴群体或者组织。"处于思虑前阶段的求助者无意在近期做出改变。因此，他们对于任何改变都缺乏兴趣，并"避免（有关改变的）阅读、谈话或思考"。这些求助者会低估改变带来的益处，并过高估计改变所需的代价，同时他们不能意识到自己的这种倾向。有些人多年来都卡在思虑前阶段，只有当遇到某些灾难性的环境、生活或发展事件以后才解脱出来。最初，这些求助者可能不会参与目标设定，因为他们并不"拥有"改变的目标。咨询师的工作就是帮助这些求助者开始考虑这些问题，并考虑会有怎样的新反应。保持乐观的心态、提供干预措施和进行改变的理论依据能够促进改变过程的实现。此外，倾听求助者的观点并传达对他们的尊重也很重要。作为咨询师，"节制"很重要，因为力图促使求助者做不同的事情，可能会带来不良后果。普洛查斯卡将思虑前阶段中咨询师的角色形容为求助者的"养育父母"。为了帮助求助者从思虑前阶段进展到思虑阶段，必须使求助者增加对改变益处的认识。普洛查斯卡建议，请这些求助者列出一个改变益处的清单，然后在下一次咨询前将这个单子的内容扩充二至三倍。

在第二阶段，即思虑阶段，求助者可能会承认问题的存在，但不认为自己能解决问题，至少在开

表9.2 改变阶段及对应干预方法

改变阶段	相应的干预方法	咨询师的角色
思虑前	保持乐观 为干预和改变提供原理 传达尊重并使用积极倾听的技巧 增加对于改变后获益的估计	养育的父母
思 虑	使求助者了解改变的过程 减低改变带来的风险或代价 对于求助者出现改变的矛盾给予支持	苏格拉底式的教师
准 备	确定疗效目标，朝所选择的疗效目标努力 并给予评价 提供各种不同的选择 鼓励对改变进行小步骤的实验	有经验的教练
行 动 保 持	培养预防复发和应对终止前出现退步的认知水平和技能 检查行动计划 提供情绪支持	顾问

始的时候是这样。这个阶段的求助者倾向于在接下来的六个月中做出改变，但不是马上改变。卡在这个阶段的求助者常常是"长期思虑者"，他们以思考代替行动。咨询师应小心避免强化这些求助者的思考。思考抑制行动的部分原因在于这些求助者反复思虑、矛盾重重——他们无法确定是否值得付出一定的代价，用以获得改变带来的获益。对于这些求助者，要认识到他们的犹豫不定并懂得他们对改变的矛盾心态是常见的。我们所有人都具有荣格学派所说的"对抗的紧张"（Mahoney 解释为"我们都力求改变，同时也力求保持原状"），需要保持我们熟悉的东西，同时又需要尝试新的东西。咨询师首先应该帮助求助者分析为某个特定结果而努力的利弊，这样，求助者才能发现结果是真实可行的，并想去获得超出付出代价更多的结果。为了帮助求助者从思虑阶段进入到准备阶段和行动阶段，需要使求助者减少对改变的代价的估计。具体来说，改变后的获益必至少应当两倍于知觉到的代价或者真实付出的代价。普洛查斯卡将思虑阶段的咨询师形容为求助者的"苏格拉底式的教师"。作为咨询师，我们需要能够确定求助者正处于改变的哪个阶段。处于思虑前阶段和思虑阶段的求助者，并没有准备好接受心理治疗中通常使用的比较传统的干预方法（例如我们在本书第十一到十七章所介绍的方法）。如果咨询师像对待处于行动阶段的求助者一样对待处于这两个前阶段的求助者，这些求助者就可能感到压力过大，并可能退出治疗。在本章后面的部分，我们将介绍一种称为动机会谈的干预方法，这种方法对处于这两个阶段的求助者很有用。

在准备阶段和行动阶段，求助者承认问题的存在，视自己为解决问题的一部分，并承诺为特定结果而努力（见表 9.2）。总的来说，正如 Smith 等人观察到的，"求助者进入越深层的阶段，越可能取得进展并从中获益"。处于准备阶段的求助者即将采取某些行动。他们可能已经作了一些尝试，并可能已经有所计划。对于这些求助者，咨询师的任务是帮助他们用特定的方法制定目标，以便决定治疗进程。结果评估是重要的，不但要求求助者能够看到实际的进展，而且能够保持咨询的有效性。有越来越多机构心理健康咨询师，或那些从保健管理公司接受补偿的咨询师，都被要求对咨询的结果进行评估。对处于准备阶段的求助者，咨询师可以帮助他们确定、试验和实验改变的方法，通常是一些简便的改变方法。咨询师也可提供其他的选择和可能性。普洛查斯卡将处于准备阶段和行动阶段的咨询师形容为求助者的"有经验的教练"。处于行动阶段的求助者更加自我指引，并已经"在过去六个月中对他们的生活方式做出具体、外显的矫正"。对于这些求助者，咨询师的任务是提供情感支持，检查求助者的行动计划，看它们是否能成功，并使求助者拥有尽可能多的选择方式。

在第五阶段即保持阶段，求助者在维持前几阶段取得的成功改变时，常常遇到困难。准备和行动常常比坚持容易些。在求助者达到这个阶段并终止咨询之前，重要的是要依靠信念和行动武装自己，以维持已有的改变，防止复发和退步。巩固目标和技能对于物质滥用、情绪障碍（如抑郁症）和长期心理健康问题（如精神分裂症）等显得尤为重要。普洛查斯卡将行动阶段和保持阶段的咨询师形容为"顾问"。Marlatt 和 Gordon 的复发预防模型中提到了一个很有效的预防复发的方法。这种模型常被用于治疗成瘾行为复发，主要是帮助求助者：

1. 识别复发的高风险情境
2. 获得行为和认知的应对技能
3. 注意生活方式的平衡问题

关于这个复发预防模型的一项近期进行的元分析结果支持复发预防的方法在减低物质滥用（尤其是酒精）和改善心理适应方面的总体有效性，而且其作用无论是住院还是门诊、无论是个体治疗还是小组和伴侣治疗都得到显现。

本节所讲的模型和分析过程主要总结在表 9.2 中。正如 Cooper 指出的那样，咨询师了解求助者处于哪个改变阶段是很重要的，因为不同的阶段要求不同的干预方法。熟识这种改变模型的咨询师能够积极地将其用于疗法之中，要首先了解求助者所处的阶段，然后再使用适当方法，促使求助者从一个阶段进入下一个阶段。普洛查斯卡建议，咨询师要对处于改变模型的各个阶段的求助者设定现实的治疗目标，即仅仅是为了帮助求助者进入下一个改变的阶段。他指出，咨询师要立刻见到改变效果的压力会越来越大。如果他们将这种压力传递给求助者，许多求助者就会变得沮丧，从而产生"阻抗"，并会完全退出咨询过程。

疗效目标中的阻抗问题

超越各种理论流派的改变阶段模型对于为求助者建立疗效目标有重要的意义，尤其是对于那些缺乏改变兴趣或者"非自愿"的求助者，更是如此。非自愿求助者是由于压力甚至强迫而进入治疗的——例如，物质依赖治疗的求助者前来进行咨询，可能是因为如果不接受治疗就要入狱。当求助者停留在改变的思虑前阶段或思虑阶段，咨询师很容易认为他们对改变"缺乏动机"或者具有"阻抗"。然而，Hubble 等强调："关于求助者缺乏动机的观念并不符合实情……更准确的说法是，缺乏动机的求助者的动机可能不符合咨询师自己的目标和期望"。咨询师可以用来帮助处于改变的思虑前阶段和思虑阶段的求助者的一种方法（除了我们前面已经介绍的那些方法外），被称为动机会谈，简称 MI。

动机会谈

动机会谈是一种直接的、同时又以求助者为中心的会谈风格，它以温暖、共情、关键问题和思考性倾听为特征，用于帮助求助者探索和解决面对改变出现的矛盾情感。动机会谈对于尚未开始确立任何治疗目标的非自愿求助者（他们通常不相信自己有问题，或者将别人当成问题）似乎特别有效。在动机会谈中，咨询师要

小心避免那种自己强调改变的必要而求助者却否认其必要的经典的面质方式。咨询师不是力求直接劝说，而是从求助者所处情境引出问题和进行改变的理由，并对此进行强化，同时保持一种温暖支持的气氛，以便探索求助者的矛盾情感。不对阻抗进行迎头面质，而是技巧性地加以扭转，以鼓励求助者继续进行开放的探索。

动机会谈在许多不同问题的治疗过程都获得了大量的实证支持，它对于物质滥用的治疗尤其有效。在一项研究中，问题酗酒者在参加4周动机会谈治疗（在该研究中称为动机促进训练 [MET]）以后，在随后一年中的改变效果与那些参加了12个星期认知行为治疗或者参加了12个星期12步治疗法（MATCH项目）的求助者出现的效果十分类似。在对成瘾问题的治疗中，30多年来对于动机会谈的研究导致了下列结论：

1. 短程的动机会谈干预能够引发求助者显著的改变。
2. 增加这种治疗的强度并没有带来相应的疗效改善。
3. 咨询师的共情是求助者改变的一个有力预测因素。
4. 单次动机会谈能明显扩大随后的治疗效果。

Rollnick 等人结论说，尽管有证据支持动机会谈在某些问题和某些条件下的有效性，"我们对于动机会谈为什么会起作用以及如何加以改善，仍然需要给予大量的关注"。此外，如果求助者存在着技能缺陷，那么在治疗晚些时候让求助者接受技能训练，和对他们进行动机会谈的效果是一样的。

经典的动机会谈包括下列五个步骤：

1. 使用共情。使用释义、情感反映等倾听技术（见第五章）向求助者显示咨询师的关注。请求助者讲述自己在典型的一天中都做些什么，以此来显示你对他的关注。在动机会谈过程中应避免使用任何标签，例如"你的问题"等。

2. 建立差异。等待求助者表达对其问题的担心。然后使用求助者表达出的担心来找出求助者当前行为与他/她的重要目标之间的差异。使用开放式问题（见第七章）挖掘他们的目标。对比当前行为的"弊"与改变的"利"。可以让求助者以对比的方式写下这些利弊，将保持问题行为的原因写在一栏，将放弃它的原因写在另一栏。请求助者思考他/她过去五年的生活，是否存在或者不存在当前的问题。重复地对改变的原因做内容反映，并确保求助者至少听到两次以上。在此过程中不要使用面质，相反，使用总结（见第五章）提供对这些利弊的反馈。同时，可

以将总结的反馈写下来——咨询师可以将反馈写成一封信，在动机会谈结束后发给求助者。在这个建立差异的过程中，要对你所使用的语言非常小心。询问情境中好的和"不那么好的"事情，而不是询问关于问题的"负面"或者"坏的"事情。在探讨利弊的过程中，也要小心限制你提供的信息量（见第六章）。如果求助者对于目前的状况很满意，那么世界上无论有多少信息，对他都无法产生效用。当你给出信息的时候，要柔和地加以表述，例如询问"你是否对于了解或者听到一些关于……的内容感兴趣？"如果求助者拒绝，请尊重他或她的拒绝！

3. 避免争论。不要和求助者陷入强烈的争执。不要迫使求助者改变或者接受给自己一个标签，例如酗酒者、虐待者、婚姻暴力者等。标签带有情绪，可能引起求助者更多的防御性。尽管你可能感到一种强烈的愿望想要让求助者直面那些给他人带来痛苦的问题，但这常常会增加阻抗——如果不是外显的，就是内隐的。要求求助者改变是将求助者推到一极，可能强化他们在改变阶段中的思虑前阶段或思虑阶段的停滞。

4. 顺应阻抗。如果"阻抗"浮现，要顺应它，承认求助者的担忧和情感的合理性。继续强调求助者具有选择的权力。改变会谈的中心，转向关注情绪扰动较少的话题。注意阻抗常常是一种必要的保护性功能，而求助者是对自己改变的准备程度的最佳判断者。

5. 支持自我效能感。为求助者所选择的提供支持，即使那不是你或者其他人会选择的。任何转变或改变发生的时候，归功于求助者而不是你自己。

动机会谈干预法对于停滞在改变的思虑前阶段

学习活动 9.1　改变阶段与动机会谈

第一部分

将下列对求助者案例的描述，与求助者所处的改变阶段建立匹配关系。反馈见下页。

案例描述

1. 求助者希望马上做些事情，并可能已经尝试了一种行动计划。
2. 求助者由于不愿付出改变所需的代价，因此不希望改变。
3. 求助者对于在近期做出改变感到矛盾。
4. 求助者已经建立了行动计划。
5. 求助者已经有一段很长的时间成功地避免了吸毒。

用于匹配的改变阶段

  a. 思虑前阶段
  b. 思虑阶段
  c. 准备阶段
  d. 行动阶段
  e. 保持阶段

机会谈，使用下面所归纳的5个动机会谈步骤。你可以三人一组进行，一个人作为咨询师，一个人作为求助者，第三个人作为观察者。

动机会谈步骤

1. 使用共情
2. 建立差异
3. 避免争论
4. 顺应阻抗
5. 支持自我效能感

约翰的案例

约翰是被妻子带来接受咨询的。他的妻子说，在过去几个月中，约翰与他同事的关系变坏了；其中几个同事打电话给她，表达了对他的担忧。最近在你对他的咨询中，约翰显然对他的行为"毫无头绪"，并没有感到他自己以及在工作中的行为有任何不妥。事实上，他试图责怪他的同事和老板，认为是他们造成了问题，是他们的个性和工作道德不如他自己。他说，他不希望妻子在背后烦他。

第二部分

根据下面的案例描述，进行一次简短的（20分钟）的动

> **学习活动反馈 9.1　改变阶段与动机会谈**
>
> **第一部分**
>
> 1. c
> 2. a
> 3. b
> 4. d
> 5. e

和思虑阶段的求助者尤其有用。它也有助于帮助求助者确定疗效目标。在动机会谈中，对求助者的目标进行讨论非常有帮助作用，尤其是当这些目标与所担忧的行为有关联时。极为重要的是，要关注哪些目标对求助者来说是重要的。一旦这些目标被发现，咨询师就要在整个咨询过程中都将这些目标与求助者的实际行为相对比。在追求治疗目标的过程中，咨询师需要记住，改变常常更是一种循环，而不是直线的过程，求助者在改变的各阶段前后会出现波动、犹豫不定——对于具有药物成瘾这样长期问题的求助者来说尤其如此。普洛查斯卡等使用旋转门的比喻来形容这种情况，求助者需要在旋转门中转上几圈，才能确定并达成他/她的目标。在本章下面的部分，出于培训的考虑，我们介绍的识别和界定治疗目标的模型是一种比较线性、较少直觉的过程，与通常实际的咨询过程有所不同。

识别目标的会谈引导

本节将讨论 5 种识别目标的会谈引导方式：

1. 提供理论依据
2. 引出结果陈述
3. 设立正面目标
4. 确定什么是目标
5. 权衡目标利弊

识别目标的过程和相应的会谈引导，对处于普洛查斯卡等人改变模型的前两个阶段（思虑前和思虑阶段）的求助者尤其有用。

提供理论依据

识别目标的第一步是对求助者讲述目标设定的基本原理，包括对目标的描述、目标的意义及在目标设定过程中求助者参与的意义。咨询师要说明目标的重要性和求助者参与制定目标的重要性。关于目标的意义，咨询师可以说："我们一直在谈论困扰你的两件事。现在我们讨论一下，你愿意事情发生什么样的变化。在会谈过程中设定一些目标，即是你期望达到的咨询结果。所以今天让我们谈谈你喜欢做的事情。"

咨询师也可不断重复强调目标在问题解决中所起的作用。"Paulo，你一直说你对婚姻感到困难，同时也感到还有希望。如果我们能辨别不同方式，就可以帮助你解决造成困扰的事情，也是你想改变的事情。"有时列举运动员、舞蹈演员如何利用目标设定促使自己获得成功的实例，对求助者也会有帮助作用。

经过这样的解释，咨询师要看求助者的反应如何，如果求助者没明白，咨询师需要进一步解释目标的意义及其对求助者的益处，或者澄清求助者糊涂的原因。正如我们已指出的，强有力的证据对处于普洛查斯卡等人改变模型早期阶段的求助者十分重要。

引出结果陈述

会谈引导可用于帮助求助者识别目标。以下实例能够帮助求助者限定目标，并表述结果状态。

"假设咨询以后，好长一段时间没有见面的远亲来访，那时与现在的情况会有何不同？"

"假定我们成功了，你会做什么或者会有什么变化？"

"你希望咨询的结果如何？"

"你认为咨询对你有什么好处？"

"你想要做什么？想什么？或者感觉什么？"

咨询师使用这些引导语的目的是使求助者识别出咨询的预期结果。咨询师是在寻找一些口头暗示，以表达求助者所期望的结果。如果求助者不知道所期望的改变，或者不能明了进行咨询的目的，那么在继续进行谈话之前，就应在此花点时间。咨询师可借用几种方法帮助求助者识别目标：布置家庭作业（"列出目前你能做什么和一年后你想做什么"）；利用表象（"想象你羡慕的某人，你将成为什么样的人？该做什么？会有何不同？"）；问这样的问题"假如你能摇动一根魔杖实现三个愿望，这三个愿望是什么？"；或者通过问卷调查表等。这种引导方式和态度有助于求助者考虑如何改变其生活和行为。

设立正面目标

有效的疗效目标是积极的而不是消极的——是求助者确实想做的，而不是他不想做的事情。这个方向非常重要，如前面提到的，目标在人类的认识和表现中起着重要作用。当正面陈述目标时，求助者更倾向于讲述他们能够做到的事情，而不是去想那些要避免或停止的事情。例如，描画你自己坐下来看电视的形象相当容易，然而描述自己不看电视则比较困难，你只能用做其他事情的形象（或者声音）来代替不在看电视的形象，比如读书、与某人谈话，或者在看电视的房间做其他事情。

咨询师必须帮助求助者"转向"他们最初的目标（通常是一个人不想做、不能做或者想停止的事情）。正面陈述目标代表求助者自我肯定。这对处于普洛查斯卡等人的改变模型前两个阶段的求助者有帮助。如果求助者对咨询师开头的引导给予否定回答，咨询师可以把这种情况转个方向，可以这样问，"那是你不想做的，请描述一下你想做（思考、感觉）的事"，或者说"取而代之，你将做什么呢，你每次那样做的时候都能看到（听到、感觉到）自己吗？"或者"你希望你自己的生活在未来5年应该是什么样子呢？"

确定什么是目标

正如前面提到的，处于普洛查斯卡改变模型第一阶段（思虑前阶段）的求助者，其目标常常是想让另一个人改变，而不是他们自己改变。如，一个十几岁的孩子会说"我想要妈妈停止对我喊叫"；一位教师会说"我想要这个小孩闭嘴，这样我才能教下去"；一个丈夫说"我想要妻子停止唠唠叨叨"。当想要改变的问题涉及到两人或两人以上的关系时，这种倾向就特别明显。

咨询师不能漠视求助者的这种感情，但要帮助他们把这种倾向转过来，认识到只有求助者才是寻求帮助和被服务的人，也是惟一能做改变的人。当两个或两个以上的求助者同时需要咨询时，诸如一对夫妇或一家人，那么所有求助者都需要列出理想的选择或改变目标，而不只是其中某一方或"指定的求助者"。

谁能够带来改变通常与求助者对情境及改变的控制程度或应当负担的责任有直接关系。例如，父母正在办离婚的一个8岁女孩来咨询，她要你帮她劝说其父母维持婚姻。该女孩很难达到这个目标，因为她对其父母的关系现状并无责任。

咨询师需要使用引导语来帮助求助者做决定：究竟是他们自己还是别人需要改变，在目标选择过程中是否还需要他人参与进来。如果求助者的目标是改变其他人，咨询师则需要将这一点明确指出来，并帮助求助者认识到自己在他人改变过程中的角色。

确定谁能带来改变的会谈引导语

为了帮助求助者明确是谁需要改变，咨询师可以用类似以下的引导语：

"对这种情况的发生，你有多大的控制权？"
"这个目标要求你做什么改变？"
"这个目标要求其他人做什么改变？"
"如果没有其他人的帮助，这个目标能实现吗？"
"实现这个目标对谁最重要？"
"具体来说，谁对这些的发生负责？"

这些引导语的意图是使求助者确认一个能够代表他们自身选择或改变的目标，而不是改变他人的目标（除非求助者因此而受到直接的影响）。如果求助者坚持要改变其他人而不是自己，咨询师就要一起与求助者决定是继续这个目标，还是协商一个重新修正的目标，或者介绍求助者转诊至其他咨询师。我们将在下面简要介绍转介。

权衡目标的利弊

考虑所确定目标的成本／效益比是很重要的——即在达到目标的过程中所放弃的(代价)和所获得的（利益）东西之比。我们认为，此一步骤可以帮助了解在达到治疗目标过程存在的有利或积极方面，以及存在着的不利或消极方面。考虑利与弊有助于求助者评价目标的可行性，并可以预见结果，从而他们可以判断对自己或其他重要人物来说是否值得为改变付出这样的代价。

Oz指出，多数求助者已经考虑到在所做的选择中哪些方面具有吸引力。但事实上，他们被"卡住"而不能进到更深的层面，是因为他们或者只想保持利益而不付出任何代价，或者因为选择本身就涉及到价值冲突，常常表现在自我否定、治疗关系的损坏或者自我形象的损毁等。在识别目标中，求助者应该意识到风险和代价的可能性，并且如果这些风险的确发生了，求助者应该准备冒这些风险。

Oz注意到，虽然成本因素经常影响求助者最后的选择，但这些因素也是最容易被求助者忽视的，同时关于付出代价的不恰当信息可能导致求助者做出决定后而又后悔。改变努力中所包含的代价经常导致求助者产生抵抗，正如我们在普洛查斯卡等人的改变模型中所看到的那样。

大体上讲，求助者选择的目标应该利大于弊。我们讨论改变模型时已经提到，为了让求助者进入准备和行动阶段，改变的获益要超过代价，至少两倍于代价。利弊可能是短期的，也可能是长期的。咨询师应帮助求助者辨别各种涉及目标的短期或长期利弊，并提供各种选择以扩展求助者改变可能性的范围。有时把这些选择以表格形式写下来是有帮助的。它可以在任何时候进行扩展或修饰，如图 9.1 所示。

多数求助者能迅速地认识到改变带来的一些正面结果。然而，与所有求助者一起分析改变引致的正向结果仍不失为一种好方法。理由至少有四种：分析并确定求助者感知到的利益是否代表实际利益；指出其他对求助者可能有利的结果，或者指出曾经被忽略了的可能性；强化求助者改变的动机；确定在什么程度上所识别的目标是适当和值得的。引导语实例如下：

"从哪些方面来看，你做出改变是值得的？"
"你认为改变会带来哪些好处？"
"谁会从这个改变中获益，如何获益？"
"这个改变可能产生哪些正面结果？"
"达到此目标会对你有怎样的帮助？"
"达到这个目标，你的生活中哪些方面会改善？"
"通过追求这个目标或进行这些改变，你现在的生活可能产生什么好处？"

咨询师使用这些引导语，主要是看求助者正在追求的目标是否产生正面的结果。如果求助者忽略了一些有利方面，咨询师则可对之加以描述，以便加强求助者进行改变的动机。

如果求助者不能识别出改变对自身的任何利益，这应被视做警告的信号。表明求助者可能是在其他人的要求下被动进行改变的，或者所确定的目标不是非常可行的。例如，当一个求助者正在与威胁生命的疾病搏斗时，她确定的目标是找一份新的

期望的改变	近期利益	远期利益	近期弊端	远期弊端
1.				
2.				
3.				

图 9.1　识别目标的利弊的记录表关于获益的会谈引导语

工作。这时求职对求助者恢复健康的需求未必是最有利的。进一步的探索可能表明，求助者生活中的另外一个人应是寻求咨询的人，或者应当为求助者另选其他的目标。

关于代价的会谈引导语

咨询师也可以使用引导语，使求助者考虑某些可能与改变相伴随的风险或者负面影响。用于探讨改变的危险或不利之处的引导语实例如下：

"这会给你的生活带来怎样的困难？"

"继续这种改变会以不利的方式影响你的生活吗？"

"这样做的可能风险是什么？"

"如果改变发生了，你的生活会如何改变？"

"朝这个方向走，可能的不利因素是什么？你愿付出多大的代价？"

"谁可能会不赞成这个行动？会影响你吗？"

"改变之中可能给你或者其他人带来的不太好的结果是什么呢？"

"这种改变将如何限制或者约束你？"

"此目标能给你的生活带来哪些新问题？"

咨询师通过这样的引导语来检查求助者是否已经考虑到与目标相关的可能代价。如果求助者漠视风险或者未能识别任何风险，咨询师就应使用及时面陈法，直接指出不利的方面。但是，咨询师要当心，不能劝说或强迫求助者选择咨询师认为好的目标。同样要注意的还有，在探讨改变的不利之处时要避免使用诸如"负面"的标签。

抉择时刻：治还是不治

在咨询过程的这个时刻，咨询师最主要的事情是确定自己是否能够帮助这位求助者。多数人都会同意，这是咨询师在咨询中所面临的最大的伦理问题，而且在某种程度上也是法律问题。正如 Beutler 和 Clarkin 观察到的那样，"咨询师应该意识到，在有些情况下做出不进行治疗的决定是最好的选择"。他们指出，咨询师可能会滥用治疗；对于那些只是暂时生活紧张但却适应良好的求助者，治疗是不需要的。他们也观察到，治疗对于那些不投入的求助者也不会有多大的效果。或者，求助者也许是在坚持着一些完全不可能达到的目标。

咨询师和求助者需要抉择，是继续按照已选择的目标进行咨询，还是要重新评价求助者先前的目标，或是转诊到另外的咨询师。应根据求助者个人的基本情况做出相应的决定，并且以下述两个因素为基础，即咨询师帮助求助者追求确定目标的意愿和能力。意愿是指咨询师对求助者既定目标和问题的兴趣，咨询师的价值观以及他对目标意义和重要性的接受程度。能力包括咨询师的技能和知识、是否熟悉可供选择的干预策略和对付特定问题的各种方法。

转介问题与步骤

如果你对于追求选定的治疗目标内心具有很大阻碍，转介可能对求助者更有帮助。

下列各种情况都适于转诊：如果求助者想达到的目标与你的价值观相冲突；如果你不能客观地对待求助者所关注的事情；如果你不熟悉或不能使用求助者所要求的治疗方法；如果对求助者的咨询工作超过了你能胜任的水平；如果咨询涉及一个以上的人，而由于情感和偏见，你同情支持其中某一人。通过对于求助者问题的评估和对其目标的确认，有时会发现，求助者需要的服务或资源不仅超出你的个人能力，而且在你目前工作情境中也是无法获得的。在这些情况下，转介涉及到"为求助者联系其他资源系统"；这个过程称为"中介"。我们在第二章引述的所有职业规范中曾经讨论了转介求助者的原因。

决定转诊求助者时，咨询师要承担某些责任。从一开始咨询，咨询师与求助者就已经开始进入至少是没有成文的合同之中。一旦咨询师同意给求助者咨询，他就对求助者负有责任。在决定以转诊终止这个"合同"时，如果求助者没有得到认真处理，我们认为咨询师应负有法律责任。也就是说，要保证求助者能对接诊咨询师（如果有的话）进行选择，并且保证接诊咨询师能够胜任、没有服务质量差或道德方面的坏名声。提供转介的选择不仅是一个伦理道德问题；对于自愿的求助者，具有转介的选择会有助于求助者接受转介。此外，咨询师在转介过程中对求助者具有某种责任。赫普沃斯和Hackney等均对此做了一些归纳。

首先，需要探讨求助者对于转介的准备程度，并认识到求助者可能已经对你产生依恋而不愿选择或接受转介。对于像物质滥用者这样强制接受咨询的求助者，这种对转介的阻抗可能尤其明显。正如Cormier和Hackney等指出的，在这些情况下，"如果你提供完整的解释，并清晰而仔细地回答求助者的问题，支持求助者的矛盾情感，这种阻抗会缓解"。赫普沃斯等进一步指出："应强调求助者的选择权，包括各种选择如不进行转介并接受有关后果、出于自己的原因选择转介或出于他人提出的原因决定转介。"

求助者一旦接受转介，咨询师要对转介的益处持乐观态度，但不应对接受转介之处做出不符现实的要求。需要与求助者讨论关于新的接受转介的资源的任何焦虑，并向求助者提供关于接受转介方的充足信息。如果你已经预先确定新的转介之处接受转介的情况，然后再向求助者推荐，也会使转介过程更加容易。一旦求助者接受了某一转介之处，向新的咨询师提供关于求助者的一些信息常常是有帮助的，但是在这样做之前，你必须首先获得求助者签署的书面同意，才能提供关于求助者的信息。最后，正如赫普沃斯等指出的，"在完成上述步骤以后，你促进转介的责任并没有结束。你可以请求助者在签订协议以后告诉你情况，或者亲自起草一份协议以取得一份关于进展的报告。你继续表达的兴趣和努力可能导致转介成功或不成功的差别"（参见学习活动9.2）。

学习活动9.2　抉择时刻

你可以利用这个学习活动来熟悉在目标设定过程中可能遇到的决策种类情况。它包括三个假设的案例。假设你正在为这些案例进行咨询，通读整个案例，然后坐下来，闭上眼睛，想象着你与求助者正在房间里，遇到了决策两难的情境。你感觉如何？你会说什么？你会决定做什么？为什么？应用一些我们在第一章的实践核心中介绍的批判性思维的问题来支持你的决定，例如你试图解决的问题、你采取的角度、你做出的假定以及你用来做出决定的信息等。

这些案例的答案没有对错之分。你可以与同学、同事或者导师一起讨论你的感受。

案例1

你正在给一个有两个十几岁女孩的家庭进行咨询。看起来父母与小女儿结为同盟，大女儿处在家庭的外围。父母与小女儿说，大女儿近来的行为令他们烦恼与难堪，因为最近她披露自己是个女同性恋者，已经开始与本地中学里的其他女同性恋者混在一起。父母与小女儿显示，他们认为大女儿只是处于某个"阶段"。他们要你帮助大女儿回到正常轨道上来，使她采纳家庭的价值观和社会接受的行为。根据以上的批判性思维的问题，你决定做什么，你的决定有什么含义？

案例2

求助者是一位四年级的学生。你是学校里惟一的咨询师。有一天你注意到这个男孩子全身青肿，你询问缘由。犹豫再三后，男孩突然说，他经常在回家路上被两个特强凌弱的六年级学生挑出来打架，揍一顿后把他丢下，下次再揍。男孩要你把他所说的忘掉，请求你别说也别做任何事，因为他怕那两个家伙会报复。他说他不是来咨询的，而是找你有其他事情。根据以上的批判性思维的问题，你决定做什么，你的决定有什么含义？

案例3

你正给一个老人咨询，老人的亲戚都死了。他妻子六个月前辞世后，他从家里搬到老人院。虽然这个求助者还不很老（70岁），并且身体健康灵敏，但老人院的工作人员求助于你，因为老人出现病态，丧失勇气。与你谈话时，老人说自己对一切都有点灰心丧气，他认为活着没有意思。结果，他不参加活动，把自己圈在房间里，也不自理，例如个人卫生和穿戴，他把这些事情留给工作人员干。他说如果你跟他谈的就是这些事情，他不与你谈。根据以上的批判性思维的问题，你决定做什么，你的决定有什么含义？

治疗对话示例：琼的案例

为了帮助你了解如何引导求助者识别目标，现在仍以对话形式继续第七章介绍的琼的案例，内容为在咨询会谈中将对话引向选择疗效目标。在咨询师的反应前提供了对该反应的说明。

在对话1中，咨询师以回顾上次会谈的情况作为开始。

1.咨询师：琼，上周我们谈到你所关心的事情。你记得我们谈了些什么吗？

求助者：哦，我们谈了很多我在学校里的问题——像在数学课中我遇到的麻烦。还谈到，我决定不了是否能转学职业教育课程——如果转了，我爸妈会失望。

2.咨询师：是的，总结得很好。我们的确谈了很多事情——在竞争条件下的压力和忧虑，如在数学课上和在做决定时你所遇到的困难。我相信我们也提到了你打算摆脱麻烦，取悦他人，如你的父母，或者避免做出令人不喜欢的决定。

求助者：嗯，我不想制造争吵，我自己也不能做出很多决定。

在对话3中，咨询师将从问题定义转到选择目标。其中包括对目标的解释及目标的意义。

3.咨询师：是的。我记得上周你说过那些话。自从我们抓住了你关心的主要问题以来，我一直在想着你的谈话。今天来谈谈你希望发生的事情，或者谈谈你希望事情有何不同，这可能对你会有帮助。这样一来，我们就能确切知道该谈什么、该做什么，这对你来说非常有帮助。你看怎么样？

求助者：好吧。我的意思是说，你真的认为我可以为这些问题做点什么吗？

求助者已表示出对做出改变的不肯定。咨询师在对话4中，要指出更多有关目标的意义以及咨询对求助者的可能效果。

4.咨询师：你似乎有点不肯定事情会有多大的不同。到了你能控制自己的程度，就有可能做些改变了。我们可以一起为此工作，这取决于你要做什么样的改变。当然你也要为此做些工作。你是怎样想的？

求助者：好吧。我愿意走出自己的羁绊。

在对话5中，咨询师将探索求助者喜欢的改变方法，咨询师可以用引导语来识别求助者的目标。

5.咨询师：所以你说你不想再被困扰。那么，你确切地想让事情——就说从现在起三个月内——变得与现在有什么不同呢？

求助者：好，我想在学校里压力少一些，尤其是上数学课时。

求助者已识别到一种可能的目标，虽然是用负面语言表达的。在对话6中，咨询师用正面语言帮助求助者识别目标。

6.咨询师：好了，那就是你不想做的事。你能用别的方法把你想做的事情说出来吗？

求助者：嗯，我想我将会有信心处理棘手情况，如数学课上的问题。

在下面的对话中，咨询师复述琼的目标，检查一下看看复述是否正确。

7.咨询师：所以你是说，你想在不同情况下对自己感觉更好一些，是这样吗？

在对话8~14中，咨询师继续帮助琼探索并识别理想的结果。

8.咨询师：好，现在我们用一些时间来看看如何使它实现。在做之前，我们要确定一下，我们不会漠视任何你想做的事情——在这些方面，为你自己改变或者把事情扭转过来是重要的吗？

求助者：我想开始为自己的改变做决定，但不知道该如何做。

9.咨询师：好，这是我们一起完成的部分——我们要看看如何着手做这些事情。到目前为止，你提到想做的两件事——增强处理棘手情况的信心，如数学课；自己开始做决定，不依赖别人。我说的对吗？或者，你再想想你还想做什么其他事情吗？

求助者：嗯，我猜想这与我自做决定有关系。我想决定是继续大学预科课程还是转到职业教育课程。

10.咨询师：看来你关心的是选择学校这样一个特殊的决定。

求助者：对。但我有点害怕，因为我知道如果我决定转学，被父母发现的话，他们会大发雷霆的。

11.咨询师：看来你提到了另一种情况，我们可能要用不同的处理方法来解决。正如你上周提起的，在某些情况下，如在数学课上或者与父母的关系中，你倾向于退让并且让别人做决定。

求助者：真是这样，我想转学的事就是个例子。我知道有很多事我想做，但我就是没有做。没有告诉家人我对大学预科课程的意见，没有告诉他们他们的唠叨使我难过。甚至上数学课时，我就坐在教室里，让教师替我做很多工作，事实上我知道答案或者能到黑板上去演算习题。

12.咨询师：那么，你是说，在与父母在一起或上数学课时，你是有自己的想法、意见或感觉的，但你通常不将它们表达出来。

求助者：是，我通常都不表达，因为有时我怕可能是错的，或者担心父母会因此而烦恼。

13.咨询师：那么，预感自己可能会出错或者父母可能不喜欢，妨碍了你发表自己的意见吗？

求助者：是的，我认为是。

14.咨询师：那么这是另一件你想进行咨询的事情吗？

求助者：是的。因为我认识到，我不能永远退缩下去。

因为琼又用负面的语言陈述目标，在下面的对话（15～18）中，咨询师帮助琼用正面的语言复述目标。

15.咨询师：好吧，现在你又提出一个你不想做的事，你不想退缩。你能描述一下每当这种情况发生时你要做的事情吗？

求助者：我不十分明白你的意思。

16.咨询师：嗯，举个例子。比方我要减肥，我可以说："我不要吃得太多，我不想发胖。"但是这只是在描述我不要做的事情，而描述我将做什么会更有帮助。例如："在两餐之间不再吃东西，而是出去散步，或打个电话，或在头脑中描绘自己变瘦的形象。"

求助者：噢，是，我了解你的意思了。那么，我来想想代替退缩的反义词是什么？我想如果我自愿回答问题或者提出我的想法或意见——诸如此类，那将更有帮助。

17.咨询师：对，那就是说，你想把自己的想法表达出来而不是缩回去，像发表意见、表达感情等事情。

求助者：是的。

18.咨询师：好。现在我们已提出你想做的三件事——还有其他的吗？

求助者：没有了，我想不出来了。

在下一个对话中，咨询师要琼首先选出其中的一个目标去做。一下子同时处理三个结果，求助者可能受不了。

19.咨询师：好，我们开始做这几件事情。你可以想想其他的事——或者今天我们谈过的事情可能会改变。现在要决定三件事中最先做哪一件，这样会有帮助。

求助者：哎呀，这可难决定。

在前一个问答中，琼自己叙述了她的一个问题——难做决定。在下一问答中，咨询师提供原则帮助琼做选择，但应小心别为她做决定。

20.咨询师：噢，我不想为你做这个决定。我鼓励你从现在对你最重要的事情开始——并且可以是你觉得能办到的事。

求助者：[长时间停顿]这也可以变吗？

21.咨询师：当然——我们先从一件事开始，如果过会儿觉得不对了，我们再转移。

求助者：好吧，就谈我们最后说到的那件事——在以前经常不表达想法的情境下发表自己的意见。

在下一个对话中，咨询师将探讨琼是否意识到改变是要她自己改变，而不是其他人发生改变。

22.咨询师：要坚持这样做，看样子在没有人帮助你的情况下，你可以做到这些事情，也没有必要让其他任何人发生任何改变。你能想几分钟吗？看看你是这样想的吗？

求助者：[停顿]我想是。你说我不需要依靠别人，这是我能自己做的事。

在对话23中，咨询师转移到探索达到目标的可能有利之处。注意，咨询师要求求助者首先表达她对有利方面的意见，咨询师让她亲自练习与其目标有关的技能。

23. 咨询师：我想知道一件事，虽然这听起来有点傻，因为在某方面来讲这是很显然的事，但究竟怎样使这个改变能帮助你，或者对你有益处呢？

求助者：嗯——［停顿］——我在想——哟，你怎么想？

在上一个对话中，求助者把责任转给咨询师并且"退缩"，与她在其他产生焦虑的情况下一样，例如数学课和与父母的关系中，在下个问答中，咨询师会面对这种行为方式。

24. 咨询师：你知道，这很有趣，我只是问你的意见，而你反过来却想让我处理。你意识到这一点了吗？

求助者：既然你提到了，我承认。但我认为自己经常这样做，有点儿不由自主。

在以下三个问答（25—27）中，咨询师对琼的问题做了些评价，可用于以后计划亚目标和行动步骤。

25. 咨询师：你能重复一下刚才你的想法和感觉吗？

求助者：嗯，我刚才有几个想法，但我认为它们不值一提。

26. 咨询师：我想你是否有点担心我对你这样想的看法。

求助者：［脸红］啊，是的。我想这样太傻了，真的。

27. 咨询师：那么，这与发生在数学课上或与父母之间的事情有点像，是吗？

求助者：是的。就是在这两种情况下，我感到比刚才更为紧张不安。

在以下四个问答中，咨询师继续探索对琼达到目标的潜在有利因素。

28. 咨询师：很好，这对我们很有帮助，因为你的信息提供了首先需要做什么的线索。在探索焦虑情绪以前，让我回过头看看，你是否能想出一些能帮助你改变的方法。

求助者：噢，我认为自己有时像块门前的擦鞋垫，放在那里让别人踩，有时被人占了便宜。

29. 咨询师：那么你是说你经常觉得自己被利用了。

求助者：是的。这么说很恰当。就像和一些我曾经提过的朋友在一起时，我们常常做他们希望在周末做的事，而不是我想要做的事。因为即使是和她们在一起，我也会退缩，不表达自己。

30. 咨询师：所以你注意到了一些模式。好吧，改变它对你有什么其他好处吗？

求助者：嗯，我会减少依靠别人，更多自力更生。如果我决定上大学，是两年后的事，到那时，我需要完全独立。

31. 咨询师：好，这是个好想法。还有其他方面使你认为这个改变是值得的吗，琼？

求助者：嗯——我想不出其他的。老实说吧，如果我想到了，我会提起的。

在以下的（32～35）问答中，咨询师开始探索这一目标的可能不利因素。

32. 咨询师：好吧，非常好！你已提起的事情，我想的确是重要的问题。现在我要你反过来想想，看你能否想出任何可能导致不利的因素？

求助者：嗯，上数学课，我什么都想不出。嗯，不，在一定程度上能。我想有些事会使我保持沉默，如果我开始表达自己，同学们可能会奇怪到底发生了什么事情。

33. 咨询师：那么，你关心的是其他同学的反应了？

求助者：是，有点。课堂上有几个女生相当受欢迎，也博得好评。所以我不认为我应该就是班里最次的学生。因为实际上，在与女友在一起时，如果我侃侃而谈，她们也并不介意。当然这不是我与她们交往的风格。所以她们尽管可能很惊讶，但我想她们会接受的。

34. 咨询师：那么，听起来，好像你认为这是一个不利因素。还有其他方式会对你的生活造成负面影响或者给你制造麻烦吗？

求助者：嗯，我认为真正的问题是如果我开始这样做，我父母的反应会如何，我不知道。也许他们可能欢迎，但我想他们会认为这是叛逆或者我有点什么问题。他们会立刻想阻止它。

35. 咨询师：你好像在说，你认为父母想使你依靠他们。

求助者：是的，我认为是这样。

这是一个难题。咨询师没有观察她的家庭，因此不能结论说这是琼的感觉（一个曲解的感觉），还是其父母的确在这一问题上起作用。事实上，从诊断的观点来看，如果一个家庭成员有依赖的个性，其他家庭成员经常会明显地被卷入。咨询师将在下一个对话中反映这两种可能性。

36. 咨询师：那可能是真的，也可能不是真的。你可能会把情况看成这样，而一个外人，比如我，则可能有不同的看法。另一方面，你父母可能有一个隐约的愿望，不让你过快成长起来。这可是个潜在的不利因素，我们要考虑是否需要请他们来一起谈谈。

求助者：你认为这样做有帮助吗？

在下面两个问答中，咨询师与琼继续讨论与这个目标有关联的潜在负面影响或者不利因素。注意，不能直接回答求助者的问题，咨询师应把责任交给琼，并征求她的意见。再给她一个机会来显示与目标有关的一种技能。

37. 咨询师：你怎么想？

求助者：我不肯定。有时很难与他们谈得来。

38. 咨询师：来个共同会谈，你觉得怎样，假定他们同意的话？

求助者：现在看来可以。能有什么帮助吗？

在以下的问答中，咨询师的焦点从个人变为家庭系统，因为父母想让琼依靠他们，或者曾训令琼"别长大"，系统观点避免责难任何人。

39. 咨询师：我认为你早就提起过这些。有时当家庭的一个成员改变自己对其他成员的反应方式时，就会在其他成员中引起波动。对于你来说，坐下来与父母一起谈谈，其预期效果可能是有帮助的。这对你的父母可能也有帮助，以便他们探索自己在整个问题中的作用。

求助者：我明白了。那么，我们应该怎样去做？

40. 咨询师：今天时间快到了，让我们在下周一起拟出行动计划。

（注：同样步骤将在下周的会谈中进行，以便确认琼在本次会谈的早些时候已识别过的其他两个疗效目标。）

界定目标的会谈引导语

多数求助者会选择一个以上的目标，求助者朝几个疗效目标努力也在情理之中。例如，在案例示例中，琼曾选择三个疗效目标：获得并掌握最少四个发言的基本技能；增加针对自己能力的积极的内部对话，以便在竞争情况下正常发挥；学习和使用五种作决定的技巧（参见本章后面所列琼的目标图）。这三个疗效目标反映了评估会谈所揭示出的三个核心问题（见第八章）。一个目标的选择可能暗示着其他目标的存在。例如，如果一个求助者说"我想与一个在感情和性方面满足我的男人建立关系"，这时她就要学会安排如何与男人会面，展现自己的亲近行为并培养自己增加亲密感的沟通技能，还要了解哪些动作行为可以满足自己的性要求等。

首先，要使求助者针对每个具体问题确定出一个或几个理想目标。但同时处理几个疗效目标是不现实的，咨询师应该要求求助者先选择其中之一。确定一个疗效目标并开始工作后，咨询师和求助者要界定目标的三个部分，并找出下面的亚目标。下面将介绍咨询师的一些引导语，用来帮助求助者限定咨询的疗效目标，并且提供一些引导有效时求助者可能做出的反应。对那些在普洛查斯卡的改变模型中从准备阶段进入行动阶段的求助者，这些引导语特别有用。

界定与目标有关的行为

界定目标即是用操作或行为术语明确指出求助者要做些什么（求助者可以是个人、组织成员或组织）。它要回答这样的问题："求助者的行为、思想和情感在咨询之后会有什么不同吗？"行为疗效目标的例子有更频繁地练习、向老师求助、与他人分享自己的积极感受、用积极的方式内省自己等。正如你所看到的，隐蔽的和公开的行为，包括思想和感情，都可以包括在疗效目标当中，只要行为的界定是根据求助者的情况来做出的就行。用行为界定目标使目标设定过程更加具体了。具体界定的目标比模糊的意图更能带来激励和指导。当用行为和操作来界定目标时，评估咨询结果也变得比较容易。

界定目标行为的会谈引导语

下面是咨询师用来识别目标的行为成分的引导语：

"当你说你想要的时候，你看到自己正在做什么？"

"作为改变的结果，我能看到你做什么吗？想什么吗？感觉什么吗？"

"你说你想更自信。作为一个自信的人，你会想和做什么事情？"

"分别为这个目标描述一个好的和一个不好的例子。"

"当你不再……你会做什么不同的事情呢？"

"当你在做这些的时候，看起来是什么样子？"

重要的是，咨询师要继续进行这些引导语，直到求助者能够界定与目标相关联的内隐和外显行为。这个工作并不容易，因为多数求助者用模糊抽象的语言谈论改变。如果求助者详细说明行为有困难，咨询师可以进一步进行指导，或者提供信息，或者以自身为例说明行为目标。咨询师也可以鼓励求助者用动词描述当达到目标时将会发生什么，以帮助他们界定目标。正如我们先前提起的，使求助者说明他们想做什么，而不是他们不想做什么或者他们想停止做什么，这是很重要的。当咨询师能准确地重复求助者的界定时，通常行为疗效目标已被充分界定好了。

界定治疗目标的条件

界定疗效目标的第二部分是要详细说明行为发生的各种条件（情况或环境）。对求助者和咨询师来说，这是界定目标的一个重要内容。目标条件是指求助者与之有行为联系的某个人或某个特别情境，它要回答："行为是在什么地方、什么时候、跟谁发生的？"详细说明行为目标的条件可以设定界线，有助于确保目标行为只在所期望的时间、地点或只与特定的人发生，并不使行为在任何情况下都出现。例如，一位妇女可能希望对其伴侣增加积极的言语和非言语反应数量。在这种情况下，她与伴侣在一起的时间就是其行为发生的条件。然而，如果她对任何人都进行这种积极的行为，其结果只能对她想改进的关系产生负面影响。

目标的条件的会谈引导语

用于确定疗效目标条件的引导语包括：

"你想在哪里做这件事？"

"你认为在什么情况下能做这件事？"

"你想什么时候做这件事？"

"做这件事时你将与谁在一起？"

"在什么情况下，你现在的行为不会满足你的期望？"

咨询师要寻找求助者的反应，以表明他将在何处、与何人一起进行目标行为。如果求助者的反应中没有表明目标条件，咨询师就要建议求助者用自我监控的方法获得行为改变资料。咨询师也可以使用自我揭露法和自己个人的实例，来说明目标行为不一定适合于所有的情况，适合所有的人。

界定改变的水平

疗效目标的第三项内容是详细说明行为改变的水平或者数量，换言之，它要回答："为了达到期望目标，求助者要做多少改变，或改变的程度如何？"疗效目标的水平作为晴雨表，可以衡量求助者能够履行期望行为的程度。例如，一个求助者可能说他想减少吸烟量。接下去的一周，他汇报说吸烟量减少很多。然而，除非他能详细说明他实际上少吸多少支，否则咨询师将难以确定他完成目标的情况。在这种情况下，求助者的改变水平是模棱两可的。相反的，如果他报告说在一周里他每天少吸两支烟，那么他的水平便易于确定。如果他的目标是每天少抽八支烟，这将有助于确定他的进步。

像界定疗效目标的行为和条件一样，改变水平也应针对每个求助者单独界定，无论求助者是个体、夫妻、小组成员或者是群体组织。目标达到后的满意程度取决于所建立的改变水平高低。界定出恰当的改变水平取决于下列因素：问题行为的现有水平、目标行为的现有水平、行为改变的资源、求助者对改变的准备程度以及维持问题行为现有水平的他人和环境条件。

举个例子,假设一个求助者想要更多地向丈夫口头表达自己的观点。如果现在她不能表达任何意见,那么她的改变水平应该定得比那些能自主表达观点的求助者低些。同时如果她的丈夫已经习惯于她保留自己的意见,这也会影响改变的程度。咨询师与求助者的重点是界定一个可控的水平,一个可以使求助者达到的水平。有时咨询师会遇到"眼高手低"的求助者,但如果目标水平设置太高,所期望的行为可能就不会发生,结果反而限制了成功的机会以及成功带来的奖励。一般来讲,步子慢些、水平定得低些,比一开始就把水平定得过高要好。

避免把目标设定太高或太严格的一种方法是使用量尺来标定与每一个问题相关的系列目标结果。Kiresuk 和 Sherman 将其称为"目标达成标尺"(GAS)。这个标度越来越多地被咨询机构使用,因为他们必须证明求助者达到目标的水平,才能得到资助和第三者保险赔偿。制定目标达成标尺时,咨询师与求助者要对特定的问题设计出五种结果,并将它们按下列顺序进行排列:首先为每个结局赋值,最不希望的结果为(-2),不太期望的结果为(-1),可能的结果为(0),期望的结果为(+1),最好的结果为(+2)。表9.3列出了一个使用目标达成标尺的实例,求助者患有溃疡性的结肠炎。Ogles 等对这个目标达成标尺模型及其他类似模型进行了综述。目标达成标尺模型不仅用于个体求助者,也用于评估系统和组织水平上的改变(见学习活动9.3)。

确定改变水平的引导语

你可使用下列引导语帮助求助者确定期望改变的程度或水平:

"和你现在的程度比较,你能在多大程度上做这件事?"

"你想以多大频率做这件事?"

"从你的自我监测记录获得的信息来看,现在你几乎一周只学习一个钟头,对你来说,增加多少小时比较合理,而且不会被拖垮?"

"你说你想减轻20千克的体重。在一开始的3周内,对你来说减轻多少千克比较容易?"

"考虑到你现在的情况,改变的量达到多少是现实的?"

咨询师要寻找各种目标行为的当前和将来水平的线索指标。水平既可由时间次数来表示,也可用求助者能做多少事来表示。在某些情况下,恰当的水平可能只有一个,因为求助者的疗效目标决定了改变的程度。咨询师可以参考求助者的自我检测资料和评估信息,来帮助求助者界定一个恰当的改变

表9.3 一名患有溃疡性结肠炎的求助者的目标达成标尺

日期:2002年10月24日	结肠炎发病频率
(-2) 最不好的可能结局	每天一次
(-1) 治疗效果比期望的差	隔天一次
(0) 治疗效果达到期望水平	每周一次
(+1) 治疗效果比期望的好	每两周一次
(+2) 治疗达到最好的期望水平	每月都没发病

学习活动9.3 界定疗效目标

我们发现,为求助者建立目标最困难的部分是细化疗效目标的三个部分。其原因在于,对我们多数人来说这个概念很陌生并且难以内化。很可能因为我们在生活中所想的是一些零碎的、世俗的目标,而在更复杂的目标中,我们无法对于应当改变哪些外显和内隐行为、针对何人或在何地发生改变以及改变的程度等进行评估。在这个学习活动中,三人或两人一组,从学习活动9.2的案例中选出一个进行角色扮演。求助者担任学习活动9.2中的案例1、案例2或案例3中的人物的角色。作为咨询师,你的任务是帮助求助者识别出他或她感到合适并乐于追求的疗效目标。你的第二个任务是帮助求助者用我们刚刚介绍的三个成分——行为、条件和目标水平来界定这个疗效目标。最后,与扮演的求助者合作,一起为求助者的目标建立目标达成标尺。你可以参考表9.3。观察者可以在你卡住的时候帮助你并给你提供反馈。

水平。如果求助者以前没有进行过自我监测，这时就必须让求助者观察并记录当前的问题行为和目标行为数量，这些信息被称为基础指标或者基线水平。这些信息很重要，因为在设置期望水平时，需要与这些外显或内隐行为的基线水平做对比。正如你从第九章了解的那样，对求助者数据的收集是很有用的，因为它们可以被用来界定问题和目标，并且用来检测目标进展的情况。

改变水平作为改变的方向和类型的指标

疗效目标的水平反映了所希望的改变方向和类型。例如，一个求助者想变得更加坚定而自信，如果该求助者目前的行为基线水平为零，即他目前不具备某些技能时，那么他的目标就是掌握这些技能、获得这样的行为。但是，如果求助者想改进或增加他已经能做的某些事情（但处于低水平）时，那么他的目标就是增加这种行为。当求助者的反应不足时，增加或获得外显和内隐行为就是目标结果。反应不足是指所期望的反应强度不够、频率不高或形式不恰当。有时求助者可以进行某种外显行为，但它的表现都被某种感情遮盖着或抑制着。在这种情况下，疗效目标应指向该感情，而不是外显行为。因为问题的产生是由于反应被抑制造成的，疗效目标应是解除约束和抑制，即突破情感的妨碍。

相反地，如果求助者某事做得太多，并想降低目前的水平的话，他的目标就是减少该行为，并有可能戒除该行为。当求助者的反应过度，减少或戒除外显和内隐行为就是目标结果。反应过度的意思是反应发生得过于频繁、过于冗长、过分强烈，或者不符合社会情况，并经常使求助者和他人感到烦恼。在过度反应问题中，与其说是反应形式不如说是反应频度或数量构成了问题的核心。培养或增加行为（增加或获得反应）总是比停止或减弱行为（减少或消除反应）要容易些。这就是为什么要鼓励求助者用正面语言陈述目标结果，如做某事或多做某事，而不是停止或少做某事。

有时，改变的水平可能反映出一种重建。例如，一名希望改善成绩的求助者可能希望用在没有干扰的安静房间学习的行为替代原来在有电视的吵闹房间学习的行为。这名求助者的目标是以重建他或她的环境中的一些方面的方式表述的——在这个案例中，是关于学习的场所。这是一个重建外显行为的实例，认知也可以进行重建。例如，一个求助者想消除对考试的负面和自我挫败的想法，并用正面和自我促进的思想取代。重建也经常在家庭咨询中发生，这时家庭成员之间的界限和联盟被重新排定。例如当一个家庭外围成员进入家庭，或者成员间的三角关系破裂时。当问题行为表现为不适当、不适合或刺激控制缺失时（即，或者由于缺乏必须的环境支持条件，或者由于条件的构成不恰当，导致目标行为不可能或不容易发生），重建外显或内隐行为就成为目标结果。

在某些实例中，目标水平则是将某些外显或内隐行为维持在目前的频率或现状。我们先前讨论求助者的改变时提到过，并不是所有的目标都要体现出求助者当前与将来行为之间的差异，某些目标是要维持一种令人满意的情况或反应（普洛查斯卡等人改变模型的第五阶段）。如"维持我目前的学习时间（每天三小时）"，"维持目前在工作日与周末娱乐之间的生活平衡"，"保持我与伴侣之间日常的积极交流"或者"维持目前进行轻松会谈的水平（每天两次）"。维持目标表明求助者当前的行为水平是令人满意的，且至少在这段特殊时间内是足够的。由于承认求助者在生活的某些方面很顺利，维持目标能够帮助求助者把眼光向前看。当要改变的目标中有一个被求助者达到了，这时就需要设定维持目标。例如，如果一个想提高成绩的求助者做得很成功，那么咨询师与求助者就需要关注怎样才能维持已经取得的成绩。正如我们前面提起的，维持目标和行动计划经常是很困难的，比开始进行改变时需要更大的努力。

概括来说，疗效目标中界定的水平通常与表9.4中所列的问题和目标类型相联系。多数求助者可能有一个以上的疗效目标，求助者的一个目标可能反映多个改变方向。因此了解求助者目标中行为改变的方向和水平对于选择咨询策略是很重要的。例如，用于增加或减少反应中的自我监测法（参见第十七章），其用法是不同的。在某一个咨询策略中，它可能会用来帮助求助者获得反应；然而，另一策略则可能会用它来帮助求助者重建某些反应。

表 9.4　求助者问题和相关目标的分类

A. 反应欠缺	增加反应
	学会反应
B. 反应抑制	解除反应抑制
	修通情感反应
C. 反应过度	减少反应
D. 不适当或不适合的刺激控制	反应重建
E. 维持	反应维持在目前频度或数量或在目前情境中

咨询师和求助者要把足够的时间用于细化目标水平，即使细化过程看起来难以捉摸而又不容易操作。尽管本章的主要内容是关于与个体求助者界定目标，但表 9.5 中列出了 Bloom 等提出的一个关于为两个人或者一个机构界定疗效目标的很好的例子。

识别和编排亚目标或行动步骤

我们可能都会记得，当别人要求我们快速学习时，我们常常会产生挫败、恼怒和泄气的情绪。如果过程是逐步进行的，那么由咨询所界定的改变就可能完成得更好。任何改变程序都应该安排好顺序，以引导求助者通过小步骤最终达到期望的行为。在界定目标中，可以把最终目标分解为一系列较小的目标，称为亚目标或行动步骤。亚目标通常有助于求助者有计划地解决问题。亚目标通常被分为等级，以便求助者从等级序列表底部逐步达到顶部的各个亚目标。整体的疗效目标为行为改变提供了一个"一般性方向"，而特定的亚目标则决定了一个人近期的活动和改变程度。

把目标分解、排序为较小的亚目标，有助于达到所期望的结果，其理由有二。首先完成亚目标可使失败体验减至最低。成功地完成亚目标，可以鼓励和帮助求助者保持进行改变的动机。其次，把最终目标分解成亚目标表明近期的、每日的目标要比那些远期的、每周的目标更具有说服力。

亚目标包含内隐和外显行为，因为复杂的改变通常既涉及求助者思想和感情的改变，也涉及外显行为和环境的改变。亚目标可以从治疗方法或解决问题方法中产生。当不存在正式的方法时，也可从非正式和普通常识观念中产生。不管怎样，它们都是推动求助者朝向疗效目标前进的行动步骤。

识别和选择亚目标后，要根据它们的复杂性、困难性和临近性的程度，将它们有序地排列成一个任务序列，或者目标层级。因为有些求助者不能接受"层级"这个词，因此我们将其称为目标金字塔。取一张白纸，在上面画上如图 9.2 所示的空白金字塔。

表 9.5　用于两人和机构的疗效目标举例

求助者的担忧	问题/目标的操作定义	确认信息来源	干预的目标
1a.玛丽感到情绪低落	a.玛丽在一份标准化的抑郁量表上的得分	a.咨询师为量表计分	a.玛丽的得分减低到临床诊断线以下
1b.玛丽和母亲关于她的权利和责任常常争吵	b.玛丽与母亲每周吵架的次数	b.他们每周咨询时带来一份计分表	b.玛丽和母亲努力将每周吵架的次数减少到一半，直到不争吵
2a.一所家庭服务机构的顾客逐渐减少，以至于威胁机构的维持	2a.与前五年的顾客调查相比，每月现有的顾客数量	2a.机构的统计数据	2a（1）每月以 50% 的比例增加来自其他机构的转介数量
			2a（2）通过社区健康展览增加该机构的知名度
			2a（3）当发现需求且员工具备资格时，启动新项目

亚目标的排列或者按要求由易至难的顺序，或者展示不同的行为；要将简单和容易的任务放在复杂和困难的之前；排列的第二个标准是临近性，即要将前提亚目标放在前面，因为只有完成前提任务后，才可能完成其他的亚目标。

依复杂性排列的亚目标主要是根据"塑造"和逐步渐近学习原则制定的。在每次成功完成任务的强化和鼓舞下，塑造使学习者在某一时间内学会做好少量的事情。渐渐地，通过一天一天的连续接近全部目标的学习过程，他就能够达到总的目标结果。亚目标的重要性在于"改变本身通常是一种小小的、逐步的、来来回回的努力过程，尝试新的事情、改变，再尝试新的事情……"。

识别和编排亚目标的步骤

识别和编排亚目标的过程对求助者界定疗效目标的成功是很关键的。这个过程包括以下步骤：

第一步，求助者要识别出他必须做的起始步骤——也就是指向所期望方向要做的第一件事。第一步应该是既恰当又可以达到的目标。第一步很重要，因为"开始"常常是达到目标的最关键和困难的部分之一。

其次，如果求助者第一步的进程是令人满意的，那么在第一步目标和最终目标之间要插入中间步骤作为桥梁。（如果第一步没有进展，就要对此进行讨论，并考虑修改第一步目标。）有效的中间步骤要建立在求助者本身心理素质和资源之上，不要与求助者的价值系统相冲突，要让求助者自己决定，要选择能代表那些即时、每日或短期的行动，而不是每周、长远期的行动。

除了保证相邻步骤之间的空隙不能太大外，对于中间步骤的数量没有硬性的规定。每个后继步骤都要在前一个步骤停止的地方开始。咨询师要确保每个中间步骤只要求求助者做一个基本行动或活动；如果包括了两个或者两个以上的活动，通常的办法是把这个活动分成两个步骤。

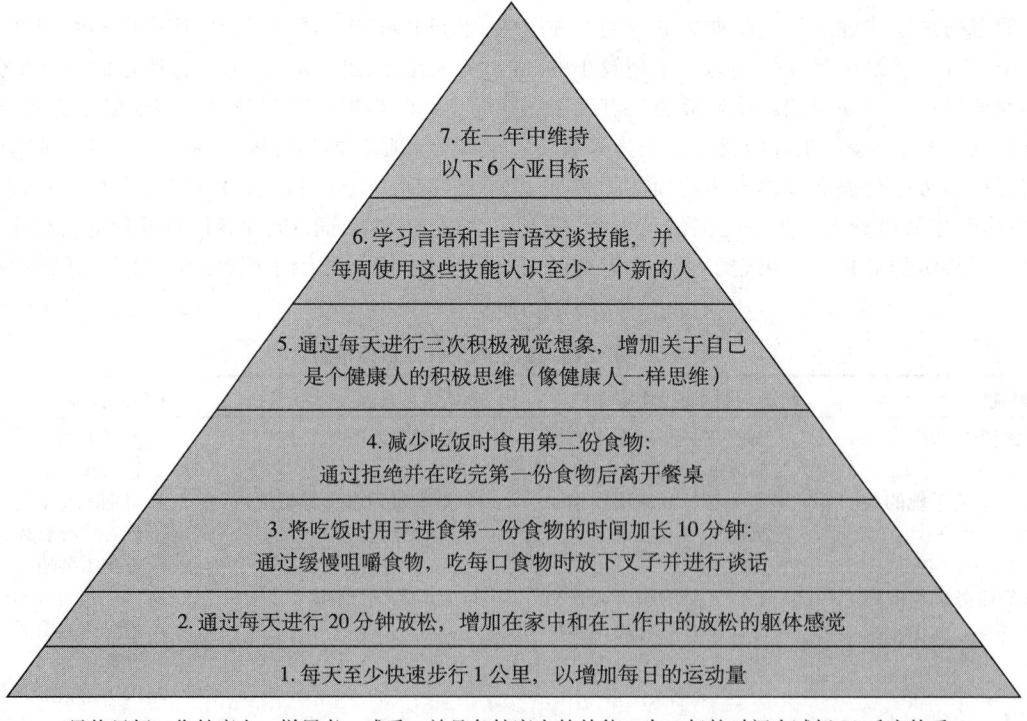

最终目标：像健康人一样思考、感受，并具备健康人的外貌，在一年的时间中减轻20千克体重。

图9.2 目标金字塔识别和编排亚目标的步骤

正如我们先前提起的那样，中间步骤的排列遵照着两个标准：

1. 复杂和困难程度——"哪一个更容易，哪一个更困难？"不复杂和要求不高的任务排在前头。
2. 临近性——"我做这件事前，需要做什么？"前提任务排在其他任务之前。

将排好的步骤填进目标金字塔。通常用铅笔填写，因为在移动层次系统的过程中，亚目标可能需要进行修改或者重新安排。

第三，在识别和排列好所有步骤之后，求助者开始执行亚目标步骤，从第一步开始并向前移动。通常，较为明智的做法是，要等求助者已成功地完成金字塔中的前一个目标后，再尝试新的亚目标。前一步和后一步之间的进展情况是一种有用的信息，用以判断两步之间的距离是否过大，以及按顺序排列的步骤是否恰当。当达到这些亚目标时，它们就变成求助者当前行为中的一部分，成为实现最终目标的资源。Gollwitzer将这个过程称为"执行意向"——具体确定行为何时、何地和怎样导致目标的达成。这些具体的意向不仅帮助求助者启动指向目标的行动，而且也有助于求助者在困难处境或者像成瘾这样的慢性、长期存在的问题中也能采取行动。

举一个例子来说明求助者识别和排序亚目标的过程。假定一个求助者刚刚被诊断为成年期糖尿病，并被劝告减轻体重20千克。任何人都不能在一夜之间减轻20千克，也不可能不经过必要的小步骤改变就完成这样的目标。首先，他需要决定每周减重的合理水平，例如0.5~1千克。其次，咨询师应和求助者一起确定必须完成的任务。这些任务可陈述为亚目标，求助者可以每天进行，从最初的亚目标开始，也是从求助者感到最合适和容易达到的目标开始，每一步成功完成并在保持后，再沿金字塔向上。

虽然一般来说，减轻体重都会包括以下步骤，如选择进食水平、增加体力活动、重建认知和信念系统以及培养相应的社交技能等，但任何两个减肥求助者所选择的具体任务可能是非常不同的。咨询师对这些差异应该敏感，不要把自己解决问题的方法强加于求助者。同样地，每个求助者对亚目标的排序也要有自己不同的想法。在图9.2中，我们描述了一个求助者如何把自己识别的亚目标按顺序排列在目标金字塔上。这位求助者是这样安排的，她首先增加运动和放松练习，并改变进餐习惯。对她来说，较难的、不太需要立即解决的目标包括改变她对自己身体形象的想法，以及培养所必需的社交技能。最后的亚目标是最困难的一个，因为她现在的体重从某个角度上也为她提供了好处，如使她避免陷入社交困境。所以在前六个亚目标都达到以后，最后的（也是最困难的）亚目标是，要在最少12个月内继续保持前面的目标行为。在金字塔的底部，她的最终目标是用正面语言陈述的，不是"我不想发胖"之类，而是"使自己感觉看起来像个苗条的人"。全部亚目标陈述的方法要与最终疗效目标一致，要界定改变的行为、改变的水平和改变的条件或环境，以便求助者知道做什么，以及何地、何时、与谁去做、做多少或频率如何等（见学习活动9.4）。

识别亚目标的会谈引导语

在识别亚目标中，咨询师使用类似下列的引导语来帮助求助者决定恰当的亚目标或行动步骤：

"你将如何着手做（或者考虑、感觉）这件事？"

"你究竟需要做什么来使此事发生？"

"让我们想出一些你必须采取的行动，以保证目标为你服务。"

"为了向目标迈进，过去你已做了什么？有帮助吗？"

"让我们想想，从现在你所处的地方到你想去的地方需要哪些步骤。"

咨询师要鼓励和支持求助者在设置目标中进行参与和承担责任。求助者更可能执行由他们自己设

学习活动9.4　确认并给亚目标排序

本学习活动是学习活动9.3的延伸。继续使用同一个案例以及在活动9.3中选择和界定的目标。继续进行角色扮演，在这个活动中，你作为咨询师的任务是与求助者一起使用图9.2的目标金字塔做引导，建立并编排亚目标。求助者继续担任与前一个活动中一样的角色，观察者对确定并编排亚目标的过程提供反馈。

定的改变行动。然而，有时使用了上述的引导语后，某些求助者仍不能详细说明任何目标或必须的行动步骤。这时咨询师必须使用提示，或者要求求助者考虑那些有类似问题的人——他们的行动策略是怎样制定的，或者为求助者提供具体的行动步骤或亚目标的例子。

编排亚目标的会谈引导语

用于给亚目标排序的一般引导语如下：

"你的第一步是什么？"

"你很容易做的是什么？"

"很难做的是什么？"

"现在，什么对你最重要？"

"我们怎样把步骤排序，才能在到达目标方面最大限度地增加你的成功几率？"

"让我们想一想从目前你所处的地方到你想去的地方需要采取的步骤，并按次序将这些步骤安排为：从容易做的到难做的。"

"在你向目标进步的时候，请你想想，在做其他事情之前还需要做些什么吗？"

识别阻碍

为确保求助者能成功地完成每一个亚目标，识别出可能的干扰阻碍很有帮助，要与求助者一起检查潜在的阻碍。阻碍可能包括外显和内隐的行为，如某些感情或情绪状态、思想、信念和感知、其他人、情境或事件等。另一个阻碍可能是求助者缺乏知识或技能。Mitchell等认为，将问题看成是无法探究的深层信念或者是对他人反应的恐惧等，常常形成妨碍求助者建立行动步骤的阻碍。如果求助者需要信息或者培训才能尝试亚目标的行动，那么找出他们在知识或技能的缺失就是很重要的。

识别阻碍的会谈引导语

求助者经常不会意识到那些可能干扰完成亚目标的因素，他们可能需要咨询师的提示，下面是识别阻碍的引导语：

"在采取行动时，你可能会遇到什么阻碍？"

"什么人（何种感情、何种想法、何种情况）可能妨碍你做这事？"

"什么事或者谁可能阻止你从事这个活动？"

"在成功地完成这些任务时，你可能会在哪些方面遇上困难？"

"为了有效地完成行动，你需要什么信息和技能？"

此外，Mitchell等还提出了四种用于识别阻碍的引导语：

"你是怎样被阻碍而无法去做你想要做的事情？"

"你怎样可以发现那个阻碍会持续多久？"

"其他人是怎样克服像那样的阻碍的？"

"你会怎样开始克服那个阻碍？"

有时候，咨询师需要指出明显被求助者忽略的问题。如果确认出阻碍，就需要制定一个处理这些问题或清除这些阻碍影响的计划。这常常与"反破坏计划"相类似，咨询师和求助者尝试预测求助者未能取得期望目标的原因，然后再去排除这些可能存在的阻碍。比如：假设你正在与那位想减轻体重，使自己身材苗条的求助者共同探索阻碍。在研究第一个亚目标的过程中（每天至少快步行走一公里），她提出下雨或她独自一人行走都会妨碍她完成这一步骤。排除这两种阻碍的方法是，或者使用室内设备，或者安排一个伙伴陪她一起步行。

识别求助者的资源

下一步是识别求助者的资源——那些能帮助求助者有效完成亚目标的因素。与阻碍一样，资源也包括外显和内隐的行为。潜在的资源包括情感、思想、信仰、他人、环境、信息和技巧等。在这一步骤中，咨询师要尽力帮助求助者确认已有的和可以发展的资源；一旦利用了这些资源，将使亚目标任务的实现更有可能和更为成功。

一种涉及期望结果的特殊资源是由班杜拉等提出来的"自我效能"。自我效能在近15年来得到了大量的研究，它涉及到两种影响目标实现的个人期望：一是结果预期，二是效能预期。结果预期是指求助者在多大程度上相信，当他进行了某种特定行为时就能够发生所期盼的结果。比如，在图9.2减轻体重的例子中，求助者的结果预期是，她相信完成亚目标行为会帮助她减少20千克的体重。效能预期则是指求助者在多大程度上相信，自己有能力完成该行为以便达到期望结果。请再来看看减重的例子，求助者的效能预期即是她完成亚目标及伴随行为的自信程度。就这两种个人的预期而言，效能预期似乎更为重要，因此，要加强求助者自己的自我效能感。(我们将在第十七章关于自我管理的方法中深入讨论自我效能感这一概念。)

求助者环境中的人，尤其是那些观察到并支持求助者的目标的人，是有力的资源。在求助者的文化群体中有可能发现资源——这些资源可以是人、情境、事件等形式。例如，一名拉丁年轻人对Esmeralda很是认同，这是一本反映她自己文化群体的书《芒果街上的房子》中的人物。像书中的Esmeralda一样，这名求助者在与四棵瘦小的树的联系中找到了资源。尽管周围全是混凝土，这四棵树仍然生长着。就像她自己一样，它们"不属于这里，但在这里"。她认为它们的力量是隐藏的，就像她自己的一样，具有"地下强壮的根系"的支持。这个文化资源帮求助者感到有足够的力量采取行动。求助者自己的技能或环境中他人的技能也可以成为资源。Mitchell等指出一系列尤其有帮助的技能：好奇心、坚持性、灵活性、乐观和敢于冒险。

识别资源的会谈引导语

可能的引导语包括：

"当你在进行这一活动（或行动）时，有哪些资源可以帮助你呢？"

"你意识到自己有什么样的情感（或想法）可能使你更容易做____呢？"

"你能从别人那里获得什么样的支持，会使你更容易做____呢？"

"你具备什么技巧（或信息）能帮助你更成功地做____呢？"

"你有多大的自信去完成你要做____的事呢？"

"在多大程度上，你相信这些行为将帮助你做____呢？"

"在你的环境和文化中，你可以找到什么资源能够帮助你采取这个行动？"

比如，那位体重减少的求助者，她可能会意识到朋友或其他人的支持，如同她认为运动能促进健康、陶冶情操的信念一样，朋友的支持是她进行日常运动所能使用的资源。她也可以将一个糖尿病支持群体以及她自己的坚持性，或者她每周的祈祷，或者冥想小组，作为附加的资源。

疗效目标的评价

要求咨询师为求助者进行疗效评价的压力日益增加，同样，心理健康咨询机构也面临着越来越大的压力，要他们提出工作是否有效的数据资料。估计有88%之多的机构正在使用疗效测评方法，以确定咨询工作的有效性。那些没有进行疗效测评的咨询师完全有可能被剥夺咨询资格。而且更为重要的是，在评价求助者改变的结果时，还有一些道德伦理方面的原因。我们在第二章提到的关于伦理道德的职业规则具体指出了咨询师有责任向求助者提供最好和最有效的治疗。对咨询做评估不仅仅是为了说明，也是为了改善向求助者所提供的服务。

疗效评价还可以对治疗计划起到指导作用。如Resnick指出，"疗效测评应被看做是加强和拓展心理治疗和心理学疗法的机制。使用建立在研究基础上的测评方法来指导治疗，我们就可以发展治疗模式，告诉求助者治疗的可能效果，甚至建议变换治疗过程"。我们将在下一章就治疗方案的选择做进一步的描述。由于时间的关系及问题的复杂性，许多咨询师反对进行疗效测评。但我们要记住，大多数咨询师不可能永远逃避进行疗效测评。当然，鉴于许多保险公司所要求的文字记录以及政府的法规，我们已试图将测评方法做得既简单易行，又花费不多。一开始我们就注意到评价与研究不同，不需要过分严格的控制条件，也可能会有较多的偏差。Abell和Hudson进一步详细说明了这种区别，指出研究是用于建立关于群体或人群的科学，而实践的评估是用于建立关于一个人的科学。而且，研究设计，如案例设计和案例研究设计，都能够很好地被用于评价实践。尽管如此，反对进行评价的意见仍不断出现，Kazdin 总结其中几点如下：

1. 疗效评价是不必要的，因为已经可以看出发生了变化。
2. 评价对进行有效治疗是一种干扰。
3. 求助者是有个性的，而评价则使个性模糊。
4. 评价缩小或轻视了求助者的问题。
5. 求助者的问题不断变化，不可能进行系统的评价。

Kazdin 在驳斥这些反对意见时做得很出色，他指出，建立在以数据为基础上的疗效评价，对克服咨询师个人判断具有的内在局限性和偏差是非常重要的；除此之外，咨询师的可信性有赖于"对咨询结果的敏感评价"。作为结论，Lambert 等指出，疗效评价现在是一种全世界的现象，无论是出于主动选择还是出于被动要求，各大洲的心理治疗师都在进行疗效评价。

疗效的维度：测量什么

目标行为的评价要通过求助者评估行为出现的数量和水平来完成。评价目标行为的变化方向和水平有四个测量维度，即频率、持续时间、强度和事件的发生。求助者可使用一种维度，或同时使用几种维度，这要视目标的性质、评定的方法以及获得特定资料的可行性而定。要选择干预或改变策略的核心作为测量的对象。这是因为"不是干预方法核心的对象无法成为该干预方法有效性的有效指标"。这些测量维度应该是个性化的，因为它们要求求助者所花费的时间和努力是各不相同的。

频率

频率指外显和内隐行为的数量（多少个、多少次），由测量目标行为发生的次数来确定。频率指标主要用于不连续或持续时间较短的目标行为测评，如心慌和头痛就可以用频率来测评。频率可以通过日记和日志记录。例如，日记可以记录每次进餐前后出现的积极的（或消极的）自我陈述次数。

有时频率可以用百分比表示。比如，有时只知道行为发生的次数是没有意义的，除非还知道可能发生的行为总量。当需要确定求助者进行目标行为的机会总数以及他实际进行的次数时，就可以使用百分比。对于一个体重超重的求助者来说，用百分比计算他吃点心的次数可能更有价值。分母反映了他吃点心的机会总量，而分子则表示该求助者实际吃点心的次数。使用百分比的优点在于，它可以表明行为变化是实际发生量的变化，或仅仅是行为发生机会的变化。因此，百分比要比简单的频数能提供更为全面的信息。然而，在无法知道机会总数，或求助者难以搜集这方面的资料时，百分比指标就不能用了。

持续时间

持续时间反映了某个反应或某类反应发生的时间长度。如果目标行为是不间断的，并能持续一段时期，那么就要测量持续时间指标。如某人在一段时间里力量的变化、执行某项任务或与某人在一起所消耗的时间，以及抑郁观念所延续的时间等等，都可以用持续时间指标来测量。持续时间还可用来测量某种冲动和冲动引起的不良行为之间的间隔，如点燃香烟或吃点心之前所坚持的时间。还可用来测量从内隐行为（如想法、意图）到实际行为之间所消耗的时间，比如一个害羞的人在发言之前所花的时间（有时也称为潜伏期）。

频率、百分数和持续时间可以用两种方法进行测量：连续记录或时间抽样。假如求助者能够记录每一次目标行为的发生，那么就连续记录。有时不可能连续做记录，尤其是当目标行为经常发生，或者目标行为的开始和结尾难以被察觉的时候。在这种情况下，时间抽样可能更切实可行。进行时间抽样测量要把一天分成几个相等的时间段（如 90 分钟、2 小时或 3 小时等），然后只需要在随机选择的时间段内，记录求助者的目标行为出现的频率或持续时间。使用时间抽样，必须每天进行纪录三次，而且要在不同的时间段内收集数据，以使数据有代表性而不会偏倚。时间抽样的一个变式是把时间分成几段，然后以是或否的方式，记录每个时间段里目标行为是否发生。假如在时间段内发生了目标行为，就记录为"是",如果没发生,就记录为"否"。时间抽样不如连续记录精确,但可以提供行为量的估计,可用于监测高频率和不间断目标行为反应。

强度

目标行为强度或程度可以用等级进行评估。比如,焦虑的情绪可以用从1级(不焦虑)到5级(恐慌)量表来测定。Cronbach指出,在使用评定量表时,有三种减少错误的方法。第一,咨询师应当用求助者自己的语言,明确界定出所要评定的对象。假设求助者要对抑郁观念进行评级,这时咨询师和求助者应当明确是什么构成了抑郁观念,并用例子加以说明(如"对我来说没有顺心的事"、"我什么事都干不好"等)。评定对象的界定要根据每个求助者的问题和行为进行调整。第二,评定量表上的每个点都应有明确的解释。比如,在某一特殊环境中焦虑情绪可分为五级:"1"代表很少或不焦虑;"2"代表有些焦虑不安;"3"代表相当焦虑;"4"表示强烈不安;"5"代表非常强烈的焦虑。第三,等级必须是单向的,从0或1开始,不应包括负分数(即0以下的负数)。此外,咨询师建立的等级范围应当不少于4级,不超过7级。少于4级的量表限制了区分能力,而超过7级的量表则可能导致不可靠的评定,因为要求求助者区分的东西太多了。在使用这些自我标定的量表时,要注意告诉求助者,量表上的间隔是相等的,比如说,1与2之间的差距,3与4之间或5与6之间的差距都是一样的。这些个体化的或自我标定的量表的优点之一在于可以在一天中多次使用,计算平均值作为每天的得分,然后可以绘成图表,直观地看到进展。

发生

发生指目标行为的出现或消失。可用检核表来评估行为的发生。检核表与评定量表相似,它们之间主要的差异是求助者判断类型的不同。评定量表用来判断一个行为出现的相对程度,而检核表则只是简单判断行为存在或者不存在。检核表包括了求助者可能表现的一组行为或行为的集合。

对于第三方的付费者来说,他们不仅希望看到关于症状/痛苦缓解的数据,而且希望看到恢复工作能力和生产力的证据,测量行为发生特点在提供这类疗效评估结果时非常有用。比如,对于某位因压力而来咨询的老师,可用检核表测定其课堂行为是否出现。检核表也可用来治疗滥用药物的人,以测定其行为是否存在。此外,还可以与频率、持续时间和评定量表等联合使用。检核表是十分有用的测评工具,尤其是当列表中的参考点界定清晰,并对评估的特定表现领域具有代表性的时候。如果有两个人可以进行频率、持续时间、强度和发生的评估——例如求助者和咨询师,或求助者和环境中的另一个人——那么两人可以比较他们的观察结果,以确定是否相符。

选择疗效测量方式:如何评估疗效

在评价结果的过程中,咨询师面对的主要问题是如何为疗效评价选择最有效的方法。这些方法要:(1)有心理测量学意义;(2)实用、容易使用;(3)与求助者确定的目标有关;(4)与求助者整体功能水平相适应;(5)与求助者的资源和限制相适应;(6)与求助者的性别和文化相适应。根据近期对文献的调查,我们认为,疗效测评应考虑下述三个重要领域:一是求助者的满意度——指求助者对咨询师以及治疗的全部结果的满意程度。二是疗效的显著性——指在规定的目标下,求助者是否有足够的改进,其整体功能是否从缺失恢复到正常水平(Ankuta和Abeles的研究得到这样一个有趣的结果。他们发现,获得显著临床症状改变的求助者要比那些只取得轻微改变的人,感到更为满意,认为自己从治疗中获得更好的疗效)。三是成本效益问题——指某一种疗法取得的疗效是否超过了其投入;如果有几种可以采用的治疗方法,哪一种具有最好的时效。在下面的章节中关于治疗计划设计和选择的部分,我们将更详细地讨论成本效益问题。Lambert等认为,结合使用这三个方面的测量对求助者的疗效进行评估,可能减少或消除医疗管理组织对门诊案例审查的要求。

除检查这三个方面的结果之外,咨询师还应当在三个不同时间对结果进行测评：

1. 治疗开始时或在采集会谈时；在使用改变策略之前
2. 在使用改变策略的同时
3. 在使用完改变策略之后或治疗结束时
4. 在追踪时——如在治疗结束后一个月或一年

求助者满意度的测量

目前已有一些简单易行的测量求助者满意度的方法（见专栏9.1）。关于对求助者满意度的测量方

专栏 9.1　求助者满意度和临床疗效的测量 CSQ-8 求助者满意度问卷

版权1979，1989和1990。使用需要获得Clifford Attkisson博士的书面允许。该工具具有版权，使用需要付费。请与下列地址联系：Clifford Attkisson, Ph.D, Professor of Medical Psychology, University of California at San Francisco, Milberry Union, 200 West, San Francisco, CA94143.

会谈评估问卷（Session Evaluation Questionnaire）。请与下列地址联系：W.B.Stiles, Dept. Psychology, Miami University, Oxford, OH 45056. 并获得美国心理学会的使用许可。

BASIS-32（行为和症状判断量表）

同时包括一个抑郁量表。具有自我报告和临床医生报告表两种形式。出一份报告20美元。使用软件或咨询需要付费；通过软件计算分数需向软件公司付费。请联系下列地址：Evaluation Service Unit, Mclean Hospital, 115 Mill St., Belmont, MA 02178-9106. (617) 855-2425.

SF-36

健康状况问卷（也有简式版，共有12个题目）。25美元，包括具有版权的指示语。请联系下列地址：Medical Outcome Trust, P.O. Box 1917, Boston, MA 02205-8516. 转：Linda Birdsong, (617) 636-8098.

SCL-90-R 症状量表

症状检测表。为50人计分的手工计分套板价格78美元。请联系下列地址：National ComputerSystems, NCS Assessments, P.O. Box 1416, Minneapolis, MN 55440.(612)939-5000.

成瘾程度指标

免费。请联系下列地址：Treatment Research Institute, One Commerce Square, Suite 1020, 2005 Market Street, Philadelphia, PA 19103. (800) 335-9874.

SUDDS（物质滥用诊断表）

48.75美元一套。新版将很快出版。请联系下列地址：New Standards, Inc., 1080 Montreal Ave., Suite 300, St.Paul, MN 55116. (800) 755-6299.

Beck 抑郁量表-II

联系地址：The Psychological Corporation, 555 Academic Court, San Antonio, TX 78204-2498. (210) 299-1061, 1-800-228-0752.

Katz 每日生活活动量表

联系地址：Martin M.Katz, Clinical Research bRANCH, rESOURCE gUILD, nATIONAL LNSTITUTE OF mENTAL hEALTY, cHEVY cHASE, md 20203.

FACES III

联系地址：David H.Olson.Family Soual Science Department, University of Minnesota, 290 Mc Neal Hall, 1985 Beuford Avenue, St.Paul, MN 55108. (612)625-7250.

儿童行为检核表和青年自我报告检核表

联系地址：T.M.Achenbach, University Associates in Psychiatry, c/o Child Behavior Checklist, 1 South Prospect Stl, Burlington, VT 05401. (802) 656-8313, FAX:(802) 656-2602.

疗效问卷（OQ45）

共有45个题目。分为手工版和软件版。联系地址：Behavioral Health Care Efficacy, 36 So.State, Suite 2100, Salt Lake City, UT 84111, or M.J.Lambert, Dept.of Psychology, 272 TLRB, Brigham Young University, Provo, Utah, 84602.

法，还可以在 Corcoran 和 Fischer 出色的两卷本纲要《临床实践的测量》中找到。

求助者满意度是整个疗效评价的最低要求，也就是说，最好要有求助者满意度这一指标。但是，这类测评还需要其他的评估内容做补充，因为有些求助者不能准确地评价咨询服务的质量。在测量求助者的满意度时，社会赞许性或自我显示的偏差可以导致得分正偏态。为了平衡这种可能的偏差，Blythe 和 Reithoffer 建议"预告"求助者这种可能性，向求助者指出他们可能会有一种以更积极的方式完成满意度测量的倾向，或许是为了取悦咨询师。组织机构可能会将求助者满意度的数据误解为优良治疗的标志，并将求助者满意度等同于治疗效果。

求助者满意度的另一局限在于，它无法评估由咨询师和求助者在目标设定过程中认定的特定结果。与此同时，对于某些机构或治疗中心的经济存活，来自求助者满意度测量的数据非常重要。在这些情况下，如果求助者满意度的测量只是用于对服务的总体评估，并结合其他的对临床效果更加具体的测量方式，使用求助者满意度测量是可以接受的。在下一节我们将讨论评价特定治疗目标和效果的方法。

与目标相关疗效的测量

研究者在选择疗效测评方法时，"实用性"通常是最不重要的标准。而对于咨询师来说，他们要面对大量待写的治疗计划，他们的报酬也取决于求助者的数量，因而"实用性"常常是最重要的因素。基于这一考虑，我们建议采取两种非常适合咨询师工作的方法。第一，考虑使用目标达成标尺或它的一些变式。我们曾在界定目标一节中讨论过这一系统。这一系统在评价个体求助者的改变程度方面，或者"指出那些非特异性的诊断症状行为"时，具有特别的作用。目标达成标尺系统已被广泛地应用于大量不同的求助者人群，它只要求你根据每个求助者的情况选择一个疗效目标，并且建立一个对其表现进行测定的范围（从最好的结果 [+2] 到最差的结果 [-2]，其总和为 0）来表示求助者进步的程度（可以参考表 9.3，复习一下这个过程）。利用这些数字化的测量，疗效目标的改变水平就可以通过将这些分

数转换为标准 T 分数而进行量化。Marten 和 Heimberg（1995）观察到，目标达成标尺的优点在于它"有能力以独特的方式帮助咨询师评价治疗成果，即凭借具体且系统化的方法检查求助者在所确定的问题行为上的变化"。目标达成系统可以相对摆脱对求助者"缺陷"的偏见。目标达成标尺是在咨询师和求助者讨论并确定了疗效目标之后，在开始一切干预治疗或咨询服务之前建立的。这个方法的特别的优点在于，目标达成标尺是在治疗过程之中而不是之外建立，并且有求助者的参与和支持。因此，它几乎不需要咨询师花费额外的时间，而且它强化了求助者在治疗过程中的积极作用，并且提供了评估疗效的数量化方法。注意，我们在表 9.3 的例子中使用了频率来描述变化的水平，你也可以用持续时间和强度指标来构建一个目标达成标尺。目标达成标尺评分系统是有用的，因为它准确地描述了测量范围内的每个点的状况，用可计量的方法消除了模糊性。目标达成标尺的另一个优点是它不但适用于评估个体的求助者的改变，也适用于评估伴侣、家庭和组织的改变。

除数量化等级测评系统（如目标达成标尺）外，咨询师应考虑给求助者提供某些纸笔类的快速评估工具（RAI），以使求助者自己能够提供关于症状减轻和进步程度的报告，关于这类测试的最综合性的描述在 Corcoran 和 Fischer 的著作中可以见到。他们介绍了 47 个问题领域（见专栏 9.2），其中包括对工具的描述以及常模、评分、信度、效度、可操作性等方面的信息。

选择快速评估工具时，要注意是否具有良好的心理测验学特性，易于阅读、使用和进行评分，与求助者的特定问题、初期症状和确定的咨询目标有直接关联。例如，Beck 抑郁量表 Ⅱ（BDI-Ⅱ）常被用来对感到抑郁并要减轻抑郁程度的求助者进行测量。然而，它不适用于有焦虑、愤怒控制、婚姻失意等其他方面问题的人。而且，这些快速评估工具的许多心理测量特征是以白种人（通常是大学二三年级的学生）为标准的。将这样的工具应用于有色人种时要十分小心。如果你找不到相同文化背景的快速评估工具，则应改用目标达成标尺。可能的话，

> **专栏 9.2 《临床实践测量》中的 47 个问题领域（Corcoran & Fischer, 2000）**
>
> 1. 虐待
> 2. 文化适应
> 3. 成瘾与酒精中毒
> 4. 愤怒与敌意
> 5. 焦虑与恐惧
> 6. 决断性
> 7. 信仰
> 8. 儿童的行为/问题
> 9. 求助者的动机
> 10. 应对
> 11. 伴侣关系
> 12. 对死亡的担心
> 13. 抑郁和悲痛
> 14. 进食问题
> 15. 家庭功能
> 16. 老年医学
> 17. 内疚
> 18. 健康问题
> 19. 身份
> 20. 人际行为
> 21. 控制点
> 22. 孤独
> 23. 爱
> 24. 婚姻/伴侣关系
> 25. 情绪
> 26. 自恋
> 27. 强迫症
> 28. 亲子关系
> 29. 完美主义
> 30. 恐怖症
> 31. 问题解决
> 32. 拖延
> 33. 精神病理学与精神病学症状
> 34. 强奸
> 35. 生活满意度
> 36. 精神分裂类症状
> 37. 自我概念与自尊
> 38. 自我控制
> 39. 自我效能感
> 40. 性
> 41. 吸烟
> 42. 社会功能
> 43. 社会支持
> 44. 压力
> 45. 物质滥用
> 46. 自杀
> 47. 治疗满意度

咨询师应采用与求助者的文化和性别尽可能贴近的快速评估工具。例如，在测量非裔美国妇女的压力水平时，用非裔美国妇女应激量表会比用其他一些压力测试要更为适宜。Cone 指出，大多数快速评估工具可用于在治疗的开始、中间、终止和追踪时评估疗效，但是不能进行重复的每天或每周测量，因为它们对于短时间内的变化并不足够敏感。COM-PASS 是一项具有良好的心理测量学特性并适用于在短期重复测量疗效和咨询关系的质量的疗效评估系统。

除了诸如 Beck 抑郁量表和 Lehrer 与 Woolfolk 焦虑测量表之类的快速评估工具外，还有其他一些快速评估工具可用来描述求助者行为的一般水平和症状范围。比如第八章我们讨论 DSM-IV 时，提到过整体功能评估量表（GAF）。GAF 量表通过一种综合量度指标，可以测量治疗的影响，并跟踪求助者的进展情况。它有从 0 到 100 的等级范围，并考虑了求助者的心理、社会和职业等因素，但不受躯体和环境的限制。它可以用来在求助者刚开始进行治疗和结束治疗时进行测评，但缺乏足够的心理测量学数据，并且与求助者满意度评定一样，是一项非常透明显而易见的测量（见第八章图表）。其他的一些涉及多种症状的快速评估工具包括Derogatis的症状检核表SCL-90-R、行为及症状识别量表（Basis-32）。我们在第九章介绍了一种适用于评估儿童和青少年求助者的目标的疗效测量——儿童与青少年功能评估量表（CAFAS）。快速评估工具越全面，就越不能直接测量与求助者疗效目标直接相关的行为。然而，范围宽泛、全面的快速评估工具的一个优势在于其临床显著性。在最近10年里，精神健康服务评估标准化中的一个主要发展方向即是要使标准在临床上反映出显著的变化结果。

临床显著性指的是咨询治疗干预对单个求助者的疗效，并使该求助者的症状和功能水平改善到与健康人类似的水平。Cone认为："界定临床显著改善的最简单的方式是，当一个人在类似BDI这样的正式测量上的得分从临床（病态）改变到非临床或'正常'的水平，即认为有所改善。"因此，如果一位求助者最初的BDI得分为33，后来降低到9，那么这个变化就是临床显著改善的标准。也可以从统计角度界定临床显著性。统计上可靠的变化是指变化要大于预测的行为波动和测量误差导致的变化。测评标准在被用于心理疗法案例中时，它不仅要回答求助者发生特定变化的程度问题，也要指出这些变化与求助者的整体功能和生活方式的关系。这样的标准才能被认为是具有很高社会效力的。越来越多的第三方保险付款人要求在咨询师提供的结果文件中不但要包括症状减轻的程度，而且要包括求助者在特定环境下，如工作场所、学校和家庭里的整体功能水平。疗效问卷是一项简短的疗效测量工具，不但可靠、有效、适合重复测量，而且配备软件，并提供了临床显著性的统计指标。

计算机辅助评估是快速评估工具的一种新进展。一个这方面的例子是Hudson开发的计算机辅助评估软件包。该软件包配合使用CASS（计算机辅助社会服务系统），储存了快速评估工具并向求助者直接施测，可以计分、解释分数、提供数据图表，并在每个量表完成后自动更新求助者的档案。在该系统中，信息的储存保证只有咨询师或得到授权的人才能打开程序和求助者的信息。使用这两个系统也需要具备少量的计算机知识。Bloom等的软件培训项目对该系统进行了说明和展示；也可登陆他们的网站查看：Cone、Callaghan以及Nugent等也介绍了其他的数据库。

要将从较广泛的疗效测量工具获得的数据与针对单个求助者及其目标的具体测量工具获得的数据加以平衡考虑。这是因为，一些求助者可能在总体疗效方面获得改善，但并没有达到其目标，而有些求助者，尤其是在门诊或员工援助计划（EAP）的条件下的求助者，总体疗效测量的得分原本就处于正常范围。自我监测法是一种可用于评估与目标相关疗效的非常独特的疗效评价方法。自我监测法是一种观察并记录求助者个人私下或公开行为表现的过程。在评价目标行为时，求助者采用自我监测法来收集目标行为的数量（频率、持续时间、强度）等数据。自我监测是用来获取一段时间内对每天行为的个体进行测量的极好方式。它不但提供了改变水平的指标，也提供了行为的"时间模式"的指标。自我监测也是用来收集关于靶行为和环境与社会中的影响及促成条件的数据的非常好的方式。监测不仅包括注意目标行为的发生，而且包括用纸和笔、计数器、计时器或电子设备等进行记录（在第十八章，我们将自我监测法作为一种治疗干预的手段加以讨论）。自我监测法对于收集目标达成标尺指定的目标行为的频率、持续时间或强度等数据，常常是必要的。例如，在表9.3的目标达成标尺中，求助者要自我监测每天肠炎发作的次数。

自我监测作为收集求助者进展数据的一种方法有许多好处。自我监测即是求助者对自己在日常生活环境中所发生的事情进行记录，这比起其他一些数据收集过程更具准确性。换句话说，比起快速评估工具之类的测量方法，自我监测收集的数据更接近于咨询目标。除了直接观察法外，自我监测法的准确性要高于其他测试方法。自我监测还能提供在求助者所处环境中所发生行为的全面和典型样例。自我监测相对来说是客观的。最后，自我监测是灵活的，它能记录外显行为，也能收集内隐行为资料和生理指标的变化。但是，自我监测法对那些自身问题不适于进行观察或正在进行医学治疗的求助者不适用。而且，对求助者来说，自我监测会比较费时费力，因为要频繁地记录自己的目标行为。

另一个需要考虑的事情是，有的求助者不能像他人一样准确地进行自我监测。为提高准确性从而提高求助者自我监测的可靠性，应考虑下列指导方针：

1. 对所要观察的行为必须明确界定，对于观察什么和记录什么等都不应存在含糊的地方。咨询师应解释监测过程，如它的内容是什么、在哪里做、怎么做以及多长时间做一次等。

2. 任何靶行为的定义都必须有具体例子加以说明，以使求助者能将观察到的行为与其他行为区别开来。比如，应指示求助者注意记录攻击行为发生时的反应，而不是仅记录"攻击行为"。在这个例子里，求助者应观察并记录以下一些情形：音调比平时谈话高、打别人或口头表示威胁等。

3. 如有可能，应指示求助者在行为发生时就进行自我监测，而不是在一天结束的时候再记录，因为此时求助者靠的是回忆。让求助者立刻记录下目标行为比过后再记其报告的准确性会更高。使用呼机、掌上电脑、声讯电邮、电子邮件等方法，可以提醒求助者进行自我记录，这也会提高数据的准确性。

何时测量疗效

咨询者和求助者对目标行为进步情况的测量应有多次。通常，评估求助者的表现可在以下几个时间进行：咨询前、咨询方案实施中、咨询结束时和咨询结束以后的某个时间。对求助者变化的重复测试，比起只测两次，即咨询前后各一次，能提供更精确的数据。此外，第三方保险付款人越来越多地要求咨询师能在较长的时间里跟踪求助者的表现，如一年或一年以上的追踪接触。在某些州，医疗补助制度要求每隔90天收集5项疗效评估数据。

这种形式的实践评估是基于单个被试、单个案例或单个系统的设计。其关键成分包括"一名求助者，以及在存在或不存在干预的时间中的一项重复施测的测量工具"。把收集的数据和对比绘成图表，以供直观的视觉观察。尽管存在更加负责的单个被试的设计，但进行一项计划好的对比的最简单的方式是比较评估的两个关键因素——无干预和干预。这种设计适用于忙碌的咨询师、大多数工作环境、大多数求助者和任何理论取向。Bloom等指出，尽管这不是一个完美的方法，但它是"从主观或直觉方式向常用的评估实践的巨大突破"。当使用可靠而有效的测量方法时，咨询师可以监测求助者在时间上的进展，捕捉确定的目标相关行为的变化，并评估干预的时间安排与任何可测量的变化发生之间的相关。这种评估向求助者和咨询师提供反馈以评估目标，以助于在没有造成足够进展的时候改变干预方式。Callaghan提供了对这种单个被试评估的很好的临床介绍。

治疗前的测评：基线

评估测量治疗前的目标行为，这时的测量结果是个参考点，以后的测评都要与之进行比较。测评时间可以在治疗前三天、一周、两周或更久的时间进行。何时进行测评的标准是，测评结果中应包含足够多的求助者行为样本数据。例如，对一个抑郁的求助者，咨询师可能会要求求助者在接下来的一周或两周里，选几个不同的时间对情绪激烈程度进行自我测评。咨询师可能还会要求求助者对在治疗前这段时间里抑郁发生的次数或周期进行自我监测。这种情形可以绘成图，如图9.3。注意，收集多个数据是为了提供求助者行为稳定性的信息。通常最少应该有三次观察的数据，"才能提供相当准确的

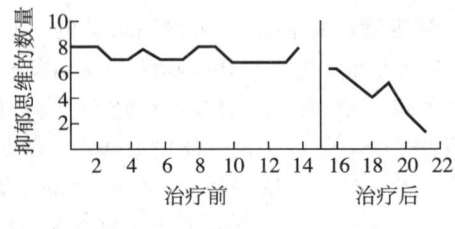

图9.3

行为模式的估计值"。如果咨询师没有收集任何治疗前数据，要想确定咨询服务后求助者变化的大小和多少是很难的，因为没有治疗前数据可供比较。治疗前测评作为提供参考的基线，显示出求助者在头两个星期里（在实施任何治疗计划或干预前）产生的抑郁的想法有多少个。进行追踪测评的另一个重要理由在于，它能确定求助者有没有咨询师的帮助下，在真实环境中表现目标行为的良好程度。从第三星期开始，咨询师引入一种干预方法，求助者继续记录抑郁念头出现的次数。这些记录和咨询服务后的任何记录一样，可用来与基线数据做比较。然而，基线测量可能不适用于所有的求助者。与求助者问题有关的事情可能发生得太紧急或太激烈，以至于不允许有时间收集基线数据。在危机咨询干预中，基线测量数据就是常常缺失的。在某些不很紧急的案例中，如"考试恐慌症"，求助者正面临着很重要的考试，这时咨询师与求助者必须立即开始工作以减轻考试焦虑感。对于这类案例，必须要立即实施治疗或改变策略。在这种情况下，使用"回溯性"基线会聊胜于无——回溯性是指咨询师与求助者一同对在采集会谈前一段相应时限中的生活建立图景。

治疗中的测评

在咨询过程中，在经过收集治疗前数据并选择好干预或治疗方法以后，咨询师和求助者要监测选定的治疗方式对于目标行为的影响。治疗过程中的监测就是要针对求助者目标行为不断地采集数据资料。例如，治疗前求助者自我监测负面思维发生的频数和持续时间，治疗中这种自我监测仍将继续。或者，在治疗前使用了对求助者的社交技能的自我报告问卷，在治疗中也使用这些同样的方法收集数据。治疗中的数据采集构成一个反馈环，使咨询师和求助者能够知道治疗策略的效果以及目标行为出现的情况。图9.4显示了一个求助者在接受两种治疗策略（认知重建和刺激控制）后，自我监测抑郁思维出现次数的趋势。在数据收集的这个阶段，要尽可能清晰地说明干预的方式。

作为咨询师，如果你不能在收集数据方面做更多的事情，你至少可以通过在这两个时期——治疗

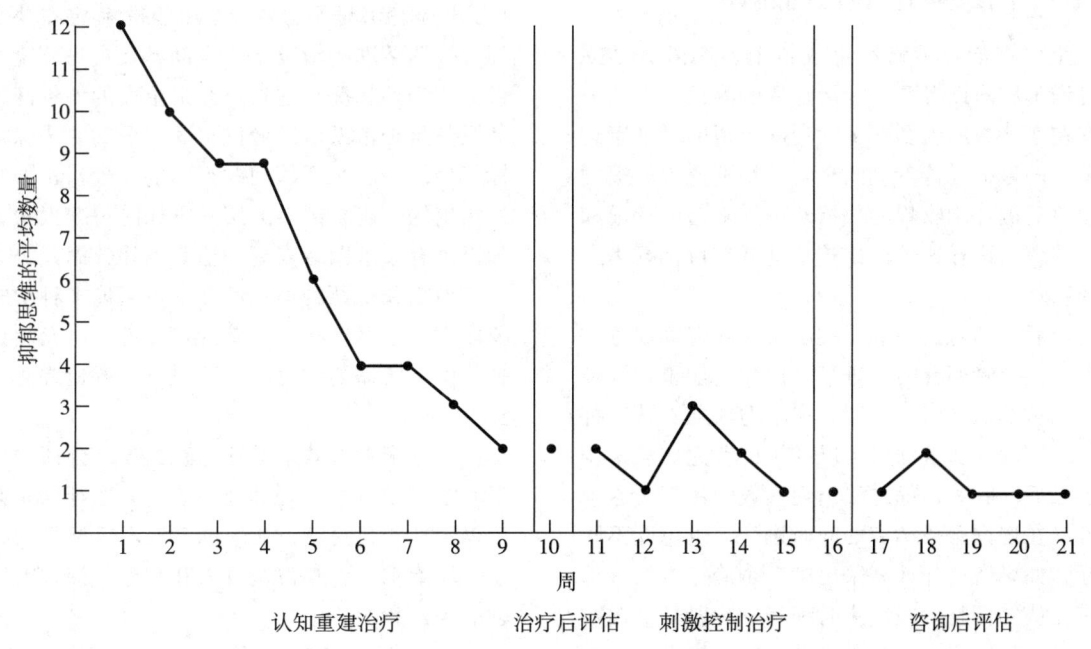

图9.4 抑郁思维图：治疗后

前和治疗中——测量求助者的与目标相关的疗效，成为一个有责任的专业人员。这两个时期的测量可以测查到求助者目标行为的变化，虽然从这两个时期的数据中并无足够信息判断因果关系。例如，难以得知求助者目标行为上发生的改变是由于你使用的具体干预方法的影响，还是由于其他事件导致了这个现象。尽管你无法将求助者的变化直接归因于你的干预，但这个问题更多属于进行研究方面的困扰，而不属于实践评估。Nugent等的结论是："考虑到科学与实践的要求之间的冲突，除了在极不寻常的情况下，这可能是实践条件中能够提供的最强的证据。"如果可能，更好的做法是将数据收集扩展到包括治疗方法后立即测量、咨询终止时的测量和咨询结束后某个时候（追踪）的测量。增加在这些事情对求助者的目标行为的评估，有助于确定观察到的改变是否经过时间仍然维持。这样也给我们提供了更多信息，以了解求助者的改变是否至少部分地是由于使用的治疗方式（当然最具有结论性的因果关系的证据是我们前面提到的书中介绍的多重基线设计）。

治疗后：干预后和咨询后的测评

一个咨询治疗策略结束或整个咨询服务结束时，咨询师和求助者要进行治疗后的测评，评估一下咨询在哪些方面以及在多大程度上帮助求助者达到了预定的目标（请参见图9.4）。特别值得一提的是，治疗后测评中收集的数据，可用来与治疗前和治疗中的数据进行比较，比较求助者在目标行为上的表现和水平。

治疗后评估可在咨询方案总结时或咨询服务结束时进行，或者两者同时进行。比如，如果咨询师采用认知重建法（第十三章）来帮助求助者减轻抑郁念头，咨询师和求助者可以在求助者完成认知调整过程之后，收集抑郁想法出现次数的数据。这个评估可以在咨询服务结束的同时进行，也可以不同时进行。如果咨询师计划采用第二个治疗方案，那么，应在认知调整阶段结束时和另一阶段开始前收集数据，如图9.4所示。图中求助者在认知重建和刺激控制治疗阶段之间收集了数据，而在刺激控制治疗之后（此时咨询服务已经结束），求助者继续自我监测抑郁念头发生的次数。

理想情况下，治疗后测评收集数据所使用的方法，应与咨询服务前和服务中所使用的方法相同。比如，如果治疗前和治疗中求助者自我监测抑郁念头，那么如图9.4所示，在治疗后测评中，数据收集也要用自我监测法。如果咨询师在治疗前和治疗中还使用了调查表，如Beck抑郁量表的话，那么这些测试手段也应用于治疗后数据的收集。

追踪测评

咨询服务关系终止之后，某种追踪评估应继续进行。咨询师可以开展短期和长期的追踪测评。短期追踪测评在治疗后三至六个月内进行，长期追踪测评应在咨询服务结束后一个月至一年（或一年以上）进行。通常咨询师在为求助者进行复查时应留出充裕的时间，以测定在没有咨询师帮助的情况下求助者维持行为改变的时间。

进行追踪测评的理由有许多。第一，它体现了咨询师对求助者幸福的继续关注。第二，它提供的信息能用来比较求助者在咨询前后目标行为的表现。进行追踪测评的另一个原因是：确定在缺少咨询师支持和帮助的情况下，求助者在自身环境中实现目标行为的状况。这是一个最重要的评价问题：咨询服务是否帮助求助者以自我引导的方式保持了目标行为，并防止那些问题行为的出现？正如我们已经指出的，越来越多的第三方保险付款人希望咨询师提供有关求助者表现的追踪测评数据。

短期和长期的追踪测评都可采取多种形式，主要取决于求助者参与追踪的可能性，以及测评在各种条件下所需要的时间。这里有一些追踪测评的方法：

1. 把求助者请来进行追踪会谈。会谈的目的在于考察求助者如何处理他以前的问题行为。会谈也可以包括角色扮演，让求助者演示目标行为。

2. 给求助者邮寄调查表和问卷，探询他原来问题的当前状况。

3. 给求助者寄一封信，询问原来问题上的情况。记住要提供一个贴好邮票、写好回信地址的信封。

4. 打电话给求助者以取得口头报告。如果以前用过目标达成标尺测试，那么写信和通过电话报告时仍可继续用目标达成标尺测试。

上面的这些例子描述了一次性的追踪过程，如一次会面、一封信或一次电话采访。更深入的追踪应在一段确定的时间内（如两三星期）让求助者参与对目标行为的自我监测或自我评价。图9.5显示了求助者在6个月的追踪中抑郁思想的变化水平。图9.5追踪数据图如图所示，疗效评估中收集的数据常常绘成图表以供直观的查看，并对求助者的目标相关改变提供近似的信息和迅速的反馈。不过，如果图上的模式并不清晰或者过于变化不定而难以理解，根据图表来评估改变就是困难的（有关图表资料的含义的进一步信息，参见Bloom等1999和Cone2001的著作）。

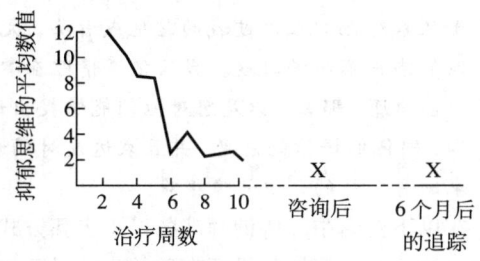

图9.5　追踪数据图

咨询师还需要考虑将求助者引入和包含在实践评估的过程中，强调求助者能够对监测进展有帮助，而这些结果是用于选择和调整可行的行动计划。然而，对于精神病性的求助者、认知缺陷的求助者或不认识英文的求助者（由于极少数快速评估工具经过翻译），这个过程变得具有难度。在这些情况下，或者对于可能具有严重临床障碍的求助者，评估方法常常需要调整以适合这个求助者个体。如果可能，告诉求助者你需要收集一些资料，而且这些资料或数据收集的一部分将会在整个咨询中持续（甚至在干预时也会），目的在于"对情况的脉搏有持续记录"。我们将在下面与求助者琼的举例和对话示例中进一步说明这个过程。

案例示例：琼的案例

琼的第一个疗效目标被界定为获得并展现五种主动技能中的至少四种，包括：（1）提出问题并表达合理要求；（2）阐述不同看法；（3）表达积极情感；（4）表达消极情感；和（5）至少每周有四次与父母相处时和在数学课上，能够主动回答问题或表达自己的意见。可用目标达成标尺对上述整体目标进行评估（参见后面的对话示例）。我们在咨询结束时和6个月后的复查时，让琼填写一份求助者满意度调查问卷。与第一个目标相连的四个亚目标为：

1. 降低在数学课上的焦虑和对父母拒绝自己的担心。在治疗后的两周内，其自我评价焦虑水平应从70点降至50点（量表数值范围为100点）。

2. 增加正面的自我陈述和自我肯定想法，如"女孩可以适应数学课和其他一些竞争环境"。在治疗过程的两周内，次数应从每周0到2次增加到每周4到5次。

3. 增加参加数学课的次数。在治疗过程的两周内，从每星期2至3次增加到每周4至5次。

4. 增加在数学课上的发言次数，以及与父母相处时言语交流的次数。在治疗过程的两周内，从每周0至1次增加到每周3至4次。言语参与是指向父母或老师主动提问题和回答问题，主动表明自己的观点，或者主动上讲台作练习。

咨询师和琼需要针对四个亚目标制定出测评进展情况的方法，并确定每个目标的反应维度。我们建议使用一个整体自我报告式焦虑测量表来测评求助者焦虑减轻的程度（亚目标1）。可在治疗前、治疗结束时以及追踪时使用这个测量表。针对亚目标1，琼还可以自我监测在数学课上和被父母拒绝时的焦虑程度（用0～100范围内的数字来加以描述）。对于亚目标2，我们建议琼自我监测她在数学课和其他竞争环境下的自我陈述情况（现场），让她用卡片记录治疗前和治疗过程中自我陈述的次数。亚目标3是增加她上数学课的次数。让琼记下自己上数学课的次数，如果琼同意的话，可以拿这个数据与老师的考勤记录做对照。对于亚目标4,让琼自我监测在数学课及与父母一起时主动发言的情况(现场),记录下她每次言语反应状况。同样,要在干预进行前、进行之中和完成之后收集数据。我们将在下面的对话示例中说明这个评价过程。

对话示例:琼的案例

咨询师开始时总结了上一次谈话的内容,并判断琼的目标是否发生了任何变化。目标设定是个灵活的过程,可随着过程的进行而加以修正。

1. 咨询师:琼,上星期我们谈话的时候,你提到你想努力的三个方面,现在还这样想吗?或者自从我们上次见面以后,你又增加了些什么内容,或者做了些修改?

求助者:不,它们仍然是我现在所要努力的方向。我仍想从这事开始,即说出我自己的想法而不要过分担心别人怎么想。这星期我对此想了很多,我想我真的开始发现,我是多么容忍别人把我当做一块擦鞋垫,让他们以各种方式控制我的反应。

2. 咨询师:是的,上星期你提到了类似的一些事情。它们好像给你某种刺激,促使你进行治疗。

求助者:是的,我想我终于清醒了,并且开始对此感到有点厌烦了。

在下面的对话中,咨询师解释了本次谈话的目的,并征求琼的意见,仍然给她一个机会阐述她的看法。

3. 咨询师:上星期我提到制定一个行动计划也许是有帮助的。你觉得怎样?如果不行,你想从什么地方开始,请告诉我。

求助者:不,挺好的。整个星期我都很高兴地制定计划。

接下来的两个对话中,咨询师帮助琼确定与目标有关的行为,即她将做什么、想什么、感觉什么。

4. 咨询师:好,上星期当我们谈论关于转变的内容时,你说转变就是要更多地表达自己的观点,而不必过分担心别人的反应。你能否告诉我"表达自己观点"的含义,以使我们对此有相同的理解。

求助者:比如上数学课,在我知道答案的时候,我就应主动回答问题,而且走到黑板前去。而且我现在提问时也犹豫,我应当在提问时不要担心问题是否听起来很蠢。

5. 咨询师:你提到了三种你想在数学课上表达自己的方法。[记下来]我要把这些记在纸上,以便我们今后可能会用到它们。关于数学课你还有别的想法吗?

求助者:真的没有了。我有麻烦的另一个情形是如何与家人相处。

"麻烦"的含义不是很明确。在接下来的两段对话中,咨询师要找出目标中行为界定。

6. 咨询师:又是"麻烦"。你能不能详细描述一下当你和他们相处时,你想如何表达自己?

求助者:差不多的情况。有时我想问他们一个问题,或请求帮助什么的,但我并不将它们说出来。我几乎从未对他们表达过我的意见或看法,尤其当我与他们意见不同的时候。我只把事情埋在心里。

7. 咨询师:那么,你是想对他们能够提出请求,问问题,同他们讲你的意见,并且表达反对的看法。

求助者:是的。但好像很难。

在以下对话中,咨询师准备以小步骤方式让琼达到目标,并且探询与目标有关的条件[环境、人物等]。

8. 咨询师:这要花一些时间,我们不会马上尝试一切,要每一次只走一步。现在,你已经提到了两种困难情形,数学课和与父母相处,这些事情对你很重要。我注意到上星期有一次你对我讲你的想法时很勉强,你是否在其他环境或对其他任何人都会这样吗?

求助者:嗯,的确在不同的时间,对不同的人,甚至朋友,我都会这样。可是,上数学课或在家里的情形更糟。我想,如果我在这些地方能做好,那么我在其他任何地方我都能做好。

在下面的对话中,咨询师开始研究改变的水平或程序,咨询师为了知道求助者现在做得怎么样,当时就要建立目前的基线等级。

9. 咨询师:好的,我把这个也记下来。现在,你能不能估计一下平均在一周时间里,你表达自己意见的次数，不管是在数学课上还是对你的家人？

求助者：你的意思是说，我一周做了多少次这样的事？

10. 咨询师：是的。

求助者：也许几乎没有——至少不在数学课上或家里表达意见。也许最多一至二次。

咨询师继续帮助琼确定实际可行的改变程序。

11. 咨询师：好吧，如果你现在每星期一到二次能够表达自己。那么你希望每星期能够做到几次？想想看，要现实可行的估计。

求助者：嗯，这个，我不太清楚。我也没准备，我估计一星期四五次，即大约一天一次。对我来说，这样做要花许多精力。

此时，已经为最终目标界定了行为、条件和改变程度，咨询师要询问琼，已经界定的事情是否她所希望的。

12. 咨询师：好的，我把这个也记录下来。你看一下我的记录，是不是准确？[琼等咨询师讲完后，阅读为第一个目标制定的目标图表]

求助者：这么正式？

这是琼第二次表现出有些犹豫。因此咨询师将在下面的对话中探查她对这个问题的感觉。

13. 咨询师：是的，你对我们现在做的有何感想？

求助者：好是好，但有点担心，我真的有能力做到吗？

在下面的对话中，咨询师回答了琼关心的事。琼已经选择了这个目标，但是如果她以后在向这个目标前进时遇到困难，就要找出她目前的表现是想要保护什么。

14. 咨询师：有件事我确信无疑，你有动机促使你达到自己的目标。只要它对你来说是十分重要的方向，你就没有必要保护你自己的任何部分。如果在以后的过程中你感到受阻，我们还将回到这里，看看你在这一点上为什么会受到阻碍。

求助者：好的。

接下来咨询师介绍并建立目标达成标尺（对话15～20）。

15. 咨询师：好的，让我们花一些时间谈谈我们刚才确定的特定目标。我想和你一起建立一个系统，在该系统中我们将列出所期望或喜欢发生的事情，以及我们可能获得成功的最好可能和最坏可能。这会给我们双方提供一个具体的努力目标。你觉得怎么样？

求助者：我们到底怎么做？

16. 咨询师：我们从-2到+2这个范围开始。看起来是这样的[在一张纸上画出下列数字]：

-2
-1
0
+1
+2

"0"代表一个可接受的水平，你觉得它在代表什么？

求助者：唔，我想可能一星期至少主动发言两次，一次在数学课上，一次在家里。这比什么都不做要好些。

17. 咨询师：好，我们记下它对应于"0"。如果它是可接受的，你会不会觉得，每星期4次比你所期望的要多些呢？

求助者：是。

18. 咨询师：我们把它记下，对应于"+1"。每星期8次对应于"+2"如何？那是你最大的梦想了，怎么样？

求助者：好，就这样。

19. 咨询师：如果每星期两次对你来说是可接受的，那么比这更差的情况是什么，1次或0次？

求助者：1次比完全没有要好，而我现在就处在0次。

20. 咨询师：这样，我们把每周1次当作"-1"，而0次当作"-2"。现在我们有办法跟踪你在这个目标上的进展情况了。你对此有何疑问？

求助者：没有，似乎十分清楚。

在下面的对话中，咨询师介绍什么是亚目标，亚目标就是向最终目标前进的小步骤动作。然后让琼确定最初的第一步。

21. 咨询师：我想另一个能帮助你的事情是制定出一个行动计划。我们刚刚所做的只是明确了你所要到达的地方，但这可能需要几个月的行程。让我们先来看看到达之前有哪些不同的步骤，这正如爬楼梯一样，一次只爬一步。那么想想你的第一步将是怎样的呢，即在通向终点时你开始做的第一件事是什么呢？

求助者：我头脑中出现的第一件事是我要把紧张缓解下来，我常担心其他人对我讲话的反应。

在以下的两个对话中，咨询师同以前一样要帮助琼明确与此第一步有关的行为和条件。

22.咨询师：好，你想减少这种紧张情绪，减少对别人将怎么看你的担心。当你想到别人时，别人这个概念在你头脑中是否有具体的对象呢？

求助者：我的父母，当然了。从某种程度上来说，我不太了解任何人，比如处于评价地位的数学老师，他处于评价我的地位。

23.咨询师：因此，你指的主要是当面对父母、数学教师或其他对你进行评价的人时，你要减少这种紧张感。

求助者：是的，我想是这样的。

在对话24中，咨询师尝试评估琼目前紧张情绪的强度水平。她通过会谈中想象评估法进行评估。

24.咨询师：好，我准备请你闭上眼睛，想象我将对你进行描述的情境，尽量使你进入角色，好像置身其中。假如你觉得紧张，举起这个手指。[咨询师示范亮出右手食指，并描述下面三种情境，一种与父母有关，一种与数学课有关，还有一种是与雇主进行面试。在这三种情境中，琼都举起右手食指。每一情境过后，咨询师都停下来，要琼在百分表上说明她的紧张强度。0分指完全放松安静，而100分指异常恐慌。]

在用想象评估法建立了基线等级后，咨询师要求琼确定所要达到的改变水平。

25.咨询师：现在请看一看你的紧张强度情况，与你父母相处情境为75分，数学课上是70分，与雇主谈话为65分。那么在未来的一两星期中，你想要你的分数降到什么程度？

求助者：我想大约10分。

一个非常紧张焦虑的人想摆脱这种困境是可以理解的，用几个月的时间是可以达到这个目标的。但是，当目标是近期的而非远期的时，它们会更为有效。在下面的两个对话中，咨询师要求琼为近期确定一个现实的改变程度。

26.咨询师：好，未来几个月要有一大堆事要做。但我考虑在接下来的三四个星期内，把分数从70分降到10分，这个难度太大了。你认为差距是现实可行的吗？

求助者：嗯，我想我要朝这个目标前进。

27.咨询师：仔细想一想，在长跑中你要达到的目的地是十分重要的。但我的意思是在三四个星期内，主要是让你看到某些进步，在最短的时间里减缓紧张情绪。在这个短跑中，达到怎样的程度你认为是合理的呢？

求助者：嗯，可能45分或50分吧。

谈到这里，咨询师和琼继续确认最初目标与最终结果之间的其他亚目标或小步骤。

28.咨询师：这看起来似乎是可行的。我们已经制定出了第一个步骤，现在让我们考虑一下第一步与最终结果之间的其他步骤。[咨询师和求助者继续制定可能的行动步骤。最后他们选定了琼的目标图表中其余的三个步骤。]

假设剩下的亚目标选定了，那么下一步就是将亚目标按次序编排在目标金字塔中。

29.咨询师：我们有了第一步，也制定出了其余

表9.6　琼的第一个疗效目标的达成标尺

日期：2002年5月2日	主动谈话的技能的频率
-2　最不好的结果	每周零次
-1　低于期望的结果	每周一次——与父母一起，或在数学课上
0　期望的结果	每周两次——至少与父母一次，在数学课上一次
+1　高于期望的结果	每周四次——至少与父母两次，在数学课上两次
+2　最理想的结果	周八次及以上——至少与父母四次，在数学课上四次

的三个步骤。现在请考虑一下，第一目标完成之后，其余的这些步骤中哪一步应当接着进行呢？让我们讨论一下，并将它填写到金字塔表上去，这样你就能确切地了解你处在金字塔表上的什么位置以及时间。[咨询师和琼继续给亚目标安排顺序，琼则在金字塔表上记下序号。]

在对话30中，咨询师指出亚目标在形式和次序方面都可以改变。咨询师随后把焦点转移到完成最初目标的潜在阻碍上。

30. 咨询师：好，现在我们已经把整体计划画出来了。这个计划也可以改变。你以后可能会发现你或许要加一个步骤或重做一些步骤。现在我们回到第一步——减少紧张情绪，对其他人的反应较少顾虑。这是在你近期要进行的，有任何事或任何人会阻碍你，给你造成困难吗？

求助者：不会，因为差不多全在我自己。从这个角度来看，我想我自己才是最坏的敌人。

31. 咨询师：因此除此之外，没有任何人、任何环境会是你的阻碍，假如有人来阻碍你的话，那就是你自己。

求助者：是。多半是因为我觉得自己对这种情绪无法控制。

求助者已经认识到自身对情绪缺乏控制能力是阻碍之所在。以后，咨询师还需要帮助琼选择一两种干预策略。

32. 咨询师：因此，我们需要做的一件事就是，找到可以处理这些情感的技能。

求助者：对，我看这样行。

在下面的问答中，咨询师探讨了可用于帮助琼实现亚目标的现有资源和支持体系。

33. 咨询师：好，这正是我要开始的地方。在我们开始之前，你能确认任何人在这些感情问题上能帮助你，或者有任何事情能对你有帮助而不是阻碍吗？

求助者：到您这里来。而且，我还有一个很好的朋友，她跟我正相反，她很有勇气。

"社会联盟"是影响改变的重要原则，咨询师在对话34中使用这个词来强调这一点。

34. 咨询师：那么你现在至少有了两个盟友。

求助者：是的。

在对话35中，咨询师帮助琼找到了自我测评紧张情绪强度的方法，这对评估进展程度及评价第一步骤是否合适提供了帮助。

35. 咨询师：我想提及的另一个事情是如何评价你所取得的进步。今天我向你描述了三个情境，你可以继续按照这种做法，凡是遇到令你紧张的情境，就做一个简单的记录，记下所发生的事，并用从0到100之间的数字代表你的情绪紧张度。下次你把记录带来，这将帮助我们两人准确地了解第一步的情况。这也将帮助我们制定行动计划，并在需要时对它进行修改。你同意这样做吗？

求助者：同意。我是在过程之中还是过程之后进行记录呢？

当自我测评或自我监测被安排进求助者自己的日常生活中时，那么他们会愿意进行自我监测。因此，在下面的对话中，咨询师就此做了探讨。

36. 咨询师：对你来说，怎样做更为实际呢？

求助者：过程之后可能更现实，因为在过程中间很难把它记下来。

咨询师鼓励琼在事情发生过后立即记录下来。间隔时间越长，数据就越不准确不可靠。

37. 咨询师：好极了，要尽量在结束之后立即把它记录下来，因为你等得越久，就越难记得住。再者，为了了解你目前紧张焦虑的程度，在我们今天会谈结束前再用几分钟，请你填一个问卷，就你现在的感觉回答一些问题。这里无所谓正确或错误的答案，因为这不是考试！在这一年中，我还将再次让你填答问卷，然后我们可以做前后对比。这样做你觉得怎样？

在这次会谈结束之前，咨询师为琼的阻碍——如她是自己最坏的敌人，因为她感觉到能够控制自己——进行咨询。在这里，真正的难题和瓶颈就要开始了。咨询师要选择出一种是适合的干预策略（第十四章描述和示范了其中一种方法，即认识重建法）。

38. 咨询师：让我们回到你先前提到的阻碍，即你的情绪是在你自己的控制之下……

在探讨这个问题时，咨询师同时选择针对琼的治疗干预措施。治疗计划的过程将在下一章讲述。

琼的目标图

最终目标	相关的亚目标
目标一 （B）获得并表现至少四种不同的主动技巧（提出问题或合理要求；表达不同看法；表达正面的和负面的情感；上课时主动回答问题，到黑板前演算） （C）上数学课时，以及与父母在一起时 （L）一周要至少在四种环境中做到目标行为	1.（B）减少与预期失败有关的焦虑 　（C）上数学课时，或遭父母拒绝时 　（L）在两周内自我测评的紧张度从70分降到50分（100点量表） 2.（B）重建想法或内部自我陈述，用"女孩也行"的想法代替"女孩不成" 　（C）上数学课或到其他有竞争性的场景中去 　（L）新的想法从每天出现0~2次增加到每天4~5次 3.（B）增加出勤次数 　（C）上数学课 　（L）从每周2~3次增加到每周4~5次 4.（B）增加言语参与技能（如提问或回答问题，主动回答问题或发表意见等） 　（C）上数学课及与父母在一起时 　（L）从每天0~1次增加到每天3~4次
目标二 （B）增强对自己和自己能力的积极认知 （C）在有竞争性的场景中，如数学课上 （L）在三个月内增加50%	1.（B）取消类似的谈话 　（C）与他人谈及自己能力不足 　（L）从每周2~3次降到每周0次 2.（B）增加内部自我陈述，肯定自己有能力并能独立地应付生活 　（C）在竞争情境下，或与权威人士接触时 　（L）从每天0次增加到每天1~2次 3.（B）识别消极思维，增加积极思维 　（C）关于自己 　（L）两周内增加25%
目标三 （B）获得和使用五种不同决策技能（识别问题，选择各种解决方法，评价这些方法，从中选择最佳方案，并付诸实施。） （C）在难以决策的情境中（如有重要人物告诉她应如何如何、他们的想法是什么、她如何去应付等） （L）一个月内至少要在两种不同的情境中使用决策技能	1.（B）减少可能会犯选择和决策错误的想法和担心 　（C）置身决策情境中 　（L）两星期内减少25% 2.（B）选择并制定行为计划，付诸实施 　（C）在决策情况下 　（L）在接下来两周内至少使用一次决策技能 注：B=行为，C=条件，L=水平

本章总结

确认目标的主要目的在于，咨询师要让求助者知道，他们自己在咨询产生疗效的过程中应承担起责任并应积极地参与。没有求助者的积极参与，咨询有可能不成功。目标的选择要反映出求助者的意向。有效的目标与求助者的文化身份和信仰系统相一致。咨询师的作用主要在于引导和帮助求助者对目标的选择。咨询师要与求助者一起，探讨该目标是否针对求助者本人，是否切合实际以及与之相关的有利和不利之处。然而，在此过程中，咨询师和求助者的价值判断是不可避免的。如果求助者选择的目标与咨询师的价值观严重冲突，或超出咨询师的能力水平，咨询师可以转诊求助者或重新协商咨询目标。如果咨询师和求助者同意共同确定的目标，这些目标就必须清楚具体地加以界定。在这个过程中，求助者则逐步产生变化，从思虑阶段进入到准备阶段，最后进入行动阶段。非自愿的求助者常常处于改变的思虑前阶段，并可能停滞在这个阶段。动机会谈是帮助那些拒绝改变的非自愿求助者的一种方法，是使用咨询师的共情和反思性倾听的一种求助者中心的简要方法。

明确界定好的目标是很容易记录和测评的，能够起到引导求助者向目的地前进的作用。界定目标时要求做到：明确指出与目标相关的外显和内隐行为、目标行为得以实施的环境和条件，以及行为变化的程度和水平。一旦疗效目标被确定下来之后，咨询师和求助者便要共同努力，确定目标下面的各种亚目标（亚目标即中间行动步骤），并将亚目标排序。可能妨碍达到目标的阻碍和促进目标行为的资源也在探讨范围之内。

在帮助求助者建立目标的全过程中，要记住目标设定是一个动态、灵活的过程。随着咨询的进展，目标可能会产生实质性的变化，甚至需要重新界定。

由于这些原因，疗效目标应当永远被看成是暂时的、可加以修改的。在咨询的后期，如果求助者表现出对咨询的阻抗，这也许就暗示着原来的目标需要修改和重新界定。咨询师进行咨询就是要满足求助者的要求，所以他们应牢记，求助者在任何阶段都有改变或修改咨询目标的权利。

当疗效目标达成一致并被明确界定后，就要在咨询过程中使用各种方法进行测评，以取得这些目标的进展程度。实践评估是咨询过程中的一个重要成分。缺少了这个成分，咨询师就无法了解他们的干预对帮助求助者达到疗效目标有何影响。与求助者的疗效目标有关的数据在治疗之前、之中和之后进行收集。除了与目标相关疗效的具体测量方式，在实践评估中也常使用总体疗效测量、临床显著性和求助者满意度作为疗效指标。综合性的实践评估使用多种测量方法，因此在领域上也是多维度的。

课后测验

 第一部分

目标—要求你针对一个问题识别、界定并评价其疗效目标。利用下面的目标设定表，并与同事、同学或教师讨论你的工作表，以便获得反馈意见。

目标设定工作表

1. 确定一个问题。
2. 确定在这个问题上期望达到的结果。
3. 评估所期望的结果：
   A. 它是否详细说明了你在咨询中想做到的事情？（如否，改写之，以使你确定出你想做的事，而不是你不想做的事。）
   B. 这是每次咨询中你想要看到（听到、抓到）的事情吗？
4. 这个目标在哪些方面对你很重要？对别人呢？
5. 达到这个目标对你有什么要求？对别人呢？
6. 这个目标在何种程度上是你想要做的事？是你自己认为应当做的，还是别人希望你做的事？
7. 这个目标是否基于：
   ——理性的、合乎逻辑的想法？
   ——现实的期望、想法？
   ——非理性的想法和信念？
   ——逻辑的思想？
   ——尽善尽美的标准（对别人或自己）？
8. 达到这个目标对你有什么帮助？对你生活中重要的人有什么帮助？
9. 要达到这个目标，对你会出现什么新问题？对别人呢？
10. 如果该目标是要求别人转变，或者不现实、不可行、不值得做，带来的弊比利多，那么请转入下一个项目。
11. 确切地描述出你将进行的
    a. 做
    b. 想
    c. 感受
    做、想和感受是目标实现后的结果。要非常具体。
12. 为上一个项目中的目标进行界定：
    a. 在哪里发生：
    b. 于何时发生：
    c. 与谁在一起时发生：
    d. 将会发生多少次，或频繁程度如何：
13. 制定一个计划，详细说明你将怎样按计划中的行动步骤来达到你的目标。
    a.
    b.
    c.
    d.
    e.
    f.
    g.
    h.
    i.
    j.
    k.
    l.
14. 检查你的行动步骤清单：
    a. 步骤之间的距离够小吗？如果不够小，在其中增加一步或两步。
    b. 是否每步只代表了一个主要的行动？如否，把这步分成两个或更多的步骤。
    c. 是否对每步都做了明确的规定，如在哪里、于何时、与谁在一起，以及多少次或多频繁？如否，请返回上一步，更具体地确定你的行动步骤。
15. 用目标金字塔给你的行动步骤清单排列顺序，从顶上最容易、最急迫的步骤开始，难度程度或向目标接近的程度逐步增加，最后完成金字塔底部的行动目标。
16. 对每个行动步骤（从第一个开始），具体讨论什么会使行动难以开展，或者会妨碍它的成功进行。要考虑情感、思想、地点、他人，以及知识或技能的缺乏。把困难写入空格里。
17. 对每个行动步骤（从第一个开始），先确定现有的资源，如情感、思想、情境、他人和支持系统、信息、技能、信念及自信等，这些都有利于你更加顺利地进行或完成目标。把这些资源写入空格里。

18. 确定一个监测完成每个行动步骤进展情况的方法。

19. 当你完成这些步骤后，再制定出一个计划来帮助自己维持所取得的目标。

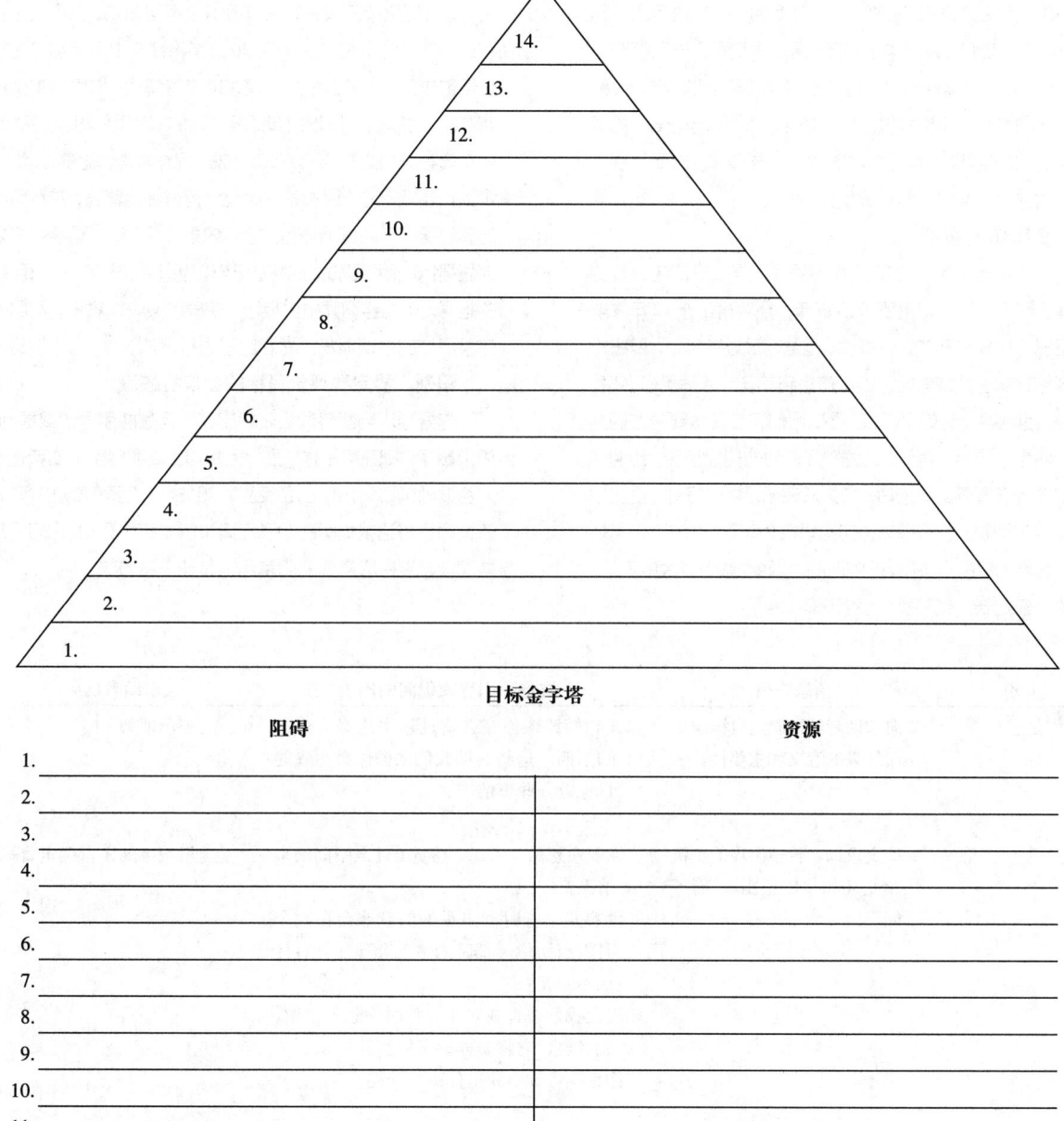

目标金字塔

阻碍	资源
1.	
2.	
3.	
4.	
5.	
6.	
7.	
8.	
9.	
10.	
11.	
12.	
13.	
14.	

第二部分

在这个部分，我们为你描述一个求助者曼纽尔的例子。假设曼纽尔来找你进行咨询，请你为他界定问题，描述一下你将采取什么步骤来帮助他识别、界定和评价想进行的行动（目标二）。我们在本章中描述了识别、界定和评价目标结果的14个步骤，试着使用其中的至少11个步骤帮助求助者。你可以与同学或在小组里进行口头练习，还可以自己做。如果是自己做，你可以把自己的想法大略记录下来，以便与别人一起讨论。答案见课后测验反馈。

曼纽尔的案例

曼纽尔是个52岁的拉丁美洲男子，是一家广告公司的经理。他已经在公司里工作了17年，还要再工作12年才能取得一个比较有利的退休条件。但是在最近三年里，曼纽尔已经越来越明显地对自己的工作感到不满，包括工作环境。他说，他觉得无论如何应该辞职，但他和妻子想要为他们儿子的两个小孩存一笔钱，因为孙子们对他们很重要。他明白如果他现在离开公司的话，会失去许多退休的好处。曼纽尔描述他的问题时，好像觉得自己快被9点至5点的工作累坏了。他期望有更多自由支配的时间，但他也感到巨大的责任，作为一家之长，他要提供经济保障。

第三部分

根据目标三，在会谈练习中，你应能够表现出十四个步骤中的至少11个，用以识别、界定、评价这个求助者的疗效目标。我们建议三人一组来进行这个练习活动。一个人扮演咨询师的角色，练习在20至30分钟的会谈中用目标设定方法帮助求助者。第二个人扮演求助者的角色，你可能希望扮演曼纽尔的角色（如果你选择咨询师不熟悉的求助者角色，一定要在开始之前告诉咨询师你的问题或关心的事）。第三个人扮演观察者，观察者可以充当咨询师的替身，并在角色扮演过程中对咨询师进行提示，如果必要的话。观察者在会谈后可以利用下面的会谈检核表作为识别、界定、评价目标的指导，以给咨询师提供反馈。如果你没有观察者，可用磁带录下你的会谈情况，然后自己进行评估。

识别、界定和评价目标的会谈检核表

指导语：判断咨询师表现出了下列哪些引导语或提问。如果做了，则在第一栏"是"上打勾。还要判断求助者是否对咨询师的引导语做出了反应，如果是，则在第四栏打勾。咨询师引导语或提问的例子在清单的第三栏列出，它们只是些建议，要留心咨询师们常用的其他一些方法。

记分	信息分类	咨询师引导或提问的例子	求助者反应
____是____否	1. 向求助者解释确定目标或正面结果的意义和重要性。	"让我们谈谈你在咨询过程中想努力获得的东西。这将帮助我们依据你想达到的目标做一些事情。"	____表示理解
____是____否	2. 确定求助者希望出现的积极改变（如"我想要"，而不能"）。	"你现在想做（考虑、感觉）什么不同的事情呢？" "设想某个长时间未见面的亲戚会在几个月内探访你，那时的情况和现在会有什么不同呢？" "假设我们咨询成功了，那时你想怎样做，或者说，它将怎样改变你？" "你想从咨询中获得什么好处呢？"	____用积极的语言确定目标
____是____否	3. 判断选定的目标是否代表求助者而不是别人的变化（"我想和妈妈好好谈话，而不会冲她叫嚷"，而不是"我想让我妈妈停止冲我叫嚷"）。	"你对这件事情的发生有多大控制力？" "这需要你做出什么改变？" "这需要其他人做出什么改变？" "没有别人的帮助，能否完成？" "这个改变对谁最重要？"	____判断目标是谁的

___是___否	4. 确定达到的好处（正面结果）。	"在哪些方面值得你和别人这样做呢？" "达到这个目标对你会有什么帮助呢？" "如果你不向这个目标行进，你会继续遇到什么问题？" "达到这个改变的好处是什么——对你？对别人？" "谁会从这个改变中受益——如何受益？"	___确定正面效果
___是___否	5. 确定达到目标对求助者和其他人的不利影响（负面的结果）。	"达到这个目标会在你的生活中引起什么新的问题？" "向这个方向走会有什么不利影响吗？" "到这个变化会如何对你的生活产生负面影响呢？" "这个改变对你会有什么限制或强迫呢？"	___确定负面效果
___是___否	6. 作为帮助者，要确定是否可以继续为这位求助者提供咨询。	"这些事我能帮助你对付。" "因为我个人的价值观（咨询者的决定知识欠缺），对继续进行咨询，我感到不安。我想给你提供几个其他咨询师的名单……" "我很难帮助你，因为看起来你的选择是在约束你，而不是给你更多的选择。让我们先来谈谈这个。"	___对咨询师的决定做出反应
___是___否	7. 以一种具体而可观察的方式确定求助者在达到目标时会做、想、感觉什么（"我想在与妈妈谈话时不冲她叫嚷"，而不是"我想和妈妈相处得好一些"）。	"你想你能做（想、感觉）一些什么不同的事呢？" "改变以后我将会看到你做（想、感觉）什么呢？" "描绘关于这个目标的一个好的和一个差的例子。"	___详细确定明显的和隐蔽的行为
___是___否	8. 确定在什么条件和什么环境下去达到目标：何时，何地，同谁（"我想下个月在家里和妈妈说话时，能好好说而不冲她叫嚷"）。	"你想何时实现这个目标？" "你想在哪里做这个？" "与谁？" "在什么环境下？"	___确定人和地点
___是___否	9. 确定求助者会做多少次或多长时间来达到目标（"我希望下个月至少每天一次，在家里能够与妈妈好好说话而不冲她叫嚷"）。	"你现在这样做（或感觉这样）有多少次（多频繁）？" "什么是现实的增加或减少？"。 "你希望做多少次（多频繁）才算胜利达到了你的目标？" "根据你现在的情况，多大变化是现实的？"	___确定变化的量

___是 ___否	10. 确定并用清单列出求助者达到目标所需采取的小行动步骤（也就是说，把一个大目标分解成若干个小目标）。 行动步骤列表： a. b. c. d. e. f. g. h. i. j.	"你将怎样做（想、感觉）？" "要使它发生，你究竟需要做什么？" "让我们讨论一下你应采取的可以帮助你达到目标的一些行动。" "以前你做了什么来实现这个目标？" "它起了什么作用吗？" "让我们来考虑要使你从现在的位置到你想要达到的地方，你应采取的步骤。"	___列出可能的行动步骤
___是 ___否	11. 按一定的次序将行动步骤排列在目标金字塔（一个层次结构中）： a. 难度次序（最容易到最难） b. 直接程度（最直接到最不直接）"你的第一步是什么？"	"你能做的什么是最容易的？" "什么是最难的？" "什么是你最优先考虑的？" "你现在最重要的、要马上做的是什么？最不重要的又是什么？" "你怎样排列这些步骤才能在达到目标的过程中取得最大成功？" "让我们考虑一下要使你从现在所处的位置到达你想去的地方所要采取的步骤，并把它们从看上去最容易的到最难的进行排列。" "当你向这个结局取得进展的时候，你能不能想出一些在做其他事情之前应该做的事情？"	___帮助排列等级
___是 ___否	12. 确定任何可能阻止求助者达到目标的人、感觉或情境。	"当你尝试这个行动时，你将遇到一些什么阻碍？" "什么人（感觉、理念、情境）可能会阻止将它完成？" "对成功完成这项任务，你在哪些方面会遇到困难？" "实行该行动时你需要知道什么？需要何种技能？"	___识别可能的阻碍
___是 ___否	13. 确定求助者为达到目标采取行动时所需要的资源（技能、知识、支持）。	"在你完成这一活动中，哪些可利用的资源可以帮助你？" "你有无产生什么特别的想法或感觉使你易于……？"	___识别存在的资源和支持

	"你能从他人那里得到的、用得上的何种支持系统可以使你易于……?"	
	"你拥有什么技能(或信息)可以帮助你更成功地完成这件事?"	
___是___否 14.制定计划来估计达到目标的进度。	"在以下两个星期里,对这些感觉进行评估(计算所做的次数)可行吗?这个信息会帮助我们确定你认识的进步程度。"	___同意以某种形式监测行为
	"让我们讨论一下,不管本周实行这些步骤是容易还是困难,你所能坚持的方法。"	

第四部分

目标四要求对你进行疗效评价,具体说明要测量的项目、测量的时间及方法。可以按照以下准则进行。

1. 界定并提出目标行为的例子。
2. 说明你或其他人将要收集的资料类别(例如口头报告、频率、持续时间、评估或行为的发生)。
3. a.确定用于收集这些资料的方法(如自我监测、调查表、自我评估)。
   b.对于各种方法,详细描述用法说明。
4. 在采取任何治疗(改变)措施之前,至少分几次收集目标行为的资料数据。
5. 按治疗前收集的资料,在指定的时间内采取治疗措施。在治疗过程中,继续收集数据。
6. 治疗完毕后收集资料。把资料图表化或进行直观检查。你的资料比较显示出你治疗的效果了吗?将结果与你的同学、同事或老师一起讨论。

课后测验反馈

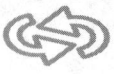 **第二部分**

1. 首先,向求助者解释建立目标的意义和重要性。
2. 帮助求助者陈述目标或想要改变的内容。
3. 帮助求助者确定正在努力的目标是否是他所想要达到的改变,并且是否能够完全控制。决定辞职或请假一段时间是曼纽尔自己可以控制的改变。
4. 帮助求助者找出达到目标后将会获得的优点和益处。他认为应把休闲时间的增加作为主要的益处。还有其他方面吗?
5. 帮助求助者找出改变带来的缺点或可能付出的代价。如他提到的失去退休待遇和不能为孙子准备储蓄等。那么感觉到益处超过这些代价了吗?这会给他的工作、妻子和家庭带来什么影响?这些和他的文化信仰一致吗?
6. 假如求助者的目标看来要付出沉重的代价,则要和他探讨其他建议。把最终目标的决定权留给求助者。此时,你将需要确定你是否能帮助他达到目标。
7. 假定你将继续同求助者合作,就要通过准确说明他将做什么、想什么及感觉什么来界定他的行为目标。
8. 进一步说明目标,包括地点、时间以及和谁进行这些活动。
9. 同样应包括目标发生的强度及频率。对求助者有用的建议是列出5种可能的结果,并将它们从最不想出现的结果排列到最想达到、最好的可能结果(目标等级排列)。
10. 帮助求助者探索并确定行为步骤,即朝向最终目标的阶段性目标。帮他选择可行的、基于亚目标的资源,并支持与他的价值观和文化相一致的行为步骤。
11. 根据直观性和难度帮助求助者排列行为步骤的顺序,以便他知道先做什么和后做什么。
12. 找出任何可能妨碍目标进程的阻碍,例如是否存在或缺乏某种感觉、意见、想法、状态、反应、人物、知识和技能。
13. 探索可能帮助求助者更成功地完成行为步骤的资源。如同检查阻碍物一样,资源的探索同样要考察是否存在着情感、想法、意见、状态、反应、人物、知识、技能、信仰和追求期望结果的信心。
14. 帮助求助者订一个计划来回顾行为步骤的完成情况和评估目标进程,如监测方法、对进步的奖赏,以及帮助他制定保持转变结果的计划。

第十章

治疗计划与选择

制定治疗计划在咨询的整个过程中显得越来越重要。治疗计划包括选择治疗方法、疗程和模式。只有在明确了求助者的问题、治疗目的以及确定评估的方法之后，才能开始制定治疗计划。治疗计划要说明运用哪些咨询干预措施（治疗方法），帮助求助者达到预期目标和进行治疗过程所需的时间（疗程时间），以及干预措施实施过程中的具体方式或方法（治疗模式）。

治疗计划不是某个时刻内的间断活动，而是一个连续的过程。咨询过程中无论何时出现了新的问题信息，或者求助者与咨询师遭遇到了"困扰"，原来制定的计划就要重新调整。治疗计划一直是咨询过程中的重要组成部分。在最近的几年里，其重要性更加突出，因为在许多已实施保健体系的第三者保险赔偿中，都要求提供治疗计划的内容。除此以外，我们倡导使用治疗计划还基于以下理由：首先，求助者参与共同制定治疗计划，通常会使其在咨询过程中能够增加情感投入；第二，治疗计划有助于对求助者使用最佳的干预策略组合，并且达到最终的目标；第三，治疗计划有助于咨询过程始终围绕主题，即尽可能保证面对和考虑求助者的需要。这也是伦理道德方面的一个重要考虑，在第二章介绍的咨询师行为的伦理道德规则中对此有所反映。

本章目标

读完本章的内容之后，读者应能够：

1. 识别出给定案例和相应的治疗计划中：

a. 咨询师所选择的治疗干预方法与求助者价值观和世界观相冲突的地方。

b. 建议使用的治疗策略、疗程和治疗模式。

2. 针对给定案例，按照本章所示治疗计划表格样例，写出明确治疗策略、疗程和模式的治疗计划。

治疗计划：治疗的共同因素和特定成分

治疗计划背后的一个核心问题是，对某个特定的求助者，采取怎样的治疗或改变的干预方式可能最为有效。这个问题反映出一个更深层的问题，也就是究竟是什么使求助者发生改变、是什么产生了咨询效果。以往的研究告诉我们，求助者本身的特征能够解释疗效中的大部分变异量，其次是咨询关系中的特征，然后才是改变或治疗干预方式的具体类型。这意味着，无论使用任何改变干预方法，也无论这些方法的理论基础是什么，求助者的特征在疗效中都具有关键性的作用。咨询关系的质量（我们在第四章和第六章曾经讨论）也对疗效的产生具有很大的影响。它们也被称为产生改变的共同因素。特定的干预方式对于产生改变也是有用的，但这并不是因为这些方法的某些成分要比前两种共同因素更为突出，而是因为它们是有策略的、有研究基础的干预方法，鼓舞了求助者并促进工作联盟的形成。尽管特定的改变干预方式或治疗方法不像求助者特征或咨询关系特征那样，能够成为治疗性改变效果的原因，"但它们的某些成分对于建立和谐的治疗却是必须的，因为咨询师相信这种治疗方法，同时治疗方法也向求助者提供了令人信服的理由，因此方法在治疗中是绝对必要的"。

影响治疗策略选择的因素

治疗计划建立在许多重要因素之上。根据Beutler和Clarkin的观点，"有效的治疗是一系列精选决策过程的结果"，这些决策要将许多治疗因素联系在一起，并"协同地"引起求助者的改变。这些治疗因素包括求助者特征、咨询师特征，以及有关文献资料和咨询实践指南（见本章学习活动10.1）。

求助者的特征：功能缺陷、应对方式和阻抗水平

Beutler和Clarkin指出，"求助者在治疗中的特征是对治疗最终结果最为有力的影响源"。在后来的研究中，Beutler等确认出三种求助者特征或变量，它们可能影响着对治疗方法的选择和实施：（1）功能缺陷，（2）应对方式；和（3）阻抗水平。咨询师要了解求助者在这三个变量上的水平，以便选择出适当的改变或治疗干预方式。此外，这三种求助者的特征也是调整咨询关系以适合每个求助者的有效途径。

功能缺陷

求助者的功能缺陷水平取决于他们得到和利用的社会支持水平，也取决于某些受到求助者问题负面影响的特定功能领域。这两个方面都是我们在第八章中介绍评估模型时建议要给予关注和评估的内容。对求助者功能缺陷的评估很重要，因为根据Beutler和Harwood的观点，它们决定了给予治疗的频率和强度，因为对于有功能缺陷的求助者，治疗的获益与治疗强度直接相关。Beutler等人发现，求助者的功能缺陷水平受到三个指标的影响：

1. 家庭出现了问题，如或者出身家庭或者当前家庭有问题，或者两个家庭都存在问题
2. 存在社会孤立和社会退缩
3. 存在着不给予任何支持的人际关系

换言之，家庭问题、社会孤立和非支持性关系越严重，求助者的功能缺陷程度也就越大，对实施

学习活动 10.1　影响治疗选择的因素

用下面介绍的珍妮·威更斯的案例，回答下列问题。你可以与一位同伴或者以小组形式进行这个练习活动。你认为珍妮·威更斯具有哪些求助者特征，会影响你对治疗策略的选择和总体治疗效果？你的训练背景、咨询理论取向和实践环境又是如何影响到你对改变干预策略的选择？你对于适用于此案例的"证据支持的治疗方法"有何了解？关于这些治疗方法你会问哪些问题？如果你不了解任何适合的治疗方法，你又如何去寻找？

珍妮的案例

珍妮·威更斯是一位 34 岁欧裔妇女，生活在偏僻的山区农村。一次被强奸后，她被附近的精神健康中心推荐来进行心理咨询。

她对咨询师十分怀疑，咨询师是个白种男人。她不愿讲话，也不抬头。渐渐地她才说，她已经结婚，但没有孩子；自己没有工作，而丈夫因身体很差，也只靠社会残疾救助金生活。三十多年来，她一直生活在农村。过去一年里，她发现生活在同一个村子的白人男人一直在注意着自己。她知道这个人的名字，但很少碰面。他还写了大量的信，不断打电话，说下流话。她和丈夫到警察局去过几次投诉，但没有人干预此事，因为这个男人与副警长有亲戚关系。

几个星期前，她丈夫到山那边的邻居家做客，没有告诉她，也没有锁门。那个男人显然当时就在附近，看到她丈夫离开后，就进到屋里，强奸了她。此事她只对邻居和丈夫讲了，而没有对其他人说，她感到十分羞辱。她十分信仰宗教，但她没有勇气去向牧师忏悔，因为她怕其他人的议论。出于同样的顾虑，她也没有告诉住在附近的母亲和姐姐。她觉得报告警察局也没用，因为他们多次不理睬她的报告。

她对于强奸事件有很强的罪恶感，因为她相信自己本可以防止这件事发生的。这以后，她做了大量的祷告。几个疗程过去后，珍妮开始变得爱说起来；并表示她愿意来此做咨询，以使自己变得愉快起来，不再被罪恶感所缠绕。最后，她表明更愿意向另一个女性咨询师谈论此事，因为这个问题实际上是"女人们的问题"。

高强度治疗的需求也就越强。除了评估求助者在这三个特定领域的功能之外，咨询师也可通过第八章和第十章介绍的 DSM-Ⅳ 的功能总体评估量表来了解求助者的缺陷水平。

应对方式

Beutler 和 Harwood 区分出求助者用以"减轻不适体验"的两种方式：外指化应对和内指化应对。Beutler 和 Harwood 进一步解释这个概念说："人们应对时通常采用不同的行为：一种行为使人直接逃离或回避所害怕的环境（外指化），一种行为使人被动而间接地控制像焦虑情绪这样的内部体验（内指化），应对行为可能在两端之间变换或者将两者结合起来。"咨询师需要能够识别和区分出这两种应对风格，以便能够选择那些使求助者对所回避的经验进行安全暴露的治疗方法。与外指化应对风格有关的问题多产生于"过度和打断性行为"。这些求助者常常会令他人感到生气或恼怒，并表现出"过度"的行为。例如，总是骂人并常与人打架的孩子，或者不断对子女进行言语斥责的成人，都属于具有这类行为的求助者。

与内指化应对风格有关的问题，常表现为缺乏某些活动或某些行为不足。对这种应对风格的另一种描述是，这些求助者"难以做某些事"。他们常常"倾向于抑制冲动和情感，对寻求环境中的刺激的需要相对较低，且思想常常被自我反思、恐惧性冥思苦想所主导"。我们在第九章中介绍普洛查斯卡和迪克莱蒙特的改变阶段模型时提到的"长期思虑者"，就是一个这类求助者的例子，患有与应激压力有关疾病的患者也是这方面的例子。

从自制和控制的角度也可以进一步理解这两种应对风格。具有外指化应对风格的求助者常常不能自制和缺乏控制，他们很难抑制或控制自己的情感、想法和行为。这些求助者常有在各种情境和各种人面前表达自己的冲动。显然，这些表达在某些情境中是不恰当的。而具有内指化应对风格的求助者常常过度控制和过分自制，他们不善于表达自己的情感、想法和行为。同一个求助者常常在不同时候或在不同冲突中表现出两种应对模式，尽管"大多数人在与治疗有关的事件中可能偏好某一种应对风格"。咨询师需要对求助者使用的主要应对风格有所了解，因为这"会帮助确立治疗的焦点"。使用内指化应对风格的求助者，常比那些使用外指化应对风格的求助者更容易领悟。一般来说，外指化应对风格的求助者常选用以暴露和技能培养为基础的治疗方法，内指化应对风格的求助者则多选用与领悟和情绪意识有关的干预方式。

阻抗水平

影响选择治疗方法和制定治疗计划的第三个求助者特征维度，是求助者出现的阻抗水平。Beutler和Harwood发现，当求助者的"自由感、自我形象、安全感、心理完整性或力量感受到威胁"时，阻抗就会发生。在类似咨询关系这样的人际关系中，阻抗暗示着求助者"正在努力防止或恢复受到威胁的损失"。在这个模型中，求助者的阻抗既可能是求助者人格或性格中一个持续存在的模式（特质），也可能是求助者面对受到威胁而出现的一种情境性反应（状态）。如果阻抗是求助者的特质，咨询师很容易在咨询过程开始时以及咨询过程中的各个阶段发现它的存在。在求助者描述和叙述他/她生活中其他事件和其他人的过程中，也可以发现阻抗的存在。如果阻抗是暂时的，那么它在咨询过程中通常表现为求助者典型行为发生了改变。例如，一位通常很准时的求助者开始出现咨询迟到的情况。在这些情况下，阻抗的出现可能代表着求助者与咨询师之间互动的结果，是求助者对咨询师的行为或态度进行的"一种可以理解的反应"。

评估求助者的阻抗很重要，因为对于阻抗水平较高或重复出现阻抗的求助者，需要选择和使用指导性较低的治疗方法，并为其提供较为安全的环境。不容易发生阻抗或者具有情境性和短期阻抗的求助者，更可能从那些指导性的干预方式中获益，例如提供信息、释义和结构化的家庭作业等。了解助者阻抗总体水平的一种方式是评估求助者的"反抗水平"。心理反抗出于保持个人自由的需要。反抗水平很高的求助者通常是对抗性的，常常力图挫败咨询师，他们说的或做的总要与咨询师相反。反抗力较小的求助者通常是合作的，并能遵从咨询师的意见。在咨询早期，咨询师可以留意求助者始终采取与自己相反的观点还是采取补充性的立场，通过安排一些简单任务，并注意求助者执行了任务还是忘记了该项任务，来评估求助者的阻抗。

如果求助者的反抗水平较高，矛盾意向的治疗干预法最为有用——尤其是遏制法。使用遏制干预法时，咨询师不鼓励或甚至抑制求助者的改变。遏制矛盾意向背后潜在的含义是，为了发生改变，却要保持现状或者放弃改变。遏制干预法的主要适用于这样的情况，咨询师能够预期到，当告诉求助者要延缓改变时，求助者会藐视和违抗自己做出的指示。延缓改变，即是咨询师治疗的步骤要比求助者的预期慢很多。鼓励延迟改变所传达的信息减小了求助者感到的威胁，从而降低了他们的阻抗。Fisch等将这种干预方法称为"缓慢进行"的指令。例如，"不指导求助者做任何事情，没有任何具体的事情"背后的治疗原理是："缓慢而逐步发生的改变要比突然发生的改变更为坚实。"这种"缓慢进行"的指令或者通过使求助者安心而直接发生作用，或者通过增进求助者的控制感而反向地发生作用。

延缓改变的策略对于否认存在问题的求助者以及要求咨询师给出迅速解决的方法而自己却被动怠惰的求助者特别有效。Beutler和Harwood解释了对有较强和长期阻抗的求助者采取矛盾意向法的有效性的原因："咨询师通常采用的方法会驱使有阻抗的求助者反对任何改变，从而保护自己的独立自主性，但暗示他们无法改变或者说他们不应改变，反而会引导他们通过改变自己的努力，从而确定自己的自主性。"

矛盾意向法通常用于那些具有长期阻抗人格或性格特质的求助者，以及那些使用非指导性治疗方法也无效的求助者。另一种对这些求助者有效的治疗方式，是Benjamin发展出的重建学习理论。在本章后面我们还将介绍另一种关于求助者阻抗的观点，产生于多元文化和女权主义的咨询理论取向。

咨询师的偏好和灵活性

Beutler和Clarkin发现，在治疗方法的选择上，咨询师在处理不同求助者的需要时所表现出的灵活性和适应能力，要比咨询师和求助者间的简单配合更为有用。如 Caspar 所述，咨询师可选择的方法越多，那么他在付出最低代价的条件下获得最大收益的可能性就越大。

这种灵活性要求咨询师对自己、对求助者及两人之间的相互作用方式具有高度的意识水平。有些意识来自于直觉或本能，有些则需要进行分析和计划，并向其他咨询师或督导请教。

咨询师对于某些治疗理论和干预方法的偏爱，在治疗方法的选择中同样起着很重要的作用。咨询师对策略的选择通常是基于他们所受到过的训练，他们运用这些策略感觉顺手，并且有能力进行驾驭。有时，也要鼓励咨询师"变通执行"他们的计划和干预方法。从道德的观点上看，在你的能力范围和经验水平之内进行治疗工作是很重要的。若你只受过认知转变方法的训练，而没有接受过其他的训练和实践，你就不太可能实施完形疗法。但是，治疗计划的确定常常是基于咨询师最喜好的治疗理论（见第一章中的有关概述），而不是考虑求助者的问题和治疗目标，这就造成了咨询师常会使用相同的治疗模式来应付所有的求助者。在制定有效的治疗计划中，要具备多种治疗观点的重要性，是再清楚不过了。就像打高尔夫球比赛，如果你的球袋里只有一支球棍应付各种情况，你就会受到很多的限制。若你觉得自己的能力和经验有限，你可以转介需要其他治疗方法的求助者；或者扩展你自身的训练和经验，以掌握更多的方法。

咨询师也需要根据工作所处的条件选择治疗流派。例如，在学校或机构中工作的咨询师或者在心理健康机构工作的心理学家，可能以个体咨询方式为主。而由于时间和资金的压力，这些咨询师也可能在学校或机构内进行小组咨询。对于那些在家庭治疗中心工作的咨询师来说，他们更可能使用伴侣和家庭系统咨询模式，而不是个体咨询模式。在社会服务机构工作和担任社会工作者的咨询师，可能对以小组形式提供治疗和在环境系统中展开工作更感兴趣。我们在第一章的实践核心中提到，各种学科的咨询师都要接受多种模式的训练，除个体咨询外，也要学习小组工作或处理生态或环境问题（参

见第八章有关"环境之中的人"的模型）。Beutler 和 Harwood 发现，实证研究的证据表明，某些治疗程序对不同的求助者可能都具有一定的效用，"但这要受到（咨询师的）不同训练水平、技能、观点和知识的影响"。此外，无论程序和干预方法如何，咨询师建立安全而信赖关系的能力，或者与求助者形成工作联盟的能力，也是极为重要的。

除了你的工作环境、所受训练和求助者的特征，还需要考虑文献中的各种研究证据，已表明某类特定的干预方法适用于某些特定的求助者问题。

文献资料和实践指南：研究支持的治疗方法

不同的咨询程序背后都存在着大量可供参考的资料，这些资料可以帮助咨询师制定治疗计划方案，并帮助他们成功地使用不同方法去处理不同的求助者问题。在本书中出现的所有治疗策略都有实践经验的支持。我们在第一章实践核心论述部分曾经指出，基于证据的治疗在实践中扮演着日益重要的角色。

治疗干预的文献资料越来越多地被包括在新出现的各种"实践指南"之中。实践指南是指执行某种治疗程序的方法。实践指南被定义为"在特定的临床环境下，帮助咨询师和求助者决定采取相应的健康措施的系统说明"。当前已经有针对躁狂症、控制自杀和抑郁症治疗的实践指南；制定实践指南的工作在其他许多问题领域也取得了进展。AHCPR 指南是由多个学科方法发展而来的，具有一定的代表性。但有些批评指出，AHCPR 指南更加偏好药物治疗而非心理治疗。美国精神病学会也对其他 DSM-IV 中的临床症状编制了实践指南。近年来，APA 的临床心理学分会（第 12 分会）也编制了有关心理治疗的实践指南。它们的第一份报告发表于 1995 年，列出了 22 种已获大量研究支持的治疗方法，被称为已获经验证实的治疗方法（EVT）。他们通过广泛综述有关治疗方法的实证数据，提出了治疗效果可分为三种水平：已获良好确定、已确定以及很可能有效的实验中的治疗方法。1996 年 APA 出版了更新的报告。标准化的治疗手册和治疗方法的培训计划也逐渐出版（参见本章后面的网站）。目前，第 12 分会中的"科学与实践委员会"不再将有研究支持的治疗方法称

为EVT或后来使用的经验支持的治疗方法（EST），而使用证据支持的治疗方法（EBT）一词。该委员会将在2002年发表新的报告；报告中会出现新的指导原则、标准和治疗方法，可在网上找到新的报告。当前，美国心理学会的第17分会（咨询心理学）也建立了一个正在工作的特殊工作组，为咨询心理学中那些已经获经验支持的治疗方法建立一套实践指南。

尽管第12分会的工作组在1996年的报告中提出了六点告诫，但上述各种实践指导原则仍然引起了很大的争议和辩论。事实上，甚至只是在写作中提及这些指南，也好像打开"潘多拉的盒子"一样！对于EVT运动的批评包括如下一些：

1. 关于定义和术语的混乱。尽管工作组最初做出了极大的努力，以避免任何可能把EVT等同于某项治疗已经完成验证研究，但仍有些人反对使用这个词。另有一些文献使用"经验支持的治疗方法"（EST）一词。很多人把这两个词混同使用。但是，Patton指出，EVT只用于表示确立了治疗效果对比标准的治疗，而EST则具有更广、更丰富的内涵。我们认为，使用EBT这个新的词汇，可能会解决目前有关实践指导原则用语方面的混乱。我们支持Gibbs对证据支持的治疗实践（EBT）提出的定义：这是一种终生学习的过程，其中包括，要不断地提出对求助者进行治疗有重要意义的各种具体问题，再对每个问题寻求当前存在着的客观而有效的证据，并依据采集到证据采取适当的行动。

2. EVT的可行性与在实际生活中的适用性。第二种批评是针对这些所谓有效的治疗在实际生活中可能并不具有可行性。第12分会采用一种功效研究，以便确定治疗方法的经验效度。Ingram等指出："功效一词是指有关疗效研究的内部效度，在控制良好的研究中，当一种疗法显示出效果时，功效便会得到最好的体现……"但是，功效研究的标准并不能用来评估治疗的有效性，"即一种疗法的外部效度，或者一种疗法在实验控制环境以外的情境中显示出来效果的证据"。治疗方法有效性研究是指那些现场研究，研究对象为患有多种共同疾病的真实求助者。确立治疗是否有效是非常重要的，因为基于这些研究的实践指南的主要目标，就是要发现那些可以有效地用于实际情境中的治疗干预方式。《消费者报告》曾登载过一项关于心理治疗方法有效性的大规模研究。正如Nathan指出的，在编制治疗方法的实践指南时，既需要进行功效研究，也需要进行有效性研究。

3. 多样性问题。对于EVT的第三种批评与回答多样性的问题有关。在编制实践指南、证据支持治疗方法和标准治疗方法手册时，要注意那些有关求助者的重要人口统计学变量，尤其是有色人种求助者的情况。在这方面，所有文献资料都还处于非常初步的阶段。迄今为止，治疗方法在少数民族求助者（或文化多样性的其他维度）中是否具有效度尚未明确，这个领域尚需大量的研究。许多治疗方法手册在求助者的问题和治疗程序上提供的种族文化的信息还很缺乏。值得庆幸的是，一些资料汇编资源开始收集更多的种族文化方面的信息资料。例如，Marsella等出版了一本关于创伤后应激综合征中种族文化因素的著作。但在治疗方法的实践指南中对于种族文化因素的关注仍然相对稀少（关于在疗效研究中所采用的民族、种族的一般性指导原则，请参见Gray-Little和Kaplan于2000年发表的综述文章）。

一篇有关治疗双向抑郁的心理治理和医学治疗的综述性文章指出，种族和性别因素在几乎所有的相关研究中都被忽视。这种忽视当然是有问题的，因为研究中90%的样本通常都是白种人。很难将这些研究结果推广到那些有色人种之中。而且有65%到80%的抑郁症研究都是针对妇女，所以还不清楚这些结果能否推广到男人身上。

4. 过分强调特殊成分，而相对忽略共同因素。最后一种批评是针对治疗方法进行的有效性研究，它们过于强调特定治疗方法对疗效的贡献，而忽视共同因素（即求助者特征、治疗师技能和工作联盟质量等）对疗效的贡献。这种偏差导致一种最坏的情况，治疗师的作用被降低到技术员水平，只要求他们按照训练和监程序机械地执行预定治疗方法，因此治疗师的临床判断常常受到压制。Waehler等建议，我们不要过高看待实践指南和所谓有证据支持的治疗方法，而应按照其本来面目来认识治疗方法——指导原则是一种"存在着其他观点时需要做出的判断"，但它不等于标准。标准要"得到治疗师完全一致的采纳，因此它的实施带有强制性"。人们很担忧，管理式医疗组织在支付过程中过分强调使用实践指南。Cushman 和 Gilford 真诚地呼吁，不要在管理式医疗模式中，将"遵循规则、程序和文化规定的艺术，危险地变成为只求成功的治疗方法"。与其他人一样，他们担忧，为了获得保险支付，治疗师们的灵活性、创造性和专业判断会被标准化的治疗方法所替代。我们认为，应对上述这些批评及其伦理道德含义的方式之一，就是采用那些具有研究基础的治疗方法。使用这些治疗方法时，治疗师可以找到相关的研究结果，以便使治疗能够适合于多种实际情况，针对于各种求助者及多种多样的问题。我们在专栏 10.1 中提供出一些研究资料来源。在选择治疗方法的文献和研究结果时，要加以批判性地评估和使用，这也十分重要。Kazdin 建议进行如下的评估：

专栏 10.1 证据支持的治疗方法示例书籍

Allen-Meares, P., & Garvin, C. (Eds.). (2000). Handbook of social work direct practice. Thousand Oaks, CA：Sage.

Barlow, D. H. (Ed.). (2001). Clinical handbook of psychological disorders (3rd ed.). New York：Guilford.

Geyman, J. P., Deyo, R. A., & Ramsey, S. D. (2000). Evidencebased clinical practice：Concepts and approaches. Boston：Butterworths/Heiremann.

Nathan, P., & Gorman, J. (Eds.). (2002). A guide to treatments that work. New York：Oxford University Press.

文章

愤怒情绪管理

Deffenbacher, J. L., Oetting, E. R., and DiGiuseppe, R. A. (2002). Principles of empirically supported interventions applied to anger management. The Counseling Psychologist, 30, 262-280.

职业咨询

Whiston, S. C. (2002). Application of the principles：Career counseling and interventions. The Counseling Psychologist, 30, 218-237.

儿童及青少年

Kazdin, A., & Weisz, J. (1998). Identifying and developing empirically supported child and adolescent treatments. Journal of Consulting & Clinical Psychology, 66, 19-36.

Ollendick, T., & King, N. (2000). Empirically supported treatments for children and adolescents. In P. Kendall (Ed.), Child and adolescent therapy：Cognitive-behavioral procedures (pp. 386-425). New York：Guilford.

Roberts, M., Vernberg, E., & Jackson, Y. (2000). Psychotherapy with children and families. In C. Snyder & R. Lngram (Eds.), Handbook of psychological change (pp. 501-519). New York：Wiley.

学校咨询

Whiston, S., & Sexton, T. (1998). A review of school counseling outcome research：Implications for practice. Journal of Counseling & Development, 76, 412-426.

健康心理学

Compas, B., Haaga, D., Keefe, F., Leitenberg, H., & Williams, D. (1998). Sampling of empirically supported psychological treatments from health psychology：Smoking, chronic pain, cancer, and bulimia nervose. Journal of Consulting & Clinical Psychology, 66, 89-112.

Smith, T., Nealey, J., & Hamann, H. (2000). Health psychology. In C. Snyder & R.

> Ingram (Eds.), Handbook of psychological change (pp. 563-590). New York: Wiley.
>
> **种族与人种问题**
>
> Gray-Little, B., & Kaplan, D. (2002). Race and ethnicity in psychotherapy research. In C. Snyder & R. Ingram (Eds.), Handbook of psychological change (pp. 591-613). New York: Wiley.
>
> Quintana, S. and Atkinson, D. R. (2002). A multicultural perspective on principles of empirically supported interventions. The Counseling Psychologist, 30, 281-290.
>
> **成人精神疾病**
>
> DeRubeis, R., & Crits-Cristoph, P. (1998). Empirically supported individual and group psychological treatments for adult mental disorders. Journal of Consulting & Clinical Psychology, 66, 37-52.
>
> **夫妻、婚姻与家庭**
>
> Baucom, D., Epstein, N., & Coop Gordon, R. (2000). Marital therapy: Theory, practice and empirical status. In C. Snyder & R. Ingram (Eds.), Handbook of psychological change (pp. 281-307). New York: Wiley.
>
> Baucom, D., Shoham, V., Mueser, K., Daivto, A., & Stickle, T. (1998). Empirically supported couple and family interventions for marital distress and adult mental health problems. Journal of Consulting & Clinical Psychology, 66, 53-88.
>
> Friedlander, M., & Tuason, T. (2002). Processes and outcomes in couples and family therapy. In S. Brown & R. Lent (Eds.) Handbook of Counseling psychology (3rd ed.) (pp. 797-824). New York: Wiley.
>
> Sexton, T. L. and Alexander, J. F. (2000). Family-based empirically supported interventions. The Counseling Psychologist, 30, 238-261.
>
> **社区治疗方法**
>
> Coromy, T. (1999). Programs of assertive community treatment (PACT): A critical review. Ethical Human Sciences and Services, 1, 147-163.

1. 与没有采用的治疗方法相比,这种治疗方法的效果是什么?

2. 导致任何求助者改变的干预方式中有效成分是什么?

3. 为了提高疗效,治疗师可以改变干预方式中的哪些参数?

4. 为了提高疗效,可以将哪些治疗方法合并使用?

5. 求助者、家庭或治疗师的不同特征以及它们与各种治疗方法的结合,对疗效产生什么影响?

在评估各种关于临床实践的研究结果和建议时,也可考虑 Brown 推荐的以下问题:

研究者关于常模标准、价值观和恰当行为的假设是什么?

研究者所测量的存在状态是某种文化中的常态现象,还是研究者自己的文化现象?

对一个人行为的评价是从他自己的文化出发,还是从偏见出发的?

当疗效研究者们属于主流文化时,提出上述这些问题就变得更加重要。

一旦确认了指导指南所依据的研究来源,下一步就要使用第一章实践核心中论及的批判性思维。Ingram 等称之为基于原则、而非基于技术的思维。例如,"焦虑障碍和创伤的文献显现出的一个原则是,暴露于矫正性信息之中而不去回避,是促进情绪改变的一种有力方式"。暴露治疗法的原则"也可以直接应用或经过调整后应用于与焦虑障碍相类似的其他回避问题,例如物质滥用、进食障碍、体性障碍和分离性障碍等"。基于原则的批判性思维的另一例子体现在 Salkovskis 和 Clark 提出的对疑病症的治疗方法之中,目前对这种障碍尚无实证经验支持的治疗方法。他们认为疑病症"与惊恐障碍相类似,都是求助者对自己躯体功能的错误解释",因此他们"调整了针对惊恐障碍的治疗方法,以便用于那些有所不同但却相似的临床问题之中"。

在接下来的小节中，我们将介绍Beutler等建立和研究的一个模型，其中提到另一个基于原则并具有研究基础的治疗方法的例子。有关治疗方法新信息的产生速度远远超出我们任何人将它们写入书本的速度！然而，在学习特定治疗干预方式中，重要的是学习如何批判性和创造性地思考，如何继续学习以及如何产生新的信息。为此需要再次阐述第二章中论述批判性思维时引用的问题，因为它们对于制定治疗计划的决策非常重要：

我思考的目的（目标）是什么？
我试图回答的具体问题是什么？
我是在什么观点或角度之下进行思考的？
什么概念或理念构成了我思考中的核心？
我做出了什么预先假定？
我使用了什么信息？
我是如何解释这些信息的？
我得出了什么样的结论？
如果我接受了这个结论，那么它对于治疗的意义是什么？

Gibbs也建立了一个对证据支持的治疗方法（EBT）进行批判性思维的模型。他描述了各种类型的治疗问题，以便于评估求助者及其问题的种类、咨询师的目标以及可供咨询师选择的其他干预治疗方法。

计划治疗类型、疗程和模式的决策原则

决策原则是一系列咨询师在会谈中不断向自己提出的内部发问或启发，其目的在于选择适合于求助者及其被认定的主诉问题的治疗技术。探索这类咨询师-求助者相匹配模型的近期研究者包括Beutler和Clarkin、Beutler和Harwood、Beutler等，Santiago-Rivera、Hackney和Comier以及Seligman。

Seligman的模型主要基于DSM-Ⅳ。这个模型先描述各种诊断，再将这些诊断与特定的评估数据相联接，然后针对不同的诊断类型推荐出适合使用的治疗程序。对于每一种临床障碍，她都介绍了与该种障碍有关的求助者特征、最佳的咨询师特征、建议的干预策略及其预后。她还提供了一种对求助者障碍的总结，简要归纳了对治疗的建议，并将之称为求助者地图。我们在专栏10.2中列出了一个她描述成年人焦虑障碍的求助者地图。这个模型的一个优点在于它很全面，包含了各种DSM-Ⅳ所列障碍相对应的治疗计划。但它提供的有关求助者的文化特征的相关资料却非常有限。

Santiago-Rivera的模型综合了许多文化维度。我们将在本章后面谈到治疗计划中多元文化和性别问题时，再来介绍这个模型。

Hackney和Cormier的模型将问题分为五种类别：情感、认知、行为、系统和文化，并将问题类型及其特有表现与相应的干预类型和理论取向匹配起来。专栏10.3显示了他们的模型。这个模型的一个优势在于，它所推荐的治疗模式跨越多个领域，因此整合了来自各种理论取向的干预方式。这有助于学习者和咨询师了解到，自己的培训背景和理论取向会怎样地影响治疗干预方式。

Beutler和Clarkin的模型综合考虑了求助者特征、求助者问题的性质和治疗目标，但它对文化因素的涉及很少。最初的模型已在近期扩展为两个模型：为抑郁症患者提供治疗指导原则的经验指导模型，以及将治疗方法选择与前面介绍过的三个求助者变量（即功能缺损水平、应对风格类型和阻抗水平）相联系的模型。我们曾经提到，这三个变量是用来调整咨询关系以适合求助者需求的有效方式。这三个求助者变量对治疗方法有中介作用。专栏10.4概述了他们的模型（如要全面了解该模型，建议参看他们的原文）。

治疗类型

按照Beutler和Clarkin的模式，求助者的问题可分为两类：有痛苦症状的问题和有象征性冲突的问题。区别这两类问题的最简单办法是回答这样一个问题："求助者的问题是由环境塑造成的习惯呢，还是自己内部冲突体验的象征性表现？"如果问题与情境有关，并有清楚的前因和后果，那么它就是症状问题。例如，一个十几岁的女孩被她的父母带到咨询师那

> **专栏 10.2　建议的治疗方法：求助者地图**
>
> 根据求助者地图的框架，本章讨论的对焦虑障碍的治疗建议归纳如下。
>
> **求助者地图**
>
> **诊断**
>
> 焦虑障碍（惊恐障碍、广场恐怖、特定的恐怖、社交恐怖、强迫障碍、急性应激障碍、创伤后应激障碍以及广泛性焦虑障碍）
>
> **治疗目标**
>
> 减低焦虑和与障碍有关的行为和躯体症状
>
> 促进压力管理、社会和职业功能、控制感
>
> **评估**
>
> 常常包括躯体检查以排除躯体障碍
>
> 测量焦虑或恐惧
>
> **临床医生特点**
>
> 耐心
>
> 鼓励性
>
> 支持性但坚定和灵活
>
> 关心但不控制
>
> 带来平静和安心
>
> 适合多种行为和认知干预方式
>
> **治疗地点**
>
> 通常是门诊，有时在情境中进行
>
> **使用的干预方法**
>
> 认知行为和行为疗法，尤其是现场和想象脱敏、暴露和反应阻止
>
> 焦虑管理的训练
>
> 应激接种预防
>
> 问题解决
>
> 放松
>
> 决断训练
>
> 进展的自我监测安排家庭作业
>
> **治疗的重点**
>
> 通常是当前取向的
>
> 适度的指导性
>
> 支持性
>
> 认知和行为
>
> **参加人数**
>
> 个体或小组治疗，根据障碍的性质而定
>
> 需要的时候进行家庭治疗，尤其是对于遗传性障碍
>
> **时间安排**
>
> 通常是每周进行，持续短程或中等长度的时间（8 到 20 次）
>
> 中等速度的进展步伐
>
> 很可能是灵活的时间安排，根据情境中治疗的需要
>
> **需要用药的情况**
>
> 通常不需要，除非焦虑带来严重损害
>
> 在某些形式的焦虑障碍，尤其是强迫障碍中可能需要辅助药物治疗
>
> **辅助的治疗方式**
>
> 催眠疗法
>
> 生物反馈
>
> 冥想
>
> 运动
>
> 压力管理的其他方式
>
> 计划愉快的活动
>
> **预后**
>
> 根据具体障碍而不同
>
> 症状改善通常良好
>
> 障碍迹象的完全消除通常较好

里，因为父母确信她在最近几个月里变得"生疏和孤癖"了，尤其是自从她与一个比她大的男孩来往后。

另一方面，如果症状反复出现，似乎并不与特定环境中的前因和后果有任何联系，而且再次发生的环境与最初的引发环境没有任何相似之处，那么该问题则有可能表示着内部冲突。例如，另一个十几岁的女孩被父母带来见你，父母认为女儿不仅同他们，而且同弟弟也变得"生疏和孤癖"起来。他们还说，这一行为不是刚刚出现的，从她两岁与她的弟弟一同被收养时就开始了。她两岁时，被生母遗弃在一所废弃的房子里好几天。她把自己描述为孤独的人，并且没有任何真正的朋友。对于以症状为主的求助者问题，改变的目标是那些可观察到的过度行为、缺失行为或认知障碍。而对于以矛盾冲突为主的求助者，改变的目标则是那些被症状所掩盖着的情感以及内心深处的无意识矛盾冲突。

专栏 10.3　治疗策略和相应的求助者问题表现

情感的	认知的	行为的	系统的	文化的
个人中心疗法；完形疗法；身体知觉疗法；精神动力疗法；经验疗法：	理性情感疗法；Beck认知疗法；相互作用分析；现实疗法：	Skinner操作性条件反射；沃尔普的对抗性条件作用；班杜拉的社会学习；拉扎勒斯的多通道疗法：	结构疗法；策略的家庭疗法；代际沟通疗法：	多元文化咨询；跨文化咨询：
积极聆听；共情；积极奖励；真诚；意识提高技术；空椅法；做梦；生物能；生物反馈；核心能量；计数疗法；自由联想；感情转移分析；解梦；集中技巧。	A-B-C-D-E分析；布置家庭作业；对抗性条件作用；读书疗法；幻想；头脑风暴；多重选择法；再构法；本我分析；笔迹分析；问题界定；澄清相互作用顺序；定义人际界限；转换三角模型。指出矛盾问题。	引导想象法；角色扮演；自我管理；生理指标记录；媒体磁带；决断训练；社会技巧训练；系统脱敏；偶然事件立约；行动计划；对抗性条件作用。	子系统分化指导；卷入和分化；强调三角关系、行为立约；和联合关系；角色重建；澄清相互作用；再建法；指出矛盾问题；改变作用顺序；定义人际界限；转换三角模型。	元理论，基于文化的多模式干预技巧；世界观、文化取向同盟关系和文化身份；解放和宽容的眼界；文化敏感语言、暗喻、仪式、实践和资源；合作；网络；意识提高等。
问题表现 感情表现和冲动；感情的解决和决定问题时感情用事；对自己和他人的敏感性；对于别人情感的接纳性。	**问题表现** 智能化；逻辑、理智、系统行为；推论；计算机式问题解决和决策；对于逻辑、思想、理论、概念、分析和综合的接纳性。	**问题表现** 参与活动；强烈的目标定向；不断做某事的需求；活力、活动、既成事实的接纳性；可能要别人付出代价。	**问题表现** 卷入或脱离关系；严格的关对于系界限和规则；相互关系失调。	**问题表现** 文化适应水平；世界观类型，不稳定性；文化同一性的水平；双语或三语；目前的问题在某种程度上说，是与文化有关的。

对于以症状为主的问题，应考虑改变求助者的行为和认知；建议的治疗手段应包括行为和认知干预策略，如示范法、逐步练习法、认知重建法、自我监测法等（见专栏10.4），这取决于症状是外显的还是内隐的。外显的症状对于行为干预方法更具反应性，而内隐的症状对于认知疗法则反应性较好。对于那些把自己的痛苦原因进行外部归因的求助者，行为和认知疗法也能取得较好的效果。对于以矛盾冲突为主的问题，应改变求助者的情感。建议的治疗方法包括情绪和感觉结果增强干预策略，如情感反省法、Gestalt双椅及梦幻工作法、表象法、身体表现及相关活动法（见专栏10.4）。解决无意识冲突的建议疗法包括探寻无意识经历、强调人际关系模式以及隐藏动机的干预策略，如解释法、对抗法、早

专栏 10.4　Beutler 和 Clarkin 的系统治疗选择模式

问题的本质	改变的目标	相关的治疗	
痛苦症状	行为 （第一改变顺序）	1. 社会技巧训练 2. 对逃避事件的现场暴露法 3. 阶段训练法 4. 行为强化法	外指化症状
	认知 （第一改变顺序）	1. 找出认知的错误 2. 估计出认知歪曲的程度或危险性 3. 向失效的假设和信念进行挑战 4. 自我监督 5. 自我引导 6. 训练替代性思维 7. 检验新的假设	
象征性冲突	情感 （第二改变顺序）	1. 关注感觉状态 2. 情感反省法 3. 情感"分裂"的双椅治疗法 4. 与未尽事宜相关的单椅、双椅治疗法 5. 构造意象法 6. Gestalt 释梦法 7. 隐藏自我的镜像反射法 8. 扮演对立情感 9. 感觉线索的自由联想法 10. 身体感表达和放松训练	内指化症状
	无意识冲突 （第二改变顺序）	1. 自由联想 2. 解梦 3. 对转换投射进行鼓励 4. 对阻抗和防卫机制进行解剖 5. 通过评估常见错误或口误，分析隐藏的动机 6. 自由幻想探索 7. 对早期记忆进行讨论 8. 对家谱图进行重建和分析 9. 对个人内心"分裂"的双椅治疗法	

期经历回忆法和双椅工作法等（见专栏10.4）。这类强调无意识动机和情感的治疗方法对于那些将痛苦进行内部归因的求助者似乎更为有效。

总的来说，关于治疗方法的类型，Beutler和Harwood提出了选择治疗方法类型的三条指导原则：

1. "直接改变症状问题的努力应在治疗早期开始，要先于使用通过领悟和理解来间接影响症状的治疗程序。"

2. 如果求助者"最典型的应对方法是以对责备或责任采取主动回避，具有冲动性和攻击性或其他外源症状，那么最佳的治疗策略就是明确告知求助者，做这些回避行为可能产生的恐怖后果，并使其培养出技能来选择其他的行为"。

3. 如果求助者最典型的应对方法是"强调自我反思和批评、社会退缩、情绪回避和内部反应控制，那么最佳的治疗策略便是，促使求助者意识到这些内部事件是如何影响到了自己"。

治疗的指导性

治疗方法的指导性水平是由求助者阻抗和反作用力水平决定的。对于阻抗和反作用力水平较高的求助者，非指导性的治疗方法更加有效，而指导性的干预方式对于阻抗水平较低的求助者更容易起作用。Beutler和Harwood将这个治疗原则归纳如下：咨询师应避免与有阻抗的求助者意见冲突，并应提供增进其主观知觉自由度和自我指导能力的治疗方法，如动机会谈（见第九章）和矛盾意向法等都对这样的求助者非常有用。对于一般没有阻抗的求助者，咨询师亦应谨慎使用指导和引导性治疗。指导性和非指导性的治疗方法的举例见专栏10.5。

治疗持续时间

Beutler和Clarkin主张，治疗计划从对症状的治疗开始是有益的，因为没有证据显示，使用有限的疗法方法对付复杂的问题会产生负面影响，但是如果使用大规模的疗法来对付一个简单的问题，则显得有些过分。他们承认，尽管"使用有局限性的疗法对付复杂的问题时，症状可能会出现反复，……但交替使用不同程度的混合疗法的确可能会减少症状的反复"。他们指出，随着改变目标的增加和求助者体力及资源的减少，长时间的治疗就会变得重要起来。Beutler和Harwood指出，治疗的持续时间受求助者功能失调水平的影响："当治疗的强度符合于求助者的心理和功能失调水平时，治疗导致的改变更有可能发生，改变

专栏10.5

指导性干预方法	非指导性干预方法
1. 在咨询中提出封闭性问题	1. 在咨询中提出开放性问题
2. 在咨询中做出解释	2. 被动接受求助者的情感和想法
3. 在咨询中面质	3. 在咨询中对求助者的情绪状态做出情感反映
4. 在咨询中打断求助者的话或行动	4. 大多数时间跟随求助者引出的话题
5. 向求助者提供信息或指导	5. 治疗师提出话题的发生比率较少
6. 安排结构化的家庭作业	6. 患者提出话题的发生比率较高
7. 分析A-B-C关系	7. 自我监测的家庭作业
8. 收集证据并分析	8. 自我指导疗法
9. 监测和进行记录	9. 非指导性的和矛盾意向方法
10. 安排活动时间	10. 唤起的、叙述的方法
11. 人际分析	
12. 指导式体验技术	
13. 声音分析	

程度也更大。"与失调水平较低的求助者相比，对失调水平较高的求助者应给予更加频繁的咨询，咨询间的时距较短。然而，一些机构和保健管理部门制定了一些政策，规定根据求助者的诊断，有限制治疗持续的时间不得超过若干次。虽然对于出现一次性情境问题的求助者适于使用危机干预方法，但我们不能假设所有来咨询的求助者都适合于使用简短、限时的治疗。频繁而简短的治疗对那些有可能较早地退出治疗的求助者比较有效，如那些处于改变模型中思虑前阶段的求助者和那些只有单纯症状和冲突问题的求助者。短促治疗还可能符合一些有色人种求助者的偏好和信仰系统。治疗持续时间长短的决策应该出于临床考虑而非经济考虑。由于费用限制而提供过较少的治疗，或者在第三者偿付收费服务情况下提供长时间的治疗，都有违于咨询的伦理道德。

治疗模式

治疗模式是指对求助者进行干预的特定方式，包括：

1. 个体治疗
2. 伴侣和/或家庭治疗
3. 小组治疗
4. 药物治疗

这些模式都各有优点。个体单独治疗比其他模式涉及更多的隐私、自我流露、情感分享，求助者也更为专注，与咨询师有更多的认同感等。伴侣治疗可以直接观察伴侣之间的相互作用，如双方的冲突和共同利益，并且可以为双方发展出相互支持、相互交流和解决冲突的办法。父母和孩子都参与的家庭治疗也具有这些优点。小组模式允许求助者从他人那里得到深度示范、支持和反馈。夫妻、小组和家庭干预法对于提供教育和技能训练都提供了很好的背景。个体、夫妻/家庭和小组模式治疗虽然没有典型的副作用，但也不是所有的求助者都能从这种治疗中获益。药物治疗手段包括使用精神药物，以帮助治疗或减轻精神疾病，很明显这会造成生化的失衡。通常用药物治疗的病症包括严重精神病、内因性或严重的抑郁症以及双向情感紊乱。若需要使用药物治疗手段，求助者同样还需要医生的评估和复查。用药物治疗，求助者很少能学到解决问题的新方法，所以还需要附加一些心理治疗方法。另外，用药物治疗比用其他模式治疗会给求助者带来更大的风险和各种副作用。

治疗的模式通常由求助者问题的性质来决定。正如Beutler和Clarkin观察到：

一般来说，假如冲突的症状反映了一个短期或不复杂的模式，此模式又在求助者个人控制之中，并且没有给当前的家庭环境带来什么麻烦，那么就可以使用个体或小组治疗。若症状或冲突给当前的婚姻/家庭的人际环境带来了严重困扰，那么家庭/婚姻治疗模式将是选择对象。同样地，若症状或冲突具有人际性质，且延伸到家庭环境以外，团体治疗将是选择的形式。

表10.1明确描述了适合于各种治疗模式的求助者和求助者问题。尽管这个表没有包括所有治疗模式的条件，但其优点是可以提醒某些咨询师，不要只根据自己的训练背景而不根据求助者的问题来确定计划和选择干预方法。单一的视野导致单一的治疗方案。例如，一个受过伴侣和家庭咨询方法训练的咨询师，可能会把所有问题和相应干预措施都引向家庭咨询；然而只受过个人咨询方法训练的咨询师，则可能错过或忽略求助者问题中与家庭、小组和系统有关的重要部分。使用多维治疗观点的重要性怎么强调都不过分！例如，在婚姻与家庭治疗的领域中，求助者的问题越严重，涉及的方面越多，多种治疗模式的使用就越关键。

选择治疗模式要考虑的另一因素是成本效益。我们在以下部分将详细讨论这个问题，个体模式需要求助者和咨询师花费最多的时间，小组模式最少，夫妻和家庭治疗则居于二者之间。夫妻治疗和家庭治疗对于住院求助者最具成本效益，治疗对象包括：精神分裂症、违法犯罪、严重的青春期失常以及青年和成人的药物依赖和成瘾。

治疗的成本效益

如前面提到的那样，在选择治疗类型、疗程和治疗模式时，要考虑到成本效益。Herron、Javier、

表 10.1　求助者的问题与治疗模式之间的关系

治疗模式	求助者特征和存在问题
个人	1. 求助者的症状或人际关系问题是基于内部冲突和应付生活方式，它们导致求助者出现了固定化的生活方式，而不去理睬当前人际关系的特殊性。 2. 求助者是一个努力在家庭中获得自主权的青少年。 3. 问题或困难是非常令人难堪的，因此要求个人治疗以使求助者感到安全。
伴侣	1. 伴侣双方互相认可，或者表现出的症状或冲突几乎只在夫妻间发生。 2. 一方单独有症状——例如广场恐怖症或抑郁症，这种情况由于伴侣的作用而保持或加重。 3. 对一方进行一段有效治疗后，另一方也有参与的必要（例如，一方得了厌食、肥胖或恐惧症，需要伴侣帮助其进行行为治疗，以促进合作并提供一般支持）。 4. 夫妻关系暗示他们之间的角色很僵化。
家庭	1. 家庭问题表现为，没有任何一个家庭成员被认为是特殊的求助者，问题主要出现在他们之间的关系模式上。 2. 家庭出现了当前内部关系的结构性困难，每个成员都共同或公开地对相互影响负有责任。 3. 家庭中的青少年可表现出发泄行为。 4. 一个家庭成员的进步能导致其他成员的退步。 5. 一个家庭成员有慢性精神病（例如：精神分裂症），这需要全家人来应付这种情况。
小组	A. 异质性小组（小组中的求助者各有不同的问题） 　1. 求助者最有压力的问题出现在人际关系上，无论是家庭内、还是家庭外。例如： 　　1）求助者孤独，希望和他人亲近，有社会和工作阻碍，过分腼腆； 　　2）求助者不能和他人分享，表现出自私和爱炫耀，需要受到格外的敬重，很难接受对别人的需求和做出反应； 　　3）求助者喜欢争论，反对权威，显示出消极——积极的特性； 　　4）求助者具有过度依赖性，相对地不能独立、缺乏主见； 　　5）求助者在人际关系中具有外部归因应对风格，倾向于感情用事。 　2. 求助者可能没有显著的人际问题，但可能有其他原因与混合小组有关，如： 　　1）变得和私人治疗师关系紧密，并且不能坚持自我观察。 　　2）极端理智，如有人对他表示质询，则可能有益于他的改变。 B. 同质性小组（小组内的求助者有明确的共同问题） 　1. 明确的冲动问题，例如肥胖、酗酒、吸毒、赌博、暴力。 　2. 问题属于急性环境刺激，例如心脏病、离婚、髋骨吻合术、晚期疾病。 　3. 与特定的人生发展阶段相关联的问题，例如儿童养育、衰老。 　4. 明确的症候群，例如恐惧症、精神分裂症、双向情感障碍。

Primavera 和 Schultz 指出，成本"反映出人们对含有多重目标的心理健康观念的特殊关注……，最近的争论只不过是人们对心理健康的价值判断和达致不同健康水平需要付出的成本，表现出的不确定性的最新发展"。目前资助政策趋向于这样的观点，保险支付范围内的心理治疗，只要能够帮助求助者恢复或保持精神健康的"必需水平"，这就足够了。必需水平意味着"只要不存在影响个人完成生活中必要任务的症状"。从花费的观点上，这种所谓的"保健标准"暗示着，没有必要进一步考虑预防与改进的问题。Herron 等人说，"当功能水平处于可接受的标准以下时，进行心理治疗被认为是合理的；但是追求高水平的心理健康则被认为是不必要的"，至少精神保健管理部门一些人的观点是这样。Cushman 和 Gilford 指出，对于管理式医疗的费用限制的强调，已经改变了我们对于治疗过程及作为咨询师和求助者有何意义的讨论："在管理式医疗模式下做出的心理治疗时间安排，似乎没有可能安排什么时间来检视咨询师—求助者之间的关系、他们意见的差异、抱怨、争吵、受到伤害或愤怒情感的表达、对误解或困惑的探索或者对费用安排、角色和权力分配的质疑等。"进一步来说，也不可能会去关注"一个人生活的物质或文化条件可能也是造成其心理问题的部分原因"。

提到治疗的支出和收益，Herron 等人认为有一个方面需要所有人都加以考虑，即经常把有效性和功效等同起来的错误假设。保健管理部门一直依靠效用审查来限制治疗的次数和治疗师的数目。结果导致一些收费较高或者使用了较长疗程的治疗师被取消咨询的资格；更糟糕的是，一些求助者因此而过早被停止了治疗。Cushman 和 Gilford 发现，在这个过程中隐含着一种观点，认为求助者"应该接受治疗师的评估，采纳治疗师的观点、指导或行为指示，并照此执行"。不遵从这些规则的求助者可能会面临丧失从治疗中获益的威胁，或者被给予一个 DSM-IV 中轴 II 上的诊断，而这种诊断不属于偿付范围。

许多保健组织把每年的精神保健次数限制在20次以内，并且假设此数字为那些即使有高需求的人也提供了一个"安全港"。然而，如 Herron 和他的同事指出的，目前的资料驳斥了这个假设。一项非常全面的研究表明，对于大部分求助者来说，每年进行52次咨询获得的收益可能最大。另一方面，Cummings 等根据20年的研究指出，在咨询师同时具备短程和长程的咨询方法的培训背景时，85%的求助者在15次会谈中获得了疗效。同时，另外一些具有非常困难问题的求助者可能需要终生治疗，其中有些人在每次"病情发作"时接受过150至300次的治疗。Cummings 等建议，咨询师应根据求助者的需要选择治疗方式，而不是出于自己无法进行长程或短程的治疗。显然，肯定有一些求助者需要更多的治疗，他们自身没有能力支付或者不能借助于保险进行治疗。贫穷的求助者和一些有色人种求助者更可能无路求医。实际上，很难给所有求助者找出一个通用的有效疗程标准，因此要为每个求助者单独制定治疗计划。

评估治疗的成本效益时，应回答以下几个问题：

1. 对于问题和治疗目标都十分明确的求助者，疗法 A 比疗法 B 成本效益更佳吗？
2. 这种疗法的收益是否能超过投入？
3. 我怎样才能在最短的时间内，使这个求助者获得可能的最好结果？

结合使用多种治疗模式的费用，常常比使用单一治疗模式更高，因此咨询师需要知道何时应使用和何时不应使用多种治疗模式的结合。对于咨询师来说，成本效益通常意味着：

1. 针对每个求助者的特殊目标，要列出可供选择的治疗干预方法或治疗方式。
2. 给每种治疗方式列出相应的成本—收益表。其中成本包括：咨询师或诊所的运转费，求助者引致的费用，如误工费等，以及与咨询师工作和设备有关的正常开支。成本中还包括使用疗法 A 和/或 B 所需治疗次数的费用估算。收益则包括：求助者在整体功能上的改变程度、症状减轻的幅度以及求助者生活质量的提高。受益还包括治疗给求助者生活的其他方面带来的影响，如求助者自身的生活和他的家庭生活以及学校和工作表现等。若一种治疗方法所需治疗时间比其他方法更短，但却能获得相同的疗效，那么这当然也是一种收益。另一种收益表现在，一种心理咨询服务能够减少求助者寻求其他成本更高的心理治疗。这被称为医疗成本的抵消。Roberts 等人提供的一些证据，支持儿童和成人都可从心理治疗中获得这种收益。

3. 选择那些最有成本效益且临床上最有效的治疗方式，它最有可能帮助求助者达到治疗目标；此即所谓收益超出成本。

治疗计划和方法选择中的多元文化和性别问题

咨询师从一开始就应认识到心理治疗策略和干预方法的起源，以及这些起源对于制定治疗计划的意义，特别当治疗对象是那些感觉自己正"处于社会边缘"或处于主流社会之外的求助者。本书后半部分讲述的大部分治疗策略都是创始人在治疗过程中建构出来，后又被人们加以广泛使用，但这些策略都只反映主流文化价值观，而主流文化被认为是由"白种人、中产阶级、年轻人、健全者、异性恋者和男人"所决定的。不具这些特征的求助者多半会有处于边缘状态的感觉。另一个需要了解的重要之点是，一些在欧美求助者身上取得成功的传统心理治疗技术，对于那些处于主流范围以外的求助者来说，则可能是他们文化上的禁忌。传统的治疗计划和选择并未考虑到种族、性别和社会的阶层，尤其是贫穷及文化视角等方面的问题。因此，在所有治疗计划中，咨询师都要考虑如下两个重要问题：

1. 通常使用的或者被推荐使用的疗法会对求助者产生更大压迫吗？
2. 当治疗对象为"遭受多种压迫"的求助者时，治疗方法应该是怎样的，应能提供些什么？

学习活动 10.2 治疗计划中的决策规则

使用下面描述的两个案例，找出其中的选择治疗方法和制定计划的一些决策规则。以口头或书面的方式，回答下面的5个问题，它们分别代表着选择治疗计划的决策规则。可以与一个伙伴或小组一起进行此项练习。

1. 求助者的功能算上情况如何？举出数据支持你的判断。基于上述判断，你认为为该求助者进行治疗的时间应多长？
2. 求助者的最主要的应对风格是什么（内指还是外指）？举出数据支持你的判断。基于上述判断，你为该求助者选择哪类治疗方法——针对其行为还是针对其认知—反射？
3. 哪种治疗情境更适合该求助者？举出数据支持你的判断。
4. 你如何判断该求助者的阻抗水平？是高还是低？举出数据支持你的判断。基于上述判断，你会选择引导性或非引导性干预措施？
5. 考虑一下，你的训练背景、咨询环境和理论倾向是如何对你的治疗选择决定产生影响的？

安托尼奥案例

安托尼奥是一个15岁的男孩。因为逃学和偷东西，而被母亲赶出家门。现在他与父亲一同生活。他的父母已经离婚。父亲开了一个酒吧。虽然他与父亲住，但他说，他很少看见父亲。他说，他也很少去学校，因为那里没有他的朋友，他感到孤独，并常常与别人打架。他大多数时间都是看录影带，虽然他被安排在以后的时间里要在家里上学。他不承认吸毒，并表示不明白为什么被带来看咨询。

夏安先生案例

夏安先生已经72岁。他来进行咨询，是因为睡眠和记忆似乎都出现了问题，他认为这些问题都不寻常。而且，他的食欲也下降了。他退休已经7年了，一直以来都很好，只是最近才出现了问题。他与太太最近到几小时之外的地方去探望了儿子和孙子。他的另一个儿子住在同一个城市。他说自己有很多朋友，特别是一帮打高尔夫的朋友。他说自己与两个儿子的关系都很好。他对儿子的探访很愉快。但探访回来后，他就发现了睡眠、记忆和食欲问题。他感到有些犹豫，但还能应对。他否认有任何自杀的念头。他希望你能够帮助他。虽然他以前没有看过任何专业人员，但他不希望自己给太太和儿子们带来太多的问题。

学习活动反馈10.2　治疗计划中的决策规则

安托尼奥案例

1. 他的功能受损情况严重，这是由于他的家庭出现问题，他缺乏社会支持，感到社会孤独和退缩。因此，对他的治疗强度应加大，且疗程的间距要小一些。
2. 他的应对风格似乎是外指的。他因偷窃而犯法，因在学校打架而惹上麻烦。因此，治疗应针对其行为问题。
3. 由于家庭问题、社会孤独、缺乏社会支持，因此家庭和小组形式的治疗也许比个别治疗更佳。
4. 他的阻抗水平很高（他不知道为什么要来咨询）。因此，非引导性的干预可能更为有用。

夏安先生的案例

1. 他的功能受损情况较轻，因为他有一个支持性和关系良好的家庭，有许多朋友，能够得到多方面的支持。因此，治疗强度可以每星期一次。当然他的抑郁问题要格外加以小心，确保他不会伤害到自己。
2. 他的应对风格倾向于内指，如他认为自己是问题的根源，他将难过和悲伤内化。
3. 对他来说，个别治疗可能更为有用。同时，要请医生为其睡眠、食欲和记忆问题作检查。
4. 他的阻抗水平较低。他显然要得到你的帮助，因此，可以为他进行引导性的治疗。

假如这些问题未能得到解决，那么咨询师在治疗计划中就很可能会反映出欧美中心主义和大男子主义。

阻抗的多元文化观点

即便是提到的治疗阻抗这个概念，也源自于欧洲中心的文化，我们在本章前面介绍的观点更是如此。因此在多元文化的治疗计划和实施中，"理解和处理求助者出现的阻抗，需要采取另一种不同的视角"，因为有色人种和来自不同文化群体的求助者常常"不愿意寻求（由白种人）控制和主导的公共事业机构提供的服务"。此外，寻求局外人的帮助也可能意味着，这是求助者经过寻求"家人、朋友和社群及自然资源"之后才采用的"最后手段"。

在我们介绍的多元文化治疗计划模型之中，你将会发现一种看待阻抗的不同观点，这种观点倾向于培养阻抗的发生，而不是阻止或扭转它。这是因为，在多元文化和女性主义观点中，阻抗"是指拒绝融入主流文化常模并以某种形式遵循自己的声音和完整性的一种弹性能力"。在这些模型中，通过培养这些"技巧性的、自我保护性的和自我尊重性的策略"，实际上是在促进阻抗的发生。例如，这些模型不会使求助者因自己没有更加努力而产生羞耻感和降低自尊，而是要鼓励他们的阻抗，以揭示出这些知觉背后的假定："它取代人们对于公平游戏和权力平等的错觉……澄清了求助者在实际社会生活中的位置。在社会中，权力不是均匀分配的，而价值的获取也不是依据努力或才能，相反权力只是依靠偶然的特征。"阻抗甚至被重新理解为是一种求助者面对伤害和欺骗时成功地表现出个体或群体勇气和力量的行为。

因此，求助者应以采取这种"阻抗行为"为荣。这种促进阻抗的过程要求咨询师"能够看到比主流文化所能呈现出的选择更多的东西"，并能够识别和支持那些可能不为主流价值观认可的阻抗和破坏途径。例如，在个人水平，这可能意味着协助求助者抵抗一项不平等的协议，或者在工作中抵抗一项不考虑不同声音而由当权者强加的有关工作量的协定。在这种情况下，需要选择并实施那些能够促进阻抗行为的治疗方法。在系统的水平，咨询师与求助者都可能需要抵抗整个系统中习惯的治疗方式，即只管服从、不管差异，只要同意、不能争议。Cushman和Gilford提供的一个例子显示，有些管理式医疗模式下的临床咨询巧妙地影响求助者，使他们放弃自己的独立性而顺从现状。求助者没有得到任何帮助来"质疑或抵抗那些（给他们带来痛苦的）社会历史和物质条件"。从多元文化的视角看，求助者的阻抗行为使他们自己感到了力量，因为他们能够"指认、确证、抵抗和破坏那些常常造成问题和压迫的外部事件和影响"。

多元文化治疗计划模型中的世界观

Santiago-Rivera 提供了一个综合性的治疗计划模型，这个模型不是建立在欧洲中心观之上，而是具有文化敏感性。她的模型整合了多个文化维度，例如文化适应水平、治疗的文化敏感性以及文化相关资源的可利用性（见图10.1）。这个模型非常有用，因为它比我们在本章介绍的其他治疗计划模型更关注于文化的因素。她的模型与其他模型的一个区别就在于不同的世界观。

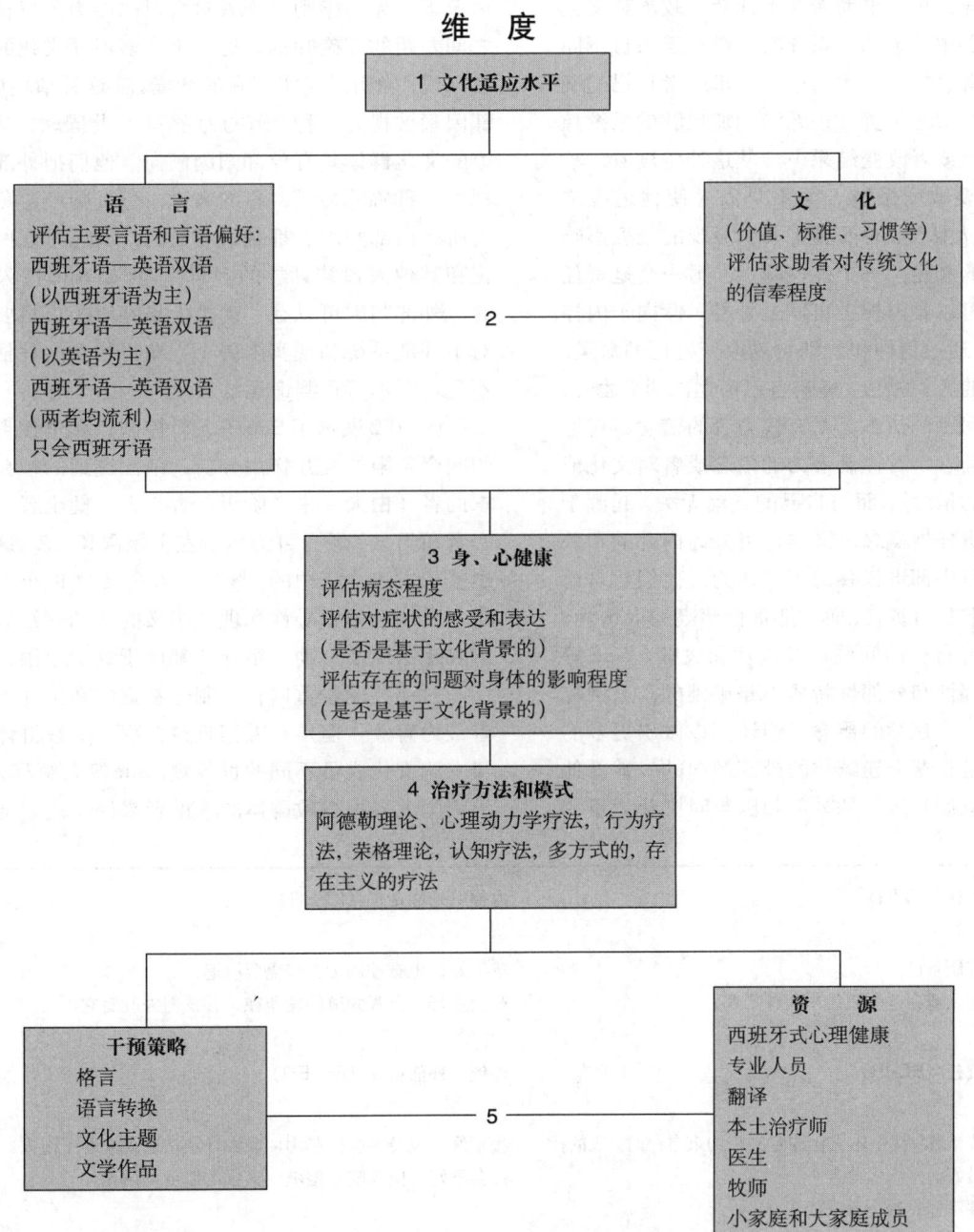

图10.1　Santiago-Rivera 西班牙语双语求助者的文化敏感疗法模式

"世界观"是我们对世界的基本知觉和理解。世界观非常重要，因为"正是有关临床现实情况的性质和我们的世界观之间的关系，影响到我们如何知觉和评估咨询的疗效"，因此世界观对于治疗具有重要意义。正如第七章介绍的"环境之中的人"的模型坚持的那样，单个求助者处于社会、政治和文化环境或系统之中。有时，"系统的力量对于来自不同文化的求助者是如此强大而厚重，求助者自己的确无法对自己的命运负责，也无法施加足够的系统控制来改变自己或者改变结果……从这种角度看，治疗的结果是要改变系统、而不是人（使他适应文化）。"Sue等人认为，有两种主要世界观的维度影响着治疗计划的制定，一个是控制点，另一个是责任性。控制点可以是内控也可以是外控。倾向于内控的人们相信，通过信仰和行动可以改变自己的命运。倾向于外控的人们相信，影响自己命运的是"运气、对社会政治问题的信念、对有权力者的信念、对运气或机遇的信念、对控制潜力的信念或者对文化或家庭价值观的信念"，而与自己的行动无关。起源于归因理论的责任性概念，同样也可分为内部的和外部的两种。有内部责任感的人们认为，他们对自己的成功和失败负有责任，而外部责任感高的人认为，是社会主宰着自己的问题以及成功和失败。Sue等人指出，内部性和外部性特质不是单维的。虽然控制点可以是一个连续的概念，但还应该做出更多的区分，尤其是在这个连续体的外部倾向的一端。他们指出，对机遇和运气的外部归因与对文化力量和有权者的外部归因是不同的。这是因为，机遇和运气对处于各种情境下的所有人都是平等的，而文化力量和权力却不是如此。例如，无力感是个人对自己的行为无法决定得到结果或得到强化的心理预期。但是，如果个人是处于不能获得同等的机会的情况下，无力感则是个人对自己的能力与目标达成之间差距的准确知觉。这对于许多不同文化的求助者来说，确实是真实存在的情境。在这种情境中，外部因素被视为一种"恶的力量"。与此同时，某些国家的文化群体具有外部归因倾向，他们把外部因素视为一种善的力量。总的来说，咨询师应避免"认为所有内部归因总都是最有益的，而应考虑民族文化和其他人口统计学的因素"。正如Sue等人指出的，外部归因可以在"动机上是健康的，只要它是对于外部系统和现实阻碍个人获得成功的评估，而不是对于不可预测命运的服从"。

图10.2展示了Sue等人对控制点和责任点组成的四个象限的交互作用分析。前面提到的社会主流求助者（白人、中产阶级、青年人、健全者、异性恋者和男人）最有可能属于左上象限IC-IR，这反映出美国主流文化中的"极端个人主义"。以个人为中心，反映个体中心性和理性主义的认知疗法、问题解决疗法以及自助小组疗法都属于这个象限。这些疗法对那些既看重内在控制也看重内在责任的求助者最为有效。但是，人们日益发现，少数群体持有与主流文化成员不同的世界观。Sue等人解释说，对于美国大多数少数群体的求助者来说，"决定他们世

内控—内部责任（IC-IR）	内控—外部责任（IC-ER）
Ⅰ.	Ⅲ.
我很好，能控制自己。	我很好，也有控制力，但需要机遇。
社会是正常的，我在这个系统中能够工作。	社会不好，但我知道问题所在，并试图去改变它。
外控—内部责任（EC-IR）	外控—外部责任（EC-ER）
Ⅱ.	Ⅳ.
我很好，但只有当我按主体文化的定义来约束自己时，我的控制力才达到最好。	我不好，也没多少控制力；我或许该认输或求助于他人。
社会看样子并不错，这全看我的了。	社会不好，使我陷于困境；糟糕的制度真该死。

图10.2 Sue的文化身份象限

界观的一个主要因素与种族主义和社会分配给他们的从属地位有关"。除了种族和民族以外,宗教、性取向、性别、年龄、经济和社会阶层等也影响着人们的世界观。

位于其他三个象限的求助者更可能是处于社会"边缘"的人群,他们在与主流社会成员相处时会遇到许多问题。Lum针对于这三个象限描述的求助者,提出了五种特别的干预治疗方案。这五种干预方式在下面的专栏中介绍。

伴随这些治疗干预方式,还要描述那些能够适应不同世界观求助者的咨询师角色。这些角色与许多咨询师接受培训时的常规角色有所不同,总体来说,这些角色要求咨询师更加积极地参与到求助者生活经验之中(参见专栏10.6)。Lum描述的治疗过程与Atkinson等描述的咨询师角色,对于持有不同世界观的求助者都具有重要的意义。处于图10.2左下象限(EC-IR)中的求助者,一方面反映了美国主流文化对自我责任的定义(IR),另一方面又在生活中感到很少有控制能力(EC)。这些求助者很可能会在主流文化体系以及影响自己命运的本土文化的夹缝中感到左右为难,如妇女、存在精神或身体问题的人、老年人、穷人、同性恋者、双性恋者和非欧裔美国人等。虽然他们具有两种或两种以上文化的

专栏10.6 咨询师角色

1. 建议者
2. 倡导者
3. 使用本土化支持系统的鼓励者
4. 使用本土化治疗系统的鼓励者
5. 顾问者
6. 改变发生的动力源

专 栏

- 解放(相对于压迫)是求助者发生改变时,感受到的一种从压迫的障碍和控制中解脱或摆脱出来的体验。在一定程度上,它伴随着个人的成长,求助者决心永不向压力屈服。从另一方面讲,解放又是在环境变化的影响下出现的,例如,一种就业培训计划的引进,或是一位少数民族个体当选者制定了有利于有色人种的政策、法规和纲领等。

- 赋能(相对于无能感)是一个帮助那些受到歧视的社会群体的求助者的过程,从而使他们发展和增加人际影响力方面的技能。通过强调在社会资源和福利中的人权,个体体验到提升和改变自身处境的权力。赋能的第一步是获得关于资源和权利的信息,然后选择适当的行动途径,求助者担任有一定利益的职位以锻炼自己的能力。赋予能力的具体方法包括参加当地的投票选举、影响政策或发起提案等。

- 平等(相对于剥削)涉及到获得平等感。对有色人种来说,平等意味着在社会上与别人享有同等的权力、价值、地位,并受到同等的待遇。它的核心就是公平和赋予一定权利。从资源平等角度看,要能够保障一定的生活水准,获得社会安全保障和医疗保障以及稳定的收入等。

- 文化保持(相对于文化同化)肯定一个民族的思想、风俗、技艺、艺术和语言具有重要地位。通过追溯一个民族的历史,咨询师和求助者能找出这个民族在生存和成功经历中的转折点和遇到的挑战。应用这些历史内容来鼓励求助者克服障碍,并为求助者提供力量的源泉。文化保持保全了求助者作为一个民族成员的身份。

- 独特人格(相对于刻板印象)是一种超越刻板印象的干预策略。个体功能咨询强调在咨询关系中每个人都是独特的,每个个体都有自己的独特之处。当有色人种为摆脱社会偏见而追求自由时,他们就是坚持自己的独特人格并去发现自己的人性。

特征，但这些个体更适应主流文化，而不是本族文化，并且倾向于否认其他文化特征对自己的影响。如果遇到一位"文化封闭"的白人咨询师，他"并不理解求助者的担忧背后存在的社会政治动力学"，那么上述这种情况就可能会始终存在。这些求助者就可能处于第二章中介绍的种族和文化身份模型中的遵从阶段。他们很可能处在支配—从属权力结构中的从属地位，但自己却或者没有意识到这一点，或者认为从属地位是自己造成的。受丈夫或男友虐待的妇女是这方面的例子。带着这种世界观的非欧裔求助者常常宁愿要寻找一个欧裔美国咨询师的帮助，因为他们拒绝自己原有的种族和本族文化。

对持有这种世界观的求助者，直觉和主观的疗法要比理性和客观的疗法更有可能奏效。要帮助他们认识对主流文化适应出现的结果，认识支配—从属社会层次带来的影响；帮助他们提高自身的能量和智能，展现出自己的能力和成就，表达出自己的需求和愿望，以及增强自己的个人权威感和自我价值感。咨询师还需要帮助这些求助者区分出哪些是积极进行文化适应的尝试，哪些是对自身文化价值观的消极排斥。按照Atkinson等人的咨询师角色模型，咨询师对这类求助者最常使用的角色是充当建议者和顾问。通过这些角色，咨询师要提供信息，在合作和相互尊重的基础上建立工作联盟，并采取非评价性的立场。对于这些求助者，Lum模式中的文化保持和解放的咨询方法特别有效。将求助者的问题再构为社会情境问题并帮助求助者把个人身份与问题区分开来的咨询方法也同样有作用。第二章到第六章中讲到的各种咨询关系和沟通技能，对位于EC-IR象限的求助者很有效，特别是在有意识地运用共情和聆听反应来证实求助者的愿望和体验时，更是如此。Young-Eisendrath指出，"双方相互验证是人类心智健全的基础，我们通过交流知道自己经验的真实性，并充实自尊感"。从另一方面说，如果给了求助者发言权，但咨询师却不去聆听或不能理解一个EC-IR型的求助者所阐明的新观点，那对问题的解决也还是没有帮助。

位于图10.2的右上象限（IC-ER）的求助者的世界观正好相反。在某种意义上，他们相信如果有好的机遇（IC），他们能够通过个人能力改善生活。他们认为由于"制度"的压迫、剥削和偏见以及人们的墨守陈规，大大限制了他们的机遇。Sue等人注意到，"有大量的证据支持上述观点"。与EC-IR型的求助者相反，IC-ER的求助者特别能认同他们自己的种族、性别或性身份（像我们在第二章中提到的），咨询就是要恢复他们自己的文化渊源和性别特征。Sue等人预言，那些远离非主流文化的求助者会日益意识到自身文化的特性，会有越来越多的求助者持有IC-ER型的世界观。研究者认为，主流文化中具有IC-IR观点的欧美咨询师，通常最不信任具有这类世界观的求助者，认为他们是最棘手的求助者，因为这些求助者很可能在治疗计划阶段形成之前就停止咨询，他们对咨询师感到不满，或认为咨询的方式不"适合"自己。这些求助者还愿意挑战咨询师带有压迫和歧视意味的陈述和行动。为持有IC-ER的求助者进行咨询，咨询师要准备接受更多的"信任测试"（见第六章）。这些求助者特别在面对持有IC-IR观点的咨询师时，常常不愿开口讲出真情。

持IC-ER观点的求助者很可能将问题归因于外部原因，不能同持IR观点的咨询师形成治疗同盟，因为这些咨询师把问题看成是求助者内部原因造成的。这种求助者可能期望得到并利用直接的、采取具体行动的及社会系统指向的治疗方法。正如Sue等人所指出的：IC-ER型"求助者强烈要求咨询师采取外在行动……但大多数咨询师的训练都教导我们，为了求助者的利益最好不要进行外在的干预"。按照这种思路，如果使用Atkinson等人有关咨询师角色、咨询机构角色和本土化治疗系统的角色模型，则对IC-ER类求助者有较好的疗效。而且第七章中提到的行动影响技能和许多行为干预法是相当有效的。使用Lum模式中平等、独特个性和解放等方法对这种求助者也特别有效。

位于第四象限即右下象限的求助者持有EC-ER型的世界观。这种求助者最有可能感到绝望、泄气和无能，因为他们受到高度的外在控制，同时又百般谴责现存制度，他们认为自己无力克服造成困难的外部障碍，比如歧视和剥削。他们高度的EC反应可能表明，他们已真正产生了Seligman所指的"习得无助"（那些经历了漫长而无法驾驭自己的生活的人们，对今后的境遇形成了无助念头）。高度的EC反应还表明，这些求助者只知道，要想解决这种无助状态，其最佳的方式就是安抚、服从当权者："在压迫面前的保持被动，是安抚者们最主要的行为反应方式。"

习得无助与安抚行为都代表了这些人的自下而上的策略，他们认为直接表达愤怒或健康的直率太过危险，因为这可能导致他们从环境中得到惩罚性后果。奴隶制还存在时，如果非裔美国人不对他们的白人"主人"举止恭敬，他们就要受到严厉的处罚。不幸的是，这种贬低身份的社会现象"后遗症"至今仍然可以被感受到，它存在于许多欧裔美国人与非欧裔美国人的交往中。在一定程度上我们也都不断受到对种族、人种、性角色、性倾向等无意识偏见的影响。妇女也学会认识到在一个主要由男人掌权的社会中直接表达愤怒的风险。正像Young-Eisendrath指出的那样，"任何社会背景下的妇女，如果她坚持己见，表示愤怒或争取权力，通常就会被认为是会过于支配、咄咄逼人或管过头了，几乎很少有人简单地将其理解为愤怒和具有权威"。

EC-ER的求助者面对咨询师时，可能表现得过度礼貌和恭敬，他们不像IC-ER求助者，不能挑战或直面咨询师的偏见，因为他们察觉到这种行为要么太冒险，要么一文不值。他们不可能对你表现出直接和公开的生气，即使是你做的或说的已经在某种程度上冒犯了他们。他们也可能表现得好像认同了你的观点，但一出了诊所，他们可能马上就将你的那些在他们的生存空间中不起任何作用或站不住脚的观点丢弃掉。在针对EC-ER求助者实施治疗计划前，咨询师首先必须认清他们的生存价值观，这样才不会认为这些求助者"缺乏勇气和自我力量"。正如咨询EC-IR的求助者一样，证实与尊重构成了实施任何治疗方式的基础。与EC-IR类求助者相同，对他们的尊重和肯定构成了所有治疗方法有效性的基础，要肯定他们的愤怒和不满，也要肯定他们自身的优点和成功之处，都是非常有用的。但与EC-IR的求助者不同，EC-ER的求助者"能够理解控制了他们存在的政治力量"。另外，教会这些求助者使用新的应对策略也非常有帮助。在Lum的模式中，赋能的干预措施对这些求助者特别有用。在Atkinson等的咨询师角色模型中，对于这类求助者来说，倡导者的角色非常有用。

持有EC-ER世界观的求助者常常是创伤的受害者。创伤的一个主要特征就是个体的无助感，感到无法做任何事情来避开创伤和作恶者。创伤有许多种类型，躯体虐待、性虐待和情感虐待可能是最常见的创伤类型，有各种针对这些创伤的治疗策略。目前世界上还有一种创伤正在令人遗憾地增多着，即由于差异导致的仇恨而出现的创伤。恨所带来的罪行包括伤害罪、谋杀罪、骚扰罪和财产毁坏罪，并可以指向个体、家庭、团体、社群，或像"9.11"事件那样指向某个国家。Dunbar为我们理解针对这类创伤的全面治疗计划做出了重要贡献，他认为，恨的创伤常常导致急性应激障碍、创伤后应激障碍、焦虑和抑郁的发生。Dunbar的五阶段模型包括"减低闯入性观念、生理唤起、麻木和回避行为等创伤症状"，它采取的多模式干预方式运用了许多第十一章到第十七章介绍的治疗策略。

将这种模式应用于治疗计划时，要记住Sue等人（1990）提出的一些警告。首先，任何一种世界观都含有一些有用而积极的东西。例如，"第一象限群体的个人责任感和成就欲望，第二象限群体的二元文化和文化灵活性，第三象限群体的妥协能力和对生活条件的适应性，第四象限群体中的集体行动和对社会的关心，所有这些都应该互取所长"。咨询师的任务是制定出这样的治疗方法，它们能够帮助求助者综合各种世界观，以增强自己的自我效能感和幸福感。第二，对这种模式的科学研究还处在发展阶段，我们所做的观察还只是试验性的。第三，四个象限的区别只存在于理论中，而实际生活中"大多数人都是混合型的，并不符合纯粹的分类标准"。因此，咨询师要面对具有主要和次要控制点和责任性的求助者，并要能向他们提供治疗计划。

大体上，我们为多元文化治疗计划提出下列几种指导原则。我们是根据文献资料确立这些指导原则的。要注意的是，这些指导原则并不是本章前面介绍过的具有实证基础的实践指南的扩充。

1. 要确保制定出的治疗计划具有文化和临床上的敏感性、相关性。缺乏文化敏感性的治疗计划，有如让亚洲的父母以美国的养育方式训练自己的孩子。但"对亚洲家庭来说，被赶出家门是个人所能承受的最严厉的一种处罚，虽然轰出家门的情况并不多见。所以每当孩子做错事情的时候，他们就会被家里人威胁说要赶他们出去或被告知出去。当然，孩子们就不得不争辩要留在家里。一旦留下来，他们就不再离去。儿子们还带来了妻子，并且期待自己的父母帮忙照顾孙辈孩子"。换句话说，要确保治疗计划反映求助者文化所特有的价值观和世界观，而不是咨询师自己的世界观。

2. 要确保治疗计划表达了求助者所处社会系统以及求助者本人的需要和影响（如社会压迫状况）。例如，你正在为一个有毒瘾的土著美国青年进行咨询。虽然可以使用认知—行为干预策略，但这还远远不够，你还应对该求助者的文化因素进行探索，并了解社会的压迫在多大程度造成了他的吸毒行为。Freire在一本经典著作《受压迫者的教育学》中阐述了一个重要的咨询目的，要培养求助者的关键意识，具体地说，就是意识到自己在社会体系中地位。Reid和Misener注意到，个体求助者在咨询中发生的改变会在他们与系统的相互作用中反弹回来。因此，他们建议要使用导致多重改变的多系统治疗干预措施。

3. 要确保治疗计划涉及到一些本土文化的治疗方法，得到求助者的同意。换句话说，就是要确认你的计划中包括了求助者在自己生活中的重要支持系统和资源，如他们的家庭和外部的支持系统。与大家庭、社区和宗教活动等资源建立工作关系会有很大的帮助。大量研究表明，咨询师与当地的社会支持系统进行合作，会促进咨询师的治疗计划，并更具"文化共鸣性"。

4. 确信治疗计划强调了求助者自己对健康、康复和问题解决等方面的观点。求助者的精神因素在这方面可发挥极大的作用。民间信仰、神话和超自然的力量等都可能是重要因素。

5. 在治疗计划中要考虑和评估求助者的文化适应程度、优势语言和语言偏好。在总体治疗计划中，使用相关的文化主题、手稿、民间故事、谚语、比喻等，以作为文化特殊性的治疗方法。

6. 确信你所计划的疗程能够在时间上满足求助者的需要。据Rosado和Elias所述，求助者在他们在成熟之前，必须先学会能够生存。因此，一些求助者可能更喜欢那些实用策略、具体的应对技术、短期的治疗。Rosado和Elias建议，将治疗计划按照求助者的生态需要进行剪裁，"要让求助者在一年中能抽出几次时间来处理自己的问题，这远比他们不再回来更为重要"。

在Cheatham等人的著作中讲述了一个案例，它包含了一个根据多元文化框架设计得很好的咨询干预方法。该案例中的求助者是一名患有ataques de nervios（在波多黎各文化中通常与创伤和哀悼有关的躯体反应）的低收入波多黎各女性。在下面阅读这个案例的同时，请你注意咨询师是如何巧妙地将治疗计划的各个方面与求助者文化身份相结合的。我们也为你提供了自己练习的机会——参见专栏10.7。

专栏10.7 案例研究：一位患有ATAQUES DE NERVIOS的波多黎各女性

求助者是一位单亲母亲，今年25岁，有两个孩子。[如同在波多黎各曾经常见的情况]，她在只获得很少信息的情况下接受了绝育手术。她在童年和近期受到过躯体虐待。下面的例子说明了在多元文化咨询和治疗中，如何使用文化身份发展理论来促进求助者的关键意识，即批判性意识，以及促进制定出有效的治疗计划。

接纳——诊断的信号。求助者由于ataques de nervios的发作，变得更加频繁而又迟疑地进行咨询。一位医生将她转介给你，该医生认为求助者的昏厥发作是出于心理原因，因为没有发现任何生理原因。你在与求助者的谈话中发现，她为生活中的失败自责。她说自己"总是选错男人"，并说她真希望自己早一点绝育，这样就会少生几个孩子。

接纳——咨询干预方法与产生不和谐。你在这个阶段采用了倾听干预方式，不过根据Freire

第十章　治疗计划与选择　291

的观点，你可以开始帮助她整理和理解自己当前的经历。你使用引导想象（见第十一章）帮助她回顾重要的生活事件——绝育手术前后的场景、周围的人富有、自己的经济困境以及附近工厂存在着的对波多黎各人的歧视……通过倾听，治疗开始转向关键性意识。但与此同时，求助者的同伴也需要帮助。你可以关注她是否得到充足的食物和适当的住所；你可以帮助她找到工作。你还可以教会她一些基本的压力控制和放松方法（见第十四章和第十五章），但特别是你要关注地去倾听和了解（见第五章）。

指认和阻抗——诊断的信号。此时，你的求助者可能变得非常生气，因为她此刻看到的责任或"错误"完全在于周围压迫的环境。当她谈论"它们"的时候，眼中可能闪着愤怒的火光。当她开始认识到绝育的决定并非是自己的决定，而是权威医生强加于她的时候，可能会出现情绪的释放，她可能想要还击那些她认为曾经压迫过她的人。在指认的早期阶段，她可能无法区分那些真正伤害了她的人和那些袖手旁观的人。

指认和阻抗——咨询干预方式与引入不和谐。在咨询的早期，你可能使用大量的倾听技术。你可能发现，教授一些适合其文化的自我决断训练和控制愤怒的方法，会对求助者有所帮助。求助者可能存在着对传统性别角色的愤怒。此后，可以对这个求助者进行现实性疗法。但是，这种疗法必须要适合于波多黎各人的人际关系传统。你可以支持采取某些想要改变压迫性环境的建设性行动。在以后的咨询阶段，你可能想要帮助她看到，她的意识和生存状况在很大程度上依赖于她对现状的反抗，她并没有真正关注于自己真正的需要和愿望。（在此阶段，指认出自我与社会之间的矛盾显得尤其重要。）反思和重新定义——诊断的信号。在对社会和他人充满愤怒的情况下，一个人的生活是很令人疲倦的。培养关键意识的理论发现，在此阶段，求助者常常回到自身的性别和/或文化社群中，反思在自己和他人身上发生了什么。此时求助者开始看到更多内部的责任，但仍然敏感地意识到外部问题的存在。你可能会

发现，在此阶段的求助者对于行动不那么感兴趣，而对理解自己和文化更感兴趣。她非常渴望理解和欣赏波多黎各的文化遗产，以及这些文化在北美的表现。

反思和重新定义——咨询干预方式与引入不和谐。在此阶段，让求助者理解有关文化身份发展理论的知识可能会有些帮助，因为这有助于他们接受文化发展中存在的问题。此外，具有文化适用性的理论如……女权主义理论也可能特别有帮助，虽然这些理论对于所有意识水平都有帮助。也可以使用认知行为、心理动力学和以人为中心的理论，但要适应于求助者的文化和需求。（反思意识仍被 Freire 视为是一种不成熟的意识，因为它强调个体，而对于问题产生的系统根源关注不足。）

多角度整合——诊断的信号。求助者在前面各阶段中不断选择适合于自身情境的视角。有时她会接受某种情境，有时她会表现出愤怒与攻击性，而随后又会反思自己以及自己与他人及社会的关系。她可能意识到，自己出现的 ataques de nervios 的躯体症状，是由于女性在自己的文化中所处地位导致的一种结果。她能够平衡地看到自己与社会的责任。同时，她不认为自己的关键意识水平要比其他人更"高"。她也尊重其他的观点和参考框架。

多角度整合——咨询干预方式与产生不和谐。作为咨询师，你可以邀请求助者参与你和你的群体的活动，一起抨击那些引起情绪、个人和经济困难的问题。这名波多黎各妇女可以为此建立一个家庭规划诊所，向人们提供关于绝育造成长期影响的准确信息，或者她还可以建立一个日托中心。这名妇女已经清晰地意识到，自己的困难是在一个关系系统中发展出来的，她开始平衡地看待行为的内部与外部责任。为了引入不和谐，你的任务可以包括帮助她学习时间管理、压力管理并平衡考虑她面临的各种行动可能性。你也要确保她从别人那里获得关于自己生活和工作的准确反馈。（你不仅是鼓励她努力改变系统，你也和她一起促进这一过程。你与求助者现在一同努力，以促进压迫状况中的文化改变。）

学习活动 10.3　治疗计划和选择中的性别和多元文化因素

在这个活动中，请回顾珍妮·威更斯的案例。你的任务是仔细阅读该案例，并用我们讨论过的6种指导原则辨别出其中的多元文化因素。然后与同伴或者在小组中制定治疗计划，其中包含着各种强调多元文化因素的干预方法。要在求助者的问题和目标的基础上考虑治疗方法的类型、期限和方式。在治疗计划中，还可能需要威更斯夫人指认、证实和反抗的压迫事件。参见学习活动反馈。

学习活动反馈 10.3　治疗计划和选择中的性别和多元文化因素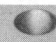

在为威更斯夫人制订治疗计划时，要考虑以下的原则：

1.你的计划在多大程度上具有文化敏感性？即它们符合求助者的价值观和世界观吗？就威更斯夫人案例来说，她是一个低收入阶层的欧裔妇女，她一直生活在同一个社区中，这里有到同一个教堂进行礼拜的家人和朋友。你考虑到这一点了吗？她认为自己应对强奸事件负责，并感到没有办法从当地政府那里得到帮助。政府对于她求助没有给予足够的重视。

2.你的计划考虑到她的社会系统及该系统对她压迫的影响了吗？威更斯夫人生活贫穷，她的丈夫健康不佳，只能靠救济为生。他们生活在一个小镇周边的农村。他们对地方当局的诉求没有得到严肃地对待，并且因为强奸犯可能与警察局里的人有亲戚关系，她更感到没办法伸冤。威更斯夫人将强奸事件称为是一个"女人"的问题，而没有真正看到其背后的社会暴力问题和权利的滥用。

3.你的计划以怎样的方式涉及到当地人的生活方式、人际支持和资源？威更斯夫人信仰虔诚，靠不断的祈祷度过时日。（你熟悉Dossey的著作《能疗伤的言词》吗？）该计划是否考虑到求助者生活中亚系统的影响？该求助者生活中的重要亚系统有家庭、教会。但是，除去支持她的丈夫以外，威更斯夫人已经与两个亚系统分割开来。这是因为事件的性质、她本人对事件的看法以及她对朋友和家人反应的恐惧。

4.你的计划中是否反映了求助者对于健康、康复和问题解决的观点？例如，对于威更斯夫人来说，精神信仰在她日常解决生活问题中起着十分重要的作用；性别似乎也起一定作用，她觉得女性咨询师会对自己所遇到的问题更为有利（曾考虑找一位女性咨询师或者加入妇女支持小组）。

5.你是否考虑到文化适应的问题和言语偏好的问题（使用文化相关的主题、描述、格言、和隐喻）？这意味着，要考虑威更斯夫人成长史所扮演的作用：比如她生活的地理环境，她在那里生活了多长时间，周围环境如何，她的社会经济地位如何，以及年龄、性别、角色等；还要考虑上述因素对她的语言使用和理解的影响。

威更斯夫人是一个年轻的白人妇女，收入有限，出生后就一直生活在同样的区域———一个小镇旁边相对封闭的农村。这种情况造成了一些有趣的矛盾：她认为生活在该地区十分安全，甚至可以不锁门，但她还是被人强奸了；这个地方很小，大家彼此很熟，也很容易知道谁是陌生人，但她还是没有得到当地警察局的支持，因为案中的疑犯（而不是受害者）恰好是副警长的亲戚。

受到该地区社会与文化的影响，她对于所发生的事件感到很羞辱。所有上述内容都可能影响到你的计划，比如，她可能不信任你，因为你是一个男性咨询师，而且是一个外人。她可能将你视为整个社会系统的一个部分，因此在她的眼里，你可能与当地警察局的人一样。

在为威更斯夫人进行的各种治疗中，要特别强调文化中的不信任和与性别相联系的羞耻感等内容。

> 6. 你计划的整个疗程是否满足了威更斯夫人的需要和立场？她是否愿意重新进行咨询，在多大程度上与咨询师的性别有关？她的收入和丈夫残疾的状况是否也影响到她继续咨询？你所在的服务机构是否向低收入者提供免费或低收费的咨询服务？如果没有的话，你又如何向她建议，她应该接受若干次的咨询疗程？
> 7. 你有没有列出下述有关压迫权势力量，要让威更斯夫人去指认、验证和抗拒？当地政府，同一个教堂和家庭的人们，他们或者羞辱她，让她觉得要为强奸事件负有罪责，或者根本不相信她。

治疗计划与赋权同意的过程

根据我们的观点，对适当咨询策略的选择是一个求助者和咨询师双方都要积极参与的共同决策过程。我们认为，咨询师不考虑求助者的观点而独自选择策略或实施治疗计划的做法，是对咨询过程固有影响力的一种错误应用。

在过去十年中，我们看到了实践中日益增多的保护消费者利益的运动，这导致了以下改变的发生：

1. 在治疗计划制订中，求助者要成为主动而不是被动的参与者。
2. 需要明确地陈述求助者的权利。
3. 需要剥去治疗计划制订过程的神秘性。可通过咨询师与求助者一同制定治疗计划而达到这个目的。
4. 求助者必须统一治疗方法。这个步骤对于所有求助者都是重要的，无论帮助他们的具体设置如何。咨询师必须对"权力低下"的求助者给予特殊的警觉，例如未成年人和住院精神病人，以确保不侵犯他们的权利以及不在缺乏他们参与和同意的情况下实施治疗项目。有时一些咨询师提出，他们保留有关治疗方法的信息，就是要将治疗策略放置在一种"困惑"的基础之上。但是，有限的研究证据以及伦理道德和法律原则都表明，每个求助者都有权利选择适合自己需要的服务或治疗策略。

我们认为，通过向求助者提供以下有关治疗策略的信息，咨询师确实能够做到保护求助者的权利和利益：

1. 要介绍与特定求助者的特定问题相关的所有可采用的治疗方式。
2. 介绍每种治疗程序的基本原理。
3. 介绍在每种程序中咨询师的角色。
4. 介绍在每种程序中求助者的角色。
5. 介绍该治疗程序可能导致的不适或危险。
6. 介绍该程序可以预期到的收益。
7. 介绍每个程序估计需要的时间和代价。

某些州的执照管理委员会现在要求咨询师向求助者提供本专业状况的说明。根据Keel和Brown的观点，"专业状况的说明将反映出咨询师独特的品质和特点，以及提供服务的目的、目标、技术、程序、限制、危险和收益"。这些作者指出，提供有关专业状况的书面说明有许多好处；它是咨询师进行自我评估的一项有用的工具，并且"有利于澄清所有权、责任，以及适合你的咨询对象，以及你在工作中应做些什么等"。

咨询师还需要说明，自己将会回答有关现在正在进行或者以后将要进行的治疗程序的问题，而且求助者在任何时候都有退出咨询的自由。如果求助者是未成年人，还必须获得父母或合法监护人的同意；在确认求助者缺乏进行知情同意的心理能力时，也需要获得监护人或合法代表做出的同意。有时，咨询师会遇到提供专业状况说明与赋权同意责任之间的道德冲突，在某些管理式医疗公司中这被称为"禁言条例"。禁言条例是指，咨询师与提供服务的管理式医疗公司签订的合同中，有一部分条款内容禁止咨询师与求助者讨论那些并不包括在保险计划内的治疗方法。这种情况提出了一个问题：究竟谁从赋权同意书中真正获益？

知情同意最初是在20世纪70年代由女权主义治疗师们创造的，这种方式通过赋予求助者接受心理健康服务时应承担消费者的主动角色来帮助求助者。到了20世纪90年代，知情同意已经成为主流临床实践中的一部分。

但是Brown等指出，提供知情同意的动机已经从最初的向求助者赋权的手段转变成为保护咨询师或保险公司免于被起诉的手段。因此，甚至向求助者提供知情同意的主要原因——"尊重、关联性和赋权"——已经在当今咨询实践中被抛弃和改变。比起"知情同意"一词，我们更喜欢Brown提出的"赋权同意"一词，因为她指出"知情"一词会产生一些问题，如"谁被告知了？是如何告知的？由什么或谁来告知的？同意是在什么样情况下给出的，比如自由选择或'友好地'诱哄的情况？"赋权同意则是向求助者提供全面而有意义的说明，并支持求助者的自由选择。此外，如Brown指出的那样，提供信息和同意并不是单一步骤的活动，而是在治疗关系中的一个持续过程。

我们在第九章和图10.3为读者提供了一个门诊病人治疗计划表格样例。类似的表格在各种咨询服务机构中都可以见到。评估部分（部分A）综合了第八章和第九章所讲述的各种评估信息。治疗计划部分（部分B）汇集了本章和第十章涉及到的疗效目标和治疗计划的信息。部分C则包括了最近三次治疗的报告，它涉及疗效目标的进展情况（如目标的评价、行为改变的评价以及治疗的阻碍因素和继续治疗的要求等）。部分D（结束报告）指出治疗在多大程度上达到了疗效目标。我们相信，如果治疗师能够在评估、制定目标、评价和治疗的整个过程中（如同图10.3所示那样），积极、主动地利用这类治疗计划表格，那么他们的治疗就会是有效的。让求助者参与完成这个表格并在表格中为求助者留出做评论的地方，可以保证求助者积极地参与整个治疗过程。

当然，治疗计划的制订还有许多其他的表格，但大多数表格都包含着Davis和Meier所归纳出的下列元素：

描述求助者呈现的问题和当前主诉；
诊断；
介绍咨询师计划如何进行干预；
预期的效果。

许多求助者的保险计划需要在治疗计划经过保险公司的审查（通常称为效用审查）之后，才会为求助者接受的心理健康服务付费。咨询师在填写治疗计划表格的时候，需要了解保险公司对诊断和治疗的要求，这些要求可能在不同时间或不同审查者中有所变化。在审查治疗计划时，常常会问这样两个问题：

1. 治疗的深度水平是否符合该求助者症状和问题的严重程度？
2. 提出的治疗方式是否适合于这个求助者的症状和问题？

例如，如果求助者的症状是轻度到中度的，那么就不建议使用药物治疗方式。但是如果求助者没有改善或者具有更严重的症状表现，那么审查者很可能会要求进行用药评估。在效用审查中通常还要评估几项其他内容。首先，在具体说明治疗取向的时候，仅仅说明你要使用认知行为疗法是不够的。有必要指出你将要对求助者使用的具体改变干预策略，例如应激接种预防训练或问题解决训练等。此外，在报告目标和改善情况的时候，尽管大多数咨询师会从情感的角度来考虑，但仅报告求助者的抑郁减轻或对生活更加满意常常也是不够的。尽管这些内容可以包括在效果和改善情况中，但重要的是指出求助者在各种生活环境中的功能水平得到提高的具体形式。

许多保险公司不会自动认可20次的心理健康服务。通常他们每次只认可少数几次，并要求咨询师提供进展报告和改变情况汇报（类似地，对于住院治疗，最初通常也只认可最低限度的时长）。在这些改变情况汇报中，你通常需要提供证据显示求助者正在进步，同时显示求助者持续的症状和问题需要得到进一步的治疗（见图10.3）。如果求助者的进展发生阻滞，也需要在报告中加以指出。此外，如果出现任何进一步新的诊断，也需要写进更新情况汇报之中。这些更新情况汇报可以是书面方式，也可以通过电话沟通。这也涉及到对咨询过程的终止问题的理解，我们将在下面一节讨论。

心理健康档案：门诊求助者治疗报告（OTR）

报告人：_____

求助者姓名：_____ 出生日期：_____ 年龄：_____ 性别：_____

A. 评估

1. 当前问题（求助者的叙述）：_____
_____
_____
_____

2. 突发事件（前来咨询的原由）：_____
_____
_____
_____

3. 相关的医疗史（医疗检查、使用药物情况、疾病种类、伤残情况、手术情况等）：_____
_____
_____
_____
_____

4. 以前的精神学及心理咨询和治疗情况：_____
_____

5. 其他相关史（职业/学校，人际关系/性关系，社会/法律等）：_____
_____

6. 简明精神状况评估（在项目上画勾）：

外表/衣饰	智力	判断力	幻觉/幻想	思维混乱	近期记忆	远期记忆
__适当	__高	__良好	__没有	__没有	__完整	__完整
__不适当	__中	__缺失	__有	__有	__缺失	__缺失
__没有评估	__低	__没有评估	__没有评估	__没有评估	__没有评估	__没有评估

7. 情绪/情感（描述）：_____
_____

8. 自杀评估（危险、先兆、计划）：_____ 他杀评估（受害者、暴力、计划）：_____

9. 临床架设框架（症状解释；包括优势/资源因素、对治疗/日程的阻碍因素等）：请简明而具体地写出 _____
_____

10. DSM-4 的轴 II 编码和名称：_____

　　诊断印象：DSM-4 轴 I：_____

B. 治疗计划

1. 针对性、指向性、行为的和可测量的目标，特别强调当前的问题：（按需要可增添篇幅）_____
_____

2. 治疗类型：认知/行为疗法/人际关系/顿悟/情感疗法/意识疗法其他：_____
_____

3. 治疗时程：咨询开始日期：_____ 预期几次可以结束：_____ 咨询结束日期：_____

4. 求助者形态： 个人　　夫妻　　家庭　　个人/家庭　　医学治疗　　群体治疗　　其他（　　）
　　　　　　　　（90806）（90847）　　（90862）　　（90853）　　CPT 编码：

| 问题 | 目标 | 可测量的成功标准 | 选择的干预措施 |

1. _____ _____ _____ _____
2. _____ _____ _____ _____
3. _____ _____ _____ _____

治疗师签名及电话：_____ 执照编号：_____ 时间：_____

求助者评语：_____

C.

治疗报告一（第一次初诊评估后的）咨询日期：_____

目标（见前页）　　　　　是否获得进步　　　　　评语
　　　　　　　　　　是　　有些　　没有

1. _____ __ __ __ _____
2. _____ __ __ __ _____
3. _____ __ __ __ _____

明显的改变或者紊乱：_____

要求进行的治疗服务：_____

治疗师签名：_____ 执照编号：_____ 时间：_____

报告一的治疗师电话：_____ C.M 签字：_____ CerT.Vst._____ Den:日期：_____

治疗报告二（第一次报告后的）咨询日期：_____ 已经进行的治疗次数：_____

目标（见前页）　　　　　是否获得进步　　　　　评语
　　　　　　　　　　是　　有些　　没有

1. _____ __ __ __ _____
2. _____ __ __ __ _____
3. _____ __ __ __ _____

明显的改变或者紊乱：_____

要求进行的治疗服务：_____

治疗师签名：_____ 执照编号：_____ 时间：_____

报告二的治疗师电话：_____ C.M 签字：_____ CerT.Vst._____ Den:日期：_____

治疗报告三（第二次报告后的）咨询日期：_____ 已经进行的治疗次数：_____

目标（见前页）　　　　　是否获得进步　　　　　评语
　　　　　　　　　　是　　有些　　没有

```
1. _____
2. _____
3. _____
明显的改变或者紊乱：_____
_____
要求进行的治疗服务：_____
_____
治疗师签名：_____  执照编号：_____  时间：_____
报告三的治疗师电话：_____  C.M 签字：_____ CerT.Vst._____ Den:日期：_____

D.
治疗结束报告。（第三次报告后的）咨询日期：_____     最后一次咨询日期：_____    总咨询次数____
目标（见前页）            是否获得进步                            结束咨询的理由
                   是    有些   没有   评语                     __达到治疗目标
                                                              __无效（ ）
1. ____         ____  ____  ____  _____                __无效（ ）
2. ____         ____  ____  ____  _____                __求助者转辖
3. ____         ____  ____  ____  _____                __不合宜（ ）
                                                              __求助者退出
治疗师签字和电话：_____     执照编号：_____     时间：_____
```

图 11.3 治疗计划表样例

咨询中的终止问题

咨询的终止步骤涉及到伦理道德、实践和文化方面的问题。咨询的终止可以由求助者、咨询师或保险公司提出。求助者可能希望结束治疗，由于他们感到自己的目标已经达到，由于他们丧失了继续进行咨询的经济来源，或者由于他们对咨询师或咨询过程感到不满意。咨询师可能提出终止，因为对咨询目标的评估显示求助者已经可以停止咨询，或者由于他们需要转介求助者（如第九章所述）。咨询师终止咨询也可能是由于某些外部的限制，例如搬离所在城镇，或者结束了在某处的培训。保险公司在拒绝认可求助者可能会进一步获益时，也会提出终止咨询。当然我们知道，在某些情况下咨询终止可能过早地发生，尽管这其中也包括某些文化群体的求助者，他们对于咨询时间和咨询终止的观点与咨询师存在差异。

在咨询终止发生的时候，求助者和咨询师都可能因终止过程而产生情绪反应。有些求助者可能感到被咨询师抛弃了。这对于已经与咨询师形成强烈依恋的求助者或被鼓励依赖咨询师的求助者来说尤其如此。非自愿的求助者可能感到终止是一种解脱。当咨询师提出终止的时候，尤其是当由于外部限制原因而提出终止时，他们可能会为此感到内疚。当求助者过早终止时，咨询师可能感到失望，并感到自己无能。咨询师和求助者双方常常都体验到这种丧失感。

出于某些原因，为了促进咨询的有效性和符合伦理道德，在终止阶段需要采取一些步骤。首先，要认识到咨询终止通常是一个过程。在存在一个已知的终止日期的情况中，这种情况也许是由于保险偿付的限制、机构提供咨询次数的限制或者咨询师遇到学期结束的限制等原因,"符合伦理道德的实践要求在第一次会谈中,就要告知求助者咨询终止的日期"。此外,在跨文化的咨询情境中,"也需要与求助者进行讨论和协商,并从求助者的角度理解终止的时间含义"。

当终止临近的时候,无论是由于外部限制还是由于对咨询目标的评估显示求助者已经适合终止,要在距离终止日期至少几周以前,就开始进行关于终止的讨论。一定要处理求助者对于终止临近或马上发生的感受。咨询师有责任对这些情感进行讨论。此外,作为咨询师,在终止阶段要对自己的情感保持开放,如果这些情感持续存在,就要与督导或同事进行讨论。要关注求助者已经做出的改变。这可以通过使用总结技术(第五章)列出已经做出的改变,并将改变归功于求助者的艰苦努力。

第四,要注意求助者需要在今后的生活中保持哪些变化,以及求助者如何在自己的生活中保持这些改变——这方面的讨论可能为那些可能破坏求助者的咨询疗效的事情做好心理准备。

第五,要做好随访的计划,即安排"在咨询关系终止后,咨询师与求助者之间职业联系的性质和次数"。咨询的伦理道德原则建议,咨询师应为求助者提供一种在未来可以进行专业帮助的联系方式。有时,甚至在终止时就安排好一次未来的会谈时间。如果求助者在终止过程中出现了大量焦虑情绪,最好将最后几次的会谈拉开间距,逐渐终止。如果作为咨询师,你因为自己的原因(例如搬离城镇或结束咨询实习)而必须终止咨询时,你必须依据第九章讨论的关于转介过程的指导原则,将求助者转介给另一个咨询师。在任何一种终止过程中,咨询师都需要记住,"咨询终止的(终级)目的是向求助者赋权"。你很可能知道,终止对于治疗计划的过程有重要影响。如果你可能与求助者进行较长时间的咨询,并且这也符合求助者的愿望,那么你和求助者可以选择需要较长时间的干预方式,也很可能界定多个不同的亚目标和较深层的改变水平。然而,如果你的时间有限,或许由于求助者方面的局限或愿望,或者由于机构或保险方面的限制,那么就需要选择能够在较短时间内实现的治疗取向和亚目标。

我们将在下面的对话中通过琼的案例说明治疗计划的过程。

对话示例:琼的案例

在下面的对话中,咨询师帮助琼制定治疗策略计划,以达到琼的第一个疗效目标(见第九章所列琼的目标图)。这个对话是前两章所列对话的继续。在此,琼和咨询师讨论了如何帮助琼减少上数学课的焦虑以及对父母拒绝态度的担心。注意这里所建议的三种策略只是针对琼的局部性焦虑,而不是适用于广泛性焦虑的策略。

在开始会谈后,咨询师总结前次会谈内容,并给琼介绍探索治疗方法的思路。

1. 咨询师:琼,上周我们谈到你愿意在咨询完成后看到的一些结果。其中对你十分重要的一点是,你想要能够变得更积极、主动一些,如主动回答问题、提出问题、表明自己的观点和感受等。我们发现,你现在无法做到上述事情的原因在于你在某种情形下感到焦虑,比如与父母在一起或上数学课时。我们有好多种方法可以解除你的忧虑。今天我们就要谈一下所要采取的步骤。你觉得怎样?

求助者:好。如果我们能找到一条出路,我也许不再那么紧张,会感到舒服些。

在对话2中,咨询师尝试向琼解释治疗计划的内容,以及琼参与的重要性。

2. 咨询师:是的。但是要知道没有现成的答案,而且出路也不是只有一条。我们今天探讨的方法,都是些可以在特定情境下帮助人们缓解焦虑的手段。重要的是要找出你认为最适合于你自己的方法。在决定前,我将介绍一下这些方法。

求助者:好的。

对话3和4中,咨询师提供了一些策略让琼考虑,也解释了这些手段与她的关系以及怎样帮她达到目的。由于琼的阻抗较低,因此在整个过程中你都可以看到,咨询师始终都直入主题,提供指导和建议。

3. 咨询师:就我的经验而言,我想有这样几条途径可以帮助你克服不安和焦虑。首先，当你焦虑时，就会紧张。有时，你紧张时，就会感到不舒服，好像病了，自己无法控制。我们可以教你一些放松的方法（见第十五章）。放松将有助于你了解什么时候你会开始感到焦虑和紧张，使你能在它变得十分强烈之前加以控制，这样你就不至于逃课或者不愿开口发言了。有道理吗？

求助者：是的。我真是在自己焦虑时就不想说任何话。有时候我强迫自己说，但我仍然紧张，我不喜欢这样。

4. 咨询师：很好。你没有精力或愿望去做你担心的事情。有时候对于某些人来说，懂得放松和控制自己的紧张就足够了。你可以先试一下放松，如果这可以帮助你在发言时放松下来的话，这个方法就是有用的。当然我们还有其他一些事情要做，我也想让你了解这些行动计划。

求助者：是什么样的呢？

咨询师在对话5中提出增加一种干预策略的建议，并指出这个策略能帮助琼减少焦虑。要向她讲清楚这种方法是如何与她的问题和目标相关联的。

5. 咨询师：其中一个过程有一个很有意思的名字，叫做"应激接种预防"（见第十五章）。你知道，你曾"接种过牛痘"，这种预防针可保护你不得小儿麻痹症。同样，"应激接种预防"过程也会帮助你在应激场合（你试图逃避或不愿意说话的情境，如上数学课或与同伴在一起时）中不会那样焦虑。

求助者：这会不会像打针那样疼？

咨询师介绍了应激接种预防的一些内容，包括时间、利益和风险。这些可以帮助琼考虑她的选择。

6. 咨询师：不，不是这样，当然你自己要做些工作。除了学习刚才提到的放松法之外，你还应学会如何应付应激场合：放松身体，去想一些帮你应付这些困难和竞争场合的想法。当你在我这里能够成功地做到这些时，你就可以开始在数学课上和家里去做。一旦你学会放松后，我们将会用几个疗程学会其他方法。应激接种预防的好处就在于，它帮你学习如何应付而不是躲避应激场合。当然了，它要求你自己不断练习放松术和应付的理念，这需要每天都花些时间来做。如果不进行日常练习，它就

没那么有用了。

求助者：这听起来很有趣，你是不是用了很多次呢？

咨询师指出了这个方法的一些信息和好处，这些都来自亲身经历和他人使用的结果。

7. 咨询师：只要我认为求助者能从应激接种预防法中受益，而不是让应激场合控制他们，我就愿意使用它或它的一部分。我知道其他咨询师也曾使用过，并知道不同的求助者都能从中受益。如果你处在很强的焦虑中，并学会怎样处理所受的压力，它将发挥很大的潜力。这种过程的另一样好处就是它相当全面，它可以对付一种焦虑反应的不同方面，如手心流汗或者胃里难受，你的想法（即认为女孩子对数学迟钝或不要说太多的话等）以及想躲避的想法等。这就像去购物，一下买了很多东西——牛仔裤、衬衫和鞋——而不是只买了衬衫。

求助者：好的，这听起来还不错，我喜欢你提到的放松疗法。

在对话8中，咨询师继续描述另一种可能的治疗方法，并解释了这种方法的内容，以及用它怎样帮助琼克服焦虑。

8. 咨询师：还有另一种方法叫做"脱敏"，它对帮助消除人们对情境的焦虑非常适合。这也是一种帮你减少对数学课焦虑的方法。

求助者：这种方法是怎样起作用的，如何减少对某些事物的敏感性？

咨询师解释了这种方法如何帮助琼消除焦虑，并说明了这种方法的一些要点、好处和危险。

9. 咨询师：其中的原理是你不能在放松的同时又紧张焦虑。你学会如何放松后，你就想象你上数学课和在父母面前的情况。只有放松时才想象那些情境。练习一段时间后，你在课堂上或与父母在一起时就可以讲话了，而不会像现在这样焦虑。换句话说，你摆脱了情境敏感性。这个方法主要是我们在治疗过程中一起来做，它的好处就是不需要你做大量的家庭作业。

求助者：这要花很多时间吗？

咨询师对琼谈了一些关于时间、疗程和模式的问题。

10.咨询师：这个过程比其他两个方法要长一点。它们已经都帮很多人减少了他们对特殊场合的焦虑，如参加测验或飞行表演。当然要记住，任何变化都需要花些时间。

求助者：这听起来似乎有帮助。

咨询师将谈到关于时间因素的更多问题。

11.咨询师：我们将一起就这个方法进行几个月的咨询工作。

求助者：这段时间我正好有自修课，反正我通常都只和我的朋友在一起。

在对话12中，咨询师指出自己的特长，并讲到了一些文献资料的情况。

12.咨询师：我们来一起做出决定。对于上述三种方法我是很得心应手的。而且，这三种方法被许多人证明在对付不同的恐惧焦虑症状时是非常有效的。事实上，三种方法都有一些指导手册，你可以照着它们来练习。

求助者：我想知道怎样才能决定下一步做什么。

在第13、14对话中，咨询师指出了有关求助者偏好的一些信息。

13.咨询师：对了，如果我们回顾一下我们上面提到的这些计划，你也许就会明白哪一个可能会最适合于你。怎么样？

求助者：好，有这么多内容，我不知道是不是还记得你提到的那些事。

在咨询师的第14个反应中，他总结了各种可能的改变策略，他们都是直接针对琼存在的应对风格问题（内指化）。

14.咨询师：我们首先谈到你可以在这里学到的放松法，然后靠你自己用放松法来控制情感和身体上的焦虑感觉。后来我们又说到了应激接种预防法，它包括许多不同的技巧，可以帮助你应付紧张的情况，如上数学课。第三个是脱敏法，先放松，然后想象上数学课和与父母在一起的情境。有的我们将一起进行，有的需要你自己练习，如放松法。你认为哪种方法最有用？

求助者：我认为，放松可能有帮助，既然我可以自己练习。它好像也最简单，并不要求那么多时间。

最后，咨询师进一步解释琼所选择的方法，也就更明确了求助者的选择。由于琼的问题不是很严重，因此咨询师采取了以周为单位的疗程。

15.咨询师：很好，以上提到的三种方法中，放松训练可能是最简单也最容易学会并加以使用的方法。在我们谈话之前，你就提到这种方法一两次，好像你已经仔细考虑过好一阵了。这种方法对你似乎有吸引力，也能有帮助。如果是这样，我想可以从今天起就开始进行。然后，如果可能的话，我想这一段时间我们每周见一次面。

本章总结及以后各章介绍

大多数前来咨询的求助者都带着各种各样的目的，并提出形形色色的复杂问题。咨询师需要有各种干预方法或治疗策略的组合，以针对求助者功能失调中的主要问题进行咨询治疗。咨询师和求助者都应积极参与制定治疗计划，并共同挑选符合求助者问题与愿望的治疗策略。整个治疗计划应该反映出求助者的性别特点和文化特征，要能充分地解决求助者的中心问题，还要尽可能考虑到所界定问题的反应性，以及求助者问题的严重性、阻抗程度和应对风格。选择好了治疗策略后，咨询师和求助者就要一起施行这些干预措施，一起评估治疗结果，并在求助者的目标达到之时，要以其结束治疗过程。

在以下各章中（第十一章到第十七章），我们将介绍一些认知—行为治疗方法。主要介绍这些疗法是因为我们赞同Beuler和Clarkin的观点，即最初选择的治疗方法通常要针对求助者的症状，而不是针对其内部冲突；而且这些策略通常已被经验证明是有效的。但需要指出的是，总的来说，认知—行为疗法只是在最近才开始考虑文化和性别因素的影响，才开始注意求助者的不同身份。因此在以下各章中，我们都会用一部分内容来阐述某种干预策略在不同人群中应用的情况。然而，Hays认为增加的这部分内容还是十分薄弱，因为"缺乏对认知—行为疗法在少数民族群体中进行的研究"。Lum最近也得出结论说，直到现在，社会文化多元文化的咨询实践毕竟是太少了。

Brown在1994年指出，认知—行为疗法对那些主流文化之外的求助者制定治疗计划中存在着问题。Kantrowitz和Ballou指出，认知—行为治疗方法本身并不具有对性别、角色和社会阶层等变量的敏感性。同样，Hays也指出，"认知—行为治疗法虽然并没有排除对社会文化因素的考虑，但因为它没有明确提到种族主义和其他形式的压迫情境，因而那些属于主流文化群体的咨询师们就很容易忽视这些因素造成的影响"。例如，人们常常不太注意认知—行为治疗中的文化差异。我们尽力把这些考虑都结合到第七章和第八章所提出的模式中，使读者能够在治疗过程的各阶段始终清醒地考虑这些因素（从建立治疗同盟开始，到评估、选择和评价治疗目标、制定治疗计划、实施治疗措施、评估治疗策略，一直到合乎伦理道德的有效终止）。

认知—行为疗法在多元文化的求助者身上仍很有潜力。这包括强调个体独特性并调整咨询关系以适合这种独特性，关注对求助者的赋权，重视咨询师与求助者之间的合作关系，使用直接而实用的治疗焦点，以及强调意识（而不是无意识）过程和强调具体的（而不是抽象的）行为和治疗草案等。最后，近期在保健和心理健康服务方面的变化也给咨询师带来了很多挑战，咨询师现在常常需要向非专业人员证明自己治疗计划的合理性，以便获得保险资助。正如Cushman和Gilford指出的，当前保险公司所看重的治疗实践似乎反映了生活本身的变化，一切变得"更快和更浅"，认为"行动优于批判性反思，节约优于慷慨，表浅优于复杂，意象优于物质，以及珍视解决方法而非提出问题"。在你自己的治疗计划的模式中，我们希望你能继续提出问题！

课后测验

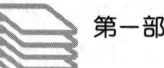

第一部分

这里我们描述了大卫·陈的病历和治疗计划,仔细阅读之后,请你找出:(1)咨询师选择的干预手段在哪些方面与求助者的价值观、世界观相冲突;(2)咨询师建议使用的治疗类型、疗程和模式是什么(本章目标一)。答案见课后测验反馈。

大卫·陈是一名21岁的电子工程专业学生。他第一次来咨询是因为自己遇到的学习问题越来越多,并得知自己将被留级。他在学业上的困难明显地出现于大学四年级的前三个月,并伴有头痛、消化不良和失眠。由于他以往是名优秀学生,所以大卫把学业的退步归咎于疾病。但是,医学检查表明没有器质上的病变。

咨询一开始,大卫看起来很沮丧和焦虑,他的回答很简短,有礼貌,很少主动谈到自己。他回避所有涉及他情感的话题,并且把问题只看做是教育问题。尽管没有直接表露,但大卫好像很怀疑咨询的价值,在谈话中需要对自己的问题做多次肯定和反馈。

几次咨询以后,咨询师辨别出了一个主要问题:大卫不喜欢电子工程,他认为是父母迫使他学习这个专业的。然而,没有父母的同意,他不敢改变专业。他感觉自己依赖于父母,还特别想能给他们争光,但又不敢向他们表达愤怒。使用格式塔空椅技术,咨询师与大卫设想他的父母就坐在对面的空椅子上,并鼓励他表达出自己的真实想法。一开始,大卫觉得很困难。在咨询师的不断鼓励下,他开始讲出一些真实想法了。不幸的是,后来发现这种方法是无效的,而且大卫好像比以前更加畏缩和有负罪感了。

问题:
1. 咨询师使用的干预方法(格式塔空椅技术)如何与求助者的传统东方文化相冲突?
2. 假如你是大卫的咨询师,你将会使用什么治疗类型、疗程和模式?支持你做出的选择的证据有哪些?

第二部分

本章第二个目标要求你用治疗计划样表(图10.3)为一个求助者建立一份治疗计划,要专门说明治疗的类型、疗程和模式。如果你现在有求助者,我们建议你为一个真正的求助者填写计划表。在完成后,与你的指导老师或同事再仔细讨论一下。如果你还是个学生,没有实际求助者,我们建议你使用在第七章中描述的琼的案例。根据第八章中的对话示例的信息,填写表A——评估部分;根据第十章和本章中的对话示例的信息,填写表B——治疗计划部分。完成B表时,只针对琼的第一个问题、目标、可测量的结果和干预措施(见第十章列举的琼的目标图)。答案见课后测验反馈。

课后测验反馈

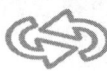

第一部分

1. 医生使用了格式塔空椅技术来进行治疗。这种方法鼓励大卫对父母表达自己的感受;而东方的传统价值观要求尊敬长者(父母),即使你不同意他们的观点时,也要控制自己不和他们争吵。这种方法与文化价值观相抵触。

2. 作为大卫的咨询师,首先要弄清楚大卫对咨询的期望,这是非常重要的,因为这可能和你的想法不一样。选择一种珍视或尊重传统亚洲文化价值观的治疗类型也很重要,因为这种价值观包括控制感情、不要与陌生人公开讨论问题、崇尚集体/家庭责任感。只看重认知-行为方法而不重视情感的干预方法,面对大卫的文化信仰,咨询师将会遇到更大的阻力。对他进行个体自我肯定和表露情感的干预方法也不怎么有用,因为这和他的世界观产生了冲突。尊重和承认二元文化的矛盾也很重要,大卫正在考虑是按照他父母的意愿当一名工程师,还是实现他自己的价值观和爱好。如果注意到这一点,疗程有可能缩短。由于矛盾的性质和东方价值观中家庭的重要性,家庭咨询作为一种治疗模式,也许要比个体咨询效果好。然而,在同大卫一家的接触过程中,一定不要强迫自我流露,要尊重家庭等级,尽量找到一种双方都能接受的解决办法。

第二部分

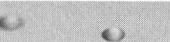

假如你使用琼的案例,根据下列表格核对一下你的回答。

心理健康档案：门诊求助者治疗报告

报告人：_____（填表者姓名）

求助者姓名：___琼___ 出生日期：_____ 年龄：_16_ 性别：_女_

1. 当前问题（求助者的叙述）：_不喜欢上学，尤其数学。对竞争感到焦虑，畏惧社会，留级、逃课，感到来自父母要求好成绩和上大学的压力，不敢说话，认为自己缺乏主见。_

2. 突发事件（前来咨询的原因）：_学业表现很差，尤其数学方面，开始疏远父母。_

3. 相关的医疗史（医疗检查、使用药物情况、疾病种类、伤残情况、手术情况，等）：_无。没有用药治疗，没有疾病、没有做过手术等。没有药物滥用报告，没有滥用处方药报告。_

4. 以前的精神学及心理咨询和治疗情况：_无_

5. 其他相关史（职业/学校，人际关系/性关系，社会/法律等）：_这个学期以前学业表现尚可，独生女，父母替她作决定，有不少朋友。_

6. 简明精神状况评估（在项目上画勾）：

外表/衣饰	智力	判断力	幻觉/幻想	思维混乱	近期记忆	远期记忆
x 适当	x 高	x 良好	__ 没有	__ 没有	__ 完整	__ 完整
__ 不适当	__ 中	__ 缺失	__ 有	__ 有	__ 缺失	__ 缺失
__ 没有评估	__ 低	__ 没有评估	x 没有评估	x 没有评估	x 没有评估	x 没有评估

7. 情绪/情感（描述）：_焦虑，有点强迫表现。_

8. 自杀评估（危险、先兆、计划）：_____ 他杀评估（受害者、暴力、计划）：_____

9. 临床架设框架（症状解释；包括优势/资源因素、对治疗/日程的阻碍因素等）：请简明而具体地写出 _请简要说明：最近的问题给她一个机会来对她父母表现得更坚决，并借助她自己的身份和能力解决"危机"。_

10. DSM-4的轴Ⅱ编码和名称：_V71.09_

    诊断印象：DSM-4 轴Ⅰ：_V62.3 313.82_

B. 治疗计划

1. 针对性、指向性、行为的和可测量的目标、特别强调当前的问题：（按需要可增添篇幅）_____

2. 治疗类型：(认知/行为疗法) / 人际关系 / 顿悟 / 情感疗法 / 意识疗法 其他：_____

3. 治疗时程：咨询开始日期：_____ 预期几次可以结束：_____ 咨询结束日期：_____

4. 求助者形态：
   - 个人 (90806) ✓
   - 夫妻 (90847)
   - 家庭 (90862)
   - 个人/家庭 (90853)
   - 医学治疗
   - 群体治疗
   - 其他（　　）
   - CPT编码：

问题	目标	可测量的成功标准	选择的干预措施
1. 没有主见的焦虑	每周至少4次主动应对	在5级目标获得尺度上至少得1分	放松疗法 应激接种预防 系统脱敏
2.		百分制SUD单位表中焦虑由70分减到50分	
3.			

治疗师签名及电话：_____ 执照编号：_____ 时间：_____

求助者评语：_____

第十一章

想象法和模仿法

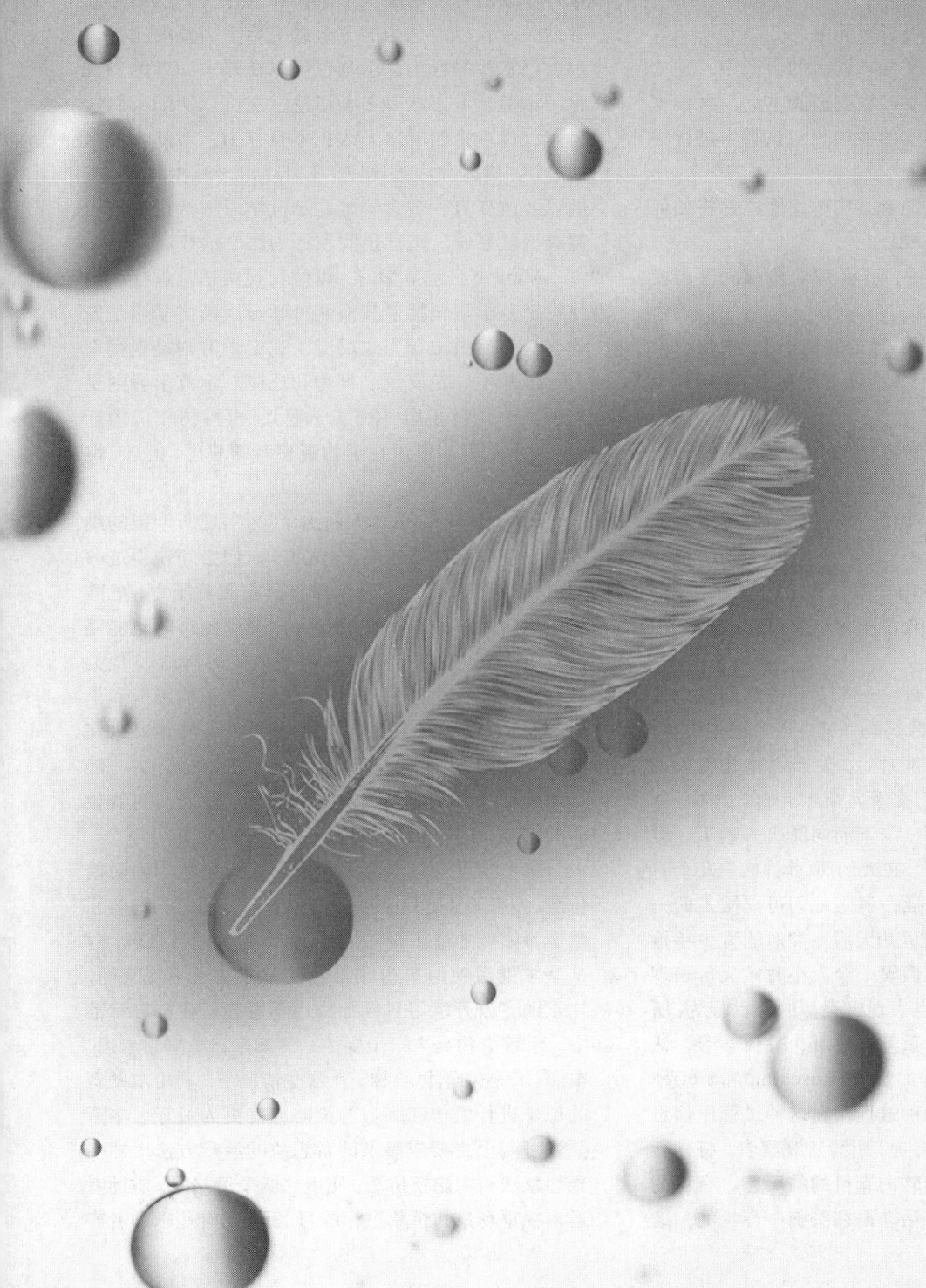

本章目标

学完本章以后，学习者应能够：

1. 在角色扮演或与实际求助者的会谈中，建立并尝试模仿干预法的脚本。在完成脚本后，再根据本章后面所列模仿法脚本的检核表对该脚本进行评估。
2. 在一个模拟的求助者案例中，描述你将如何应用参与模仿法的四个成分。
3. 在角色扮演练习中，演示17个步骤的参与模仿法中的至少14个步骤。
4. 在所列7种咨询师引导语的例子中，指出引导想象法的五个步骤。要至少准确地辨别出其中的6个例子。
5. 演示13步引导想象法中的10个步骤，并利用本章末会谈检查清单评估自己的成绩。
6. 针对模拟求助者案例，描述你如何应用内隐模仿法的五个组成部分。
7. 至少演示出28步内隐模仿法中的22个步骤，并利用本章末的会谈检查清单评估自己的成绩。

想象下面的系列事件：一个女孩被问到长大后想干什么，她回答说"像妈妈一样，当个医生"；一个男孩看完电视中的警匪片后，用玩具枪指着人说"砰，砰，你死了"；人们在看完杂志上的"户外、休闲或运动装"的广告后，一下涌向商店去购买。设想有这样一条电视新闻：在大约30秒钟内，几个青年打碎玻璃窗，闯进商店，盗走他们可以搬走的一切。这件事在电视上报道几天后，类似的青少年抢劫案却呈上升的趋势。假设一个人小时候父母表现出不良行为，他长大后也表现出类似的不良行为。所有这些事件都是模仿、重复、效鼙、替代学习、认同、观察、示范学习过程的例子。Rosenthal和Steffek将示范学习定义为"一种过程，在这种过程中信息（通常没有言语信息的传递）引导着观察者，将其行为由随机的尝试与错误转向有目的的反应。有目的的行为是指，许多学习活动是在头脑中产生的，通过信息加工、决策和评价等内部活动，才导致外显的行为"。

示范学习有几种方式：可以通过活生生的榜样，也可以通过符号的示范来学会新的行为。示范可以帮助一个人以更适当的方式或更合乎需要的次数表现出已掌握的行为。示范也可以祛除求助者的恐惧感。示范学习方法有多种用途，它可以帮助人们学会做父母，来照看孩子改正不良行为；帮助人们降低恐惧、焦虑和应激反应；还可以用于减少体重、戒烟以及改变自我观念等等。示范学习方法也被用于健康保健系统，进行预防和行为医学治疗。

Matson将示范学习、模仿和观察学习进行了区分。示范学习包括了其他两种学习。模仿学习是先观察，然后做出行为或反应；观察学习则是观察别人，但并不一定要做出行为和反应。示范学习则是先观察个体或小组（观察学习），再模仿相似的行为。而示范者的作用在于为观察者的思想、信念、情感和行动提供刺激。

Rosenthal和Steffek提出："为实现所期望的结果，只掌握某种技能是不够的。人们必须获得足够的自我效能感（信心），相信自己在面对压力、危险和疑虑时能够做出需要的行为，遇到困难时也能坚持做下去。"（见第十七章对自我效能的讨论。）他们还强调，要积极抓住那些有益的认知重构脆弱和消极的想法（见第十三章），并用其他的认知策略来坚持做必要的行为。逐步、分级地掌握目标行为，能够增强信心，从而获得自我效能感。同时，自我效能的增强反过来会引导和加强行为的改变。

本章主要介绍参与示范学习、想象法和内隐模仿法。专栏11.1则列举了一些关于符号示范和参与示范学习模型的最新研究领域。咨询师有时会发现，对某些求助者使用实物或符号模仿方法是不现实的，让求助者公开练习目标行为也不可能。在符号示范中，示范人物是来自于媒体，例如来自故事、卡通、电影、广告和信息科技。在这些情况下，利用求助者的想象进行模仿和练习的策略或许更为可行。本章描述了两个主要依靠求助者想象的治疗方法，即引导想象法和内隐模仿法。使用这两个策略时，求助者运用视觉场景和想象进行练习。最初，有些求助者产

专栏 11.1　有关参与示范方法的研究

艾滋病预防
Maibach, E., & Flora, J. A. (1993). Symbolic modeling and cognitive rehearsal: Using video to promote AIDS prevention self-efficacy. Special issue: The role of communication in health promotion. Communication Research, 20, 517-545.

愤怒与攻击
Larson, J. D. (1992). Anger and aggression management techniques through the Think First curriculum. Journal of Offender Rehabiltation, 18, 101-117.

焦虑
Hughes, D. (1990). Participant modeling as a classroom activity. Teaching of Psychology, 17, 238-240.

恐惧
Samson, D., & Rachman, S. (1989). The effect of induced mood on fear reduction. British Journal of Clinical Psychology, 28, 227-238.

性别定势校正
Katz, P. A., & Walsh, P. V. (1991). Modification of children's gender-stereotyped behavior. Child Development, 62, 338-351.

参与
Hartley, E. T., Bray, M. A., & Kehle, T. J. (1998). Self-modeling as an intervention to increase student classroom participation. Psychology in the Schools, 35, 363-372.

伙伴咨询训练
Romi, S., & Teichman, M. (1995). Participant and symbolic modelling training programmes. British Journal of Guidance and Counselling, 23, 83-94.

恐惧症
Ritchie, E. C. (1992). Treatment of gas mask phobia. Military Medicine, 157, 104-106.
Sanders, M. R., & Jones, L. (1990). Behavioural treatment of injection, dental, and medical phobias in adolescents: A case study. Behavioral Psychotherapy, 18, 311-316.

自我注射
Erasmus, U. (199). Behavioral treatment of needle phobia. Tijdschrift voor Psychotherapie, 18, 335-347.

自我效能
Newman, E. J., & Tuckman, B. W. (1997). The effects of participant modeling on self-efficacy, incentive, productivity, and performance. Journal of Research & Development in Education, 31, 38-45.

儿童性虐待
Wurtele, S. K., Marrs, S. R., & Miller-Perrin, C. L. (1987). Practice makes perfect? The role of participant modeling in sexual abuse prevention programs. Journal of Consulting and Clinical Psychology, 55, 599-602.

应激
Romi, S., & Teichman, M. (1998). Participant modelling training programme: Tutoring the paraprofessional. British Journal of Guidance & Counseling, 26 (2), 297-301.

口吃
Bhargava, S. C. (1988). Participant modeling in stuttering. Indian Journal of Psychiatry, 30, 91-93.

外科手术
Faust, J., Olson, R., & Rodriguez, H. (1991). Same-day surgery preparation: Reduction of pediatric patient arousal and distress through participating madehing. Journal of Consulting and Clinical Psychology, 59, 475-478.

言语攻击行为
Vaccaro, F. J. (1990). Application of social skills training in a group of institutionalized aggressive elderly subjects. Psychology and Aging, 5, 369-378.

妇女自我防卫技能
Ozer, E. M. & Bandura, A. (1990). Mechanisms governing empowerment effects: A self-efficacy analysis. Journal of Personality and Social Psychology, 58, 472-486.

生强烈的、栩栩如生的表象有困难，或对此有所保留。我们发现大多数求助者具有产生生动想象的能力，随着咨询师的帮助，求助者的视觉想象力被激发，但必须评估求助者对此是否感到舒适和恰当。

情感想象、视觉想象或引导想象这些术语经常被人们混用。Merriam-Webster大学字典（第十版）将视觉想象定义为"心理表象的形式，以视觉形象或可见形式进行解释的心理行为或过程"。心理表象或场景视觉可以是自发的，也可以被引导出来。目前，人们日益发现与情感、情绪和精神相联系的视觉想象或心理模拟在自我改变和自我调控能力中的重要性。根据视觉想象（例如，想象自己或环境的改变），认知示范（第十二章）提供了对任务的叙述（例如，向求助者讲述做出改变所需要的必要步骤），然后可以接着进行自我指导训练，让求助者自己（出声地或默默在心里）叙述各个步骤。

总的来说，这些策略都具有非常广泛的适用性，并在对多种社会问题和人群的效果方面获得了实证支持。如果恰当使用，它们可以成为合作、授权取向的临床实践中的重要工具——例如，朝向想象改变的可能性、为如何达到期望的改变而获得技能和领悟，以及获得独自或在社会网络中的支持者协助下进行想象、排演和自我指导的能力。

参与示范法

参与示范法包括示范表演、有指导的练习和体验成功三个部分。它假定，求助者成功地完成某种任务是促进其行为改变的有效手段。通过成功地完成原来觉得很困难和惧怕的行为，求助者就能维持该行为的长久改变。参与示范法可用来减少逃避行为、恐惧行为及其相关的情感。例如，患有恐高症的户外油漆工通过参与示范学习，直接应对在高处的焦虑情绪，从而可以逐渐地爬上"令人恐怖"的高度。恐惧患者在参与示范学习中，能够成功地做出令其恐惧的行为或者进入恐惧的情境，那么它就会学会如何应对这些恐惧的情境。

它还可以应用于有行为缺陷的人，或训练社交技能、自信心、管教孩子及健美运动等。在学校或社会机构中，这些技能可作为预防措施来进行训练。例如，通过参与示范学习，家长可以练习各种与孩子打交道的有效教育技能。

参与示范法有四个主要组成部分：基本原理、示范表演、指导参与和成功体验（家庭作业）。不论是用于减少恐惧的回避行为，还是提高某种行为技能，这些组成部分实质上都是一样的。你可以从本章结尾处的会谈检核表中看到，每一个组成部分还可分为若干个小部分。在描述每个组成部分时，都提供了假设的咨询师与求助者的对话，以解释如何进行参与示范法，并附有学习活动。

治疗的基本原理

下面是咨询师讲述参与示范法基本原理的例子：

这个方法已帮助许多人克服了恐惧或者获得了新的行为（基本原理）。在这个方法中，我们下面要做三件事：首先，你将会看到示范者在进行表演……（某种行为）；其次，你要在我的帮助下练习该行为；然后我会安排你在咨询以外的情境中进行练习。这些练习会帮助你完成现在觉得难以完成的事情（概述）。你愿意现在尝试一下这个方法吗？（询问求助者）

示范

参与示范法包括五个示范部分：
1. 可将目标行为（若复杂的话）分为一系列次级任务或次级技能；
2. 将次级技能排列成等级；
3. 选择示范人物；
4. 示范表演前向求助者进行指示说明；
5. 示范人物表演每一个次任务，并在需要的情况下多次反复表演该项次任务。

分解目标行为

在咨询师或其他人示范目标行为之前，要首先判断该行为是否应划分为次级行为。复杂的行为要分为次级技能或次级任务，并按小步骤原则将它们排列成次级任务等级。按难易顺序排列的次级任务等级，应使求助者能够从最容易的次级任务开始练习。这一点是参与者模型策略的一个重要步骤，因为咨询师要让求助者在进行目标行为中不断体验到成功。所以，开始的任务一定要是求助者能够做到的事情。

例如，对于患恐高症的房屋油漆工来说，最终要达到的目标行为是能够在离地面9米的高度从事房屋油漆工作。这一行为可分成在不同高度进行油漆的次任务，每一次任务可使高度升高几米。

排列次技能（任务）等级

咨询师和求助者一起将分解的技能和任务排列成序。次级任务等级中的第一个任务是难度最小或危险性最低的，其他等级任务的复杂性和危险性不断增加。通常，要从等级中的第一个任务开始工作。要让求助者成功地完成每一个低等级任务后，才可练习其他等级的次任务。对于一个不自信的求助者，练习下面的任务等级可能更有帮助：先让他练习目光的直接对视，再练习在言语交流中发现错误，然后练习发现潜在反应，最后再同时完成上述所有行为。

在恐惧症的案例中，每部分的内容及安排可以是一系列恐惧活动或引起恐怖的物体。首先从最小威胁或最小恐惧的情况开始工作。针对患恐高症的房屋油漆工，我们应从最小高度的高空作业开始练习，然后逐渐提高高度。

选择示范人物/示范者

在进行示范表演前，应选择适当的示范人物。有时，治疗师本身就是最有效的示范人物。但正像本章前面所说的，采用多个与求助者状态接近的示范人物会取得更好的治疗效果。例如，某些恐惧症治疗诊所使用参与示范法时，通过起用几个以前患有恐惧症的求助者作为示范人物，已成功地消除了求助者的恐惧。学习活动11.1提供了选择或建构示范人物的练习，并附有反馈。

预先给求助者的指导语

在示范表演进行之前，为了把求助者的注意集中在示范人物身上，咨询师应向求助者说明示范的内容。要指导他们注意，示范人物在进行某种行为时，并没有体验任何负面的后果。对于那个不自信的求助者，咨询师可以这样说："当示范人物拒绝为你打印文件时，你要注意他直接瞧着你的方式。"而对那个房屋油漆工，咨询师可以说："要去观察示范者如何在1.5米高的脚手架上自由自在地进行活动。"

示范表演

在参与者模型中，示范人物要一次表演一个次级任务。通常有必要反复示范同一个任务，可以安排一个示范人物进行多次重复，也可让多个示范人物依次表演同一个任务。例如，一个示范人物表演在脚手架上来回走动而不会掉下来；或者多个示范人物在脚手架上做同样的活动。当经过为特定求助者的仔细选择以后，有多个示范人物可利用时，就要利用多个示范人物。多个示范人物的表演可增加完成任务的多样性和可信性。根据主诉和目标的类型，要牢记多元性于心中（如性别、性趋向、残疾、种族/种姓等），要根据求助者的问题和目标类型，进行多重示范，或者让与求助者自身情况相似示范人

学习活动 11.1　示范的选择

求助者是一个青年女性。她母亲是菲律宾人，父亲是墨西哥人，双亲都已移居美国。她正申请在当地一家儿童照顾中心工作，因而对学习如何照顾孩子的技能颇感兴趣。她是独生女，没有兄弟姐妹，也没有照顾婴儿的经验。

1. 描述你要选择的示范人物类型，要考虑到年龄、性别、种族、应对或控制技能等。
2. 编写一份用于录音磁带示范的故事剧本，要包括：使用指导语，示范人物的说明，进行练习的简单范例，练习的反馈，以及情节总结等。答案参见学习活动反馈11.1。

> **学习活动反馈 11.1　示范的选择**
>
> 要记住这个求助者带有双种族、双文化特性。你应当选择年轻女性作为示范人物,最理想的是菲律宾人,或至少是亚裔美国妇女,以及墨西哥或拉丁裔妇女(要记住求助者表现出的价值观)。示范的应对技能应与求助者的实际需求相关联,即儿童照顾技能。使用的示范人物应具有儿童养育经验。

物进行示范,这一点是特别重要的。对于双种族或双文化的求助者来说,采用多个示范人物显得特别重要。

指导参与

示范行为和活动之后,要使求助者有机会在必要的指导下练习目标行为。指导参与是最重要的一环,它可以帮助求助者学会应付,减少恐惧,获得新行为。求助者必须在进行目标行为时产生成功感。在咨询过程中求助者的参与应没有任何危险。

指导参与过程包括下列五个步骤:

1. 在咨询师的帮助下,求助者进行练习;
2. 咨询师提供反馈;
3. 使用各种引导辅助手段帮助求助者进行最初的练习活动;
4. 在以后的练习中逐渐撤除引导辅助手段;
5. 求助者自我引导练习。

下面介绍和说明各个步骤。

求助者进行练习

要求求助者练习刚才示范的行为,练习活动应按照先后顺序进行。在完全熟练和自信地掌握了第一级的反应之后,求助者才可以练习下一个反应。对某些求助者来说,可能无需将行为或活动进一步分解。在这种情况下,只需对整体行为的练习进行指导就足够了,无需对每个分解动作都进行指导。

我们提到的房屋油漆工在此步骤将从一个较低的高度开始爬上梯子或脚手架。他将持续在这个高度上练习,直到他可以容易而舒适地爬上这个高度;然后,练习将会进入下一个高度。

咨询师提供反馈

在每一次练习后,咨询师要向求助者提出关于练习活动的口头反馈。反馈有两部分:(1)赞成或鼓励成功;(2)修改调整错误。如对油漆工,咨询师可以说:"在这一高度,你看起来很自在,你能从容地上下梯子。甚至往下看对你来说都没有任何麻烦,那真是太好了。"

使用引导辅助手段

引导辅助手段是咨询师用来帮助求助者进行恐惧和困难行为的辅助方法。许多人把成功的表演当做是减少焦虑的一种好方法。但直接让他们参加某项恐惧的活动,大部分人会干脆不来参加。例如,你会害怕像捉蛇、驾驶飞机、开船、登山等活动吗?如果是的话,假如现在就让你去做,你会非常不愿意的。但假设这样呢——你看着我们拿着蛇;然后我们拿着蛇,你摸摸它;然后我们攥住蛇的头和尾,你拿它的中间部分;再后,我们攥头,你攥尾,等等。在加入一些引导辅助手段的时候,你可能更愿意做这些或尝试其他令你害怕的事物。

为了帮助患有恐高症的油漆工减低恐惧,最初可以使用一同练习的引导辅助手段。如果可以实际在一个梯子或脚手架上练习,再没有什么比示范人物与油漆工一起爬上脚手架或者在梯子上站在他前后更具有支持性。这也是一种保护性的辅助手段。当然,这个场景需要一个不害怕爬高的示范人物。如以一对夫妇为例,没有恐高症的一方自己先爬上去,然后再把手伸向对方,通过这种方式引导对方爬上灯塔、地标、山丘和其他的观赏风景之处。这种引导辅助手段使双方可以一同享受体验。由此,其中一人的恐惧不会影响另一人的愉悦,因为在一些支持下的不断练习的努力已经有效地降低了恐惧水平。

咨询中可以使用引导辅助手段,在一些接近自然情境的练习场景中也可以运用引导辅助手段。可能的话,咨询师或示范人物可陪同求助者进入"现场",并观看进一步的示范表演。例如,在会谈中向求助者教授决断行为时,必须要针对最终目标行为将要发生的自然情境进行模仿学习和引导参与。咨询师很可能并不配备有脚手架让恐高症油漆工在不同高度练习示范活动。这时，咨询师可以引导求助者进行内隐式的练习，而不仅是外显行为练习。我们的观点是，咨询师在咨询中当场使用参与模仿程序的时候，必须准备好提供支持，帮助求助者练习尽可能接近于所期望的目标行为的活动。如果无法达到这点，其次的最佳选择是在求助者的现实情境中尽可能接近地模拟这些活动。

撤消引导辅助手段

要逐步撤消引导辅助手段。对那些不自信的求助者，若开始时的辅助手段有四种，那就要逐步减为三种、两种、一种。或者，在那位油漆工的例子中，可以逐渐使用支持性较少的辅助手段，例如言语指导，替代像共同练习这样支持性较强的辅助手段。这是从咨询师指导练习到求助者自我引导练习的过渡阶段。

求助者自我引导练习

不需要任何指导和辅助手段的求助者就可以进行自我引导练习。自我引导练习可强化求助者的信心和自我评价，从而改善行为的功能。因此，咨询师要安排让求助者独立自主地成功地进行目标反应的练习。理想的情况是，求助者要在咨询中和自然环境中都进行过自我引导练习。例如，油漆工要自己在高架板上来回走动。它比咨询师指导下的练习效果要好。

除了参与示范法外，帮助求助者将训练中获得的行为迁移到实际生活中亦是整个咨询的任务。目标行为的泛化可通过成功感和强化体验来达到。

成功体验或强化体验

参与示范法的最后一个部分是成功(或强化)体验。求助者必须对所学习的行为体验到成功感。班杜拉指出，"除非行为改变在日常生活中被证明是有效的，否则它们就难以持续"。要针对每个求助者的情况安排成功的体验。应先将新学会的技能安排在容易成功的条件下进行练习，然后再逐步扩大范围，直到原先令人恐惧、困惑的自然情境。

总之，成功的经验是通过将会谈中获得的技能迁移到自然环境中而取得的。训练迁移过程有如下几个步骤：

1. 咨询师和求助者首先找出一些情境，以便让求助者在其中练习目标行为；
2. 将这些情境排序，从简单、安全、容易成功的情境排到最具风险的情境；
3. 咨询师陪同求助者进入这些情境，进行示范表演和指导练习，然后逐步撤消指导；
4. 让求助者以自我引导的方式练习各种任务行为。

班杜拉结论说，如果给予恰当的示范、指导练习和成功体验，参与示范法就能够取得效果。参与示范法的一个优点是"大量健康人"（如同伴、康复的求助者等）都能成为咨询治疗的示范者，它能够帮助求助者在一种"真实生活条件"下学会新的行为反应，因而使学习的迁移问题变得容易了。

社会示范法的多元文化应用

示范法在多元文化中的应用，主要出现在药物滥用和预防以及养育/家庭/儿童行为等领域（见专栏11.2）。Botvin、Baker、Botvin和Dusenbury在一项纵向研究（以233名黑人高中学生为研究对象）中，考察了吸烟行为的发生和持续现象。他们发现，社会示范作用（朋友的吸烟行为）是导致吸烟行为产生的最重要的早期因素，而吸烟行为的社会常模和吸烟者本身的素质则在维持吸烟行为上有重要作用。

示范也是在含有两种性别的三种青少年群体（非裔美国人、白人和土著）中对非吸食烟草的使用的强大预测因素。Mail建议，物质滥用的预防项目应把示范作为一个重要成分，但所有干预项目都应适合于文化特点。

Rhodes和Humfleet以及Picucci指出了在艾滋病预防和对化学物质依赖的男女同性恋者进行小组治疗中使用具有文化针对性的示范人物的效果，此外在对非裔美国男性和家庭暴力的小组工作中也使用了具有文化针对性的示范人物。在文化上与求助

专栏 11.2　关于示范方法的多元文化研究

改变吸烟习惯

Riley, W., Barenie, J., Mabe, P., & Myers, D. (1990). Smokeless tobacco use in adolescent females: Prevalence and psychosocial factors among racial/ethnic groups. Journal of Behavioral Medicine, 13, 207-220.

Riley, W., Barenie, J., Mabe, P., & Myers, D. (1991). The role of race and ethnic status on the psychosocial correlates of smokeless tobacco use in adolescent males. Journal of Adolescent Health, 12, 15-21.

减低焦虑

Malgady, R., Rogler, T., & Costantino, G. (1990). Culturally sensitive psychotherapy for Puerto Rican children and adolescents: A program of treatment outcome research. Journal of Consulting and Clinical Psychology, 58, 704-712.

乳房自查

Anderson, R., & McMillion, P. (1995). Effects of similar and diversified modeling on African American women's efficacy expectations and intentions to perform breast self-examination. Healty Communication, 7, 327-343.

儿童安全

Alvarez. J., & Jason, L. (1993). The effectiveness of legislation, education, and loaners for child safety in automobiles. Journal of Community Psychology, 21, 280-284.

家庭暴力

Williams, O. (1994). Group work with African American men who batter: Toward more ethnically sensitive practice. Journal of Comparative Family Studies, 25, 91-103.

艾滋病及药品依赖

Picucci, M. (1992). Planning an experiential weekend workshop for lesbians and gay males in recovery. Journal of Chemical Dependency Treatment, 5, 119-139.

Rhodes, F., & Humfleet, G. (1993). Using goal-oriented counseling and peer support to reduce HIV/AIDS risk among drug users not in treatment. Drugs and Society, 7, 185-204.

疼痛

Neill, K. (1993). Ethnic pain styles in acute myocardial infarction. Western Journal of Nursing Research, 15, 531-543.

父母教养

Hurd, E., Moore, C., & Rogers, R. (1995). Quiet success: Parenting strengths among African Americans. Families in Society, 76, 434-443.

Kliewer, W., & Lewis, H. (1995). Family influences on coping processes in children and adolescents with sickle cell disease. Journal of Pediatric Psychology, 20, 511-525.

Middleton, M., & Cartledge, G. (1995). The effects of social skills instruction and parental involvement on the aggressive behavior of African American males. Behavior Modification, 19, 192-210. Reyes, M., Routh, D., Jean-Gilles, M., & Sanfilippo, M. (1991). Ethnic differences in parenting children in fearful situations. Journal of Pediatric Psychology, 16, 717-726.

儿童亲社会行为

Reichelova, E., & Baranova, E. (1994). Training program for the development of prosocial behavior in children. Psycholigia a Patopsychologia Dietata, 29, 41-50.

儿童技能训练

Dowrick, P., & Raeburn, J. (1995). Self-modeling: Rapid skill training for children with physical disabilities. Journal of Developmental and Physical Disabilities, 7, 25-37.

吸毒及预防

Botvin, G., Baker, E., Botvin, E., & Dusenbury, L. (1993). Factors promoting cigarette smoking among black youth: A causal modeling approach. Addictive Behaviors, 18, 397-405.

Mail, P. (1995). Early modeling of drinking behavior by Native American elementary school children playing drunk. International Journal of the Addictions. 30, 1187-1197.

者相似的示范人物可能具有最大的支持和价值。在对美国贫穷的非裔、白种和拉丁裔的女青少年进行的一项近期研究中，Taylor等发现，这些女孩报告的最重要的与成人的关系是与哪些与自身文化背景相同或相似的成人。Anderson和McMillion对非裔美国女性使用文化背景类似的示范人物以提高他们进行乳房自检的自信和意愿。

家长的示范作用在许多方面都是重要的。Hurd、Moore和Rogers在一篇考察53位非裔美国家长的作用时发现，家长的正面示范作用和家长的投入与支持，对于将价值观和行为传递给自己的孩子起着重要的作用。在非裔美国儿童和青少年对待镰状细胞贫血症的过程中，家长示范作用也成为一个关键的因素。当然，Reyes、Routh、Jean-Gilles和Sanfilippo也注意到家长的示范作用在不同的种族之间存在着差异，故而他们提醒咨询师，在使用示范法时，要关注不同种族的历史和文化发展趋势。

作为一项治疗/干预策略，示范法已经成为对美国非裔、亚裔、白种和西班牙裔父母的儿童安全教育项目以及对斯洛伐克学龄儿童的亲社会行为训练中的重要成分。波多黎各民间故事Cuentos在年幼的波多黎各儿童中的使用是多文化符号示范的一个出色的例子。这些故事中的人物被作为治疗性的同伴示范人物，向儿童展示信念、价值观和靶行为，首先引起儿童的注意，随后儿童会认同和模仿。对于双语儿童，可以建立结合两种或更多不同文化的故事，例如结合波多黎各和美国文化。对于波多黎各青少年，已经使用关于波多黎各英雄人物的传记故事，使他们了解在自己文化中的成功的成人榜样。

在多样性求助者群体中使用示范法的指导原则

对多种文化的求助者使用社会示范法时，要注意下列原则：

1. 确认治疗中所使用的真人示范者或符号化的示范人物（如来自电视、电影、书籍或电脑游戏的人物）要与求助者自己的文化背景相适应。例如，如果你对具有物质滥用问题的非裔美国青年使用示范程序，示范人物应该也是非裔美国人，比较年轻，并熟悉物质滥用问题，这样比使用一个年纪较大的白人、对物质滥用问题了解甚少或体验甚少的示范人物更加有效。

2. 确认示范行为的内容要与求助者的文化相关联，而不只是反映出咨询师欧美中心主义的价值观。例如，社交技能训练的概念更适合于中产阶级的求助者，而不那么适合贫穷的求助者或一些有色人种的求助者。类似地，决断训练的示范更适合于许多白种求助者，而对于许多亚裔美国人就不那么适用。界限的示范也更适合一些白人求助者，而不太适合于一些美国土著求助者。

3. 要记住，人们在对示范人物的关注点、从他们那里学习的结果以及利用示范作用等方面都存在着文化差异。要确定单个求助者或一组求助者是否觉得示范任务具有榜样作用或者认为榜样行为是有价值的。

Malgady等人在对波多黎各儿童和青少年使用文化敏感的示范人物时，发现其治疗效果存在着复杂模式。求助者的认知反应和他们的家庭结构对治疗效果都有影响（见学习活动11.1）。

参与示范法的对话范例

我们仍以琼为治疗对象来说明参与示范法的使用。咨询师用参与示范法帮助琼掌握她曾极力避免数学课的行为。在咨询师的谈话之前，其反应的原理已经确定。

第一次会谈

在对话1中，咨询师为琼讲述这种策略的基本原理，并简单描述其过程。

1. 咨询师：这个治疗过程对那些在课堂参与上有困难的人是有帮助的。我们将逐一解决你在数学课上的问题，我本人或者你的同学会表演课上的正常行为，然后你再进行练习。首先我们在这里进行练习，然后你再在其他课上练习，最后才是数学课。你认为如何？

求助者：可以。这是要我做自己本来可以做到但因为紧张而无法去做的事情。

咨询师将重提琼过去的反应，并用它进一步解释参与示范法的基本原理。

2. 咨询师：紧张会防碍你想做的事。这个方法将帮助你用小步骤学会如何去做。当你完成每一个步骤后，你就会增强信心，减少紧张。

求助者：我想那肯定会有帮助。只是有时我不相信自己。

在对话3中，咨询师没有理会琼先前表现出的不自信，而是开始示范过程，帮助琼回顾她想要在数学课上主动发言的技能。

3. 咨询师：你知道，上周我们找到一些行为方式可以帮助改进你在数学课上的参与行为，并将它们进行了排序，从你认为最简单的行为到最困难的行为。你还能记得这个顺序吗？

求助者：当然。我想是这样安排的：回答问题，到黑板前解题，自愿回答问题，然后是主动发表意见。

咨询师问求助者是否需要增加活动，或是否需要重新安排等级顺序。

4. 咨询师：经过一周的考虑，你有没有想出其他的参与方式，或者你希望将行为方式的顺序重新安排？

求助者：有一件事。在我向老师请求帮助后，我愿意自己独立解决这个问题。但通常他都会替我解答这个问题。

在对话5中，咨询师将为琼编制一个可能的模型，并希望她提出想法。

5. 咨询师：我们现在必须做的一件事就是，考虑由谁来做示范并帮助你进行这些课堂行为。我可以做示范，但你也可以找一个在数学课表现不错的同学来做。以后他可以在数学课上帮助你。你认为如何？

求助者：有必要让某人陪我上数学课吗？如果需要的话，那么选择那些已经在班上的人，我想，可能就不会那么明显。

咨询师抓住琼对自己出现在数学课上的不安，建议用另一个同学做示范人物。

6. 咨询师：我想可以找到许多方法。但如果有人在班上的话，会对你更有帮助，特别是在开始的时候。我想如果进行示范的人是你的同学而不是我，你会感到舒服些的。如果你能选一个积极参与数学课的人，我想和他谈谈，以便让他/她在我们下次会面时来帮助你。因此，好好考虑选择一个你喜欢、尊重并感到愉快的同学。

求助者：选Debbie吧。她是我的朋友。她对回答老师的问题或到黑板上答题没有任何犹豫。我可以请她，她乐于帮助我。她也能独立思考数学问题。

咨询师进一步讲解选用琼的朋友做示范人物的原理，以使琼了解她的同学将怎样参与咨询过程。注意琼对此的反应有些犹豫；如果琼对此感到不自在，就要选择别人。

7. 咨询师：可以叫她，若她同意，请她到我办公室来一下。如果不行的话，我们会考虑其他人选。若Debbie想做，我会培训她表演一些数学课上的行为。在我们下次见面时，她就可以进行示范了。你觉得怎样？

求助者：可以，那可能很有趣。以前我在英语作文上帮助过她，所以她可能会帮助我。

在接下来的对话中，咨询师鼓励求助者与这个朋友进行相互帮助。

8. 咨询师：那是个好主意。好朋友应互相帮助。在你和Debbie交谈以后，让我知道结果。

第一次会谈后，琼顺便来访，证实了Debbie很愿意与他们合作。咨询师与Debbie见了面，向她说明了她的角色。特别要求Debbie表演琼想掌握的四种数学课参与行为。咨询师给Debbie提供指示语和反馈，使她能够清楚地以应对的方式示范每个行为。同时，咨询师还告诉Debbie在指导参与阶段如何帮助琼。Debbie进行了练习，并在练习中尝试使用多种引导辅助手段，如联合练习、口头指导、逐步扩大时间间隔和增加任务难度等。还让Debbie了解自我引导练习的过程，以及如何让琼体验成功。当Debbie对自己在治疗过程中的角色感到自在时，咨询师就可以安排与琼的下一次会谈了。

第二次会谈

在对话1中，咨询师向琼说明了在模仿表演期间应该注意哪些东西，咨询师也指出在示范情境中没有负面的结果。

1.咨询师：琼，很高兴见到你。我一直在和Debbie合作，她今天来这里给你作些示范。我们首先要做的是你上周提及的一件事，即向老师求助，但希望自己独立解决问题。Debbie首先表演这一点。我来扮演老师的角色。Debbie向我走来，请求帮助。注意她告诉我她所需要进行的解释，然后坚定地告诉我〔老师〕，她想要试着自己完成问题。注意Debbie很容易就做到了，老师并没有不高兴。你有什么疑问吗？

求助者：没有。我准备开始。〔接着做示范。〕

Debbie〔示范者〕：老师，我想请您解释这个问题。我需要您再解释一遍，以便于我能自己解答。

咨询师〔老师〕：可以，嗯。答案是……

Debbie〔打断〕：我想自己找到答案。但我想请您解释一下这个公式。

咨询师：行，你要这样做……

Debbie：这很有帮助。多谢。〔走回座位〕

示范后，咨询师问琼对所看到的有什么感受。

2.咨询师：琼，你对刚才的示范感觉如何？

求助者：看起来相当容易，我想如果我真的请他帮助时，总有一种让他帮到底的倾向。我无法肯定地告诉他，我想自己解决问题。

咨询师抓住了琼问题中的关键，开始第二次示范。

3.咨询师：这是示范中重要的组成部分，要首先能够请求帮助，然后要能够让他知道，你自己运用他提供的信息，回到座位上，自己尝试解决问题。现在让Debbie再做一遍，看她如何给出信息，使老师不必进一步提供答案。

求助者：可以。〔开始做第二个示范。〕

在对话4中，咨询师问琼是否可以进行练习。

4.咨询师：你现在准备得怎样？

求助者：准备好了。

在第一次训练前，咨询师将引入一种辅助手段——Debbie的口头指导。

5.咨询师：那好，现在我们让Debbie做你的辅助老师。例如，如果你遇到困难开始退却时，Debbie会给你指点或提示。你看怎样？

求助者：行，那会使事情更容易些。〔第一次练习开始。〕

6.咨询师：我们开始吧。现在我是老师，你带着问题从座位上走过来。

求助者：老师，我不太懂这个问题。

咨询师〔老师〕：嗯，我把答案给你，那你做起来就没有什么问题了。

求助者：我需要的不是答案。

咨询师：那你的意思是什么呢？

Debbie〔打断，进行提示〕：琼，你要说，我想自己解出答案，但需要你再给我解释一下这个公式。

求助者：我想自己找到答案，但需要再给我解释一次。

咨询师：行，是这样的……

求助者：好，谢谢。

Debbie：现在你完成了对话，请返回座位。

咨询师对琼的练习进行评估。

7.咨询师：你觉得练习做得怎样，琼？

求助者：非常好。有Debbie在这里帮忙很好。

在下一个对话中，咨询师向Debbie和琼做出反馈。开始另一个练习，它是一种引导性帮助。

8.咨询师：我想她确实帮了忙。你看起来能很好地进行对话。在向我解释你的想法时，你的确需要帮助。一旦Debbie给你指点，你就能继续进行对话了。或许你需要再试一下这部分。Debbie只在需要的时候才提示。〔第二次练习，Debbie提示的内容减少了。〕

咨询师解释自我指导练习的原理。

9.咨询师：看起来很顺利。我想你准备再试一下，没有任何帮助，你看怎么样？

求助者：可以。

咨询师看到琼的肯定反应后，叫Debbie离开房间，因为Debbie的出现会使琼有一种心理依赖，它是另一种引导性帮助。所以Debbie离开后，才能进行真正的自我引导练习。

10.咨询师：我打算叫Debbie离开房间，以便你能完全独立地进行练习。〔自我引导练习开始〕。接下来咨询师暗示琼对自我指导练习进行自我反馈。

11.咨询师：琼，你觉得这次练习怎么样？

求助者：我认识到自己有点依赖Debbie，因此我想独立完成练习。

咨询师注意到自我引导练习已经和自信建立了关联，因而开始进行成功体验练习。

12.咨询师：对。首先，有人在那里能对你有所帮助，它帮助你树立了信心能够独自完成。从现在开始，我认为我们应该讨论你在数学课上应当怎样做了。你看怎样？

求助者：行。有点害怕，不过还好。

咨询师讲述了自己的想法，先让Debbie帮助琼在课外进行练习。

13.咨询师：开始觉得有些担心是很自然的。但我们可以帮助你的一件事就是再请Debbie辅导你。

求助者：好的。但怎样工作呢？

咨询师梳理了一下琼在数学课上问题行为难易程度的次序。请Debbie在琼第一次练习每一个目标行为时都提供帮助，以确保琼获得成功感。

14.咨询师：很明显，数学课是你惟一遇到困难的科目。所以，我们想要你在数学课上成功地使用这个方法。既然Debbie和你一起上课，开始时你可以和Debbie一起找老师，而不要独自去。第一次她可以向老师请求帮助。下一次你们俩一起去，你要提出请求，她可以进行提示。逐渐地你将独自实现目标。但每一次我们只采取一个步骤。

求助者：那肯定会有帮助。如果她在的话，我会感觉好很多。

15.咨询师：对。在做任何新的事情时，开始时都要慢些，做好每一步。现在Debbie可以进来，我

们一起计划第一个步骤。

Debbie将做出示范，并指导琼在数学课上进行目标行为。对于其他的目标行为，整个过程都要重新开始。现在是你进行参与示范练习的时候（参见学习活动11.2）。

求助者想象法：评估与训练

使用引导想象法和内隐模仿法时，重要的是要先对求助者的想象或幻想潜能进行评估。在某种程度上，这两个策略的成功依赖于求助者能否产生生动形象的能力。一些求助者可能被想象法的程序搞得失去对咨询的兴趣，而另一些人则很难在内心出现生动的场景，或者很难将现实所处的情境想象成显著不同的情境。

这里介绍一个评估求助者想象强度和清晰程度的方法。首先，在应用引导想象法或内隐模仿法之前，让求助者回忆他们感兴趣的或感到轻松、高兴的新近发生的事件。告诉他们闭上眼睛，做两次深呼吸，放松一下，然后描述出愉快的事件。求助者描述完事件后，让他们自己评价事件的清晰性。用4表示十分清晰，3表示中等清晰，2表示一般清晰，1表示不清晰，0则表示无法分辨。然后用专栏11.3中的评定量表评估求助者想象的清晰度。60分以上说明求助者很容易产生生动的表象。总分低于30分

学习活动11.2　参与示范

 这个活动是为你自己设计的，用来完成你想改变的某种行为。你需要一个同伴来共同完成这一练习活动。

1. 选择想要获得的一种技能。
2. 通过描述你做什么、想什么以及有什么不同的感受，来界定这个技能；判断此技能是否太过宽泛，是否需要划分成一系列次级技能。若能，则按难易程度将它们逐一安排。
3. 请你的同伴为你示范或演示这个技能（你也可以观察其他你认识和尊敬的人，看他们如何在自然发生的环境中使用类似技能）。
4. 在同伴的帮助下，准备最初的练习或等级中的第一个技能。同伴要使用至少一两种引导辅助手段（如联合练习、口头练习）来帮助你最初的练习。随着练习尝试成功，这些引导辅助手段将逐渐撤消。你的同伴要在每次训练后提供反馈意见。
5. 与你的同伴一起，找出你想要应用你新习得的技能的实际情境。进行排演并找出在你在这些情境中刚开始应用技能时需要什么引导辅助手段。
6. 向同伴询问你在第五步的排演。然后确定你是否需要更多的示范、练习或引导辅助手段。

说明他们需要很多训练才会产生生动鲜明的表象。清晰度量表可以自测，也可以由咨询师宣读指导语和量表题目，然后再获取每个项目的得分。后一种评估方法很少引起干扰，因为宣读代替了求助者自己阅读，他们就不必自己去看指导语和量表条目了。

为了训练求助者产生生动的形象或心理场景，咨询师和求助者可以建立一些练习场景以帮助产生想象。例如，咨询师可以指导求助者"想象一个让你感到放松、愉快的事件，同时放松身心，并注意想象过程中所有的感觉"。让求助者注意与想象事件相关联的感觉是很有用的引导辅助手段。咨询师可以通过下述问题为求助者提供感觉线索："想象场景中有什么物体？""你看到什么颜色？""光线怎样，是明还是暗？""温度有多高？""嗅到什么气味？""听到什么声音？""口中是什么味道？""身体感觉如何？"求助者在想象练习时得到上面的帮助后，就可以使想象过程变得自信起来。当咨询师评估求助者想象的能力或训练他们产生生动表象时，应当选择那些令人高兴、愉快的场景或事件。体验愉快的事情时，我们会更加注意自己的感觉。表11.1解释

专栏11.3 想象生动性量表举例

让我们进行一个简单的测试，要求你想象某个画面。如果你做出的想象十分清晰，评4分；如果中等清晰，评3分；有点清晰，评2分；不很清晰，评1分。如果是"十分不清楚"或"不可辨认"，则评0分。读完下述每个条目后，闭上眼睛，在心中尽可能清晰地想象它的内容。然后记下你的得分。

作者补充：因此，人们的担心与对这种方法的推荐混杂在一起。把所有得分加起来。如果分数是60分或更多，你就能相当容易和生动地形成想象。如果分数是30分或更少，在应用引导想象干预法之前，你要在想象方面进行更多的训练。

想一个十分亲近的亲戚或朋友　　　评分
1. 看到他（她）站在你面前。（　）
2. 想象她（他）笑。（　）
3. 描画她（他）的眼睛。（　）
4. 想象一碗水果。（　）
5. 想象在一个干燥、尘土飞扬的道路上开车。（　）
6. 看到你自己掷球。（　）
7. 描画你童年的家。（　）
8. 看到一个白色、布满沙子的海滩。（　）
9. 想象正在往商店橱窗里看。（　）
10. 看着空白电视屏幕。（　）
11. 想象狗叫的声音。（　）
12. 想象爆竹爆炸的声音。（　）
13. 感到热水浴的温暖。（　）
14. 感觉到粗砂纸的纹理。（　）
15. 想象你自己正在提起重物。（　）
16. 想象你自己走在一个陡峭的山路。（　）
17. 想象柠檬汁的味道。（　）
18. 想象吃冰淇淋。（　）
19. 想象烧白菜的味道。（　）
20. 想象你自己正在嗅一朵玫瑰花。（　）

表11.1 增强想象生动性的各种感觉

感觉	维度	体验
视觉	颜色、光亮、黑暗、场地的深度	接近、距离、活动、安静、物体、事件、动物、人和自然
听觉	噪声、声音、方向、频率、响度	声音的知觉：悦耳、不愉快、人声、音乐、物体、自然
嗅觉	物质分子——气味、气息、香气	从各种物质吸入鼻腔中的空气分子，如植物、动物、人、物体、自然、交通、烹调、香水、香烟、烟雾、潮气、污染、花的芳香、空气等
味觉	酸、苦、甜、咸	
触觉	压力、疼痛、温度	"使人讨厌的场景在我嘴里留下怪味"或"海风带给人高兴的味道"，嗅觉和味觉提供了味道体验
头和躯体的运动位置	运动、身体在空间中的位置	触觉的知觉：潮湿、冷和热的感觉、皮肤感觉 一端在上，不同的活动提供了身体位置的反馈信息

了感觉的维度以及一些感觉体验的例子。

如果求助者对于想象具体细节有困难，咨询师可训练他们进行更加细致的想象练习。如果这样做看起来太费事，求助者不愿意使用想象力或者对使用想象力不感兴趣，那么就应当改换策略，选择一种不需要想象的策略。如果求助者对想象感受良好，并能够适应想象练习，这时咨询师和求助者就要根据求助者的问题和目标行为，来决定是使用引导想象法还是内隐模仿法。

一些近期的研究开始担心，使用引导想象法或视觉想象技术存在着带来夸大想象的危险。也就是说，当成人生动地想象某些虚构的事情（在实验研究中安排让他们想象的事件）曾发生于他们童年时，他们会慢慢相信这些事件确实发生过。这种效应在较年轻学生身上要比在中年人身上更加明显。因此，人们的担心与对这种方法的推荐混杂在一起。Brown等做出结论说，与引导想象有关的记忆混乱或歪曲更可能是由会谈的方式造成的，而不是由于使用引导想象本身。Arbuthnott等对各种不同的研究结果进行综述后提出，除了利用引导想象协助求助者探索和解决当前的问题之外，如果要将其作为恢复记忆的技术使用，尤其是在澄清求助者情绪和人际关系问题及其反应时，则应十分谨慎。他们还建议，在某些案例中要使用比喻性想象以替代现实性想象，以减少求助者混淆想象和实际经历过的事件的危险。这方面的一个例子是在想象中加入明显是编造的而没有临床意义的细节，例如粉红色的树，以帮助求助者保持想象的和实际经历过的事件之间的区分。

Courtois和Enns重点警告说，回忆再现或提取法的使用应在治疗中小心安排和监控下进行，咨询师应该对这些问题非常精通，并熟悉与使用这些技术相联系的伦理道德。他们建议，要评估求助者分离的易感性、强烈的外部控制感和取悦咨询师的特别倾向，并谨慎地对待在上述因素上比较强烈的求助者。咨询师应创造出尽可能中性和开放性的条件，不要设定预先的期待；在讨论想象事件的内容时，应使用"意象"而非"回忆"这样的措词；应使用多种治疗和评估工具；应直接讨论记忆歪曲的问题和

适当预期的重要性。总之，近期的研究进一步支持了想象技术的地位及其具有的实证基础，只要能够遵循伦理道德规范和建设性应用的原则。

想象法的多元文化应用

到目前为止，想象法在其他群体中的应用还是相当有限的。Herring和Meggert曾将想象法作为咨询策略应用于美国土著儿童。Andrada和Korte曾让求助者使用听觉、触觉、言语、视觉和味觉刺激等想象场景，来增强居住于疗养院的西班牙裔老年人的怀旧情绪。Omizo等人报道说，在夏威夷土著儿童中进行10次小组干预治疗，就能提高他们的自尊感。而且想象的内容必须在文化上与求助者相关。Brigham描述过使用某些特别的想象场景治疗那些艾滋病病毒携带者。Eller发现，引导想象法在艾滋病发展过程中有不同的影响，它对那些处于中期的患者具有最大的疗效。

对不同文化的求助者使用想象法有几条原则需要考虑。首先，不同文化的想象模式很可能是不同的。Gaines和Price-Williams和Brigham指出，欧美人的想象模式是个人主义式的，而某些其他文化的想象模式则具有集体性。

想象场景的形式和内容与求助者的哲学和文化背景相关联，因此必须在求助者个人观和文化观的框架中去理解他的想象。例如：土著美国人可能想象以"强硬的盾牌"去驱赶坏心情并达到与自然的和谐。其他的求助者则可能选择把自己想象成为"和平斗士"。

如果在想象中使用治愈性的象征符号，需要选择具有文化针对性的或至少被普遍接受的象征符号。曼陀罗就是一个这样的象征符号，其圆圈代表完整和神圣的空间。求助者本土文化中的神话、民间故事和传说也可在想象中使用。例如，Brigham使用《骨感女人》这张音乐CD，其中有"肉与骨"乐队根据广为人知的传说"与狼同行的女人们"编写的音乐。《骨感女人》的故事可以被找到并阅读，因此求助者可以想象这个传说中的一些方面。

引导想象法

使用引导想象法时,要训练求助者在想象不愉快或引起焦虑的活动和情境的同时,把自己的注意力集中于积极的想法和表象上。注意力集中于积极、愉快的表象能够"阻断"那些让人痛苦、恐惧和焦虑的场景。可以认为情感想象法发挥"阻断"作用的机制在于,它利用了人们难以将注意力既集中于愉快的想法,同时又想象着焦虑、痛苦和紧张。因为这两种情感是难以相互协调的。

自发引导的想象能够用于多种不同形式的咨询中。专栏11.4列出了对引导想象法多种用途的研究实例。引导想象法的应用范围很广,如帮助个人控制过敏反应,对付失落感和悲痛,增强免疫力,减少偏头痛,提高解决问题的能力,等等。近些年来,引导想象法已经成为运动心理学一个重要的部分。像其他的咨询策略一样,引导想象法也被用来补充各种治疗方案,如肌肉放松、脱敏、眼动脱敏和再加工、目标设置以及问题解决等。想象在肌肉放松训练中所产生的生理反应,可以达到和真正收缩和放松肌肉完全一样的效果。

许多人以表象或心理图画的方式体验各种想法

专栏 11.4 有关引导想象法的研究

虐待记忆

Clancy, S., McNally, R. J., & Schacter, D. L. (1999). Effects of guided imagery on memory distortion in women reporting recovered memories of childhood sexual abuse. Journal of Traumatic Stress, 12, 559-569.

过敏症

Cohen, R. E., Creticso, P. S., & Norman, P. S. (1993/1994). The effects of guided imagery (GI) on allergic subjects•ì responses to ragweed-pollen nasal challenge:An exploratory investigation. Imagination, Cognition and Personality, 13, 259-269.

乳房癌症

Gruber, B. L., Hersh, S. P., Hall, N. R., & Waletsky, L. R. (1993). Immunological responses of breast cancer patients to behavioral interventions. Biofeedback and Self-Regulation, 18, 1-22.

癌症

Baider, L., Uziely, B., & Kaplan-DeNour, A., (1994). Progressive muscle relaxation and guided imapery in cancer patients. General Hospital Psychiatry, 16, 340-347.

Gawler, I. (1998). The creative power of imagery:Specific techniques for people affected by cancer. Australian Journal of Clinical Hypnotherapy & Hypnosis, 19, 17-30.

药品依赖

Auants, S. K., Margolin, A., & Singer, J. L. (1994). Selfreevaluation therapy:A cognitive intervention for the chemically dependent patient. Psychology of Addictive Behaviors, 8, 214-222.

Cassel, R. N., Hoey, D., & Riley, A. D. (1991). Guided imagery with subliminal stimulus in a mind-body-health program for chemical dependency rehabilitation (New Beginnings basic program). Special issue:Special recognition to Dr. Russell N. Cassel. Psychology:A Journal of Human Behavior, 27, 3-9.

儿童

Myrick, R. D., & Myrick, L. S. (1993). Guided imagery:From mystical to practical. Special issue:Counseling and children•ì play. Elementary School Guidance and Counseling, 28, 62-70.

想象法的补充作用

Overholser, J. C. (1991). The use of guided

imagery in psychotherapy:Modules for use with passive relaxation training. Journal of Contemporary Psychotherapy, 21, 159-172.

饮食障碍

Esplen, M. J., Gallop, R., & Garfinkel, P. E. (1999). Using guided imagery to enhance self-soothing in women with bulimia nervosa. Bulletin of the Menninger Clinic, 63, 174-190.

Esplen, M. J., Garfinkel, P. E., Olmsted, M., Gallop, R. M., & Kennedy, S. (1998). A randomized controlled trial of guided imagery in bulimia nervosa. Psychological Medicine, 28, 1347-1357.

情绪充斥的记忆和状态

Edwards, D. J. (1990). Cognitive therapy and the restructuring of early memories through guided imagery. Journal of Cognitive Psychotherapy, 4, 33-50.

Rosenthal, T. L. (1993). To soothe the savage beast. Behaviour Research and Therapy, 31, 439-462.

悲伤

Brown, J. C. (1990). Loss and grief:An overview and guided imagery intervention model. Journal of Mental Health Counseling, 12, 434-445.

艾滋病

Auerbach, J. E., Olsen, T. D., & Solomon, G. F. (1992). A behavioral medicine intervention as an adjunctive treatment for HIV-related illness. Special issue:Biopsychosocial aspects of HIV infection. Psychology and Health, 6, 325-334.

免疫功能

Zachariae, R., Kristensen, J. S., Hokland, P., & Ellegaard, J. (1990). Effect of psychological intervention is the form of relaxation and guided imagery on cellular immune function in normal healthy subjects:An overview. Psychotherapy and Psychosomatics, 54, 32-39.

Zachariae, R., Hansen, J. B., Andersen, M., & Jinquan, T. (1994). Changes in cellular immune function after immune specific guided imagery and relaxation in high and low hypnotizable healthy subjects. Psychotherapy and Psychosomatics, 61, 74-92.

信息加工

Huder, J. A., Hudetz, A. G., & Klaymann, J. (2000). Relationship befween relaxation by guided imagery and performance of working memory. Psychological Peports, 28, 15-20.

习得无助

Weisenberg. M., Gerby, Y., & Mikulincer, M. (1993). Aerobic exercise and chocolate as means for reducing learned helplessness. Cognitive Therapy and Research, 17, 579-592.

偏头痛

Ilacqua, G. E. (1994). Migraine headaches:Coping efficacy of guided imagery training. Headache, 34, 99-102.

音乐想象

Maack, C., & Nolan, P. (1999). The effects of guided imagery and music therapy on reported change in normal adults, Journal of Music Therapy, 36, 39-55.

疼痛

Dunne, P. W., Sanders, M. R., Rowell, J. A., & McWhirter, W. R. (1991). An evaluation of cognitive-behavioural techniques in the management of chronic arthritic pain in men with hemophilia. Behaviour Change, 8, 70-78.

Kwekkeboom, K., Huseby-Moore, K., & Ward, S. (1998). Imaging ability and effective use of guided imagery. Research in Nursing & Health, 21, 189-198.

惊恐发作

Der, D. F., & Lewington, P. (1990). Rational self-directed hypnotherapy:A treatment for panic attacks. American Journal of Clinical Hypnosis, 32, 160-167.

生活意义

Rancour, P. (1991). Guided imagery: Healing when curing is out of the question. Perspectives in Psychiatric Care, 27, 30-33.

躯体挑战

Short, A. E. (1992). Music and imagery with physically disabled elderly residents: A GIM adaptation. Music Therapy, 11, 65-98.

问题解决

Koziey, P. W. (1990). Patterning language usage and themes of problem formation/resolution. Canadian Journal of Counselling, 24, 230-239.

精神分析治疗

Feinberg, M., Beverly, B., & Oatley, K. (1990). Guided imagery in brief psychodynamic therapy: Outcome and process. British Journal of Medical Psychology, 63, 117-129.

呼吸问题

Connolly, M. J. (1993). Respiratory rehabilitation in the elderly patient. Reviews in Clinical Gerontology, 3, 281-294.

戒烟问题

Wynd, C. A. (1992). Personal power imagery and relaxation techniques used in smoking cessation programs. American Journal of Health Promotion, 6, 184-189, 196.

运动心理学

Martin, K., & Hall, C. (1995). Using mental imagery to enhance intrinsic motivation. Journal of Sports and Exercise Psychology, 17, 54-65.

Suinn, R. (1986). Seven steps to peak performance: The mental training manual for athletes. Lewiston, NY: Huber.

应激与压力降低

Mannix, L. K., Chandurkar, R. S., Rybicki, L. A., Tusek, D. L., & Solomon, G. D. (1999). Effect of guided imagery on quality of life for patients with chronic tension-type headache. Headache, 39, 326-334.

Prerost, F. J. (1993). A strategy to enhance humor production among elderly persons: Assisting in the management of stress. Activities, Adaptation and Aging, 17, 17-24.

Weinburger, R. (1991). Teaching elderly stress reduction. Journal of Gerontological Nursing, 17, 23-27.

呕吐

Torem, M. S. (1994). Hypnotherapeutic techniques in the treatment of hyperemesis gravidarum. American Journal of Clinical Hypnosis, 37, 1-11.

Watson, M., & Marvell, C. (1992). Anticipatory nausea and vomiting among cancer patients: A review. Psychology and Health, 6, 97-106.

和情感。Judith Beck 使用这一技术让求助者去接近那些令他们烦忧的表象，以了解自己的问题。她可能会问求助者："当你产生这个想法或情感时，你的脑海里出现了什么表象或图画？"如果咨询师和求助者能够找到令人烦恼的表象，他们就可以创造一个新的表象，用于重建与先前表象相联系的想法和情感。引导想象法作为补充策略在医学领域里也十分流行。Jeanne Achterberg 在她的《治疗中的想象》一书中列举了想象法在医学中的许多应用。另外，市场上也可以买到许多录影带，它们为人们提供了各种进行有效想象的技术和途径，可以用它们帮助自己产生生动的心理图景和视觉图像，以便利用这些内心指导和想象练习来达到警觉和冥想的目的。

引导想象法包括五个步骤：介绍基本原理、对求助者想象潜力进行评估、想象场景的建立、场景练习、家庭作业。在本章结尾处的引导想象法检查清单中，提供了一些关于五个步骤的样例（见学习活动 11.3）。

学习活动 11.3　引导想象法

这个学习活动帮助你学习想象引导的过程。有个同伴做起来会更容易些，尽管也可单独一人做。你可以先和搭档一起做，然后再单独做。

两人活动的指导语

1. 一个人扮演咨询师，另一人扮演求助者。完成一遍后而交换角色。
2. 咨询师提供想象引导过程的解释。
3. 咨询师确定求助者想象的能力：让求助者想象几个愉快场景，然后探询具体细节。
4. 二人共同形成两幅想象场景，让求助者进行生动的想象。每幅想象场景应产生愉快、积极的情感，而且要与求助者的文化相一致。
5. 求助者进行想象时，要尽可能的生动。
6. 求助者进行想象时，咨询师要在一旁模拟问题情境（如产生焦虑的情境），或捏一下求助者的手臂来产生疼痛的感觉。

独自活动的指导语

1. 想象两幅场景，要想象得非常生动。这些场景应产生积极、愉快的情感，并且与自己的文化背景相一致。尽可能想象一些细节。
2. 尽可能全神贯注地进行想象。
3. 在模拟问题情境过程中进行上述想象，例如，手里拿着一块冰或把手放进冷水里，此时应非常集中精力地进行想象。
4. 在接下来的三天中，每天进行两次练习。看看你对冷水的忍受性会增加多少。

治疗原理

下面介绍的引导想象法原理可用于治疗对看医生感到焦虑的人：

引导想象法是这样进行的。通常人们在去医院之前对医疗过程有很多焦虑情绪，这是正常和自然的。一般来说，克服这种信念是困难的。这种信念引起了焦虑，而如果治疗有令人不舒服的感觉，结果会使人更紧张焦虑。

因为紧张夸大了医疗的效果，你越紧张，你就越会体验到疼痛。可以说焦虑体验提高或加剧了痛苦，这就是所谓的恶性循环。应用引导想象法的技术可以帮助你逆转焦虑—疼痛的循环。它是这样起作用的：当治疗程序进行时，你去想象一个让你高兴、放松的场景或事件。你不能同时感到想象场景中带给你的宁静、安全、放松，而同时又感到治疗带给你的焦虑。两种不同的情感是不能相互协调的。

你选择一种能够让你感到放松、镇静和快乐的场景，当治疗进行时，你就想象你所选定的表象或场景。这种想象会阻断你的不舒服感和焦虑。采用过引导想象法的人报告说，想象并保持愉快的场景会使他们的疼痛阈限升高。所以引导想象法不仅消除了与焦虑相联的不舒适感，而且模糊了可能体验到的痛觉。

介绍治疗原理后，要询问求助者对尝试这个方法的意愿。

求助者想象潜力评估

引导想象法的成功取决于求助者从想象一个特殊场景中得到放松和积极感情的程度，因此咨询师了解求助者想象的潜力十分重要。咨询师可以使用本章开始时谈到的自我报告问卷法、求助者叙述练习场景或咨询师对想象细节探索等方法，来评估求助者想象的潜力。

想象场景的建立

如果决定使用引导想象法，求助者和咨询师就要一起建立想象场景。虽然一种场景对某些求助者已经足够，但应至少建立两种想象场景。确切的场景数目和类型取决于不同的求助者以及他们的问题。

选择和建立场景包括两个基本成分。首先这个场景应当增进求助者内心的平和、安定和愉快。如在美丽的山坡上滑雪、在森林小径上穿行、在阳光灿烂的湖上划船、在安静的沙滩上散步、欣赏交响乐团演奏喜爱的乐曲、观看体育比赛等。在这些场景里，求助者可作为积极的参与者，也可作为参观者或旁观者。对于某些求助者来说，他们在这些场景里越活跃，其参与程度也越大。

场景的第二个成分应该尽可能有细腻的感觉，如声音、颜色、温度、味道、触觉和运动等。感觉的程度和数量与求助者在想象场景中体验的高兴、愉悦程度存在很高的正面影响关系。咨询师和求助者应该决定在引导想象中使用哪一个想象场景。记住要选择那些与求助者文化背景相关的场景。

下面的想象场景例子可用于对医疗程序感到不舒服的求助者。请注意该场景说明中所描述的各种感觉。

闭上眼睛，坐稳，做几个深呼吸（停一会儿），放松。想象你正在一个美丽的沙滩上。你看到蓬松的云彩在蓝蓝的天空中飘散着，蓝绿色的海水泛着白色的泡沫，在海滩上打着回旋。你自己穿着泳装，感觉好极了，温暖的阳光照在你的身上。你做了个深呼吸，感受新鲜、干净的空气。听着海浪拍打岸边、退下去又一次卷水重来的声音。嗅着咸味和空气的湿气。温柔的海风轻轻地抚摩你的身躯。你躺在展开的一条沙滩浴巾上，感觉到布料的纹理。你脚上粘有沙子。沙滩温暖，使你放松和平和。想象你现在正走向大海，你站在没脚深的海水里，感受到海水的潮湿、温暖和舒适。你单独一个人，海浪升到你的腰，又升到你的胸部。你听到海浪声，看到阳光在蓝色的海水上闪闪发亮。你钻入海浪尝到海水的咸味，钻出海浪时又感受到海水的温暖。你脚下的海水上下运动着。海水和阳光感受起来多么温暖。在海水里逗留多么让人感到放松。你缓缓地在海面上游着。随着海浪飘向岸边，又随着海浪飘了回去。想象现在你慢慢地走出海水，走向自己的浴巾。温暖的阳光，适合的温度。你再次在浴巾上躺下来。沙滩上没有别人。阳光照在你的身上。你身上的每一块肌肉都完全放松下来。抬头望着天空，一块巨大的云团翻滚着飘然而去。

想象场景的练习

建立起想象场景后，要指导求助者进行相应的练习。有两种练习方法，第一种是让求助者集中精力于一个场景，持续约30秒的时间，要尽可能想出每个细节和感觉体验。求助者完成想象后，咨询师就能获得对求助者想象体验（即场景细节的感受和感觉）的印象。如果还建立了其他场景，则还可以继续同样的练习。进行练习时可以变化想象保持的时间长度。

第二种练习方法是让求助者在模拟的焦虑、紧张、恐怖和疼痛情形之中应用想象场景。这种练习可以帮助咨询师和求助者了解所建立的想象场景在阻断不舒适感、降低焦虑和恐惧方面的效果。模拟情境可通过生动地描绘焦虑、烦恼的细节而产生。例如咨询师在描绘一个愉快场景的同时插入一些令人不快的情境；再如当求助者想象某个场景时，咨询师拧一下求助者的胳膊而模拟痛苦状态；或者当女性求助者想象愉快的场景时，咨询师让她想一下生孩子时宫缩的情境。另一种模拟技巧是让求助者把手放在冰水里持续一段时间。模拟练习有助于求助者将想象场景应用于实际问题中。模拟练习后，咨询师应该对求助者运用场景的情况和他在模拟中的不适或焦虑感做出评估。

家庭作业和追踪

要让求助者在实际情境（即担心、疼痛、紧张或焦虑状态）中进行引导想象练习。求助者可用家庭日志来记录应用想象场景的日期、时间和情形。求助者还可以用5分制记录自己在应用想象场景前、后的反应。1分代表最轻的不适感，而5分则代表最严重的不适感。求助者要在下次就诊或追踪时带上家庭日志。

引导想象法示范

在下面这个引导想象法的示范例子，是从我们正常的生活经验中获取的，它演示如何在人们生产婴儿的过程应用引导想象方法的。这样做的部分目的是要告诉读者，可以帮助求助者在治疗情境之外使用想象法干预技巧，他们可以自己独自进行，也可以与他人一起进行。生产婴儿的夫妻正是Jayne和

Bob。

1. 原理：首先我们讨论了在生孩子过程中要用到的引导想象法和产前教育中所学到的有关呼吸和放松的技术（见第十四章和第十五章）。我们决定在分娩过程中使用引导想象法作为呼吸法的补充。我们还商定用打手势的方式相互交流何时应继续或停止场景想象。

2. 评估想象的潜力：讨论在压力环境下，哪些情况是可能发生的。例如：在分娩中身体上的紧张和强烈的情绪化反应。我们分析了珍妮（女方）能否在分娩过程中集中注意力进行有效想象。我们是这样进行测试的：让鲍勃（男方）描述想象刺激，而让珍妮对此进行想象，并运用所有感官将场景想象得尽可能生动逼真。

3. 建立想象场景：我们选择了两个练习场景，一个是在一个阳光普照、温暖和煦的日子里，我们在和风中乘着小船疾速前进。我们选择这个场景是因为它带来欢乐，并包括了许多感官体验。第二场景是我们的船在轻柔的晚风中停泊下来。这两个场景都是真实的经历，我们认为这较之纯粹的想象作用会更好些。

4. 想象场景练习：我们知道分娩中运用引导想象是否成功取决于分娩前我们的训练。我们应用两种方式来进行练习。首先，珍妮自己进行想象，有时与自我引导呼吸和放松训练一起做，还有时是在令人烦恼的状况下进行。第二，当珍妮努力唤起想象场景时，鲍勃则通过挤压她的上臂来模拟分娩收缩情境。

5. 家庭作业——现场练习：当然，充分准备练习的时间是在分娩过程之中。在分娩的主动阶段，他们夫妇开始使用练习过的引导想象程序——在分娩的中间阶段，当宫缩每两分钟一次的时候。现在回顾起来，引导想象法对于分娩中的呼吸与放松法的确是有益的补充。珍妮感到，分娩成功与听到鲍勃对场景的言语描述所带来的安抚效果有很大的关系——此外也包括在听到这些场景描述时她产生的想象。

在介绍内隐模仿法以前，请参见学习活动11.3中引导想象法进行独自和双人的练习。

内隐模仿法

内隐模仿法是求助者在咨询师的引导下，想象某个示范人物进行目标行为的过程。示范人物并不真的出现，而是要求助者去想象他正在做着目标行为。内隐模仿包括对情境的心理模拟，可以是未来可能的情境，也可以是对过去情境的重建。如果应用得当，内隐模仿中的心理模拟并不仅是一带而过的幻想，它有助于把想象的情境转化为现实，并帮助人们把想法变成行动（例如建立如何采取所期望的改变的计划、对如何努力获得领悟和排演经验、管理在情境中可能出现的难以处理的情绪等），有关研究已获得相当的证据。

内隐模仿法有许多的优点：这一过程不需要复杂的治疗和诱导帮助；想象场景可以用于解决许多问题；可以非常具有针对性；求助者可独自进行练习；求助者可将想象场景用于实际问题中进行自我控制；当咨询中不能用实际的或影像的示范人物，或者进行实际练习有困难时，内隐模仿法也许是很好的选择。

这种方法中的某些方面还有一些问题未能解决，如示范人物的身份、强化物的作用、最适宜的想象场景类型和持续时间等。我们尝试在解说内隐模仿法的各种成分时，尽可能地指出各种替代的途径。内隐模仿法包括五个主要组成部分：基本原理、练习场景、建立治疗场景、应用治疗场景、家庭作业。每一组成部分中又分成几个步骤。如果你愿意浏览整个过程的话，请参看本章结尾处的内隐模仿法会谈检查清单。

治疗原理

咨询师和求助者在共同找出问题行为和目标行为后，咨询师就要解释内隐模仿法的基本原理。下面的例子是对使用内隐模仿法所作的说明的例子，在这个例子中，求助者希望在出狱后完成学业并成功地转入稳定的工作：

我们已经讨论了你的目标以及你有关达到这些

目标的一些担忧。我们已经决定使用内隐模仿法作为工具,来进行心理想象,并"通过"那些朝向你的目标所需的步骤。这是一种心理模拟,我们将帮助你排演你会遇到的场景。我们将从这次会谈开始,然后你可以自己进行练习。通过这种方式,我们可以发现你可能遇到的困难,并做好准备以便你更好地处理这些困难。在你真正遇到这些情况时,你会产生与在想象情境中一样的想法和情感(例如焦虑和自豪)。我们可以讨论这些,使你获得领悟和准备。

下面提供了详细介绍内隐模仿法所包含的步骤的一个例子。

当我们进入到每个情境中时,我都会要求你闭上眼睛,并且尽可能清楚地进行想象你自己在该情境中的情况。要使用你自己的视觉体验,甚至包括情绪体验。我会提示你集中体验你在每个情境中的视觉感受。我将引导你集中注意力来体验你想像进入每个情境时的感受。每完成一个情境的想象以后,我会问一些问题,了解你对此过程的想法和感受,以及困难、领悟或疑问。我们将逐渐练习各种与你目标有紧密关系的情境,并根据需要进行调整。

练习场景

把原理告知求助者后,咨询师就可以利用几种练习场景进行内隐模仿法训练了。对多数求助者来说想象训练是新的经验或是稀奇的事情。Kazdin指出,练习场景可帮助求助者熟悉想象过程,并使他们对想象中的细节变得敏感起来。场景练习还可以帮助咨询师评估求助者在想象中执行命令的能力。

练习场景通常是一些与目标行为无关的简单明了的情形。例如,你准备用内隐模仿法帮助某求助者获得面试技巧,这时使用的练习场景可能与求职并无关系,如下面的一些场景:

1. 想象在一个怡人的日子里,你正在美丽的高尔夫球场第十八洞附近观看别人打高尔夫球。
2. 想象某个人爬到山顶,饱览山下全景。
3. 想象在一个喜剧俱乐部观赏喜剧演员的演出。
4. 想象某人在一个风和日丽的天气里散步。

咨询师通常采取六个步骤让求助者应用这些练习场景。

1. 引导求助者闭上眼睛,坐好并放松,当完全放松下来后告知咨询师。如果求助者不能放松下来,咨询师应考虑是否要进行放松指导(第十五章)。放松技术的使用对于内隐示范的疗效尚未得到评估,但利用真人或录像示范法则有助于求助者放松下来。

2. 咨询师描述一个练习场景,然后引导求助者想象该练习场景。当想象变得非常生动时,求助者伸出食指示意。练习场景与前述四个例子相似。咨询师应念出场景或者告诉求助者想象的内容。

3. 当求助者示意其想象非常生动后,咨询师让求助者睁开眼睛,描述该场景并叙述想象中的事件。

4. 咨询师要询问求助者想象中的每个细节,如示范人物的衣服和体形特点、背景场面、光亮度、家俱的颜色、装饰品的特征、噪音以及味道等。这些询问可鼓励求助者注意到想象中的细节。

5. 在随后的练习中,咨询师可建议求助者注意更多想象的细节。首先进行场景练习有助于建立用于实际治疗的想象。

6. 通常每个练习场景都要进行数次。练习次数取决于几个因素。如果在数次练习后,求助者对想象场景的细节非常熟悉,并产生了舒适感,这时咨询师就应把它作为停止进行练习的线索。而且,如果求助者在几次练习后,就能够相当详细地描述想象的内容,这也是开始建立治疗场景的良好时机。如果求助者放松有困难,那么就要进行放松训练。而当在练习中不能产生想象时,咨询师就要考虑用其他模式方法取代内隐模仿法。

建立治疗场景

内隐模仿法中的治疗场景是咨询师与求助者一起建立的,与实现求助者的愿望和目标相符合。场景中包括各种求助者目标行为的真实生活情境。如求助者想获得有效的求职面试技巧,则治疗场景的建立就会紧紧围绕应聘的情形。

建立治疗场景应考虑五个方面的问题:示范人物特征、建立个性的或是标准化的场景、使用模糊或是具体的场景、场景的各种因素、场景的数目。求助者参与治疗场景的建立非常重要，因为他们可以提供出情境中的非常具体的细节。

示范人物特征

示范人物与求助者之间的相似性有助于求助者的改变，如同样的性别和年龄等。而且，求助者想象多个示范人物比只想象一个人物会有更大的变化。求助者更容易从有相同性别、种族和道德观的人物那里学到东西。在内隐示范过程中，进行应对的示范者要比已经掌握的示范者更为有效，因为前者要将自己的焦虑进行自我描述，并使用内隐的自我谈话法来应对这些恐惧焦虑。这个过程更容易被求助者学会。

最有趣的问题是示范人物的身份：有些求助者以自己作为想象人物，而另一些求助者则想象他人。我们相信，对大多数人来说想象自己会更有作用。然而，没有足够的证据表明内隐模仿法中应将谁当作示范人物更好。我们认为答案随求助者的不同而不同，因此我们建议要让求助者来决定是将自己还是他人作为示范人物。对于混血求助者，这就意味要他们回答自己对哪部分文化更认同。最重要的是要让求助者能考虑到那些与自己最为相关的特殊人物特征（如，性别、文化和性趋向也许并不是最为重要的特征，反而害羞、缺乏自信等是求助者最为关注的特征）。当求助者开始以自己作为想象人物有困难时，最好是先让他以别人作为想象人物，然后再过渡到自己。当找不到一个具有相同文化背景的人物时，不妨让求助者将自己作为想象中的示范人物。

个性化或标准化场景

治疗场景可以是标准化的通用场景，也可以是针对求助者的个性化场景。标准场景包括日常生活中的不同情形，可提供给一组具有同样目标行为的求助者使用。例如，咨询师可以采用一系列标准化场景来描述应聘的情形。个性化场景则代表求助者提供的特定情形。例如，一个不自信的求助者需要一个与陌生人见面的场景；另一个缺乏自信的求助者则需要与亲密朋友见面的场景。一般来说，由于标准化场景可能与特定的求助者无关，因此对于那些有特殊问题或单独进行咨询的求助者而言，其治疗场景应是个性化的。

场景的具体化

建立治疗场景的另一个考虑因素是引导语的具体程度。有的求助者可以从具体详细的引导想象中获益，而有的求助者则从笼统的治疗场景中获益，因为他们自己可以为场景增添具体内容。当然，不对求助者进行细节引导具有一种风险，即有时求助者所添加的内容与目标行为或期望结果没有关系，甚至偏离。我们建议具体化的程度应考虑求助者的偏好。下面是一个非常笼统的治疗场景引导语：一个假释出狱的犯人求职的场景。

想象你自己正在应聘。老板问你为什么没能完成高中学业。你告诉他你遇到了麻烦。他问什么麻烦。你虽有些紧张，但还是告诉他你曾入过狱。老板问为什么入狱、呆了多长时间。然后他接着问你怎么能肯定不再遇到麻烦，假释期间你一直在做什么。想象你自己对老板说，你假释期间一直在尝试找一份工作，并思考着自己如何去生活，能做些什么。

在这个例子中，治疗场景的笼统性在于它假定求助者知道如何进行应答，以及知道为这个场景增添什么样的细节。

一个更加具体化的治疗场景将包括许多实际应答的细节。例如：

想象你自己正在应聘，并进行了下面的对话。老板说："我了解到你只上了3年中学，你不想毕业吗？"想象你自己这样回答（有点焦虑）："不，我想一边工作，一边上职业学校。"老板问："发生了什么事情？你怎么落下这么多课程？"你自己回答说："我暂时离开了学校，因为我遇到了麻烦。"现在想象老板有些警惕地问道："什么麻烦？"想象中你决定面对现实并回答说："我入过狱。"老板问道："为什么？"想象你自己有点紧张，但还是保持镇静地回答："我猜想当时我太不成熟，我和一些朋友与毒品沾了边。我正在假释出狱期间。我已远离毒品，现在正努力找一份工作。我真的渴望能找到工作。"

记住，场景的具体程度主要取决于求助者和他们的问题及咨询的目的。

场景的组成成分

治疗场景由三个成分构成：目标行为发生的背景描述、进行目标行为的示范人物描述、目标行为所带来的积极结果描述。

情境：想象你在一个晴朗的日子里打网球。你正在比赛，对手将球打到你的正手，你打了回去；对手打回来时，球很低，落在你的反手。

演示目标行为：你想象着自己用双手握住球拍，收回胳膊准备击低球。你击中了球，球越过网，落在对方界内。注意体验一下将球击过网时身体的感觉。

下面是为一个想戒烟的成人建立的有良好结果的治疗场景例子：

想象你在预约晚餐之前正和几位朋友坐在餐馆喝酒。所有的朋友都在抽烟，烟味熏得你也想抽支烟。你和他们大约喝了十分钟，其中一位朋友递给你一支烟。在过去，如果你没有带烟，你就会接受他的烟。想象你很想抽这支烟，但又拒绝了，并且专注于朋友们所讨论的问题上。

研究表明，如果求助者看到示范人物的行为得到了奖赏，或者感觉到其行为有不错的结果，那么求助者则很可能按照示范人物的行为去做。并且，设定想象中出现有利的结果可以防止求助者不经意地想象出不利的结果。想象中示范人物得到奖励的治疗场景，比起那些没有积极结果的想象场景，能帮助求助者更快地学会目标行为。

我们认为场景中的有利结果应以求助者自己主动行为的形式出现，或者以内隐的自我强化和自我表扬形式出现。例如在戒烟场景中出现有利结果应是求助者自己主动拒绝抽烟导致的。想象场景中这种导致有利结果的行为最好是由求助者本人或示范人物做出的，而不是其他人做出的。因为在现实情况下，求助者依靠别人的行为带来有利结果是相当危险的，通常很难保证求助者总是能从别人那里得到有利的行为反应。

将有利结果融入治疗场景的另一种方式，是将求助者（或示范人物）的自我激励、自我赞扬包括在场景中。例如，想象人物可能自我祝贺地说："太好了，我能对旅馆店员说出那样的话，我感到自豪。"想象人物的自我赞扬都是他们自己努力获得的。同样，在现实生活中，求助者学会自我奖励比期待不一定会出现的外界奖赏要好得多。

得到奖励结果的人应是想象中的示范人物。如果求助想象其他人作为示范者，那么他还要想象其他人得到了奖赏结果，进行了自我强化。如果求助者将自己作为想象人物，那么在想象中就是求助者自己得到了这些奖励。对于内隐模仿法的强化作用还很少有实际的证据。治疗场景有利结果的强化效果取决于示范人物的身份，以及这种结果对于求助者的特定价值；而所有这些又都随求助者性别、年龄和文化的变化而有所不同。

想象场景的数目

咨询师和求助者可以建立不同的想象场景，用以描绘求助者体验到的困难情境，或者希望进行目标行为的情境。多重情境可以描述不同的场景，在其中目标行为一般都是恰当的行为。治疗想象场景的数目取决于求助者和他们的问题。尽管没有固定的数目，但多几种场景总要比只有一两种场景好得多。

应用治疗场景

建立完治疗场景后，咨询师就可以使用这些场景，让求助者对每一个场景进行想象。应用治疗场景的基本步骤如下：

1. 将这些场景按等级进行排列
2. 在场景呈现之前对求助者给予引导
3. 在场景等级中每次使用一个场景
4. 按规定的时间呈现每个场景
5. 获得求助者对于想象场景的反应
6. 引导求助者对治疗场景进行言语概括
7. 在咨询师或录音磁带的帮助下，每个场景至少呈现两次
8. 在求助者的自我引导下，每个场景都至少要

想象两次

9. 从场景等级中随机选择并呈现治疗场景

场景等级

咨询师和求助者建立的场景在应用时应按一定等级排列。等级顺序应从求助者最容易想象、产生最小应激的场景开始。由求助者排出压力和应激更大的场景。

指导语

如果想象场景在相隔较长时间后才练习，就有必要向求助者重复有关想象的引导语。例如，对于想要戒烟的求助者，咨询师可以这样说：

闭上你的眼睛，做几次深呼吸，全身放松。我要求你尽可能生动、清晰地想象你与朋友一起喝酒时，被提供了一支香烟。打开并利用你所有的感觉。例如，想象正在一个餐馆，有许多人在那里，声音嘈杂。你闻到了什么香味或气味？你嘴里有何味道？还要注意你躯体的感觉，注意你自己的思想。几分钟后，我将会问你有关整个场景的感受，以及你想象的清晰程度。

如果想象人物不是求助者本人而是别人，就要引导求助者将该示范人物想象成与自己的年龄、性别和文化相仿。要告诉求助者这个想象人物将被用于所有的治疗场景。还要让求助者一旦场景想象非常清楚时便伸出食指示意；而且要一直保持想象，直到咨询师发出停止信号。

场景呈现顺序

应将等级中的第一个场景首先呈现给求助者。每次呈现一个场景。当一个场景被充分想象后，再呈现下一个场景，直到所有场景都呈现完。

场景想象的持续时间

在求助者伸手示意之前，想象过程应持续多长时间并没有一个统一的规定。对于某些求助者，较长时间的场景想象可能会更好；而对另一些求助者，短时间的想象可能更有益。我们认为时间长短的选择取决于咨询师的意愿和经验、求助者问题的性质、咨询中要取得的目标行为等；也许最为重要的是求助者关于场景想象持续时间的状态。呈现一两个场景后，咨询师应向求助者询问场景的持续时间是否合适。一般来说，场景的持续时间应足够长，以便求助者能对场景中的三个成分进行生动的想象，而不会草率。我们发现，想象一个场景时常常感觉花费的时间比"实际"时间更长。

求助者对场景的反应

求助者想象完特定的场景后，咨询师要询问场景想象的清晰度。让求助者描述一下想象场景某一部分时的感受。还要询问求助者场景描述得是否太快，场景持续的时间是否足够长。这些问题能使咨询师和求助者在第二次应用该场景前对场景的某些部分进行修改。求助者对场景的修订意见很有帮助。如果场景的某些部分引起了求助者强烈的焦虑和紧张，那么这部分内容以及呈现方式就应加以修改，也许场景级别的顺序也需要重新排列。

解决求助者想象中产生不愉快和不适感的另一种方法是对其进行讨论。如果示范人物（或其自身）在想象场景中参与某个行为活动时求助者感到紧张，咨询师就要与求助者一同考察是哪个情节产生了不适感，而且，如果求助者将自己视为示范者，但却难以进行相关的行为和活动，那么就要分析、检查这里存在的障碍是什么。但分析要集中在想象场景中的那些适应性行为，而不要针对焦虑或不适感本身。

每一个场景呈现后，咨询师都应当评估场景描述速度、想象的清晰度、场景所引起的不愉快程度。如果在建立和修改想象场景时求助者给予了很多意见的话，不适感就会降到最低的水平。另外，场景想象的清晰度也可通过言语的概括或场景的个性化而得到加强。

言语概括编码和个性化

言语概括编码是指求助者用自己的言语，对目标行为和行为发生的情境的简短描述。语言编码可以帮助求助者在治疗过程中和治疗结束后获得并保持目标行为，因为语言使他们在工作记忆中能够对所期望的反应进行编码。场景言语化（或言语概括编码）是引导想象法和内隐模仿法的变通方式。治疗师可引导求助者用自己的语言描述行为及情境。我们建议求助者对练习场景进行言语概括编码，并从治疗师那里获得编码反馈。这种训练应在想象治疗场景之前进行，然后呈现治疗场景，并让求助者用自己的语言对治疗场景进行言语概括编码。第一次呈现治疗场景时，不要求求助者进行言语概括编码，第二次呈现时，则引导求助者准确大声地说出想象的场景中有什么。

治疗场景的个性化是增强内隐模仿法效果的另一项技术。呈现场景后，告诉求助者可以对治疗场景以任何自己的方式进行修改，唯一的要求是想象中求示范人物的目标行为要保持不变。如同言语概括编码一样，要让求助者将练习场景进行个性化，并从咨询师那里得到反馈。咨询师应鼓励求助者在练习场景所提供的情形下进行个性化的修改。改变可以包括更详尽地展示示范任务的反应，以及详细地描述反应所发生的情境。当治疗场景第二次呈现后，要让求助者尽量做出详细阐述和发挥。这可使求助者更加投入，因为这时的场景已经很个性化了。

记住求助者第一次进行场景想象时不要引导他使用言语概括编码，或者对场景进行个性化的修改。第二次呈现治疗场景时，再引导求助者应用两种技术中的一种。为了证实求助者是否遵循了咨询师的引导语，可令其大声说出言语概括编码，或者解释在哪些方面做出了详细补充、修改和发挥。

咨询师引导下的场景重复

第一次呈现场景并做了必要修改后，咨询师可将此场景进行多次重复。场景重复的次数取决于求助者想象场景时所体验到的舒适感的程度，以及想象中行为活动的复杂性。例如，复杂的运动技能需要重复多次；在某种情况下，求助者也需要重复多次才能感到舒适。再一次强调，重复次数有赖于求助者的意见，要经常询问求助者的意见。如果要使用言语概括编码或者场景个性化方法，要记住告诉求助者不要在第一次呈现场景时就应用这些技术。

求助者自我引导下的场景重复

除了咨询师引导场景想象训练外，求助者还可以进行自我引导训练。场景的重复次数有随意性，但至少要重复两次。一般来说，求助者可独自重复进行想象，直到做这些事情时感觉很舒服。求助者既可以使用不出声的言语概括编码，也可以运用场景个性化技术。公开想象治疗场景有利于求助者获得并保持目标行为。应当在每个场景第二次或第三次呈现后要求求助者与治疗师一起对想象场景进行外显的执行（排演）。

随机呈现场景

场景等级中的所有场景呈现完之后，咨询师要检查求助者是否做好准备进行自我引导家庭练习。检查方法是随机呈现某些场景。随机呈现可以防止场景等级安排中的"顺序"效应。

家庭作业和追踪

自我引导的家庭作业练习也许是最重要的治疗组成部分。如果一个人能够在咨询环境外应用和练习想象过程，那么他在实际情境中采用"新"行为的可能性就会大大增加。家庭作业包括在日常生活中分辨出不同的情形以便做出相应的适当反应。

安排家庭作业任务时，咨询师要和求助者一起确定做练习的频率、持续时间，以及在什么时间、什么地方进行练习。还应指导求助者用日志记录每日进行想象练习的情况。咨询师还应核实求助者是否真正理解了家庭作业，并预约追踪时间以便检查家庭作业的完成情况。

对话示例：内隐模仿法

下面是一个内隐模仿法的对话示例，其中我们将帮助琼提高她在数学课上的主动技能（并参见学习活动11.4）。

在对话1中，咨询师简略描述了治疗策略的原理和概况。

学习活动 11.4　内隐模仿法

回忆一下第十章中介绍的威尔女士案例，她的一个亚目标是与弗雷迪的老师安排一次会面。威尔女士想要通过这样的会面来解释她处理弗雷迪问题的策略，并获得学校的帮助与合作。威尔女士认为，凡事（让弗雷迪迟到一次）有第一次，就会有第二次、第三次。但威尔女士因为不敢肯定在会面时谈些什么，她又有些犹豫。请说明一下，你将如何使用内隐模仿法来帮助威尔女士达到这个亚目标。着重描述你如何使用：（1）基本原理；（2）练习场景；（3）治疗场景的建立；（4）治疗场景的应用；（5）帮助威尔女士达到目的的家庭作业。反馈信息见后，检查自己的想法与之是否相似。

学习活动反馈 12.4　内隐模仿法

1. 基本原理

首先，你将向威尔女士解释这种内隐模仿法能够帮助她，使她发现表达自己的方式，且能在实际会面之前帮她练习表达自己。第二，你可简单描述一下这个治疗方法，要强调她可在使用这种方法中运用想象力，练习在与老师会面中她如何做出反应。

2. 练习场景

要解释想象训练对她是有帮助的。先选择几个无关的场景，例如想象某人来到她家，想象她的老朋友喊她，或想象一台新电视中正在上演一个女警察的故事。对每个场景，你指导她闭上眼睛，集中精力去想象这个场景；当她在脑海中有一个鲜明形象后就举手示意；这时，可让她睁开眼睛，描述她想象中的细节。你可以帮助她加上一些额外细节，然后再一次让她想象同样的场景或想象另一不同场景。当威尔女士能够得心应手地运用其想象力时，就可以前进一步，去对付实际场景。

3. 建立治疗场景

要让威尔女士对治疗场景提供细节。特别是，要决定场景中的示范人物是谁，用个性化的场景还是用标准化的场景，以及威尔士女士是否认为从这些一般化或个体化的练习中获益。我们更愿意使用具体、个性化的场景，并让威尔女士将自己当作场景中的示范人物。下一步，要明确这个场景中的三个成分：（1）行为发生的情形；（2）将要展示的行为；（3）一个积极的行为结果。例如，场景可以是：威尔女士打电话给老师，确定会面的时间；开始会面；在会面中解释自己教育孩子的策略；结束会面。每个场景中她可能会说到的话也可以包括进来。积极的结果可以是：内部赞扬自己，感到紧张和焦虑情绪的宣泄。

4. 应用治疗场景

当所有的治疗场景建立后，可以让威尔女士将它们按难易程度排列成场景等级，然后从等级中的第一个场景开始。再次让威尔女士去想象。经过第一次场景之后，你要询问威尔女士想象的清楚程度、持续时间等。根据她的反应对场景进行修改后，再次呈现给威尔女士，还要鼓励她用言语总结自己的想象。在你的引导下进行若干次想象，然后再进行若干次自我引导想象。当她完成场景等级中的所有练习后，威尔女士就准备好做家庭作业了。

5. 家庭作业

你可以指导威尔女士继续在家里练习此场景，并安排好下次追踪的时间。应当确认威尔女士是否明白要练习多少次，以及这些会对她有帮助作用。威尔士女士要用表格记录每天的练习，她也可使用录音电话描述练习情境。

1. 咨询师：琼，我们要帮助你改善你在数学课上的主动学习技能，但你要先做一些练习。在练习中，你将利用你的想象力。我先向你描述一种情形，然后你去想象你自己或他人正置身于这个情形中。清楚吗？

   求助者：是，你的意思是让我像做白日梦那样想象吗？

   对话2中，咨询师进一步描述了治疗策略的概要。

2. 咨询师：有些相似之处。只是在想象中不要让你的思想漫游，而是要想象那些能够帮助你提高数学参与能力的技巧。

   求助者：好，我很爱好做白日梦，如果两者相似的话，我会掌握它的。

   对话3中，咨询师将利用练习场景评估琼的想象水平和风格。

3. 咨询师：好。让我们做一次试试，看看实际进行想象对你来说是困难还是容易，看看你的感觉如何？

   求助者：好。会发生什么？

   对话4中，咨询师指导琼在进行想象练习之前坐下来并放松自己。

4. 咨询师：首先，你先坐舒服了，闭上眼，放松自己[给琼几分钟时间去放松]。你看起来相当舒服。感觉怎样？

   求助者：很舒服，放松对我而言不是很难。

   对话5中，咨询师要琼生动地想象练习场景，当想象生动时用食指示意。

5. 咨询师：好。琼，现在我将给你描述一个场景。希望你尽可能生动地想象这个情境。当你觉得你想象的场景十分鲜明时，就举起你的食指。懂了吗？

   求助者：懂了。

   接下来咨询师描述了一个场景。这个练习场景很简单，也很实际。只要求琼去想象另一个人。

6. 咨询师：想象某个准备给你一份暑期工作的人。在你心理描画一下这个人[给琼足够的时间想象，直到琼举起了手]。

   对话7中，咨询师请琼描述她的想象如何。

7. 咨询师：好。现在睁开眼睛。你能告诉我你刚才想象的内容吗？

   求助者：我想象我正在与一位中年男子谈话。他问我暑期里是否想做救生员的工作。自然我说愿意。

   琼的想象报告的行为与对话是清楚的，但她没有描述那个男人。咨询师进一步询问细节。

8. 咨询师：好。你对那个男人还想到了什么？你提到了他的年龄，但他穿什么？有什么特征？

   求助者：他差不多35岁[16岁青少年眼中的"中年人"是不同于30岁、40岁或者50岁人对中年的定义的]，穿着短裤和高尔夫衫。我们是在游泳池旁进行谈话。就是这样。

   琼能够描述谈话场景和男人的衣着，但没有提到他的特征。咨询师建议琼在下一次的练习中将特征加进去。

9. 咨询师：你讲到他穿着什么和你谈话的场景。我想让你再做一次练习。想象同样的场景，只是这次要尽力想象那个男人外表的细节。[咨询师呈现同一个练习场景，直到琼举起她的手。]

   对话10中，咨询师仍询问琼想象的细节。

10. 咨询师：这次你是怎样想象那个男人和当时的情形的？

    求助者：他穿着白色短裤和蓝衬衫。高个子，晒得很黑。黑头发，蓝眼睛，戴着太阳镜，光着脚。我们正站在水池边。水是蓝色的。太阳高高的，很热。

    对话11中，咨询师要判断琼对想象内容是否感到舒服，是否需要进行进一步的练习。

11. 咨询师：非常好。你能够想象颜色和温度了。你对想象练习感觉舒服吗？

    求助者：噢，我喜欢去想。第二次想象更容易些，我加进很多东西。我愿意这样去想象。

    对话12中，咨询师决定让琼前进一步，开始进入到治疗场景部分。

12. 咨询师：好，我相信我们能继续进行。下一步的场景将与你上数学课的情形有关。

    求助者：我是否以同样的方式进行想象？

    咨询师首先要建立治疗场景以便获得所有必要的信息。对话13的重点在于使琼参与到这一过程中。

13. 咨询师：非常对。像刚才你想象时那样进行下面的想象。现在我们要一起讨论一些事情，使建立的场景更容易去想象。我将问一些问题，你的意见对我们双方都是非常有价值的。

求助者：好，开始吧。

对话14中，咨询师问琼，她愿意将自己还是他人作为场景中的示范人物去想象。

14. 咨询师：首先，在刚才的练习中，我请你想象另外一个人。你做到了，并且也把自己包括在想象的场景中了。那么在下面有关数学课的场景中，你愿意想象自己还是想象他人？哪一种方式对你来说更容易且更不容易激动？［给琼一段时间去思考。］

求助者［停一会］：嗯，很难说。我想还是想象自己更容易些，如果想象他人则可能更不容易激动……［停一会］还是想象我自己吧。

在对话15中，咨询师肯定了琼的选择，同时也指出改变示范人物的灵活性。

15. 咨询师：很好。但是你要知道，事情都是可以变的。如果你感觉不好，那么就在场景中想象其他人好啦。

求助者：好吧。

对话16中，咨询师介绍了建立应付行为的方法。

16. 咨询师：一开始就能想象出自己的行为很圆满是非常困难的。所以进行想象时，我将描述这样的情境，你遇到了点麻烦，但不是很大。这样可能更真实些。你认为怎样？

求助者：看起来是很合理。我知道你的意思，就像学开车一样，每次学一个动作。

对话17中，咨询师让求助者做出选择，或者建立个性化的场景，或者建立标准化的场景。

17. 咨询师：你已经明白了。现在让我们做另一种场景选择。场景可以是专门为你的问题度身建立的；或者我们可以使用磁带中录制的标准化场景，它已经在许多学生中使用过以提高课堂参与技能。你觉得哪种选择更好？

求助者：我真的不知道。它们真的不同吗？

许多求助者都不知道如何做出选择。在对话18中，咨询师指出较好的选择，并与求助者商量。

18. 咨询师：琼，现在你不知道如何选择，以后会知道的。我更愿意使用个性化的那种选择。你自己练的时候，你可以在家继续使用磁带录音上的标准化场景。你觉得怎么样？

求助者：可以，这样我们两个方式都可以用。

在对话19和对话20中，咨询师让琼找出她希望能加强参与技能的情境来。这就是第十章中描述过的良好［有利］行为。

19. 咨询师：是的。现在让我们专心设计场景细节。首先来看看数学课上的情境。

求助者：好吧。我们以前好像谈过那些事情，比如被老师叫到、到黑板前回答问题等。

下一步咨询师要探询琼是喜欢非常笼统的描述还是非常具体的描述。有时这种选择会对求助者的想象有不同的影响。

20. 咨询师：琼，当我描述场景时，你希望描述的详细程度如何，是粗略点呢——这样你可以填补、发挥自己的想象——还是希望我非常完整地描述你要想象的内容？

求助者：在二者之间吧。我可以填补许多细节，但我需要知道填充些什么。

对话21中，咨询师将指出琼的一些在数学课上遇到麻烦的具体情境。

21. 咨询师：好，让我们填补以下我的描述。我们要谈的是你在数学课上的情形。我记得在四种情形下你希望得到更多的应对技能：当老师叫到你时，你想回答得更多一些；要更主动地回答问题；到黑板上回答问题；要告诉老师你希望自己解决问题。还有吗，琼？

求助者：我想不出其他的情境。

从对话22到对话27，咨询师请琼找出在这四种情境中的目标行为。其中大部分还与第十章中对结果的识别有关。

22. 咨询师：好，所以我们可以进行四种不同情境。我们一个一个来进行。在每种情况下你愿意做些什么呢——比如老师叫到你时？

求助者：我愿意讲出答案，而不是闭口不语或者回答说"不知道"。

23. 咨询师：很好。如果你做了回答，而且确实知道答案，你会有怎样的感受？

求助者：会不错，感到轻松一些。

24.咨询师：那么主动回答问题的情境怎样呢？

求助者：老师通常问谁知道答案，然后叫举手的同学回答。我通常不爱举手，即使我知道答案。所以我需要举手，他叫到我，我就会主动回答问题。我还需要发言清楚一些，有时我的声音太低。

25.咨询师：你怎样能够告诉老师你想自己解决问题呢？

求助者：自习时，我可以走到他面前，告诉他我在哪些数学题上遇到问题，并请他帮我解释。

26.咨询师：所以你需要从他那里得到解释，并让他知道你想自己做出此题来。

求助者：是这样。

27.咨询师：那么去黑板前回答问题呢？

求助者：我走上去，但我总感到自己像傻瓜，觉得全班同学都看着我，以致解不出问题。这时老师会让我回到座位上去，即使我还没完成。我需要更加全神贯注，这样才能解出黑板上的全部问题。

建立完四个场景内容后，咨询师请琼将四个场景排序。

28.咨询师：现在我们已经有了四个有关数学课的场景。下面让我们为它们排个顺序。你能选择出一个最容易、最少应激的场景，并将其他三个场景按照难度和应激程度由小到大排列吗？

求助者：让我想一下……最容易做的事情是我告诉老师我想自己解决问题，再难一点便是老师叫我回答问题，然后是到黑板前做习题。问题最多也是最难的要数我自己主动举手回答问题了。

咨询师强调顺序是可以改变的，并告诉琼怎样用这些场景进行下面的练习。

29.咨询师：但这种顺序是可以改变的，任何时候当你感到它不对，我们就可重新排序。我们将从最容易的场景开始进行想象。所以第一个场景是你告诉老师你要自己解决习题。

求助者：就像我们开始做的那样？

咨询师开始对琼具体描述场景。

30.咨询师：是的。请坐好，闭上眼睛，放松自己［给琼几分钟］。记住，当我描述这些场景时，你想象你自己正在情形之中。尽量用所有的感觉去想象，换句话说，真心投入进去。想象非常生动时，举手示意。我没说停止之前，继续保持想象。可以了吗？

求助者：可以了。

咨询师开始描述第一个场景，期间要有许多停顿时间以便琼进行想象。

31.咨询师：琼，想象你正在上数学课……［停顿］老师刚刚解释完了怎样求解 x 和 y……他布置了习题，让你们开始练习……你发现公式中有一些不明白的地方。你拿着作业纸，起身走到老师讲台前。你正在告诉老师你在哪些地方不太明白，你对他说，你并不是想让他帮助解题，而只需要解释一下公式。现在你感到很满意，终于可以站起来，走到老师面前请求解释了。［咨询师等了约10秒钟，琼举起手指示意。］

咨询师示意琼停下来。从对话32到对话35，咨询师进一步巩固琼的想象。

32.咨询师：好，琼，现在睁开眼。你想象到什么呢？

求助者：想象相当容易。我站起来走到老师那里，告诉他我需要解释，但是我要自己找到答案。

33.咨询师：你能想象出生动的场景吗？

求助者：是的，正是这样。

34.咨询师：想象期间你感觉怎么样，特别是当你想象自己的时候？

求助者：我相当平静，没有心烦。

35.咨询师：想象自己并不会压力太大。我留给你的时间足够吗？

求助者：可能吧。但我认为我可以持续更长一段时间。

在琼对第一个场景时间长度反应的基础上，咨询师在下次呈现场景时对时间做了调整。

36.咨询师：好，我下次会给你稍多一些时间。

在第二次呈现治疗场景以前，咨询师询问求助者愿意使用言语概括还是个性化的治疗场景。

37.咨询师：琼，这里有两种技巧可以帮助你对数学课的想象。一种方法是简要地描述一下你想要做的事和数学课上的情境。你要用自己的语言进行描述，它可以帮助你记住你要做的行为。另一个技巧是，你可以对场景进行改变和发挥，只要你在想象中仍在进行你自己要做的事。你对此有什么问题吗？

求助者：你认为这两个技巧有助于更好地想象吗？

38.咨询师：是的。你认为哪一个可能对你更有用？

求助者：我认为用自己的话描述场景的方法对我更适合。

39.咨询师：那么对于第一个场景，你会用什么话来简要概括一下？

求助者：嗯——在老师讲完如何解x和y的问题后，我会发现有些东西我不太明白。我离开座位，走向老师，并告诉他我需要更多的解释，但我希望自己解出答案。

40.咨询师：非常好，琼！

咨询师再次呈现了同样的场景。通常每个场景需要至少呈现两次。如果求助者选择了一个或两个场景想象的促进技巧，那么每个场景都要使用这个技术。

41.咨询师：我们再进行一次。同样的场景，但我会给你多一些想象时间。[再次呈现同样的场景，并查看琼在第二次呈现中的反应。]

呈现场景后，咨询师让琼自己引导进行场景想象练习。每个场景的自我想象练习也应至少进行两次。

42.咨询师：看起来你已经习惯这个场景的想象了。这一次我不给你描述这个场景了，而是要你自己进行想象，没有我的帮助。

求助者：好吧。[自己练习想象了几分钟。]

43.咨询师：感觉怎么样？

求助者：没有你的引导语，好像也很简单。我明白了我实际上应怎样向老师要求解释了。

其他场景的呈现也以相同的方式进行。

44.咨询师：很好。现在我们可以用同样的方式进行其他三个场景了。每个场景的练习都要做到你在想象中能很轻松地进行目标行为。（逐一进行其他三组场景练习。）

45.咨询师：当我们做完所有场景练习后，你的感觉如何？

求助者：非常好。我从来没有想到想象能够对我的数学课有帮助。

完成所有的场景后，咨询师随机选择其中的场景让求助者进行练习。这是一种检查方法，看看求助者在不按顺序呈现场景时是否能够轻松地进行想象。

46.咨询师：有时在想象中做某些事会帮助你在实际情境中的学习和掌握。现在我要随机选一个场景描述给你，请你进行想象。（随机选择一个场景并进行描述。）

求助者：这也很容易。

咨询师开始为琼布置家庭作业。

47.咨询师：我要给你提供一个练习想象的机会，想象的情境与我们今天做过的会有所不同。我希望你能每日练习，因为经常练习会使你能更快、更容易地学会参与。

求助者：是否该用磁带录音了？

咨询师向琼解释家庭作业的目的。

48.咨询师：是的。磁带录有一套语文课的场景练习。录音会为你描述各种场景。我希望你每天都练习，因为这样才能使你更快地学会。

求助者：我练习的方式与我们今天所做的一样，是吗？

咨询师指导琼怎样完成她的家庭作业。

49.咨询师：每次进行一个场景练习，每个场景大约练习四次。尽可能地使想象生动些。每次练习时都要做记录，记下练习的时间和地点，以及每次练习的时间长度。而且每一次练习后，要评估一下想象的生动程度，评估量表为5级分数：1代表不生动，5代表非常生动。概括一下家庭作业怎么样？

求助者：可以。照今天的方式进行想象练习，记下每个场景做了几次练习，并用一个数字代表我想象场景的生动程度。

在结束之前，咨询师要告诉求助者下一次见面时要检查家庭作业。

50.咨询师：对。下次我们见面时将记录纸带来，我们检查一下，好吗？今天的治疗过程进行得很好，你很努力。我们下星期二再见。

本 章 总 结

本章介绍的示范策略可用于帮助求助者获得新技能,并消除恐惧或其他阻碍。这些示范策略略有差别。参与示范法通常采用咨询现场演示,通过为求助者提供目标行为的示范以促进求助者的学习。当现场演示不可行时,就可使用引导想象法和内隐模仿法治疗程序。使用这两种策略不需要治疗助手,也不需要昂贵的仪器。两种策略都是利用人们的想象,从而使得求助者很容易进行自我引导练习。求助者的想象能力对于引导想象法和内隐模仿法取得疗效很重要,因此在使用两种策略前,要对求助者的想象力进行评估。假定求助者能够产生丰富的想象,咨询师就可以使用引导想象法处理求助者的恐惧和不适感,使用内隐模仿法促进学习目标行为。

示范法似乎具有跨越多样求助者群体和亚群体的适用性,虽然有关研究支持尚未充分建立。示范法被发现尽管对多样的求助者群体(包括不同年龄、认知能力和其他不同)都是一项有效而适当的干预方式,但示范人物的类型应当与求助者相似,其呈现的内容应与求助者的文化相关联。虽然想象法对于不同文化求助者的应用范例还不多,但如果它能够与求助者的文化建立起联系并适应求助者的背景和自我感受,它就会成为有用的干预治疗方法。示范和自我指导技术非常符合求助者与咨询师之间的教育性和合作性的工作风格,并提供求助者可以在咨询师的正式会谈之外使用的自助工具。

课后测验

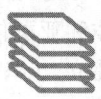 **第一部分**

目标一要求你为一个符号化的示范建立脚本。你的脚本应包括如下内容：
1. 示范对话的举例
2. 练习的机会
3. 反馈
4. 总结

使用建立示范脚本的检核表作为指导。

建立示范脚本的检核表

指导语：判断你在进行符号示范学习时是否用到了下列准则。如果用到了，在相应的地方画勾。

1. 确定求助者所要使用的符号模型的过程，并辨认他们的特征：
   年龄；
   性别；
   种族、文化；
   应对或掌握示范人物；
   体验求助者群本有类似的情感。
2. 列举所示范的目标行为。
3. 选择媒介物（如书面剧本，从电影或其他来源获得的想象人物，求助者了解并很容易想象、接触的人物，求助者自己）。
4. 剧本应包括下列部分：
   指导语
   示范对话
   练习
   书面反馈
   书面总结所示范的内容及其对求助者的重要性。
5. 书面剧本的现场检验。

第二部分

目标二要求你在一个模拟的求助者案例中描述你将如何应用参与模仿法的四个成分。描述你将如何使用这四个成分（治疗原理、示范、引导练习和成功体验）来帮助求助者获得与他或她希望邀请的人开始社交接触所需的言语和非言语技能。

第三部分

目标三要求你在角色扮演中演示参与模仿法的十七个步骤中的至少十四个。求助者要扮演某个害怕在某种情境中进行活动的人。你可以用下面的参与示范法会谈检核表来进行自我评估。答案见课后测验反馈。

参与示范的会谈检核表

指导语：确定咨询师是否在会谈中使用了下列引导语。如果用了，在相应的地方画勾。

项 目	引导语举例
1.基本原理	
A.咨询师解释参与模型策略的基本原理。	"这个过程曾用于与你有同样问题的其他求助者。它会帮助你克服……的恐惧，或帮助你掌握这些技能。"
B.咨询师简单描述参与模型的组成部分。	"它包括三件事：我示范你要做的，你在我的帮助下练习，然后你在认为相当容易的情况下自己尝试。因此你可以成功。"
C.咨询师要求助者自愿使用策略。	"现在你愿意试一下吗？"
Ⅱ.示范表演	
4.咨询师和求助者决定是否要把目标行为划分为一系列次任务/技能。	"嗯，咱们看一看……现在你几乎走不出这房子，你说你甚至不能走到院子里。看看有没有别的不同的活动可以使你逐渐地远离房子，如走到前门，从走廊走出去，走到院子里，走到外边的人行道上，走到邻居家里，这样将活动难度逐步增强。"

5. 假如划分目标行为（第4步），咨询师和求助者将按难易顺序分级排列这些次级技能。	"也许我们可以拿出清单，按顺序排列，现在从最简单的活动开始，如向门走去。逐渐增加难度安排每一活动。"
6. 咨询师和求助者决定和选择适宜的示范人物。	"我可以指导你做，也可以选择你认识的或与你相似的某个人来帮助你完成任务。你更喜欢哪一种？"
7. 咨询师要在求助者实际观察之前告诉他应注意哪些方面。	"注意．当门铃响时，我镇定地迅速向门走去，毫不犹豫地打开。同时注意，我开门后，没有发生任何事情。"
8. 示范要至少表演一次目标反应，若需要的话，可重复更多次的示范。	"好，让我再一次演示给你看。" "下面我向你演示走出走廊，然后我们把这两个场景结合起来。"

Ⅲ．指导参与练习

9. 要求助者练习目标反应。如果使用分级训练，首先练习各级中的第一技能，然后再成功地练习第二和第三技能等等。	"这次门铃响时，你试着走向门。你需要帮助时，我会帮助你的。"
10. 每次练习后示范者或咨询师要提供肯定反馈和纠正错误反馈。	"很顺利，你能迅速走向门，当你到达时，你仍然有点犹豫。当你看见有人在那儿时就试着打开门。" "在头几次练习中，我将帮助你。"
11. 求助者每次进行技能练习时可提供一些引导手段，例如： 　a. 和咨询师联合练习； 　b. 咨询师给予言语或动作指导； 　c. 重复练习一种任务，直到求助者能进行下个任务； 　d. 把练习时间分成长、短等； 　e. 为练习安排保护性措施，以减少可能出现的恐惧等情况； 　f. 将严重性或情况复杂性分级。	"咱们一起模仿吧，我和你一起向门走去。" "让我给你提个建议，当你打开门时，向那个人打招呼，看他想要什么。" "咱们继续试验几次，直到你感到的确很自在。" "这次我们增加你走向门的距离，咱们从厨房开始吧。" "我们肯定有人一起和你在房子里。" "好，我们练习打开门。此时有一个好朋友在门边。这次咱们假定站在门外的是一个你熟悉的人，但不是朋友，如送邮件的人。"
12. 在后面的练习中，引导手段的数量逐渐减少。	"我相信你可以做到，我不用再给你那么多的指导了。"
13. 随着训练的继续，求助者可按所有要求进行自我指导练习。	"这次我将离开。我想让你独自试试。"

Ⅳ．成功体验（作业）

14. 咨询师和求助者熟悉练习场景，在这种环境中，求助者要表演目标行为。	"咱们列一下练习的次数和你想做这件事的地点。"
15. 从风险最小至风险最大分等级安排场景。	"我们可按顺序排列这些场景。首先是最简单的，然后是比较难或者威胁更大的。"
16. 从最简单的、风险最小的场景开始，咨询师	"从第一个场景开始。我将先帮助你，然后你要独立完成训练。"

（示范者）和求助者一起在实际生活环境中使用现场或符号示范法，直到求助者能够不依赖别人的帮助。

17. 以自我指导方式让求助者实施一系列相关的任务。

"现在不用我的帮助，你准备进行练习。你已向我们表明你能独立完成。"

第四部分

根据目标四，你应能够在下述咨询师的引导语中从引导想象步骤的 7 个例子中确认出 6 个步骤。对每个咨询师的引导语，请写出他在执行引导想象法中的哪部分内容。可能有多个咨询师使用了多个引导想象法中的任意部分，指示语是随机排列的。引导想象中的五个主要部分如下：

1. 基本原理
2. 判断求助者运用想象的能力
3. 建立想象场景
4. 想象场景练习
5. 家庭作业和追踪

答案见课后测验反馈。

下面是咨询师使用的想象引导语例子：

1. "你能想象出若干情境，它们使你产生平静和积极的情绪吗？尽可能想象出它们的细节。以后你会使用这些场景来替代焦虑感。"
2. "练习这种想象是非常重要的。每天都要练习若干次。"
3. "这个方法可以帮助你控制自己的焦虑。通过想象愉快场景便能使你阻断恐惧情绪。"
4. "让我们看看你是否觉得想象很容易。闭眼静坐，想象任何可以使你放松的事情。"
5. "现在选择一种你刚才练习的场景。尽力去进行想象。我将在你的手臂上施压，但你要集中精力继续进行想象。"
6. "如果你觉得想象很容易，那么我们将要做的就是建立一些使你很容易想象放松的练习场景。然后我们就集中在这些场景，同时阻断你的恐惧。"
7. "现在你来练习我们刚刚建立的场景。每次练习一个场景，静坐放松，每次持续约 30 秒。时间到了我会告诉你。"

第五部分

第五个目标是在角色扮演中演示出引导想象十三个步骤中的 10 个步骤。你自己或另一个观察者根据后面的引导想象法检核表来评估你的表现。

第六部分

第六个目标要求你描述，你在面对一个模拟案例时，如何使用内隐模仿法的五个组成部分。

第七部分

目标七要求你在角色扮演中演示内隐模仿法 28 个步骤中的 22 个步骤。求助者可以扮演他要向其学习某种技能的人。使用下列内隐模仿法检核表进行自我评估。

引导想象法会谈检核表

指导语：在角色扮演会谈中，确定咨询师表现出了下面所列引导语中的哪些引导语，在所表现出的引导语旁边画勾。清单的右侧栏中列举了一些引导语例子。

项目	引导语举例
I . 基本原理 ___ A. 咨询师描述引导想象的目的。	"这个过程之所以被称做引导想象法，是因为你可以在能引起恐惧、痛苦、紧张、焦虑的情境中，激起愉快的思想和表象。它帮助你减少不舒服或焦虑感。技巧主要在于每当不舒服出现时，就集中想象愉快场景，使自己放松下来。通常在一个场景中感到高兴、平静、快乐、安全的同时又感到焦虑、紧张、害怕、压抑，这是极其困难的。"

____ B.咨询师介绍治疗程序概况。 "我们首先要查看你的想象场景细节的能力，然后我们再决定是否采用引导想象法。如果用这种方法，我们就建立想象场景，它们会使你感到平静、舒适，并会使你产生积极情感。然后将在模拟的场景中进行想象练习。之后，再在实际生活场景中练习应用想象法。对我的解释你还有疑问吗？"

____ C.咨询师评估求助者的意愿。 "你愿意尝试这个治疗程序吗？"

Ⅱ.求助者想象潜力的评估

____ A.咨询师指导求助者进行那些引发出好的感觉和平静的想象活动。 "闭上眼睛，放松坐下；想象能使你感到轻松或高兴的风景或一件事。选择一些你真正感到高兴的事情，尽量体会到这一场景中的感觉。"

____ B.在30秒至1分钟之后，咨询师探查求助者想象场景的生动性（颜色、声音、运动、温度、气味），以及求助者对想象场景的情感（对想象过程的好感觉）。
"把场景描述给我。"
"当描述场景时你体会到什么感觉？体验到什么温度、颜色、声音、气味、姿势？"
"你对想象的感受如何？"
"你在想象中是如何将自己纳入其中的？"

____ C.咨询师和求助者讨论是继续下去，还是选择其他干预方法。决策要依据求助者的态度（或对想象法的感受）以及想象的生动性。
"看起来你能很好地适应想象法，能够生动地想象出图景。我们可以在向前走一步，来为你找出一些想想情境出来。"
"因为你很难进入想象的情境中，看来那些不需要进行想象的治疗策略可能更适合于你。"

Ⅲ.建立想象场景

____ A.咨询师和求助者一起至少建立两种引发积极情感的场景，要包括各种感觉（声音、色彩、温度、运动及味道等），并要适合求助者的文化背景。 "现在我打算为你建立能引发平静、安宁和高兴的场景。这个场景要尽可能提供细节，以使你能体验颜色、气味、温度、声音、姿势等，之后我们将利用这些场景去替代焦虑，所以我们要为你找出与你的文化保持一致并有意义的想象情境。你能够真正进入哪部分想象情境之中？"

Ⅳ.练习想象场景

____ A.咨询师指导求助者专心集中于场景大约30秒。 "选择一种场景，闭上眼睛、坐下放松；想象约30秒钟，要尽可能地想象出细节；当时间结束时，我会告诉你。"

____ B.经过紧张的训练之后，咨询师评价求助者的反应。
"让我们来模拟或者创造一种困难的情境，并对它进行想象。如当我压你的手臂使你感觉到疼痛时，你就要全力想象这一场景。"
"当我想你描述恐惧情境时，你要想象这一情境。"

____ C.对于模拟的问题刺激，咨询师评价求助者的反应。
"感觉怎么样？"
"我向你描述不舒服的情境[或压你手臂造成疼痛]对你的放松状态有什么影响？"
"评估你自己在不舒服时仍能进行想象的能务。"
"你在想象恐惧的情境时，你感到的不舒适程度是怎样的？"

Ⅴ.家庭作业和追踪

____ A.咨询师指导求助者在实际生活中应用想象法。 "做家庭作业时，要将想象场景应用于实际问题情境中。当你正体验情境时，要尽可能集中精力想象愉快的场景。"

____ B.咨询师指导求助者在工作记录簿上记录下想象的用法及不舒服或焦虑的水平（程度）。	"每一次做完想象练习作业后，要在日志上记录下当时的情境、日期、时间和你的一般反应。在每次记录时，还要用5点量表，评估你当时感到的不舒服感或焦感的水平，其中5代表最不舒服，1代表没有不舒服感。"
____ C.咨询师安排定期复查。	"让我们两周以后再见面，我会检查你练习想象法的情况和日志记录情况。"

内隐模仿会谈检核表

指导语：确定咨询师表现出了下面所列引导语中的哪些，在所表现出的引导语旁边画勾。

项目	咨询师引导语示例
Ⅰ.基本原理	
____ A.咨询师描述被指导想象的目的。	"这种策略可以帮助你学会如何在职业应聘过程中讨论你自己的坐牢经历。我会指导你哪些事情可以说。随着练习的过程，你会逐渐地感觉到，即使到了真实的应聘情境中，你也可以应对自如。"
____ B.咨询师介绍治疗程序概况。	"我们的练习过程将会非常依赖你的想象能力。我会向你描述某些情境，让你闭上眼睛进行想象，就像你正在观察活生生的情境一样。"
____ C.咨询师评估求助者的意愿。	"你想不想试一下这个治疗程序？"
Ⅱ.练习场景	
____ A.要求助者坐好、闭上眼睛、放松，准备进行场景想象。	"放松坐好，闭上双眼。"
____ B.向求助者描述一个与目标无关的场景；当想象生动时，求助者要举手示意。	"在我向你描述这个情境时，要尽可能集中精力进行想象，并使想象越生动越好。当你觉得获得了生活的图景后，请举起你的手指。"
____ C.让他睁开眼睛，描述想象中的情境。	"好吧，我们先停一下。你可以睁开眼睛。尽可能多地告诉我你的想象情况。"
____ D.探询想象情境中的细节。	"你想象中的房间颜色是什么？人们长得什么样？是否有任何气味萦绕在房间里？你的感受是怎样？"
____ E.向求助者建议如何进一步注意细节。	"让我们再来做另一个想象情境。这次做的时候，不仅要注意你所看到的东西，而且要注意你所听到的、闻到的、感觉到的、触摸到的东西。"
____ F.咨询师让求助者或者在练习旧的情境或者引入新的场景进行练习，直到求助者能够很好地适应想象法，并能够详尽地描述想象的内容。	"开始做另一次想象练习。我们将练习一段时间，直到你能够对此感到很舒服为止。"
____ G.场景练习后，咨询师可做下面的三件事之一：	

  ____ a.确定建立治疗场景； "好，现在想象场景对你来说已经很容易了，我们继续下一步吗。"
  ____ b.确定是否需要进一步放松和场景练习； "我相信，在我们继续做练习之前，先来做几次放松练习会很有帮助，为此我们要做些肌肉放松练习。"
  ____ c.确定要结束内隐想象法，因为这个方法不适于该求助者。 "从这个练习来看，我想我们应当采用其他的治疗方法，那里你可以模仿其他人的练习。"

Ⅲ.建立治疗场景
 ____ H.咨询师与求助者一起确定用于治疗场景中的示范人物的特征，这包括：
  ____ a.示范者身份（求助者自己或他人）； "在对这个场景进行想象时，你既可以想象自己在其中，也可以想象其他的人。你更容易想象哪一个人物？"
  ____ b.应对或控制模式； "有时候，人们更容易想象那些做得不十分完满的人。"
  ____ c.单个或多个示范人物； "我们可以让你想象一个人（像你一样的人），也可以去想象多个人。"
  ____ d.使示范人物在最大程度上与求助者相似。 "我们可确定一类特殊的任务进行想象，即该人物与你自己十分相似。"

 ____ I.确定使用：
  ____ a.个性化的场景；
  ____ b.标准化的场景。 "在选择你想象的场景时，我们有两种选择。我们可以一起讨论不同的情境，然后找出适合你的几个情境；另外，我们也可以使用某些专门为有坐牢经历准备的标准化的情境。你更愿意选择哪类情境？"

 ____ J.确定使用：
  ____ a.场景的一般性描述；
  ____ b.场景具体、细节的描述。 "在上面选择出来的情境基础之上，我可以用两种方式向你呈现。一种方式是我只一般性描述，你来想象其中的细节；另一种方式是我描述细节，并告诉你要想象的内容。你更喜欢哪一种呈现的方式？"

 ____ K.确定场景中的具体成分，如：
  ____ a.行为发生的情境； "在求职应聘的情境中，想象你要从事的职位，并想象那类难以进行沟通的面谈人员。"
  ____ b.示范的行为和应对技能； "现在，你在这个情境中要做事情，是与雇主平静地谈论你的既往史，解释所发生的事情，并要强调你的既往史是不会干扰将来的工作表现的。"
  ____ c.行为的积极结果，如：
   ①有利于求助者进行该行为；
   ②有利于求助者自我强化。 "在这个情境结束时，你可以想象到你能够做到没有任何防御地、平静地介绍自己的既往史"

 ____ L.建立多种治疗场景。 "好的，应聘情境就先到此。我们再来想象另外一个情境，其中你认为谈论自己的既往史是非常重要的事情，如与某个朋友建立更密切的关系的情境。"

Ⅳ.应用治疗场景
 ____ A.咨询师与求助者一起将多种治疗场景排序，根据：
  ____ a.求助者感觉不舒服的程度；
  ____ b.情境的难度和复杂性。 "现在我希望你能运用我的已经建立好的六种场景，并按程序把它们安排好，从你感到最舒服的情况下开始，到使你感到最困难并给你最不舒服或焦虑的场景结束，这样对你而言更容易讨论。"

____ B. 呈现想象场景前，要指示求助者：　　　　　　"我将要告诉你当向你描述情境的时候需要做的事情。"
　　　　____ a. 坐好、放松、闭上眼睛；　　　　　　　　"首先坐下来，闭上眼睛放松自己。"
　　　　____ b. 想象的对象；　　　　　　　　　　　　　"现在想象一下你在想象情境中将要遇到的人，一个很像你自己的人。"
　　　　____ c. 用多种感官全力进行想象；　　　　　　　"当我描述场景的时候，尽可能逼真地想象这种情境，运用你的所有感官——视觉、嗅觉、触觉等。"
　　　　____ d. 想象生动后，举手示意；　　　　　　　　"当你想象到这种逼真的情境时，可以竖起食指示意。"
　　　　____ e. 保持想象，直到咨询师示意停止。　　　　"尽量去保持想象的情境，直到我告诉你可以停止为止。"

____ C. 每次呈现一个场景（口头或录音机）。　　　　　"以下是第一个情境，……想象雇主正在询问你为什么在学校名次这么靠后，想象你正在平静解释所发生的一切。"

____ D. 场景呈现的时间长短要根据求助者的情况来确定，通常要使示范人物完成目标行为（20~30秒）。　　　　　　"你应当能够想象出你正在说出自己所有关于坐牢的情况，直到我致意你停止。"

____ E. 完成一个场景后，要让求助者评估：
　　　　____ a. 场景的呈现时间和呈现频率是否合适；　　　　　　　　"想象的情境对于你来说很长吗？"
　　　　____ b. 想象的清晰度和生动程度；　　　　　　　　"想象的情境有多清晰和生动？你是如何想象的呢？"
　　　　____ c. 场景的愉快程度。　　　　　　　　　　　"你进行想象时候感觉怎样？"

____ F. 根据求助者对前面情境想像做出的反应，咨询师要做出如下的选择：
　　　　____ a. 再次呈现该场景；　　　　　　　　　　　"我将把这个情境再次复述给你。"
　　　　____ b. 修改场景或改变呈现方式；　　　　　　　"根据你所说的，让我们变换一个雇主，并且我会给你更多的时间去想象情境。"
　　　　____ c. 改变场景等级顺序；　　　　　　　　　　"或许我们需要改变想象情境的顺序，用另一个情境作为开始。"
　　　　____ d. 先进行放松场景的呈现。　　　　　　　　"让我们讨论一下您的紧张不适感。"

____ G. 向求助者解释增强场景想象的技术
　　　　____ a. 用自己的言语总结；　　　　　　　　　　"你可以简略地用自己的语言描述情境，这可以帮助你记住在想象中需要做的事情。"
　　　　____ b. 根据个人情况补充治疗场景。　　　　　　"你可以采用任何方式来改变情节或使情节更加丰富，只要能够想象到你应当做到的角色。"

____ H. 每个场景至少呈现两次，或者由咨询师描述或者放录音机。　　　　　　"好，下面找将把情境再给你描述一次或两次。"

____ I. 咨询师帮助练习完成之后，求助者还要以自我引导的方式至少练习两次。　　　　"这次我希望你在想象情境的时候自己描述给自己，而不要受我的影响。"

____ J. 按照场景等级呈现完每个想象情境后，咨询师还要按照第Ⅳ部分的C、D、E步骤，向求助者随机呈现其中的某些场景。　　　　　　"现在我将随意挑选一个情节，在你想象的同时描述给你听。"

V．家庭作业

____ A．指导求助者在日常生活情境中进行练习，并解释日常练习的目的。

"在这个星期里，我希望你能够拿起那些我们已经写下的曾经训练过的情境，自己训练自己展开想象，这将帮助你更加迅速而且容易地掌握这种方法。"

____ B．家庭作业包括：
　　____ a．做什么；
　　____ b．做的频率；
　　____ c．何时、何地去做；
　　____ d．家庭作业的自我观察法。

"回顾一下情境——尽可能清晰真实地展开想象。"
"每天回顾这些情境 5 次。"
"每天在家安排情境想象两次，在学校安排 3 次。"
"每次回顾情境后，在记事本上做个标记，并且在每次正规训练结束后，自己在量表上写下想象情境的强烈程度。"

____ C．在完成一定的家庭作业以后安排追踪时间。

"下周拿着那些记录来，我们可以讨论一下你的训练情况，并且可以看到下一步我们需要做的事情。"

观察者评论：_____

课后测验反馈

 **第一部分**

根据建立示范脚本的检核表的第四项检查你的脚本题纲的内容。

第二部分

你可用下面的参与示范法来帮助求助者。

基本原理

首先，向求助者说明这个过程能帮助他获得自己所需的各种技能，促进他与其他人的社会交往。你也可以告诉他，整个过程包括示范、指导参与和成功体验。要强调这个咨询过程是基于这样一种观点，即当以小步骤来学习技能时，每成功一步就进行强化，这样学习就会产生效果。

示范表演

你和求助者一起探索他与人交往时需要的言语和非言语行为，可以用来接近他人、邀请他人一起吃午餐、一起喝饮料等。例如：这些技能可能表现在言语请求被毫不犹豫地表达出来、语调坚定等。在描述几个组成部分后，你和求助者要将目标行为按难度顺序分级排列，并逐一进行练习。

要选择与求助者文化背景相应的示范者，并先向求助者示范目标行为等级中的第一个练习（然后是其他练习内容），也许有必要重复其中的某一个练习。

指导参与

在一种练习示范后，你请求助者进行表演。前几次可以借助于各种引导辅助手段，如你的口头指导。每次练习后，要向他做出反馈，务必要鼓励他，肯定他的表演，并建议如何逐渐提高。一般来讲，求助者多次练习一种活动后，要逐渐减少引导辅助手段的数目。在继续练习下一个不同的活动前，求助者要在没有你支持的情况下，以自我引导方式练习那些技能。

成功体验

你和求助者要一起熟悉他的环境。在这种环境中，他将使用学到的技能。这种情况大部分是社交场合，有一些风险；要将风险从大到小进行安排。求助者从风险最小的场合开始进行训练，直到他能自如地、成功地表演。最理想的是咨询师和求助者一起参与。如果示范者是求助者的同事，也可以进行练习。如果不是同事，求助者可请求重新安排示范者，以便得到帮助和鼓励。

第三部分

使用参与示范检核表评估你自己的表现，或请别人替你评估。

第四部分

1. 建议求助者建立想象情境，用以阻断那些不愉快的情感。
2. 家庭作业的一部分——在实际生活中进行想象。
3. 基本原理——让求助者了解使用引导想象法的理由。
4. 评估求助者进行想象的潜力。
5. 想象场景练习——与一个问题情境同时进行。
6. 基本原理——让求助者了解整个治疗过程。
7. 想象情境练习——求助者练习情境想象，然后再在模拟的情境中使用这些场景。

第五部分

用引导想象法检核表评估自己的表现。

第六部分

基本原理

首先你给黄先生解释内隐模仿法，简要描述它的主要过程，并解释为什么想象他人做某事会帮助他自己做出目标行为。

练习场景

然后再给他呈现几个无关的练习场景。只是黄先生闭上眼睛，放松下来，想你向他描述的情境。当黄先生示意他能够想象该情境，你就要停下来，询问他的想象。你可以向他建议在另外一个想象练习中的细节。假设黄先生能够放松而生动地进行想象，这时你就可以建立治疗场景了。

建立治疗场景

和黄先生一起讨论要包括在治疗场景中的内容，如示范任务的身份（黄先生自己或其他人），单个示范者或多个示范者，示范类型（应对示范或掌握示范），使求助者感到相似的示范者特征等。然后决定是采用个性化场景还是一般化的场景；在黄先生的案例中，也许采用个性化的场景更好。还需要决定场景的细节。在本案例中，场景要包括一些积极思维的例子，并允许黄先生加入自己的积极想法。你要与黄先生一起列出场景清单，明确下一内容：

1. 清静（对于黄先生来说，最好是产生消极思维的工作场景）
2. 他应该获得的行为和应对方法（停止干扰性思维，产生对治疗的积极思维，回到自己的工作中去）
3. 奖励性结果（如按时完成工作，使他能够避免羞耻感，保持工作中的自豪感）

应用治疗场景

将治疗场景排列成场景等级，从那些不太出现干扰性思维的工作场景开始，逐步过渡到那些有很多干扰性思维的场景。在开始的场景，你要给黄先生有关想象的指示语，给他呈现场景后，要让他的生动想象维持若干分钟。场景呈现完后，要让黄先生讲述对场景的反应，并对场景在时长、内容和次序方面做出调整。这时，黄先生应能够或者用言语总结，或者通过改变场景而将其个性化。相同的场景应当再次呈现给黄先生最少一次，然后让他在没有你的帮助下，再练习若干次。当按照场景次序练习完所有的场景之后，还应向黄先生随机地呈现这些场景进行练习。

家庭作业

每做完一个场景，你都要指示黄先生每天坚持练习该情境想象练习。要安排对作业进行检查的时间。

第七部分

根据内隐模仿法检核表，进行咨询会谈的自我评估或者他评。

第十二章

再构、认知示范和问题解决

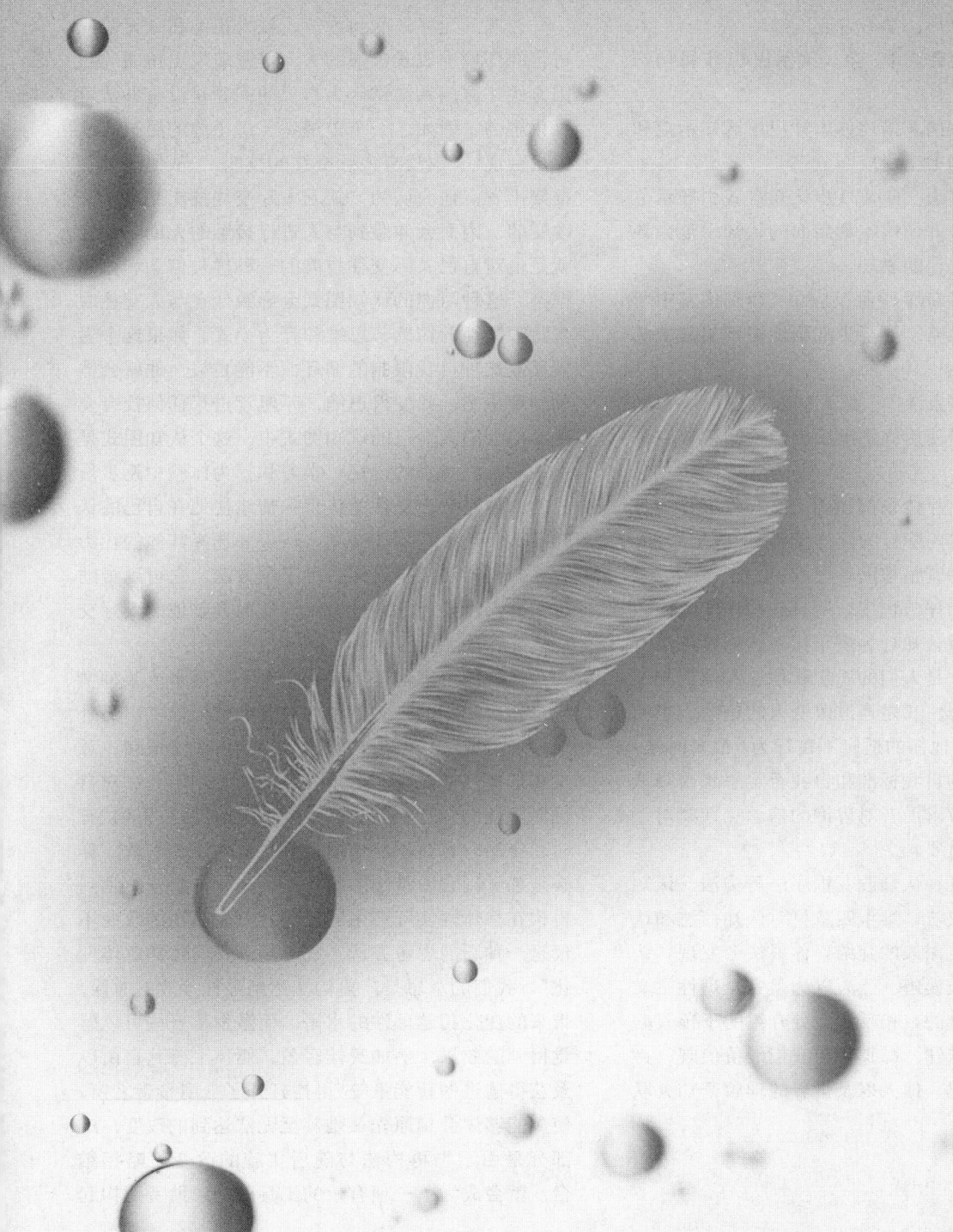

本章目标

在完成本章以后，学习者应能够：

1. 在角色扮演会谈中，至少演示出11步再构法中的8个步骤。
2. 针对模拟案例，描述你怎样应用认知示范和自我指导训练法的七个组成部分。
3. 用角色扮演法，演示21步认知自我引导示范法中的16个步骤，并使用本章后面的认知示范会谈检测检核表评估自己的表现。
4. 在列出的咨询师10种反应中，辨别出其中所包含的问题解决策略，要至少准确地识别出其中的八种。
5. 在角色扮演会谈中，演示19步问题解决程序中的16个步骤，并使用问题解决会谈检测检核表评估自己的表现。

大部分认知治疗体系都强调，改变外显行为与改变认知和情感等内隐行为同样重要。近些年来，人们努力去建构各种调整求助者思维、心境、情绪、态度和信念的治疗和评估程序。所有这些程序都被归纳为认知治疗法或认知行为矫正法。认知矫正法有两种基本假设：一是人们的思想和信念对他们的适应不良行为有作用；二是通过改变人的信念、态度或思维，便能改变他们的适应不良行为。很多时候，求助者不切实际的自我标准和自我否定思想会降低治疗的作用。了解求助者对咨询的信念和期望对于成功的治疗相当重要。

本章将介绍三种认知改变程序：再构法、认知示范法和问题解决法。第十四章将对认知疗法和认知重建策略进行更深入的介绍。你很快会发现"认知"一词可能令人误解，让人以为是完全理性主义的、以知识为基础的。相反，此处介绍的干预策略却关注"活"的认知，即那种与我们的价值观、目标、情绪和对自己、他人以及世界的理解密切关联的认知。

再构法的过程

在混乱无序、受到虐待、被人拒绝和毫无依赖可言的环境中成长起来的人，普遍表现出扭曲的归因方式。这些人常常认为自己的问题是没有办法可以化解的。例如，一个曾遭到父母拒绝的男孩，成年后会说："我没有人际交往的技能。"从他的解释框架出发，他会认为"缺乏人际交往技能"是无法改变的，因而会体验到与人进行接触的无助感。这就是他对自己人际交往技能的一种虚构信念和参照框架。这种习惯的认知图式会导致他在与人交往时自我限制性的情感、思维和行为模式。如果这个男人反复这种自我限制的循环而不能自拔，他就会体验到绝望感，并变得退缩，不愿意进行任何社会交往。他会陷入自己的认知图式中，这个认知图式是他在对家庭状态的记忆、学习和行为体验中逐步形成的。他对社会交往的认识和情绪使他在自己的认知图式中迷失，不能知觉、认识并选择其他的行为方式。再构法正是这样一种干预方法，它可以帮助这个男人修正他的知觉方式，从而调整他的人际交往技能。

再构的意思是，首先探索个人对某事或某种情境是如何知觉的，然后再针对这个情境提供出另外一种观点或结构。再构法帮助求助者改变情绪、意义和选择；并能改变求助者日常的意识定势和对自己局限性的知觉。但正如Gendlin所指出的，再构"有时起作用，有时不起作用。确定再构是否有效，你必须感觉到它所带来的躯体上的变化，必须感觉到再构在你体内实际产生的反应。一个真正的改变不仅是一种新的思考方法，它也是一种具体的躯体变化"。我们的意思是，再构法达到最佳疗效的时候，带来的变化超越理性的水平，而激发了一些可以感觉得到的效果，例如身体轻盈、躯体上感到自由以及获得前进的新能量等。再构打开了一扇希望之窗，使人能够体会到原先很难甚至无法达到的改变，这部分是由于当再构法与随后实施的改变策略相结合，就会成为了一项有效的工具，为求助者建构起进一步获得领悟、技能和改变的环境。

再构（有时又被称为重新标记）是一种修正或重新构造求助者对问题或行为的知觉或观点的方法。再构本身就具有建设性，因为，这反映着事物并没有单一的真理，同一个环境对不同的个体和从不同的视角来看，存在着多种意义。这种方法的目的并非自我欺骗，而是寻找有效的方式去理解环境，关系到求助者的目标以及阻碍达到目标的自身的观点。再构法经常被用于家庭治疗，它使家庭问题得以重新定义，使治疗的注意力从"有问题的家庭成员"或"替罪羊"身上转移到整个家庭。以这样的方式，再构过程就改变了家庭成员对问题和冲突进行编码的方式。

对于单个求助者，再构也有若干种用途。首先，通过改变或重新构造求助者的编码和知觉方式，可以减少求助者的自我防御，并动员出求助者进行改变的自身资源和力量。第二，再构能改变求助者对自身问题的关注点，从对行为进行过分简单的归因推理（如求助者说"我很懒"或"我不很自信"等）转变为分析行为的情境因素和外部线索。最后，再构也是一种帮助求助者建立自我效能感的有用策略（见第十七章）。

Wachtel说明，再构常常作为一项更大的干预手段的一个成分，用来帮助求助者努力应对像恶性循环的矛盾这样构成其自身问题根源的冲突。在一个案例中，Wachtel接待了一位对自己人际关系感到困惑的男子。他在两种强烈的欲望之中挣扎，一方面他希望更清晰地知道自己到底重视什么以及真正的自我是什么。另一方面又要取悦他人、希望被他人重视。咨询师提供了再构，向求助者表明，他所体验到的困惑并不是可羞耻的、应该隐藏起来的东西，而是真实的人的真实情感，也是他自己真诚的表达，是值得进一步探索的有价值的资源。使用"真诚的自我"再构上述困惑，符合了求助者希望更好地理解自己的需求，因此求助者更可能会因此而去追寻而非逃避。

在另一个例子中，Wachtel讲述再构法如何帮助两个求助者能够相互理解对方的体验，使他们更容易地以不同的行为对待他人，从而打破了两个人关系陷入的恶性循环。在这个案例中，妻子认为丈夫对自己不再感兴趣，也不想再和她在一起，因此感到受了伤害。咨询师在询问了有关这对夫妻最近的争吵以后，以如下的方式对丈夫行为进行了再构："我想我们能否这样理解他的退缩行为，这种行为是他受到伤害的表现，而不是不关心你的表现……他似乎在用和你一样的方式处理受到伤害的情感；他因而退缩，并感到需要将自己的受伤和脆弱掩藏起来。我认为他的退缩可能更多是因为他感到受到伤害，而不是对你不感兴趣的表现。"在这种再构认识的帮助下，这位女性更好地理解了双方的情感和需要，关于丈夫会如何理解她自己的行为似乎也从过去从来没有想到过的方式加以解释，她开始思考新的沟通方式。

再构法的应用

专栏12.1列出了目前关于再构的一些研究。从中可以看出，使用再构法有这样几种目的：改变有关艾滋病的信息，减少社会和考试焦虑，照顾困难儿童，影响认知改变，帮助求助者应付忧郁、疾病、痛苦和惊恐。

专栏12.1　有关再构法的研究

艾滋病预防

Citizens commission prevention on AIDS for New York City and Northern New Jersey. (1991). AIDS prevention and education: Reframing the message. AIDS Education and Prevention, 3, 147-163.

焦虑

Ishiyama, F.I. (1991). A Japanese reframing technique for brief social anxiety treatment: An exploratory study of cognitive and therapeutic effects of Morita therapy. Journal of Cognitive Psychotherapy, 5, 55-70.

Kass, R. G., & Fish, J. M. (1991). Positive reframing and the test performance of test anxious children. Psychology in the Schools, 28, 43-52.

儿童及青少年

Komori, Y., Miyazato M., & Orii, T. (1991). The Family Journal Technique: A simple, positive-reframing technique in Japanese pediatrics. Family Systems Medicine, 9, 19-24.

Ritchie, M. H. (1994). Counseling difficult children. Special Issue: Perspective on working with difficult clients. Canadian Journal of Counseling, 28, 58-68.

Rodriguez. C., & Moore, N. (1995). Perceptions of pregnant/parenting teens: Reframing issues for an integrated approach to pregnancy problems. Adolescence, 30, 685-706.

夫妻

Davidson, G. N. S., & Horvath, A. O. (1997). Three sessions of brief couples therapy: A clinical trial, Journal of Family Psychology, 11, 422-435.

抑郁

Boer, C. (1992). Reframing depression: A systems perspective. Family Systems Medicine, 10, 405-411.

Brack, G., LaClave, L. & Wyatt, A. S. (1992). The relationship of problem solving and reframing to stress and depression in female college students. Journal of College Student Development, 33, 124-131.

Swoboda, J. S., Dowd. E. T., & Wise, S. L. (1990). Reframing and restraining directives in the treatment of clinical depression. Journal of Counseling Psychology, 37, 254-260.

无能

Larson, E. (1998). Reframing the meaning of disability to families: The embrace of paradox. Social Science & Medicine, 47, 865-675.

再构失败

Brack, G., Brack, C. J., & Hartson, D. (1991). When a reframe fails: Explorations into students' ecosystems. Journal of College Student Development, 6, 103-118.

家庭治疗

Lawson, D. M. (1992). Reframing family change rate. Journal of Family Psychotherapy, 2, 75-87.

Prinz, R. J. (1992). Overview of behavioural family interventions with children: Achievements, limitations, and challenges. Behaviour Change, 9, 120-125.

团体咨询

Clark, A. J. (1998). Reframing: A therapeutic technique in group counseling. Journal of Specialists in Group Work, 23, 66-73.

疾病

Kleinman, A. (1992). Local worlds of suffering: An interpersonal focus for ethnographies of illness experience. Qualitative Health Research, 2, 127-134.

精神健康

Johnson, G. B., & Werstlein, P. O. (1990). Reframing: A strategy to improve care of manipulative patients. Issues in Mental Health Nursing, 11, 237-241.

Pesut, D. J. (1991), The art, science, and techniques of reframing in psychiatric mental health nursing. Special Issue: Psychiatric nursing for the 1990s: New concepts, new therapies. Issues in Mental Health Nursing, 12, 9-18.

多元文化咨询

Soo-Hoo, T. (1998). Applying frame of reference and reframing techniques to improve school consultation in multicultural settings, Journal of Educational & Psychological Consultation, 9, 325-245.

接近退休的成年人

Dressel, P. L., & Barnhill, S. K. (1994).

Reframing gerontological thought and practice: The case of grandmothers with daughters in prison. Gerontologist, 34, 685-691.

Motenko, A. K., & Greenberg, S. (1995). Reframing dependence in old age. Social Work, 40, 382-390.

疼痛

Shutty, M. S., & Sheras, P. (1991). Brief strategic psychotherapy with chronic pain patients: Reframing and problem resolution. Psychotherapy, 28, 636-642

恐慌

Neeleman, J. (1992). The therapeutic potential of positive reframing in panic, European Psychiatry, 7, 135-139.

父母养育

Lam, J. A., Rifkin, J., & Townley, A. (1989). Reframing conflict: Implications for fairness in parent-adolescent mediation. Mediation Quarterly, 7, 15-31.

牧师式咨询

Slok, C. (1997). Short-term counseling and the use of reframing. Pastoral Counseling, 46, 119-129.

月经失调

Morse, G. G. (1997). Effect of positive reframing and social support on perception of perimenstrual changes among women with premenstrual syndrome. Health Care for Women International, 18, 175-193.

阻抗

Robinson, T., & Ward, J. V. (1991). "A belief in self far greater than anyone•is disbelief": Cultivating resistance among African American female adolescents, Special lssue: Women, girls and psychotherapy: Reframing resistance. Women and Therapy, 11 (3-4), 87-103.

Stern, L. (1991). Disavowing the self in female adolescence. Special issue: Women, girls and psychotherapy: Reframing resistance. Women and Therapy, 11 (3/4), 105-117.

吸烟复发

Haaga, D. A. F., & Allison, M. L. (1994). Thought suppression and smoking relapse: A secondary andlysis of Haaga (1989). British Journal of Clinical Psychology, 33, 327-331.

督导

Masters, M. A. (1992). The use of positive reframing in the context of supervision, Journal of Counseling and Development, 70, 387-390.

临终疾病

Baack, C. M. (1993). Nursing's role in the nutritional care of the terminally ill: Weathering the storm. Special issue: Nutrition and hydration in hospice care: Needs, strategies, ethics. Hospice Journal, 9, 1-13.

创伤

Malon, D., & Hurley, W. (1994). Ericksonian utilization of depressive self-blame in a traumatized patient. Journal of Systemic Therapies, 13, 38-46.

意义再构

当咨询师要求或鼓励求助者从不同的角度看待自己的问题时,他使用的方法就是再构。本章将介绍一个系统再构法。最广泛使用的再构方法(本章将重点讲解)就是要对问题情境和问题行为的意义进行再构。咨询师进行意义再构时,就是挑战求助者(或其他人)为问题行为赋予的意义。通常一个特殊的意义(标签)与求助者行为联系的时间越长,这个行为在求助者整体功能中的作用也越强。随着时间的延长,求助者有可能将某种功能固定化,即是说,他只用一种方式或从一种角度看待事物,并顽固地认为某种情境或特性就是问题本身。再构的作用就是为求助者提供新的视角去看待自己的行为，而不是直接针对行为本身；此外就是扩展求助者的知觉框架，从而为实施其他治疗方法奠定基础。当一个人对行为或情境意义的认识发生改变时，他对特定情境和行为的反应也会随之变化。意义再构的本质是给某种情境和行为一个具有不同意义的新标记和新名称。新的意义要具有不同内涵，而且通常具有积极的内涵。例如，求助者的"顽固"可以再构为"独立"，"贪欲"可以再构为"雄心"。

再构法包括六个步骤：
1. 基本原理：治疗的目的和概况
2. 识别求助者对问题情境的知觉和情感
3. 仔细选择问题情境的知觉特征
4. 提出他的知觉关注点
5. 调整问题情境知觉
6. 家庭作业和追踪

在本章末尾的再构法会谈检核表和学习活动12.1中，详细地介绍了与这些成分有关的步骤。

治疗原理

使用再构法需要强调的是，求助者对问题情境的知觉和归因是其情绪痛苦的原因。

下面是一个介绍再构原理的例子：

当我们想到或处于问题情境时，我们会自动地、有选择地注意到其中的某些特征。逐渐地，我们倾向于将注意力固定在这些情境特征上，而忽略情境的其他方面。这就有可能导致出现某些烦恼的情绪，就像你现在的感觉一样。在这个治疗程序中，我将帮助你辨别出在问题情境中你通常会注意到哪些方面。然后，我们再努力增加你对那些不曾给予关注的特征的意识。注意的内容改变后，你会发现你对问题的情感和反应也会开始发生变化。你有什么问题吗？

识别求助者的知觉和情感

假定求助者明白了咨询师介绍的原理，下一步就是帮助求助者意识到自己对问题情境中的哪些特征给予了自动注意。求助者通常不能意识到问题情境的特征和细节，不能意识到被编码了的情境信息。例如，怕水的求助者可能只注意水的深度，因为他们不看到水的底部，并将知觉编码为"我可能会被淹死"。有考试焦虑的求助者可能只注意房间大小和其他人答题的速度，这些情境特征被编码后导致求助者惊慌焦虑，并使自己缺乏自信，而这些感觉又将导致成绩不理想甚至逃避考试。

学习活动 12.1 再构法

这个活动有助于你学习使用再构治疗法。
1. 识别产生不适或痛苦的情境，例如：
   A. 你正准备建立与某个人的新关系。
   B. 你正在大批观众面前做演讲。
2. 尝试意识到你在这个情境中自动地注意到的特征。与别人进行角色扮演；或者假设你正坐在电影院里，并将这些情境投射到银幕上，接着问自己：
   "我现在意识到什么？"
   "我现在在注意到什么？"
   要注意到其中任何的短暂声音、情绪、意象和感觉。
3. 建立情境特征和感受之间的联系。当你再演出这个情境时，问自己"在这个时刻我感到了什么？""现在体验到什么？"
4. 当你意识到情境的突出特征后，用角色扮演和想象法再次演出这个情境。要有意识地去注意这些特征。重复这个过程，直到你感到能在情境中有意识地控制自己的知觉过程。
5. 选择情境中你能注意到的其他（以前忽略的）特征，它们将使你用不同的方式考虑和处理该情境及其意象、声音和感觉，以及人和事物。问自己这样的问题："在这个同样的情境中，哪些方面我以前没注意到，而又会给我提供考虑问题的不同方法？"你还可以向他人寻求帮助。当你识别出了这些新的特征后，用角色扮演或想象法演出这个情境——如果有必要，重复数次——以便中断旧有的知觉模式。
6. 练习家庭作业，要像在实际情境中一样，鼓励自己运用再构法。

治疗师在会谈中要帮助求助者发现他们在问题情境中注意的特征是什么。可以使用想象法和角色扮演法来让求助者重现问题情境，并找出他们的关注点。在求助者进行想象或角色扮演时，治疗师可以通过下列问题来帮助求助者意识到自己的典型编码模式：

"现在你注意到什么？"
"现在你意识到什么？"
"在这个情境中你观察到什么？"

下面的问题是探询求助者情感和知觉的关系，例如：

"现在你的感觉是什么？"
"你的身体有什么感觉？"

咨询师可能需要帮助求助者进行多次角色扮演或想象，使他们能够重建情境，并意识到被编码的突出特征。为了将求助者的自动知觉提升到意识层次，治疗师还要启发、暗示求助者有可能感觉到或体验到什么。还要帮助他们意识到那些"边缘印象"——求助者被动而非有意加工的、但仍然影响求助者对情境的反应的那些短暂的表象、声音、情感和感觉。

仔细选择问题情境的知觉特征

在求助者意识到自己的自动关注点后，还要让他们重现问题情境，并且有意识地关注那些曾经自动处理的情境特征。例如，恐水症求助者想象或假装接近水池的情境，有意地注意下列突出特征，如水的深度和见不到的池底等。有意识地注意到这些被编码的特征后，求助者便能将这些自动加工过程放到意识之中，从而被置于意识的直接控制之下。这一"戏剧化"过程使求助者的意识能更集中于现在的知觉上。随着这些知觉被意识到、被揭示出来，求助者就很难再去维持原有的错误知觉。在治疗中可多次重复这个步骤，也可布置为家庭作业。

提出其他的知觉关注点

咨询师可以通过改变求助者的关注点，使他注意那些曾被忽略的其他情境特征。例如，可以让恐水症求助者将自己注意的焦点从水的深度转到去注意水的清澈和干净程度。对于只注意房间大小的考试焦虑求助者，咨询师要重新引导求助者的注意力，使他转而注意考试场所多么宽敞或座位摆放多么舒适。求助者和咨询师可以提出其他具有积极性（或至少是中性内涵）的问题情境特征，如那些使求助者感到轻松的特征。

要使再构法产生效果，所选择的知觉特征必须能够被求助者接受。它们应能使求助者准确、有效地看待事物；应根据求助者的价值、风格和社会文化环境进行选择和剪裁；并配合求助者个人的经历和世界观。当然，再构的知觉特征也必须符合情境的外部现实，使它们看起来合情合理。例如，丈夫因为妻子的婚外情对她非常愤怒，这时如果以"太爱她了"来再构他的愤怒，并不足以代表这个求助者的客观现实。更为合理的再构可能是"因不能保护婚姻关系而感到挫折"。

呈现再构的方式也很重要。当向求助者建议其他的知觉选择时，咨询师的非言语行为应与语调和再构内容相一致。要通过强调关键词和短语来加强呈现再构的语气。

调整问题情境知觉

咨询师可以用角色扮演和想象法帮助求助者调整自己的知觉。让求助者在想象或扮演过程中注意问题情境的其他方面或特征。这个步骤需要重复多次。重复的目的在于使求助者的知觉反应更为具体，逐渐体验到轻松、力量或乐观的感觉。

家庭作业和追踪

治疗师要建议求助者在现实的生活情境中按照咨询会谈中的方式进行再构治疗。要更加清楚地意识到应激情境中那些被编码的突出特征，并将这些知觉与不适感觉联系起来，有意识地进行练习活动，尝试在应激情境中将知觉转换到那些以前被忽略的情境特征上。

当求助者熟悉这个程序后，治疗师要特别注意并指出那些知觉上的细微改变。通常求助者不善于察觉这些编码的变化。帮助求助者区别出对问题情境的新旧编码（知觉）方式，这对于实现再构策略的整体目标（减轻和修正编码的知觉错误、偏见等）非常有效。

情境再构

除了上面提到的意义再构以外，另一种再构的方法是对问题行为发生情境的再构。情境再构可以帮助求助者探索和确定某个问题行为在何时、何地、对何人是有益或适当的。情境再构基于这样的预设，即任何一种行为都只在某些情境而不是在所有情境都有效。因此，当求助者说"我太懒散"时，情境再构就是要回答"在什么样的情境中，懒散的行为是有用甚至有益的"。求助者可能会说，每当她要与孩子们一起玩的时候，懒散就是有用的行为。这时咨询师就可以帮助求助者了解问题行为出现的情境，使他们看到何时、何地他们需要这种行为，而在其他的时间和地点则不需要这种行为。情境再构法对那些"过分概括化"（如"我从来都不自信"、"我总是迟到"等）的求助者最为有效。

再构法的多元文化应用

我们在前面提到过，有效的再构对求助者来说必须是合理的、可接受的。在跨文化应用再构疗法时，要注意到不同求助者的年龄、性别、民族等因素，这是非常重要的。Oppenheimer提供了一个很好的例子。求助者是一个患有严重忧郁的67岁拉美裔妇女，其咨询师也是一个拉美裔妇女。咨询师在使用再构时，不仅没有把拉美文化中有关超自然信念（如"不安的幽灵或鬼影"）当做是病态的，反而用它来再构求助者对丧失的痛苦。文化敏感的再构法其他例子，包括帮助亚裔美国青少年协调冲突的文化价值观，帮助HIV阳性男性再构与艾滋病威胁有关的压力，以及帮助老年人再构自我独立性。

跨文化应用再构法的另一个较好的例子是女权主义运动有关阻抗的概念。如前面的章节所述，她们将阻抗再构为"拒绝与主流文化模式融合，专注于自己文化的语言和完整性"，从而阻抗不再是求助者有意或无意地试图"回避或逃避自身的改变"。这样阻抗就从某些病态的标签转变为健康的标签。在这种意义上，阻抗意味着"生活方式的习得反应，在这种生活方式中，我们每个人在有意或无意参与主流文化时都受到过伤害，而且这种生活方式也是主流文化强加于我们身上的"。有这样一个例子，由于组织重整改组或"精简"，曾经非常精干、尽责而忠诚的办公室经理有可能因此失去工作，这时我们能为他做什么？我们是转开目光，对现实情况视而不见，还是去向那些在组织处于支配地位的掌控权力者为他仗义执言？作为这个经理求助者的咨询师，我们是试图安慰他并帮助他调整自己，还是帮助他表达出自己愤怒？

在这种意义上，阻抗意味着讲出真相，讲出我们看到的对每个求助者实际发生的并可得到的"改变的途径"。同性恋和双性恋的求助者在表露自己身份的过程中，常会面对这种阻抗。Smith讲到这样一个黑人女孩，她在成长过程中被培养成了一个"阻抗者"，但她坦率、独立、勇于维护自己的权利。其他的研究也证实，许多黑人少女都有强烈但健康的阻抗情绪。Robinson和Ward对健康阻抗的观点做出了重要贡献，他们区别出"为了生存的阻抗策略"和"为了解放的阻抗策略"。为了生存的阻抗策略用于危机时期，是一种短期的方式，包括自我降低人格和不顾文化常模的过分自做主张，如早孕、计划外怀孕、药物滥用、学习成绩差或中途退学等；而为了解放的阻抗策略则包括承认社会上存在着不公与压迫问题、看重集体性并努力强化改变的需求。

在多样性框架和批判性意识之下进行再构，有助于我们看到"参考框架"可以囊括多个分析水平和多重背景。例如，Soo-Hoo指出，在多元文化条件下为学校进行咨询时，要想提供有效而具有创新性的解决方法，就要从不同文化背景和参与角色的参考框架来理解人的差异，这非常重要。Larson提供的一段描述有力地说明了只有理解了那些存在于问题周围的个人的观点和内在紧张情绪，才能使再构有意义。他使用了"拥抱矛盾"这个生活的比喻来帮助养育残障儿童的母亲们去处理自己内在的冲突（例如母亲们在寻找解决残障问题，在各种消极和令人恐惧的信息面前仍然保持希望的过程中，会出现"热爱自己残障的孩子"与"希望消除他的残障、治好不治之症"之间的矛盾）。在这种情况下，再构时就需要结合内心两种冲突的力量以及与文化和社会经济地位相关的外部因素（这些母亲是墨西哥人，生活贫困）。

案例示例：再构法

下面的例子阐明了再构干预法的过程。治疗师为一位母亲和她的儿子再构了他们各自的角色以及她们间的相互关系。请注意再构是如何与家庭文化价值观发生联系的。咨询师充分考虑到亚裔美国家庭的关系模式，因此对金夫人作为母亲的责任和她儿子作为儿子和父亲的义务进行了再构。

案例示例：金一家

几个月前，地区里的一家医院要求本书作者帮助一位即将出院的韩国老太太。她看起来非常可爱，她喜欢被所有工作人员溺爱，因为她看起来要长期呆在医院里。她一般不愿在周末回家，而宁愿呆在医院，就好像她要永远呆在那儿。她开始依赖工作人员，并要求得到比她实际需要多得多的药物和护理。

这位67岁的金夫人曾试图自杀（用刀割自己的咽喉）。她已住院一个月，她的伤口愈合得很好，但医护人员和她的良好关系变得不愉快起来。由于情况没有改善，医护人员请来作者，并说这似乎是由于"家庭问题"造成的。

医护人员一直鼓励金夫人要更独立些，不要只靠儿子，而应该依靠丈夫。令他们很惊讶的是，她的丈夫很少探访她。但她的大儿子尽管工作很紧张，需要全时工作，而且是抚养两个孩子的单身父亲，却仍然每天来看她。他们曾与这对母子交谈过，但没有用，他们也为金夫人在交谈时对儿子依赖的态度感到困惑。

调解和协商比直接面对面的争论对于亚裔美国人来说更有作用。作者认为对这个家庭的治疗任务有两个：找到一种体面的方法，帮助金夫人回到丈夫身边；帮助她的儿子找到一种方法，既可以做一个有责任感的父亲，又能成为孝顺的儿子。

作者分别与母亲和她的儿子进行了单独会谈。了解到下述内容：这个儿子是三个儿子中的老大，十二年前来到美国，取得大学学位并获得一份重要的工作，从而为家庭争取了荣誉。他爱上了一个美国姑娘，结了婚，并有了两个孩子。为了供养家庭，他不得不退学。但是最近他恢复了半工半读的生活，婚姻以离婚而告终，他拥有孩子的监护权。为了显示他对家庭的责任心，他设法把父母和他的两个弟弟都带到美国。然而，他们的生活是不幸和困难的。但因为无法忍受回国后面对失败的耻辱，金一家没有人回到韩国。

两三年前他的父母首次来到这个国家时，他们与儿子和孙子生活在一起。孙子对他们的祖父母并不尊重。他们吵闹、随意地表达自己的意见，没有正确理解传统文化的遗产和风俗，偶尔还粗鲁地谈论祖父母的旧观念。他们向父亲高声抱怨祖父母的"不切实际"的期望、陌生的食物和奇怪的行为方式。为了所有的人，大儿子安排父母搬到老年公寓去住。

为了尊重金夫人，作者以医院顾问的名义首次单独会见了她。作者对她说，她有一个孝顺的儿子，她培养了一个聪明而又有责任感的儿子。作者和金夫人谈到她的家庭在离开家乡这么远的陌生土地上经受的痛苦。咨询师对金夫人的想法表示了同情，她认为现在的年轻人，特别是在美国出生、长大的孩子，都是自私的等。这些都是为进行再构所做的铺设，咨询师将她的自杀企图再构为无私的牺牲。为了达到再构的目的，作者站在金夫人的观点上看待目前的情境。

金夫人开始不愿意交谈，但她逐渐活跃起来。第二次到医院拜访她时，她更乐意谈论自己的感受，一个母亲的失败和被孙子们推出家门的耻辱。咨询师抓住她愿意谈有关境遇的机会，将她大儿子的行为再构为对他自己孩子们的善意责任感。作者向金夫人指出,没有母亲愿意看到儿子不能成为好父亲,因为这也意味着做母亲的失败。另外,如果她真的自杀成功了,那么在孙子们的眼里,他们的父亲,她的儿子,就永远失败了。另一方面,咨询师告诉她,她对儿子的关心胜过其他一切,另一方面,金夫人认真对待母亲的责任(甚至想到结束自己的生命),令人印象深刻。

咨询师提醒她(她自己已经知道),年轻人不仅对自己的父母亲有责任,也有责任保护和鼓励自己的孩子走向成功。而且还补充道,这个责任中还包括老夫老妻愉快相处,以免除孩子对父母的挂念。给孩子们机会让他们成功,这是做父母的责任。金夫人同意这种观点,并感谢我的再次来访。

金夫人的观点被再构为是对本族文化准则的实践。她回到丈夫身边对她儿子来说是重要和必须的,因为她儿子抚养自己的孩子,也是为整个家庭增加荣誉的事。

与儿子交谈时,作者称赞他是一个孝顺的儿子,为他父母和弟弟做了如此多的事;也暗示他母亲对他的培养教育很好,他不仅对父母和弟弟忠诚,也是一个有责任感的父亲。如果他不能很好地照顾自己的孩子,这对他的父母来说是不光彩的事,因此他要努力工作,使自己的孩子们也能成功地生活。他的这种世界观也得到治疗师的赞同,认为这很必要。

金夫人不久就出院回到丈夫那里。一年后的追踪表明,她生活得很好,没有复发抑郁。

这两次对母亲和对儿子的干预措施相互关联,强调了亚裔美国人紧密的家庭纽带。使用与文化背景有关的再构技术时,要充分尊重每个求助者的世界观,其中隐含的任务是要用尊重求助者的观点,并且尊重他们不很成功地解决问题的尝试。

认知示范和认知自我指导训练法

认知示范法是这样一种程序,咨询师一边执行一项任务,一边向求助者显示他们怎样进行自我对话。认知示范和自我指导训练法被应用于各种求助者。专栏12.2列出了有关认知示范和自我指导训练法的一些研究,其应用范围包括:注意力缺失或多动症儿童;进行心脏导管手术过程中,控制求助者的恐惧和敌意;学校咨询中,帮助学习困难学生;促进问题解决能力;提高自我效能感;使弱智儿童建立与父母交往的技能;帮助有保护意识的老师减少焦虑感,增加其控制知觉;减低九年级女生的考试焦虑和紧张;进行训练和管理等。

尽管有些研究采用的求助者样本具有种族或文化多样性,但明确关注文化群体的研究还是非常有限的。例如,Hains使用自我指导认知示范法,教授黑人、白人和西班牙男性少年犯掌握控制愤怒的技能。训练后,有75%的参加者在面对激惹事件和人际关系的矛盾时,能够使用自我指导和向前思考的方式进行自我控制。Rath等许多研究者分别提供了在印度、日本、爱尔兰等国家应用自我指导训练的国际视角,分别应用于阅读障碍儿童、羞怯以及帮助轻度智障者学习购买技能。

使用自我指导训练策略的认知示范包括五个步骤:

1. 咨询师首先进行示范(或使用符号性示范),执行任务的同时大声地与自己交谈。
2. 求助者按照示范执行同样的任务,咨询师要在一旁大声地指导求助者。
3. 让求助者再次执行同样的任务,同时大声地指导自己。
4. 求助者执行任务时低声地进行自我指导。
5. 最后,求助者执行任务时不出声地指导自己。

上述第一步主要是进行认知示范,而第二步到第五步则主要是求助者在执行任务时练习自我指导语。求助者的自我指导语要逐渐减弱,从大声到不出声。

我们建议使用下述七个指导步骤来补充认知示范和自我指导训练:

1. 介绍关于训练的基本原理
2. 执行任务和自我指导的认知示范

求助者的练习从下面开始:

3. 出声的外部指导
4. 出声的自我指导
5. 声音明显减弱的自我指导

专栏12.2 有关认知示范法和自我指导训练的研究

愤怒与敌意

Normand, D., & Robert, M. (1990). Modeling of anger/hostility control with preadolescent Type A girls. Child Study Journal, 20, 237-262.

注意力缺失多动症

Westby, C. E., & Cutler, S. K. (1994). Language and ADHD: Understanding the bases and treatment of self-regulatory deficits. Special Issue: ADD and its relationship to spoken and written language. Topics in Language Disorders, 14, 58-76.

咨询

Gutkin, T. B. (1993). Cognitive modeling: A means for achieving prevention in school-based consultation. Journal of Educational and Psychological Consultation, 4, 179-183.

学习无助

Johnson, L. A., Graham, S., & Harris, K. R. (1997). The effects of goal setting and self-instruction on learning a reading comprehension strategy: A study of students with learning disabilities. Journal of Learning Disabilities, 30, 80-91.

Simmonds, E. P. (1990). The effectiveness of two methods for teaching a constraint-seeking questioning strategy to students with learning disabilities. Journal of Learning Disabilities, 23, 229-232.

Taylor, I., & O'Reilly, M. F. (1997). Toward a functional analysis of private verbal self-regulation. Journal of Applied Behavior Analysis, 30, 43-58.

Van Reusen, A. K., & Head, D. N. (1994). Cognitive and metacognitive interventions: Important trends for teachers of students who are visually impaired. REiview. 25, 153-162.

问题解决

Gorrell, J. (1993). Cognitive modeling and implicit rules: Effects on problem-solving performance. American Journal of Psychology, 106, 51-65.

自我效能

Schwartz, L. S., & Gredler, M. E. (1998). The effects of selfinstructional materials on goal-setting and self-efficacy. Journal of Research & Development in Education, 31 (2), 83-89.

害羞

Nagae, N., Nadate, L., & Sekiguchi, Y. (1999). Self-instructional training for shyness: Differences in improvements produced by different types of coping self-statements. Japanese Journal of Counseling Science, 32, 32-42.

应激

Cary, M., & Dua, J. (1999). Cognitive-behavioral and systematic desensitization procedures in reducing stress and anger in caregivers for the disabled. International Journal of Stress Management, 6 (2), 75-87.

教学

Hazaressingh, N. A., & Bielawski, L. L. (1991). The effects of cognitive self-instruction on student teachers' perceptions of control. Teaching and Teacher Education, 7, 383-393. Payne, B. D., & Manning, B. H. (1990). The effect of cognitive selfinstructions on preservice teachers' anxiety about teaching. Contemporary Educational Psychology, 15, 261-267.

Tao, X., Chongde, L., & Jiliang, S. (1999). Effect of cognitive selfinstruction training on the improvement of teachers' teachingregulated ability. Psychological Science. 22, 5-9.

考试焦虑

Sud, A. (1993). Efficacy of two short term cognitive therapies for test anxiety. Journal of Personality and Clinical Studies, 9, 39-46.

训练与督导

Morran, D. K., Kurpius, D. J., Brack, C. J., & Brack, G. (1995). A cognitive-skills model for counselor training and supervistion. Journal of Counseling & Development, 73, 384-389.

Nutt-Williams, E., & Hill, C. E. (1996). The relationship between self-talk and therapy process variables for novice therapists. Journal of Counseling Psychology, 43, 170-177.

6. 不出声的自我指导
7. 家庭作业和追踪

我们将进一步解释这些步骤，另外在本章末的认知示范会谈检核表中亦列出了详细解释。

治疗的基本原理

下面是一个咨询师向求助者解释认知示范法基本原理的例子：

人们发现，有些人在执行某种特殊任务时会感到非常困难。通常困难的出现并不是因为他们不具备能力，而是在于他们执行任务时自我语言或内心思想的干扰。换句话说，一个人的"自语"能阻碍或干扰行动。例如，当你进行演讲时，你想到"我是多么笨拙"，这种思想就会影响你的讲演。而认知示范法则可通过检查和提出某些有帮助的计划或自我指导语，帮助你在执行任务时按照恰当的方式做事（基本原理）。我将先演示一下在执行任务时我对自己说什么，然后要你在我的指导下完成同样的任务。再后，你将大声地指导自己重复做这项工作。最后，你要做到在完成任务的同时进行自我思考和计划（综述基本原理）。你明白了吗（征询求助者意愿）？

讲述基本原理并阐明一些问题后，咨询师就可以开始进行认知示范。

任务示范和自我指导

首先要让求助者注意咨询师在执行某项任务时对自己说了些什么；然后，咨询师开始示范，并在执行任务的同时大声地对自己说话。

咨询师示范要回答的问题：
1. 必须做什么？
2. 用计划表的形式回答必须做什么。
3. 自我指导和集中注意力。
4. 自我强化。
5. 用错误纠正选项应对自我评价陈述。

咨询师自我指导语：
1. "我必须做什么？"
2. "你想让我用不同的线条复制这幅画。"
3. "我必须慢慢地做。向下画线，向下，好；然后往右边，现在下面还有一些，到左边。"
4. "好，即使有错误，我仍可以继续慢慢地仔细做。好，现在我必须做下去。"
"完成了，我做完了。"
5. "现在，再做些加工。不，我想应朝下。很好，现在仔细擦去这些线条。"

这个例子显示，咨询师示范和自我言语指导都应包括五部分。示范的第一部分是对所要完成的任务性质和要求用言语提出问题。提出问题的目的是补充、完善对任务的理解，并且提出完成任务的一般方向，以及建立一个认知定势。示范的第二部分是用言语回答上面的提问。答案要能够显示完成任务的认知计划过程，以使求助者的注意力集中在任务要求上。在执行任务时的自我指导是示范中的第三部分。自我指导的目的在于促进注意力，并抑制任何可能存在的外显或内隐分心或干扰。自我强化是示范过程的第四部分，用于坚持完成任务和促进成功。自我言语指导的最后一个部分包括应对错误和挫折的自我陈述语句，并可选择纠正错误。Meichenbaum 和 Goodman 等人提供的一个示范言语化的例子，就是一个很好的应对模型。换句话说，在示范过程中执行任务时出现错误，咨询师马上纠正它，并没有停止示范。试试看你能否在学习活动 12.2 中辨别出自我指导示范法的五个组成部分。

出声的外部指导

在咨询师作了示范之后，要教会求助者如何执行任务（像咨询师示范的那样），同时给予辅导。咨询师在求助者执行任务过程中的指导语要用人称代词"你"来代替"我"（例如"那……对你意味着什么？你必须转动你的椅子……你需要仔细"）。咨询师要确信指导语中包括了自我指导法的五个部分：问题、计划、集中注意、应对自我评价和自我强化。有时在现实生活情境中，求助者执行任务时可能有另外的人观看——就好像求助者坐在轮椅中出现在公众面前。如果他人的存在干扰了求助者，咨询师可以对他说："这些人可能令你分心，但不要理会他们，只须注意你自己正在做的事情。"为了使这个步骤与求助者实际遭遇的情境相似，咨询师在进行出

学习活动 12.2　自我指导示范法

下面是咨询师用言语表达的认知示范，来为一个学习使用轮椅的残疾人进行康复练习。在他的讲话中识别出下面五个部分：(1)"做什么"的问题；(2)用计划形式回答这个问题；(3)自我指导；(4)应对自我评价陈述；(5)自我强化。答案见学习活动反馈 12.2。

"从停车场经过人行道，再进入大楼，我都必须做什么？

我必须将轮椅转到路边，推上马路沿儿，然后再在人行道上推行一段，最后进入大楼入口。将轮椅推到路边没有问题。现在我必须小心，我处在马路沿边儿。我必须先抬高前轮，它们上去了。现在我必须用力使我的后轮也上去。哟，不行。但没什么，我将再次用力。好，很好，现在我使轮椅上了人行道。我做到了。"

学习活动反馈 12.2　自我指导示范法

问题："从停车场经过人行道，再进入大楼，我都必须做什么？"

用计划回答问题："我必须将轮椅转到路边，推上马路沿儿，然后再在人行道上推行一段，最后进入大楼入口。"

自我指导和集中注意力："将轮椅推到路边没有问题。现在我必须小心，我处在马路沿边儿。我必须先抬高前轮，它们上去了。现在我必须用力使我的后轮也上去。"

应对自我评价和错误纠正："哟，不行。但没什么，我将再次用力。"

自我强化："好，很好，现在我使轮椅上了人行道。我做到了。"

声的外部指导时，应包括这类应对陈述语。

出声的自我指导

咨询师下一步要教会求助者在执行任务的同时大声地指导自己。这个步骤的目的是让求助者练习自我交谈，以便加强对任务要求的专注，使分心减到最小。咨询师要仔细注意求助者自语的内容。同前面的两个步骤一样，自语步骤也应当包括五个组成部分。还要鼓励求助者使用自己的语言。如果求助者的自我指导不完整或卡住了，咨询师可以插话进行辅导。必要的话，咨询师可返回到前面的步骤——或者再次进行示范，或者给予出声的外部指导。当求助者完成这个步骤之后，咨询师要提供反馈，告诉求助者哪些部分完成得很好，哪些部分还有错误或遗漏。在转到下一步骤（低声的自我指导）之前，也许有必要再进行一遍出声的自我指导练习。

低声的自我指导

求助者在这一步骤只低声进行自我指导（只见嘴唇活动）。这是一个中间步骤，介于求助者大声自语和默默自语之间。换句话说，低声自我指导是求助者接近最后成功（即执行任务时默想自我指导语）的一种途径。经验表明，咨询师需要对那些因低声自语而犹豫不决的求助者做进一步解释。若求助者认为低声自语步骤无关紧要或令人讨厌，则可以在重复若干次出声的自我指导后直接转到内隐自我指导步骤。若求助者完成这个步骤有困难或遗漏了部分内容，则需要在转到下一步之前再次进行练习。

不出声的自我指导

在最后一个步骤，求助者要在执行任务的同时内隐地或"在自己的头脑中"进行自我指导。求助者进行内隐指导练习很重要。练习之后，咨询师要让求助者描述出内隐自我指导的内容。如果发现其中有分心或抑制自我交谈的情况，咨询师要提出更恰当的指导语，然后再一次进行练习。如果求助者这个步骤的练习完成得很好，就表明他已经可以在家里自己练习了。

家庭作业和追踪

家庭作业非常重要，它对于求助者将在咨询会谈中所学会的技巧扩展到现实环境中很有益处。治疗师应当指导求助者如何在没有咨询师辅导情况下使用内隐自我指导策略独自完成目标行为。家庭作业应详细说明求助者将做什么、做多少、何时做等。咨询师还应提供某种方法促使求助者监督和奖励自己完成家庭作业。检查家庭作业完成情况的追踪预约也应事先计划好。

在下面的对话中，我们将用求助者琼的案例具体演示认知示范法的七个组成部分。案例中使用认知示范策略的目的在于帮助琼更积极地参与数学课讨论（见学习活动12.3）。

学习活动 12.3　认知示范和认知自我指导训练

回想威尔女士和弗雷迪的案例（见第八章）。威尔女士希望停止每天早晨给弗雷迪的各种帮助。她关心的事是找到一个指导弗雷迪养成新习惯的方法，使她不用再帮助弗雷迪穿衣服，不用再提醒他汽车只有几分钟就要开来了等。但威尔女士担心，当她让弗雷迪这样做之后，弗雷迪会生气或反驳她；她担心自己将不能把计划坚持到底，或不能严格执行这些规矩。(1) 描述你将怎样使用认知示范和自我指导训练法的七个主要组成部分来帮助威尔女士达到上述目的。(2) 写出一个威尔女士可以用来完成任务的认知示范对话例子，确信对话中包含了自我指导程序的五个主要部分：提问、回答、集中注意、自我评价、自我强化。答案见学习活动反馈13.3。

学习活动反馈 12.3　认知示范和认知自我指导训练

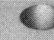

1. 七个组成部分的描述

   a. **基本原理**：首先向威尔女士解释，认知示范法会帮助她管教弗雷迪，以及这个程序都包括哪些内容。你可以强调指出，这种方法可帮助她进行实现计划和进行练习。

   b. **任务示范和自我指导**：你将为威尔女士示范一种教育弗雷迪的方法。你要确信对话内容与威尔女士生活有关，并能为她所接受。示范将包括任务和自我指导程序的五个部分。

   c. **出声的外部指导**：威尔女士练习给弗雷迪的指导，同时你在自我指导过程中辅导她。

   d. **出声的自我指导**：威尔女士在完成这些指导的同时用语言大声表达出自我指导程序的五个部分。如果她卡住或遗漏了五个部分中的任何一个，你可以提示她。重复练习几次。

   e. **声音减弱的自我指导**：假定威尔女士愿意完成这个步骤，她将以低声自语的方式完成给弗雷迪的指导。

   f. **内隐式自我指导**：威尔女士练习给弗雷迪的指导，同时不出声地指导自己。当她能轻松地完成这个练习时，你就可以给她布置家庭作业。

   g. **家庭作业**：家庭作业要求威尔女士每日练习这些内隐自我指导，同时安排完成作业后的追踪。

2. 示范对话的例子

   "我在这个情境中要做什么（提问）？"我想告诉弗雷迪，他要靠自己起床、穿衣服，即使公共汽车要来时我也不再去帮他（回答）。好，要记住做一个深呼吸，看着弗雷迪，坚定地、慢慢地说："弗雷迪，我将不会在早上帮助你，我有自己的事要做，如果你想准时到学校，你必须要下决心准备自己做事情"（集中注意力和自我指导）。现在如果他向我发火，我要保持冷静和坚定，我不能回头（应对的自我评价）。一切都会是好的，我能处理它（自我强化）。

对话示例：认知示范和认知自我指导训练

在对话1中，咨询师首先介绍认知示范方法以及它对于帮助琼在数学课上学会讨论技巧的可能性。咨询师正在讲解认知示范策略的基本原理。

1. 咨询师：我们的目标之一是帮助你提高在数学课上的参与水平。治疗方法之一是，我先演示你要做的各种事，同时演示在完成这些任务时如何进行自我思考、自我谈话。这个程序将会帮助你制定一个完成任务及培养参与技巧的计划。你觉得怎么样？

求助者：好的。这很难吗？

在对话2中，咨询师讲述有关治疗程序的概况，这也是基本原理的一个部分。

2. 咨询师：不，并不很难。我会在你做之前进行演示，并且在你练习时一直在旁边指导。这个过程包括：我演示参与数学课的方法，同时我会大声地对自己讲话，以指导自己的参与行为。然后，你来进行练习。我们会逐步进行同样的参与练习，直到你能独立地靠自我思考来完成任务。我们一次只进行一个步骤，你清楚了吗？

求助者：好，明白了，尽管我从来没有这样做过。

在对话3中，咨询师考察并确定琼进行治疗程序的意愿。

3. 咨询师：你愿意试一下吗？

求助者：当然，我愿意。

在对话4和对话5中，咨询师设置任务和相伴随的自我指导语，并告诉求助者在该步骤中咨询师将做些什么，以及她需要注意哪些方面。

4. 咨询师：我们提到过，你至少可以做四件事来增加你参与的技巧：只请求老师给予解释；回答老师更多的问题；走到黑板前解题；主动回答问题。让我们从中挑选一个。你喜欢从哪件事开始？

求助者：走到黑板前做代数题。如果我做错了，所有的同学都能看到。

5. 咨询师：当你走向黑板时，可能有点紧张。治疗过程将帮助你把更多的注意力集中在解题而不是自己身上。作为第一步，我现在假装正在走向黑板。当我离开座位向黑板走时，我将说出我正想什么，这会帮助我解决问题。请仔细看和听，因为我将要求你做同样的事。有什么问题吗？

求助者：没有，我正等着看你将怎样演示。我会像老师一样看着你，他的眼镜总是架在鼻尖上，他直直地盯着你，使你失去勇气。

在对话6、对话7中，咨询师开始演示怎样在执行任务的同时进行言语自我指导。在对话7中，要注意自我指导过程的五个组成部分，还要注意举例时所选择的一个简单的算术问题。

6. 咨询师：好，你就扮演老师，它使你有真实感。现在就叫我的名字，让我走到黑板前吧。

求助者[作为教师]：琼，现在到黑板前做这个题。

7. 咨询师[离开座位，走到想象的黑板前，拿起粉笔，大声地说出]：我需要做什么呢？老师想让我求 y。好，我要慢慢地、仔细做，不要着急。问题是 $4x+y=10$，$x=2.8$。好，我可以用 x 求出 y [咨询师问有关任务的问题]。好，到目前为止，我做得很好。记住，要慢慢做。$y=10-4x$，如果 x 是2.8，那么 y 就等于 $10-4 \times 2.8$ [咨询师使用集中注意力及自我指导]。让我看看，$4 \times 2.8=10.2$，哎哟，对吗？我听到一些人在笑。继续做，让我重新计算一遍。不，结果应是11.2。擦去10.2，并填入 $y=10-11.2$。好，很好，如果我继续慢慢做，我能找到任何错误并进行纠正 [咨询师使用应对自我评价及纠正错误]。现在问题很容易，$10-11.2=-1.2$，$y=-1.2$。好，我完成了，现在我可以返回座位了 [咨询师使用自我强化]。

在对话8、对话9中，咨询师开始进行出声的外部指导：求助者执行任务时，咨询师持续用语言大声地做自我指导，不过指导语中的代词要用"你"代替"我"。

8. 咨询师：对，就是这样。现在，让我们转换一下角色。这次是你离开座位，走到黑板前回答问题。而我将辅导你在完成任务过程中怎样做出计划，好吗？

求助者：我要说些什么吗？

9.咨询师：这次不需要。你只需集中注意力以完成任务。换句话说，第一次我将告诉你怎样去做。

求助者：好的，我明白了。

在对话10中，在求助者解题的同时，咨询师用语言进行指导。

10.咨询师：好，我扮演老师，我要你走到黑板前，然后，我将开始辅导你［作为教师］：琼，现在你走到黑板前，解出这个题目。如果$2x+y=8$，$x=2$，y等于多少？［琼从座位上站起来，走到想象的黑板前，拿起粉笔，像咨询师一样。］好，首先你在黑板上写出题目，$2x+y=8$，$x=2$，现在问自己"我将怎样做这个题目？"好，现在给自己答案［提问］。

你需要去求y的值［回答问题］。好，慢慢做，要仔细，将注意力集中于你正在做的。你知道$x=2$，因此你能用x来求出y。你的第一步是做减法：$8-2x$。你完成得很好——继续慢慢地做［集中注意力和使用自我指导］。

你知道$8-2×2=8-4$，有人正在笑你。但你做得很好，继续思考你正在做的，$8-4=4$，因此$y=4$［应对自我评价］。现在你求出了y，很顺利。你完成了，现在你可以回到你的座位上［自我强化］。

在对话11中，在做下一步之前，咨询师要对求助者的反应进行评价。

11.咨询师：好，我们暂停一下。你对这些有什么想法？

求助者：不错，它对我是一件新鲜事。我明白它能怎样帮助我。通常当我走到黑板前，我不是思考问题而是常想着自己的紧张表情，或想着老师及其他同学正看着我。

在对话12中，咨询师重申认知示范程序的基本原理。

12.咨询师：是的，这种思想分散了你解数学题的注意力。这就是为什么这种治疗程序能帮助你，它使你有机会将注意力集中于你想做的事。

求助者：我明白。

在对话13和14中，咨询师告诉求助者，在执行任务的同时大声地对自己讲话［出声的自我指导］。

13.咨询师：这次我想让你完成我们刚才所做的，但只靠你自己。换句话说，你将从座位上起来，走到黑板前，做数学题。像你正在做的那样，计划你将做什么和怎样去做它。告诉你自己，不要着急，集中注意力于你正在做的事情。当你完成任务后，轻轻敲自己一下。你明白了吗？

求助者：好，我将说一些与你上次所讲的相似的话，是吗？

14.咨询师：是的，但你不必使用相同的话。只要试着计划你将做什么。如果你卡住了，我会提示你。记住，开始时你一定要问自己在这个情境中想做什么，并给出回答。这次的题目是：$5x+y=10$，$x=2.5$，求y。

求助者［离开座位，走到黑板前，写下问题］：我需要做什么？我需要求y，我知道$x=2.5$。只考虑这个题目。第一步是做减法$10-5x$。而$5×2.5=12.5$，因此我将做减法$10-12.5$。［咨询师笑，琼回转身］做错了吗？

咨询师：自己检查，但要保持注意力于这个题目上，不要理睬我的笑。

求助者：好，$10-12.5$是-2.5，$y=-2.5$，让我看，如果它是正确的，那么$5×2.5-2.5=12.5-2.5=10$，我做完了。

在对话15中，咨询师对琼的练习给予反馈。

15.咨询师：相当好，你只错了一次——当我发笑时。我之所以笑，是想知道你当时注意力是否集中。但后来，你又回到自己的工作并解出了这个题目。对你来说做这个题目似乎相当容易。你感觉怎样？

求助者：它确实比我想得容易。当你笑时，我很吃惊。但后来，像你所说的，我试着继续做下去。

在对话16至对话18中，咨询师指导琼怎样在执行任务的同时对自己进行低声自语［低声的自我指导］。

16.咨询师：这次我们将做另一个练习。整个过程与上次相同，只有一个改变。即你在做计划时，不要大声地说出来，而是低声地对自己讲。也许你不习惯对自己耳语，所以开始时可能有点笨拙。

求助者［笑］：对自己耳语？确实有点滑稽。

17.咨询师：我知道。但它只是帮助你的一个步骤，通过这些练习，你将变得更加自然和放松地做事。

求助者：好，我想我明白了。

18. 咨询师：那么我们来试试吧。这次我们解决一个长一些的小数题，因为你已经能够解决小数题了。它似乎难一些，但不要着急，慢慢地思考。问题是：$10.5x+y=25$，$x=5.5$，求 y。

求助者[离开座位，走到黑板前，写下问题，耳语]：好，我需要做什么？我需要求 y，这次有许多小数，因此我需要更加仔细。让我来看看，我要先做 $25-10.5x$。10.5×5.5，我想它的得数是 52.75。（咨询师笑）我想我只需考虑我正在做的事情。让我重做一遍。不，得数应是 57.75。对吗？我最好再检查一次，对了，继续做，$25-57.75=-32.75$。因此 $y=-32.75$。我可以再检查一遍。是的，10.5×5.5 等于 $57.75-32.75=25$。我做对了！

咨询师在对话 19 中给琼反馈。

19. 咨询师：很好，琼——非常顺利。我笑时，你只是重做了一次，而不是转过身来让你的思想离开问题。

求助者：好像每做一次都变得更容易了。事实上，这也是学习数学的一个好办法。

在对话 20、21 中，咨询师指导琼在解数学题时如何同时不出声地指导自己（内隐自我指导）。

20. 咨询师：是的。不仅现在做是这样，当你做数学作业时也是这样。现在，让我们完成进一步的练习。你确实做得相当好。这次我想让你做相同的事，只是这次你要默想着完成这个题目。换句话说，你不要说出指导语，而只是在头脑里想它们。你清楚了吗？

求助者：你让我只想着对自己说什么？

21. 咨询师：是，只在你的头脑中指导自己。让我们做下面这个题目：$12x-y=36$，$x=4$，求 y。[琼离开，走到黑板前，花了几分钟做完这个题目。]

在对话 22 中，咨询师要求求助者描述出在内隐自我指导练习中所发生的事。

22. 咨询师：你能告诉我当你做题时想到了些什么吗？

求助者：好，我想到我必须做的事情，然后我第一步应做什么，然后经过解决问题的每一步之后，又检查了一遍。最后，我想我是对的。

在对话 23 中，咨询师要进行检查，看看是否需要重复做练习，或者可以转到去做家庭作业。

23. 咨询师：它似乎相当容易。这就是我想让你在课堂上做的——当你在黑板前做题目时，要像这次这样，在头脑中暗暗地指导自己。你愿意在这里多做一次这样的练习，还是本周内你自己在家里独立完成？

求助者：我想我自己现在可以进行独立练习。

在对话 24 中，咨询师布置了琼下一周的家庭作业。

24. 咨询师：好，我想如果你本周内自己做做这类练习是会有帮助的——一边做数学题，一边指导自己。

求助者：你指的是我的数学家庭作业？

在对话 25 中，咨询师要指导琼怎样做家庭作业，包括做什么、在哪里做、做多少等等。

25. 咨询师：好，从数学家庭作业开始，这很好。你每天做七道题。每做一道题，都要在头脑中进行这些自我指导练习[在家做]。清楚了吗？

求助者：是的，每天我将用今天的练习方法完成七道数学题。

在对话 26 中，咨询师指导琼观察她自己家庭作业完成情况，并记在日记本上。另外安排下次咨询时检查作业。

26. 咨询师：好，还有一件事。在日记本上记录每天完成数学题时你进行这种练习的次数。这将帮助你了解自己练习的连续性。下周我们见面时，把你的日记本带来，我们一起检查你的家庭作业。

现在你学习了一个例子，接下来请在学习活动 12.3 的练习中应用认知示范。

问题解决疗法

问题解决疗法或问题解决训练出现于20世纪60年代后期和70年代初期,是为提高人们在某些特殊情境下的竞争力而采取的干预和预防策略。D'Zurilla把问题解决定义为一种"认知——情感——行为过程,个体(或群体)通过这一过程来尝试识别、发现或创造应付、处理日常生活中各种问题的有效手段"。Rose和LeCroy把问题解决描述为一种策略,"求助者通过这种策略学会如何系统地、一步步地完成分析问题、发现新方法以及评估这些方法的步骤,并掌握在现实生活中运用这些方法的策略"。问题解决治疗或训练可以作为一种治疗策略、一种疗效维持策略或一种预防策略,它已经应用于儿童、青少年和成人。问题解决可以单独使用,也可以结合本书讲述的其他治疗策略一同使用。

研究显示,问题解决治疗法能够有效地应用于广泛的领域,如治疗愤怒与攻击,应对癌症和其他严重的疾病,控制吸烟和药物滥用,治疗学习和行为困难儿童,解决各种人际关系和家庭冲突问题等。它还成功地提高了求助者在人际交流、饮食控制、冲突解决、父母教养技能、应激应付等方面的技巧,并增强了这些技巧的应用效果。通过问题解决治疗,求助者能够降低抑郁,减少对健康的抱怨和过高期望、感染艾滋病毒的危险以及焦虑。对于儿童和青少年品行障碍的有前途的治疗方法的文献综述提供了关于问题解决技能训练的研究发现的概述。

从几个方面来说,问题解决疗法或训练是实践核心的典型象征。它在许多领域都得到广泛应用。它在多样性群体的应用中均被发现有效,并在本质上具有明确的合作特点。尽管问题解决培训的重点是放在个体身上(或小组或家庭),但我们认为它对于支持批判性思维和在环境中理解人都是一项有价值的工具。问题情境的压力可能或多或少来自于环境(例如要求、资源不足、压迫)或个人(例如个人目标、模式、局限)——参见第七章中关于环境因素作为建构和评估求助者问题的一部分的讨论。问题解决治疗方法采取交互作用的观点,认为生活中的问题是来自于人与环境的关系的性质(例如不平衡和差距)。同样的条件不一定对所有人都是问题,或者是同等类型或同等水平的问题。因此,"解决方法"如果要现实地符合在特定环境条件下的特定的人,就必须是针对情境或背景的。

Heppner建构了一个解决问题测试问卷(PSI),它包括这样几个量表:解决问题自信度(即在从事问题解决活动时的自我肯定度)、问题解决的倾向(趋向或回避)性以及在解决问题时相信能够控制自己行为和情绪的程度。D'Zurilla和Nezu也建构了一个着重于解决社会问题的测量表。最近,D'Zurilla和Nezu提供了一项问题解决自我监控(PSSM)表格,用于评估问题、情绪、解决方法和效果,同时提供了计分方式。Moorey等提供了一项问题解决量表,用于测量自我控制的问题解决成分。

对于问题解决的知觉和态度既可以起促进作用,也可以起破坏作用。当感觉和态度促进问题解决时,求助者有动机去学习和进行问题解决行为。而那些没有动机或回避解决问题的求助者,他们对问题解决的知觉和态度妨碍他们学习问题解决的策略。对于这些人,治疗师首先要帮助他们调整自己的知觉和态度,治疗师还可以帮助他们参与一些能够促进问题解决的有效应对活动或行为。如果问题解决也针对知觉、态度和情绪活动做出调整,那么问题解决训练或治疗则远远不只是一种智力练习活动。疗效很可能是这样取得的,作为一种干预法,它改变了求助者对问题解决的价值判断,改变了他们应对问题解决的能力,这些方面的改变可能补充了问题解决本身的功效。例如,Dixon发现那些从抑郁症中恢复的人,通常都认为自己是一个能够有效地解决问题的人。

许多求助者宁愿忽视或回避问题,因为他们相信问题可能会自己消失。尽管一些问题可能会消失,但另外一些问题则不会消失,即使你忽视或回避它们。事实上,如果求助者没有解决最初的困难,问题可能会变得更糟或带来更多的问题。治疗师的作用就是要通过改变求助者对于这些问题的态度和知觉来帮助求助者承担起解决问题的责任,并投入时间和精力来解决这些问题。

问题解决的跨文化应用

本书中我们描述的所有干预策略中，问题解决是被广泛地应用于不同的文化群体的策略之一。我们猜想其中部分原因在于它是一种关注于直接行动及其可观察结果的策略。问题解决主要在下面几个领域被应用于各种文化群体，如取得学习成绩和学术成就的技巧、应付技巧和冲突控制技巧的培养；另外，作为各种预防计划的组成部分，问题解决也被用于预防艾滋病、吸烟和暴力（参见专栏12.3）。

Armour-Thomas、Bruno和Allen在一项对高中学生（非洲裔美国人和拉丁裔美国人）的研究中，考察了学生解决学业问题情境中的多元思维特点。他们发现，这些学生在解决学业（特别是数学）问题时，做计划和进行监督是问题解决中的主要组成部分。Pollard的一项研究显示，在学校中学习成绩好的非裔美国学生比那些学习成绩不太好的同学更多地使用有效的问题解决策略。

下面的两项研究特别考察了与文化相关的教育模式问题解决过程。Bell等人在其中的一个研究中，比较了非洲裔美国大学生的问题解决的表现。有些学生参与传统、分析式的口头介绍工作，另外一些学生则参与文化相关、整体式的口头介绍工作。结果显示，后者的工作表现要优于前者。研究者认为这表明了文化因素对问题解决过程的影响，他们强调对于非洲裔美国学生来讲，重要的是使他们受到非洲式而不仅是欧洲式的教育。

在第二个研究中，Mehan、Hubbard和Villaneuva描述了一个在美国圣地亚哥地区高中学校进行的计划。该计划主要面对准备上大学的学生，被称为"通过个人决心取得进步"计划（AVID）。计划为大学预备班的非洲裔和拉美裔学生提供了一个特殊选修课——重点强调互相指导、写作和问题解决。完成AVID计划的学生进入四年制的大学时，他们所达到的水平比全国平均线要高。AVID计划的一个有趣的结果是，计划中的这些学生报告说，他们在学校中能够获得好成绩而无须回避自己的民族身份。当然他们能够取得这一点主要是他们采取了相互支持的方式，而对老师和咨询师带有的种族主义偏见则不予理睬。

另外一些研究探索了非学习领域中的问题解决方式。Rao和Kramer访问了患细胞贫血症婴儿的非裔美国母亲，以便探索母亲在照料她们自己的孩子中使用的应对技巧。她们都经常地使用社会支持、积极地重新评价和有计划地解决问题等策略来应付照料这些孩子时所遇到的各种应激。Whitfield等人考察了一个非洲裔美国社区样本的日常生活解决能力，他们发现，所使用的测量指标具有很好的心理测量特性。我们还从一些在美国文化之外进行的研究中得到启示，如Jiang等人的研究发现，中国的老年糖尿病患者的问题解决能力比健康老年人要低。在南非进行的一项有关青年活跃分子的质性研究显示，文化哲学（社会和谐、整体性、追求现实目标、关注集体性等观念）在塑造有关问题和问题解决知觉方面有着重要的作用。而且研究也显示出，人们已开始从传统的非洲文化哲学向西方哲学的转变。

Yang和Clum研究了生活在美国的88名亚洲学生（年龄18~40岁），对问题解决模式和社会支持模式与紧张、忧郁、无望感和自杀观念等的关系进行了探索。他们发现问题解决模式与紧张、忧郁、无望感和自杀观念有关，特别是那些忧郁和无望的学生在问题解决技巧方面有许多缺陷。这一发现暗示，为留学生提供问题解决技巧训练可以帮助他们应对紧张和忧郁。

Watson、Bell和Chavez以墨西哥裔和非西班牙裔白人高中学生及退学者为样本所进行的一项研究比较了他们在解决人际冲突方面的技巧。白人学生一般使用竞争式问题解决方法来进行矛盾控制，而墨西哥裔美国学生和退学者则更多地使用合作式问题解决方法。这些研究者建议，学校要为所有民族、种族的学生提供以合作方式解决问题的机会。

在艾滋病预防中对各种求助者进行问题解决方法的训练是另一个研究领域。Bracho-de-Carpio、Carpio-Cedraro和Anderson发表的报告讲述了在西班牙家庭中推广一个基于问题解决方法的艾滋病预

专栏12.3 有关问题解决的多元文化的研究

培养教育及学业技能

Armour-Thomas, E., Bruno, K., & Allen, B. (1992). Toward an understanding of higher-order thinking among minority students. Psychology in the Schools, 29, 273-280.

Bell, Y., Brown, R., & Bryant, A. (1993). Traditional and culturally relevant presentations of a logical reasoning task and performance among African-American students. Western Journal of Black Studies, 17, 173-178.

Mehan, H., Hubbard, L., & Villanueva, I. (1994). Forming academic identities: Accommodations without assimilation among involuntary minorities. Anthropology and Education Quarterly, 25, 91-117.

Malloy, Carol E., & Jones, M. G. (1998). An investigation of African American students' mathematical problem solving. Journal for Research in Mathematics Education, 29, 143-163.

Pollard, D. (1993). Gender, achievement, and African-American students' perceptions of their school experience. Educational Psychologist, 28, 341-356.

培养问题解决和应对技能

Chang, E. C. (1998). Cultural differences, perfectionism, and suicidal risk in a college population: Does social problem solving still matter? Cognitive Therapy & Research, 22, 237-254.

Rao, R., & Kramer, L. (1993). Stress and coping among mothers of infants with sickle cell condition. Children's Health Care, 22, 169-188.

Rixon, R., & Erwin, P. G. (1999). Measures of effectiveness in a short-term interpersonal cognitive problem solving programme. Counselling Psychology Quarterly, 12, 87-93.

Whitfield, K. E. Baker-Thomas, T., Heyward, K., Gatto, M., & Williams, Y. (1999). Evaluating a measure of everyday problem solving for use in African Americans. Experimental Aging Research, 25, 209-221.

Yang, B., & Clum, G. (1994). Life stress, social support, and problem-solving skills predictive of depression symptoms, hopelessness, and suicide ideation in an Asian student population: A test of a model. Suicide and Life Threatening Behavior, 24, 127-139.

提高冲突应对技能

Watson, D., Bell, P., & Chavez, E. (1994). Conflict handling skills used by Mexican American and white non-Hispanic students in the educational system. High School Journal, 78, 35-39.

预防计划的部分内容

Bracho-de-Carpio, A., Carpio-Cedraro, F., & Anderson, L. (1990). Hispanic families and teaching about AIDS: A participatory approach at the community level. Hispanic Journal of Behavioral Sciences, 12, 165-176.

Kelly, J., & St. Lawrence, J. (1990). The impact of community-based groups to help persons reduce HIV infection risk behaviors, AIDS Care, 2, 25-36.

St. Lawrence, J., Brasfield, T., Jefferson, K., Alleyne, E., O'Bannon, R., & Shirley, A. (1995). Cognitive-behavioral intervention to reduce African American adolescents' risk for HIV infection. Journal of Consulting and Clinical Psychology, 63, 221-237.

吸烟预防

Moncher, M., & Schinke, S. (1994). Group intervention to prevent tobacco use among Native American youth. Research on Social Work Practice, 4, 160-171.

暴力预防

Hammond, R., & Yung, B. (1991). Preventing violence in at-risk African American youth. Journal of Health Care for the Poor and Underserved, 2, 359-373.

防教育计划的情况。Kelly 和 St.Lawrence 则报告了问题解决训练可用于男性同性恋者。Schinke、Botvin、Orlandi 和 Schilling 发展出一种文化敏感的艾滋病预防计划，计划中既包含着与艾滋病事实相关的问题解决，也保持着文化自豪感的元素。计划是为非裔和西班牙裔美国青少年设计的，既能在学校也能在非学校的环境中实施。在此基础之上，他们又编制出一个人与计算机交互作用式的电脑训练方法。

在艾滋病预防计划的一个出色研究中，非裔美国青少年（28%男性和72%女性）被分成两组，一组只进行教育训练，另一组还要进行行为技巧训练，包括避孕套的正确使用、性的自信、拒绝和接受信息的传递、自我控制、危险识别以及问题解决等内容。举例来说，参加者或者找出他们过去曾遇到的问题情境，或者想象他们将来可能要遇到的问题情境，然后练习各种实用的问题解决技巧来处理这些问题情境。训练在减低参与者感染艾滋病病毒危险方面的效果是通过训练后及一年后的追踪中多项测量方法来评价的。结果表明，第二组比第一组只进行通常教育的受训者从训练中得到的益处更加显著，尽管男女受训者出现了性别上的差异。这些研究者的结论是，感染艾滋病的危险行为受到各种"认知、人际交往和情境因素的影响，因此各个层面的干预措施"都是需要的。而且为使这类训练对于各种文化群体的人都能达到最佳效果，训练方法必须是"适应个人发展水平的，同时要与相应的文化内容相联系"。

Moncher 和 Schinke 为土著美国青年制定了一个预防吸烟的群体干预方法，包括提供主流文化与土著文化中生存能力的信息、训练应付技巧和问题解决技巧等。Hammond 和 Yung 特别针对黑人青少年制订了一个叫做PACT（青少年正确选择训练）的暴力预防计划。在 PACT 计划的先行研究中，参与者的交际、问题解决和磋商技巧都得到了提高。

对不同文化群体求助者使用问题解决方法的指导方针证据显示，虽然表现方式不同，但问题解决是帮助不同文化群体求助者的一种有效干预策略。在实施过程中要遵照一些共同的指导原则，以利于提高它的有效性。首先，问题解决技巧的特殊性质是随求助者的性别、民族和种族身份而变化的，不同文化群体的人使用着同样方式解决问题是不明智的。传统上欧洲中心和男权主义式的问题解决模式是一种个人主义的模式，它在男性和白人中得到广泛认可；而多数女性和有色人种则更倾向于采用协作或合作的问题解决模式。所以，采用问题解决训练策略的各种干预及预防计划，必须根据求助者的年龄、性别、民族和种族身份进行调整，以使问题解决既适应个人发展状况，又与文化相关联。

第二，只有当训练以一种文化敏感的方式进行时，问题解决训练才能够对来自不同文化的求助者产生效果。所谓文化敏感方式是指要尊重不同文化传统和文化仪式，增进相应的文化认同感（如性别、民族的认同、民族自豪感等），帮助这些求助者获得问题解决技巧，而且不以主流文化的标准要求他们。

在问题解决的干预方式中，要意识到文化、社会经济地位和其他可能阻碍某些人获得支持性帮助的因素之间的相互作用。Gammon 对在农村生活的存在严重发展障碍成人的照料者进行研究，强调要"使照料的家庭获得力量，尤其是对于少数群体，服务提供者必须不断地使消费者参与对需要的评估以及项目的设计和执行之中"。注意到非白人（主要是非裔美国人）家庭对"被动的"问题解决策略的更多使用，这项研究说明了考虑力图应对的家庭所处的环境以及他们寻求服务的经历的价值；例如，获得服务的相对困难或者需要未获响应会导致被动的评估。除了促使家庭成员作为合作者参与建立最适合他们的孩子的项目外，Gammon 也指出，农村的服务提供者尤其需要创造性地将各种问题解决的支持方法聚集在一起，例如与教会合作，共同提供短暂的照料、交通和社交；协调农村家庭之间的相互照料；并鼓励使用网络手段联系自我倡导小组以及获得法律信息等。

问题解决的六个阶段

我们将D'Zurilla列举的六个阶段的问题解决措施列于下面:

1. 治疗基本原理:向求助者讲解问题解决策略的目的、基本原理和一般的形式;开始训练时要认识问题解决策略的重要性,并提到其中的一些名称,如使用问题解决式自我监控法;要指出在问题解决过程中自觉意识的局限性。

2. 问题引导:评估求助者问题解决的应对风格;告诉他们哪些应付技巧对于问题解决有阻碍作用,哪些有促进作用;确定求助者问题解决过程中的认知及情绪障碍,然后训练他们克服这些障碍;从多种角度揭露问题,并评估克服困难所需的时间、精力和投入程度。

3. 确定和形成问题:帮助求助者搜集有关的真实资料,了解问题,将与问题相关和与情绪相关的成分区别出来,并为每一个问题成分分别指定相应的问题解决目标。

4. 列出多种问题解决方法:引导求助者考虑以不同的方法来处理每一个问题目标,并利用延迟判断、数量化和多样化等原则。

5. 做出决定:指导求助者在各种可供选择的解决方法中进行筛选,并针对每个问题目标,评价(判断和比较)各种解决方案的可能结果,最后选择问题解决计划。

6. 解决方法的实施和证实:鼓励求助者同时实施几种可供选择的解决方法;让他们进行自我监督、实施评价和强化解决方案;如果某种解决方法无效,要帮助求助者找到障碍所在,并开始新一轮问题解决策略的过程。

本节下面将分别描述每一步骤。在本章末的问题解决会谈检核表中列有六个组成部分的详述。D'Zurilla和Nezu倾向于区分并放大问题解决中的情绪的使用和控制,作为独立的阶段。此处的目的是讨论情绪的作用,包括使用情绪来协助增进问题解决效果,以及在应对方法的使用中提供指导以控制干扰性的情绪。D'Zurilla和Nezu也建议增加一些内容以促进有效的问题解决表现的维持和泛化。

治疗基本原理

问题解决治疗中所应用的基本原理是试图加强求助者这样一种信念,即问题解决是一种重要的应对技巧,用于处理需要有效功能的各种问题。总的目标是帮助共同增加他们应用问题解决策略的能力,以助于有效应对产生压力的问题情境。下面提供一个介绍问题解决治疗基本原理的例子。

我们每个人都要面对或小或大的各种问题。有些问题是经常遇到的,如开会前决定穿什么、或者如何有效地引导家庭在早晨出来锻炼;另一些则压力较大,如处理别扭的人际关系。提高我们的责任感和自我控制力的一个途径就是要学会一些解决问题的技巧。问题出现后立即投入必要的时间、精力加以解决和处理,会减轻其他问题将来可能引起的挫折和痛苦。

下面提供一个治疗程序的概述的例子。注意这是一个非常普遍化的表述。治疗的基本原理和概述必须与求助者的文化、信仰和生活环境相关联。

你将学习如何意识到自己解决问题的方式,并且还将了解自己对解决问题时应投入多少控制力、时间和努力的看法。我们一起收集信息以便了解和定义所出现的问题,还要了解什么东西在妨碍你解决问题。探索各种解决问题的方法非常重要,而面对若干解决方法,你要决定哪一种最合理。最后,你要实施该解决方案。我想知道你对我所讲的有什么想法和感觉,有什么问题吗?

问题引导

介绍基本原理和概述之后,咨询师要让求助者描述他(她)自己解决问题的典型方法是怎样的,从而帮助咨询师判断求助者的问题解决风格是阻碍式的还是促进式的。咨询师要帮助求助者学会区分这两种应对风格:具有阻碍式应对风格的人常因问题而责备自己或他人,他们相信自己存在着毛病,因而感到自己不正常、毫无希望、悲观抑郁、愚蠢或不幸。他们还常常低估问题解决所带来的益处,并夸大没能成功解决问题所能带来的损失。缺乏问题解决技巧的人们通常感到问题无法解决，从而回避面对问题。而且，他们常感到自己不适应和无能为力，他们宁愿让别人帮助解决问题。有些解决问题很困难的人或者是因为他们从来没有学习过怎样去解决问题，或者是他们感到困难太大了无法克服。

咨询师的角色是帮助那些具有阻碍式应对风格的求助者，使他们改变自己对于问题解决的知觉。然而，咨询师必须用一种文化敏感的方式来做，因为问题解决风格存在着性别、年龄、民族或宗教信仰的差异。重要的是不能把阻碍式的问题解决方式与非欧美中心的世界观相等同。要帮助他们认识到，问题的出现不是一种威胁，也不是个人无能的表现，相反它给我们提供了一个进一步成长和自我提高的机会。求助者或许觉得不直接面对问题更容易些，可以等待事情自己变得好起来。咨询师要使他们知道，如果问题得不到很好的解决，以后还会经常出现；要使他们相信问题是能够解决的，而且他们有能力和自我控制力去独立且成功地找到解决问题的方法。对成功解决问题的预期会产生解决问题的能力。

问题解决要花时间和精力。当人们的情感比理智影响更大时，人们更容易回避问题解决，此时人们常常冲动地对问题做出反应，而不花时间和努力去思考各种有效的解决方法。问题解决需要时间、精力和投入——一种延迟的满足。咨询师需要评估求助者花费时间、精力、身心投入和延迟满足的意愿，并且要鼓励求助者对解决问题进行必要的投入。

问题引导中的另一部分是讨论求助者的认知和情感是怎样影响其解决问题的。求助者可能没有解决问题的动机，如，他们可能会自言自语道"这是他们的过错"、"它反正会过去的"或"我不能处理它"，这种认识会抑制解决问题的动机。治疗的目的就是指导和训练求助者，使他们用一种积极的应对方式，有意识地去克服问题解决过程中的认知及情感障碍。诸如认知重建、再构、压力转移、冥想、肌肉放松或系统脱敏、呼吸练习和瑜珈等策略（参阅第十二章至第十七章），都可以用来帮助求助者克服问题解决中的认知、情绪障碍。一旦抵抗问题解决的阻力减少，求助者就可以准备进入下一阶段的问题解决治疗。

确定和形成问题

在问题解决的这一阶段，咨询师要帮助求助者收集尽可能多的、围绕问题的客观信息。如果求助者对问题有歪曲的认知或知觉，咨询师则要应用认知重建或理性—情绪疗法（参阅第十三章）。咨询师将问题解决策略解释为一种技巧和实用的方法，人们通过它可以去识别、探索或创造出有效应对日常生活问题的途径。可以将问题解释为是由两种情境差异所引起的，一个是人们正在体验到的情境，而另一个则是人们认为应当（能够）体验到而实际没有体验到的情境。简单来说，可以把这看成是提出问题使求助者思考：

1."是什么" ——当前的什么情况是无法接受的，对谁而言？

2."应该是什么"——被要求或期望的是什么情况，对谁而言？

3.有什么阻碍影响了减低这种差距的有效反应的发生？

求助者要获得有关问题的信息，就要识别出那些引起上述情境差异或者妨碍减少这种差异行动的障碍。同样重要的是要考察造成目前问题的原因以及尚未解决的问题。在问题确认这一步骤中，咨询师可以利用第八章中提供的技术。这些问题之后应该是目标取向的问题，如"我怎样才能……"或"我能做些什么来……"。这些目标与其他改变目标一样，需要符合现实，并以明确、具体的语言表述。但是，在某些情况下，过于具体可能导致界定过窄而无法成功。例如，D'Zurilla和Nezu引用了一个例子：一间小教堂由于经济能力有限，雇用了一名油漆工重新粉刷教堂，以迎接一项重要活动。很快，人们发现这名油漆工干活很慢，而且工作质量也很差。教堂的委员会最初把他们的目标问题界定为"我们如何能够促使这名油漆工提高工作质量和效率，使教堂在庆典前及时粉刷完毕？"这个问题的界定应该考虑更宽广的解决方式，例如像"我们如何能够以最低的代价使教堂在庆典前及时粉刷完毕？"

一些治疗师在以问题为焦点和以情绪为焦点的

问题定义之间做了明确区分。问题焦点的定义围绕着问题解决的目标，重点在于改变问题产生的情境；而情绪焦点的定义则专注于改变求助者对问题的个人主观反应。D'Zurilla 建议，如果问题情境被评价为是能够改变的，那么在治疗中要强调问题焦点的定义；如果问题情境无法改变，咨询师则要帮求助者关注自己对问题的反应。在一些案例中，求助者的问题先被评估为问题焦点类，但随后咨询师和求助者发现问题情境是无法改变的，从而治疗的重点又转为改变求助者个人的主观反应。我们的经验是，在定义求助者的问题时，最好要包括以问题为焦点和以情绪为焦点两种定义。另外还要注意，这两种定义及其相应的治疗目标在一定程度上是与求助者的性别和文化相关的。

在识别和定义了问题之后（参阅第八章），咨询师和求助者就要确立切合实际的、以情绪为焦点（或以问题为焦点）的目标（参阅第九章）。目标即是求助者经过解决问题的努力之后希望看到的结果。目标应当是现实的、能够达到的，应能较详细地指出行为的类型和强度，以及能够促进解决问题的条件。咨询师应帮助求助者识别出那些可能干扰问题解决的障碍。最后，咨询师要让求助者认识到，问题情境的复杂性要求人们必须从不同的角度去解决问题。确立问题解决目标将帮助求助者进入下一步治疗：列出各种变通的问题解决方法。

列出多种问题解决方法

问题解决这一阶段的目标在于让求助者想出尽可能多的变通解决方法。咨询师不仅要指导求助者对自己想做什么、处理问题的方式进行思考，还要指导求助者不必担心怎样开始制定工作计划或者怎样使解决方法更为有效。要鼓励求助者的想象，想出各种各样新颖而独特的解决方法，哪怕这些解决方法似乎很可笑也没关系。D'Zurilla 的研究表明，求助者想出的解决方法越多，他所能选择的解决方法质量也越好。同样，如果求助者去评判和批评自己设想出的解决方法，他就有可能想出更高质量的解决方法。

想出各种解决问题的方法之后，求助者还要识别出这些方法可分为几种不同的策略。如果策略种类太少，求助者就要想出更多的方法策略，或针对某种特殊策略想出更多的解决方法。采用这种类似"脑筋急转弯"过程的目的，是要在求助者的想象中排除掉头脑中的僵化、过于实际和实用性的倾向。如果解决问题有若干目标，咨询师就要鼓励求助者为每一个问题目标设想出几种可供选择的解决方法。其主要的理由就在于大多数问题都十分复杂，单一的方法通常是解决不了问题的。

做出决定

这一步骤的目的是帮助求助者通过判断或比较决定出最佳的解决问题方法。首先要求求助者筛选出那些可用的方法，并剔除那些具有危险、不可行的解决方法。最佳的解决方法应是那些能为求助者个人带来最大的短期和长期利益并使代价最小的方法。要求求助者预期每一种方法的结果，然后按照下列四个标准评价每一种解决方法：(1)问题是否能够得到解决？(2)求助者的情绪状态将会怎样？(3)解决问题需要花费多少时间和精力？(4)结果会对求助者总体的个人和社会利益有什么样的影响？注意，在与不同文化的求助者打交道时，切不可将咨询师自己的价值观和文化观加入上述判断过程中。

D'Zurilla 建议，在求助者选择和评价了所有解决方法之后，应要求求助者回答下面三个问题：(1)问题能够被解决吗？(2)在解决方法被执行之前还需要更多的信息吗？(3)应使用什么解决方法或解决方法组合来解决问题？如果问题不能被现有的方法解决，咨询师就必须帮助求助者重新定义问题，收集更多的有关信息。假若上面的三个问题得到了满意的回答，而且所选择的方法与解决问题的目标一致，那么求助者就可以开始实施解决问题的方法。

在问题解决策略的前五个阶段中，咨询师起引导的作用，以确保下面几个步骤能完整地得到执行：问题引导、问题定义、列出变通的方法、做出决定。当求助者进入最后阶段——解决方法实施阶段后，咨询师的引导作用应当减弱。问题解决治疗策略的最后阶段目标是让求助者变得更负责任。

问题解决方法的实施和证实

这一阶段的目的是根据问题解决目标来检验所选择的解决方法并证实这些方法是否解决了问题。求助者同时实施尽可能多的解决方法。根据 D'Zurilla 的观点，证实解决方法是否有效有四个部分。第一，实施所选的解决方法。如果实施解决方法有障碍（如行为缺陷、情绪问题认知缺失等），求助者可以先学习行为技巧，缓解情绪问题，或重建认知，以便除掉这些障碍。

第二，求助者可使用自我监测技术（参阅第十八章）来评估解决方法的效果。咨询师指导求助者如何记日记，以记录下实施所选择方法时的自我对白和情绪反应，然后按11级量表对日记中记录的自我对白或陈述做出评定（"5"代表极端消极，"0"为无所谓，"-5"为极端积极）。另外，情绪状态也可记录下来，如可爱的、忧郁的、挫折的、内疚的、高兴的或中性的。这个步骤可增加求助者的情绪敏感性。

第三，求助者评估所选择的方法是否达到了解决问题的目标。这个自我评价过程依照下列几个方面来评判：（1）问题是否解决；（2）情绪良好状态；（3）所花费的时间和精力；（4）所获利益与代价的比率。

最后，如果所选择的解决方法满足了所有的标准，求助者就会从成功地解决问题中获得自我奖励（参阅第十七章）。但是，如果所选择的解决方法不能解决问题，咨询师和求助者就要分析麻烦的出处，并重新进行问题解决的所有步骤。一些带有共性的原因是：对问题的情绪反应、对问题定义不适当、出现先前未曾解决的问题、用以问题为焦点的定义代替了以情绪为焦点的定义以及选择了不令人满意的解决方法等等。

问题解决中情绪的使用和控制

问题情境常常带来很大压力，因为它们常常包括某些困难、丧失、冲突或可能发生的痛苦或伤害。积极或消极的情绪不可避免地成为问题解决的一个部分，并可能阻碍或协助问题解决的情况。情绪可能来自于（a）问题情境本身；（b）求助者对问题和自己成功处理问题能力的信念、评价和期望；（c）用于试图解决问题的问题解决任务。较低水平或中等水平的情绪唤起可能有助于激发问题解决的努力，但持续的高水平的情绪压力可能会阻碍问题解决并直接导致消极后果，例如疲劳、抑郁和惰性。此外，未察觉的情绪体验可能以不太明显的方式影响问题解决——例如通过缩小或歪曲对问题的界定方式、设定目标的方式以及过程中的评估。

考虑到这些问题，D'Zurilla 和 Nezu 提出了一些通过利用情绪反应促进问题解决效果的方式，将个人的情绪反应作为：

1. 识别问题的线索，例如使用消极情绪感受作为契机，寻找是什么引发了消极情绪感受

2. 开始问题解决的动机，例如有意识地使用再构，将问题看成是一种挑战而非一种威胁

3. 本身作为问题解决的目标——像愤怒或焦虑这样的负性状态显得不利于达到目标，如果它们出现，则设定问题解决目标来减少这些情绪反应并促进平衡的情绪当然是合理的

4. 问题解决中某些部分的可能后果——例如，在评估解决方式的时候，考虑与各种解决方式相联系的情绪对于做出决策可能很重要

5. 评估解决方式效果的标准——扩展上述的方法，可以考虑对于效果的情绪反应（有时对某个问题的解决会导致新的情绪问题），有利于评估对问题解决方式的效果

6. 有效的问题解决行为的强化物——与第5点对应，产生希望、安慰和自豪等情绪本身就是强大的效果，也会强化随后的问题解决行为。

在控制干扰性的情绪的时候，可用评估来确定求助者具有什么类型的资源，有助于降低和控制压力问题带来的情绪效应，例如社会支持、分散注意的适应性途径、运动以及信息资源或有形资源。有些个体可能需要专门以情绪为中心的应对技术（参见第十四章中对压力管理和应对的详细介绍），而有的人则更需要有限的训练，帮助他们学会如何（a）识别可能具有干扰性的情感和思维，（b）找出自己具有的用于应对这些负面效应的各种资源，和（c）在需要的时候使用这些资源来降低、控制或预防这

些效应。

保持与泛化

在赋权性、合作性的咨询中，要鼓励求助者将培训效果从正式的咨询情境中带入他们的生活及未来的能力。D'Zurilla和Nezu建议，通过如下方式来巩固问题解决训练结果的保持与泛化：（a）持续给予正强化和更正性的反馈（指示如何进行、由谁进行是一种策略），（b）回顾积极的问题取向的认知并予以增强（例如，明确详述学习如何在治疗以外的情境中推广应用这些训练效果，并更有效地应对由此带来的显著收益），（c）引导求助者注意那些很可能会遇到并能够将问题解决技能加以应用的现实生活问题类型，（d）以适合问题解决取向的方式，预期求助者在实施问题解决安排时可能遇到的阻碍，并使其做好心理准备。

反思和反馈以后再进行练习，是培养技能并帮助这些技能在各种不同类型的问题中泛化加以应用的一种方法。D'Zurilla和Nezu建议，在培训的最后一次或几次会谈中使用一种快速问题解决框架，以促进效果的保持和泛化。学习活动12.4给出了如何将问题解决训练巩固成为快速问题解决形式的例子。我们建议花些时间进行这些练习，以体验应用这种方法的感受。并非所有问题都可以在1到5分钟的时间内得到处理，当然完全不是这样！然而，在面对棘手而有限的问题时，重复练习问题解决的各个步骤有助于使人在遇到更加麻烦的问题时能够更容易地回忆和应用这些步骤。关于对问题解决的干预方式更全面的概括以及相应的练习活动请参见学习活动12.5和课后测验中的问题解决会谈检核表。

一些注意事项

D'Zurilla提出过有关问题解决策略的三项警告。警告一是当存在另外更适当的治疗策略时咨询师却使用了问题解决策略。当求助者有严重的心理或行为问题时，咨询师要使用其他的治疗策略。例如，对于患有抑郁症的求助者，在考虑进行问题解决疗法之前，可能先要进行强化认知重建治疗（参阅第十三章）。第二个警告是咨询师常把问题解决治疗作为一种"理性的"、"智力的"或"大脑旅行训练"方法，而不是将其看做一种包括了行为、认知和情感三个部分的应对策略。问题解决策略应当被看做是治疗中的一个整体、综合的体系，它必然要涉及到人的情绪、行为和认知等状态，而且同样也与人们的文化相联系。第三个警告是治疗师没有认识到应该与求助者建立融洽的关系或积极的治疗同盟，这是成功治疗的一个必要条件。治疗中的伦理道德和敏感性成分（参阅第一章和第二章）和增强治疗关系变量（参阅第四章）对成功实施任何治疗策略都是重要的，当然问题解决策略也不例外。有时问题解决策略对那些不习惯于思考长期效果的求助者来说是困难的，如许多青少年和一些有过严重创伤历史的求助者，他们不愿让自己想得更远。Bly讲到，许多生活在美国的欧裔美国人在问题解决方面是短视的，缺乏历史观，而美国土著人则有为解决某个问题而向前追溯几代人的习惯。我们也要提醒大家注意，生活中的许多问题来自于环境因素。谨慎仔细的评估要必须能够告诉我们，问题解决策略或其他改变策略要改变的是环境而非个人。

最后，Nezu、Nezu和Perri提出了一些实施问题解决策略的指导方针，D'Zurilla和Nezu将其归纳如下：

1. 问题解决训练不能以机械的方式进行。通过互动与参与的方式进行训练的效果最好。

2. 治疗师应尝试使策略个性化，使之与求助者所关心的具体问题相关联。

3. 家庭作业和现场练习是问题解决策略中的重要组成部分。尽可能鼓励求助者进行治疗之外的练习。常写一些小字条以提醒求助者练习家庭作业，这在正式干预期间和疗程之外都会有所帮助。

4. 对求助者所关心的事情和感觉，咨询师要表现出关注和敏感。正确实施干预方式对于疗效非常重要，但求助者的需要和反应必须是最重要的关注点。

5. 为了使干预方式发挥最佳效果，界定为目标的问题不应只是表面的，而要包括那些对求助者来说最为关键的问题。

学习活动 12.4　快速问题解决

在最初的问题解决训练以后,持续的快速训练能够有助于形成快速反应的习惯,并培养一个人在不同类型的情境中解决问题的能力。给你非常有限的时间,大约两到三分钟,进行如下内容。设想你自己生活中的或你能想象的一些较小的两难困境(例如,忘记了重要的事情、一个尴尬的情境、对同一时刻如何做反应的冲突)。然后独自或与一个同学一起练习快速问题解决的各个步骤,注意不要超出时间的限制。然后听取反馈——例如,你在哪个步骤失败或被卡住了吗?不妨写出你的一些反应,并总结出有助于产生效果的方面。利用一两次培训活动重复进行这个练习,直到你感到对步骤的进程和活动有了很好的把握。

步骤1.进行下列自我陈述:
"深呼吸并平静下来。""没有灾难要马上发生。"
"把这个问题当成一个挑战。"
"我能处理。""停下来想一想。"

步骤2.问自己下列问题:
"问题是什么?"(陈述"是什么"与"应该是什么"之间的差距)
"我想要达到什么?"(陈述一个目标)
"我为什么希望达到这个目标?"(如果适当,扩展目标)
步骤3.想出一个解决方法。
现在想出几个其他的备选解决方法(至少两或三个)。
步骤4.思考评价你的解决方式的最重要标准(至少两或三个,例如"这能够达到我的目标吗?""这对其他人会有什么影响?""这需要花多少时间和努力?"或其他的重要标准)。迅速确定看来最佳的解决方式。想出一两种迅速改善该解决方式的方法。
步骤5.实施该解决方式。
你对效果满意吗?如果不满意,在仍有时间的情况下可以试试第二选择。

学习活动 12.5　问题解决策略

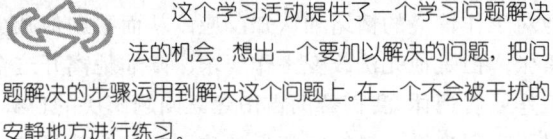

这个学习活动提供了一个学习问题解决法的机会。想出一个要加以解决的问题,把问题解决的步骤运用到解决这个问题上。在一个不会被干扰的安静地方进行练习。

1. 确认你将怎样解决问题。你的性别和文化会如何影响你的问题解决方法?
2. 评估自己的问题解决风格。它反映出了什么样的世界观?
3. 使用下述问题来考察可能存在着的偏差和你的目标:是什么?应当是什么?有哪些障碍会妨碍你对

问题的解决?我如何……?
4. 你能将多少时间、精力投入到问题解决中?
5. 界定自己的问题,并确定它是以问题为焦点,还是以情绪为焦点,或者两者都有。
6. 列出解决问题的各种方法。一定要使这些方法与自己的文化相适应。
7. 使用问题解决会谈检测核查表中第13条的标准,选择最佳的解决方法。
8. 实施解决方法,或至少考虑怎样去实施,并考虑一个评价解决方法有效性的途径。

6.治疗师要不断地确保在治疗过程中准确地评估问题。

7.治疗师应鼓励求助者在治疗中实施尽可能多的解决方法,以便获得对解决方式或进展的反馈。

8.治疗师必须详尽评估求助者实施解决方法的能力和局限,以便实施选择的解决方式。评估还应包括求助者对问题情境的控制程度。

9.通常,问题取向的应对和情绪取向的应对都是问题解决应对的成分。治疗师必须确定求助者的情境中需要的形式或结合方式。

在问题解决的整个过程中,治疗师的角色是教会求助者问题解决的策略,并引导他们通过问题解决的所有步骤。我们在前面提过,咨询师在问题解决的最后阶段应减少指导,以便帮助求助者更为独立和负责地运用问题解决方法并验证所选解决方法的有效性。咨询师要帮助求助者保持问题解决的技巧，并将它们推广至其他的问题情境中去。咨询师还可以帮助求助者预期解决策略的障碍，懂得如何应付它们。如果求助者肯花时间去客观地检查自己对问题的定义，设想出各种各样的解决方法，并根据问题解决目标选出哪些解决方法是可取的等，他们应能够很好地解决自己的问题。如果问题解决程序的前四个阶段能够被完整、客观地完成，实施解决方法的阶段就会变得很容易（参阅学习活动 12.5）。

● 案例示例：问题解决疗法

在这个示例中，我们将示范如何使用问题解决疗法帮助一个 49 岁的男性求助者。吉田，一个空中交通管制员，他想降低工作中的紧张情绪。他相信减少紧张对他的溃疡有好处，还能帮助他更好地工作。除了紧张的躯体症状（失眠症）之外，吉田还说，他不断地担心会在工作中出错。他想早点退休，这样会使他从紧张和担心中解脱出来。

基本原理

首先，我们向吉田解释说，我们每个人都要面对问题。有时我们会感到困惑不安，因为我们不知道怎样处理问题。我们告诉吉田解决问题能避免将来的不适，并向他概述了问题解决疗法。其中，我们需要知道他怎样看待问题以及在解决问题时存在着什么障碍；然后我们需要给问题定义，设想出解决问题的各种不同的方法，再选择执行其中的几个解决方法，并考察这些方法是否解决了问题。我们强调问题解决是一种协同、合作的过程。最后，我们确认了吉田愿意使用问题解决疗法，并回答了他对疗法提出的问题。

问题引导

首先要确定吉田典型的解决问题的方式是怎样的。我们要他讲述一个过去的例子，他遇到过什么样的问题，又是怎样加以解决的。然后我们向吉田描述了阻碍式问题解决和促进式问题解决方法之间的不同，并向他解释大多数人天生具有解决问题的能力，但有些东西妨碍了这些能力的使用。问题解决疗法就是要去除这些阻碍或障碍，以便人们能更好地解决问题。健全的问题解决是一种视问题为机会的能力。如果吉田在尝试问题解决时遇到认知或情绪障碍，我们会介绍适当的策略来帮助他去除这些阻碍。最后，我们对吉田为解决问题所花费的时间、精力和投入进行了评估。

确定和形成问题

我们为吉田简略地描述了问题解决策略，向他解释我们需要收集一些有关他自己问题的信息，如他对问题的认识和情感，存在哪些未解决的问题，问题的严重性，为解决问题已经做了些什么，问题在何时、何处发生等。我们向吉田确认其问题还需要其他什么信息。如果他对问题有扭曲的观点和知觉，我们会帮助他再构他对问题的知觉。我们还要确定吉田的问题是以问题为焦点，还是以情绪为焦点，或者两者都有。对吉田的案例来说，我们也许能改变他对工作情境的情绪和认知反应，从而帮助他减少紧张；但是他无法改变工作要求，除非他离开这个工作或者退休。我们帮助吉田建立问题解决的目标。对于吉田来说，最实际和最易达到的目标就是减少工作紧张。

列出各种解决方法

吉田被要求设想出尽可能多的问题解决方法。我们告诉他，不要担心如何着手进行各种工作以及如何有效地解决问题；并且告诉他，不要马上就对自己的想法或解决方法的效果及可行性进行判断，要尽可能多地想象出各种各样的方法（数量产生质量），要富于创造性，想象出那些非传统而不保守的解决方法。

做出决定

我们指导吉田列出各种解决方法，并使用下列标准评估每一种解决方法：用这个解决方法能解决问题吗？吉田的情绪状态将会怎样？这种解决方法将花费多少时间和精力？每一种方法对吉田的个人或社会利益的整体影响是什么？要提醒吉田使用这四个标准来评价每种解决方法。最后，他选择出了最好的解决方法——既配合问题解决的目标，又最恰当地反映了他自己的文化价值观。

解决方法的实施和证实

我们让吉田尝试他所选择的方法来解决问题，并指导他对问题解决方法的有效性进行自我监督。假定他选择使用冥想作为一种减轻工作场所压力的方法。我们告诉吉田，自我监督的方法就是在日记上依照下列标准记录冥想的有效性：冥想在减少工作压力上如何有效？对冥想体验的情绪感觉怎样？日常进行冥想所花费的时间和精力是否值得？使用冥想的益处是否比代价更大？他的思想、情感和行为与冥想方法有何种联系？要求他每天上床之前完成自我监督日记。我们还要求吉田用5级量表来评价每一个标准问题。我们告诉他在成功解决这个问题（减轻压力）后，要选择带有奖励性的东西和行动来鼓励自己，并且选择获得奖赏或活动的最佳时机。如果冥想不能对解决问题有帮助作用，我们则指导吉田分析哪些是解决问题的可能障碍，如他对问题的情绪反应和定义，或者也许还有一些未被解决的问题等。

本 章 总 结

再构法是帮助求助者用不同的观点重新看待问题的有效途径。要想使再构法对求助者有疗效，它对于求助者来说就必须是合理的、可被接受的以及具有文化意义的。意义再构的一个例子是"健康的阻抗"这一新观点，它的含义是，求助者的阻抗不再是负面的，它是求助者对压迫的反抗，表明他们能够为自己和自己的信念而抗争。再构可以成为其他干预策略的重要成分——例如，看到问题或目标的新方式可以培养动机，以进行随后的认知示范或问题解决等改变尝试。认知示范和自我指导比第十一章介绍的示范策略更进一步：目的在于帮助人们学会如何使用自我言语促进改变。使用这个策略时，示范内容既有内隐的反应，也有外显的反应。自我指导训练可以与许多种干预策略一起使用，能够非常有效地支持合作性和环境中的人的咨询取向。例如，想象自己在社会环境中采取所期望的行动能有助于发现可能的困难并提前处理，以便求助者在实际情境中采取这些步骤。

问题解决治疗或训练法提供了一种形式化系统，使求助者能建设性地考虑问题。作为一种治疗策略，问题解决可以单独使用，也可以结合本书讲述的其他治疗策略一起使用。问题解决已被用于不同文化群体的求助者，问题解决风格的差异在求助者的年龄、性别、民族、种族等的变量上是明显的。文化敏感问题解决训练还包括种族身份、批判性意识和多种文化能力等因素。问题解决常常是改变个人环境中的成为求助者问题的根源或至少是相当一部分的方面——无论是有形的、关系的、权力的、社会文化的还是其他维度的。在最佳情况下，应用的广泛性、环境敏感性、实证支持、合作性质和创造性的批评思维的培养使得问题解决稳固地处于实践核心之中。

下一章我们将会看到如何让求助者学会用应对性思维和技能来替换自我挫败的思维。第十四章介绍的认知重建策略即是这样一种用来替代或重塑自我挫败思维的策略。

课后测验

第一部分

本章的目标——要求你在角色扮演中，演示出11步再构法中的8个步骤。利用再构会谈检核表对你的练习进行评估。

再构会谈检核表

给观察者的指导语：确定咨询师是否演示出了清单上的引导语，如果演示了，则在相应的横线上画勾。

项目	咨询师引导语示例
Ⅰ.再构基本原理	
____ 1. 咨询师解释再构目的。	"通常当我们考虑一个问题情境时，我们最初或直接的反应可能导致情绪苦恼。例如，我们只注意这个情境的消极特征而忽视另外的细节。将注意力选择性地集中于情境的消极特征上，我们会为那个情境紧张和焦虑。"
____ 2. 咨询师提供有关再构的概况。	"我们将识别出在你考虑一个问题情境时你注意到的情境特征；我们将寻找在这个情境中你可能忽视的其他中性和积极的特征。然后，我们将致力于把后者再构到你对问题情境的知觉中。"
____ 3. 咨询师确认求助者愿意使用策略。	"怎么样？你想试试吗？"
Ⅱ.识别问题情境中求助者的知觉和情感	
____ 4. 让求助者识别在问题情境中应注意哪些特征类型（某些求助者可使用意象）。	"当你想一个问题情境时，你会注意什么特征？你突然想起的第一件事是什么？"
____ 5. 让求助者识别在问题情境中的感觉类型。	"你通常有什么感觉？" "在这个情境的角色中你体验到（或正在体验）什么？"
Ⅲ.仔细选择问题情境的知觉特征	
____ 6. 让求助者再次扮演情境（通过角色扮演和想象），仔细注意被选择的特征（这一步骤需要重复几次）。	"让我们用角色扮演（或意象）演示在情境中的情况。这次我希望你仔细注意情境中我们刚刚识别过的这些方面。要观察你是怎样注意到……的？"
Ⅳ.提出其他的知觉	
____ 7. 指导求助者识别问题情境中积极或中性的特征。这个新的再构对求助者是合理、可接受的，适合求助者的年龄及性别。	"现在我们来识别问题情境中中性或积极的特征。这些是你忘记或忽略的特征。想一想其他的特征。"
Ⅴ.调整问题情境知觉	
____ 8. 指导求助者通过注意问题情境的中性和积极的特征，来修正知觉（某些求助者使用角色扮演和想象能促进这个程序）（这个步骤需要重复几次）。	"当我们演示这个问题情境时，我希望你通过考虑我们刚识别的中性或积极的特征改变你在这个情境中的注意点。" "有哪些对你来说不明显的情境特征，可能为你提供一种对这个情境的不同考虑方法？"

Ⅵ. 家庭作业和追踪

____ 9. 鼓励求助者练习修正知觉。

"练习对于修正你的知觉是非常重要的，每次在你想到或遇到一个问题情境时，注意这个情境的中性或积极特征。"

____ 10. 指导求助者自我监督家庭作业的完成情况。

"我希望你用日记来记录你练习的次数，也记录你在各种情境前后的感觉。"

____ 11. 安排追踪（在追踪中，咨询师评价求助者的日记，指出小的知觉替代）。

"两个星期后，把你的日记带给我，然后我们来看看你是怎样做的。"

第二部分

描述你将如何使用认知示范和自我指导训练的七个组成部分来帮助黄先生（见第八章），使他主动与老板进行社会活动（目标二）。下面是七个组成部分：

1. 基本原理
2. 任务示范和自我指导
3. 出声的外部指导
4. 出声的自我指导
5. 声音逐步减弱的自我指导
6. 内隐自我指导
7. 家庭作业和追踪

答案见课后测验反馈。

第三部分

本章目标三要求在角色扮演中演示 21 步认知自我指导示范程序中的至少 16 个步骤。你可以录音或让观察者评估你的表现，评估可根据认知示范会谈检核表进行。

第四部分

目标四要求你在 10 个会谈例子中至少对 8 个例子中反映的问题解决步骤能够准确地识别出来。在下面的每一个咨询师反应中，找出所使用的问题解决策略的步骤。可能有多个咨询师使用同一个步骤。问题解决策略的六个主要步骤是：

1. 问题解决的基本原理
2. 问题引导
3. 问题界定和形成
4. 列出可供选择的解决方法
5. 做出决定
6. 解决方法的实施和证实

答案见课后测验反馈。

1. "自我监督包括使用日记或日志来记录你的思想、感觉和行为。"
2. "为帮助自己评估每一个解决方法，你可以提出关于解决问题方法有效性的若干问题。"
3. "要发挥创造力，自由想象，记下进入头脑中的所有方法。"
4. "你要为自己的情绪设立什么目标？"
5. "请给我提供你解决问题的一个例子，你通常解决这个问题的方法是什么？"
6. "问题解决可以起到预防它再次发生的作用。"
7. "多数人有能力解决问题，但他们不常使用它们，从而无法解决复杂问题。"
8. "哪些没有解决的事情造成了目前的问题？问题是何时发生的？在什么地方发生的？"
9. "看看你的问题解决方法清单，它们的差别大吗？能想出新的方法吗？"
10. "当你完成这个步骤后，要想一想如何奖励自己。"

第五部分

目标五要求你通过角色扮演演示 19 个问题解决步骤中的 16 个步骤。你可录音或让观察者评估它，评估根据问题解决会谈检核表进行。

认知示范会谈检核表

指导语： 确认咨询师在会谈中是否使用了下面的引导语，如果使用了，在相应的位置上画勾。在检核表的右栏，列举了一些咨询师引导语，当然，它们都只是建议。

项　目	引导语举例
Ⅰ. 基本原理	
____ 1. 解释基本原理。	"这个策略将帮助你完成任务，并安排你怎样做。计划会帮助你完成得更好，更容易。"
____ 2. 介绍概况。	"我们将循序渐进地学习。首先，我将演示怎样做，我将在做的同时大声地与自己交谈，以使你能听到我的计划。然后你也这样做。逐渐地，你将能在考虑计划的同时完成任务。"
____ 3. 征得求助者同意。	"现在愿意继续下去吗？"
Ⅱ. 任务示范和自我指导	
____ 4. 指导求助者听和看哪些方面。	"在我做的时候，我将在口头上告诉你我的计划，你要仔细听我所说的话。"
____ 5. 咨询师示范任务，大声地进行自我指导，并使用求助者熟悉的言语。	"好，我现在开始。(咨询师) 我正准备会见招工者，等待着他示意我坐下来 (坐下来)。"
____ 6. 自我指导包括五个成分：	
____ a. 对任务要求提问；	"在这个情境中，我将做什么？"
____ b. 提出计划来回答问题；	"我只需要按提示坐下来，回答问题。"
____ c. 集中注意力于任务本身，并进行自我指导；	"记住做一个深呼吸，放松，集中注意力于会谈。记住讨论我的资格和经验，试着完整地、直接地回答问题。"
____ d. 应对自我评价，纠正错误；	"如果我变得紧张，只要做一个深呼吸，保持注意力集中于会谈，如果我不能很好地回答这个问题，我可以重新回答。"
____ e. 完成任务后进行自我强化。	"好，做得很好，事情做得很顺利。"
Ⅲ. 出声的外部指导	
7. 在一旁指导求助者练习。	"这次你自己来进行会谈，我将在做什么及你的计划上辅导你。"
8. 求助者完成任务时，咨询师帮助求助者用言语进行自我指导，并将主语由"我"变为"你"。言语自我指导包括五个成分：	"现在只要记住你将进入会谈，当会谈开始时，我会辅导你该怎样做。"
____ a. 对任务内容提问；	"好，你正进入会谈室，现在问自己将做什么？"
____ b. 回答问题；	"你正迎接会谈者(求助者照着做)，现在他暗示你坐下来(求助者坐下)。"
____ c. 关注任务，并在解决过程中进行自我指导；	"只要注意想怎样处理这个情境。他正问你有关背景，你正在直接和完整地回答。"
____ d. 应对自我评价，并纠正错误；	"当你被提问时，如果你感到有点紧张，只要做一个深呼吸，如果你不能完整地回答问题，你就尝试用另一种方法回答。现在试试。"
____ e. 自我强化。	"很好。记住，现在你要表达的意思就是：你应当受到雇用。[求助者按照指示做了]非常好，做得很好。"
Ⅳ. 外部自我指导	
____ 9. 让求助者完成任务并帮助其大声地自我指导。	"这次我想让你自己做，你在会谈中用我们前面做过的方式进行自我指导。记住，你的计划有五个部分，如果你卡住了，我会帮助你。"

____10. 求助者完成任务的同时，进行大声地自我指导。求
助者自我指导言语包括五个成分：
　　____a. 提问；　　　　　　　　　　　　　　　"现在我需要做什么？"
　　____b. 回答；　　　　　　　　　　　　　　　"我将迎接会谈者，等待坐下来的暗示。然后直接地和尽可能详细地回答问题。"
　　____c. 注意任务，自我指导；　　　　　　　　"只要集中注意力于我正在处理的这个情境，我将叙述我为什么被选择。"
　　____d. 应对自评，纠正错误；　　　　　　　　"如果变得紧张，只要做一个深呼吸，如果某个问题有困难，可以返回去重新做。"
　　____e. 自我强化。　　　　　　　　　　　　　"好，事情很顺利，我完成了。"

____11. 若自我指导不完整或者求助者进行不下去时，咨询师或者：
　　____a. 向求助者提供线索；　　　　　　　　　"让我们停一会儿，你似乎有麻烦，让我们再试试……"
　　____b. 让求助者重新进行步骤10。　　　　　　"似乎相当困难。因此让我们再试一次，这次我将辅导你通过会谈。"

____12. 为求助者提供反馈意见。　　　　　　　　　"这对你似乎相当容易，你能通过会谈辅导自己。在中间的一个地方，你描述自己有困难，似乎有点儿卡住了。但最后，你还是处理得很好。你想到了什么？"

问题解决会谈检核表

指导语：确认咨询师在会谈中是否使用了下面的引导语，如果使用了，在相应的位置上画勾。

项　　目	引导语举例
Ⅰ. 问题解决的基本原理	
____1. 以与求助者文化相一致的方式解释问题解决的目的。	"我们都要面对大小问题，有时我们感到被难住，因为我们不知道怎样处理问题。这个治疗程序能帮助你识别和确认问题，并检查解决问题的方法。使你能够控制问题，而不是被问题控制。当问题发生时，解决这个问题，以便预防将来的不适。"
____2. 以与求助者文化相一致的方式简单介绍治疗的过程。	"这个程序包括五个步骤。大多数问题是复杂的，我们需要从许多不同的方面解决问题。首先，我们需要了解你怎样看待这个问题，是阻碍还是促进的问题解决技巧。另外一部分是探索如何克服解决问题的思想和情感障碍。我们还需要知道，你愿意为解决问题投入多少时间和精力。第二，我们将收集有关的信息。第三，我们想知道，为解决问题我们能提出多少不同的解决方法。下一步，我们将比较这些方法，并决定使用哪一个。最后，你将尝试所选择的解决方法，并评估它们的效果如何。对我讲的你有什么想法？有什么问题吗？"
Ⅱ. 问题引导	
____3. 确定求助者如何解决问题。	"请就你的问题给我一个例子，并描述你解决它的典型方法。"
____4. 区分阻碍式和促进式的问题解决方法，并介绍性别、年龄、文化和世界观	"大多数人都有解决问题的能力，但通常他们不利用它。问题解决疗法能帮助去除障碍，把重要的问题带入焦点，并从不同方面考虑问题。不能解

____ 等对问题解决的影响。	决问题的人认为自己无法解决问题，通常这些人会回避问题或想让别人解决它。人们有时感到不去解决这些问题是容易的，事情会变得更好。大部分时间，问题解决无能者感到无望、抑郁或不愉快。你能解决问题，它们只是日常生活中的一部分。通常每个问题都有一系列的解决方法，你有能力找到解决方法。把问题看做一个机遇来考虑是会有帮助的。"
____ 5. 确定求助者解决问题中的认知、情感障碍。	"当你思考你的问题时，你对这个问题有什么想法？通常在这个问题中你会想什么？你有任何有关这个问题的'应该如何'的信念吗？当考虑这个问题时，你体验到什么感觉？在你过去的生活事件中，有任何仍然影响这个问题的事件吗？你的思想和情感怎样影响这个问题和你解决问题的能力？"（如果求助者存在着某种障碍，咨询师就要使用某一种策略或多种策略帮助求助者去除认知和情绪障碍，如理性—情感治疗，认知重建法，重构法，冥想法，放松法等）
____ 6. 评估求助者在问题解决上投入的时间和精力等。	"任何问题都要花费时间、精力、投入来解决。知道怎样要求自己来解决问题是重要的（等待回答）。但更重要的是去解决问题，而不要等待以后再去解决、甚至不去解决。解决一个问题要花时间，你觉得你有足够时间来解决这个问题吗？（暂停，等待回答）思考和致力于解决问题要花大量精力，你觉得应怎样进行？（暂停，等待回答）"

Ⅲ. 问题界定和形成

____ 7. 以文化敏感的方式描述问题解决策略。	"人们都有问题，一些问题是轻微的，而一些是重大的。问题解决策略是一种技巧和实用方法，人们使用问题解决来识别、探索或产生有效地处理每个问题的方法。"
____ 8. 帮助求助者收集有关问题的信息。（第八章中关于评估求助者问题的步骤可用于问题解决之中。）	"我们想尽我们所能收集更多与问题有关的信息，它是哪类问题？当问题发生时你有什么想法？对这个问题你体验到什么情感？这个问题通常怎样发生或怎样发展？谁卷入了问题？在什么时候发生问题？什么地点发生？这个问题将持续多久？这个问题有多紧张？你为解决这个问题曾经做过什么？你能认识到什么障碍阻碍解决问题？告诉我，你怎样看待这个问题？""定义这个问题时我们需要另外的信息吗？你对这个问题的定义是什么？"
____ 9. 确定求助者的问题是以问题为焦点，还是以情绪为焦点，或者两者都有。	"这个问题怎样被改变？这个问题的什么方面能够被改变？对这个问题你有什么情绪反应？你愿意改变对问题的个人／情绪反应吗？对于这个问题，有些东西不能改变，一些问题情境是无法改变的，如果问题的某些方面是能改变的，我们将致力于那些能改变的事，你对问题的情绪或个人的反应就是能够被改变的。"
____ 10. 帮助求助者确定问题解决的目标。（第九章中有关目标确定的步骤可用在此。）	"现在我们识别和确认了问题，我们需要建立一些目标。一个目标是你愿意做什么，以使这个问题被解决，这个目标将是你能做到的、可接受的和现实的事。""有多少障碍阻止你建立问题解决目标？怎样能去除这些障碍？你想改变什么行为？改变的程度是多少？在什么情况或形势下行为改变将发生？"

对于在问题情境中要被改变的东西，你设立了什么目标？你想为自己设立什么行为目标？这些目标将在问题解决的下一步骤帮助我们。"

Ⅳ．列出可供选择的解决方法
　　____ 11.指导求助者列出各种解决方案：　　　　"我们想为解决问题列出尽可能多的可供选择的解决方法。因为问题通常是复杂的，一个简单的解决方法通常是不适当的，我们需要为每一个问题目标列出几种可供选择的解决方法。"

　　　　　　____ a.各种选择方案；　　　　　　"想想你将处理问题的哪些方面？不用担心怎样完成你的计划或怎样使这个解决方法有效——你以后会做到的。"

　　　　　　____ b.延迟做出判断；　　　　　　"推迟判断各种解决方法，要放开思想给各种解决方法。你可以后再去评价和批评自己的解决方法。"

　　　　　　____ c.数量要大；　　　　　　　　"数量产生质量，可供选择的方法和想法越多越好，你将发现质量更好的解决方法。"

　　　　　　____ d.种类要多；　　　　　　　　"要有创造力，启动想象力。无论什么进入你的脑海都把它记下来。要允许自己想出各种无用的或非传统的解决方法。检查你列出的解决方法，看有多少种。如果你列出的种类较少，要想出更多新的和独特的解决方法。"

Ⅴ．做出决定
　　____ 12.指导求助者筛选方案。　　　　　　"现在你需要筛选和检查你列出的可供选择的解决方法，你要找出最好的解决方法。最好的解决方法是对你个人、社会以及直接和长期的利益花费最小而收获最大的方法。"

　　____ 13.提供评价解决方案的方法。　　　　"为帮助你评价每个解决方法，你要回答下列四个问题：
　　　　　　　　　　　　　　　　　　　　　　____(1) 用这个解决方法能解决问题吗？
　　　　　　　　　　　　　　　　　　　　　　____(2) 通过使用这个解决方法，我的情绪会感觉很好吗？
　　　　　　　　　　　　　　　　　　　　　　____(3) 如果我使用这个解决方法，需要花费多少时间和精力来解决问题？
　　　　　　　　　　　　　　　　　　　　　　____(4) 如果使用这个解决方法，会对我个人的利益有帮助吗？
　　　　　　　　　　　　　　　　　　　　　　记住通过回答这四个问题来评价每个解决方法是重要的。"

　　____ 14.直到求助者做出决定，并且选择出那些符合问题解决目标和自己文化的最佳解决方案。　　"选择尽可能多的解决方法，并回答下列问题：
　　　　　　　　　　　　　　　　　　　　　　____(1) 用这些解决方法，这个问题能被解决得相当好吗？
　　　　　　　　　　　　　　　　　　　　　　____(2) 这些解决方法在被选择和实施前是否需要更多的信息？
　　　　　　　　　　　　　　　　　　　　　　确定哪种解决方法适合于问题解决目标。"（如果对问题1回答肯定，对问题2回答否定，则转到下个步骤。如果正好相反，则需要重新定义问题，获取更多的信息，并确定问题解决中的障碍。）

Ⅵ．解决方法的实施和证实
　　____ 15.求助者实施解决方案。　　　　　　"在问题解决的最后阶段，尝试实施被选择的解决方法，如果试用解决方法有障碍，我们必须去除它们。你可以同时使用几种替代的方法。使用尽可能多的解决方法。"

　　____ 16.告诉求助者进行自我监测。　　　　"你要运用自我监测方法，包括在日记上记录思想、情感和行为。我们将要讨论你的记录。"

____ 17. 用下述标准评估是否达到目标:	"你需要确认解决方法是否解决了问题。问自己下列问题:
____ a. 是否解决了问题;	解决问题了吗?
____ b. 情绪状态良好;	情绪良好?
____ c. 投入了时间和精力;	花费了多少时间和精力?
____ d. 收益与支出的比例。	效果是否值得?"

____ 18. 告诉求助者进行自我奖励。(见第十七章有关自我奖励的策略。)　　"你需要考虑在成功解决问题之后奖励自己,奖励自己什么东西或活动?何时得到一些东西或进行一个奖励活动?"

____ 19. 告诉求助者问题没有得到解决时,下一步应当怎样做。　　"当解决方法不能解决问题时,我们需要查看解决问题的障碍和麻烦,以及你对问题的情绪反应。或许是因为你对这个问题没有准确定义,或者还有以前未解决的矛盾影响着目前的问题。"

课后测验反馈

 **第一部分**

使用再构会谈检核表评估你的会谈表现。

第二部分

1. 基本原理

首先,你将向黄先生解释认知示范和自我指导训练的目的和步骤。然后向他表明,这种策略可以帮助他练习和计划接近自己老板的方式。

2. 任务示范和自我指导

向黄先生示范一种能与他的老板打交道的方法,指导过程分为五个部分:

① "需要做什么"的问题。
② 用计划的方式回答这个问题。
③ 集中注意力于任务,指导自己完成它。
④ 评价自己,纠正错误。
⑤ 完成后强化自己。

在示范中最重要的是使用与黄先生有关的语言。

3. 外部指导

辅导黄先生完成自我指导的五个部分。

4. 出声的自我指导

黄先生练习,同时大声地自我指导。如果他卡住了,你可以提醒他,也可以让他重复这个步骤或返回到第3个步骤。

5. 声音逐步减弱的自我指导

黄先生进行耳语自我指导程序。

6. 内隐自我指导

黄先生进行内隐自我指导程序。你要求他描述发生了什么,必要时用内隐自我指导进行另外的练习或返回到第4步骤和第5个步骤。

7. 家庭作业

在黄先生实际进行社会交往前,指导他练习日常的自我指导程序。

第三部分

利用认知示范会谈检测检核表评价你的会谈录音,或者让一个观察者评估你的会谈表现。

第四部分

1. 解决方法的实施和证实
2. 做出决定
3. 列出可供选择的解决方法
4. 问题界定
5. 问题引导
6. 问题解决的基本原理
7. 问题引导
8. 问题界定
9. 列出可供选择的解决方法
10. 解决方法的实施和证实

第五部分

利用问题解决会谈检核表评价你的会谈录音,或让观察者评价你的会谈表现。

第十三章

认知改变和认知重建策略

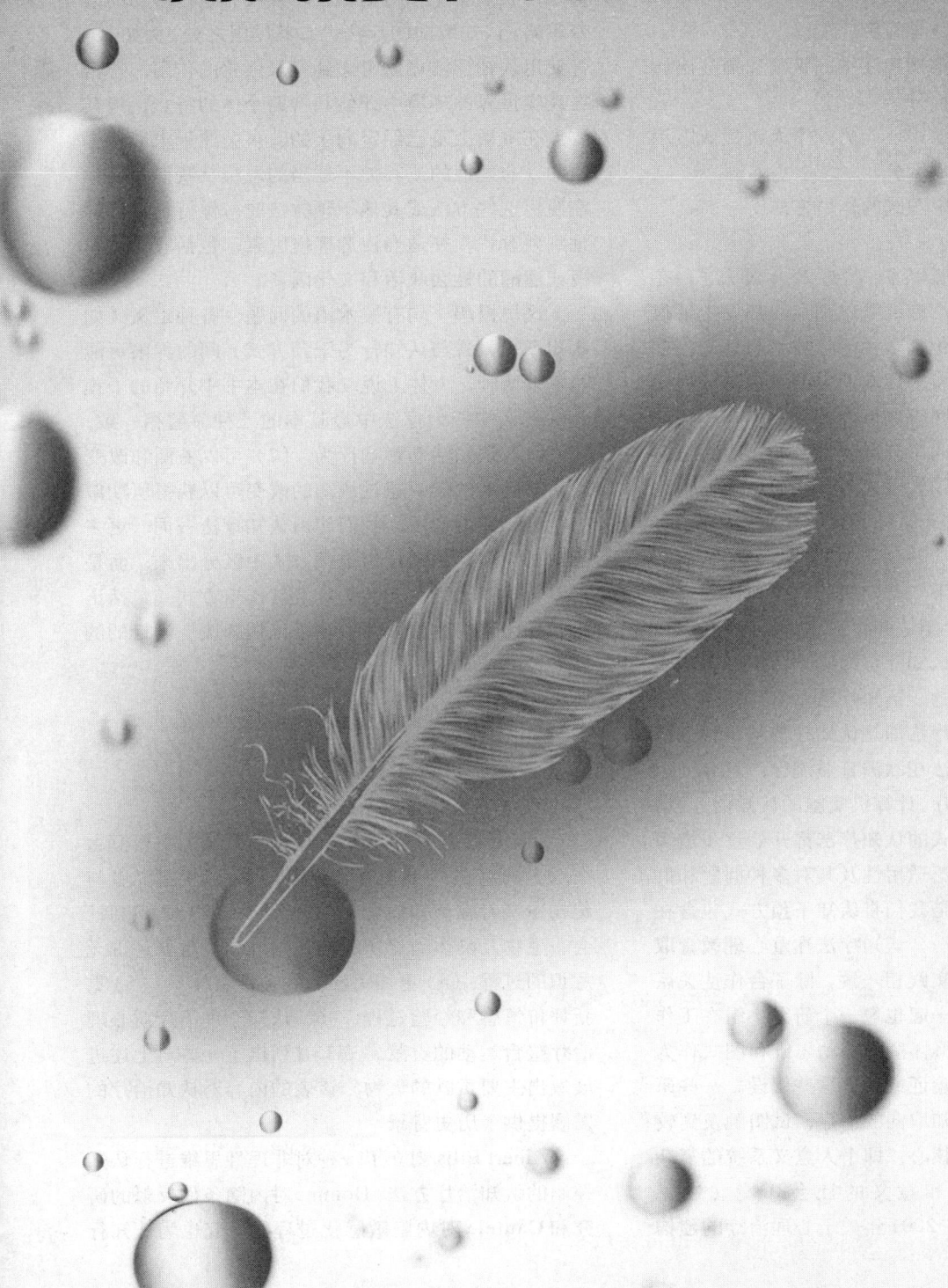

本章目标

在学完本章以后,学习者应能够:

1. 在给出的书面案例描述中,识别和描述出认知重建法的六个组成部分。
2. 在角色扮演会谈中,向另一个人讲授或展示认知重建法的六个组成部分。
3. 介绍认知功能中图式的作用方式。

自本书第一版出版以来,将近25年过去了。在这25年时间里,认知治疗的概念和实践都发生了很大的变化。认知治疗包括多种治疗技术与理论,它们都基于这样一种预设,即求助者的情绪与行为问题源自于他们的知觉和解决事件的方式。有三种认知对情感和行为困境的出现有着重要的作用,它们是:(1)自动思维;(2)图式或潜在假设;(3)认知歪曲。临床疗效有赖于认知在这三个水平的改变,即认知重建。

在第十一章和第十二章介绍的内隐和认知策略基础上,本章将主要介绍认知疗法和认知重建策略。许多治疗方式都受到认知疗法的影响。正如普洛查斯卡和诺克罗斯指出的,认知疗法常常与其他疗法混合,例如认知分析疗法即是认知疗法与精神分析疗法的整合。该种疗法在欧洲日益流行,它专注于情感和情绪模式的治疗。计算机实施的认知治疗、自助认知疗法与网络形式的认知疗法都开始逐步增多起来。认知疗法的广泛适用性及其对多种问题和群体显示出的有效性,是我们将认知干预方式包含在实践核心中的原因之一。认知疗法注重心理教育取向,与合作性的临床实践相一致。除了合作性关系外,求助者与咨询师一起也像一个研究小组在工作——例如,他们把值得怀疑的自动思维和图式作为假设,用评估证据来验证或否证这些假设。一些研究者尝试"深化"认知取向的治疗,试图触及到较难达到的个人知识的核心,即个人意义系统的复杂性以及个人、问题和意义的社会环境(参见Neimeyer和Raskin在2001年关于心理治疗的建构主义的综述)。

简言之,认知疗法是临床咨询师最常用的工具之一,而且这种倾向在可以预见的未来也仍会继续。但是,我们希望你时刻记住,并没有适合一切的改变策略。认知取向的疗法也有其局限之处。例如,尽管使用认知疗法可以考虑到背景因素的作用,符合在现实世界的环境中评估和帮助个体的特点,但其要点在本质上是已经定向了的,多关注于求助者歪曲的、非理性的或其他不适当的思维。我们希望你在使用这些方法或其他干预方法时,保持你自己的批判性意识,并适当注意环境因素,包括容易被忽视或遗漏的社会政治和文化因素。

这里提醒一句有关术语的问题:各种定义(如认知干预方式与认知行为干预方式)间的界限可能并不很清晰。大体上说,我们在本书中介绍的干预方式与认知行为疗法中最基本的三种命题相一致,即:(1)认知活动影响行为,(2)可以监测和改变的认知活动,(3)通过认知的改变可以获得所期望的行为。在本章中,我们使用认知疗法一词,更多的不是为了从认知行为干预方式中区分出来,而是更多关注于人类认知的基础及其作用方式(包括正常和有问题的方式),并关注于以认知改变为目的的策略。

认知治疗的发展

Mahoney提出:"认知心理治疗领域的主要概念在过去30年的进展主要表现为:(1)理性主义者与建构主义者在认知概念上出现分野;(2)认识到社会、生物及具体因素所起的作用;(3)重新评价无意识的过程;(4)更加关注自我和社会体系;(5)重新评价情感和经验过程;(6)认知心理治疗对心理治疗整合运动的贡献。"表13.1列出了一些对上述进展做出主要贡献的人物,该表的内容对认知治疗的发展提供了历史背景。

Albert Ellis创立了一种对非理性思维进行认知控制的认知治疗方法。Homme对内隐条件反射的研究和Cautela对内隐敏感化过程的研究也为认知行

表13.1　对认知疗法的发展做出贡献的人物

疗法	作者及著作
理性情绪疗法	Ellis，A.（1962）.Reason and emotion in psychotherapy.New York:Stuart.
内隐条件反射	Homme，L.（1965）.Perspectives in psychology:XXIV.Control of coverants，the operants of the mind.Psychological Rccord，15，501-511.
内隐敏感化	Cautela，J.R.（1966）.The treatment of compulsive behavior by covert sensitization.Psychological Record，16，33-41.
自我指导训练	Merchenbaum，D.H.，& Goodman，J.（1971）.Training impulsive children to talk to themselves.Journal of Abnormal Psychology，77，127-132.
认知疗法	Beck，A.T.（1976）.Depression:Causes and treatment.Philadelphia:University of Pennsylvania Press.
焦虑管理训练	Suinn，R.M.& Richardson F.（1971）.Anxiety management training:A nonspecific behavior therapy program for anxiety control.Behavior Therapy，2，498-510.
问题解决疗法	D'Zurilla，T.J.，& Goldfried，M.R.（1971）.Problem-solving and behavior modification.Journal of Abnormal Psychology，78，107-126.
	Spivack，G.，Platt，J.J.& Shure，M.B.（1976）.The problem-solving approach to adjustment.San Francisco:JosseyBass.
自我控制	Mahoney，M.J.& Thoresen，C.E.（1974）.Self-control:Power to the person.Monterey，CA:Brooks/Cole.
应激接种预防训练	Meichenbaum，D.，Turk，D.，& Burstein，S.（1975）.The nature of coping with stress.In I.G.Sarason & C.D.Spielberger（Eds.），Stress and anxiety:Vol.II.New York:Wiley.
社会学习	Bandura，A.（1985）.Social foundations of thought and actions:Asocial cognitive theory.Englewood Cliffs，NJ:Prentice Hall.

为改变方法在临床上的应用奠定了基础。他们的工作后来被发展成第十一章讲述的引导想象法和第十六章的系统脱敏法。Meichenbaum和Goodman的自我指导训练为言语自我指导和第十二章介绍的认知示范疗法建立了联系。Beck在1967年发表的著名论文中明确提出，情感障碍是人们对生活事件的歪曲思维和不现实认知评价的结果。本章描述的一种认知重建法与A.T.Beck和J.Beck提出的观点十分相似。Suinn和Richardson提出的焦虑情绪管理训练法是在交互抑制概念基础上发展出来的，引导求助者使用放松疗法（第十四章将介绍的压力管理）来控制自己的焦虑情感。第十二章介绍的问题解决治疗是一种自我控制的认知方式，求助者在面对问题情境时要探索各种各样的反应方式。Spivack、Platt和Shure发展出的人际认知问题解决治疗方法，是由D'Zurilla和Goldfried确立的同一种认知治疗技能发展而来的。Mohoney和Thoresen对将自我控制法用于认知疗法特别是用于自我管理法（第十七章）做出了贡献。最后，班杜拉的社会学习理论为第十一章描述的参与示范法以及第十七章描述的自我效能法提供了理论基础。

本章将描述的认知重建法被认为在认知行为治疗发展的过程中具有划时代的意义。有时它也被称为"认知替代"，即将旧的心理图像和规则转变成新的图像和规则。在建构主义的咨询实践中，还有一些认知重建的方法，其目的在于了解个人的生活意义，并根据他们的生活目标调整他们对生活的叙述、对生活意义的解释以及生活模式。认知取向的治疗方法在过去若干年中不断地升温，一些所谓的"热"因素也被逐渐地加了进来，如情绪、动机、生活目标、价值观以及从其他研究领域（如生理学、神经解剖学、语言学、计算机科学以及人类文化学等）所获得的成果集成。近期的一些研究促进我们更深地了解心灵与文化间相互作用。例如，Markus、Kitayama和Heiman等人作了一个详尽的综述，以表明文化对认知和人生意义的结构、系统和变化的影响是多途径、多方面的，他们强调说：

　　文化、社会或群体环境为心理系统的发展提供了最基本的框架，它使得个人的心理系统按照一种文化共鸣的方式得以发展，也使得个体能够在特定群体和社会环境中找到自己作为成员的位置。要想了解文化依托的心理过程，就必须要对意义（暗喻、价值观、信念、目标、图式等）进行分析，也要对赋予事件和行动意义的生活实践（生活模式的轨迹）给予分析。

我们所强调的环境和文化敏感的方法与实践核心的内容完全一致，人们不仅要在认知的内容上了解心理的变化，而且要依照构成日常生活环境的情境、常态和权力动力学因素去理解心理的变化。要在心里始终记得，文化的概念可以扩大到许多集合概念，如国家和种族等，也包括一些其他与文化有关的概念，如残疾人、老年人、性取向、宗教、偏远乡镇或农村生活等。关于认知治疗应用的讨论，请读者参见Beck、Beiloin、Dobson、Goldfried、Leahy和Hooland、Mahoney以及Salkovskis等人的著作。

认知重建法的应用

认知重建法（CR）来源于如何消除歪曲和无效的推理、抵制不合理的思维和信念以及促进由规则支配的行为等理论观点。在许多方面，认知重建都被认为是几乎所有认知行为治疗中最重要的部分。表13.2列举了对认知重建的若干研究，显示认知重建可以在许多问题领域中得到应用。

专栏13.1中列出了使用认知重建法进行研究的各种案例清单。这个清单揭示出认知重建法有着十分广泛的应用范围。其中CR可以用于控制泛化性或

表13.2　有证据支持及可能有效的儿童心理 - 社会治疗法

治　疗		
问题/症状	证据支持	可能有效
孤独症	没有	没有
抑郁	没有	行为自控疗法
		认知 - 行为应对技能
焦虑	没有	认知 - 行为治疗
		认知 - 行为治疗与家庭焦虑管理
恐惧	参与示范法、强化练习	想象脱敏法
		现场脱敏法
		真人示范法
		录像示范法
		认知 - 行为治疗
注意力缺失（ADHD）	父母行为训练、课堂调教反射操作法	认知 - 行为治疗
对抗性行为失常/行为异常（ODD/CD）	父母行为训练、录像示范法、父母训练	愤怒控制训练与应激接种法
		愤怒情绪应对法
		自我肯定训练
		青少年犯罪预防计划
		多系统治疗
		亲子互动治疗
		父母训练计划
		问题解决技能训练
		理智 - 情感治疗
		倒数计时法与信号椅子治疗法

者针对性焦虑、惊恐发作、恐惧症和考试焦虑等。CR 也可以用于其他广泛的领域，如愤怒、抑郁、婚姻与家庭治疗、疼痛、应激、创伤、药物滥用、赌博、预防复发、记忆和信念问题、自尊、应对以及强迫-冲突障碍等（见专栏 13.1）。

虽然本书无法全部囊括所有领域的干预技术，

专栏 13.1　认知重建的研究领域举例

愤怒

Dahlen, E. R., & Deffenbacher, J. L. (2000). A partial component analysis of Beck's cognitive therapy for the treatment of general anger. Journal of Cognitive Psychotherapy, 14, 77-95.

Deffenbacher, J. L., Oetting, E. R., Huff, M. E., & Thwaites, G. A. (1995). Fifteen-month follow-up of social skills and cognitive-relaxation approaches to anger reduction. Journal of Counseling Psychology, 42, 400-405.

Deffenbacher, J. L, Thwaites, G. A., Wallance, T. L., & Oetting, E. R. (1994). Social skills and cognitive-relaxation approaches to general anger reduction. Journal of Counseling Psychology, 41, 386-396.

焦虑

Carter, M. M., Marin, N. W., & Murrell, K. L. (1999). The efficacy of habituation in decreasing subjective distress among high anxiety-sensitivity college students. Journal of Anxiety Disorders, 13, 575-589.

Strumpf, J. A., & Fodor, I. (1993). The treatment of test anxiety in elementary school-age children: Review and recommendations. Child and Family Behavior Therapy, 15, 19-42.

Sud, A. (1993). Efficacy of two short-term cognitive therapies for test anxiety. Journal of Personality and Clinical Studies, 9, 39-46.

Vance, W. R., & Watson, T. S. (1994). Comparing anxiety management training and systematic rational restructuring for reducing mathematics anxiety in college students. Journal of College Student Development, 35, 261-266.

文化差异

Giannini, A. J., Quinones-Delvalle, R. M., & Blackshear, G. The use of cognitive restructuring in cross-cultural therapy. Psychiatric Forum, 15, 30-32.

抑郁

Emerson, P., West, J. D., & Gintner, G. G. (1991). An Adlerian perspective on cognitive restructuring and treating depression. Journal of Cognitive Psychotherapy, 5, 41-53.

Pace, T. M., & Dixon, D. N. (1993). Changes in depressive self-schemata and depressive symptoms following cognitive therapy. Journal of Counseling Psychology, 40, 288-294.

癫痫症

Upton, D., & Thompson, P. J. (1992). Effectiveness of coping strategies employed by people with chronic epilepsy. Journal of Epilepsy, 5, 119-127.

赌博

Sharpe, L., & Tarrier, M. (1992). A cognitive-behavioral treatment approach for problem gambling. Journal of Cognitive Psychotherapy, 6, 193-203.

Sylvain, C, & Ladouceur, R. (1992). Corrective cognition and gambling habits in players of video poker. Canadian Journal of Behavioural Science, 24, 479-489.

网络干预

Kovalski, T. M., & Horan, J. J. (1999). The effects of Internet-based cognitive restructuring on the irrational career beliefs of adolescent girls. Journal of Cognitive Psychotherapy, 13, 145-152.

婚姻治疗

Halford, W. K., Sanders, M. R., & Behrens, B. C. (1993). A comparison of the generalization of behavioral marital therapy and enhanced behavioral marital therapy. Special section: Couples and couple therapy. Journal of Consulting and Clinical Psychology, 61, 51-60.

记忆和信念

Lachman, M. E., Weaver, S. L, Bandura, M., & Elliott, E. (1992). Improving memory and control beliefs through cognitive restructuring and self-generating strategies. Journal of Gerontology, 47, P293-P299,

Claridge, K. E. (1992). Restructuring memories of abuse: A theory-based approach. Psychotherapy, 29, 243-252.

强迫冲动障碍

Jones, M., & Menzies, R. G. (1997). Danger ideation reduction therapy (DIRT): Preliminary findings with three obsessive-compulsive washers. Behavior Research & Therapy, 35, 955-960.

Sookman, D., Pinard, G., & Beauchemin, N. (1994). Multidimensional schematic restructuring treatment for obsessions: Theory and practice. Journal of Cognitive Psychotherapy, 8, 175-194.

疼痛

Basler, H. D. (1993). Group treatment for pain and discomfort. Special issue: Psychosocial aspects of rheumatic diseases. Patien Education and Counseling, 20, 167-175.

Grant, L. D., & Haverkamp, B. E. (1995). A cognitive-behavioral approach to chronic pain management. Journal of Counseling & Development, 74, 25-31.

Subramanian, K. (1994). Long-term follow-up of a structured group treatment for the management of chronic pain. Special issue: Empirical research on the outcomes of social work with groups. Research on Social Work Practice, 4, 208-223.

惊恐发作

Craske, M. G., Rowe, M., Lewin, M., & Noriega-Dimitri, R. (1997) Interoceptive exposure versus breathing retraining within cognitive-behavioral therapy for panic disorder with agoraphobia. British Journal of Clinical Psychology, 36, 85-99.

DiFilippo, J. M., & Overholser, J. C. (1999). Cognitive-behavioral treatment of panic disorder: Confronting situational precipitants. Journal of Contemporary Psychotherapy, 29 (2), 99-113.

Hecker, J. E., Finnk, C. M., Vogeltanz, N. D., Thorpe, G. L, & Sigmon, S. T. (1998). Cognitive restructuring and interoceptive exposure in the treatment of panic disorder: A crossover study. Behavioural & Cognitive Psychotherapy, 26, 115-121.

父母教养

Gammon, E. A., & Rose, S. D. (1991). The Coping Skills Training Program for parents of children with developmental disabilities: An experimental evaluation. Research on Social Work Practice, 1, 244-256.

Morgan, B., & Hensley, L. (1998). Supporting through group work: A multilevel psychoeducational approach. Journal for Specialists in Group Work, 23, 298-311.

恐惧症

Ball, S. G., & Otto, M. W. (1994). Cognitive-behavioral treatment of choking phobia: 3 case studies. Psychotherapy and Psychosomatics, 62, 207-211. Heard, P. M., Dadds, M. R., & Conrad, P. (1992). Assessment and treatment of simple phobias in children: Effects on family and marital relationships. Behaviour Change, 9, 73-82.

Oest, L. G., Brandennburg, M., & Alm, T. (1997). One versus five sessions of exposure in the treatment of flying phobia. Behavior Research & Therapy, 35, 987-996.

Taylor, S., Woody, S., Koch, W. J., McLean, P., Paterson, R. J, & Anderson, K. W. (1997). Cognitive restructuring in the treatment of social phobia. Behavior Modification, 21, 487-511.

预防复发

Bakker, L, Ward, T, Cryer, M., & Hudson, S. M. (1997). Out of the rut: A cognitive-behavioral treatment program for driving-while-disqualified offenders. Behaviour Change, 14, 29-38.

自尊

Horan, J. (1996). Effects of computer-based cognitive restructuring on rationally mediated self-esteem. Journal of Counseling Psychology, 43, 371-375.

吸烟

Haaga, D. A. F., & Allison, M. L. (1994). Thought suppression and smoking relapse: A secondary analysis of Haaga (1989). British Journal of Clinical Psychology, 33, 327-331.

应激

Hains, A. A. (1992). Comparison of cognitive-behavioral stress management techniques with adolescent boys. Journal of Counseling and Development, 70, 600-605.

药物滥用

Steigerwald, F., & Stone, D. (1999). Cognitive restructuring and the 12-step program of Alcoholics Anonymous. Journal of Substance Abuse Treatment, 16, 321-327.

Wolberg, J. M., Hovland, R., & Hopson, R. E. (1999). Cognitive restructuring as a relapse prevention strategy: Teaching alcoholics to talk back to beer ads. Alcoholism Treatment Quarterly, 17 (4), 29-51.

创伤

Echeburua, E., de Corral, P., Zubizarreta, I., & Sarasua, B. (1997). Psychological treatment of chronic posttraumatic stress disorder in victims of sexual aggression. Behavior Modification, 21, 433-456.

Marks, I., Lovell, K., Noshirvani, H., Livanou, M., & Thrasher, S. (1998). Treatment of posttraumatic stress disorder by exposure and/or cognitive restructuring: A controlled study. Archives of General Psychiatry, 55, 317-325.

书写

Nedate, Y., & Tagami, F. (1994). Effects of instruction through writing on subjective well-being modification: When adopting a cognitive restructuring approach. Japanese Journal of Counseling Science, 27, 21-26.

但我们在表13.2中总结了有研究支持的、能有效治疗儿童行为问题的干预方法。在本书中，你可以找到有关这些方法的适用指南，但我们还是推荐你去参考Ollendick与King和Kendall等人的指导书，以便针对儿童和青少年使用这些方法。我们列出的这些方法，应被视为试验性的。目前针对适合不同问题的干预方法种类及其可推广性的经验证据尚嫌不足。应鼓励发展各种干预方法，并尝试将它们用于问题儿童，他们的问题还会有社会认知和情绪管理方面的内容。

认知治疗和认知重建法的跨文化应用

近些年，大家开始注意到认知治疗在各种文化人群中的应用，虽然Hays结论说这方面的应用毕竟还是太少了些。Hays认为，认知治疗背后存在的价值观为主流文化的现状所支配。例如，对自我控制的强调恰好适应了欧美文化中个人自主的价值观，它可能会帮助一些求助者，但也"暗示着对某些求助者的指责，虽然他们的问题主要是由不公平的社会环境造成的"。

认知治疗和认知重建也受到女权主义治疗师的批评。在争取女权运动的早期，认知行为治疗"因其指导妇女进行一种新的行为方式"而被人称赞。这是一个将个人变化视为解决社会问题的主要途经的时代。但是现在的女权主义、跨文化和生态治疗师们都不赞同这样的观点，即好像如果你转变了受压迫者的思维方式，现存的社会问题就会自动得到解决。像Kantrowitz和Ballou指出的那样，认知治疗和认知重建中的"理性思维"倾向于强化欧美中心主义和男权主义的认知过程和世界观；而其他种类的认知过程和世界观轻则被忽视，重则被贬低，例如，妇女和少数民族的认知风格因而常常被否定。这是一个将个体改变视为解决社会问题的主要途径的时代。而且，认知治疗和认知重建挑战了人们的信念和思想，但这种挑战可能并不适合某些文化和性别的社会化模式。例如，亚洲人"在他们文化的常模中强调情感和谐，避免冲突"。

Hays认为，只有对认知心理治疗法进行适应各种文化的修正，它才能用于不同文化的求助者。实际上，修正后的认知重建法对不同求助者群体的治疗还是有效的，专栏13.2列出了一些这方面的研究实例。Ahijevych等人建议用认知重建法作为干预手段，帮助那些尼古丁成瘾的非洲裔美国妇女戒烟。针对不同的问题，Hatch和Paradix发展出一个12周的干预计划，其中要利用认知重建法、呼吸法和放松法，来治疗患有惊恐发作障碍的非洲裔美国妇女。他们发现这群妇女特别看重视听辅助和自助手段，也很重视以电视中常出现的妇女代表和自己群体中的少数妇女作为示范人物。如邀请一名经过治疗已经痊愈的妇女为参与治疗的这群妇女讲话。对她们强调种族问题、向她们提供接触其他非洲裔美国人的机会等，对于这个干预计划中的教育和支持部分都是十分重要的。

我们过去曾提到认知重建法也适用于亚洲人。Iwamasa表明认知重建法在文化上可以用于某些亚裔美国人，特别是那些受到过良好教育、并且有很强的成就动机的人。他注意到，这种治疗策略之所

以具有吸引力，就在于它是一种结构化（而非任意的）、强调思维和行为的干预法，并且不要求亚裔美国人去违抗自己的传统价值观，如向陌生人暴露自己个人或家庭的困难等。

Johnson和Ridley讲述了如何用认知重建法为寻求"基督教咨询"的人进行服务的事情。求助者被鼓励以圣经中的话作为基础，去挑战那些有问题的信念和争论。他们争辩道，认知重建法对于某些基督徒的文化价值观是契合的。Tix和Frazier考察了宗教方法在应对应激事件中的作用，他们探讨了各种形式，并发现将治疗目标放在提供社会支持、以及认知重建和控制感等方面，对于帮助人们度过应激适应其实很有作用。

认知重建法越来越多地被用于老年人，特别是那些患有抑郁症的老年人。这种治疗技术对于他们来说十分重要，因为许多老年人都有服用抗抑郁药物后产生的严重副作用。在使用认知重建法时，最好将它们当作教育的手段，而不是治疗干预的手段，要敏感地意识到，老年人对于解释自己的问题和谈及年龄，都存在着恐惧和偏见。小组认知治疗形式特别有用，因为它为老年人提供了更多的社会参与和社会支持的机会。而且，干预措施还要根据老年人听力和视力情况等做出适当的调整。认知疗法能够帮助改善老年人的康复，帮助他们进行一生的回忆。

认知重建法还被用于同性恋者。Ussher和Kuehlwein使用这种技术帮助同性恋男青年考察和更正自己内部的异性恋信念和思维。Wolfe使用认知重建法帮助同性恋女青年应对来自父母和社会对她们性倾向的歧视。

Organista等人对拉丁裔求助者使用认知重建法时进行了若干修改。首先，要使咨询师在语言上能够与那些西班牙语占主导的求助者进行交流。其次，他们发现拉丁裔求助者的问题和信念都与婚姻、家庭和文化适应等应激事件有关联。文化和性别问题非常普遍，它们多引发人们出现抑郁情绪，特别是因为拉丁文化中强调marianismo（一种文化特性，强调拉丁妇女在家庭中要做出牺牲，并且要忍受痛苦）和guadar（一种内忍、而不要表达愤怒的规则）。他们对拉丁裔求助者使用认知重建法时，多采用一步

专栏 13.2　有关多元文化认知治疗的研究

非裔美国妇女

Ahijevych, K., & Wewers, M. (1993). Factors associated with nicotine dependence among African American women cigarette smokers. Research in Nursing and Health, 16, 283-292.

Haley, W., Roth, D., Coleton, M., & Ford, G. (1996). Appraisal, coping and social support as mediators of well-being in black and white family caregivers of patients with Alzheimer's disease. Journal of Consulting and Clinical Psychology, 64, 121-129.

Hatch, M., & Paradis, C. (1993). Panic disorder with agoraphobia. A focus on group treatment with African Americans. The Behavior Therapist, 16, 240-242.

亚裔美国人

Iwamasa, G. Y. (1993). Asian Americans and cognitive behavioral therapy. The Behavior Therapist, 16, 233-235.

信仰基督教的人

Johnson, W. B., & Ridley, C. R. (1992). Brief Christian and non-Christian rational emotive therapy with depressed Christian clients: An exploratory study. Counseling and Values, 36, 220-229.

有躯体残疾的人

Ellis, A. (1997). Using rational emotive behavior therapy techniques to cope with disability. Professional Psychology, 28, 17-22.

老年人

Arean, P. A. (1993). Cognitive behavioral therapy with older adults. The Behavior Therapist, 16, 236-239.

Dick, L. P., & Gallagher-Thompson, D. (1995). Cognitive therapy with the core beliefs of a distressed, lonely caregiver. Journal of Cognitive Psychotherapy, 9, 215-227.

Lopez, M., & Mermelstein, R. (1995). A cognitive-behavioral program to improve geriatric rehabilitation outcome. Gerontologist, 35, 696-700.

Thompson, L. W. (1996). Cognitive-behavioral therapy and treatment for late-life depression. Journal of Clinical Psychiatry, 57, 29-37.

Weiss, J. (1995). Cognitive therapy and life-review therapy. Journal of Mental Health Helpers, 17, 157-172.

男性同性恋者

Kuehlwein, K. T. (1992). Working with gay men. In A. Freemen & F. M. Dattillio (Eds.), Comprehensive casebook of cognitive therapy (pp. 249-255). New York: Plenum. Ussher, J. (1990). Cognitive behavioral couples therapy with gay men referred for counseling in an AIDS setting: A pilot study. AIDS-Care, 2, 43-51.

拉丁美洲人

Organista, K., Dwyer, E. V., & Azocar, F. (1993). Cognitive behavioral therapy with Latino outpatients. The Behavior Therapist, 16, 229-232.

女性同性恋者

Wolfe, J. L. (1992). Working with gay women. In A. Freeman & F. M. Dattillio (Eds.), Comprehensive casebook of cognitive therapy (pp. 249-255). New York: Plenum.

低收入者

Miranda, J., & Dwyer, E. V. (1993). Cognitive behavioral therapy for disadvantaged medical patients. The Behavior Therapist, 16, 226-228.

美国土著人

Renfrey, G. S. (1992). Cognitive-behaviortherapy and the Native American client. Behavior Therapy, 23, 321-340.

宗教人士

Tix, A. P., & Frazier, P. A. (1998). The use of religious coping during stressful life-events: Main effects, moderation, and mediation. Journal of Consulting & Clinical Psychology, 66, 411-422.

法，而不用多步骤法，去挑战求助者思维中的矛盾错误，如"是的，但是。"

Miranda和Dwyer为低收入的疾病患者进行了认知重建法，实施治疗时要有双语和了解对方文化的咨询师从旁协助。他们利用治疗手册进行认知重建法的心理教育，并使用适合求助者的语言。例如，使用"认为所有事情都是坏的，就意味着每件事都将是坏的"进行解释，而不用"概括推论"这个词汇。在改变他们的认知的同时，还要处理求助者的心理社会应激。另外，对拉丁裔求助者来说，小组治疗比个体治疗更为有效。

Renfrey对土著美国人使用了认知重建法。他发现，这些美国人对心理健康服务的现实需求是很强烈的，主要是因为白人文化给他们造成的文化适应和文化脱离的问题。但是他们的这种需要远远没有得到满足。Renfrey建议在提供这类服务时，要与本土的治疗师合作进行。文化敏感的认知治疗在这方面能够发挥作用，因为这种治疗策略具体而直接；留有家庭作业；强调改变当前的行为、而不是情绪状态。在进行任何干预之前，都要对求助者的文化适应状况进行评估，因为这种状况将会影响到治疗过程和疗效。认知重建法应至少以这样的方式进行实施，要使求助者培养出适应两种文化的能力，一方面要认同土著传统文化，训练求助者满足自己文化要求的技能，同时也要训练满足主流文化和跨文化的能力。

跨文化使用认知重建法的指导原则

正如Hays所指出的，认知治疗和认知重建适用于各种求助者群体，但这要取决于进行治疗所采用的方式，以及"咨询师对各种文化世界观的敏感性"。为了具有文化敏感性地使用认知重建，我们建议使用如下的指导原则。

首先，当你描述求助者的认知时，要对自己使用的语言十分谨慎。我们不提倡对求助者使用"合理"或"不合理"等术语，而且我们认为这些词汇（甚至包括其他词汇，如适应不良或功能失调等）特别不适合于那些处于社会边缘的人，如同性恋者、少数民族等。因为这些词汇会进一步降低这些人的自我效能感，并使他们觉得自己是边缘人群。

第二，出于教育而不是治疗的目的为某些文化的求助者解释认知重建的基本原理，会帮助他们消除对精神健康治疗的误解。指派具体的家庭作业的教学方法是有作用的。

第三，在认知重建治疗中使用的语言，要接近求助者的母语习惯，并适合求助者的年龄、受教育程度以及他们的听、看、阅读的能力。避免使用专用术语。将治疗程序逐步进行，每次关注一到两个步骤，而不要使用多个步骤同时进行的程序，如挑战自我挫败思维。要提供适用于多种文化的应对技能和思想的具体例子。

第四，使用双语咨询师，或者与操双语、民族相近的咨询师、或本土治疗师进行合作，他们能够帮助你发现心理社会应激、种族歧视等问题。要记住，对于那些处于社会边缘的求助者，强调上述因素与强调个人内部认知问题具有同等的重要性。还要考虑到，以小组方式进行认知重建可能比个体方式更为有效。

认知重建的六个组成部分

我们介绍的认知重建法反映了专栏13.1和专栏13.2中列出的各种研究结果以及本章后面所列的建议阅读内容，并且还加入了一些我们根据自己临床经验对认知重建法进行的调整。我们将从六个主要方面来介绍认知重建法：

1. 基本原理：该疗法的目的和概要
2. 在问题情境中识别求助者的扭曲思想
3. 引入和练习应对性思维
4. 用应对性思维替代自我挫败思维
5. 引入和练习积极的、自我强化的自我陈述
6. 布置家庭作业及追踪

下面部分将介绍每一个方面。六个方面内容的详细介绍可参见本章结尾处所列认知重建法会谈检核表以及本章学习活动13.3。

治疗基本原理

认知重建的基本原理在于，它尝试强化求助者的这样一种信念，即"自语"能够影响到自己的行为，特别是关于自我挫败思维或消极自评的自语能够引起情绪烦恼并干扰行为。解释原理时所使用的例子要与求助者的性别和文化相关联。

基本原理

下面介绍的基本原理用于治疗广泛性成绩焦虑，但它同样也可以应用于做出不同主诉的求助者。你可以根据求助者的具体问题来调整这个基本原理的说明。

我们治疗的目标之一，是要让你意识到自己的思想或者自言自语，因为正是这些内部的思想活动使你产生焦虑。当我们找出这些习惯性的思维后，我们就有办法替代或改变它们。这些思想的产生可能与某种情境有关，也可能与这种情境引发出的情感有关。无论这种习惯性思想是如何产生的，它们都会引起你身体中的某种生理反应。生理上的反应加上自己的思想和情感，共同影响和干扰了你的行为。如果我们能意识到这些自动思维，我们就可以改变它们。

概要

下面是一个概要介绍认知重建治疗程序的例子。

我们将学会如何处理你自己的自动思维，首先要意识到这种思想何时出现以及这些自我言语的内容是什么。认识到自我挫败思维，是改变和减少焦虑情绪的第一步。每当意识到自我挫败思维出现时，就应像亮起红灯或响起警铃，这时我们就要用自我增强的思想来替代自我挫败思想。换句话说，我们会为你增加自我增强的思想，每当你意识到出现了自动自我挫败思想的时候，就转到这些自我增强思想上。当你转到自我增强的内部对话后，你的生理反应和情绪反应也会变得积极和自我增强起来，从而使你行为中的焦虑成分减少。我们将学习在行动过程中、行动前或行动后如何使思维由自我挫败转变为自我增强。

自我挫败和自我增强思维的区别

认知重建法除了要向求助者讲述基本原理以外，还要将自我增强与自我挫败思维进行对比。在某些文献中，这也称为合理与不合理的思维。我们对认知行为原则的介绍是为了帮助求助者了解：(1) 关于自动思维的证据（如，在"我毫无能力"的想法与生活中的各种成功和效率之间存在着矛盾）；(2) 如何依据一项思维对求助者及其目标具有帮助或者损害的性质将思维区分为自我增强思维和自我挫败思维。这种说明可以帮助求助者在治疗中区分自己出现的自我增强和自我挫败思维。许多能从认知重建治疗法中获益的求助者，就是因为他们以前对自己的自我挫败思维意识太强烈，而对自我增强的思想没有意识或者不能产生自我增强的想法。提供两种想法的对比，就能帮助他们明白如何培养更切合实际的思维模式。

进行两种思想对比的一个方法是，向求助者示范一些积极肯定的自我陈述或消极否定的自我陈述的例子，这些例子既可以是咨询师自己的个人体验，也可以与求助者的问题情境有关。另外，例子内容要与求助者的文化相关联。例子可以发生在问题情境出现之前、之中或之后。例如你告诉求助者说，当要与某人进行第一次见面时自己就会感到紧张，此时就会出现许多非常消极的想法，如：

会见前：
"如果我们见面不愉快怎么办？"
"如果这个人不喜欢我怎么办？"
"我肯定会弄糟这次建立良好关系的机会。"
会见中：
"我没有给这个人留下好印象。"
"这个人可能希望我们的会面早点结束。"
"我只想早点结束，离开这儿。"
"我肯定这个人不想再见到我。"
会见后：
"啊，会面糟透了。"
"我从来不能与陌生人进行很好的交谈。"
"我也许再也不能进行这样的会面了。"
"我的话听起来多么愚蠢。"

与之相反，你可以提供一些在同样情境下的出现积极的、自我增强思维的例子。

会见前：

"我会通过这次见面了解、认识这个人。"

"与他会谈时，我会展示自己。"

"我会找到一些我喜欢的话题来谈。"

"这只是初次会面，我们还会有更多见面的机会。"

会见中：

"我要从这次会面中学会些东西。"

"谈话的内容我了解一些。"

"这次会面给我一个机会来谈论。"

"需要一些时间来了解这个人，对方也会是这样。"

会见后：

"会面还可以，它肯定不是一次失败的会面。"

"我知道会谈中我能很容易地讨论主题。"

"每次与陌生人会谈，都会使我有机会认识更多的人，了解更多的事。"

"我很好地展现了我自己。"

自我挫败思维对行为的影响

讲述基本原理的最后一部分，是明确地向求助者指出自我挫败或消极的思维或自我言语没有任何积极作用，相反会影响人的情绪和行为。人们通常会相信自己向自己所说的话，并照此行动。但是在很多情境下，人们往往不需要将一些事情用语言明确告诉自己，因为人们的思想已经习惯化，能够自动地反映出自己的认知图式。因此，求助者要在咨询以外的时间不断地提醒自己检测和记录实际情境发生的过程。

介绍认知重建法的基本原理非常重要，怎么强调都不过分。如果原理没有解释清楚，也没有得到求助者的同意就很快进入治疗程序，结果很可能事与愿违。防止出现这种情况的一个办法是提高求助者的自我效能感，这就需要让求助者有足够的时间反复练习，直到他能够很顺畅地进行思想转换。通过反复练习，求助者能获得足够的体验，使自我增强思维能力也变成习惯化的内部活动。练习会使求助者不再坚持自我挫败思维，能更现实地阐述体验。而且，反复练习还能提高求助者对治疗过程的自我效能感。只有当求助者愿意实施治疗措施后，咨询师才能开始着手治疗工作。

识别求助者在问题情境中的思想

假定求助者已经接受了有关认知重建法的原理介绍，下一步就是要分析求助者处在焦虑或痛苦情境中的思想，要考察情境的范围和求助者在该情境中的思想内容。

对问题情境中思想的描述

在会谈中，咨询师要仔细询问求助者的苦恼情境以及求助者在该情境出现前后及情境中的各种思想。如，咨询师对求助者说："坐下来，考虑一下那些真的令你烦恼的情境，它们是怎样的？"然后继续问："你能确切地说出在你进入之前，你正在想些什么或是对自己说些什么吗？在该情境中，你都想些什么？情境之后，你又想些什么呢？"

在识别消极或自我挫败思维时，咨询师要为求助者提供一些描述线索。咨询师可以指出消极思维有"担心特征"（如"我害怕……"）或者"自我指向特征"（如"我做不好"）。消极思维还可有"杞人忧天"式的内容（如"如果我失败，那将是非常可怕的"）以及夸张的内容（如"我从来都做不好"、"我肯定会搞砸"）。专栏13.3列出了若干种可能在问题情境中发展成为习惯或自动化的思维。每个类别都有相关的描述和举列。

如果求助者能够再在这些分类中认识到自己的思维模式，这会非常有帮助。要与求助者一起根据思维影响应对和情绪的情况，考察是否存在着证据支持这种思维模式，这种思维模式对于求助者是否有帮助作用。

生活事件和情绪之间连接演示

如果求助者难以辨认消极思维，Guidano建议使用电影放映法的技术，帮助求助者在自己的头脑中演示情境过程。"就像求助者正在剪接室里编辑电影，向前向后地慢动作放映画面，然后停在某幅画

专栏13.3 常见的负性自动思维模式

1. 你只根据一件事情就得出广泛的消极结论。如"我总是失败,我做什么都不成功"。

2. 你总是以黑白分明、高低优劣的评价标准来看待自己、他人和事物,而不是简单地描述、接受和理解事物。你不断地依照人为的标准去审视自己和他人,总觉得自己和他人存在着缺点。你老是判断他人,同时也判断自己。如"我在大学里的学习不怎么样","即使我学习网球课,我也不会打得很好"或者"看看她是多么成功。我却不成功。"

3. 你总在想我过去应当做得更好,而不是关注自己现在做得更好。如"如果我尝试的话,我一定比现在做得更好","我真不应该说那句话"。

4. 你认为自己和他人做的积极事情微不足道。如"那些事情是做妻子的应该做的,并不能用来抵消她对我的好处","那些成功很容易,所以不算什么"。

5. 你以全或无的方式看待人物或事情。如"每个人都在拒绝我","这完全是在浪费时间"。

6. 对于发生的消极事情,你总是不适当地过分自责,看不到其他人在其中的责任。如"婚姻破裂是因为自己做得不好"。

7. 你将自己的消极感受推给他人,拒绝承担责任和改变自己。如,"她应该为我的感受负责","是我的父母造成了我的问题"。

8. 以不现实的标准来解释事物,如你只看到别人比你做得好的地方,因此比较的结果总是对自己不利。"她比我更为成功","别人比我的考试成绩更好"。

9. 你相信,已经发生或将要发生的事情会是很痛苦而难以忍受的,自己将无法承担其后果。如"如果我失败了,那将是多可怕的呀!"

10. 你只关注消极的方面,而无视积极的方面。如"看看所有人似乎都不喜欢我"。

11. 你悲观地预测未来,事情变得越来越糟,将会有危险发生。如"我考试会不及格","我不能得到那个职位"。

12. 你不断问自己这样的问题,如果某些事情发生,那么……而你却无法回答这样的问题。如"呀,如果我感到焦虑后怎么办?""如果我无法呼吸又怎么办?"。

13. 你总是用"应当如何"的方式解释事物,而不去看事物本身的特点。如"我应当做好这件事。如果我做不好的话,我就是个失败者"。

14. 你为自己或他人安上全面而消极的特质。如"我是不受人欢迎的","他是个堕落的人"。

15. 你假定自己可以不需要足够的证据就了解人们的思想。如"他一定认为我是个失败者"。

16. 你让自己的情绪主导对现实的解释。如"我感到很郁闷,我的婚姻问题没有办法了"。

17. 你拒绝任何与自己消极想法相违背的证据和论点。假如又产生了这样的想法"我不可爱",那么你就认为任何别人喜欢你的证据都是瞎扯,这样你的想法就不会被推翻。如"那不是问题的根本,还有更深层次的问题。肯定有其他的因素"。

面,并注意其中的某个细节"。咨询师要指出,思想是情境与情绪之间的连接物,求助者要特别注意这些连接物的情况。如果求助者仍然不能辨别出消极思维,咨询师就要或者用求助者自己的问题情境,或者以咨询师本人的生活为例演示这种连接,如下例:

这是个发生在我身上的例子。我在大学主修音乐,一年中我要进行几次钢琴演奏会,由系里的老师评分,老师、朋友和陌生人都可以参加。每一次临近演奏会时,我都变得紧张不安,常担心失败。当时我并没有意识到演奏会这个事件与我感到紧张不安之间的联系,但我现在仍能记得我当时的一些想法,如"我走上舞台脑子一片空白怎么办?""我的手臂变得僵硬,无法演奏怎么办?""如果别人看到我的膝盖发抖怎么办?"等等。那么现在你能回想出当你对……感到心烦时的那些特殊思想吗?

在与求助者一起找出问题情境中的自动思维时,

咨询师要注意，也要让求助者注意到问题发生过程中出现的人和情绪反应，如焦虑、生气或者悲伤。当求助者获得了激发事件和情绪反应间的连接感后，他们就会将自己的思想、情绪和行为等作为自我观察的重要步骤，他们就能够在咨询之外继续改变自己。

识别出求助者歪曲思想背后的图式

认知治疗的发展注意到了治疗中存在着不同层次的认知内容和过程。例如，在自动思维背后存在着假定，而在更深的层次上还存在着认知图式。假定是人们对于事物规律的"如果－那么"的理解，是一种结论，是可能导致人们出现适应不良的"应该"式的想法。例如，一位感到社交情境很有压力的异性恋的女性，可能会具有这样的自动思维（"他会拒绝我"），而该自动思维则是基于一种适应不良的假定（"我需要得到男人的认可，才会认为自己是可爱的"），而该假定则是由关于自我和他人的图式所驱动（"我并不可爱，男人总是在拒绝我"）。

Goldfried将图式定义为"人对某些情境或某些人过去经验的认知表述"。图式为我们提供了了解求助者扭曲思想的途径。例如，如果求助者具有一种自卑或被抛弃的图式，那么他所注意的就都是那些与失败、孤独、拒绝等有关的信息，而不会注意到那些与成功、人际交往、被他人认可等有关的信息。因此，仅仅评估问题图式的认知内容还是不够的，还需要识别求助者在不知不觉中采用的知觉和解释习惯，这些习惯与问题图式相一致，并会强化问题图式对自我、他人和对世界期望的描述。

图13.1显示了图式发挥功能的方式。情境性事件可能是外部事件，如他人的行为，也可能是内部

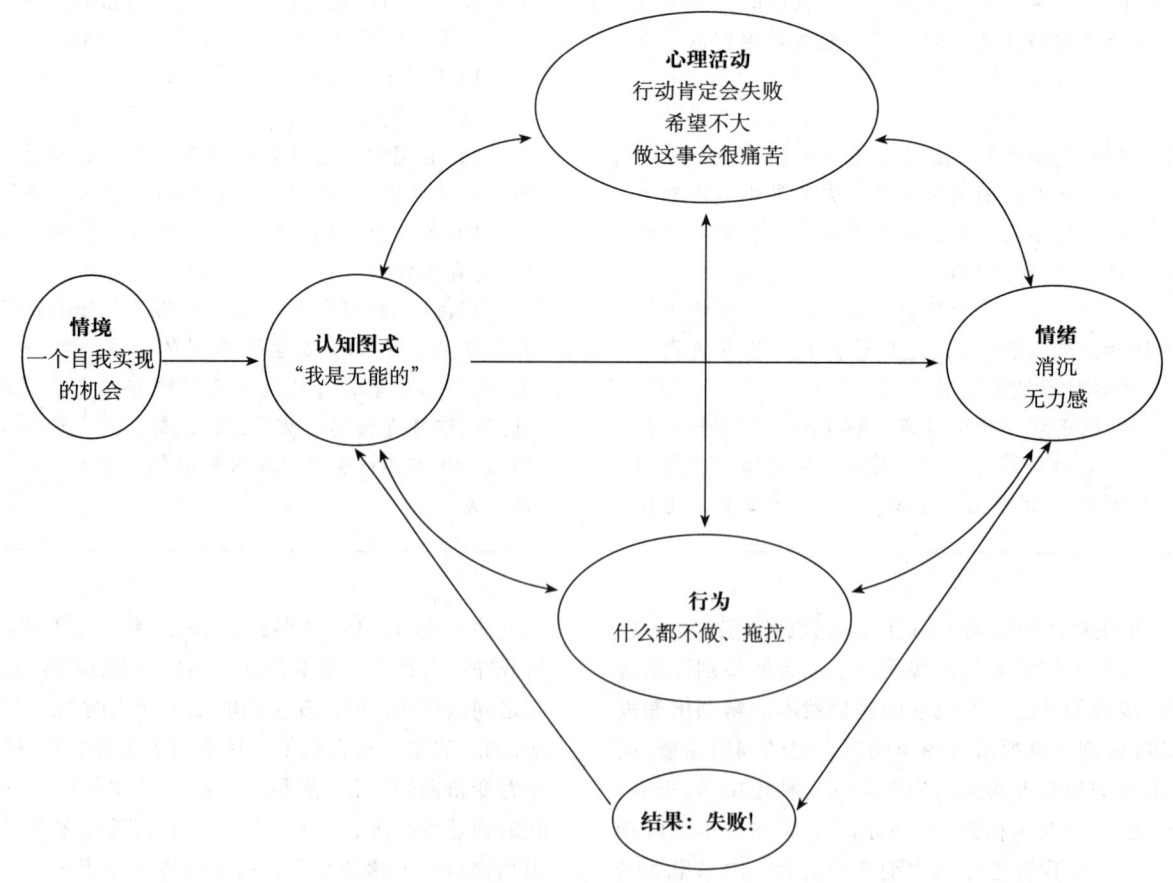

图 13.1 认知图式示例

事件，如我们自己的想法、躯体感受等。这些事件激活了认知图式，当图式进入激活状态后，就会影响我们的信息加工和行为。这一过程对于适应性图式和适应不良图式都是一样的，但这两类图式的结果却显然不同。因此，我们认识到，评估哪类情境是问题情境的重要性就在于，这些情境会激发适应不良的图式（例如"我是无能的，不值得他人爱"）。这些图式负载着来自先前经验中的情感价值（例如抑郁、沮丧感等），因而对个人当前的感受发生影响。图式中包括着人们对于自己、他人和世界的理解或假定（"如果我采取行动，我就会失败；他人就会批评我并会对我感到失望"），这些理解或假定会影响到个体此时此刻进行的观察、做出的预期和解释。这些被唤起激发的图式及其思想内容和情绪共同导致个体在当时所处的情境中出现偏差行为（例如被动、退缩等）。这些体验本身及其结果（如未能取得目标）会反过来验证图式所表征的"现实"，并会增强该图式的力量以及将来在类似情境下被激活的可能性。

图式会顽强地抵抗挑战和改变。总之，这是一种力量。这种稳定性有助于我们所有人保持对我们自身、他人及世界的和谐感、可理解性和可预测性。然而，这也意味着求助者与咨询师要共同努力去对抗认知功能的结果，要有选择地找到、重建或替代长期以来成为求助者身份认同或世界观核心的图式和思维、情感习惯。

人们相信，某些关于自我和他人的图式产生于童年早期的客体表征和经验，包括早期的依恋类型，这些便在日后成为关系的内部认知工作模型。这样图式就会变成为建筑结构，使得以后的学习和表征均采取认知的形式，使得早期的图式越来越细化，并与其他图式、感觉状态（例如情绪、视觉、嗅觉、躯体感受等）和复杂的理解等形成网络。我们在不断地建构和使用图式，因而并非所有的问题图式都是源自童年。然而，具有广泛消极影响的图式通常是求助者已经使用过相当时间的图式，它们与求助者的多种理解、自我多个方面和广泛的生活情境已经形成了深层次的整合。

个人生活的文化背景和社会政治环境也是影响图式发展的有力环境力量（见第十一章所述的各种世界观）。由于存在着不同的语言、传统、交往规则、行为准则、优先考虑等，因此文化常模的种类也多种多样。这些差异也为问题提供了更好的理解。例如一个遭受或目击创伤事件、歧视和迫害场景的儿童，他所发展出的图式与没有受到这些场景影响的儿童图式就会有所不同。Nolen-Hoeksema、Girgus 和 Seligman 的纵向研究表明，应激生活事件能导致儿童的消极认知风格，从而又会导致他们成人以后出现忧郁情绪。不同的成长史也可能形成潜力、承受力或建构的不同来源。例如，身份认同研究显示，当社会背景局限，而像种族、性别和社会经济地位等群体身份塑造了自我时，将自己作为群体的一员、了解刻板印象和局限以及培养一种基于图式（因自己是群体成员所以获得成功）的想象，都有利于年轻人取得较好的学业成就。

Leahy 注意到，因为儿童前操作期的认知加工"带有明显的自我中心、奇妙的思想和是非分明的特点"，因此动摇求助者在儿童时期建立的图式很困难。但他认为，了解求助者认知图式的发展和加工过程是认知治疗的重要组成成分。这种揭示将能够帮助求助者认识到自己当前思想的挣扎和斗争是正常的，并有助于引导他们进行认知重建的努力。"探索"性的取向对于认知治疗非常重要，这包括咨询师协助求助者系统地收集资料、评估证据、做出结论并找出其他的选择。这些步骤实际上构成了求助者在正式治疗结束后需要继续进行自我观察和认知—情感—行为改变策略。与这种探索性目的相一致，Leahy 提供了一些问题的例子，以说明识别图式的过程：

你的父母（兄弟姐妹、同龄人、老师）是怎样让你认识自己的，你自己是个_____（填入最能描述求助者图式的一个词）。

当你学会这个图式时，你才5岁上下。你认为，用5岁儿童的思想指导你现在的生活是明智的吗？

你有什么根据认为你不是或者你是（填入最能描述求助者图式的一个词）？

你对自己这样要求的结果是什么？你将永远是无能、失败、依赖别人或被人否定的吗？

现在你已经是个成年人，如果父母将你描述成（填入一个最能描述求助者图式的词），你将如何与他们争论？

关注于图式的治疗方法也称为复发预防治疗法。例如，即使求助者已经开始从抑郁状态中恢复过来，但由于适应不良的图式仍然存在，他们在未来遇到类似困难时仍很脆弱，仍会陷入消极的信息加工和社交互动模式中。因此，需要找出并改变这些图式。Young、Beck 与 Weinberger 指出，评估图式的方式包括：

1. 有所侧重地回顾求助者的过去，同时通过适应不良的图式的形成和强化过程将过去经历与当前问题联系起来；

2. 使用专用于评估图式的图式调查问卷；

3. 使用实验性的方法诱发图式；即将图式从长时记忆中激活，使之进入工作记忆之中。

Young 等人介绍了一个女性案例。她的问题包括无法表达自己和提出要求，尤其当她在面对丈夫时。同时她还存在丈夫有外遇的想法，并反复出现。生活史重点回顾探查到与她情绪困难有关的童年经历以及以往进行抑郁的心理治疗经历。这些回顾的部分目的在于，确定一系列过去的经历是否导致了特定图式，而图式随后的激活和强化又反过来形成了恶性循环。生活史的回顾发现了求助者生活中存在着这样一些主题，一位"缺席"的父亲、情感的隔绝、对于表达自我的焦虑以及自我贬低。治疗师假设，这些经历导致求助者形成了"隔离和不被喜爱"的认知图式（见专栏13.4）。

专栏13.4　早期的不良认知图式

隔离和遗弃

（预期自己对安全感、安全、稳定、养育、共情、情感分享、接纳和尊重等的需要无法以可预测的方式得到满足。这种图式常常产生自这样的家庭，家庭成员间存在着疏远、冷漠、拒绝、限制、孤独、剥削、不可预测性或虐待等。）

1. 遗弃/不稳定性。感觉在获得他人支持和与他人建立联系方面存在着不稳定性和不可靠性。其中包括生活中重要他人的情感不稳定、不可预知（如暴怒）、不可靠、表现怪异，重要的他人即将去世，重要的提供保护的人抛弃病人，无法继续提供情感支持、联系、力量或者实际的保护。

2. 不信任感/虐待。预期他人会对自己进行伤害、虐待、羞辱、欺骗、撒谎、操控或强势。其中包括感觉到他人的伤害是有意的或者是不公平及极端忽视的后果；也包括感觉到常常被人欺骗或是与他人比较常常"完全处于劣势"。

3. 情感剥夺。他人无法充分满足自己得到正常情感支持的期望。剥夺的三种主要的形式为：

A. 抚养剥夺：关注、情感、温暖、友谊的缺失。

B. 共情剥夺：缺少理解、倾听、自我揭露或者与他人共享感情。

C. 保护剥夺：缺乏别人的力量、指示、指引。

4. 缺陷/羞耻。感觉到自己在一些重要的方面有缺陷、糟糕、多余、自卑或无能；或者感到这些缺陷一旦暴露，重要的他人就不会再去爱自己了；对于批评、拒绝、责备高度敏感；自我意识强烈、常与他人比较、对他人的存在感到不安全；或者认为缺陷造成了一种羞耻感。这些缺陷可能是私密的（如自私、发怒的冲动、无法接受的性欲望）或者是公开的（如其貌不扬、社交困难等）。

5. 社会隔离/疏远。感到自己与世界上其他人相互隔离，与他人不同或者不属于任何组织或社团的成员。

损伤的自主性和自我成就感

（对自己和环境的期望打乱了个人对分离、生存、独立适应或者生活成功的感知能力。这种图式常出自这样的典型家庭，家长常牵绊、破坏孩子的自信心，或者给予过度的保护，或者不能对孩子在家庭之外出色的表现给予强化。）

6. 依赖/无能。相信自己在没有别人帮助的情况下无法正常处理每日的生活任务（如照顾自己、解决日常问题、进行良好的判断、解决新的任务、做出好的决定等）。常常表现出无助感。

7. 对于伤害和疾病的脆弱性。过分担心或者害怕大灾难将会随时发生，人们根本无法防范。害怕的对象可能有以下中的一个或两个：

　　A. 医疗灾难：如心脏病、艾滋病；
　　B. 情感灾难：如发疯；
　　C. 外部灾难：如电梯坠落、受罪犯袭击、坠机、地震等。

8. 牵绊/未发展的自我。对某人或更多的重要他人（通常是父母）存在过度的情感卷入和依赖，付出的代价则可能是个性的不完整或社会发展的不健全。被牵绊的个体通常相信，没有别人持久的相互支持，他们自己就会无法生存或者得到快乐。可能也包括着由于没有足够强大的自我身份认同，从而造成一种窒息感和困惑感。他们通常会体验空虚感、被束缚感、失去方向感，一些极端的个人甚至会怀疑自己是否存在。

9. 失败。相信自己在能够做出成绩的领域（学校、职业、运动等）中已经是个失败者，而且还会不断地失败，根本无法与同伴相比较。他们通常相信自己愚蠢、笨拙、无能、无知、身份低微、比他人更为失败等。

受到损伤的界限

内部界限的缺失

（缺乏对于他人的责任感或长期目标导向。这导致难以尊重他人权利，难以与他人进行合作，难以对他人进行承诺，难以建立和满足现实的个人目标。存在这类图式的典型家庭中，家庭成员悲观、任性、缺乏方向感或出现自卑感，他们不会进行恰当的争论、确立家风家纪和权利义务，以一种互惠的方式进行合作、确立目标等。在有些家庭案例中，没有教会孩子容忍和忍受处于正常水平的不适感，没有人对孩子进行适当的监督、指导和引导。）

10. 特权感/夸大。相信自己比别人强；相信自己被授予特权和特别的权力，或者不受进行正常社会交往的相互制约规则的限制。坚信只要自己想到，就可以做到或者得到，无论想法是否现实、是否被他人认为合理、是否会让别人付出代价。过于关注取得优势（如挤进成功者、名人和富人中去），其目的就是为了获得权力或控制力，而主要不是为了获得他人的关注或赞同。有时，对他人也表现出过分的竞争性或支配性：断言自己具有权力、强加自己的观念或者根据自己的意愿去控制他人的行为，这样做的时候，并没有考虑和理解他人的需要和情感。

11. 不充分的自我控制/自我训练。在取得自己的目标过程中，无法进行自我控制，或者拒绝进行充分的自我控制，并且只具有很低的挫折忍受力；或者严厉限制自己的情绪和冲动的显露。中等程度的表现则是过分夸大和关注不舒适-逃避的策略:躲避痛苦、冲突、争论、责任或者超强度的工作，为此而付出在个人成就、投入和完整性等方面的代价。

他人指向

（过度关注焦虑、情感和他人的反应而忽略自己的需要，这只是为了得到他人的爱和赞同、维持与他人的紧密关系或者避免他人的报复。通常会出现压抑自己，对自己的愤怒情绪和自然倾向等缺乏自我意识。这种图式常出现于如下的典型家庭中，成员间的相互接受是有条件的，孩子们为了得到爱、关注和赞同而必须压制自己某些重要的方面。在许多这样的家庭中，父母的情感需要和欲望以及他们自己的社会认可和社会地位，要比任何孩子的独特需要和情感都更为重要。）

12. 压制。由于周围人的强迫而对他人的控制过于屈服，通常会避免生气、报复或放弃。压制的两个主要形式为：

　　A. 需求的压制：对自己的喜好、决定和欲求的压制。
　　B. 情感的压制：压制情感的表现，特别是愤怒情绪的表达。

感到自己的欲求、意见或情感对于别人来说都是无效的或者是不重要的。常表现为过度顺从，并受到限制的情感高度敏感。因而，这就导致了愤怒情绪的积累，表现出各种适应不良综合症（如被动攻击行为、无法控制的脾气爆发、心因性症状、情感退缩、"表露"行为、物质滥用等）。

13. 自我牺牲。在日常情境中过于自觉自愿地满足他人的需要，其代价是牺牲自己的满足感。最常见的理由是不要让他人感到痛苦、避免因感到自私而产生愧疚感或者将与他人维持关系看成是自己的需要。上述想法常常缘于对他人痛苦的过度敏感。这有时也会导致出现这样的感觉，即自己的需求没有得到恰当的满足，因此对那些被关怀者怀有怨恨。（与共同依存的概念有交叉之处。）

14. 寻求赞同/寻求承认。过分看重从他人那里获取赞同、认同、关注或配合，其代价是无法发展出安全而真实的自我观。自尊感主要靠他人的反应而获得，而不依赖于自己的自然本性的倾向。过分关注自己的地位、外貌、社会认可度、金钱或成就等，以此为获得他人赞同、羡慕或注意的手段（主要不为获得权力和控制力）。这通常会导致所做出的人生重大决策不是出自真心实意也不令自己满意，或者对于他人的拒绝过度敏感。

过度警惕和抑制

（过度重视压抑自己的自发情感、冲动和选择；或者只是为了满足某些关于事业和道德行为的僵化的、内化的规则和期望，其代价常常是失去自己的快乐、自我表现机会、心情放松、亲密的友谊和躯体的健康等。这类图式产生的典型的家庭为父母严厉、苛刻，有时甚至是惩罚，如对行为良好表现、责任、完美主义、循规蹈矩、隐藏真实情感、避免出错的追求远远超出了对欢乐、愉悦和轻松的认可。背后通常也会存在着悲观和担忧，害怕如果不能总是警觉小心，事情就会变得一团糟。）

15. 消极/悲观主义。对于生活中的消极面给予广泛和长期的关注（如痛苦、死亡、失落、失望、冲突、内疚、憎恨、未能解决的问题、潜在的错误、背叛以及可能出错的事情等），而却忽略积极和乐观的方面。通常对于在工作、收入或人际关系等方面的情况都有着夸大的预期，相信事情最终会变得非常糟糕，或者自己现实生活美好的一面最终会被毁掉。过分担心会犯使自己陷于经济困难、损失、羞辱和悲惨情境中的错误。因为这些潜在的后果常常被夸大，因此而经常出现长期的焦虑、警觉、抱怨和犹豫不决。

16. 情感抑制。过度抑制自己的自发行为、情感或人际交流，避免被他人反对，逃避羞耻感，或者害怕失去对自己冲动的控制。最常见的抑制多发生在：

A. 抑制愤怒和攻击；

B. 抑制积极的冲动（如愉悦、情感、性兴奋、做游戏等）；

C. 在表现自己的脆弱性和进行自然的交流方面存在困难；

D. 过度关注理性而摒弃情感。

17. 苛刻的标准/过度批评。深深地相信，人们要努力实现行为和成就表现背后的非常高的内部标准，要避免他人的批评。这通常会引起压力感，生活步调很难放慢速度；对自己和他人过于吹毛求疵。也必然会严重削弱自身的快乐、放松、健康、自尊、成就感以及满意的人际关系。

苛刻的内部标准常表现为：

A. 完美主义、过度关注细节或是低估自己相对良好的表现；

B. 在生活各个方面都存在着僵化的规则和"应该如此"想法，如不现实的道德伦理、文化或宗教等方面的严格规范；

C. 只专注于时间和效率，希望可以完成更多的工作。

18. 惩罚倾向认为犯错的人应该受到严厉的惩罚。对于那些没有达到自己期望和标准的人（包括自己），易于出现恼怒、无法忍受、惩罚以及难以容忍的表现。难以原谅自己和他人的错误，因为不愿考虑情境因素，看不到人自身的弱点，也不具有共情同理心。

所采用的图式问卷包含205个项目，用于正式地评估专栏13.4中列出的18种图式。这个问卷要求求助者指出代表图式的操作化描述句是否符合自己及符合的程度。咨询师可以与求助者一起仔细地查看这些回答，以便澄清、获得进一步的信息，以确保问卷应答符合求助者最主要的问题。通过有侧重的生活史回顾和使用图式问卷，咨询师与求助者一起找出了求助者问题中存在着的最重要的四种图式。

使用实验性的练习可以有效激活图式，以帮助求助者更直接地体验到图式的内容和强度以及所负载着的较高水平的情感。Beck等指出："一种强烈情感的唤起不仅显示出已经触及到了一种核心图式，而且也显示这种功能失调的思维处于可能加以改变的状态中。"在向求助者介绍了这种练习的原理以后，使用放松和引导想象等方法有助于达到这些目标。从上面这个案例中节选一段对话如下。咨询师与求助者正在寻找求助者"遗弃"图式的来源：

咨询者：蜜雪儿，你现在不妨闭上眼睛，试试看你脑海里能不能出现任何想象的画面。

求助者：我一定要看到吗？

咨询师：是的。我们需要的是画面，而不是想法。画面可以是一个人、一个地方或者任何东西；就像你在脑海里看电影一样。

求助者：这样做是为什么呢？

咨询师：这是为了发现你现在还意识不到的情感和主题，或者叫按钮，如果你愿意这样叫的话。就好像你刚才告诉我，你感到思绪很乱，却不知道为什么。我们常常发现，当人闭上眼睛时，他们会想到一些画面，这些画面可以告诉他们为什么会感到思绪很乱，为什么他们会紧张。所以这是一种深入了解问题的方法，不需要直接谈论它，只是通过画面进行想象……

求助者：我确实看到了些东西。我看到我的父亲离开了家。他不愿意进来和我呆在一起。

咨询师：你确实在脑海中看到他正在离开家？

求助者：是的，他在房子外面，现在要走，而他知道我在屋里，他知道我想要和他在一起，但是他并不想和我在一起。[哭泣]

咨询师继续使用引导想象法，来评估求助者的这些童年经历与其当前与丈夫的关系问题之间是否存在联系。

咨询师：现在，蜜雪儿，请继续闭着眼睛，看你能不能想象吉姆的样子，然后告诉我你看到了什么。

求助者：嗯，你说话的时候，我看到吉姆走出家门并且拴上门。他带着整理好的行李箱，他走出大门，而我在屋里独自一人。

咨询师：就像过去你和父亲一起时同样的感受吗？

求助者：是的，几乎完全一样。

结合所有这些信息，咨询师假设出了在求助者感到困扰的问题和情境中发挥核心作用的图式。咨询师需要与求助者一同检验这一假设，以确定它是否准确并发挥着咨询师认为它具有的功能。这一评估有助于提示出将要进行的激活和改变图式内容的尝试（见学习活动13.1）。

学习活动 13.1　认知图式的识别

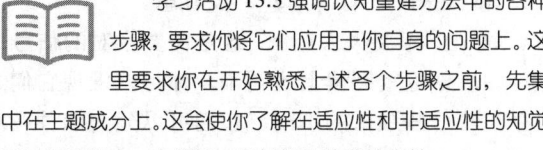

学习活动13.3强调认知重建方法中的各种步骤，要求你将它们应用于你自身的问题上。这里要求你在开始熟悉上述各个步骤之前，先集中在主题成分上。这会使你了解在适应性和非适应性的知觉及认知功能中，主题是一种关键性的建筑构件。

首先，面对学习活动13.3第一部分中各种自我挫败的陈述句，你将如何把它们分别归入非适应性的五类主题中（见专栏13.4）。

然后，再来考察你在家庭练习日志（见学习活动13.3）中记录的自我挫败思维。你能将它们分别归入五类非适应性的主题之中吗？如果有困难的话，请参考蜜雪儿的案例，其中提供了有指导的练习机会。练习中体会到了什么样的情感？这些情感反应是否有助于你对自我挫败主题进行分类的活动？

求助者监测自己的思想

咨询师可以让求助者以做家庭作业的形式,在咨询会谈之外监测和记录自己的实际生活情境和思想,以辨别出问题情境和其中的自动思维。家庭作业最初是让求助者每天观察和记录在紧张情境下的三个自我挫败语句,连续记录一个星期。可以记日记或日志,如图13.2。

日期:_____ 星期:_____

情境	情绪	自我挫败陈述
1.____	1.____	1.____
2.____	2.____	2.____
3.____	3.____	3.____

图13.2 日志样例

咨询师和求助者共同分析记录,辨别出哪些是自我增强而有效的思想,哪些是自我挫败而无效的思想。求助者自己要学会进行辨别,并了解为什么自我挫败思维和无效的思想相联系。这样做可以达到几个目的。第一,它能确定求助者的心理资源中存在着积极和消极两种成分还是只有消极思维。第二,这些记录资料也能表明求助者在某种实际情境中苦恼的程度。如果原本就有一些积极的思想,求助者就应意识到,自己的思想风格中存在着可用来替代消极思维的东西;而如果原本只有消极的思想,这就暗示着咨询师和求助者要对这个领域特别加以关注。咨询师要通过向求助者表明,自我挫败思维是可以建设性地加以重新组织的,因而求助者的无效思维是能够加以改变的。

引入和练习应对性思维

在咨询过程的这一步,咨询师应将注意从求助者的自我挫败思维转到与之相抗衡的积极思想上。这种不相容的思想被称做应对性思维、应对自我言语或者自我应对指令。每个求助者的应对性思维都是不同的,不存在所有求助者都能接受的共同的合理信念,这与理性-情绪治疗法的通常做法是不一样的。

就我们所知道的而言,引入自我应对言语并加以练习是认知重建法能否取得成功的关键。实际上,只进行应对自我言语的练习也可以取得疗效,其效果甚至不低于找出消极思维后再用积极思想替代之的治疗过程。

应对性思维的说明和举例

要向求助者说明清楚引入应对性思维的目的,要使求助者了解到,一个人在思考自己的失败体验时又同时想要努力做成一件事,这实际上是很难做到的。咨询师可以这样来解释引入和使用应对性思维的目的:

到目前为止,我们找出了你在情境中曾产生的一些自我挫败思维。只要你想到这些,你就会感到焦虑。但当你用应对性思维替代它们时,应对性思维就会占主导地位。这是因为,思想既集中在对失败的担心上又同时尝试应对性思维,几乎是不可能的。应对性思维会帮助你处理情境中的各种问题。

咨询师还应示范一些应对性思维的例子,使求助者能确切地区分自我挫败思维和应对性思维。如下面几个做某事之前的应对性思维例子:

"我以前做过这件事,结果并没有我想象得那样糟糕。"
"做事之前要保持冷静。"
"尽最大可能去做。不要担心别人的看法。"
"这是一个富有挑战性的情境。"
"还不太坏,只有少数人去那儿。"

下面是做某事过程之中的应对性思维例子:
"注意力集中在工作上。"
"只去想我要做什么或说什么。"
"放松些,我能够专注于情境。"
"停一下,做一个深呼吸。"
"慢慢来,还有时间,不要着急。"
"好吧,不要失去控制,这是需要应对的信号。"

如果你重复阅读上述句子,你可以发现它们之中存在着一些细微的不同,它们可以分为四种应对自我陈述:(1)情境指向应对自我言语,它可以帮助求助者减少对情境威胁或严重情况的预期水平,如"它还不太坏"或"只有少数人在看着我";(2)与求助者计划、步骤和行为有关的应对自我言语,如

"只想着任务"、"只去想我要做什么或说什么"、"我要完成什么任务？"这类自陈被称为任务指向应对自我言语；(3) 应对惊慌失措的自我言语，如"保持冷静"、"保持镇静"、"放松，做一个深呼吸"；(4) 第四类被称为积极自我言语，用于让求助者对自己的应对行为进行强化和鼓励，包括自我指导，如"真棒，我做到了"、"我设法通过了"，积极自我言语可在一个压力很大的情境中使用，特别是在应对情境过后使用。本章还将在随后的部分对于认知重建法使用积极自我言语进行详细的介绍。

在解释和示范应对性思维时，咨询师要指明应对性思维与控制性思想的差异。应对性思维可以帮助求助者适当地处理或应对情境、事件或人，而控制思想则是一种旨在帮助人用几乎是完美无缺的方式"征服"或控制某一情境。对于某些求助者来说，控制性思想是近乎完美的标准，在现实中很难达到，控制性思想只能使他们感到更大的压力，而不是减轻压力。因此，我们建议咨询师避免示范使用控制性自我言语，也要警惕求助者在随后的认知重建练习期间自发地使用控制性自我言语。

求助者应对性思维的例子

在提供了一些例子之后，咨询师要让求助者考虑另外的应对陈述。求助者可以提出他们自己在另外的情境中所使用的自我增强或积极的自我言语。要鼓励求助者选用自然出现的应对性思维。求助者可以通过找出那些自己不现实思维的反证，去发现自己的应对性思维。

求助者的练习

选择好应对陈述语后，要让求助者大声地用语言练习应对陈述语。这是非常重要的，因为大多数求助者还不习惯于使用应对言语。这样的练习可减少求助者最初的不适感，并加强他们产生积极自我言语的信心。另外，受过"正规"系统训练的求助者能够产生更多的积极应对言语，也可以产生一些特殊的应对性思维，并且在现实中能够前后一致地使用应对性思维。

起初，求助者可以用语言练习单个的应对言语。

当求助者逐渐习惯练习这些应对性思维后，就要按照它们在真实场景中的顺序进行练习。首先，练习某个情境出现之前应进行情境准备的应对自我言语，然后练习在情境之中的应对性思维——将注意力集中于任务，并应付惊慌失措感。

让求助者积极参与这些练习相当重要，咨询师应确保求助者不只是简单、机械地练习应对性思维；相反，要在练习过程中不断内化应对自我言语的意义。促使求助者积极参与的方法之一是告诉求助者，他们要装作正在为很多听众演讲，演讲要有说服力，使别人能明了自己的观点。

用应对性思维替代自我挫败思维

在求助者辨别出消极思维并练习了各种应对性思维后，就可以开始让求助者在某种压力情境中练习使用应对性思维来替代自我挫败思维。这种替代练习可以帮助求助者把自我挫败思维当做线索，一旦它们出现，就要立即转向应对性思维。对于在治疗中和治疗外（在自然生活情境）进行多次反复和有支持的练习的重要性，怎么强调都不过分。新的反应模式要在与旧模式的竞争中，才能在需要时变得容易激活和突出起来。进行有支持的练习活动是形成新的思维模式的关键。

咨询师演示替代过程

在要求求助者尝试之前，咨询师要首先进行示范，使求助者准确地了解怎样进行这种替代练习。下面是咨询师向一个高年级学生进行示范的例子，这个学生常在竞赛情境中变得"僵硬"。

现在我坐在这里，等待着轮到我去进行啦啦队队长的选拔竞赛。哦，我能感到自己变得非常紧张（焦虑感）。现在，我为什么会这样紧张？我想我可能演砸（自我挫败思维）。唉，这没有用（应对开始的线索）。竞赛不过只需几分钟，很快就会过去的。此外，只有老师在观看，而不是整个学校。（情境指向应对性思维）

排在我前面的那个人差不多做完了。哦，他们正在叫我的名字。我感到很紧张（焦虑感）。如果我完不成跳跃怎么办呢（自我挫败思维）？好了，不

要去想我不会做的事情。出发，轮到我了。只去想我自己的工作。（任务指向应对性思维）

求助者进行替代练习

在咨询师进行了演示之后，求助者接着进行辨别、停止自我挫败思维并用应对性思维替代之的练习。咨询师应监督求助者的练习过程，必要时进行辅导。替代练习包括四步。

1. 求助者想象压力情境，或在角色扮演情境中扮演自己。
2. 要求求助者辨认出自我挫败思维的出现，并举手示意。
3. 告诉求助者停止消极的思想或再构这些思想。
4. 要立刻用应对性思维替代消极的思想。要给求助者一定的时间去注意应对性思维。最初求助者可用语言说出应对性思维，以后则可不出声地练习这个过程。

当求助者能识别、停止和替代自我挫败思维后，咨询师可以逐步减少帮助的次数。布置家庭作业之前，求助者要能够在会谈中全部以自我引导的方式完成整个替代过程。社会支持，如朋友和家人，也可以在求助者获取自我指导目标方面给予支持。例如，预测应激情境的出现，一起经历这些情境，回顾这些情境，并对求助者使用应对性思维给予强化。这种社会支持最好是由求助者自己制定，这样它才能成为帮助求助者发生改变的情境资源——在真实的社会环境中得到社会支持。

引入并练习积极的、自我强化的自我陈述

认知重建法的最后一部分是要教会求助者对应对行为进行自我强化，它包括咨询师的示范和求助者的练习。许多求助者只有自我挫败的思想，而没有或很少有积极、有益的自我评价。另一些求助者可以用任务指向的应对性思维来替代自我挫败思维，但他们对自己的进步并不感到满意。认知重建法中的积极自我（强化）言语的目的就是帮助求助者学会赞扬或祝贺自己的进步。尽管咨询师能在会谈中提供社会强化，但求助者在面对压力情境时，不能总是依赖于从别人那里得到鼓励和支持。

积极自我陈述的目的和例子

咨询师要向求助者解释强化性自我言语的目的并提供一些具体例子，如：

琼，你知道你在处理这些情境时，做得真的很好；你已经学会如何停止自我挫败思维，并用一些应对性思维替代它们。现在该是表扬自己进步的时候了。我将帮助你学会如何用自我强化思想鼓励自己。以后只要你成功地应对了某种情境且没有惊慌失措时，你就要给自己鼓励。这种自我鼓励的方法将帮助你注意到自己的进步，从而避免变得灰心。

然后，咨询师提供一些强化自我陈述的例子。
"呀，我做到了。"
"嗨，我很好地应付了。"
"我没有让焦虑的情绪战胜自己。"
"我取得了一些进步，感觉很好。"
"看，不是进行得很好嘛。"

求助者选择积极自我陈述

提供例子后，咨询师就要求求助者找出其他的自我强化的积极陈述语。求助者应选择他自己觉得合适的陈述语，这是很重要的，因为陈述语强化作用的大小完全取决于求助者本人。

咨询师演示积极自我陈述

咨询师要向求助者演示在应付某一情境之后如何运用积极自我陈述。下面的例子演示了如何在应激情境中和应激过后使用积极的自我陈述。案例中是一个被教养的青少年要与父母进行面对面的会谈。

我能感到他们加给我的压力。他们想让我先谈，可我不想谈。我只想离开这儿（自我挫败思维）。慢着，等一会儿。不要给自己施加压力，要保持冷静（应对惊慌失措感）。好，很好。（积极自我言语）

好了，结束了。不是太坏，我坚持到结束了。这是一个进步。（积极自我言语）

求助者练习积极自我陈述

求助者练习在某一压力情境中以及结束后使用积极自我陈述，进行自我鼓励。开始时是在咨询会

谈中进行练习，然后逐步增加在会谈之外现实场景中的练习。

家庭作业和追踪

家庭作业是认知重建法的组成部分，求助者最终要能够在任何实际情境中使用认知重建法。求助者应能在实际生活场景中使用认知重建，但不要期望自己能很快成功，要不断提醒求助者头脑中还存在着旧的磁带，它会时不时地重新复现，因此需要经常反复打开新的磁带进行替代练习。求助者可以用几个星期的时间监督和记录使用认知重建法的情况。

咨询师可以提供类似图13.3的家庭作业记录日志表来帮助求助者做记录。在下次的咨询会谈中，咨询师要与求助者一起总结日记资料，以确定求助者使用认知重建法的次数和所取得的进步。咨询师还要鼓励求助者在将来可能出现的压力情境中运用这个程序。

日期/时间	情境	习惯性思想	情绪	应对性反应	结果
	1. 引起不愉快情感的真实发生的事件、思想、空想或回忆	1. 有什么样的思想和表象在头脑中产生？	1. 你体验到怎样的情绪（悲伤/焦虑/愤怒等）？	1. 有怎样的认知歪曲？	1. 现在你对习惯性思想的相信程度有多大？
	2. 有什么样的躯体感觉吗？	2. 你每次对每种习惯性思想的相信程度有多大（0到100%）？	2. 情绪强烈程度如何（0到10）？	2. 使用表格下面的问题对习惯性思维做出反应。	2. 你现在体验的情绪如何？其强度如何（0到10）？
				3. 你对自己作出的反应的相信程度有多大（0到100%）？	3. 你打算做什么（或已经做了什么）？
星期五（2/23）10a.m.	与莉莉通电话	她不再会喜欢我；有90%的可能性	悲伤 8	没人喜欢我，可能也不一定，需要问她才知道。50%	只有30%左右了；不那么悲伤了，大概是5。打算和她谈谈。
星期二（2/27）12a.m.	考试复习功课	我肯定学不会；100%	悲伤 9	我是个笨蛋。这个想法让我有挫败感，让我无法努力试试。80%	我不一定有那么笨。50%；轻松一些，我打算开始认真复习试试看。
星期四（2/29）5p.m.	考虑明天的数学课程，注意到心脏跳得快起来；注意力难以集中	我也许会被老师问到，我不能很好地回答；80%的可能性。	焦虑 8 焦虑 8	倒霉事总是发生在我身上；我这样是不是太迷信了；60%	30%，开心，8；去干点什么，不胡思乱想。

帮助产生应对反应的问题：(1) 有没有证据表明习惯性思想是真实的？还是不真实？指示语：当你注意到自己的心境变坏时，要问自己："我现在正在想着什么？"并尽快地将思想和心理情景记录在下列自动思维表格中的相应栏目里。(2) 有没有其他的解释？(3) 最坏的可能结果是什么？我能扛过去吗？最好的可能结果是什么？最现实的结果是什么？(4) 我相信习惯性思想的后果是什么？如果我改变这样的思想，其结果会是什么？(5) 我应当做些什么呢？(6) 如果_____（朋友的名字）处于我的情境中，并有同样想法，那么我应当告诉他些什么呢（见学习活动13.2）？

图13.3 家庭作业日志表举例

学习活动 13.2　增加适应性反应

在这里我们将图 13.3 中的治疗工具与学习活动 13.3 结合起来。你要应对与自己问题自动思维有关的所有认知重建任务。就像学习活动 13.1 一样，这个学习活动要使你集中到认知重建的某个方面，使你能够在将来帮助求助者观察他们自己的问题模式，并进行头脑风暴练习、尝试各种替代的思想。

图 13.3 给出了一个求助者可以使用的家庭记录日志表格的例子。回顾一下该表格。其中家庭作业中一个任务就是用表格底部的问题来生成替代性思维，以替代问题自动性思维。

使用该表底部的 6 个问题进行认知重建练习。回答每个问题。这种练习会帮助你获得一种审视自己和不愉快、紧张情境的新角度吗？对于那些重要的情境，想出更多的替代性反应。你准备好进行这个练习了吗？如果生成替代性、适应性思维对你来说仍然很难的话，那么请采用其他或许有帮助的方法（如让专业辅导人员帮助生成替代思维，分别扮演咨询师和求助者的角色，向那些在处理相似问题上已经有所收获的同学取经）。

学习活动 13.3　认知重建法

第一部分

下列 8 个陈述句，确定哪一种是自我挫败的、哪一种是自我增强的。记住自我挫败思维是消极的、无益的，自我增强对一种情境或自我的解释是现实的、有价值的。写下你自己的回答。正确答案见学习活动反馈 13.3。

1. "现在有了这个意外，我再也不能做任何事了。"
2. "当我不知道我想说什么时，我怎么能进行一个好的演讲？"
3. "使用轮椅不像看上去那样困难，我现在能到我想去的任何地方。"
4. "我不得不离开儿子到这个国家来。现在他也来了，但我知道他不想与我发生任何关系。"
5. "我需要考虑的是我想说什么，而不是我应该说什么。"
6. "如果不得糖尿病，我可能会有很多机会。"
7. "反正她可能不想和我出去约会，为什么还要去邀请她呢？"
8. "我当然愿意我女儿同一个男人结婚，但如果她选择单身或是与另一个女人生活，我也会同意。我爱她，这也是她自己的生活。"

第二部分

这个学习活动可以帮助你进行个性化的认知重建。

1. 识别你的一个问题情境——你不想做任何事，不是因为你不会做，而是由于你的消极、自我挫败思维，下面是一些例子：

    a. 为了提升、晋级或调换岗位，你必须接近你的老板。你知道要说什么，但你又没有这样做，因为你不相信这会有什么效果。你不确信老板会有怎样的反应。

    b. 你具有成为一个有效咨询师的技能，但你总认为自己缺乏这样的技能。

    c. 虽然他人对你处理某种情境的评价是积极的，但你总是想着不能很好地应付它。

2. 在一周中，每当这种情境发生时，就要检测你在情境前、情境中和情境后的所有想法，并在日记中记下来。在周末，你可以：

    a. 识别哪种思想是自我挫败的。

    b. 识别哪种思想是自我增强的。

    c. 确定自我挫败思维主要发生在情境前、情境中还是情境后。

3. 记录你在这一情境前、情境中和情境后使用自我增强思想的情况，特别注意在你几乎都是自我挫败想法的时期，是否也包括日记中的某些积极或自我奖励的思想。

4. 想象这个情境，停止任何自我挫败思维，并用应对或自我奖励的思想替代它们。你甚至可以用角色扮演法来练习，直到你感到能控制你的应对或自我奖励思想。

5. 为你自己设想一个家庭作业，鼓励自己当出现自我挫败思维时就使用认知重建法。

学习活动反馈 13.3　认知重建法

第一部分

1. 自我挫败："再也不能"一词显示这个求助者对自己的未来没有给出任何机会。
2. 自我挫败：这个求助者怀疑自己进行好的发言的能力与自己关于这一科目的知识。
3. 自我增强：这个求助者在符合现实地关注自己能做什么。
4. 自我挫败：这个求助者使用"知道"一词，确定不存在与儿子重建关系的机会。这样说是缺乏支持性证据的。
5. 自我增强：这个求助者现实地关注自己的观点而不是他人的评估。
6. 自我挫败：这个求助者只从消极的角度看待这个情境。
7. 自我挫败：这个求助者在缺乏支持性证据的情况下预期一种消极的反应。
8. 自我增强：这个求助者知道自己的偏好，但仍然注重于自己对女儿的爱。

有时，求助者在反复进行自我挫败思维的认知重建练习后，其苦恼水平并未有所减轻。对某些求助者来说，消极自我陈述并不都是先于或导致强烈感情。某些情绪的出现是由于条件反射，因此用去条件化方法可能更为适合，如系统脱敏法。当然，即使出现条件反射式的恐惧，认识重建过程也可以在保持或减轻害怕方面起到一定的作用。

当认知重建不能减轻求助者的烦恼、忧郁和焦虑水平时，咨询师和求助者就需要重新考虑问题和目标。治疗的焦点可能要更多地针对外部的社会心理压力，而不是内在事件。治疗师应考虑他所做的问题评估可能并不准确，实际上可能并不存在与求助者特殊问题在功能上相连的内部言语。应记住，对问题的最初评估并不总是确切的，在咨询过程中发生的改变也会影响到干预计划，因此需要保持灵活性，以满足每一位求助者独特的需求。

假定最初的评估是准确的，那么也许要对认知重建程序进行部分的修改。下面是一些可能需要进行的修正：

1. 应当增加求助者用来进行思想替代和想象积极应对性思维的时间。
2. 求助者所选择的应对陈述语可能没有效果，要帮助求助者改变应对言语类型。
3. 认知重建法需要辅助性的应对技能，如深呼吸、放松等技能训练。

认知重建失败的另一种可能原因是，求助者的问题行为是由认知编码错误而非推理错误造成的。我们前面介绍的另一种治疗策略（再构法）对此可能有所帮助，它可用于改变编码或知觉错误。其他类似的策略还包括交换角色的角色扮演法、引导想象法或者个人化的练习卡片等，这些方法都提供了有助于求助者以不同的方式"解读"情境的线索。

对话示例：认知重建法

前面我们已经谈到琼的案例，她在数学课上遇到了麻烦。本次与琼进行会谈的主要目的是帮助她用应对性思维替代自我挫败思维。这是认知重建法的基本与主要特点。

1. 咨询师：很高兴再次见到你，过去一周好吗？

   求助者：很好，我做了大量练习，并尝试在数学课上也进行练习，它有些帮助，但我还是感到紧张。这是我的日记。

   在对话 2 中，咨询师讲述了认知重建的基本原理，向琼解释了应对性思维的目的，并介绍了该治疗方法的概况。

2. 咨询师：今天我们要学习使用一些更具建设性的思想，我把它们称为应对性思维。你可以用应对性思维替代消极思维。当你想到数学课时、在你上数学课时、进行数学测验或到黑板前演算时，应对性思维会帮助你。对这些你有什么问题吗？

求助者：我不太明白你讲的应对性思维是什么意思。

咨询师在对话3中解释了应对性思维，给出了例子，并给出了琼需要它们的特殊时间和例句。

3.咨询师：好，让我来解释一下，并给你一些例子。然后你要考虑一些自己的例子。首先，有许多时候你需要使用应对性思维，如想到要上数学课时，你不要去担心它，而是要准备去应对它。你可以使用这样的应对性思维，"不需要这样紧张，只想怎样做对"或"你能对付这种情境"或"不要这样烦恼，你有能力做好"。然后，在数学课上，你也能使用应对性思维使自己集中于正在做的事情，如"做好心理准备完成它"或"将数学课看成挑战，而不是威胁"或"保持冷静，你能控制自己的焦虑"。如果在某些时候特别困难，如进行考试或走到黑板前演算等，你可以使用下面的应对性思维进行应对，如"冷静地想一想"或"放松，做一个深呼吸"、"尽量使自己放松，很快就过去了"。上完数学课后或应付了某个困难情况之后，你可以用积极的想法来鼓励自己，如"我做到了"、"我能控制自己的消极思维"、"你正在进步"等。你明白这种思想了吗？

求助者：是的，我想我明白了。

下一步，在对话4到对话7中，咨询师将指导琼选择应对性思维，并进行练习。

4.咨询师：琼，我们每次只做一件事情。你在上数学课之前想什么？你能想出在上数学课前的一些应对性思维吗？

求助者：好[暂停]。我考虑到只去想解题，而不要担心自己。

5.咨询师：很好。现在尝试去找到那种感觉，并练习使用它们。想象你将要上数学课，将你的应对性思维大声地说出来。

求助者：我正在想，把数学课当作一种挑战。我要只想着我怎样去解题。当专注于自己的数学问题时，我通常会找到答案。

6.咨询师：很好。说出来的感觉怎样？

求助者：不错。我明白这种方法会怎样帮助我了。但是我通常都不会这样去想。

7.咨询师：我知道。我们以后会实际练习如何使用这些思想，使你能够做到把焦虑当做进行应对性思维的信号。一出现这个信号，就停止自我挫败思维，并练习使用替代用的应对性思维。我们再次进行练习。[又一次练习。]

在对话8、对话9和对话10中，咨询师让琼选择和练习在课堂上可以使用的应对性思维言语。

8.咨询师：琼，现在你在上数学课前已经有几种应对性思维了。那你在上数学课时，能使用哪些应对性思维呢？也许其中的某些思想可以帮助你集中注意在功课上，而不是注意自己的紧张。

求助者：我可以对自己说，别的不要去想，只去想所要解决的数学问题。一次只尝试解决一个问题。我知道，只要我相信自己能上好数学课，我就一定会学好数学。

9.咨询师：好像你已经准备好了几种在数学课上运用的应对性思维了。现在就可以假装你正在上数学课，想着刚才的应对性思维，并把它们大声地说出来。

求助者：好。我正坐在座位上，在桌子上放着我的作业。现在我需要做哪一步呢？我应该一次只想一个问题。不必同时想着所有的问题。如果我慢慢做，我就能做好。

10.咨询师：这似乎对你来说很容易。现在多做几次练习，以便使这些应对性思维更加熟练和自然。练习时，要同时认真思考你对自己讲话的意义。[进行更多的练习。]

下一步，琼选择和练习那些帮助她应付数学课上出现的特别紧张情境的应对性思维[对话11、对话12和对话13]。

11.咨询师：现在让我们想出一些特别的应对自我陈述，以使你能够在数学课上应付那些令你特别焦虑的情境，如数学测验、到黑板前进行演算或被老师叫起来回答问题。每当这样的时刻，你都想到什么来压制紧张呢？

求助者：我要想我应该做什么。也许，像你刚才说的那样，做一个深呼吸，想着保持冷静，不要让我的焦虑战胜我自己。

12.咨询师：非常好。现在你来大声地说出这些思想，就好像你正在进行考试，或者被叫起来回答问题，或者走到黑板前做数学题。

求助者：好吧。我正站在黑板前，我在考虑着如何解决这个问题。如果我开始感到紧张，我就要做一个深呼吸，并集中注意力，使自己保持镇定。

13.咨询师：让我们再练习几次。这次你可以使用另一种紧张场合，如被老师点名。[继续练习。]

接下来，咨询师指出琼在课后出现的失望和惩罚性思想[对话14、对话15]。要求琼选择和练习那些自我鼓励、自我奖励的思想[对话16、对话17、对话18]。

14.咨询师：琼，在数学课后，你通常想什么？

求助者：我感到如释重负，很高兴数学课结束了。有时我会想着我没做好的情况。

15.咨询师：这样的想法会使你泄气。我想你应该学会使用应对性思维进行自我鼓励，它会对你有所帮助的。换句话说，不要去注意做得不好的情况，要想着自己在应对焦虑上的进步。在课上或课后都可以这样做。那么你能找出一些鼓励自己的积极想法吗？

求助者：比如，我做得并不像我所想象的那样糟？

16.咨询师：是的，类似这样的一些想法。

求助者：课上完了，还不太坏。事实上我应付得很好。如果我相信自己能做，我就能做好，并能看到自己的进步。

17.咨询师：好。现在让我们假定你正从黑板前回到座位上。大声说出你在这种情境中用于鼓励自己的想法。

求助者：我坐下来会这样想，在黑板前我演算得很快，我专心做题，这很好。

18.咨询师：现在假定下课了。这时你会对自己说哪些积极和自我鼓励的话呢？

求助者：好，我正走出教室。我想，课上得不坏，我学到了东西。如果我有心去做，我是能做到的。[进行多次这样的积极自我陈述练习。]

在对话19中，咨询师指导琼练习认知重建的整个过程，即在上课前、上课时和下课后如何停止自我挫败思维，并用应对性思维来替代。通常求助者用情境想象来练习。

19.咨询师：到目前为止，我们练习了在各种情况下使用应对性思维的方法，你现在可能已经习惯这样想了。现在让我们按照实际的发生次序进行练习：上课前和上课时遇到焦虑情境使用应对性思维，下课后用应对性思维来鼓励自己。你可想象各种情境，只要出现自我挫败思维，就停止去想它们，并立即转到应对性思维。集中注意力于应对性思维，你明白了吗？

求助者：我想，我明白你的意思（但看上去有点茫然）。

有时，指导语过长会令人困惑，进行示范可能更好。在对话20和对话21中，咨询师演示琼如何在实际情境中运用应对性思维。

20.咨询师：刚才我说了很多，现在我来给你做些演示。首先，我想象正在上英语课。快要下课了，下节课就是数学课。我真希望能够不去上数学课，它使我不安。且慢！这是个信号，要我使用应对性思维！我要把上数学课当做一种挑战。如果我努力，我就能做好[暂停]。琼，你知道怎么去做了吗？

求助者：是的，我会了。

21.咨询师：我继续想象我正在上数学课。老师让我们用30分钟完成一项作业，这真是没劲。等等，我应该想我能完成这个作业，但我需要慢慢做，集中注意力于作业上，而不要考虑自己。要每次解决一个问题。现在老师让我们给出答案。如果他叫到我的名字怎么办？我能感觉到心跳。但我想，如果我被叫到，我只需做一个深呼吸，并进行回答。如果答错了，这也不是什么了不起的大事。

铃响下课了，我正在走出教室。我感到很高兴课终于上完了。等等，我应该想，课上得还不太坏。实际上我应付得相当不错。[琼多次按这样的顺序进行练习。开始时有咨询师的帮助，逐渐地完全自我指导。]

在这次咨询会谈结束前，咨询师为琼布置了每天的家庭作业。

22.咨询师：我希望你能利用一周的时间每天练习几次。把你的练习记在日志表上。你认为需要的时候就可以进行练习，如数学课前、课上、课后等。要把练习时间也记录下来。下周我们再来检查。

本章总结

在咨询和心理治疗过程中，咨询师越来越经常地使用各种改变认知的方法，如认知示范法、问题解决法、再构法、应激接种预防法及认知重建法等。求助者对某种特殊情境的构建就像一幅照片，个人的影响或偏见会使这张照片模糊或者歪曲。认知重建法就好像为求助者提供了另一幅照片，或者对同一情境建构不同的心理图片。认知结构的改变不仅仅是调整歪曲情境知觉的认知习惯、规则、公式、假设等，它也能使求助者的情绪得到释放。

像任何其他的干预方法一样，认知重建法也要根据求助者的性别和文化进行修订和调整。例如，某些求助者在团体咨询方式下进行认知重建会获得最好的疗效。使用认知重建法的咨询师要对求助者文化的多样性保持敏感。下一章我们将介绍其他两种认知改变治疗法——再构法和应激接种预防法。

课后测验反馈

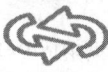 **第一部分**

本章目标—要求你能够识别和描述认知重建法的六个主要组成部分。利用下面描述的案例,简要解释你如何对这个求助者使用认知重建法。可以用下列六个问题来描述治疗过程。答案见课后测验反馈。

求助者案例:多芮是大学三年级学生,主修教育,并且成绩很好。她说自己社交活跃,有一些亲密的女性及男性朋友。她常感到生活无价值、无意义。她对自己的标准似乎定得太高,尽管她功课几乎都得A,她仍责怪自己没有得到全部的A。尽管她有吸引力,并有活跃的社交生活,但她认为自己应该更有魅力、更有才干。在初次会面结束时,她补充说作为一名黑人妇女,她似乎总是想证明自己与普通人不一样。

1. 你将怎样向这个求助者解释认知重建的基本原理?以及重建法的组成内容?

2. 给出一个例子,说明自我挫败思维和自我增强思想的不同,尝试将你的例子建立在求助者的案例描述上。

3. 怎样让求助者识别她自己的思想——关于她的成绩、外貌、社会生活等?如何帮助她找到问题思维背后的主题?

4. 这个求助者可以应用哪些应对性思维?

5. 在治疗中,怎样帮助求助者用应对性思维替代自我挫败思维?

6. 你将指定什么家庭作业来帮助求助者增加应对性思维的使用?

第二部分

目标二要求你将认知重建法的六个步骤教给另一个人。用角色扮演法演示进行教授,并利用下列认知重建会谈检核表作为教授和评估的指南。

认知重建会谈检核表

给观察者的指导语:确定咨询师是否演示了列在清单中的提示,参照例句检查咨询师使用的提示。

项目	引导语举例
I.基本原理	
____ 1. 解释这种治疗方法的目的。	"你提到,在与评估你工作的人的会谈期间和会谈后,你自己变得焦虑和忧郁。这个程序能帮助你识别在这个情境中无益的想法。你将会学习用更实际的方法考虑这个情境,它能帮助你进行应对。"
____ 2. 介绍概况。	"我们进行这个治疗程序时有几件事情要注意。首先,它会帮助你识别在这个情境的前、中、后出现的各种自我挫败思维;第二,确定你的自我挫败思维或信念是如何发展起来的,以及怎样的条件能够激发它出现;第三,帮助我们找到线索和策略,以便你能够抓住自我挫败思维,并用应对性思维替代消极思想;第四,帮助你找到打破长期的思维反应模式,使你树立起改变这些自我挫败思维的信心。"
____ 3. 区分自我挫败和自我增强思想,并提供文化相关的例子。	"自我挫败思维是解释情境的一种方法,但它通常是消极和无效的,如认为别人没有重视你或你所说的话。相反,自我增强思想在解释情境时,更具有建设性、现实性,如认为你的谈话对自己是有价值的。"
____ 4. 解释自我挫败思维对情感和行为的影响。	"当你担心情境中要发生什么时,它会影响你的情绪和行为。对情境的担心会使你感到焦虑、烦躁。集中注意力于情境本身而不要担心它的结果,能使你放松,能帮助你更容易地处理情境。"

____ 5. 询问求助者的意愿。　　　　　　　　　"你准备试试吗？"

Ⅱ.在问题情境中识别求助者的扭曲思维
____ 6. 让求助者描述问题情境，找出所体验
到的自我挫败和自我增强思想。
"想想上次处在这个情境中的情况，描述你在谈话前想什么？在谈话中通常想什么？谈话结束后充斥你头脑的是什么思想？现在让我们看看哪些思想是这个情境的建设性方法；哪一种是无效的、自我挫败的。"

____ 7. 若求助者无法完成步骤6，咨询师就要
对思维或者事件与情绪反应之间的联
接进行示范。
"想想会谈这件事与后来你所感到的烦躁、抑郁之间的关系，其中间环节是什么？例如，它可能是某些事，如'我从来没有得到过好的评价'、'我将失去这个职位'或者'我总是使谈话告吹，从未留下一个好印象'。你回想一下，曾有这样的思想吗？"

____ 8. 让求助者检测和记录情境之前、之间
和之后的想法。
"一个帮助你的方法是记录这些情境发生时你的思想。这星期我希望你能每天记日记，每天试着至少识别和记录在这种情境下出现的三个特殊思想。下次咨询时请带来。"

____ 9. 根据记录，找出求助者的自我挫败思
维。
"让我们看看你的日记，并仔细检查各种消极思维在哪些情境中似乎是占主导地位，探索这些思想怎样影响你在这些情境中的感觉和行动，这些思想是否有证据或根据。"

____ 10.咨询师评估求助者的图式　　　　　　在有些案例中，要进行更深入的评估。对适应与否的图式进行评估时，可使用各种工具，如重点考察与目前问题相关的个人发展史；使用图式问卷；对激发某些图式进行体验练习；进行相关图式的心理教育。在案例假设框架形成过程中，Leahy建议提出下列各种问题，以便更好地理解求助者的认知图式。在每个问题前的线段上，填写问题中体现的图式名称。
"你的（父母、家人、同伴、老师、亲戚等）告诉你是一个_____吗？你如何在从_____到另一端的连续量表定位自己？这种定位依赖于情境或其他因素吗？如果有的话，如何依赖？又为什么依赖？相信并坚持你自己的这种定位产生了怎样的结果？行为总是可以的吗？作为成年人，你如何恰当地挑战你的（父母、老师），如果他们还要将你描述成……？"

Ⅲ.引入和练习应对性思维
____ 11.解释应对性思维的目的和作用，举例
说明：
　　____ a.情境之前，用于做好准备
　　____ b.情境期间，用于：
　　　　____ ①集中注意力于任务
　　　　____ ②避免出现惊慌的情况
"到目前为止，我们讨论了你在这些情境中产生的消极思维，以及这些消极思维使你感觉不舒服、焦虑和抑郁。现在我们尝试以不同的角度，用建设性、积极的思想来看待这个情境。这些思想会使你对情境的出现有所准备，能够应付情境，并应付情境中的不安、焦虑情绪。只要你能够应用这些应对性思维，你就可以不放弃努力，就可以避免让自我挫败思维重新支配你。下面是一些应对性思维的例子。"

____ 12. 让求助者想出更多的应对性思维。 "试着想出一些你自己的应对性思维。也许你还记得，你曾在其他情境中成功地利用过这些应对想法；这些想法会很适合你现在的情况。"

____ 13. 让求助者口头练习应对性思维。 "刚开始使用应对性思维时，你会觉得有点笨拙。这就像习惯驾驶自动挡的车，换到手动挡是需要学习过程的。所以帮助你习惯这些方法就是大声地练习这些陈述。"

    ____ a. 分阶段练习应对性思维；先练习应激情境发生前的应对陈述；在练习情境发生中的应对陈述。 "开始时是分开练习每一个应对陈述，当你习惯了大声说这些之后，练习你在这次会谈之前使用的应对性思维。好，现在练习你与你的评估者在会谈中使用的应对性思维。"

    ____ b. 按情境顺序练习应对性思维，就像它们在实际情境发生那样。 "现在让我们一起来做，想象你是在会见前1小时，练习你能使用的应对陈述。我们用角色扮演法去演示会谈。当你感到有些惊慌时要练习应对性思维。"

    ____ c. 指导求助者积极参与，并将应对性思维内化。 "把你自己真正融入练习中，当你想你自己说出这些新的事情时，要想象这些思想的真正意义是什么。"

IV. 用应对性思维替代自我挫败思维

____ 14. 咨询师示范如何察觉到自我挫败思维并用应对性思维替代它们。 "让我演示今天我们将怎样练习。首先，我是在会谈中，每件事都很好，突然我感觉到自己开始紧张，我知道我开始对会谈感到惊慌失措了。现在我只需集中注意力并保持冷静，做一个深呼吸，只想着我要说什么。"

____ 15. 让求助者练习转变过程 "现在我们一起来练习。你要想象这个情境，出现自我挫败思维时就停止它，大声地用语言表达，告诉你自己停止；然后适当地用语言表达应对性思维，继续想这个情境。"

    ____ a. 用角色扮演问题情境；以角色扮演表演出来（行为演练）

    ____ b. 察觉自我挫败思维（用手或手指加以示意）

    ____ c. 停止自我挫败思维（用拍手来帮助执行）；

    ____ d. 用应对性思维替代（用深呼吸来帮助执行）。

____ 16. 帮助求助者进行练习，直到在情境中感到的焦虑情绪降低；而且求助者可以进行自我引导练习。 "让我们在这个情境中练习，直到你对它感到相当愉快，能在没有我帮助的情况下将自我挫败思维转换为应对性思维。"

V. 引入和练习积极、自我强化的自我陈述

____ 17. 解释积极自我陈述的目的，并举例。 "你在学习应对自我陈述上确实有许多进步。现在，是给你自己奖励的时候了。在你应对了一个情境之后，你可以为你自己骄傲，想象'我做到了'或'我确实应对得很好'之类积极的自我奖励思想。"

____ 18. 要让求助者想出各种积极的自我陈述。 "当你感到某些事很好或当你觉得完成了一些事时，你能想象这样的一些思想吗？试试其中适合你的思想。"

_____ 19. 咨询师示范将这些积极自我陈述用作自我强化。

"好,这是鼓励你自己的一种方法,你已经认出了自我挫败思维。现在在这个情境中应用应对性思维,你正在想着'做个深呼吸'或'只把注意力集中在任务上'。现在,会谈完成了,你可以使用应对性思维'是的,我完成了'或'我确实能对付它'来奖励自己。"

_____ 20. 指导求助者按照情境之前、之中和之后的顺序练习替代和自我强化。

"好,让我们试试,你正在想象这次会谈。你正用言语表达应对性思维……现在,想象情境结束了,为你的顺利通过祝贺,用语言表达几种自我鼓励的思想。"

Ⅵ. 安排家庭作业及追踪

_____ 21. 指导求助者在实际生活中应用认知重建法(辨别自我否定思维,停止这种思维,转换成应对思维,用积极的自我陈述进行强化)。

"现在你已经准备好将这个方法应用到实际生活中,因为在上面的练习中你认出并停止了自我挫败思维,在情境之前用应对性思维进行准备,在情境中用应对性思维帮助你注意任务并对付惊慌感,在情境结束后用积极自我陈述来鼓励你的努力。"

_____ 22. 告诉求助者检测和记录练习情况。

"我希望你用日记来记录你练习的次数,并简单记录使用它的情境。每次使用5级量表来评估你的紧张水平。"

"两周后,我们一起进行下一步的治疗。"

_____ 23. 安排咨询结束后的随访时间。

观察者评论: _____
_____

课后测验反馈

 **第一部分**

1. 总体目标之一是让多芮感到自己更有力量，并感到更不仅因为自己是黑人妇女而要证明自己的压力。你可以向她说明认知重建能够帮助她认识到，她对于自己的某些想法是她的信念，而不是原本的"事实"，并且是可以质疑的——某些或许是不符合现实的想法，并会导致抑郁、无价值感。此外，认知重建能够帮助她学会用更加符合现实、自我增强并符合她的价值观的方式思考自己。参见认知重建的会谈检核表中提供的另一个介绍认知重建基本原理的例子。

    你可以说明，图式一词是指信息如何在记忆中组织和储存的。图式是在时间和经验的基础上建立的，是来自于他人对我们的反馈以及我们自己的反思和评价。图式并不只是被动的"文件柜"，而是更加复杂的过滤器，会筛选、引导和塑造我们注意到什么，人们如何理解自己和世界，以及我们如何做出反应。我们拥有很多图式，不可能在同一时间都在激活状态中。相反，我们可能建立起模式和习惯，使某些图式变得像按键一样，一旦这些键被按下，我们会被它们带来的感觉所充满，就难以引发可能与之对抗的图式。例如，当我们的自卑感的图式被触发时，它会引发像羞耻和无价值感这些相关的图式，而关于我们的才干、前途和希望的图式就难以激活。

2. 多芮要挑战的核心问题是关于她的种族和性的偏见系统——作为一个黑人妇女她必须不断证明她自己是一个有价值的人。只想着自己还不够好就是自我挫败思维，她对自己的肯定或积极的思想是好的成绩、亲密的朋友、活跃的社交生活等；承认自己是聪明、有吸引力的人。

3. 要求求助者描述不同的情境和当时的想法，她也可以在这一星期中进行观察，你可以示范一些她可能会产生的思想。请参见认知重建法会谈检测表中的第6句至第9句引导语。第10句引导语则涉及图式辨别、辨别工具和样例问句。

4. 她有许多可以应用的应对性思维，如："嗨，做得相当好。""不要对自己如此严厉。我不是一个完美的人。""无价值感的出现是应该进行应对的信号——要承认自己的价值""什么具有吸引力？我才具有吸引力。""不要让一个B分就打倒了，那不是世界末日。""我是一个黑人妇女，我为此感到骄傲。我觉得现在的我很好。我没有必要向别人证明我的价值。"

5. 参阅认知重建会谈检核表的第14～16项。

6. 指定一些有帮助的家庭作业，如下例：

    a. 多芮每次使用应对性思维都记录在日记上。

    b. 通过在卡片上记录和阅读卡片，在做某些事情之前提醒自己使用应对性思维，如喝饮料、打电话，或者通过留言电话报告自己使用应对思维的情况。

    c. 她可以要求好朋友帮助，如果他们注意到多芮开始"贬低自己"，就要打断她，这时多芮可以使用应对自我陈述。

第二部分

使用认知重建会谈检核表来评估你对这个程序的设计和角色演示。

第十四章

压力管理策略

感觉紧张？有压力？兴奋过度？
你有紧张性头痛吗？
你常常使用"软性"药物吗——例如烟或酒？
你常常感到疲劳吗？
你是否容易发火，对挫折的耐受力很低？
在某些情境或者某些时候，你是否会血压升高？
你的免疫系统是否有点不太正常？

许多人对于上述一个或若干问题都会回答"是"。焦虑是求助者诉说的一种最常见的困扰，而压力常常带来生理上的不适，例如头痛与消化不良。压力也可能导致心脏疾病、癌症及其他严重的疾病。或许是"压力综合征"带来的一个结果，从 1929 年"渐进式放松"的引入开始，在过去的一些年中，产生了大量的对压力或焦虑进行管理的程序。在书店里，在健康与自助类的书架上出现了许多与压力管理有关的书籍。已经有相当多的研究对压力管理方式的优劣比较进行考察，目前也已有许多适用于儿童与成人的指导手册。

本章将讨论压力及其管理。我们将涉及压力的各种表现形式，包括不同文化中的变形，并考察压力管理的生理与认知维度。这包括呼吸技术以及适用于应激接种预防疗法等具有更广泛基础的疗法中的生理学技术。与其他认知疗法（见第十三章）一样，应激接种预防疗法假定不恰当的情绪与想法受到个人的核心信念、图式、知觉和认知的影响或调节。应激接种预防法包含认知重建与应对技能等成分。这两种程序可以帮助求助者了解并确定他们的知觉、认知、情绪与行为之间的关系；帮助他们确认自己是如何解释自己所处的情境与体验；并促进它们替换成新的解释框架。我们也将关注人们不断对精神力逐渐增加的认识，对于许多人来说精神力构成了应对与压力管理中的一个重要维度。第十五章针对压力管理方法提供了一些补充性的策略，如冥想与肌肉放松和身体运动等自我管理形式。

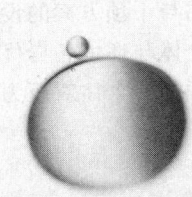

本章目标

在学完本章以后，学习者应该能够：
1. 使用"呼吸意识"的5条指导原则中的4个原则来评估自己的呼吸。
2. 演练12步隔膜式呼吸中的10个步骤。你或者要把练习指导语用录音机播放，这样可使你更集中精力地进行练习。
3. 通过一个模拟案例，描述使用应激接种预防法的5个成分如何帮助一个求助者。
4. 在角色扮演会谈中，演练21个步骤应激接种预防法中的17个步骤。

压力与应对

近几十年来，压力已经得到了广泛的研究，并已经成为我们日常生活与日常用语中的一个常用词。（"我的压力太大了！"）压力本质上是指情境要求超出个人能力的情况。当然，这涉及到许多背景，例如超出我们的能力或者条件的角色、任务，或来自环境、自身或他人的期望。压力既可能来自于我们认为大体上比较正性的情况（例如一次如愿的升职、结婚或同居、生儿育女、一次休假、一次迁居），也可能来自于我们认为负性的情况（例如重要的丧失，受伤或生病，严重的经济、关系或心理健康危机）。压力具有多种水平的效应。例如，我们都知道在处于压力下的感觉，如心跳加快、肌肉紧张以及呼吸、焦虑、反复思虑等方面的影响。与压力有关的效应还包括心理生理效应及其过程的各个层面，如大脑、内分泌、自主神经、心血管、消化及免疫系统，还有肌肉、皮肤和知觉的接收器（如视觉、听觉和触觉）等。

尽管我们不会提及有关压力的原因及其影响的所有维度，但对于可能构成压力的各种因素、压力所带来的主观体验、压力与压力源对人的意义、压力及其管理中潜在的心身联系以及处理有关问题时的选择，我们还应该是认识到它们具有极大的多样性。如同自我管理（第十七章）一样，本书写到的许多干预方法可能是压力管理中的有效成分，这取决于评估以及干预方案与需要和条件的匹配。压力管理可能包括：处理压力的症状或现象学表现（放松、身体运动、生物反馈），改变导致压力的因素（问题解决、辩护、冲突解决、改变环境压力源），培养有助于缓冲、调节或转化压力的因素（建立社会支持网络、精神力、冥想）以及用于减少带来压力的个人行为、生活风格特征或者对压力源知觉和反应方式等一系列广泛的方法。

正如我们在前面的章节所述（例如第十二章的再构与第十三章的认知重建），一个人对生活情境及其意义的认知解释或评价，在情境对于个人的意义、情绪反应、生理反应，对选择及其可能后果的归因与知觉以及是否采取行动等方面，都成为重要的组成部分。图14.1列出了应对压力的过程。这一图解是基于交互、生态的观点，对于人与环境的特点以及相对来说具有"客观"性质的因素（例如环境中资源与需求的混合、情境性因素、个人自身及他人的行为）都进行了考虑，同时也考虑了身在其中的个体对于这些因素如何进行独特的解释（知觉、评价）与体验。所有的方框与箭头构成了一个复杂的图，但是，如果你理解了这些人与环境因素与应对之间的关系，你就会看到一个重要的观点：在助人过程中，常常需要多重切入点，才可能对于获得更好的效果或者增进复原力带来重大影响。例如，仅仅关注于资源（包括如图所示的社会接纳性，但也可能包括许多其他类型的资源），而不考虑其他应对、情境与社会文化因素，对于产生疗效来说可能并不足够。类似地，如果一个咨询师仅仅致力于改变某种应对行为，而不去考虑影响这些行为的因素以及这些应对行为单独导致的结果，显然是不够的。尽管图14.1中的最终结果使用了"健康"，但期望出现的好结果或者带来进一步问题的坏结果，可能会表现为多种多样的形式。

简言之，我们将回顾与评估与干预方案的设计有关的压力和应对特征。描述个体与环境各自优势和弱点的已有的关系图是什么样的？个体对压力和当前需要有关的社会支持知觉是什么样的？他们的自我效能感又是怎样的呢？压力源被初步评价或知觉为是一种可能带来伤害的威胁，还是或多或少被知觉为一种积极的挑战？二级评价则要回答下列问题：谁或什么原因要为当前的情境负责？这个人具备处理问题所需要的东西吗？可能的结果是什么，是积极的还是消极的？个体情绪的性质可能造成巨大的差异（例如愤怒感或内疚感会导致个体做出不同的决定，从而做出完全不同的反应），而个体情绪则部分地是由于他对环境的评估以及评估对有关主体（如家庭、集体、社团）的意义造成的。

  正如我们在前面的章节所提到的，应对常可以区分为问题指向应对和情绪指向应对。尽管这可能是一种过于简单化的划分，但是，这两种应对还是可以被理解成是用于控制压力源的行动和用于控制与压力源及情境相关的情绪行为。应对不是一个一蹴而就的步骤，而是一种持续的、不断变化的过程，包括人们对于压力的情境、自身以及所预期的未来的重新评估（可能自然发生，也可能是由助人干预所带来）。这些处理压力的评价、情绪和行为成分调节着压力源对个体的结果及其幸福感的影响效应。而且，上述这一整套经验的影响并非只是到此为止，它还会进一步影响到个体在面对今后的生活压力源时所处的位置是更为积极的还是更为消极的。

  目前的观点都承认压力与应对是动态过程，而个体的独特性和环境的影响力量在这个过程的每一阶段及其变动之中都是很重要的。社会支持就是这方面的一个很好的例子，图14.1显示了从各种角度考察社会支持。社会支持可能以积极或消极的各种方式，与个体知觉到的压力、他所做出的二级评价、出现的应对行为以及健康结果等的相关联。例如，个体具备的社交资源（"社会接纳性"的概念）可以缓冲压力的影响（模型中的"A"路径）；还有，正如具备信息资源和物质资源一样，能够获得他人帮助、得到社会支持的个体，在面对同样具有威胁性的环境时所体验到的压力可能比那些社会接纳性低的人更少。一个人对社会支持的来源和类型的满意程度，很可能会影响社会支持对他最终结果产生影响的程度和方式（模型中的"C"路径——例如，不是所有的"支持"都能起帮助作用，有些可能会加剧问题或损害恰当的应对行为，而有些则带来重要的收益）。知觉到的社会支持可能直接调节知觉到的压力，而与应对行为独立或相联系（模型中的"D"路径）。当然，还存在着许多个体差异（人格、应对偏好、性别与文化社会化，以及信念或期望）可能影响人们如何建构和体验社会支持（模型中的"B"路径）。

  当求助者寻求专业的帮助时，他们面对的压力水平以及要回避或缩小消极结果的倾向都非常强烈。除了要关注如何减少消极结果，有关压力管理的研究也指出，要寻找那些随着应对逆境或创伤事件而来的潜在积极结果的价值。Davis、Nolen-Hoeksema与Larson区分出了两种意义的形式，两者对于个体的适应都很重要，但彼此相互独立：（1）通过解释或更深层的理解使得事件获得意义，以及（2）通过找到某种积极结果或益处来增加事件的意义。Tedeschi与Calhoun对于创伤后知觉到的成长的研究工作认为，干预可以建立在破碎的、与创伤有关的失调基础上，以帮助求助者形成有关自我、意义和未来的新的概念。如同Antoni以及其他研究者所指出的，这种倾向强化了干预方法中这样的重要性，即在评估中要仔细考虑不幸或创伤性经验对求助者的独特意义，其中还要包括那些知觉到的积极和消极的可能性或结果。

  上述说明的目的当然不是使你在理解与压力和应对有关知识时产生焦虑！相反，它要强调的是，个体生活在其背景、历史以及多层次的环境之中。人们可能认为压力只是一些发生在我们身上的事情，但是我们也要意识到，我们如何处理压力以及把什么带入这个应对压力的过程，都会显著地影响我们应激体验和结果。如图14.1所示，在考虑如何干预的时候，需要考虑许多存在于压力过程之中的构成成分，包括调节压力时的外部和内部因素对个体今后的健康和幸福结果的影响。近年来，对这些潜在的调节因素日益注重。尤其在认知行为治疗中，不但更加关注求助者对引起压力的生活情境的认知评价，而且也更加关注那些可能成为压力循环和结果的一部分的、与评价有关的习惯或模式，例如行为

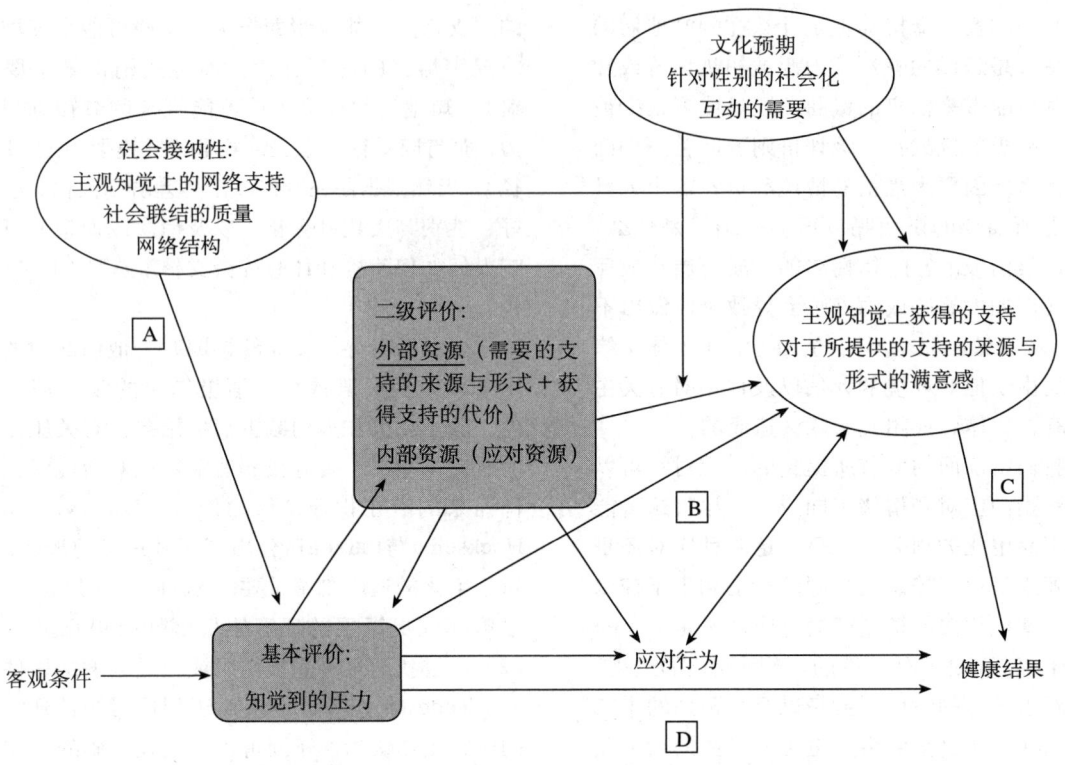

图 14.1　压力与应激中的人和环境

引发的焦虑、愤怒，或者行为受到阻碍后的无助感或绝望感。本章下面将介绍的应激接种预防训练，是根据中介调节过程的观点将应对技能训练与教育过程相结合。教育内容与下列几个方面有关，即压力以及个体的评价、情绪和支持（或缺乏支持）会以何种方式影响我们对压力的体验和反应。

应激压力下的文化与生活进程的差异性

与许多关于临床实践的研究一样，本章中介绍的压力的模型及其干预方法主要是来自于欧美文化。因此，需要格外注意如何进行压力的评估，以及对于各种不同的求助者什么方法可能恰当、有效而什么方法不恰当且没有效果。在理解压力的体验和应对如何发生作用时，显然越来越需要关注文化、历史、生活进程和其他方面的差异性。Leininger 把文化看成是"特定的一组被习得、分享和传播的价值观、信念、规范和生活习惯，以模式的方式指导思维、决策和行动"，并建立了关于文化关怀的差异性和普遍性模型。文化关怀是指对于下述信念、价值观和模式化的表达方式的理解，即"协助、支持或有助于其他的个体或团体维持健康，提高人的生活条件或生活方式，或面对死亡和伤残"。历史、文化和社会背景通过人种、语言和环境背景而影响着文化关怀的表达方式，也影响着有关幸福和整体健康的模式和实践。民族或其他的特定文化资源或系统也是咨询的重要成分，它们独立地发生影响，或者与你所处或将处于的专业系统一起发生影响。简言之，这个模型有助于我们思考文化浸透人们生活的当前的维度方式和以往维度的方式。这种浸透又塑造和影响了压力的发生和体验以及咨询干预方式。

无论在美国还是在其他地方，在压力概念和压力管理、压力反应所涉及的价值观和意识形态、对控制或影响的知觉以及应对机制方面都存在着文化差异。Castillo归纳了一些在其他国家中焦虑和压力表现的例子，如下：

1. 印度的dhat综合征，其特点是对于丧失精液（认为会导致精神理念的丧失）的躯体症状和焦虑。

2. 拉美国家的Nervios，其特点是带有许多主要躯体症状的广泛性焦虑。

3. 韩国的Hwa-byung综合征，其特点是常常表现为与压抑愤怒有关的焦虑和躯体症状（关于对这些文化多样表现的更全面的讨论，参见Castillo的著作）。

例如，在印度的某些文化群体中，压力并不被视为一种大问题，当然也不会让人担忧以至于要去向一位"专家"求助。相反，压力被当成是生活中不可分割的一部分。在这种文化中，对于压力和应对的神秘的或心灵式的解释被广泛接受，一些具有资格的人常常被请来驱逐符咒或恶鬼。如同在许多文化中一样，试图从各种忧虑中获得解脱的人们向神灵献祭、朝拜圣地或者求助于在美国被称为另类资源的信仰治疗师、印度教宗教老师和采用顺势疗法的治疗师。此外，他们也更多地依靠冥想和瑜伽功等自我治疗方法应对压力。这些例子是为了说明文化视角（包括种族和民族传统，但不仅限于此）的重要性，它有助于理解压力如何被体验、什么样的改变目标可能导致压力减低以及什么干预方式和资源可能对求助者的目标和背景最适合。

Lam和Palsane对当前亚洲社会中进行的关于压力和应对的研究进行了综述。他们比较了两类研究：在亚洲环境中应用西方研究结果的研究（如社会支持是否对压力的效应具有缓冲作用）以及目的在于找出与特定文化表现有关的压力和应对的本土模式的研究（如探讨在特定文化中社会支持的性质和功能），并指出了两类研究之间在概念化和研究发现方面存在着的相似和差异。他们提出一个重要的观点：在对压力、应对及对健康的含义进行文化考察的时候，应考虑到社会结构和生活质量的情况。例如，贫困率、营养不良、缺乏医疗服务或医疗服务条件很差、居住条件很差和对权利侵害的防护不足等因素都形成了应激压力的背景，因而使得文化维度的影响更加复杂。需要进一步考察亚洲与西方社会的差异（如压力易感性和压力抵抗力的差异、压力如何被体验、应对方式等），但对于不同的亚洲文化以及各社会内部的差异也需要进行考察。我们认为这些观点中许多内容也都适用于美国的咨询师。我们的多元社会在未来将会变得更加多样化，除了文化差异因素外，也要包括经济和政治方面的显著分化性。

在各种文化群体中，应激和应激源的发生率也存在差异。例如，在美国被诊断为与焦虑或压力有关的障碍的妇女数量要比男性高得多。难民和退伍军人群体中压力综合征的发生率也相当高，虽然有关创伤（如遭受惩罚）的实证研究相对落后，但对于了解应对和适应概念仍然具有潜在意义。创伤后应激综合征（PTSD）也可在非西方的文化群体中见到——例如，受到自然灾害的影响，或者受到广泛存在的对女性的暴力或指向其他目标的苦难或侵害等社会秩序系统的影响。Boehnlein和Kinzie指出了对PTSD进行跨文化分析和治疗的复杂性。例如，虽然认知混乱和存在的痛苦仍是人类对严重创伤事件的反应中的共同成分，但在为受到创伤影响的生活重新建立意义和目的时，仍会高度地依赖于文化（如文化象征、沟通模式、认同和价值观、治疗取向等）。诊断和测量的跨文化适用性问题也仍然值得怀疑，这显示了对严重的压力和创伤相关案例提供具有文化敏感性的评估和干预方式的文化咨询的重要性。

多样性当然是分层次的。例如，Sharma和Sud发现，无论在何种文化（美国和四个亚洲国家、四个欧洲国家）中，女性都比男性有更高的考试焦虑，而在各种亚洲、欧洲和美洲样本之内和之间，考试焦虑的水平和模式也都存在着差异。尽管了解某一个群体内存在的共有价值观、信念或规范会对咨询有所帮助，但因此而出现的刻板印象或过度泛化的期望也可能导致错误。例如，Alferi等报告，在西班牙文化规范中，家庭是社会支持的关键来源，但在他们对低收入西班牙家庭中患有早期乳腺癌妇女的研究中并没有获得除配偶以外的其他家庭成员的支持证据。虽然这一结果的原因在该研究中并不很清晰，但至少说明了在分析研究中要对单独案例进行评估的重要性。它也显示了，应对和社会支持是一个动态现象，会随着持续出现的压力和痛苦而改变。

感到被主流文化群体冷落和边缘化的人群，如有色人种、同性恋者、老人和身体及心理残疾者，"更可能体验到以歧视、贫困、耻辱、骚扰等形式出现的应激事件"。各种偏见和不平等状态不仅造成健康问题，如导致高血压、心脏问题、出生体重偏低、较高的婴儿死亡率、艾滋病、其他躯体健康问题以及心理健康问题（如抑郁、痛苦）；而且也体现在人们对下列社会和生物因素在接触频率、易感性和反应等方面：

- 经济和社会剥夺：在工作、家庭、邻近地区和其他有关社会经济领域
- 有害物质和危险条件（有关物理、化学和生物因素）：在工作、家庭、邻近地区
- 社会引起的创伤（心理、躯体或性方面，从言语到暴力行为）：在工作、家庭、邻近地区和普遍的社会中
- 合法和非法的精神活性物质（酒精、烟草、其他药物）以及其他商品（如垃圾食品）的目标市场
- 匮乏的健康服务，包括保健机构和特定提供服务方（包括获得服务、诊断和治疗）

有关生活进程发展的问题、人们终生扮演的各种角色以及所处的环境问题，在理解压力、压力的代价或影响以及我们如何管理压力等方面，也都是重要的考虑内容。例如，Greenberg总结了与一些导致压力的因素有关的各种生活领域和角色：

- 压力与教育成就：关于名次、成绩或竞争的压力；工作、学校和家庭生活相结合的压力；常常包含健康危险的生活方式改变；负债；自我怀疑；失去支持性关系并需要创造新的支持关系；常常与学校生活相应的发展性挑战；面临对个人的信仰、价值观和期望的挑战；对于少数群体学生（例如有色人种、英语并非母语的人、年龄偏大的学生、残障学生）的额外压力来源。
- 家庭压力：家庭的定义和形式的不断变化（如核心家庭、扩展家庭、混合家庭、选择家庭、多代家庭、双职工家庭、单亲家庭）；经济忧虑；分居/离婚；家庭计划；养育子女；关系冲突；角色负担过重或角色冲突。
- 老年化与压力：在生命晚期的丧失与适应——例如丧失重视的角色、独立、健康和躯体力量、灵活性；丧失他人与悼念；需要接受照料、角色转换、死亡及其过程；丧失尊严；来自他人的刻板印象或居高临下的态度或行为。
- 职业压力：直接有关工作的压力来源，例如工作负担过重或冲突、时间压力、工作环境差、接触各种危险、缺乏工作的安全感、目标或进展受阻、决策或选择受限、与上级/下级/同事关系不良、办公室政治等。

当然，职业压力通常不仅指工作给个人带来的压力，也包括工作者带到工作中去的压力。因此，越来越多的雇主开始关注受雇者身上未能处理的压力所带来的积累效应和危险效应。关于工作的压力研究和干预尤其有助于了解这个领域。表14.1提供了一个示例。要注意到，在全面的评估中需要考虑多重水平和多个生活领域带来的压力。这个压力评估表格远非全面，但确实提出了一个有用的提示，即最好从多元角度考虑压力。同样的，也应当选择多种干预措施以适合个人和环境（参见学习活动14.1）。

呼吸与压力的生理学

了解一些有关呼吸的生理学知识有助于解释呼吸失常后在心理／躯体方面发生的改变。呼吸的功能是为机体细胞提供氧气（吸气），并排出二氧化碳（呼气）。吸气时，外界空气被吸入肺。心脏和肺一起参与工作。心脏把富含氧气的血液从肺泵出，通过主动脉输送到身体的各个部位。二氧化碳含量高而含氧少的血液被泵到肺进行气体交换。肺内空气中的一些氧气进入血液，同时血液中的二氧化碳进入肺腔并被排出体外。

表 14.1 职业压力评估表格 (Occupational Stress Evaluation Grid, OSEG)

水平	压力源	干预策略 正式	干预策略 非正式
社会文化	种族、性别 生态变化 经济下滑 政治变动 军事危机	选举 疏通/政治举措 公众教育 贸易协会	基层组织 请愿书 示威 移民 配偶就业
组织	雇用政策 工厂倒闭 解雇、调动（重新安置） 自动控制、市场转变、重新培训 组织优先权	共同设计 改组 新的管理模式 管理咨询（在职/重新培训）	社会活动 竞赛；激励 管理者与工作者的卷入和联系 继续教育 从事第二职业
工作环境	任务（时间、速度、自主性、创造性） 督导 同事 工效学 参与决策制定	督导会议 健康/安全会议 倾诉团体 员工参与 质量分析循环 重新设计工作岗位 在职培训	降低/加快速度 重新界定任务 其他工作人员的支持 破坏、偷盗 辞职、改变工作
人际	离婚、分居、婚姻不和 冲突、家人/朋友 家庭中的死亡、疾病 代间冲突 法律/财经困难 初为人父母	法律/财经服务 休假 心理咨询、心理治疗 保险计划 家庭治疗 贷款与信用团体 婴幼儿日托	寻求社会支持/建议 寻求法律/财经援助 自助小组 休假/病假 儿童保育
心理	神经症、心理疾病 情绪、认知或行为紊乱 无效的应对技能 自我形象不良 沟通不良 成瘾行为	员工援助（转介/内部） 心理咨询、心理治疗 用药 督导培训 压力管理 工作坊	寻求朋友、家人和教堂的支持 自助小组/书籍 自己用药 娱乐休闲 性活动 "心理健康"日
生理	疾病、残障 睡眠、饮食紊乱 化学依赖 生化失衡 怀孕	雇用前筛查 心理咨询 药物治疗 健康教育 员工援助 产假	改变睡眠/觉醒习惯 快餐午餐 自己用药 化妆品 节食、运动 向医生咨询
躯体/环境	空气差、气候不良 接触噪音 接触有毒物质 光线不佳 接触辐射 设施设计不良 建筑不良	防护服/设施 气候控制 健康/安全委员会 室内装饰 背景音乐 倾诉团体	自己的设施、装饰 随身听、收音机 咨询个人医生 投诉信

学习活动 14.1 压力的文化与生活过程变异

在这个学习活动中，请你独自或与同学一起思考文化和生活中的差异以怎样的方式影响着对压力的体验，它们对于进行相应的压力管理有什么样启示。

首先，你独自回忆两个你自己生活中感到有压力的情境，这两个情境要相隔至少几年时间。思考那些你认为可能产生影响的事件或导致压力的原因和方式的因素，如：环境背景、语言、人种史学的因素（如教育、经济、政治和法律、文化价值观和生活方式、血亲关系和社会关系、宗教和哲学、科技）。例如，在其中是否还存在着关于责任的价值观、对所珍视的事物的威胁或明显的外部束缚等因素？

使用你想出的第二个生活压力情境重复上述这个练习。你是否注意到，两个压力事件出现的差异可能部分地由于你处于生活中的不同阶段造成的（如个人经验的变化、个人力量或资源的不同或者角色从青少年转为成年）？在压力与应对中，这些背景差异有些什么启示，是否有助于确定适合压力管理策略的指导？

在小组中，与其他同学比较你选出讨论的自我分析的一些部分。你发现可能与压力的出现、体验、应对尝试有关的有哪些环境、文化或生活进程发展因素的差异？最有启发作用的是哪些因素？

新陈代谢活动给机体提供氧，这一过程通过血液循环系统或氧气输送系统来完成。当代谢需要量增加时，一个自动平衡调节机制有助于"消除能引起慢性低氧的生理副产物的作用"。Fried把低氧（氧量不足）与缺氧（无氧）区别开来。换气过度可表现出类似低氧的迹象，表现为连续应激反应极端状态。根据Fried的理论，过度换气表明血中碳酸过少或肺泡内的二氧化碳不足。"血碳酸过少损伤所有器官系统，包括肌肉、心肌组织和神经。尤其是血液和动脉……血碳酸过少，会引起大脑和外周动脉的过度收缩，减少流向身体末端和大脑的血流量。"应激的最重要症状之一就是过度换气，或表现为呼吸紊乱和血碳酸过少。专栏14.1列出了应激患者报告的各种与过度换气症候群相同的症状。正如专栏14.1所示，呼吸紊乱影响情绪，并会导致心理、生理功能的失调。

隔膜式呼吸（或称腹式呼吸），而不是胸式呼吸（又称浅呼吸），负责平衡交感神经和副交感神经系统。这两个系统支配着内脏和血管的活动，影响心律、血压、不自主呼吸和消化等生理功能。交感神经系统（SNS）激活对压力的反应和不规则呼吸，SNS对自我保护极为重要，不规则呼吸是对压力的反应的一个正常部分。SNS对危险状态做出反应。副交感神经系统（PNS）则产生松弛反应，引起深度的腹式呼吸。PNS执行保持机体平衡的功能。

呼吸方式影响躯体和心理的状态，这种影响通过人的生理、心理、情绪和精神的变化反映出来。压力情境下产生的胸式呼吸或习得的呼吸模式会导致

专栏 14.1 压力患者报告的与过度换气综合征相同的症状

- 衰弱、疲倦、精疲力尽
- 呼吸困难（无法喘气、憋闷的感觉、窒息感、频繁叹气、胸部起伏、咽喉异物感）
- 易怒、对挫折耐受性低
- 手脚冰冷、不时有刺痛感
- 紧张（一种"紧张的感觉"、肌肉疼痛）
- 焦虑（忧虑、警觉性增高）
- 心动异常（心脏剧烈跳动、感到脉搏加快、胸部沉重或受到重压的感觉、弥散性胸痛）
- 无法集中注意力
- 头晕、颤抖、战栗
- 抑郁、不安、神经质
- 肿胀
- 失眠

生理和心理失衡，或引起心理与躯体整个系统的失衡。因为在呼吸与心理之间存在着循环往复的关系，因而隔膜式或腹式呼吸能够帮助精神放松。

呼吸的步骤

请用一点时间先来回答下面的问题：
当你进行深呼吸的时候，你的胸部会鼓起吗？
你感到你的胸部或胃部有不舒服的感觉吗？
你的呼吸更多的是在胸部进行吗？
你的呼吸很浅吗？
你经常感到没有获得充分的呼吸吗？
你经常在下午时感到轻度或较严重的头痛吗？
你是否有时感到肋骨有疼痛感或感到刺痛，以至于想要屏住呼吸？
你的肌肉经常处于紧张状态或者一碰就疼吗？
你是否经常叹气？
你是否经常感到透不过气来？
你是否容易疲劳或睡醒后仍感疲倦？
在平静时或休息后，你的呼吸每分钟超过15次吗？

如果求助者对上述任何一个问题的回答为"是"，那么他将可能通过呼吸练习获益。我们在此介绍隔膜式呼吸。Hendricks对其他的呼吸练习提供了更详尽的介绍。你可以与求助者讨论呼吸练习是否可能对他或她当前的问题有帮助。有意识地呼吸练习可以获得以下一项或多项好处：缓解压力和紧张、积蓄能量和提高忍耐力、增强情绪控制力、预防和治愈生理疾病、缓解疼痛、促进良好的成熟与老化、增进精神集中和运动表现、促进心理精神的转变。

在培养呼吸意识或教授呼吸练习时，应考虑求助者的年龄、性别、阶层和种族。还要考虑求助者是否有某些医学和躯体的禁忌症以致不宜进行呼吸练习。如果咨询师或求助者对此有任何疑虑，则要与专门的保健医生协商，在得到求助者可以进行呼吸练习的许可之后再开始练习。也可以参阅本章后面的"隔膜式呼吸的禁忌症和不良反应"

第十四章 压力管理策略 **425**

一节。

呼吸的意识

培养呼吸的意识就是帮助一个人清楚地觉察和意识到自己的呼吸状况。这一练习有五个步骤：

1. 要求求助者以一种舒适的姿式躺下（在一张长沙发椅上或其他任何感到舒服的地方），双腿分开，两脚向两边自然伸开；一只手臂弯曲放在肚脐上，另一只手臂自然放松，放在身体一侧。

2. 指导求助者通过鼻孔缓慢地呼吸，并仔细去体察和感受。在吸气和呼气的同时，要感觉到腹部的起伏运动。

3. 指导求助者保持深而慢的呼吸，并保持放松状态。

4. 在躺着呼吸几分钟以后，指示求助者坐直。把一只手放在肚脐下，把另一只手放在胸部上方。

5. 让求助者注意两手在吸气和呼气中的运动，并且判断哪一只手活动更明显。如果放在胸部的手的运动比另一只手更明显，这可能意味着这个求助者更多的是采用胸式呼吸而非隔膜式呼吸。这类呼吸较隔膜式呼吸或腹式呼吸程度要浅。

对一部分求助者来说，即便没有给他们讲解有关隔膜式呼吸及其练习基本原理，上述这些练习也可帮助他们获得对呼吸的意识。我们发现对一部分求助者来说，呼吸意识的练习有助于提高和促进隔膜式呼吸练习。对其他求助者来说，咨询师可以不需要经过呼吸意识练习，而直接从呼吸原理开始进行隔膜式呼吸练习，见学习活动14.2。

如何指导呼吸

表14.2列出了指导呼吸的方式，根据呼吸的维度和呼吸中的问题类型做出了划分。例如，咨询师可以（1）观察求助者呼吸的部位，胸部为不正确的呼吸，而腹部为放松的呼吸，（2）引导求助者意识到呼吸的深度，浅的为不正确的呼吸，深的为放松的呼吸，（3）测定呼吸的速率，快的为不正确的呼吸，慢的为放松的呼吸，（4）观察求助者是否有屏息或急促呼气现象，（5）观察求助者吸气是否浅而不均匀。对于任何这些问题，咨询师可以教给求助

表14.2　如何指导呼吸

呼吸的维度	呼吸中的问题	放松式呼吸	双方互动水平
呼吸的部位	胸	腹	只是观察
呼吸的深度	浅	深	引起意识觉察
呼吸的速率	快	慢	教授或使用一种呼吸练习以改变呼吸中的问题
呼气	屏息或急促	缓慢呼出（常伴有声音）	教授或使用一种呼吸练习以改变呼吸中的问题
吸气	浅而不均匀	深而平稳	教授或使用一种呼吸练习以改变呼吸中的问题

注：上述方法对咨询师和求助者都适用

学习活动 14.2 呼吸练习

在这个学习活动中你将进行呼吸练习，使你有意识地体验到呼吸活动，有利于你向他人教授呼吸练习。

1. 尝试本章介绍的呼吸意识练习和隔膜式呼吸练习。试做几天，你将会逐步熟悉这些方法，并感受到其效果。
2. 在真实的、有压力的情境下尝试使用隔膜式呼吸：在任何你需要感到更平静、更好地控制自己或者更精力充沛的时候。
3. 在两周的时间内，坚持对每次练习做记录，写下你在练习中的感受。记下你认为是呼吸练习结果的你的总体能量状态和放松水平。

者表14.2所列的相应练习以及学习活动14.2。

获得呼吸练习的授权同意

咨询师应向求助者充分地介绍呼吸练习，以确保求助者的权利和利益。在提供任何指导以前，咨询师应获得求助者对使用这些练习的赞同和自愿。在获得同意的过程中，咨询师应为求助者提供以下信息：

1. 对呼吸练习过程和所包括的相关活动进行描述；
2. 解释呼吸练习的基本原理、用途以及潜在的作用；
3. 描述治疗师的角色；
4. 描述求助者的角色；
5. 描述可能出现的危险或不适反应；
6. 描述预期获益；
7. 预计练习所需要的时间；
8. 回答求助者提出的关于呼吸练习的问题；
9. 告诉求助者他拥有随时中止练习的权利；
10. 对求助者的各种反应做出总结和澄清/探讨。

你可以使用上述条目设计一个书面同意书，请求助者签字以表明他已经获知上述信息。此外还应参考后面关于使用隔膜式呼吸的禁忌症的内容。如果你或求助者对于进行这些练习存在疑问，就应向求助者的保健医生进行咨询。

呼吸训练的原理与概要

对呼吸练习的基本原理和概要可做如下解释：

很多人呼吸不够深。学会用隔膜式或腹式呼吸能增加吸氧量。这种呼吸方法充分利用了肺的容量，使你可获得比正常浅呼吸多七倍的氧气量。而且，在一天当中的任何时候你都可以练习——不管是在排队等候时，还是当你的车子遇到交通堵塞的时候。所增加的氧气量对你的身体和心理都有益。呼吸练习可以使副交感神经兴奋并起松弛作用，而且使神经系统趋于平静。开始时，你可能会有轻微的不适和头晕，但这种副作用很少出现。而你得到的好处是很多的，包括以下几个方面：减轻压力、缓解紧张、充沛精力和忍耐力、有助于情绪的控制、预防和治疗身体疾病、帮助止痛、有助于延缓衰老、集中精力、提高身体素质。在学习和使用呼吸练习中还没有发现存在什么危险，尽管对一些求助者来说可能会有一些后面提到的禁忌症。如果你出现极为异常的疼痛或不适反应，我们将立即停止练习。练习过程包括训练腹式呼吸或隔膜式呼吸。我们还可以探讨其他对你有帮助的呼吸练习。你可以进行一周的呼吸练习。如果你每天练习一次，将花大约五六分钟时间。如果每天两次，时间也加倍。而且，当你处于压力情境、需要休息或恢复体力和精神时，可练习做深呼吸。你可以接受一个疗程的呼吸练习训练，然后进行一周的练习。需要的话，可打电话给我。练习能帮助你把深呼吸结合到你日常的生活和应激环境中。你觉得这样如何？

隔膜式呼吸

通常在进行隔膜式呼吸时，要准备好介绍横膈膜的示意图。横膈膜位于肺的下部，是一块宽的、扇形的肌肉，随着吸气与呼气的进行，横膈膜收缩和放松。你可将下列步骤作为练习的指导：

1. 咨询师向求助者介绍基本原理时可对求助者说："请注意，在你每次开始呼吸时，你的胃上升，肋骨向外扩展。如果你的呼吸太浅，隔膜式呼吸能帮助你获得更深的呼吸。"你可向求助者阐述当人吸气时，横膈膜纤维收缩并向腹部下拉。我们使用示意图，是因为它可以让求助者在横膈膜训练开始时想象横膈膜的运动。横膈膜训练包括六个步骤。在练习过程中，腹部在吸气时往外突，呼气时往内收，所以这个练习也称为腹式呼吸。

2. 咨询师指导求助者保持一个舒适的躺姿，并通过鼻孔呼吸。两腿舒适地分开，两足放松向外分开。

3. 让求助者弯曲肘部，把大拇指轻轻地放在肋骨下缘；两手手指相对，并使掌面与身体保持垂直。然后想象吸气时的横膈膜，横膈膜纤维收缩并往下拉。呼气时想象空气从肺中呼出，同时横膈膜上移，形成球面状。"当你吸气时，把你的腹部向外鼓，当你呼气时让你的腹部向内收。始终保持用一种平稳的方式通过鼻孔呼吸。刚开始练习时，注意吸气和呼气时手的升落，这对你是很有帮助的。吸气时注意，你的手上升，同时腹部鼓起；呼气时注意，腹部向后压（使腹部往脊柱靠拢），同时手下移。记住，横膈膜是一块肌肉，可以像其他肌肉一样的得到锻炼和强化。"

4. 指示求助者用手模拟横膈膜的运动。大拇指贴放在肋骨的下缘，手指微微交错。当吸气时，交错的手指平放模拟横膈膜的上拉。在呼气时，使手指弯曲形成球面状，模拟空气从肺中排出时横膈膜向下拉的运动。在吸气时，横膈膜纤维收缩并往下拉，横膈膜的球面弯曲度变小乃至几乎放平。横膈膜下降并压迫胃、肝脏等，起到了类似轻微按摩的作用，并可以促进这些器官的活动。"当你呼气时，肌肉收缩，横膈膜变成球面状并向上推向肺部。想象你的横膈膜在每次吸气和呼气时对负责消化和排泄等的内脏器官做揉捏等按摩，使血液流入内脏，然后再挤出。这种呼吸的方法充分利用了你的肺容量。"

5. 指导求助者坐直身体、闭上双眼，在呼气和吸气时想象横膈膜的位置，同时体验腹部如潮水般的起落。

6. 要求求助者把隔膜式呼吸作为家庭作业，每日至少练习两次。要找一个安静的地方来练习，以保证不被打扰。鼓励求助者在处于压力情境和恢复精力、体力时使用隔膜式或腹式呼吸。这种呼吸的方法可使你的肺容量得到充分利用，使你能吸入比正常的浅呼吸多七倍的氧气量。鼓励求助者在一天中随时使用隔膜式呼吸。学习活动14.2归纳了实施呼吸练习的具体活动。

隔膜式呼吸的禁忌症与不良反应

隔膜式/腹式深呼吸并非对任何人都适用。例如，某些做这项练习的人可能会出现痛经。Fried给求助者提出以下建议：

如果练习带来疼痛或不舒适感，就立即停止练习；如果出现某些身体疾病，或有对治疗安全性有影响的伤痛，则不要做任何练习。有关事项如下：

1. 肌肉以及其他组织和器官的畸变或创伤，如肌肉扭伤或撕裂、斜颈、骨折或刚做完外科手术后不久。

2. 任何会引起代谢酸中毒的情况，如糖尿病、肾脏疾病、心脏病、严重低血糖等。如果你有任何疑问，请将你的情况告诉我。

3. 低血压及相关情况，如晕厥。腹式深呼吸可能会引起血压的严重降低。

4. 胰岛素依赖型糖尿病。如果你是一位胰岛素依赖型糖尿病患者，没有医生的许可和他对你做的最新胰岛素需求量测查，你不应做这项和其他任何的放松式深呼吸练习。

怀孕期的求助者也不宜做呼吸练习。吸烟者做这项练习会很危险，Hendricks不允许吸烟者在戒烟以前做呼吸练习。

案例示例：隔膜式呼吸

在这个案例示例中，一位名叫吉田的49岁的日裔美国人（一位空中交通管制员）接受了隔膜式呼吸练习。

1. 基本原理解释。首先，我们向吉田解释，学会隔膜式或腹式呼吸能增加氧气吸入量；这种呼吸的方法可以充分利用肺的容量，并且使他能吸入比正常的浅呼吸多达七倍的氧气量。我们还告诉他隔膜式呼吸的益处包括减轻压力和消除紧张、促进精力的集中。我们介绍原理的同时，还告诉他练习隔膜式呼吸的步骤。我们告诉他平时就可以练习，在遇到应激情境时使用深呼吸。我们确定吉田愿尝试做隔膜式呼吸的意愿，并回答了他提出的有关步骤的问题。我们提供了在前面介绍的基本原理的例子中包含的信息的所有因素。

2. 展示横膈膜的图解并介绍其位置。我们向吉田展示了吸气和呼气时横膈膜位置的图解。让吉田选择一个舒适的姿势，通过鼻孔呼吸。要求他把一只手放在腹部纽扣处，另一只手放在肋骨下方。我们要求他通过鼻孔呼吸，注意他的呼吸活动（在空气通过鼻孔时），同时在呼气和吸气时观察手的变化。我们向吉田询问手的运动情况，比如两只手的运动是一样的，还是其中的一只手比另一只手更明显？如果是一只手的运动更明显，那么，是放在胸腔上的手还是放在腹部的手？我们向他解释，如果是隔膜式呼吸，放在腹部的手在呼气和吸气时的运动会比放在胸腔下的手的运动更明显。我们要求吉田放松并注意他的呼吸活动。

3. 想象横膈膜运动和手的放置。我们要求吉田弯曲手臂，把他的大拇指轻轻地放在胸腔的下缘（我们为他做出手的位置的示范）。指示吉田把两手的其他手指放在与身体垂直的位置，想象横膈膜的运动。在他吸气时，提醒他这时横膈膜纤维正在收缩并往下拉。在他呼气时，告诉他这时的横膈膜往上升并形成球面状，同时空气从肺内排出。

4. 用手指模拟横膈膜运动。指导吉田用手模拟横膈膜的运动。我们告诉他在吸气时把手指向外伸直放平；而在呼气时弯曲手指使之形成球面状。要求他这样呼吸几次，在轻柔、放松地呼吸的同时，用手模拟横膈膜的运动。

5. 坐着进行隔膜式呼吸。指导吉田坐直身体，背部挺直，闭上眼睛，把手放在膝上或他感到舒适的地方。要求他想象他的腹部正像潮水般地起伏，在这种放松的状态下呼吸几分钟。

6. 家庭作业和实际场景练习。指示吉田练习隔膜式呼吸每日两次，每次五分钟。一次在早晨起床后，另一次在傍晚或天黑前。要求吉田寻找一个安静的、没有干扰的地方练习。指示吉田在练习时，或在压力情境中应用腹式呼吸时，想象横膈膜的运动。

应激接种预防治疗法：过程与使用

在压力管理中，咨询师与求助者常常将改变干预方式加以整合，调整成为一套符合压力源和目标性质等特定案例因素的治疗方法。例如，Antoni等介绍了一种针对诊断为乳腺癌的女性的压力管理干预方式，该方法包括10次咨询，每次两小时，咨询过程中包括教育材料和体验成分，两次咨询之间留有家庭作业（例如练习放松技术和监测压力反应）。这种方法同时包含了问题指向应对（例如积极应对和计划、通过认知重建用自信感替代怀疑的评价等）和情绪指向（例如放松训练、情绪表达和使用社会支持等）应对策略。这是针对一种特定类型的生活压力而设计的干预方式。对于其他类型的情况或求助者，可以制定有针对性的不同方式。例如，许多形式的压力是来自于较为长期和持久的因素，如贫穷、压迫、创伤和长期存在的匮乏条件。了解压力是如何被求助者加以体验的，以及在求助者的应对过程中（包括人和环境的因素）通常都包含些什么（本章前面部分讲述了这些内容），都可用来指导你选择改变干预策略。

应激接种预防法是让求助者学会躯体和认知两方面应对技能的方法。正如它的名字所体现的，应激接种预防的目的是通过让求助者在遇到压力源时做好准备，以便做出更有效的反应以增强对压力的抵抗力。Meichenbaum指出，应激接种预防训练能够"帮助求助者获得足够的知识、自我领悟和应对技能，来应对预期到的应激场景。它结合了各种元素，如苏格拉底式的说教、求助者自我检测、认知重建、问题解决、自我引导放松训练、行为和想象练习、环境改变等"。Eliot和Eisdorfer，以及Meichenbaum等人将压力事件分成下面几类：

1. 时间相对短暂的和慢性的事件，如内科活性物质检查、外科手术、牙科检查、口试等。

2. 触发一系列对压力的反应的事件，如失业、离婚、配偶死亡、自然或人为的灾难、性侵犯。

3. 慢性而间断的事件，如音乐演出、体育比赛、战争、周期性头痛。

4. 慢性而持续的事件，如慢性内科或精神科疾病、婚姻矛盾、慢性躯体-情绪或精神刺激、某些特殊的职业如护士、老师和警察等。

应激接种预防训练根据案例中涉及的压力类型、使用的具体应对以及压力管理技能不同而有所变化，但均需要经过三个阶段：(1)教育阶段（帮助求助者更好地理解压力的性质和压力的影响），(2)技能习得和演练阶段（建立和练习一组应对技能），(3)应用和泛化阶段（在近似的问题情境和可能具有压力影响的情境中使用学会的应对技能）。Saunders等人在一项元分析的综述中发现，应激接种预防训练在减低成绩焦虑、减低广泛性焦虑和提高压力情境下的作业成绩时是一种有效的方法。在涉及的研究中，尚未发现应激接种预防训练的应用受到环境限制的证据。专栏14.2给出了在各种问题领域中的关于应激接种预防的研究的例子。其中包括学业成绩、愤怒控制和减低、与各种生活经验有关的焦虑、儿童和家庭问题、运动员成绩、运动锻炼、疼痛控制、压力下的耗竭、牙科治疗、老年人群中的应用、高血压和创伤等。

尽管Saunders等特别比较了高、低焦虑两种群体之间的差异，但他们的综述并没有涉及求助者群体中存在的其他可能导致应激接种预防法的适合性与疗效的因素。在少数几项关于文化特异性的研究中，Chiu的一项研究认为，应激接种预防法的基本原则（例如为未来的压力源培养现实的预先准备）具有跨文化的适用性，尽管训练成分的内容和选择应反映出个体差异和文化特征。她对初到美国的亚洲学生到美国大学第一学年中随时间而发生的变化进行了研究，发现对具有低、中、高不同水平预期焦虑的学生来说，该干预法存在着疗效差异。这项研究的启示包括：要调整干预方式以适合具有不同需要（如预期性焦虑）和不同应对经历的求助者，以及探索不同文化的求助者更易接受的具体应对策略。

应激接种预防的七个成分

应激接种预防具有七个主要成分：
1. 治疗原理
2. 提供信息
3. 直接行为应对技能的获得与练习
4. 认知应对技能的获得与练习
5. 把所有应对技能应用于与问题有关的情境
6. 把所有应对技能应用于潜在的问题情境
7. 家庭作业与追踪

在学习活动14.3和本章末尾处应激接种预防会

专栏 14.2 有关应激接种预防法的研究

学业成绩

Kiselica, M. S., Baker, S. B., Thomas, R. N., & Reedy, S. (1994). Effects of stress inoculation training on anxiety, stress, and academic performance among adolescents. Journal of Counseling Psychology, 41, 335-342.

愤怒

Deffenbacher, J., McNamara K., Stark, R., & Sabadell, P. (1991). A combination of cognitive relaxation and behavioral coping skills in the reduction of anger. Journal of College Student Development, 26, 114-212.

Timmons, P. L., Oehlert, M. E., Sumerall, S. W., Timmons, C. W., et al. (1997). Stress inoculation training for maladaptive anger:Comparison of group counseling versus computer guidance. Computers in Human Behavior, 13, 51-64.

Wilcox, D., & Dowrick, P. W. (1992). Anger management with adolescents. Residential Treatment for Chidren and Youth, 9, 29-39.

焦虑

Burnley, M. C., Cross, P. A., & Spanos, N. P. (1993). The effects of stress inoculation training and skills training on the treatment of speech anxiety. Imagination, Cognition and Personality, 12, 355-366.

Fontana, A. M., Hyra, D., Godfrey, L., & Cermak, L. (1999). Impact of a peer-led stress inoculation training intervention on state anxiety and heart rate in college students. Journal of Applied Biobehavioral Research, 4, 45-63.

Saunders, T., Driskell, J., Johnston, J. H., & Salas, E. (1996). The effect of stress inoculation training on anxiety and performance. Journal of Occupational Health Psychology, 1, 170-186.

Schneider, W. J., & Nevid, J. S. (1993). Overcoming math anxiety:A comparison of stress inoculation training and systematic desensitization. Journal of Collega Student Development, 34, 283-288.

哮喘

Benedito-Monleon, C., & Lopez-Andreu, J. A. (1994). Psychological factors in childhood asthma. Behaviorual and Cognitive Psychotherapy, 22, 153-161.

运动员

Kerr, G., & Leith, L. (1993). Stress management and athletic performance. Sport Psychologist, 7, 221-231.

护士职业疲惫

Freedy, J. R., & Hobfoll, S. E. (1994). Stress inoculation for reduction of burnout:A conservation of resources approach. Anxiety, Stress and Coping:An International Journal, 6, 311-325.

癌症

Elsesser, K., Van Berkel, M., Sartory, G., & Biermann-Gocke, W. (1994). The effects of anxiety management training on psychological variables and immune parameters in cancer patients:A pilot study. Behaviorual and Cognitive Psychotherapy, 22, 13-23.

儿童和青少年

Maag, J. W., & Kotlash, J. (1994). Review of stress inoculation training with children and adolescents:Issues and recommendations. Behavior Modification, 18, 443-469.

牙科治疗

Law, A., Logon, H., & Baron, R. S. (1994). Desire for control, felt control, and stress inoculation training during dental treatment. Journal of Personality and Social Psychology, 67, 926-936.

运动锻炼

Kerr, G., & Goss, J. (1996). The effects of a stress management program on injuries and stress levels. Journal of Applied Sport Psychology, 8, 109-177.

Long, B. C. (1993). Aerobic conditioning (jogging) and stress incoulation interventions. An exploratory study of coping. Special issue:Exercise and psychological well-being. International Journal of Sport Psychology, 24, 94-109.

高血压

Garcia-Vera, M. P., Labrador, F. J., & Sanz, J. (1997). Stress management training for essential hypertension:A controlled study. Applied Psychophysiology & Biofeedback, 22 (4), 261-283.

冲动行为

Aeschleman, S. R., & Imes, C. (1999). Stress inoculation training for impulsive behaviors in adults with traumatic brain injury. Journal of Rational-Emotive & Cognitive Behavior Therapy, 17, 51-65.

军事紧张行动

Rosebush, P. A. (1998). Psychological intervention with military personnel in Rwanda. Military Medicine. 163, 559-563.

接近退休的成年人

Kelly, K., Hayslip, B., Hobdy, J., Servaty, H., Ennis, M., & Pavur, R. (1998). The relationship of cortisol to practice-related gains in intelligence among older persons. Experimental Aging Research, 24, 217-230.

Lopez, M. A., & Silber, A. (1997). Stress management for the elderly:A preventive approach. Clinical Gerontologist, 10, 73-76.

疼痛

Ross, M., & Bergen, R. (1996). Effects of stress inoculation training on athletes' postsurgical pain and rehabilitation after orthopedic injury. Journal of Consulting and Clinical Psychology, 64, 406-410.

Whitmarsh, B. G., & Alderman, R. B. (1993). Role of psychological skills training in increasing athletic pain tolerance. Sport Psychologist, 7, 388-399.

父母

Jay, S. M., & Elliott, C. H. (1990). A stress inoculation program for parents whose children are undergoing painful medical procedures. Journal of Consulting and Clinical Psychology, 58, 799-804.

预防

Hains, A. A., & Ellmann, S. W. (1994). Stress inoculation training as a preventative intervention for high school youths. Journal of Cognitive Psychotherapy, 8, 219-232.

再婚者

Fausel, D. (1995). Stress inoculation training for stepcouples. Marriage and Family Review, 21, 137-155.

创伤

Davidson, J. R., & Connor, K. M. (1999). Management of posttraumatic stress disorder:Diagnostic and therapeutic issues. Journal of Clinical Psychiatry, 60 (Suppl. 18), 33-38.

Falsetti, S. A. (1997). The decision-making process of choosing a treatment for patients with civilian trauma-related PTSD. Cognitive & Behavioral Practice, 4, 99-121. Foss, E. B. (1997). Trauma and women:Course, predictors, and treatment. Journal of Clinical Psychiatry, 58 (Suppl. 9), 25-28.

Nayak, M. B., Resnick, H., & Holmes, M. M. (1999). Treating health concerns within the context of childhood sexual assault:A case study. Journal of Traumatic Stress, 12, 101-109.

Triffleman, E., Carroll, K., & Kellogg, S. (1999). Substance dependence posttraumatic stress disorder therapy:An integrated cognitive-behavioral approach. Journal of Substance Abuse Treatment. 17 ($1/2$), 3-14.

谈检核表中，可以找到与这七个成分有关的每个具体步骤的详细描述。

治疗原理

下面是一个咨询师用于说明应激接种预防法原理的例子。

目的

咨询师对一个在处理敌意情绪方面有困难的求助者，可能会这样来说明应激接种预防的目的：

你发现自己在面对某些情境时无法控制自己的脾气。你难以调整自己的愤怒，尤其是你感到被激怒时。这个方法可以帮助你学习应对那些激怒你的情境，并且可以帮助你在这些情境中调控自己的愤怒的强度，让你不再受到它的控制。

概要

然后，咨询师可以向求助者简要介绍整个治疗程序：

首先，我们会帮助你了解情感的本质以及为什么某种情境可以激怒你，使你的愤怒转变成敌意。然后你将学习一些方法来控制情绪，来应对这些激惹情境。在你学会了应对技能后，我们将设计一些情境让你练习使用这些应对技能，以帮助你控制自己的愤怒。听到这些你觉得怎么样？

提供信息

在学习和运用各种应对策略之前，应向求助者提供一些有关对压力的反应的性质以及可使用的应对策略的信息。提供这些信息对求助者有所帮助。应激接种预防的教育阶段有助于求助者理解压力事件引起的反应，并为有关成分建立基础。

信息应包括三方面的内容：情绪反应的构成、关于对压力的反应阶段的信息以及各类应对技能和策略的例子。

求助者反应的构成

在提出求助者的情绪反应的构成时，咨询师首先要向求助者解释对压力情境的反应的性质。尽管

了解对压力的反应还不足以改变它，但建立起相应的结构可以为改变进程打下基础。要向求助者解释，各种压力（焦虑、敌意、疼痛）反应都有两个组成部分：一是生理唤起，二是引起焦虑、敌意、疼痛的自我陈述或内隐思想。这个解释能帮助求助者认识到应对策略应当针对唤起行为和认知过程的两个方面。例如，可以向难以控制脾气的求助者这样描述对压力的反应的构成：

你要考虑一下，当你变得非常愤怒时会发生哪些变化。你可能会注意到你的身体变得紧张起来，脸发烫，呼吸急促而且心跳加重。这是愤怒的身体反应。然而，当你非常愤怒时，你的思想也会发生变化。你可能会想"他没权利攻击我，我将对他报复，我要让他明白谁厉害，我要让他闭上嘴巴"等等。这些思想只会加强你的愤怒。所以你对让人愤怒的情境的内部解释方式也会引起你的敌意情感。

（注意在上例及有关例子中，我们对适当、合理的愤怒和导致辱骂或破坏行为的敌意做出区分。）

压力反应的阶段

在说明了情绪唤起的构成之后，咨询师还要描述唤起水平升高的时间阶段性。通常，恐怖症患者把自己的焦虑看成为"严重的惊恐反应"。同样，处于愤怒、抑郁或痛苦中的求助者，也把他们的情感解释成是一种严重而持续的反应。但用这种方式解释自己反应的求助者会认为这种对压力的反应很难加以改变和控制，因为它们太强烈了，难以承受。

要帮助求助者看到这些反应是可以对付的，其方法之一是把对压力的反应分成不同的阶段。**Meichenbaum** 将反应分为四种阶段，来帮助求助者认识情绪反应：（1）为压力（痛苦或激惹等）情境可能的出现进行准备的阶段；（2）应对压力情境的阶段；（3）在这些情境中，应对关键时刻（或应对恐慌及激动的情感）阶段；（4）由于在前三个阶段中使用了应对技能而奖励自己的阶段。要说明这些阶段会帮助求助者理解学习应对策略的顺序。说明的例子如下：

当你想到愤怒时，你可能会认为愤怒将持续好长一段时期。然而，愤怒反应并不总是处于高涨水

平，它时而上扬高涨，时而平静低落。当你预期压力情境即将出现时，你开始变得愤怒起来。这是第一个关键期。这时你要学会用控制自我的方法来对付这个阶段。下一个关键期是当你处在压力情境中且变得非常愤怒。这时你要学习怎样用建设性的方法面对令人愤怒的情境。你的愤怒可能会有几次变得非常强烈，你会感到它开始控制了你，或者你自己失去控制。这时你要学习怎样应付强烈的情绪冲动感。最后当这个压力情境结束后，你要学会不要为自己在情境中的表现感到愤怒，相反，要对自己在情境中使用应对技能鼓励、表扬自己。在使用应激接种预防的过程中，我们会在这些特别有压力或者让人愤怒的时候练习使用各种应对技能。

关于应对技能和策略的信息

最后，咨询师为求助者提供各种在关键期可以利用的应对技能和策略的信息。咨询师要强调有各种各样的有效应对技能；求助者可以或者自己在其中进行选择，或者为自己制定特定的应对技能。允许求助者选择或制定应对策略，这在应激接种预防治疗过程中是非常重要的。应激接种预防法中包括"直接行为"和"认知"两种应对技能。直接行为应对策略即使用应对行为来处理压力；而认知应对技能则通过求助者的应对思维（或自我陈述）来处理压力。尽管某些求助者由于自己的性别和文化而更喜欢某一种应对方式，但应当让求助者明白两种应对技能都是重要的。它们具有不同的功能。咨询师可以用这样的解释向求助者提供有关应对技能作用的信息：

下一步，你将学到大量不同应付方法，以便准备处理或实际处理压力情境。其中的一些应对技能将帮助你学习通过行动和行为来应付压力情境；而另一些应对技能将通过你对情境的解释和思考来帮助你处理这些压力情境。当然不是所有的策略都是必要的，重要的是你要从中选择你所喜欢的应对策略。

直接行为应对技能的获得与练习

在应激接种预防法的这个阶段，求助者学习和练习直接行为应对技能。咨询师先要讨论和示范可能的行为策略；然后求助者在咨询师的鼓励和帮助下，选择其中的一些策略进行练习。你可能记得，直接行为的应对技能是用于帮助求助者习得和应用在压力情境中的应对行为。最常用的直接行为应对策略有如下几种：

1. 收集关于压力情境客观的、事实性的信息
2. 找出减轻压力的短路或避免途径或方法
3. 缓和性的应对策略
4. 精神放松
5. 躯体放松

收集信息

收集一个压力情境的客观信息可帮助求助者更现实地评估情境。问题识别过程对于收集信息是非常有用的（见第八章）。而且，有关情境的信息能减少求助者的疑问，从而间接地减轻应激水平。例如，一个身体疼痛的求助者获得有关疼痛来源和持续时间的信息后便能减轻应激水平。这种应对方法被广泛用于分娩教程。告诉孕妇分娩时体验到的疼痛实际上是子宫在收缩，并告诉她们有关的分娩时间和阶段、子宫收缩时间和强度，这样孕妇们就不会因为对分娩的误解和缺乏有关身体变化的信息而增加自己的焦虑。

收集有关焦虑和愤怒情境的信息有着同样的作用。例如，用应激接种预防法帮助求助者控制愤怒时，知道什么人常惹求助者愤怒的信息就会有帮助。求助者还可以收集这样的信息，以帮助自己把激惹看做是一个需要加以解决的任务或问题，而不是一种威胁或个人攻击。

找出避免途径

找出避免途径是帮助求助者在失去控制力之前进行应付的一种方法。避免途径就是在求助者可能采取失控行动之前，使爆发性情境短路或降低压力水平。这种应对策略可帮助求助者学会意识到那些可能引起身体或言语激动的线索，并在大打出手之前采取一些预防行动。这与第十七章描述的刺激控制策略很相似。这些逃避或预防路径是一些求助者能做到的简单事情，如一个被激怒的人可通过数数

到60、离开房间或谈论幽默的事而避免大打出手。

缓和性应对策略

Meichenbaum 提到，缓和性应对策略在那些不能发生本质改变或不能避免的压力情境中特别有用，例如慢性的或威胁生命的疾病。

要培训关注情绪的缓和性应对策略，尤其是当求助者不得不处理无法改变和无法控制的压力源时。例如：采用新的视角，选择性注意转移程序，如对于慢性疼痛患者；适宜的情感表达模式如幽默、放松及情境再构等。

精神放松

精神放松也能帮助求助者应对压力。这个技术包括注意力转移策略：愤怒的求助者可将注意力集中于解决一个问题，或数房间内的地板瓷砖数，或想一个有趣或色情的笑话，或想一些自己的积极方面等。注意力转移策略常用于帮助人们控制疼痛：要尽力将注意力集中在房间中的某个物体上，或重复一个词或一列数字，而不是将注意力集中在疼痛上。在分娩的心理助产方法中，教给产妇将注意力集中于一个"焦点"，例如房间里的一件物品，或者像本书作者使用的——幅帆船的画。通过这种方式，产妇的注意转向一件物品，而没有关注她下腹部的紧张感觉。

一些人发现，当他们进行想象或幻想时精神放松法更易成功。对于喜欢做白日梦的人或有鲜明表象的人来说，想象法是促进精神放松特别有效的方法。一般来说，想象法作为应对方法帮助求助者展开一番想象的旅程，而不是关注于压力、激惹或疼痛。例如，为了不去想焦虑或愤怒情感，求助者可以幻想躺在温暖的海滩、乘着帆船、做爱或吃着喜爱的食物（见第十一章中的"引导想象法"）。为了控制疼痛，可想象不同的事情。如分娩中的妇女可以想象子宫收缩像波浪一样，而不是想着疼痛。或者对于体验到如拔除智齿这样常规来源疼痛的人，可以使用想象改变产生这种疼痛的环境：不去想拔牙是多么可怕和疼痛，而是想象这种疼痛只是一次马拉松长跑的强化训练的后果，或者由于自己在世界级的拳击比赛中失败，被对手在下巴上打了一拳。

躯体放松

躯体放松法对于那些产生焦虑和愤怒生理反应的求助者特别有效，如手掌出汗、呼吸急促、心跳、恶心等。躯体放松对于控制疼痛也是一种非常有用的应对策略，因为躯体紧张会增加疼痛感。躯体放松可以通过各种策略达到，例如呼吸技术、肌肉放松、冥想和运动。第十五章介绍了其中一些程序。

求助者进行直接行为策略之前，咨询师都要先向他们解释其目的和步骤。讨论和示范所有可能的直接行为应对策略可能需要几个疗程的时间。描述和示范完策略后，求助者应选择出某个特殊的方法加以练习。求助者使用直接反应策略的次数依赖于反应的强度、应激的性质和求助者的偏爱。为了能在模拟和实际情境中使用它们，求助者要在咨询师的帮助下练习使用每一种技巧。

认知应对技能的获得与练习

认知应对技能的获得和练习与前面描述的认知重建策略非常相似。咨询师首先给求助者示范一些应对思维，然后求助者选择并练习用所选择的应对思维，并用它们来替代消极或自我挫败思维。

认知应对的四个阶段的介绍

咨询师帮助求助者建立阶段概念，明白情绪反应的性质。在帮助求助者获得认知应对技能时，咨询师首先要复习应对关键时刻的知识，指出求助者要为每个阶段准备一组相应的应对技能：为情境的出现做好准备；面对和处理这个情境；应对情境中的关键事件；在情境过后奖赏自己。注意第一个阶段是关于情境之前的应对技能，第二和第三个阶段是关于情境之中的应对，第四个阶段是关于情境之后的应对。咨询师可以用类似下面的解释来向求助者介绍这四个阶段：

刚才我们曾谈到，愤怒不是一整个巨大的反应，而是在你感到被激怒或被攻击时才上升到最高点。现在将要学习的认知控制法能帮助你控制任何导致敌意的消极思维，也能帮助你在应激时使用应对思维。使用应对思维有四个重要阶段。首先是你最初怎样解释压力情境，你准备怎样进行反应；第二是实际处理压力情境；第三是应对情境中发生的真正能激怒你的事情；第四是在情境过后，你要学习鼓励自己在压力情境中使用了应对方法。

示范应对思维

在向求助者解释使用认知应对技能的四个阶段后，咨询师要针对每个阶段示范一些特别有用的应对思维。

Meichenbaum等人对这些应对思维做了出色的归纳，包括Meichenbaum和Cameron用于焦虑控制、Novaco用于愤怒控制和Turk用于疼痛控制的应对思维。这些思维表述见表14.3，总结分为四个阶段：为压力情境做准备，面对压力情境，应对压力情境中的关键时刻，自我强化应对思维。咨询师将为对压力的反应的每一个阶段提出应对陈述的例子（参见学习活动14.3）。

求助者选择应对思维

在咨询师示范了一些可能的应对思维后，求助者要补充或选择那些适合自己的应对思维。咨询师要鼓励求助者使用他感到最自然的应对思维。求助

表 14.3 应激接种预防使用的应对思维举例

焦虑	愤怒	疼痛
1. 为压力源的出现做准备 你必须做什么？ 你可以制定一个计划来对付这个情境。 考虑你能做些什么，这要比焦虑更有用。 不要消极自我陈述，只要理性地思考。 不要着急，着急没有任何用处。 也许你的焦虑只不过是急于面对这个情境。	为激怒情境做准备 这将使我心烦，但我知道怎样对付它。 我必须做什么？ 我能想出一个办法对付它。 如果发现自己变得烦躁，我知道怎样做。 争论不需任何东西。 不要对它太认真。 这是一个易怒的情境，但我相信自己。 是做几个深呼吸放松的时候了。 体验舒适、放松、自在。 这很容易，记住你的幽默感。	为痛苦的应激做准备 你必须做什么？ 你能制定一个计划来对付它。 只想着你必须做的事情 只想着你能做的。 不要着急，着急没有任何帮助。 你有许多不同的策略。
2. 面对和处理压力源 使自己做好精神准备，你能对付这个挑战。 一次一步，你能处理这个情境。 不要想着害怕，只想着你必须做的。保持要领。 这种焦虑就是咨询师所说的你会感到的。这提醒你使用应对练习。 这种紧张可以是朋友，是进行应对的信号。 放松，你能控制。深呼吸，哦，好的。	冲击和面对 保持镇静，继续放松。 只要保持我的冷静，我能自控。 我们告诉他平时就可以练习，在遇到应激情境时使用深呼吸。 想想你要怎样摆脱它。 你不需要证明自己什么。 还没有变得疯狂。 不要做得太过分。 我不想让他碰我。 寻找积极的方面，不要总往最坏的方面想或匆忙下结论。 他必须那样做，真羞耻。 如果某人那样容易激怒的话，那他一定非常不幸。 如果我要发疯的话，我就要用头撞墙。所以我还是放松得好。 不需要怀疑自己。他的话无关紧要。 我了解这个情境，都在我控制之下。	面对和处理疼痛 你能对付这挑战。 一次一步，你能处理这个情境。 放松，深呼吸，使用某种策略。 不要想着疼痛，只想着你必须做的。 这种紧张是进行应对联系的信号。 放松，你是在自我控制中，做一个深呼吸，哦，好的。 这就是咨询师说的你能感觉到的焦虑，这是使用你的应对技能的时机。

表 14.3　应激接种预防使用的应对思维举例（续表）

焦虑	愤怒	疼痛
3. 应对惊慌失措感 恐惧来时，就停下来。 注意力放在当前，什么是你必须做的？ 从0到10评定你恐惧，然后观察其改变。 你应该期望你的恐惧更强。 　不要尝试完全消除恐惧，只要让它处于可控的程度。 你可以说服自己去做。 你可以通过理性驱逐恐惧。 它很快就会过去的。 这并不是最坏的事情。 想想其他的事情吧。 做些事情来使你不想恐惧。 描述一下周围的情况，这使你不去想令人担心的事。	应对愤怒情绪的唤起 我的肌肉紧张起来，这告诉我应当进行放松了。 愤怒是无济于事的。 我要让他露怯。 我当然被惹恼了，但我不要爆发出来。 应当作深呼吸了。 让我们一点一点地解释清楚。 我不想被人推着走，也不想反击。 理性一点，大家彼此尊重些。 让我们试试合作的方式，也许我们两人都对。 消极引发消极。相互建设性地交往。 我没有想到人们会那样对待我。 慢慢来，不要着急。	应对关键时刻 疼痛来的时候，就停下来；只想着你必须作的事情。 你现在必须做什么事情？ 不要将疼痛完全赶跑，只是让它在可控的水平。 你的疼痛可能要加剧；要让它在可控的范围。 记住，这里有一些策略，它们可以帮助你控制疼痛。 当疼痛来的时候，你要变换策略，你要控制它。
4. 强化自我陈述 这样管用；你做到了。 我要告诉我的咨询师。 并不像我想象的那样糟。 你从恐惧中学到了有价值的东西。 你那些该死的想法——当你控制它的时候，你就控制了恐惧。 每次使用这个程序你都会取得进步。 对所取得的进步而高兴吧。 你做到了！	反映激怒情绪 a. 冲突没有得到解决时： 忘掉恼人的事情吧。它只会使你更为烦恼。 它们是不同的情境，需要时间来更正它们。 试着摆脱掉它。不要让它干扰你的工作。 b. 冲突得到解决，应对成功： 我应对得不错。成功了。 这没有我想象的那样难。 也许会变得更糟糕。 我也许会更为烦恼。这不值得。 我真的没有愤怒就过来了。 我的虚荣心肯定会使自己惹上麻烦。但我没太在意，反而更好了。 我想我已经烦恼太长时间了，真的没有必要。 我会一直做得很好的。 不要太过较真。 做一下深呼吸。 记住要放松，这比愤怒好得多。 我做的练习越多，情况就会好起来。	强化自我陈述 很好，你做到了。 你做得非常好。 你知道，你能做到的。 等一下再告诉咨询师哪种方法更为有效。

学习活动 14.3　应激接种预防法练习

第一部分

下面列出了12个不同的直接行为应对技能例子。使用例子前面的编码系统,在纸上写出每个例子中包含的直接行为应对技能的类型。答案在下一页。

编码

信息（I）

避免途径（ER）

社会支持网络（SSN）

公开讨论（V）

扩大视野（PT）

注意转移（AD）

意象控制（IM）

肌肉放松（MR）

呼吸技术（B）

举例:

1. "当你感到非常紧张的时候,试着做缓慢的深呼吸。"
2. "不要只想着疼痛,试着努力把注意力集中于墙上的一点。"
3. "想象今天非常温暖,温暖得令你感到放松。"
4. "如果实在是太多了,就只做第一部分好了,其余的先放一放。"
5. "你可能将会感到有些疼痛,不过完全是由于缝针引起的。不代表有什么不对劲。"
6. "握紧你的左拳。握紧并且注意这种紧张的感觉。现在放松——体会这种差别。"
7. "在治疗过程中,如果你感到不舒服,试着想象有一个强壮的、健康的细胞在攻击虚弱的、混乱的癌细胞。"
8. "如果疼痛太强,让自己转移注意力——努力聆听音乐或者仔细地看墙上的图片。"
9. "如果你谈论并且表达出你对疼痛的感受,你可能会感到好一些。"
10. "你最初的或直觉的反应可能会使你只选择看到情境中的某些特征。但此外还有一些我们需要关注的积极方面。"
11. "让你的家人和邻居介入,给你提供反馈和其他的观点会有帮助的。"
12. "学习社交技能很重要,它可以帮助你建立你需要的来自他人的支持。他人可以帮助你减轻这种令人讨厌的情境对你的影响。"

第二部分

下面列出的八个认知应对技能可分别用于四个不同应对阶段,即为某个情境的出现做准备、面对或处理该情境、处理情境中的关键时刻以及对应对的自我鼓励阶段。请在纸上写出每个例子中的应对技能应在哪个阶段使用。答案在下一页。

1. "天哪,我做到了。"
2. "我需要做什么？"
3. "不要失去你的冷静,即使现在很困难。做一个深呼吸。"
4. "现在想你想要说什么,而不是考虑别人会对你怎样反应。"
5. "放松,很快就过去了。现在只把注意力集中在经受这个困难的时刻。"
6. "你能感觉到吗？这次应对成功了。"
7. "既然来了,就只考虑情境,而不要想你的焦虑。"
8. "这是一个提醒要应对信号。注意你所做的事情。"

学习活动反馈 14.3　应激接种预防法

第一部分

1. B
2. AD
3. IM
4. ER
5. I
6. MR
7. IM
8. AD
9. V
10. PT
11. SSN
12. SSN

如果这个练习对于你还很困难,请复习直接行为应对技能章节中的内容。

第二部分

1. 鼓励阶段
2. 为情境做准备
3. 处理关键时刻
4. 面对情境
5. 处理关键时刻
6. 鼓励应对
7. 为情境做准备
8. 面对情境

如果你还不能识别出使用应对技能的四个阶段,你需要参照表14.3的内容。

者可能会寻找自己在有关的压力情境中曾使用过的应对陈述。在咨询的这个阶段,咨询师要帮助求助者制定一个合适的应对计划。如果求助者的自我陈述太一般化,可能会导致"机械的重复",失去有效的自我指导功能。合适的应对陈述要与求助者的文化相关联。咨询师可以这样解释求助者参与的重要性:

你知道,你参与选择有效的应对思维是非常重要的。我已经给你示范了一些例子,它们中有些应对方法对你可能很适合,你还可以想出其他一些应对方法来。现在我们要做的是针对每个应激阶段找出那些只适合于你的应对思维来,不是我也不是其他人。

求助者练习应对思维

求助者选择出每个阶段使用的应对思维后,咨询师要指导求助者练习这些自我陈述,让他们大声地说出来。出声训练可以帮助求助者熟悉、习惯这些应对思维。然后,求助者按四个阶段的顺序练习应对思维,这个练习可以帮助求助者学会使用应对思维的时机。

咨询师可以这样说:

首先,我想让你通过大声地说出应对思维来进行练习,这将帮助你习惯这些应对思维。下一步,让我们按实际情境应用的次序来进行练习。我先演示:先假设一个情境,并使用应对陈述帮助我准备应对这个情境,如"我知道这类情境常会使我心烦,但现在我有一个计划来对付它"或"即使这个情境很令我恼怒,我也能控制我的愤怒"。下一步,我将假装处在实际情境中,我将这样进行应对,对自己说"保持镇静,记住是在和谁打交道,这是她的风格,不要太过认真"或"不要有过激反应,放松下来"。

现在这个人的骚扰在继续,我感到更加愤怒。我会想"我能感到自己变得激动不安起来,要保持放松,将注意力集中于放松"或"这是一个挑战性的情境,我采取怎样的行动才使我以后不会后悔?"现在事情过去了,我终于按捺住没有反击或报复,因此我将想出一些东西来鼓励自己,如"我做到了"或"我真的保持了冷静"。

现在,你来进行练习。按情境次序用语言来表达你的应对思维:为情境做准备,处理它,在真的被激怒的时候应对,然后鼓励自己。

在问题相关情境中应用应对技能

应激接种预防法的下一步是让求助者面对一个令其紧张、易激惹或痛苦的环境使用直接行为和认知应对技能。在求助者运用应对技能前，他应在咨询师的帮助下用模拟的情境进行练习。应激接种预防的这个应用阶段对整个治疗程序的作用很重要只是简单地让求助者演练应对技能而没有机会在压力情境中运用它们，似乎会有一定的改善作用，但对增加求助者实际应对能力的帮助则很有限。

这个阶段包括针对模拟情境进行示范和演练，使求助者暴露于模拟的问题相关情境中。例如，一个想控制敌意的求助者将有机会练习应对一系列敌对或易激惹的情境。在应对练习中，求助者要面对一些压力情境，并练习应对技能。换句话说，这种应用将尽可能安排和做到像真实的情境一样。可以鼓励存在敌意问题的求助者练习体验非常恼怒，并演练甚至开始要失去控制——但随之应用应对技能以获得控制。这种应用练习被认为是为求助者提供一个在压力情境中如何表现的自我示范的机会。通过想象颤抖和失去控制、体验焦虑，然后进行应对，求助者就像在实际生活中一样练习这些思想和感觉。在应激接种预防的应用阶段，求助者的焦虑、敌意或痛苦情绪都可作为应对的线索或信号。

运用应对技能的示范

咨询师首先示范当面对压力情境时求助者应怎样使用刚学会的应对技能。下面的例子显示出咨询师向一个努力控制敌意的求助者进行演示的整个过程（在这个例子中是对家人的敌意）：

我正在想象这样一个情境：警察打电话告诉我说，我16岁的儿子因为再次入室抢劫而被捕。我感到自己的身体开始燥热。哦，等一会儿，这是一个应对的唤起信号。我最好考虑用放松方法来保持镇静，准备使用应对思维建设性地处理这个情境。

好，先坐下放松。让肌肉松弛下来，数到10，深呼吸（直接行为应对方法）。现在我马上要去看我的儿子，我将做什么？我知道痛骂和痛打他没有用，那不解决任何事。因此我要想出另一个方法，让他讲，给他一个改过机会或找出解决的方法（认知应对：为情境作准备）。现在我看见他走进门来。我感到有点说不出话来，我感到拳头在握紧。他开始解释。我想打断他并揍他一顿。等等（这又是应对信号）。集中数数，慢慢呼吸（直接行为应对）。告诉我自己要保持冷静，让他继续说。现在发怒没有任何帮助（认知应对：面对情境）。现在我正在回想上次他被逮捕的情境，为什么他没有吸取教训？我的儿子不应是惹麻烦的（情绪唤起）。唉！我相当生气，我必须保持自控，特别是现在（应对信号）。放松，肌肉保持放松（直接行为应对）。我可以告诉他我很失望，但我不会发怒、叫喊、打他（认知应对：更激动的感觉）。很好，我正在很好地保持着冷静（认知应对：自我强化）。

求助者在想象和角色扮演练习中应用应对技能

在咨询师示范之后，求助者将练习直接行为和认知应对技能。可以用两种方法练习：想象法和角色扮演法。我们发现，求助者首次练习应对技能时，想象问题情境是有效的。这个练习需要反复进行，直到求助者对在想象情境中运用应对技能感到非常自然。然后，求助者在咨询师的帮助下，用问题情境的角色扮演来练习应对技能，角色扮演情境要与求助者遇到的情境类似。如愤怒的求助者要辨认出最容易令其发怒或失去控制的情境和人物，然后求助者想象每个情境（从最易控制的情境开始），并想象使用应对技能，最后咨询师扮演某个挑衅者，求助者用角色扮演来练习应对技能。

在潜在问题情境中应用应对技能

任何治疗程序不仅要帮助求助者解决当前的问题，还要使他们能建设性地处理潜在的问题。也就是说，适合的治疗策略不仅能解决当前的问题，而且也能预防将来的问题。应激接种预防法通过让求助者在其他压力情境中运用新学会的应对策略而取得预防效果。这个情境现在不是问题情境，但将来有可能是。如果忽视这个阶段，应激接种预防法的效果就可能非常短暂。换句话说，如果求助者没有机会把应对技能运用到当前情境之外的情境中去，他们的应对技能将难以泛化到超出现在的问题情境。

应用应对技能到潜在的压力情境是用同样的方法来完成的。首先解释应对技能在求助者的生活其他方面作用，然后咨询师进行示范。咨询师可以选择求助者没有遇到过但需要积极应对的情境，如没有得到工作晋级或提升、面对家庭危机、搬到新地方居住、即将退休或生重病等。在咨询师示范应用应对技能后，求助者将练习在这些情境中运用这些技能。也可用想象或角色扮演来进行练习。一个新的练习方法是转换角色练习，求助者扮演咨询师，咨询师扮演求助者。求助者帮助或训练咨询师使用应对技能。这将使求助者能更好地掌握应对策略，同时也会提高他们的自我效能（见第十七章）。学习活动14.3的某些变式可以成为求助者和咨询师进行培训和练习的一部分。

应激接种预防训练是认知行为干预方式之中已经开发出计算机辅助程序并经过测试的方法之一。例如，Timmons等评估了使用计算机指导程序针对存在愤怒情绪模式的男性退伍军人的治疗效果。该程序和同时使用的一套小组咨询方案都是根据Novaco的应激接种预防训练编制的。结果显示，两种方法在降低自我报告的愤怒和愤怒压抑方面同等有效，在治疗满意度上也没有差异。

家庭作业与追踪

当求助者在会谈中学会使用应激接种预防后，他就可以在实际生活中使用应对技能了。咨询师和求助者要一起探讨在实际情境中应用应对技能的可能性。但咨询师要告诫求助者，不要期望一开始就能很好地应对所有的问题情境。要鼓励求助者使用日志表记录特殊的情境和使用应对策略的次数。在以后追踪时使用日记资料可以帮助确定求助者进步的程度。

应激接种预防训练是目前使用中内容最丰富的治疗方法之一。它教给求助者在当前和潜在问题情境中可以使用的直接行为和认知应对技能，提供了求助者可以控制的技能，不但适用于当前也适用于未来。

对话举例：应激接种预防

第一次会谈

在这次会谈中，咨询师会教给琼一些用来进行心理与躯体放松的直接行为应对技能，以便帮助她应对她对数学课的生理紧张的感觉。练习中将使用想象控制和慢而深的呼吸方法。

1.咨询师：你好，琼。这一周怎么样？

求助者：非常好。听我说，这个，不管你管它叫什么，它开始起作用了。这周我参加了一次测验，得了85分——以前我通常只能得到70或75分。

咨询师介绍了用来处理琼的紧张的其他应对技能的理念。

2.咨询师：这真令人鼓舞。这就是治疗的效果——体现在你课堂的表现上。我们上一周所做的对你来说不错，所以我想今天也许我们可以进行一些其他的应对技能帮助你减轻紧张感。

求助者：那会是什么呢？

在对话3与对话4中，咨询师说明并示范了可能的直接行为应对技能。

3.咨询师：你要学习的一件事是，想象一个使你有非常平静感觉的情境，进行想象的同时，慢慢做深呼吸，就像这样［咨询师示范：闭上眼睛，慢慢地、深深地呼吸］。当我深呼吸时，我想象我正坐在沙发上阅读喜爱的书。但你可以想象与我不同的事，例如，你可以想象努力学习使你获得奖励或奖品；或者想象你正在学会解数学题，以便你能够帮助别人。你明白了吗？

求助者：我明白了。我猜，就是用一种假想的方式来想象与数学课有关的事情。

4.咨询师：是的。总之是要减轻而不是增加压力。

求助者：我明白了。我可以想象我正在为著名人物做家务，而不是为自己家做。这样就会容忍得多。

在对话5中，咨询师要求琼找出对平静心情有帮助的意象。

5.咨询师：这是一个很好的例子。你想象的情境能够使你不感到郁闷。你要找出使自己能够避免过分紧张的一个或若干个情境。你能花几分钟想出一两个情境——也许是关于数学课的——使你放松而不是更紧张？

求助者：[停顿]我也许可以假设上数学课是为了做某些令人激动的事情，如一名奥林匹克滑雪运动员。

在对话6和对话7中，咨询师指导琼练习这些直接行为应对技能。

6.咨询师：很好，我们先用它来进行练习。如果它对你没有帮助，我们还会想出一些别的情境。你现在一面慢慢做深呼吸，一面练习想象刚才的情境。[琼练习。]

7.咨询师：有什么感觉？

求助者：有点趣味。

在对话8中，咨询师布置家庭作业，要求琼在下次治疗前进行这些应对技能的自我引导练习。

8.咨询师：好。这个星期我希望你能在安静的地方每天练习2~3次，在日记上记录练习情况，并评估在练习前后的紧张水平。下个星期我们将检查日记，然后找出在实际生活中应用应对思维的方法。下周见。

第二次会谈

在这次咨询会谈中，咨询师帮助琼将前面学过的各种治疗策略[应对思维、想象和呼吸放松等]综合起来。特别是让琼在想象数学课的有关内容或角色扮演数学课的过程中应用所有这些应对技能。在问题情境中运用应对技能是应激接种预防法的一个部分，它可以帮助求助者将新学会的应对技能扩展到实际生活情境中。

在对话1和对话2中，咨询师先评论琼的直接行为应对技能家庭作业的完成情况。

1.咨询师：练习进行得怎么样，琼？

求助者：这个星期我很忙，有一次考试和两次小测验，但我都得了80多分。我也做了想象和呼吸练习。它们让我花了不少时间来学习。

2.咨询师：这是正常的。在你真正学会它以前要进行大量的练习。如果你能继续每天的练习，一定会有帮助。练习时你的感觉怎么样？

求助者：我想紧张感比以前少多了。

咨询师介绍了在练习情境中运用所有应对技能的必要性，并讲到它的基本原理。

3.咨询师：很好，随着时间的推移，你会感到更多效果的。到目前为止，我们已经练习过几种方法，如停止自我否定思想、使用想象和深呼吸法，来帮助你应对和控制自己的紧张。现在你要将所有这些方法应用在与数学课有关的压力情境中，这会对你有更大的帮助，使你在数学课上或其他压力情境中进行应对。我们会很快在其他问题情境中进行相同的练习过程，如与你父母相处时能够表达自己的不同意见。你觉得这样安排好吗？

求助者：好。

下一步，咨询师演示（示范）如何在想象练习中使用应对技能。

4.咨询师：现在请你想象一些与数学课有关联的情境，并尝试用应对技能和深呼吸来控制你的紧张。让我演示怎样去做。我正在想象又该是上数学课的时间了。我要全力想象数学课是一节奥林匹克滑雪训练课。我要使用应对思维，比如：数学课会过得很快，我一直做得很好，它是一种挑战。现在我正在上课。我要停止去想我不能做好数学。每次只解决一个数学问题，每次只进行一步演算。呀！老师刚刚叫我，我能感到自己开始变得紧张起来。做一个深呼吸……我能做好。反正只有一会儿。做得相当好。我觉得当我需要时，我就能够进行应对了。那么，琼，现在该轮到你试几次了。（琼在想象中使用不同的应对思维和直接行为。）

在对话5中，咨询师检查琼通过想象练习运用技巧的反应情况。

5.咨询师：当你练习想象的情境时，你真的能进入这个情境吗？

求助者：是的。尽管我认为我需要更努力地进行练习。因为如果这个情境真的发生时，对我来说还是有一定困难的。

角色扮演练习更接近真实情况，下一步就进行角色扮演练习。咨询师将增加情境的应激性，方法是在没事先约定的条件下突然叫琼回答问题。

6.咨询师：是这样的。这种想象练习情境与实际情境的应激性还是有差异的。现在我们做一些角色扮演练习，这可能对你帮助更大。假设我是老师，正在上数学课。我在讲课时会突然叫你回答问题。当叫到你时，你就要使用应对思维，进行深呼吸。[角色扮演练习]

咨询师评估琼对角色扮演练习的反应，并要琼评估她在练习中的紧张水平。

7.咨询师：在这些练习中你感到舒适吗？你能用1至5分来评估你的紧张感吗？1分表示没有紧张，5分则是非常紧张。

求助者：大约是2分。

咨询师鼓励琼在与数学课有关的情境中运用应对技能，并布置家庭作业和约定追踪时间。

8.咨询师：我想你已经能够在你需要的时候使用这些应对技能了。要记住，任何自我否定思想或身体紧张感的出现都是需要进行应对的信号，这时就要使用应对思维、想象和深呼吸技能。我希望你在日记本上记录使用它们的次数，并评估在数学课前、数学课上、数学课后你的紧张程度。两周后回来看进展怎样好吗？

求助者：好。

临床实践中的精神性

专业人员和普通大众可能都很熟悉我们前面讨论的许多管理和应对压力的方法。应对和压力管理之中的另一个因素也可能为大家所知道，但它在咨询服务中从没有得到清晰的确立，这个因素即是精神性。研究显示，宗教和精神性可能与总体健康和幸福之间存在着重要相关，也与人们如何应对生活中的压力存在相关。例如Young等人发现，精神性对抑郁和焦虑都具有影响作用。George等发现了宗教活动与许多方面相关的证据，如生理和心理疾病的发生减少，死亡率减低以及生理和心理疾病的康复或适应的可能性提高。追求精神安慰或引导常常是应对方式的评估工具中的一个成分。精神信仰、活动（例如祈祷，阅读宗教文本，冥想，参加服务、仪式或惯例）和参加信仰团体（如为了精神目的、互相援助或社交目的）是把宗教或精神性作为应对策略的一些例子。我们此处使用精神性一词是指可能包含宗教基础的价值观、活动和个人体验，但也不仅限于此。

全国范围的调查显示，大多数美国人具有某种精神性的价值观，并从事祈祷这样的活动。例如，许多人使用祈祷来帮助应对生活中各种不同类型的问题和危机。对于遇到更加严重困难的年龄较大的成年人，这点就尤其明显。而在精神性的重要程度和形式上存在重要的文化差异。例如，非裔美国人比欧裔美国人在宗教方面更加活跃。尽管世界上的各种宗教之间有许多共同之处，但不同的宗教和精神传统（例如犹太教、基督教、伊斯兰教、佛教、印度教和儒教）之间也有相当大的差别。在1994年的DSM-IV中，宗教或精神性问题成为了一个新的诊断类别，咨询师可能会遇到这样的求助者，他们更多的是由于精神性问题而来寻求帮助，或者把精神性方面的问题作为咨询中的一个内容。

求助者的精神性或宗教价值观和行为的积极潜力可以成为应对、健康和咨询工作的资源，这方面在近年来引发了越来越多的研究。这些研究包括多种领域中应对的精神性方面，涉及领域包括严重疾病、残障状态、对所爱的人的照料与丧失、个人危机、控制进行中的慢性健康或心理健康状况、酒精和其他物质滥用问题、运动和性决策等目标追求以及伦理道德和评估工具等专业问题（见专栏15.3）。

在关于精神性的研究中，多样性表现得非常明显。正如专栏14.4所示，关于性别、性少数群体、宗教和特定文化群体等的有关精神性因素和文化群体差异的研究日益增多。其中，对于非裔美国人和关于老年人的研究尤其引人注目。研究也关注于精神性成长作为高度压力的生活经验的一种建设性后果。在长期和严重的压力源之下，保持积极的展望和总体积极的情绪状态与使用特定的应对策略有显著联系，这些应对策略更可能产生好的效果并伴随治愈性的甚至改造性的效果。精神性价值观和活动可能促进带来情绪安慰的情境评价或个人意义，有助于为平凡的事件注入积极的意义,并激励积极再构和目标指向的问题焦点应对——这些都是适应性的压力管理效果的重要成分。

尽管对于精神性是直接发生影响还是以某种方式间接发生影响尚不清楚,研究者已开始更仔细地考察这个主题。George 等提出,有三种机制可能发生作用——具体来说,宗教虔诚通常(1)促进健康行为,(2)导致更强的社会支持,(3)产生合一感或意义感。例如,坚持宗教信仰可能促使人采取导致健康结果的生活方式和人际行为,而减少可能导致消极后果的冒险行为。精神性追求可能使人寻找拥有或重视这一追求的他人,并与之分享,这有助于建立支持性关系的网络。此外,正如上面提到的,精神性信仰和交往方式可能有助于人们在遇到负性事件时做出对自己有意义的甚至带来安慰的解释,因此帮助他们更好地应对不幸、丧失和其他令人烦恼的生活经历。例如,Brown 在一项对高血压的非裔美国人的研究中发现,大多数被试在控制他们的疾病时使用宗教信仰作为保护、控制和应对机制。他们不但感到自己可以避免短期和长期的消极后果,而且感到能够更好地从患病中发现意义、进行应对和进行疾病的控制。与应对理论相符,安慰、希望以及对威胁和个体处理威胁的能力的积极评价结合在一起,可能有助于个体坚持和继续艰难的行为任务:学习他们需要学习的,做他们需要做的。

但是,仍需要谨慎行事。迄今为止,各种研究通常使用不同的方式评估精神性。这降低了我们将不同研究获得的结论进行推广的能力。一个基本问题是,尽管精神性体验常常被认为是宗教的一个部分,但精神性并不依赖于宗教信仰。一项研究调查了躯体疾病患者如何界定他们所说的精神性和宗教的含义,显示这两个词有一些相似性,但在总的信念系统和对个体信念如何影响其健康和康复的解释方面也有显著不同。例如,认为自己具有精神性的人认为康复和治愈会"经由"他们而发生,而认为自己具有宗教信仰的人更倾向于认为康复和治愈是"降临"到他们身上。专栏 14.3 和专栏 14.4 中评估标题下列出的出版物,展示了各种近来发展出的测量工具,他们都可用来澄清精神性与宗教虔诚间的模糊性以及精神性各维度之间的模糊性,并能用于更好地理解文化和背景的独特性以及更为普遍共有的元素。Standard 等认为,精神性是心理咨询和心理治疗中逐渐出现的第五种力量,并总结了目前使用的工具及其心理测量学特性和潜在用途。

类似地,我们尚无法充分确定在精神性与健康或心理健康结果方面可能涉及的混淆因素或其他中介因素,对于为何尚未发现显著疗效的原因也不很清晰。尽管精神性并不是新事物,但关注实践的研究基础的发展相对来说是比较新的。正如其他应对方式一样,关于精神性也可能存在复杂关系、个体和群体差异以及情境因素等,这些都可能会影响到精神性在问题产生、问题解决和改善健康方面的作用。例如,有必要了解精神性与健康之间的正相关关系,在多大程度上是由于更高水平的健康行为(并因此减少对某些危险的接触)、由于家庭和朋友活动产生了某些能够缓冲压力的影响的社会支持、由于认知图式塑造了对世界的看待方式和对压力源的解释方式,或由于上述一些方面的结合或者全然不同的原因。如同任何因素一样,精神性不但有积极一面,也存在消极的一面。例如,精神性可能导致求助者更加僵化、扭曲或狂热,这些在处理压力生活环境或进行所需改变时更可能阻碍而非支持进展。

伴随着研究的增长,在各种与医疗和咨询有关的培训和服务中,对精神性的关注也在增长。精神性可能以许多种方式进入治疗中。Meador 和 Koenig 指出,除了(1)将精神性作为评估的一部分,(2)将精神性加入治疗计划,同样包括(3)评估临床工作者的信仰,(4)考察求助者的精神性的临床意义,(5)使用宗教或精神性来应对压力,(6)采用认知治疗模型,(7)避免咨询师的偏差或劝说求助者改变信仰。尽管关于专业咨询中精神性的使用存在不同观点,但在某些领域对其使用具有更长时间和更广泛的认可——例如与死亡及其过程有关的领域、在像戒酒者匿名会这样的 12 步骤项目中。

伦理道德问题和对安全措施的需要无处不在。精神性需要求助者、咨询师和任何涉入的人的价值观——这些价值观可能相互冲突,可能没有获得足够审视或理解,可能带来代价、危险,也可能带来

专栏14.3　有关精神力的研究

运动员

Dillion, K. M., & Tati, J. L. (2002). Spirituality and being in the zone in team sports: A relationship? Journal of Sport Behavior, 23 (2), 91-100.

心理评估

Belaire, C., & Young, J. S. (2000). Influences of spirituality on counselor selection. Counseling & Values, 44 (3), 189-197.

Frame, M. W. (2000). The spiritual genome in family therapy. Journal of Marriage & Family Counseling, 26, 211-216.

Hatch, R. L., Burg, M. A., Naberhaus, D. S., & Hellmich, L. K. (1998). The Spiritual Involvement and Beliefs Scale: Development and testing of a new instrument. Journal of Family Practice, 46, 476-486.

Hodge, D. R. (200). Spiritual ecomaps: A new diagrammatic tool for assessing marital and family spirituality. Journal of Marriage & Family Counseling, 26, 217-228.

Holland, J. C., Kash, K. M., Passik, S., Gronert, M. K., Sison, A., Leferberg, M., Russak, S. M., James, B. J., & Samuels, C. A. (1999). High stress life events and spiritual development. Journal of Psychology & Theology, 27, 250-260.

MacDonald, D. A. (2000). Spirituality: Description, measurement, and relation to the five factor model of personality. Journal of Personality, 68 (1), 153-197.

MacDonald, D. A., Kuentzel, J. G., & Friedman, H. L. (1999). A survey of measures of spiritual and transpersonal constructs: Part two: Additional instruments. Journal of Transpersonal Psychology, 31 (1), 155-177.

Petersen, D. M. (2000). Identity characteristice of groups with high and low spiritual self-identity. Social Behavior & Personality, 28, 529-538.

Standard, R. P., Sandhu, D. S., & Painter, L. C. (2000). Assessment of spirituality in counseling. Journal of Counseling & Development, 78, 204-210.

死亡

Babler, J. E. (1997). A comparisn of spiritual care provided by hospice social workers, nurses, and spiritual care professionals. Hospice Journal, 12 (4), 15-28.

Golsworthy, R., & Coyle, A. (1999). Spiritual beliefs and the search for meaning among older adults following partner loss. Mortality, 4 (1), 21-40.

Richards, T. A., Acree, M., & Folkman, S. (1999). Spiritual aspects of loss among partners of men with AIDS: Post-bereavement follow-up. Death Studies. 23 (2), 103-127.

Thompson, J. E. (2000). The place of spiritual well-being in hospice patients 闸 overall quality of life. Hospice Journal, 15 (2), 13-27.

残疾

Byrd, E. K. (1997). Concepts related to inclusion of the spiritual component in services to persons with disability and chronic illness. Journal of Applied Rehabilitation Counseling, 28 (4), 26-29. Do Rozario, L. (1997). Spirituality in the lives of people with disability and chronic illness. A creative paradigm of wholeness and reconstruction. Disability & Rehabilitation: An International Multidisciplinary Journal, 19, 427-434.

道德

Frame, M. W. (2000). Spiritual and religious issues in counseling: Ethical considerations. Counseling & Therapy for Couples & Families, 8 (1), 72-74.

健康管理

Arcury, T. A., Quandt, S. A., McDonald, J., & Bell. R. A. (2000). Faith and health self-management of rural older adults. Journal of Cross-Cultural Gerontology, 15 (1), 55-74.

Brown, C. M. (2000). Exploring the role of religiosity in hypertension management among African Americans. Journal of Health Care for the Poor and Underserved, 11 (1), 19-32.

疾病

Baider, L., & Fox, B. (1998). A brief spiritual beliefs inventory for use in quality of life research in life-threatening illness. Psycho-Oncology, 7, 460-469.

Cotton, S. P., Levine, E. G., Fitzpatrick, C. M., Dold, K. H., & Targ, E. (1999). Exploring the relationships among spiritual well-being, quality of life, and psychological adjustments in women with breast cancer. Psycho-Oncology, 8, 429-438.

Dunbar, H. T., Mueller, C. W., Medina, C., & Wolf, T. (1998). Psychological and spiritual growth in women living with HIV. Social Work, 43, 144-154.

Holland, J. C., Passik, S., Kash, K. M., Russak, S. M., Grongert, M. K., Sison, A., Lederberg, M., Fox, B., & Baider, L. (1999). The role of religious and spiritual beliefs in coping with malignant melanoma. Psycho-Oncology, 8, 14-26.

King, M., Speck, P., & Thomas, A. (1999). The effect of spiritual beliefs on outcome from illness. Social Science & Medicine, 48, 1291-1299.

Somlai, A. M., & Heckman, T. G. (2000). Correlates of spirituality and well-being in a community sample of people living with HIV disease. Mental health, Religion & Culture, 3 (1), 57-70.

Woods, T. E., & Ironson, G. H. (1999). Religion and spirituality in the face of illness: How cancer, cardiac, and HIV patients describe their spirituality/religiosity. Journal of Health Psychology, 4, 393-412.

主观幸福感

Hawlins, R. S., Tan, S. Y., & Turk, A. A. (1999). Secular versus Christian inpatient cognitive-behavioral therapy programs: Impact on depression and spiritual well-being. Journal of Psychology & Theology, 27, 309-318.

Young, S. J., Cashwell, C. S., & Shcherbakova. J. (2000). The moderating relationship of spirituality on negative life events and psychological adjustment. Counseling & Values, 45 (1), 49-57.

性活动

Holder, D. W., Durant, R. H., Harris, T. L., Daniel, J. H., Obeidallah, D., & Goodman, E. (2000). The association between adolescent spirituality and voluntary sexual activity. Journal of Adolescent Health, 26, 295-302.

药物滥用

Borman, P. D., & Dixon, D. N. (1998). Spirituality and the 12 steps of substance abuse recovery. Journal of Psychology & Therapy, 26, 287-291. Carroll, J. K., McGinley, J. J., & Mack, S. E. (2000). Exploring the expressed spiritual needs and concerns of drug-dependent males in modified therapeutic community treatment. Alcoholism Treatment Quarterly, 18 (1), 79-92.

Green, L. L., Fullilove, M. T., & Fullilove, R. E. (1998). Stories of spiritual awakening: The nature of spirituality in recovery. Journal of Substance Abuse Treatment, 15, 325-331.

Miller, W. R. (1998). Researching the spiritual dimensions of alcohol and other drug problems. Addiction. 93, 979-990.

专栏 15.4　精神力和多样性研究

非洲裔美国人

Black, H. K. (1999). Life as a gift: Spiritual narratives of elderly African American women living in poverty. Journal of Aging Studies, 13, 441-455.

Campbell, M. K., Bernhardt, J. M., Waldmiller, M., Jackson, B., Potenziani, D., Weathers, B., & Demissie, S. (1999). Varying the message source in computer-tailored nutrition education. Patient Education & Counseling, 36 (2), 157-169.

Carolan, M. T., & Allen, K. R. (1999). Commitments and constraints to intimacy for African American couples at midlife. Journal of Family Issues, 20 (1), 3-24.

Constantine, M. G., Lewis, E. L., Conner, L. C., & Sanchez, D. (2000). Addressing spiritual religious issues in counseling African Americans: Implications for counselor training and practice. Counseling & Valuse, 45 (1), 28-38.

Dunn, A. B., & Dawes, S. J. (1999). Spirituality-focused genograms: Keys to uncovering spiritual resources in African American families. Journal of Multicultural Counseling & Development, 27 (3), 240-254.

Frame, M. G., Williams, C. B., & Green, E. L. (1999). Balm in Gilead: Spiritual dimensions in counseling African American women. Journal of Multicultural Counseling & Development, 27 (4). 182-192.

Mattis, J. S. (1997). The spiritual well-being of African-Americans: A preliminary analysis. Journal of Prevention & Intervention in the Community, 16 ( ), 103-120.

Mattis, J. S. (200). African American women's definitions of spirituality and religiosity. Journal of Black Psychology, 26 (1), 101-122.

McRae, M. B., Thompson, D. A., & Cooper, S. (1999). Black churches as therapeutic groups. Journal of Multicultural Counseling & Development, 27 (4), 207-220.

Morrison, E. F., & Thornton, K. A. (1999). Influence of southern spiritual beliefs on perceptions of mental illness. Issues in Mental Health Nursing, 20, 443-458.

Reese, D. J., Ahern, R. E., Nair, S., O'Faire, J. D., & Warren, C. (1999). Hospice access and use by African Americans: Addressing cultural and institutional barriers through participatory action research. Social Work, 44, 549-559.

Williams, C. B., & Frame, M. W. (1999). Constructing new realities: Integrating womanist traditions in pastoral counseling with African-American women. Pastoral Psychology, 47, 303-314. Williams, C. B., Frame, M. W., & Green, E. (1999). Counseling groups for African American women: A focus on spirituality. Journal for Specialists in Group Work, 24, 260-273.

心理评估

Miller, G., Fleming, W., & Brown-Anderson, F. (1998). Spiritual well-being scale: Ethnic differences between Caucasians and African Americans. Journal of Psychology & Theology, 26, 358-364.

Zinnbauer, B. J., Pargament, K. I., Cole, B., Rye, M. S., Butter, E. M., Belavich, T. G., Hipp, K. M., Scott, A. B., & Kader, J. L. (1997). Religion and Sprirituality: Unfuzzying the fuzzy, Journal for the Scientific Study of Religion, 36, 549-564.

佛教徒

McGrath, P. (1998). A spiritual response to the challengs of routinization: A dialogue of discourses in a Buddhist-initiated hospice. Qualitative Health Research, 8, 801-812.

McGrath, P. (1998). Buddhist spirituality:A compassionate perspective on hospice care. Mortality, 3, 251-263.

跨文化

Misra, G. (1999). Toward an indigenous psychology of cognition:Knowing in the Indian tradition. Journal of Indian Psychology, 17 (1), 1-22.

Stanley, L. D. (1999). Transforming AIDS: The moral management of stigmatized identity. Anthropology & Medicine, 6 (1), 103-120.

老年人

Black, H. K. (1999). A sense of the sacred:Altering or enhancing the self-portrait in older age?Narrative Inquiry, 9, 327-345.

Chang, B., Noonan, A. E., & Tennstedt, S. L. (1998). The role of religion/spirituality in coping with caregiving for disabled elders. Gerontologist, 38, 463-470.

Ingersoll, R. E. (2000). Gentle like the dawn:A dying womans healing. Counseling & Values, 44 (2), 129-134.

Langer, N. (2000). The importance of spirituality in later life. Gerontology & Geriatrice Eduction, 20 (3), 41-50.

Meddin, J. R. (1998). Dimensions of spiritual meaning and well-being in the liver of ten older Australians. International Journal of Aging & Human Development, 47 (3), 163-175.

Musick, M. A., Traphagan, J. W., Koening, H. G., & Larson, D. B. (2000). Spirituality in physical health and aging. Journal of Adult Development, 7 (2), 73-86.

Neill, C. M., & Kahn, A. S. (1999). The role of personal spirituality and religious social activity on the life satisfaction of older widowed women. Sex Roles, 40, 310-329.

Simmons, H. C. (1997). Spirituality and community in the last stage of life. Journal of Gerontological Social Work, 29 (2/3), 73-91.

菲律宾人

Shimabukuro, K. P., Daniels, J., & DAndrea, M. (1999). Addressing spiritual issues from a cultual perspective:The case of the grieving Filipino boy. Journal of Multicultural Counseling & Development, 27, 221-239.

性别

Hall, T. A. (1997). Gender differences:Implications for spiritual formation and community life. Journal of Psychology & Christianity, 16, 222-232.

印度教

Wig, N. N. (1999). Mental health and spiritual values:A view from the East. International Review of Psychiatry, 11 (2/3), 92-96. 疾病

Domanico, R., & Crawford, I. (2000). Psychological distress among HIV-impacted African American and Latino males. Journal of Prevention & Intervention in the Community, 19(1), 55-78.

Holt, J. L., Houg, B. L., & Romano, J. L. (1999). Spiritual wellness for clients with HIV/AIDS:Review of counseling issues. Journal of Counseling & Development, 77, 160-170.

Simoni, J. M., & Cooperman, N. A. (2000). Stressors and strengths among women living with HIV/AIDS in New York City. AIDS Care, 12, 291-297.

以色列和犹太人

Baider, L., Russak, S. M., Perry, S., Kash, K., Gronert, M., Fox, B., Holland, J., & Kaplan-Denour, A. (1999). The role of religiours and spiritual beliefs in coping with malignant melanoma:An lsraeli sample. Psycho-Oncology, 81, 27-35.

Fabian, E. (1998). Concretism and identity aspects in the Jewish joke. Psychoanalysis &

Contemporary Thought, 21, 423-411.

Frank, G., Bernardo, S., Tropper, S., Noguchi, F., et al. (1997). Jewish spirituality through actions in time:Daily occupations of young Orthodox Jewish couples in Los Angeles. American Journal of Occupational Therapy, 51(3), 199-206.

Herzbrun, M. B. (1999). Loss of faith:A qualitative analysis of Jewish nonbelievers. Counseling & Values, 43 (2), 129-141.

墨西哥裔美国人

Rehm, R. S. (1999). Religious faith in Mexican-American families dealing with chronic childhodd illness. IMAGE:Journal of Nursing Scholarship, 311, 33-38.

多元道德

Brown, J. M., Ashcroft, F. G., & Miller, W. R. (1998). Purpose in life among alcoholics:A comparison of three ethnic groups. Alcoholism Treatment Quarterly, 16 (3), 1-11.

Ingersoll, R. E. (1998). Refining dimensions of spiritual wellness:A cross-traditional approach. Counseling & Values, 42 (3), 156-165.

Moadle, A., Morgan, C., Fatone, A., Grennan, J., Carter, J., Laruffia, G., Skunny, A., & Dutcher, J. (1999). Feeling meaning and hope:Self-reported spiritual and existential needs among an ethnically diverse cancer patient pupulation. Psycho-Oncology, 8, 378-385.

土著美国人

Anderson, D. A., & Worthen, D. (1997), Exploring a fourth dimension:Spirituality as a resource for the couple therapist. Journal of Marital & Family Therapy, 23 (1), 3-12.

Garrett, M. T. (1999). Soaring on the wings of the eagle:Wellness of Native American high school students. Professional School Counseling, 3 (1), 57-64.

Garrett, M. T., & Wilbur, M. P. (1999). Does the worm live in the ground?Reflections on Native American spirituality. Journal of Multicultural Counseling & Development, 27(4), 193-206.

Lewis, E. W., Duran, E., & Woodis, W. (1999). Psychotherapy in the American Indian population. Psychiatric Annals, 29, 474-479

性取向少数人

Barret, B., & Barzan, R. (1998), Gay and lesbian spirituality:A response to Donaldson. Counseling & Values, 42 (3), 222-225.

Grant, D., & Epp, L. (1998), The gay orientation. Does God mind?Counseling & Values, 43 (1), 28-33

收益。在处理心理治疗中的精神性的价值观和干预方式时，你需要对专业、伦理道德和法律问题非常小心。例如包括以下方面的问题（1）咨询师的角色的性质和适当的责任疏忽，（2）促使咨询师和求助者的价值观和差异明晰表达，（3）确定治疗的设置和条件，（4）求助者的问题和目标是如何分析和确定的，（5）面质求助者不健康的价值观或探讨不足或混乱，（6）获得知情同意并评估咨询师在精神性方面的能力，（7）保持专业和科学责任感，（8）尊重求助者的宗教价值观，（9）记录使用的精神性干预方式，（10）评估治疗效果并终止，（11）做出恰当的费用安排，（12）在家庭治疗或某些心理健康问题，如分离性障碍中，可能出现的治疗问题（例如在处理像对上帝的扭曲观点或感到被魔鬼控制的感觉这样的精神性问题中涉及的伦理道德因素）。最后，需要了解宗教或精神性观点的差异可能具有重要含义，应作为助人服务的一部分。

本章总结

在本章中,我们探讨了压力的各种表现形式,包括不同文化中压力的不同表现以及影响压力和应对的当前因素模型。我们看到压力及压力管理与本书中介绍的许多评估和干预策略之间的联系。理解压力与应对的当前因素模型有助于咨询师建立适合特定求助者需求的干预计划,了解求助者如何体验到压力或压力是什么类型,是压力管理中能达到求助者的目标的最重要因素。

具体针对压力管理,我们介绍了有助于处理躯体方面症状的呼吸方法。求助者可以对他们的呼吸获得更强的意识,并进行呼吸练习以帮助他们镇静中枢神经系统,减轻类似头昏这样的症状,并使他们为采取其他处理压力环境的措施做好准备。我们也介绍了应激接种预防,它是一种教授躯体和认知两方面应对策略的方法。应激接种预防训练综合了多种策略,包括增加关于压力和应对的知识、自我监测、认知改变、问题解决、放松训练、演练准备和环境改变。

如同使用其他干预方法一样,你需要评估各个成分及附加成分的适用性。例如,在使用压力管理策略时,精神性可能是需要考虑的一个重要资源。此外,尽管在关于压力和应对的实践中文化多样性日益明显,但多数研究和干预方法的发展还是建立在西方框架的基础上——例如,压力被视为一种问题,需要像专业咨询师这样的外在来源的帮助,也需要一些"训练"来缓解或控制。对于某些求助者,压力可能更被看成是生活的一部分,而自我治疗的方式如冥想、运动或自我管理(根植于自己的人际环境和社会环境之中)的某些形式可能吸引力更大、更有意义。我们将在后面的章节介绍这些内容。

课后测验

第一部分

目标一要求你使用本页上的5种指导中的4个来评估你自己的呼吸意识。使用"呼吸的意识"这一小节下的内容作为指导。

第二部分

目标二要求你演示隔膜式呼吸的12个步骤中的10个。使用课后测验第四部分中的检核表评估你的表现。

第三部分

目标三要求你用一个案例描述怎样运用应激接种预防法的五个主要组成。使用下列求助者案例描述回答这五个问题,就像你正在将应激接种预防应用到这个求助者身上。答案见课后测验反馈。

求助者案例描述:这个求助者是在家庭服务中心的推荐下到你这里进行咨询的。他失业了,正接受社会救济。他有三个孩子,是第二次结婚,大儿子是妻子带来的。他来咨询是因为学校告诉他,他的大儿子,一个7年级学生,有几次到学校时肩部带有明显的伤痕,这个孩子将求助者牵连进去。与他长时间交谈后,求助者显示出对这个孩子没有耐心,有时为教训这个孩子会打他的脸。他知道有时自己做得很过分,但他对这个到了年龄还"无责任感"和"缺乏主动性"的孩子极其厌烦。他说,在那时,他的急躁和愤怒变得非常强烈。

1. 解释应激接种预防的目的。
2. 简要介绍有关应激接种预防程序的概要。
3. 对于下列每种直接行为应对技能,给出可能对求助者有用的介绍和举例说明:
   A. 有关情境信息
   B. 避免途径
   C. 注意力转移策略
   D. 意象控制
   E. 躯体放松
   F. 缓和性应对策略(扩大视野、寻求社会支持或公开讨论)
4. 解释情绪反应的四个阶段和应对时机,对于四个阶段中的每一个都给出两个认知应对技能(思想)例子。这四个阶段是:为与孩子争执和辩论的情境做准备;面对这个情境;对付关键的、非常令人愤怒的时刻;对自己的应对行为给予鼓励。
5. 描述你将怎样在会谈中建立练习机会来帮助求助者在类似令人愤怒的情境中练习运用直接行为和认知应对技能。

第四部分

目标四要求你在角色扮演中演示应激接种预防程序的21个步骤中的17个。使用应激接种预防会谈检核表对此活动进行评估。

隔膜式呼吸检核表

Ⅰ. 基本原理

1. 如果你有疑虑,请在开始练习之前与你的保健医生协商确定。
2. 思考腹式呼吸的目的和益处。

Ⅱ. 舒适的位置(长沙发椅)

3. 保持舒适的躺姿,这样能体验和感受到腹部的运动。
4. 通过你的鼻孔呼吸,注意你的呼吸活动。
5. 在你吸气时,注意感受空气的凉度,而在呼气时注意感受空气暖和了多少。

Ⅲ. 手的位置;想象横膈膜的运动,并用手模拟横膈膜的运动

6. 弯曲手臂,把大拇指放在肋弓的下缘,其余的手指与身体垂直放置。
7. 想象横膈膜的运动。在你吸气时,横膈膜收缩并往下拉;当你呼气时,横膈膜上抬,同时空气排出体外。
8. 用你的手指模拟横膈膜的运动。在吸气时,手指往外伸直,呼气时弯曲手指并形成球面状。

Ⅳ. 隔膜式呼吸

9. 不加手势运动继续做隔膜式呼吸,把手放在大腿上或身体的两侧。
10. 在你做隔膜式呼吸时,想象横膈膜的运动,腹部像潮水般的起伏。

Ⅴ. 坚持每日练习并在应激状态下使用

11. 选择一周中每日练习的时间和地点。
12. 当你处在应激状态下时做隔膜式呼吸。

第十四章 压力管理策略

应激接种预防会谈检核表

给观察者的指导语：确定咨询师在对求助者使用应激接种预防或向他人教授应激接种预防时使用了下列哪些步骤。勾出咨询师在使用该程序时显示出的任何步骤。

项　目	咨询师的引导语举例
Ⅰ．基本原理	
＿＿＿（1）说明应激接种预防的目的。	"应激接种预防是一种应对焦虑的方法，当你面对那些情境时使你能控制你的反应。"
＿＿＿（2）说明应激接种预防程序的概况。	"首先，我们让你明白你的焦虑感对你的影响，然后我们学习一些应对技能来帮助你放松躯体——并帮助你使用应对思维来替代自我否定思想，然后你将有机会在我们设置的应激性情境测试你的应对技能。"
＿＿＿（3）了解求助者使用该策略的意愿。	"现在你对使用这个程序感觉怎样？"
Ⅱ．信息提供	
＿＿＿（4）说明应激性情绪反应的性质。	"你可能了解当你感到焦虑时你的身体紧张，而且，你可能用一种焦虑的方法来思考——担心这个情境、担心怎样对付它。躯体紧张、消极和焦虑的思想引起的你的应激。"
＿＿＿（5）说明对应激性情境可能的反应阶段。	"当你感到焦虑，你可能倾向于把事情看得很严重。例如，你在期待某一种情境时感觉到非常急躁；然后你在情境中感到焦虑，特别是当它开始压制你时；当情境结束后，你感觉解脱——但同时也对自己感到失望。"
＿＿＿（6）说明在应激接种预防中将要学习的具体应对技能种类，并强调求助者的参与制定应对策略的重要性。	"我们将学习一些行动应对策略，像身体和肌肉放松、精神放松，以及一些常用的方式去减少情境的应激水平。然后你也可以学习一些考虑情境的不同方法，不是所有的应对策略对你都是最好的，因此你要选择你感到最好的一个。"
Ⅲ．直接行为应对技能的习得和练习	
＿＿＿（7）咨询师讨论和示范直接行为应对策略（或使用象征示范）：	"首先，我将说明我们说的每一个应对技能。然后，我来演示当你被激怒时怎样运用它。"
＿＿＿ a．收集有关应激性情境的客观、真实的信息。	"它帮助你获得有关使你激怒和生气情境的信息。让我们找出这样的情境和人，然后看看是否有其他的方法来理解这情境，例如，你是否把这个情境看做是对你的解决问题能力的挑战而不是人身攻击。"
＿＿＿ b．识别缩短路线和避免途径——选择能降低情境应激的方法。	"假设你陷入某一情境，你感到将失去控制，在你大打出手前，有什么方法能够摆脱它或使它缓解呢？只需要做一些小事情，例如，数数到60，离开房间，讲些幽默的话，诸如此类。"
精神放松：	
＿＿＿ c．注意转移	"好，控制愤怒的一种方法是分散你的注意力，将你的注意力从令你感到愤怒的这个人移开，如果不呆在原来的房间，则注意房间中非常难注意的物体，想有关这个物体的你能想到的所有问题。"
＿＿＿ d．意象处理	"为避免自己大打出手作努力的另一种方法是使用想象，想象某些令人平静和非常高兴的事，如倾听自己喜爱的唱片或在夏日的海滩。"

躯体放松：
　　____ e. 肌肉放松　　　　　　　　　　"肌肉放松能帮助你应对无论何时你所感到的唤起和脸发烫或身体紧张，它能帮助你使躯体放松，从而控制你的愤怒。"

　　____ f. 呼吸技术　　　　　　　　　　"呼吸对于学习躯体放松也是重要的，有时，在一种紧张处境做深而慢的呼吸使你说或做你不想做的事前，有时间想好对策。"

缓解的应对策略：
　　____ g. 视野扩大　　　　　　　　　　"让我们尝试从一个不同的视野来看这个情境——也许这个情境中有一些是我们忽视的。"

　　____ h. 社会支持　　　　　　　　　　"让我们汇集你能使用的一些人和资源作为社会支持系统。"

　　____ i. 公开讨论情感　　　　　　　　"花一些时间展露你的情感会有帮助。"

____（8）求助者选择最有帮助的策略并在咨询师帮助下练习每个策略。　　　　　"我们复习大量可能的方法来帮助你的愤怒，以使它不会引起辱骂行为。我确信你有一些选择，你为什么不选择一些你认为对你最有帮助的方法？我们练习它以便使你能从它们那里得到一些感觉。"

Ⅳ. 认知应对技能获得的练习

____（9）咨询师描述使用认知技巧对付应激性情境的四个阶段。　　　　　"你可能记得我们早先讨论，我们谈到学习在应激性或令人愤怒的情境的关键时期使用应对程序。现在，我们将致力于帮助你在这四个重要时期使用应对思维：为情境作准备、处理情境、在情境中处理关键期、在情境后进行自我鼓励。"

____（10）对于每个阶段，咨询示范应对陈述的例子。　　　　　"我给你一些在这四个重要时期所能使用的应对思维。例如当我面对一个应激性情境并试图使自己做好精神准备，这时我想的一些事。"

____（11）对于每个阶段，求助者选择最自然的应对陈述。　　　　　"我给的例子对你来说可能是不自然的，你可以选择或增加你自己的情境。"

____（12）咨询师指导求助者在每个阶段练习应对陈述。　　　　　"有时，因为你不习惯在一些关键期将注意力集中于应对思维，开始使用有点不方便。我想你可以通过大声讲你选择的应对思维从而得到一些感觉。让我先从为情境作准备练起。"

____（13）咨询师示范和指导求助者按四个阶段顺序练习，用语言表达应对陈述。　　　　　"下面我想让你练习在一个易激惹情境中你能使用的次序大声地用语言表达应对思维。例如，（咨询师进行示范）。现在自己试一下。"

Ⅴ. 在问题情境中应用应对技能

____（14）使用求助者选择的应对策略和技巧，咨询师示范想象一个应激（或与问题有关）情境时怎样运用这些应对方法。　　　　　"现在面对一个问题情境时，你能练习使用所有的应对策略。例如，假定我是你，我的上司朝我走过来，由于误传而指责我，这时我在这种情境下怎样使用应对技能。"

____（15）求助者想象与问题有关的应激性情境练习应对策略。（如需要的话，反复进行这个步骤。）　　　　　"好，你为什么不试一下，只想象这个情境——想象每当你失去控制，这是使用你的应对技能的信号。"

_____（16）求助者用角色扮演与问题有关的情境练习应对策略。（这步必须重复多次。）

"我们可以用角色扮演练习。假设我是你的上司，要约见你，你可以使用你的应对技能来准备这次会谈；然后，在会谈中，当你变得紧张和开始发脾气时，练习你的技巧。"

Ⅵ．应用应对技能到潜在问题情境

_____（17）咨询师示范求助者选择应对策略到另外的应激性情境。

"现在让我们试试另外一些情境，它们现在不是问题情境，但将来可能会是，这将给你一个机会来看你将怎样运用这些技巧到将来可能会遇到的另外情境，例如，假定我刚发现我不能得到晋级，而我相信这确实是我应得的。我是这样应对这个情境的。"

_____（18）求助者练习运用应对策略到潜在的应激性情境，通过：

"好，现在你试试。"

_____ a. 想象一个潜在应激性情境

"你想象刚知道你将被调到新的地方，你对这个很吃惊，想象你将怎样应对。"

_____ b. 参与角色扮演练习

"角色扮演一个情境，我是你的丈夫，并告诉你刚知道自己病得很重，你要像我们刚才谈的那样练习你的应对技能。"

_____ c. 在角色扮演中，作为教师教授学生在应激性情境如何使用应对技能

"这次我扮演慢性关节炎患者，感到持续性疼痛。我希望你是我的咨询师，指导我怎样学会使用应对技能来处理这个慢性不适。"

Ⅶ．家庭作业和追踪

_____（19）咨询师和求助者讨论在实际情境中应用应对策略。

"我相信你能够在日常生活问题情境中应用这些应对技能。你会发现这些技能能够很快地发挥作用，你能够进行应对而不再是去控制。"

_____（20）咨询师指导求助者怎样使用日记，记录在实际情境中使用应激接种预防的情况。

"每次使用应对技能，都用日记简略描述你使用它们的情境。"

_____（21）咨询师安排追踪时间。

"下星期我们再见时要查看你的日记，看你进行得如何。"

观察者评论

课后测验反馈

 **第一部分**

看你能否不看笔记重复出呼吸意识练习。也就是说，看你是否充分理解在呼吸中要寻找和感受什么，并可以容易地向他人显示。如果有困难，重读第 452 页。

第二部分

使用隔膜式呼吸检核表评估你在演示中使用的步骤的全面程度。

第三部分

1. 你对这个求助者可以像这样介绍治疗基本原理：

"你知道，有时愤怒和急躁情绪控制了你。这个治疗程序能帮助你学会在特别困难的时候如何控制自己的情感——被这个孩子弄得很烦的时候——这样你就不会做一些你会感到后悔的事情。"

2. 下面是关于应激接种预防法的概况：

"首先，我们将找到一些孩子做的使你心烦的事，当你知道是在这类情境中恼怒时，你便能学习通过保持你的镇静来控制烦躁。这个程序将帮助你学会各种保持镇静的方法，不让事情变得不可控。"

3. 信息——参阅应激接种预防会谈清单中的引导语7的 a 项。

避免途径——参阅引导语7的 b 项
注意力转移——参阅引导语7的 c 项
意象控制——参阅引导语7的 d 项
躯体放松——参阅引导语7的 e、f 项
缓和应对——参阅引导语7的 g、h、i 项

4. 下面是给求助者说明四个应对阶段和认知应对技巧的例子。

阶段	说明	认知应对
为令人愤怒的情境作准备	在争执或争论之前，你能计划处理方案的观点。	"我想对他说什么，以使我被他了解。""我告诉他时，没有必要叫嚷。"
面对令人愤怒的情境	当你对他说话时，你想怎样控制自己。	"保持用正常的语气交谈，不要大叫。""要让他说。不要大声叫嚷，那没有用。"
处理非常令人愤怒的时刻	如果你感到非常愤怒，你需要想一些能保持冷静的事。	"等一会儿，慢慢来。不要发怒。""保持自我控制，保持冷静。"
为应对进行自我鼓励	承认你保持了冷静，这是重要的，要给自己鼓励。	"我保持了我的冷静。""我能感到我正在变得愤怒，但我能控制它们。"

5. 咨询师利用想象或角色扮演法给求助者提供练习机会，如你扮演孩子的角色。参阅应激接种预防会谈检核表中的这类例子（引导语14、引导语15和引导语16）。

第四部分

使用应激接种预防会谈检核表评估你的角色扮演会谈。

第十五章

冥想与运动策略

本章目标

在学完本章以后,学习者应该能够:

1. 在给出的9个咨询师反应例子中,要至少能在7个例子中辨别出放松反应的步骤。
2. 在8个咨询师的反应例子中,辨别出哪一个使用了正念冥想法。
3. 向另一个人教授正念冥想或放松反应法。用录音带录下你的教学过程,并依照章末的会谈检核表评估自己教学的每一个步骤,或者让一个观察者根据清单评估你的教学。
4. 描述你在一个模拟案例中将如何使用肌肉放松法的七个主要部分。
5. 在角色扮演中为求助者示范13个(共15个)肌肉放松步骤,并依照章末的会谈检核表评估自己的成绩。
6. 应用躯体扫描的两种脚本之一,在角色扮演中为求助者做演示。
7. 描述运动疗法的临床应用10项原则的至少7项,以及至少5个会增加使用运动疗法的危险的因素。

本章将扩展我们对应激及其管理的讨论。经验告诉我们,如果我们被应激事件束缚、割裂、震慑和耗竭起来,我们在帮助他人的工作中就难以集中精力、了解对方并且保持开放的态度,充满能量地去改变、去承担艰巨的任务。所以,本章所介绍的各种策略越来越多地被与认知干预测试一起使用,成为认知-行为治疗法之中的重要组成部分。在应激管理训练和相关的干预措施中,如自我平静、躯体意识、情绪调节和关注此时此地的方法,都可用到本章介绍的策略。要记住这些策略对于咨询师来说也是很重要的。前面我们提到过咨询师自我关怀的重要性,这一点对于那些新近入行的初学者来说更是如此,他们要在学生、专业咨询师、家庭成员等多重角色的转换中焦虑、挣扎和徘徊。

我们首先介绍冥想法的程序,特别是正念冥想法和放松反应法。然后,再讨论两种肌肉放松训练法。你还将了解到,肌肉放松法(躯体扫描)可以与其他方法一同使用,也可作为冥想干预法的一个部分加以实施。同样,正念冥想可以作为肌肉放松法的一个组成部分,帮助求助者将注意集中到不同的肌肉群,并掌握躯体对应激压力的体验。我们还将回顾运动治疗中的最新发现和指导原则。运动治疗越来越多地应用于应对心理健康的波动,如抑郁、焦虑、恐怖、精神分裂以及慢性疼痛等一些躯体症状,另外,运动疗法也可适用于广泛的人群,如老年人、残疾人以及儿童等。

冥想的过程与应用

长久以来,冥想就被视为一种放松技术,在面对面的咨询服务过程中得到广泛的应用,并得到越来越多的临床及实证研究的支持。然而,人们却较少认识到冥想法已经发展到正念冥想法,可以作为本书介绍的其他干预方法的重要补充。虽然没有任何一种干预法是万能的、适合于所有求助者或者所有情境的,但冥想法确实是一种适合在医学、心理学、教育学、自我成长等领域加以应用的干预工具。我们先来梳理一下各种词汇的定义,然后再去描述如何在实践中应用冥想法。

咨询师和研究者们以不同方式为冥想做了定义。Fontana首先描述了冥想是什么和不是什么:"冥想不是进入睡眠状态,不是进入精神恍惚状态,也不是将自己与现实隔离,不是自我封闭,不是行为怪异,变得丧失思想,忘记自己在哪里。冥想是使头脑警觉,是使注意力和精神集中并聚焦,使头脑更好地意识和感觉世界,变得更为人性化,更加了解自己。"Dean Ornish将冥想描述为"集中精神"、"聚焦意识"、"积极关注"和"焦点思维"。一行禅师(Thich Nhat Hanh)描述冥想中的正念为"保持自己在现实中的活生生的意识……正念就像一种奇迹,它在一瞬间将我们散乱的心灵聚合起来,恢复它的整体性,使我们时刻生活在生命之中"。

Marlatt和Kristeller也注意到冥想中的这样一种

元素，它可将人的全部注意投入到现实的体验上，意识到此时此地的全部身心体验。他们认为："冥想意识建立在接纳的态度基础之上。冥想不是要去评价个人的体验（思想、情感、事件等）是好是坏、是健康还是病态、有意义还是无意义，而是要接纳现时出现的所有体验。"冥想法在临床上的一个重要应用就在于它使人们能够"观察自己"，注意自己的思想和情感，并把自己的思想看成为一种纯粹的"思维过程"而不是事实和指令。可以将这种自我观察的能力视作自我监控和改编的工具。Marlatt和Kristeller以下述方式解释冥想法的补充作用。认知干预法主要作用是去改变求助者问题思维的内容（"我是个失败者"），而冥想法要去改变求助者对该问题思维的态度和关系，如将思维与五种感觉等同起来，因而负性思维就会被看成为一种"思维刺激"（就像味道和听觉刺激一样），而不是定义自我和制约情感和行动的不变的东西。因此，冥想法包含着两种过程，一是将感知到的现实本质体验为一种流动和变动不拘的东西，另一是将自己看成为能够进行超脱、非评判观察的自我监督者。Joan Borysenko说："正念冥想是一种行动中的冥想，是一种'现时现地'的行动取向，它是生活在没有任何偏见的制约下伸展开来。它意味着接受原本的此时此刻的开放态度，接受现时所把握的一切的开放态度。它是对思维和情感的内部世界以及行动和直觉的外部世界注意的一种放松状态。"

关注冥想法的补充作用，Patel视冥想为一种"找到一个舒适的姿势——或坐、或躺、或站（尽管坐姿是最常见的）"的练习活动：在一个宁静的环境里，调节呼吸，放松躯体，保持不抵抗的心态，专注于一个目标之上。冥想的目标不一定是物质的，它可以是一个想法、一个意象或一个事件；也可以像大乘佛教的冥想中那样，在心中重复一个词或一段祈祷语；还可以观察自己的思想、知觉或反应；或者专注于身体产生的节奏（如呼吸）"。

Borysenko将上述定义作了进一步扩展，他说："冥想是使注意力愉快地停留在此时此刻的活动上……为了建立内部意识形态，去见证刚刚过去的内部对话，你必须要有一个观察点。如果你乘船去观海潮，但忘记将船锚固定，你将很快被带到大海里去。心灵也同样如此。如果没有将心灵固定在一个地方，它将被思想的急流卷走。你将丧失观察正在发生的事情的能力。进行冥想练习，将使你的身体通过放松反应而平静，使你的心灵通过锚定注意而固定；冥想是自我康复和自我调节的最重要的工具。"同样，Snelling认为冥想不是用作冥想缓冲器的，而是一种从我们生活戏剧舞台中退隐的能力，使我们能够更冷静地看待所系官僚的生活模式，以及我们已经与之合为一体的生活方式。

Carrington回顾了冥想法的历史和现代形式，并总结了冥想方法能够帮助治疗的主要适应症和困难问题："紧张、焦虑状态，心理、生理紊乱，慢性疲劳状态，失眠和嗜睡，滥用酒精、药物或烟草，过分自责，慢性情绪抑郁或亚急性反应性抑郁，易怒，低挫折耐受性，强烈的顺从倾向，心理鉴别力缺乏，缺乏自信，分离焦虑，居丧的病态反应，创造力障碍，情感生活的不适当表达，将求助者对治疗师的依赖转为依靠自己（这在心理治疗结束时非常有使用价值）。"Murphy和Donovan为冥想对生理和心理的影响作了一份详细的记述。就像专栏15.1中所列的一样，新近的研究表明冥想有广泛的应用范围，如减低焦虑、治疗躯体疾病（冠心病、呼吸抑制等），可用于各类人群，如老年人、青少年等，并可用于在各种情境中降低抑郁应激水平，治疗药物滥用、饮食障碍、性攻击行为和防止复发行为等。

对不同群体的求助者应用冥想和放松

世界各地的人们都在使用冥想法，就像你在专栏15.1中看到的那样，各种文化中都有使用冥想法的实例。今天采用的许多冥想干预技术都来自有长期历史的东方文化，在印度、泰国和其他亚洲国家对冥想的研究中可以看到他们对冥想在世界范围应用的影响。虽然在美国研究冥想法时使用了多种族群体的人群，但将冥想法和其他放松技术应用于多元文化群体的证据仍然十分有限。Ruben将放松训

专栏 15.1　冥想的有关研究

学业表现
Hall, P. (1999). The effect of meditation on the academic performance of African American college students. Journal of Black Studies, 29, 408-415.

减轻焦虑
Engel, L., & Anderson, L. B. (2000). Effects of body-mind training and relaxation stretching on persons with chronic toxic encephalopathy. Patient Education & Counseling, 39, 155-161.

注意
Valentine, E. R., & Sweet, P. L. G. (1999). Meditation and attention: A comparison of the effects of concentrative and mindfulness meditation on sustained attention. Mental Health, Religion, & Culture, 2, 59-70.

冠心病
Helene, B., & Ford, P. (2000). Mind-body innovations — An integrative approach. Psychiatric Quarterly, 71, 47-58.

抑郁症
Teasdale, J., Segal, Z., Williams, J., & Mark, G. (1995). How does cognitive therapy prevent depressive relapse and why should attentional control (mindfulness) training help? Behaviour Research and Therapy, 33, 25-39.

Tloczynski, J., & Tantriella, M. (1998). A comparison of the effects of Zen breath meditation or relaxation on college adjustment. Psychologia: An International Journal of Psychology in the Orient, 41(1), 32-43.

饮食异常
Kristeller, J. L., & Hallett, C. B. An exploratory study of a meditation-based intervention for binge eating disorder. Journal of Health Psychology, 4, 357-363.

老年人
Alexander, C. N., Robinson, P., Orme-Johnson, D., & Schneider, R. H. (1994). The effects of transcendental meditation compared to other methods of relaxation and meditation in reducing risk factors, morbidity, and mortality. Homeostasis in Health and Disease, 35, 243-263.

干预思维
Fabbro, F., Muzur, A., Bellen, R., Calacione, R., & Bava, A. (1999). Effects of praying and a working memory task in participants trained in meditation and controls on the occurrence of spontaneous thoughts. Perceptual & Motor Skills, 88, 765-770.

防止恶化
O'Connell, D. F., (1991). The use of transcendental meditation in relapse prevention counseling. Alcoholism Treatment Quarterly, 8, 58-63.

Taub, E., Steiner, S. S., Weingarten, E., & Walton, K. G. (1994). Effectiveness of broad spectrum approaches to relapse prevention in severe alcoholism: A long-term, randomized, controlled trial of transcendental meditation, EMG biofeedback and electronic neurotherapy. Special Issue: Self-recovery: Treating addictions using transcendental meditation and Maharishi Ayur-Veda: I. Alcoholism Treatment Quarterly, 11, 187-220.

呼吸恢复
Connolly, M. J. (1993). Respiratory rehabilitation in the elderly patient. Reviews in Clinical Gerontology, 3, 281-294.

学校的使用
Laselle, K. M., & Russell, T. T. (1993). To what extent are school counselors using meditation and relaxation techniques? School Counselor, 40, 178-183.

性侵害
Derezotes, D. (2000). Evaluation of yoga

and meditation trainings with adolescent sex offenders. Child & Adolescent Social Work Journal, 17 (2), 97-113.

压力

Alexander, C. N., Swanson, G. C., Rainforth, M. V., & Carlisle, T. W. (1993). Effects of the transcendental meditation program on stress reduction, health, and employee development: A prospective study in two occupational settings. Anxiety, Stress and Coping: An International Journal, 6, 245-262.

Anderson, V. L., Levinson, E. M., Barker, W., & Kiewra, K. R. (1999). The effects of meditation on teacher perceived occupational stress, state and trait anxiety, and burnout. School Psychology Quarterly, 14 (1), 3-25.

Astin, J. A. (1997). Stress reduction through mindfulness meditation: Effects on psychological symptomatology, sense of control, and spiritual experiences. Psychotherapy & Psychosomatics, 66 (2), 97-106.

Roth, B. (1997). Mindfulness-based stress reduction in the inner city. Advances, 13 (4), 50-58.

Saito, Y., & Sasaki, Y. (1993). The effect of transcendental meditation training on psychophysiological reactivity to stressful situations. Japanese Journal of Hypnosis, 38, 20-26.

Shapiro, S. L., Schwartz, G. E., & Bonner, G. (1998). Effects of mindfulness-based stress reduction on medical and premedical students. Journal of Behavioral Medicine, 21, 581-599. Staggers, F., Alexander, C. N., & Walton, K. G. (1994). Importance of reducing stress and strengthening the host in drug detoxification: The potential offered by transcendental meditation. Special Double Issue: Self-recovery: Treating addictions using transcendental medita-tion and Maharishi Ayur-Veda: II. Alcoholism Treatment Quarterly, 11, 297-331.

Winzelberg, A. J., & Luskin, F. M. (1999). The effect of a meditation training in stress levels in secondary school teachers. Stress Medicine, 15 (2), 69-77.

练作为课堂指导程序的一部分，用于五年级的西班牙裔和黑人学生。放松训练增强了这些学生的自尊感，并减少了他们的辍学率。Ibanez-Ramirez、Delgado-Morales 和 Pulido-Diez 报告说，在治疗中使用放松训练成功地治愈了西班牙裔年轻同性恋者的阳痿病。Hall 发现，冥想干预法（由自然呼吸技术、放松和注意集中技术构成）与非裔美国大学生的一般学习成绩有很大的关联。冥想在中老年身上也有多方面的应用，包括延年益寿、调节呼吸、降低高血压。通常冥想法比放松法对于老年人来说具有更好的效果。研究还探索了冥想背后的生物生理机制及其产生的作用。

基 本 冥 想

冥想的七个基本步骤：

1. 冥想的环境应避免噪音、运动、亮光、电话以及其他人的活动。
2. 确保你感觉舒适：房间温暖，穿宽松的衣服，排空膀胱和胃肠，餐后2小时内不做练习。
3. 后背挺直，身体放松，眼睛全闭或半闭。
4. 呼吸通过鼻腔向下进入腹腔，确保你的呼吸规则、缓慢、均匀。
5. 注意力集中在一个物体、单词、短语或自己的呼吸上。
6. 对外界引起分心的事情养成被动、放松的态度。
7. 有规律地进行练习。

冥想的两种变式见表15.1，分别为（1）正念冥想，（2）放松反应。

正念冥想的步骤

卡巴金（Kabat-Zinn）认为，正念冥想是"开始自我发展、自我发现、学习和康复的旅程"。

正念冥想的基本原理

乔·卡巴金提出下述有关正念冥想的原理：

我们沉浸在一个永恒活动的世界里。我们很少去问谁在做着这些活动，换句话说，我们很少触及存在的世界。回过头来思考存在的世界并不是那样困难，只要我们提醒自己进行正念，我们就可以做到。片刻的正念就是片刻的平和与安宁，即使是在运动的间隙也可如此。当你的整个生命被活动驱使着时，正规的冥想练习为你心智的健全和稳定提供庇护所，使你恢复某些平衡和希望。冥想是阻止你只顾往前冲的方法，它使你有时间体察深度放松和愉快安宁的状态，并铭记自己是谁。正规的正念练习使你在回到活动世界中时具有了力量和自知之明，使你的行为发自你自己的存在。那么至少某种程度的耐心、内心平静、清晰与平衡会使你的忙碌和压力减少，事实上它们可能会完全消失……这就是为什么我们每天都要安排专门时间做正规的冥想练习。它是使我们停下来重组我们的心灵和滋养我们存在本质的方式。

正念冥想是要关注和见证从一个时刻到另一时刻所发生的事情。让求助者选择一个宁静的地方进行冥想，闭上眼睛，集中注意呼吸，允许思想自由地流动大约10至20分钟。如果思想"溜号"，我们可以通过注意呼吸把它重新拉回来。为了促进和提高冥想练习，参与者要有基本的态度。

表15.1 卡巴金的正念冥想与Benson的放松反应冥想的步骤

正念冥想	放松反应
1.基本原理——无为，观察心理变化，提供能量和自我知识。讲述练习的过程。了解求助者的意愿。	1.基本原理——讲述目的和概况；冥想是一种引导放松反应的途径；静静地坐着，集中想着一个冥想词或冥想语，注意呼吸。了解求助者的意愿。
2.引导求助者冥想时的基本态度：非判断性，耐心，学习者心态，不做任何努力，接纳，放任。	2.讲解冥想的时间、地点和练习时间长度。
3.引导求助者冥想时的投入、自律和心量能量。	3.讲述冥想词、冥想语或祈祷语。并提供例子。
4.引导求助者对冥想的准备。	4.冥想姿势、眼睛的引导
5.进行快速的躯体扫描，放松肌肉。	5.要求求助者放松自己和肌肉，或者进行快速躯体扫描。
6.引导求助者进行呼吸。	6.呼吸引导。
7.引导心灵漫游，用呼吸控制心理。	7.引导求助者进行冥想时的被动态度。
8.引导求助者静静地坐着，闭上眼睛，沉浸在现在，冥想10至20分钟，再慢慢地走出冥想。	8.引导求助者进行10至20分钟冥想。
9.询问刚刚完成的冥想体验。如何体验的？如何控制干扰思维的？	9.询问刚刚完成的冥想体验。如何体验的？如何控制干扰思维的？
10.家庭作业——指示求助者每天练习，每周6次，共进行8周。每天大约15至30分钟。讲述非正规冥想。	10.家庭作业——指示求助者从第二周开始，每天练习1到2次。吃饭后一小时内不要练习。练习时要找安静的地方。睡觉几小时前练习。讲述如何进行现场放松。

进行正念练习的态度指导

卡巴金描述了练习正念冥想的七种态度基础：

1. 不评判意味着正念是通过对自身体验进行无偏见的见证和观察而实现的。我们习惯于将我们的体验进行分类和评价，因而将我们自己禁锢在无意识的"膝腱反射"或通常没有客观基础的机械反应之中。例如做练习时，你要考虑所有必须做的事，还可能会想这多么令人厌烦。然而正是这些判断使你不能观察到所发生的事。如果你继续这种判断性思考，它就会使你远离此时此刻的意识状态。要矫正这种过程，就去注意你自己的呼吸吧。

2. 耐心意味着我们必须允许事物按自己的时间展现自己。耐心在正念练习中就意味着我们不必以每时每刻的活动来填充自己的生命。

3. 初学者之期待是建立在我们过去的经验或认知结构基础上的，它妨碍了我们观察事物的真相。对于刚开始进行冥想练习的人，重要的是要时时刻刻将自己开放，而不要被自己对下一时刻会发生什么的期待所框住。

4. 信任要培养你对自己的感觉和直觉的信任。让求助者相信自己的感觉和智慧，而不是怀疑它们。例如，冥想时你的姿势明显不舒服，那么就变换另一种感觉好的姿势。如果你的直觉告诉你这样做，那么就按照直觉告诉你的那样去做，尝试找到符合需要的方式。就是说，要服从和信任身体和感觉告诉你的事情。

5. 无为无欲意味着正念冥想是这样一种练习过程，它不想努力获得什么或到达什么地方。要让求助者体验此时此刻，注意和接纳此时此刻所发生的事情。

6. 接纳意味着不要担心结果。要让求助者只集中注意力和接纳此刻分分秒秒发生的事情。

7. 放下即是意味着不附着、不停留在某种思想上。如果某个求助者出现了评判想法，那么就让他放任自己的想法，并观察这种评判想法。

关于投入、自律和能量的指导

卡巴金要求求助者在进行冥想时要投入，就像从事运动训练那样。除去上面的七种态度外，要让求助者对练习非常投入，坚持自律练习，用足够的心理能量去培养出强大的冥想和高度的正念。卡巴金告诉求助者，"你不一定要去喜欢它，只要练习它就行了"。这样经过八个星期的练习，求助者就可以知道练习是否有益了。

冥想的准备

求助者要在每天空出一段整块时间——至少一周六天和连续八周——进行练习。进行正念冥想练习时，我们认为坚持三个星期的时间是必须的。要让求助者在家里安排一个专门的地方冥想，这个地方应该舒适、不被打扰。建议正念冥想时的姿势是在椅子或地板上的坐姿。求助者要挺直自己的头、颈、背，这种姿势可以使呼吸毫不费力的流动。如果坐在椅子里，不要靠椅背，让脊椎直立。如果在地板上，就坐在垫子上，使臀部抬高离开地板。某些求助者更喜欢仰卧冥想，感觉更舒适。我们发现某些求助者在躺着冥想时常常睡着了。他们把放松和睡觉联系到了一起，他们失去了意识。经过一段时间（约两周）的冥想以后，这些求助者开始能够维持意识并减少睡觉的欲望。

放松肌肉的躯体扫描

卡巴金描述躯体扫描像一个净化人体不同部位的过程。躯体扫描的过程帮助求助者发现自己的身体，并引起精神与肉体的意识（我们将在本章肌肉放松部分再来描述躯体扫描）。

呼吸指导

让求助者观察呼吸的流入和流出（见第十四章）。要求求助者注意进入和排出的空气温度差，并感受空气进出鼻孔的感觉。

关于心灵漫游的指导

注意力常常被心中流淌的思想急流卷走。要指导求助者每当这种情况发生时将自己的注意力放在呼吸上，放任思想流动。卡巴金告诉求助者，在冥想期间思想的出现并不有害，更不是避之惟恐不及的。重要的是你是否在冥想中意识到了自己的想法和感觉，以及你如何处理它们："冥想所关心的不是多少思想在那里流动，它更关心的是你在意识中为它开辟了多少空间。"假如求助者被思想、情感、感觉、声音、疼痛或不适感等占据，那么就要指导他们将注意力放回到呼吸上，让分心的事情自然消散。

冥想的指导

指导求助者闭上眼睛，冥想10到20分钟。在他们结束冥想时，先平静地坐一会儿，然后运动和伸展一下躯体，放松之后再睁开眼睛。

关于冥想体验的讨论

讨论和探察求助者对冥想的反应。求助者们可能不太自信，因为他们在对冥想过程做出判断。和他们讨论第一次的冥想体验时，咨询师应当对求助者的体验不做评价。如，假设求助者说他们的多数体验是跟着思想跑，这时就要鼓励他们继续练习冥想，因为每次练习都将有不同的体验，而体验过程才是重要的。

咨询师应指导求助者选择宁静的地方和适当的时间进行冥想，并确定冥想的次数。冥想时要利用先前的正念冥想体验作为指导。同时，还应告诉求助者不要在餐后一小时内进行冥想。假如冥想是在晚上进行，就应该在就寝数小时前进行。最后，鼓励求助者把正念意识贯穿于每天的活动之中，如吃饭、坐车、日常工作、与人交往等。主旨是"此时此地"、"此时此刻"，"与你的体验、感受、思维同在"。

除了上面讲的呼吸冥想外，卡巴金还描述了四种其他类型的正念冥想：

1. 呼吸和躯体一体的打坐。
2. 环境、自然和音乐声中的打坐——不要去听声音，而是聆听此刻所发生的。
3. 注意内心思想和感受的打坐——将思想和感受知觉为心灵活动中的事件，注意它们的内容和变化。
4. 放任意识的打坐——敞开和接纳进入你意识中的任何事情，让它来去自由。

放松反应的步骤

下列步骤说明了放松反应的程序；表15.1对这些内容做出了总结。

治疗的基本原理

下面是Benson和Stuart进行冥想治疗时解释原理的实例：

冥想是引导出放松反应的一种技术。从字面最广的意义上讲，它是每个人都熟悉的自然过程，即将精神集中在某个物体或活动上的过程。当你应用冥想进行放松反应时，你将自己的注意力指向内部，聚焦在一个重复的事情上，如一个单词、一句短语、一个声音或者呼吸。你的身体和心灵开始宁静下来，生理和心理上的平静也随之而来。但是我们也都知道，心灵通常都是非常活跃、难以集中的。

关于时间、地点和练习时长的指导

Benson和Stuart建议进行冥想的最佳时段是早餐前的一段时间，因为在一天工作开始前进行冥想会为这一天提供一个好心情，而这一时间也通常没有杂乱的事情和活动。选定有规律的时间最好，这样可以逐渐形成习惯。进行练习的地方也是非常重要的，他们建议选择吸引人的、有安全感的地方。所选的地方应当是安静的，能让你摆脱分心的事情或干扰。理想的是每天能够一次练习10至20分钟，或者一天2次。开始时求助者可能难以留出时间进行冥想，并难以保持一段冥想的时间。他们应该试验用不同的方法去体会，以掌握最好的冥想方式。

关于冥想词、短语或祈祷语的指导

聚焦心灵的一种方法就是将注意力与呼吸建立联系，或者集中关注自己的呼吸，或者将注意力集中某件事上。你可以集中注意到一个单词、一个短语或一段祈祷语上。你可以从自己的信仰体系中获得聚焦对象，例如从精神、宗教、文化背景、与自然的关系和环境中找出这样的对象。也可以选择一个积极或者平静的词,如"爱""热情""地方",或者只集中在自己的呼吸上。

关于姿势和眼睛的指导

任何一种舒适的姿势对于冥想都是合适的,仰面躺着或坐着。我们更喜欢后背挺直的坐姿,坐在稳固的支持物上。要让求助者闭上眼睛,因为闭上眼睛时,他们更容易聚焦、体验此时此刻。

要求求助者放松肌肉

求助者将注意力集中在呼吸上时,咨询师可以迅速审视他的身体,从头到脚或从脚到头。下面将要介绍的任何肌肉放松程序都可用来作为进行冥想练习的前奏曲。通常,求助者把注意集中在不同的肌肉群上,并随着呼吸呼出紧张。

呼吸的指导

指导求助者进行呼吸时,要让他们注意自己腹部的起伏,注意空气进入和排出鼻腔,注意进入鼻腔的微冷空气和排出鼻腔的温暖空气。当呼吸变得平静和规则时,求助者可能会注意到在吸气结束、呼气开始前有一个细微的停顿。第十五章介绍了我们用于放松、躯体意识和冥想的各种呼吸练习。

关于被动态度的引导

Benson 和 Stuart 说冥想与看电影一样:你可以选择在情绪上卷入电影情节,也可以保持与己无关的态度,说"它只不过就是一场电影罢了"。冥想练习使人们去观察或见证自己的思想、情感或躯体感觉等。Mark Epstein 在他的《没有思想者的思想》一书中将冥想中的注意力描述为"逐渐消失的反应性……将反应的自我从主体的经验中分离出去,这种纯粹的注意力练习使得冥想者返回到一种无条件的开放状态"。这就像观察一列火车:站在那里或坐在那里,每个时刻都不动姿势地盯着一节车厢。你只是在见证或观察,而并没有让心理判断参与其中。当一节车厢飞快地进入你的视野后,你并不追随它,而是开始注意到进入视野的下一节车厢。你要让求助者知道,不要担心冥想是否"恰当"以及如何进行冥想,只要维持一种被动态度、放任自流就可以了;而当判断想法出现时,则应马上将注意力拉回到单词或呼吸上来。

关于冥想时间长短的指导

要求助者进行 10 至 20 分钟的冥想。咨询师和求助者要为求助者进行第一次冥想的时间长短一起进行讨论。我们发现 10 分钟对于第一次冥想可能长了些,但是,我们也发现一些求助者宁愿时间长一些。

冥想体验的讨论

咨询师要掌握求助者对刚刚完成的冥想体验的反应。如:求助者的感觉怎么样?求助者如何处理分心事物?

家庭作业和追踪

咨询师指导求助者每天进行冥想两次或至少一次,要帮助求助者找到一个安静的地方和时间段练习冥想,并提醒求助者:进行有规律的冥想是治疗和康复过程中重要的组成部分。

冥想的禁忌症和副作用

要意识到冥想副作用,它可能不适合某些求助者,这一点很重要。Carrington 发现某些人可能对冥想"高度过敏",只需要比其他人更短的时间进行冥想。某些人则可能释放出自己无法控制的情绪,因为他们可能很长时间(3 到 4 个小时)都处在冥想之中。例如,处于精神病活跃期的病人,如果冥想时间过长的话会产生有害的作用。Goleman 指出,一些有精神分裂障碍的求助者如果进行冥想,可能会过度关注内心世界而与现实世界脱节。"在剧烈的情绪状态下开始冥想,可能会过分激动不安;强迫而冲动的求助者则可能会过分热衷于冥想中新的体验。"Marlatt 和 Kristeller 指出,有些求助者可能因分离性的感觉(例如漂浮感或感到恍惚,有时充满干扰的想法）而感到不安。他们也指出，对于具有强迫障碍或以往创伤史的求助者要慎用冥想方法，而对于某些类型的严重精神病性问题的患者却可以有效应用冥想。

最后，一些服用某种药物的求助者在进行冥想时会增强药物的作用。Carrington建议在下列求助者进行冥想练习时要有人监督，即服用过抗焦虑药、抗抑郁药、抗高血压药或甲状腺调节药的人。继续冥想练习可能需要减少这些患者的用药量。咨询师应该意识到求助者正在进行什么医疗措施，这些措施与各种心理干预措施的潜在相互影响是什么。对于咨询师来说，重要的是根据求助者的需要和问题制定出具有针对性的冥想治疗方案。

案例示例：正念冥想

在这个实例中，我们记述了如何将正念冥想法应用于一个49岁的日裔美国男性求助者的情况。吉田，一个空中交通管理员，报告说他希望减轻工作中体验到的压力，他相信减轻压力将有助于溃疡病的康复，并使他能更好地应付工作。除去躯体检查有应激征兆（高血压）外，吉田还报告他常担心会在工作中犯错误。

1. 基本原理

首先，我们向吉田解释了正念冥想具有帮助人们缓解工作压力的作用，并告诉他，这种治疗程序曾被用于患有高血压、焦虑症以及那些常常需要高度戒备的人。向他描述说，这是个将注意力集中在呼吸上的过程，需要安静的地方，练习时要闭上眼睛，放任思想自由流动。如果他的思想过于分心时，他应该聚焦在自己的呼吸上。一般人应用这项技术，通常每天冥想10到20分钟。为了更好地进行冥想练习，练习者必须有一些基本的态度，这是进行冥想练习的基础。最后，我们确定他是自觉自愿地进行冥想练习的，我们还回答了他对这个过程所提的问题。

2. 练习的基本态度

我们向吉田解释了七种正念冥想练习态度。不做评价的态度有助于正念；进行冥想时，我们要做一个自身体验无偏见的见证者和观察者。人们习惯于将经验进行分类，我们应当避免这种习惯。我们不必用活动和行为填充我们生活的每时每刻；进行冥想时要耐心，要让事情按照它自己的时间去展开。冥想的初学者常常期望当他进行冥想时应当怎样做，但是恰恰相反，他不应让基于过去经验的期望影响冥想过程，他应当向每时每刻的经验开放自己。要相信自己的感觉和直觉，进行冥想时没有"对"和"错"之分。它应该尝试各种途径去学会什么适合自己的需要，要服从和相信自己的感受和直觉告诉他的事情。正念冥想只是一个练习过程，它不是要努力去完成某事或到达某地。他所要做的一切就是去体验在此时此刻所发生的事情。要抱有接纳的态度，不要担心结果，要接受事情存在的此时此刻。最后，我们要吉田放任、不依附任何思想，不要停留在某种思想和情感上；冥想就是观察正在发生的事情，注意避免进行任何判断。

3. 关于投入、自律和能量的指导

我们告诉吉田，练习正念冥想时要像运动员进行训练时一样地投入。吉田懂得他必须坚定地投入，督促自己坚持练习并产生足够的精神力量，以便更好地进行冥想练习。

4. 冥想的准备

我们要求吉田每天留出一段时间（一周至少六天）进行冥想。要找一个安静、没有干扰的地方进行冥想。冥想打坐时，后背要挺直。练习冥想八周后便会逐渐适应这个过程。不要在餐后一小时内进行冥想，进行冥想时要穿着舒适的衣服。

5. 躯体扫描到肌肉放松

我们对吉田进行了躯体扫描，并告诉他对他的不同肌肉群进行扫描是一种过滤净化过程。这会使他的躯体放松下来，使精神/肉体的意识回到此时此刻。

6. 呼吸的指导

我们要求他深呼吸，并注意吸气、呼气时腹部是如何起伏的，吸进和呼出空气的温度差异以及空气进出鼻孔时的感觉。

7. 心灵漫游的指导

吉田说他的注意力常被思想的急流卷走。我们告诉他这无关紧要，当它发生时，他只要把注意力重新集中到自己的呼吸上就行，放任思想离开。要意识到冥想期间的思想和感觉。假如他停留在一种思想、情感、躯体感觉、声音、疼痛或不适感上，他就要将注意力转回到呼吸上来，以淡化那些分心的事情。

8. 冥想的指导

我们指导吉田平静、放松静坐片刻，然后闭上眼睛，集中注意力于自己的呼吸，让空气自然地进出。他只是跟随着他自己的呼吸。我们告诉吉田，正念冥想不是运动，不需要任何努力，不能强迫它。假如有思想、感情或噪音产生分心的事，应允许它们出现，不要试图影响它们——要观察它们，同时回到自己的呼吸："空气正在吸进和呼出"。我们告诉吉田，每次进行冥想10到20分钟。时间到了时，要保持坐姿，闭着眼睛片刻，以便慢慢地从冥想中出来，然后运动、伸展一下，最后再慢慢睁开眼睛。

9. 询问刚刚完成的冥想体验

我们向吉田询问有关他冥想体验的问题："你对冥想体验感觉如何？你是怎么处理分心的事情的？现在你的感觉怎样？"

10. 家庭作业

我们要求吉田每天进行一次冥想，最好在早上进行。要找一个宁静的环境，选择一个专门的时间，进行快速躯体扫描，牢记七种基本态度以及投入、自律和精神能量。饭后一小时内不要进行冥想。要将冥想效果贯穿于一天的每时每刻。

在我们学习肌肉放松法之前，先来做以下学习活动15.1的冥想练习。安排时间或者与他人一起练习，或者自己独自练习。

肌肉放松：过程与应用

肌肉放松法通过教会人有意识地去感觉主要肌肉群的紧张和放松，从而达到放松的目的。下面试一下这种感觉：将你利势的手握成拳，将拳头攥紧些，再紧些，然后感觉一下手和前臂的紧张状态，让这种感觉进到手指、手掌和前臂，然后再放松你的手，注意紧张和放松之间的感觉差异。再做一次这个练习，这次闭上你的眼睛。紧紧地握住拳头，

学习活动 15.1　冥想练习（放松反应和正念冥想）

第一部分

教授一个求助者进行正念冥想或放松反应是一个心理教育过程。咨询师讲述指导语，求助者进行自我引导的冥想练习。练习教授指导过程可选择一个同伴进行角色扮演，并根据本章结尾处提供的正念冥想会谈检核表的指引来进行练习。然后评估你的同伴在练习时是否很好的遵守了指示语。如果你们愿意，可变换角色，体验被别人指导的过程。

第二部分

这个学习活动为你提供了尝试冥想的机会。在一个安静的地方进行20分钟的冥想。不要在餐后一小时内或睡前两小时内做这个练习。

1. 选取舒适的坐姿，闭上眼睛。

2. 放松全身，想象将所有的紧张排出体外。

3. 冥想15到20分钟。

　a. 放松、自然地通过鼻腔呼吸。

　b. 呼吸时，想象一个数字或一个单词。随着每一次的吸入和呼出，默默地念（想）你的字词。

　c. 如果另外的思想出现，不要被它们引开，但也不要强制它们离开。只是放松和聚焦到你的字词或呼吸上。

4. 尝试评估你对冥想体验的反应：

你冥想的感觉怎样？

你冥想后感觉怎样？

什么类型的思想或想象进入了你的头脑？

你应付分心的事物感到困难吗？

5. 如果可能，进行系统的放松反应练习，每天两次，练习一周。

专栏 15.2　肌肉放松的有关研究

攻击性为

To, M. Y. F., & Chan, S. (2000). Evaluating the effectiveness of progressive muscle relaxation in reducing the aggressive behaviors of mentally handicapped patients. Archives of Psychiatric Nursing, 14, 39-46.

焦虑

Rasid, Z. M., & Parish, T. S. (1998). The effects of two types of relaxation training on student's levels of anxiety. Adolescence, 33 (129), 99-101.

哮喘

Lehrer, P., Sargunaraj, D., & Hochron, S. M. (1992). Psychological approaches to the treatment of asthma. Special lssue:Behavioral medicine:An update for the 1990s. Journal of Consulting and Clinical Psychology, 60, 639-643.

癌症

Baider, L., Uziely, B., & Kaplan De Nour, A. (1994). Progressive muscle relaxation and guided imagery in cancer patients. General Hospital Psychiatry, 16, 340-347.

创造性

Krampen, G. (1997). Promotion of creativity (divergent productions) and convergent productions by systematic-relaxation exercises:Empirical evidence from five experimental studies with children, young adults, and elderly. European Journal of Personality, 11 (2), 83-99.

痴呆症

Suhr, J., Anderson, S., & Tranel, D. (1999). Progressive muscle relaxation in the management of behavioral disturbance in Alzheimer's disease. Neuropsychological Rehabilitation, 9, 31-44.

头疼

Arena, J., Bruno, G., Hannah, S., & Meador, K. (1995). A comparison of frontal electromyographic biofeedback training, trapezius electromyographic biofeedback training, and progressive muscle relaxation therapy in the treatment of tension headache. Headache, 35, 411-419.

Blanchard, E. B., Kin, M., Hermann, C. U., & Steffeck, B. D. (1993). Preliminary results of the effects on headache relief of perception of success among tension headache patients receiving relaxation. Headache Quarterly, 4, 249-253.

Rokicki, L. A., Holroyd, K. A., France, C. R., Lipchik, G. L., France, J. L., & Kvaal, S. A. (1997). Change mechanisms associated with combined relaxation/EMG biofeedback training for chronic tension headache. Applied Psychophysiology & Biofeedback, 22, 21-41.

Sartory, G., Mueller, B., Metsch, J., & Pothmann, R. (1998). A comparison of psychological and pharmacological treatment of pediatric migraine. Behavioral Research & Therapy, 36, 1155-1170.

艾滋病（HIV/AIDS）

Cruess, D. G., Antoni, M. H., Kumar, M., & Schneiderman, N. (2000). Reductions in salivary cortisol are associated with mood improvement during relaxation training among HIV-seropositive men. Journal of Behavioral Medicine, 23 (2), 107-122.

Eller, L. S. (1999). Effects of cognitive-behavioral interventions on quality of life in persons with HIV. International Journal of Nursing Studies, 36, 2230-233.

高血压

Amigo, I., Gonzalez, A., & Herrera, J. (1997). Comparison of physical exercise and muscle relaxation training in the treatment of mild essential hypertension. Stress Medicine, 13, 59-65.

Broota, A., Varma, R., & Singh, A. (1995). Role of relaxation in hypertension. Journal of the

Indian Academy of Applied Psychology, 21, 29-36.

Haaga, D. A. F., Davison, G. C., Williams, M. E., & Dolezal, S. L. (1994). Mode-specific impact of relaxation training for hypertensive men with Type A behavior pattern. Behavior Therapy, 25, 209-223.

失眠症

Gustafson, R. (1992). Treating insomnia with a self-administered muscle relaxation training program: A follow-up. Psychological Reports, 70, 124-126.

肠激惹综合征

Blanchard, E. B., Green, B., Scharff, L., & Schwarz-McMorris, S. P. (1993). Relaxation training as a treatment for irritable bowel syndrome. Biofeedback and Self-Regulation. 18, 125-132.

惊恐发作

Ost, L-G, Westling, B. E., & Hellstrom, K. (1993). Applied relaxation, exposure in vivo and cognitive methods in the treatment of panic disorder with agoraphobia. Behaviour Research and Therapy, 31, 383-394.

躯体活动

Buckelew, S. P., Conway, R., Parker, J., Deuser, W. E., Read, J., Witty, T. E., Hewett, J. E., Minor, M., Johnson, J. C., Van Male, L., Mclntosh, M. J., Nigh, M., & Kay, D. R. (1998). Biofeedback/relaxation training and exercise interventions for fibromyalgia: A prospective trial. Arthritis Care & Research, 11 (3), 196-209.

进行性肌肉放松

Carlson, C. R., & Hoyle, R. H. (1993). Efficacy of abbreviated progressive muscle relaxation training: A quantitative review of behavioral medicine research. Journal of Consulting and Clinical Psychology, 61, 1059-1067.

应激

Khasky, A. D., & Smith, J. C. (1999). Stress, relaxation states, and creativity. Perceptual & Motor Skills, 88, 409-416.

小便失调

Philips, H. C., Fenster, H. N., & Samsom, D. (1992). An effective treatment for func-tional urinary incoordination. Journal of Behavioral Medicine, 15, 45-63.

意识到手和前臂变得紧张起来，然后放松你的手，让紧张感流走。留意放松的不同感觉，并在此攥紧拳头。

如果你做了这个练习，你就会注意到手和前臂不能在同一时刻既放松又紧张。换句话说，放松与紧张是互不兼容的。你可能也注意到，你指示手紧张起来，然后放松下来；你所发送的信息出自大脑，迫使手紧张起来，然后又引导它放松。你可以暗示一个肌肉群（如手和前臂）以某种特别的方式进行响应（紧张和放松）。当然这个练习可能太简单了，使你没有注意到其他身体功能的变化。例如，紧张和放松可以影响一个人的血压、心率、呼吸频率，也可影响心理内部过程以及外显行为："肌肉放松的长远目标是使身体能够即时监督大量的控制信号，从而自动地缓解不需要的紧张。"

放松训练法不是新近产生的，但是它近来在处理求助者各种各样的问题中成为很受欢迎的技术。布森Jacobson发展出一种称为"渐进放松法"的程序。稍后，沃尔普将肌肉放松法称为焦虑抑制程序，并与他的系统脱敏法一同应用。Bernstein和Borkovec撰写了一本《渐进放松训练手册》。

肌肉放松法可应用于下列情绪和躯体状态中（见专栏15.2），如攻击，焦虑，惊恐发作，干预练习的组成部分，应激和健康问题，如哮喘、癌症、头疼、艾滋病、高血压、失眠、胃肠激惹综合征、小便失调等。而且躯体扫描放松法（肌肉放松的一项技术）也是冥想和瑜伽练习中不可分割的一部分。

肌肉放松的疗效和其他方法的疗效一样，都与这样几个因素有关，即对求助者问题的评估、求助者本身的特点、治疗师使用放松法的能力和信心。治疗师应注意,在没弄清求助者紧张的原因之前,不要应用放松训练法。咨询师要在问题评估期间对这些原因做一大致的了解(见第七章和第八章)。例如,肌肉放松法对于缓解求助者的不适感,是一种合理的策略吗?它能成为更广泛的干预计划中的有意义的组成成分吗?求助者在工作中体验到紧张,咨询师需要首先处理的也许是求助者的外部境遇(如工作)。假如求助者的紧张来自受到压迫和歧视,外部的境遇则是需要加以改变的目标。Bernstein 和 Borkovec指出,日常生活造成的紧张和濒临经济危机产生的紧张,两者是不同的。在后一种情况下采用综合治疗策略才是必要的。

肌肉放松的步骤

肌肉放松包括七个步骤:
1. 基本原理
2. 穿戴的要求
3. 创造舒适的环境
4. 咨询师示范放松练习
5. 肌肉放松引导
6. 练习后的评估
7. 家庭作业和追踪

在本章结尾的会谈检核表中将对这七个步骤做详细的描述。

治疗的基本原理

这里是咨询师解释放松练习目的的一个例子:"假如你有规律地进行放松练习的话,你将变得放松起来。而放松的效果之一就是使你晚上的睡眠更好。"可以这样概括介绍这种方法:"在这个程序中你将学习使自己身体的不同肌肉群变得紧张和放松。通过比较紧张和放松两者之间的差异,会帮助你认识紧张,从而使你能引导自己放松。"

另外,咨询师应该解释肌肉放松是一项技术,学习的过程是渐进的,要有规律地进行练习。咨询师还要说明在放松练习期间可能会出现某些不适感。如产生的话,求助者只需移动一下身体,找一个更舒适的位置就可以了。最后,某些学习放松的求助者可能会体验到一种漂浮不定、温热和沉重的感觉。咨询师应该告知求助者这些可能的感觉。基本原理解释结束时,还应了解求助者是否愿意尝试这个练习过程。

穿戴的要求

在实际开始训练前,应要求求助者在练习过程中穿着舒适的衣服,宽松而不会转移注意力,例如休闲裤类、宽松的上衣等。求助者应该戴普通眼镜而不是隐形眼镜,戴着眼镜闭眼睛是不舒服的。

创造舒适的环境

有效的肌肉放松需要舒适的环境。放松练习的环境应该是安静的,没有干扰声音,如电话铃声、街道嘈杂声、飞机声等。可能的话,使用躺椅。如果没有,也可以用铝制亚麻椅或加衬垫的折叠椅。如果有一组人进行放松训练,可以躺在衬垫和毯子上,头枕在枕头上。求助者仰卧在地板上,腿伸直,手臂放在身旁,手掌向下。

咨询师示范放松练习

在求助者的放松练习开始前,咨询师应该至少简要地做一些肌肉练习示范。咨询师首先从手开始(握紧拳头,然后放松手,伸展手指,紧张和放松另一只手;使手臂和腕关节之间弯曲,然后放松它们;耸起肩部并放松它们),然后继续其他部分的示范。咨询师应该告诉求助者,示范的速度要比实际练习时的速度快得多,在示范时咨询师要不时地停下来进行解释:"当我弯臂时,我的二头肌就鼓起来,当我放松时就将手臂垂落到身旁。我注意到紧张和放松两者之间的差异。"用这些注释来引导求助者区别紧张和放松。

肌肉放松的指导

在进行完上述各个步骤后,求助者就可以开始放松练习了。咨询师读练习指导说明时的声音应该是对话式的,不要夸张。我们建议咨询师在开始练习时与求助者一起做。与求助者一起做开始的几次放松练习，会使求助者体验到发出自我指导语的时间快慢程度，并减少求助者在做躯体练习时，可能会遇到的阻碍。

在指导求助者收紧和放松肌肉时，要记住不要让求助者尽可能地去收紧肌肉。不要让求助者将肌肉弄得酸痛。要注意引导语中的用词，不要使用这样的词语："最大可能地收紧肌肉"、"下垂或者低垂肌肉"、"要收紧你的肌肉，直到它们像马上就要断裂一样"。有时，你可以通过评论求助者的呼吸、肌肉酸胀感或沉重感来给求助者发出一些补充指示语。

求助者放松训练中使用的肌肉群可以被分为17组、7组或4组。通常，在训练开始的初始阶段，咨询师指导求助者对所有17组肌肉群都进行放松练习。当求助者可以支配17组肌肉群中的任意一组时，便可以简化这一程序，让求助者只对7组肌肉群进行紧张放松练习，之后求助者就可以只用4组主要肌肉了。开始时一定要用17组或7组肌肉群中的一个，这可帮助求助者区别不同身体部分的紧张和放松的感觉，肌肉群数目可以逐渐减少。当求助者获得放松的要点时，4组肌肉群比17组肌肉群少了很多的麻烦！

下面将讲解咨询师如何指导求助者应用17组肌肉群进行放松练习。首先，咨询师指导求助者在躺椅上坐好，或者躺在地板上用枕垫支撑着头部，手臂放在椅子的扶手上或地板上，手掌向下。然后咨询师引导求助者闭上眼睛。如果在某些场合求助者可能不愿意闭眼睛的话，咨询师可以让他们在训练期间睁开眼睛，不过眼睛要盯住房间中的某个物体或天花板。要让求助者认真倾听你的引导语。对每一组肌肉群，先引导求助者感觉紧张，持续5到7秒后，再感觉放松。在两组肌肉群进行练习的间隙，容许求助者有10秒钟的放松。在整个过程中要不断地让求助者比较各组肌肉群，如"你的头皮像你的二头肌那样放松吗？"发送指令时，要逐渐降低声音并放慢发送的速度。通常在训练的初期，每一组肌肉群要做两次。

下面是咨询师常运用到的涉及17组肌肉的放松练习。

1. 利势手紧握拳头。"首先考虑你的右臂，特别是你的右手。握起右拳，攥得紧一些。感觉右手和右前臂紧张，再感受一下这些紧张。（暂停）现在松开拳头，放松右手并将它放在椅子扶手（或地板）上休息。（暂停）注意紧张和放松两者之间的差异。"（暂停10秒）

2. 非利势手紧握拳头。"现在左手做同样的动作。握住左拳，注意到紧张（暂停5秒），接着放松，感受紧张和放松之间的差异。"（暂停10秒）

3. 一只或两只手腕。咨询师引导求助者同时弯曲两只手腕，或分别弯曲。如果分开进行，可以从利势手臂开始。"现在让手腕向后弯曲，你的手背和前臂的肌肉紧张起来。胳膊不动，让手指指向天花板。感受手腕的紧张。现在放松。（暂停）感觉紧张和放松之间的差异。"（暂停10秒）

4. 二头肌。咨询师引导求助者练习两个二头肌或一次一个。假如分开进行，则从利势胳膊的二头肌开始。引导语为："现在双手握拳，前臂向肩部弯曲，这时你的二头肌变紧。感觉这些肌肉的紧张。（暂停）现在放松，让你的手臂落下，回到身旁。注意紧张和放松之间的差异。"（暂停10秒）

5. 肩部。通常要求求助者耸起双肩，也可能每次只耸一个肩膀。"现在我们向上移动到肩部。耸起你的肩部，向耳部靠拢。感觉和保持肩部的紧张。（暂停）现在让肩部放松。注意比较紧张和放松的感觉。"（暂停10秒）

6. 前额。这个练习和下面的三个练习都是面部肌肉练习。"现在我们来练习如何放松面部肌肉。首先，皱起你的前额和眉头，感觉到眉头上有了皱纹。（暂停）现在放松，前额皱纹松弛下来。"（暂停10秒）

7. 眼睛。这个练习的目的是让求助者能够控制和调节眼部肌肉的运动。"现在紧闭双眼，你能感觉到眼睛周围的紧张吗？（暂停5秒）现在放松那些肌肉。注意紧张和放松之间的差异。"（暂停10秒）

8. 舌头和咀嚼肌。"现在通过咬紧牙关使你的咀嚼肌紧张起来，并将嘴角向后移动。感觉咀嚼肌的紧张，（暂停5秒）现在放松。你能区别出咀嚼肌紧张和放松的差异吗？"（暂停10秒）。这种练习对于某些戴假牙的求助者来说可能是困难的，可选择如下练习："用你的舌头紧紧顶住口腔的上腭，注意你

口腔内部的紧张。(暂停5秒)现在放松口腔和舌头。"(暂停10秒)

9. 紧闭嘴唇。最后一项面部练习包括嘴与下巴的肌肉。"现在紧闭双唇。感觉嘴部周围的紧张,(暂停)现在放松那些肌肉,感受嘴和整个脸部肌肉的放松。(暂停)你的脸像你的二头肌一样放松吗?"(在肌肉群之间进行比较)

10. 头。"现在我们移向颈部肌肉。将头紧靠在椅背上。你能感觉到颈部和后背的紧张吗?保持这种紧张。(暂停)现在让头部休息。注意两者的差异,保持放松。"(暂停10秒钟)

11. 下颌向胸靠。这个练习仍然是颈部肌肉,主要是颈前部肌肉。"现在继续注意颈部。头向前伸,看看能否将下巴接触到前胸。感觉颈前部肌肉的紧张。现在放松。"(暂停10秒)

12. 背部。做这个练习要小心,不要让求助者感到背部酸痛。"现在注意你的后背。将背向后弯曲,挺出胸和腹部。你能感觉到背部紧张吗?感觉这种紧张。(暂停)现在放松,注意紧张和放松之间的差异。"(暂停10秒)

13. 胸部肌肉。吸气(让肺部充气),保持吸气状态,注意胸部的肌肉,然后向下移动注意,注意腹部肌肉。"现在深吸气,充满你的胸腔,憋一会儿。感觉整个胸部和腹部的紧张。保持这种紧张。(暂停)现在放松,自然地呼出气体。感受放松的感觉。"(暂停10秒。)

14. 腹部肌肉。"现在将注意力放在腹部,绷紧腹部肌肉。保持这种紧张。使腹部肌肉拧成一团。现在放松腹部肌肉。(暂停10秒)你的腹部是否像后背和胸部那样放松?"(肌肉群之间的比较)另一种指示语为:"收缩腹部"或者"吸入腹部"。

15. 臀部。肌肉群向下移动到臀部。咨询师让求助者提臀。这组肌肉群可不进行,有些求助者可直接做腿部练习。"现在收紧臀部肌肉,向地板(或椅子)上压。感觉它的紧张。现在放松。"(暂停10秒)

16. 腿部。"注意力集中到腿部。伸直双腿。感觉大腿的紧张。(暂停5秒)现在放松。感受大腿的紧张和放松之间的差异。"(暂停10秒)

17. 脚部。"现在注意小腿和脚。将脚尖尽量朝上指,使你的小腿肌肉绷紧,好像有一根线正向上牵拉着你的脚尖。你能感觉这种牵拉和紧张吗?保持这种紧张。(暂停)现在放松,让你的腿放松。感觉紧张和放松的差异。"(暂停10秒。)

涉及7组肌肉的放松训练包括:

1. 将右手臂伸出,前臂弯曲45度,同时攥紧拳头(手、前臂和二头肌)

2. 换左手臂做同样的练习

3. 脸部肌肉群。皱前额(或皱眉)、紧闭眼睛、皱鼻子、嘴唇,紧压舌头,嘴角往后拉

4. 将下巴压向胸前(脖子和嗓子)

5. 胸、肩、上背部、腹部肌肉。深吸一口气,保持住,将两肩同时往后拉,同时收紧腹部肌肉。

6. 右大腿,小腿,脚。将脚轻轻抬起,同时勾起脚趾,并向内翻。

7. 用左大腿、小腿、脚做同样的动作。

涉及4组肌肉的放松训练包括:

1. 左、右手,前臂,二头肌(与7组肌肉运动第1、2步骤相同)

2. 脸部、颈部肌肉(与7组肌肉运动的第3步骤相同)

3. 胸、肩、背部、腹部肌肉(与7组肌肉运动的第5步骤相同)

4. 左、右大腿,小腿,左右脚(结合7组肌肉群运动的第6、7步骤)

每一组肌肉群完成紧张和放松两次以后,咨询师通常要以简要的概括和总结结束放松练习。总结可以这样作,咨询师每提及一组肌肉群,便让求助者放松由于该肌肉群被提及而引起的紧张。例如:

现在,我准备再回顾一次所有肌肉群。当我提及一组肌肉时,你要注意那里是否有任何的紧张。如果存在紧张,那么就集中注意力到那组肌肉上,让它们放松下来。想象将所有的紧张完全排出体外。现在放松脚部、踝部、小腿的肌肉。(暂停)放松大腿的紧张。(暂停5秒)放松臀部。(暂停)让躯体下部的肌肉放松。(暂停)放松腹部、腰部和下背部。(暂停)排出上背部、胸部和肩部的紧张。(暂停)放松你的上臂、前臂和手。放松喉部和颈部。(暂停)放松脸部。(暂停)让所有的紧张排出体外。(暂停)现

在闭着眼睛，平静地坐着。

治疗师可以通过评估求助者的放松水平（0到5级）或向求助者大声数数来结束练习过程。例如：

现在我希望你想象一个刻有从0到5数字的尺子，0代表完全放松，5是极度紧张。告诉我你现在放松的程度相当于尺子上哪一级刻度。我将进行数数，从5数到1。当我数到1时，请睁开眼睛。5……4……3……2……1，现在睁开眼睛。

练习后的评估

放松训练的疗程完成后，咨询师要询问求助者的体验。可以问"你对这个程序的反应是什么？""你的感觉怎样？""当你聚焦在紧张上时，你的反应是什么？""放松时的反应如何？"或"对比紧张和放松之间差异的感觉如何？"咨询师应该奖励和赞扬求助者取得的成绩，并建立起一个对练习的积极期待。

人们做放松练习时可能会有几个问题，其中包括：抽筋、笑或谈话过多、阵发性痉挛或局部痉挛、干扰性想法、睡着、个别肌肉群无法放松、有奇怪的感觉、呼吸局促。求助者体验到的肌肉抽筋可能是因为对某组肌肉过于用力所产生的反应。这时咨询师要引导求助者减少紧张感。如果出现阵发性痉挛或局部抽筋，咨询师要说明这是很普通的，在睡眠中常会出现。求助者意识到抽筋是因为他们正处于清醒之中。大笑和谈话过多都出现在群体进行放松练习时，最好的办法是不理睬它们，或者与练习者一起讨论这些行为会使练习分心。

最常见的问题是求助者在放松练习期间睡着了。应告知求助者，不断睡觉是会妨碍学习肌肉放松相关技巧的。要观察求助者全部的练习过程，以便能够确定求助者是否醒着。咨询师要告诉求助者在肌肉放松过程中"保持觉醒"。

如果求助者难以放松某组肌肉，咨询师和求助者就要一起寻找适合于这些肌肉群的练习方法。如果干扰性思想使求助者太容易分心，咨询师可以建议求助者把思想集中到某些较少分心或令人愉快的想法上来，如凝视挂在墙上的画或天花板。针对干扰或分心想法的另一个策略是，让求助者利用作业指向语句或思想（见第十三和十四章）以帮助他们将注意力集中在放松练习上。

另外一些不熟悉的感觉，如飘浮、烦躁、性急等，也都会造成问题。咨询师应该指出这些感觉很普通，不应害怕它们。最后一个问题是某些求助者在紧张某些肌肉时不敢呼吸。咨询师要观察求助者在肌肉放松练习中的呼吸。假如求助者的呼吸局促，咨询师要引导他们自由、放松地进行呼吸。咨询师还可以使用这种策略的各种变式，我们将在下面介绍。

家庭作业和追踪

肌肉放松的最后一个步骤是布置家庭作业。四五次治疗练习再加上在中间进行两次家庭练习大概足够了。有些治疗师只与求助者签订了最小程度的合同，因为他们发现，求助者自己在家里根据录音带进行放松训练，间或进行电话咨询，其减低紧张性头疼的效果一样好。无论治疗练习的数量和时间如何，治疗师都要告知求助者，掌握放松法就像学习其他方法和技术一样，需要进行大量的练习。

练习越多，求助者就越能控制自己的紧张、焦虑和应激状态。应鼓励求助者每天练习肌肉放松15到20分钟，一天两次；练习时要在安静的地方，也没有任何时间上的压力。有些求助者或许不愿意每天练习两次。咨询师应鼓励他们每周多练几次，或者尽可能多进行练习。练习可以在躺椅或地板（以枕头支撑头部）上进行。

应鼓励求助者在每次练习后记录日志。图15.1是一个家庭作业日志样本。在每一次练习前后，要用数字评估自己的反应，"1"为很少或没有紧张，"5"为极度紧张。他们进行练习时，可利用录音机播放指示语或者默念指示语。应安排好家庭作业完成后的追踪时间表。

治疗师可使用多种技术促使求助者按要求进行家庭放松练习作业。一种方法是要求求助者在追踪过程中示范他在家里是怎样练习颈部和小腿肌肉放松的。咨询师可以随意地选择四五组肌肉，要求求助者进行示范。如果示范正确，就表明求助者在家里确实按要求进行了练习。

家庭作业日志						
日期	磁带编号	肌肉群编号	练习序列号	练习地方	紧张程度练习前	（1~5级）练习后

图 15.1 放松训练的家庭作业日志表举例肌肉放松的禁忌症和副作用

肌肉放松的禁忌症和副作用

一般来说肌肉放松练习是良性和愉快的，但对于某些人来说它可能有副作用。例如那些有焦虑、恐惧障碍或有过度换气症的求助者就会体验到副作用。那些肌肉和肌腱受到损伤或慢性肌无力的求助者，要他们进行某些肌肉群的紧张和放松活动是困难的。另外，有些求助者因为神经肌肉缺陷，不能自主控制所有的肌肉。如果求助者正在服用某些药物，如治疗糖尿病的胰岛素，那么在他们进行肌肉放松练习时，有必要对药量进行调整。这些求助者在进行放松练习前有必要咨询医生，以了解有关药物的作用。如果求助者有焦虑或恐慌障碍，咨询师要首先选用第十五章第一部分介绍的呼吸练习。如果求助者的某个肌肉群有问题，练习时则要避开那个肌肉群或做躯体扫描。Herman 注意到，放松练习对于那些有严重创伤史的求助者是不合适的，因为他们常常需要保持某种程度的警觉，以使自己感到安全。

肌肉放松法的变式

肌肉放松法有几种变式，包括回忆法、计数法、分化放松法以及躯体扫描法。咨询师可以安排、设计这些变式以帮助求助者获得在实际生活中进行放松的技巧。前面提到的四组肌肉群练习，它们可以与 Bernstein 和 Borkovec 介绍的回忆和计数联合使用。

回忆法

可按前面提到的四组肌肉群放松练习进行回忆练习。咨询师首先要告诉求助者回忆放松练习的基本原理："无需绷紧肌肉就可以帮助你学会肌肉放松技巧。"让求助者将注意力集中于每个肌肉群（四个肌肉群分别为手臂，脸和颈部、胸部、肩部、背部和腹部，腿和脚）并放松，然后让求助者回忆在以前放松练习中释放肌肉紧张时的感觉。咨询师可以暗示某个肌肉群还有紧张，求助者应该发送信息给这个肌肉群进行放松，并让紧张"流走"。咨询师在4组肌肉练习中也给出相同的指示语。然后要求求助者回忆每组肌肉放松时的感觉。通常在第一次练习完了四组肌肉群的紧张与放松程序之后，求助者接着就可以使用回忆的方法。逐渐地，求助者便能利用回忆法进行自我引导的放松练习。回忆法也可以与计数法联合应用。

计数法

计数法的基本原理是帮助求助者进行深度放松。基本原理解释如下：咨询师从"1"到"10"进行数数，每数一个数后，求助者就变得更放松一些。咨询师可以慢慢地说：

1——你变得放松了；2——你手臂变得更加放松；3——感觉到你的脸和颈部变得更为放松；4、5——你的胸和肩开始放松；6——进一步地放松；7——背部和腹部深深地放松；8——更深一层地放松；9——你的腿和脚更深地放松；10——继续放松，你会更加放松。

咨询师可以把计数法和回忆法一起用。求助者应将计数法用于对付真实情境中的紧张感。关于计数法的细节，请参照Bernstrein和Borkovec的手册。第十五章曾提到，计数法在应激接种法中被当作一种直接行动应对技能。计数法能够促进放松、减轻紧张，应鼓励求助者在疗程以外去应用它。

分化放松法

分化放松法的作用在于，它可以将治疗中学会的放松练习扩大到实际生活中。分化放松法的目的是帮助求助者认识到，在不同的情境下不同的身体姿势和各种活动需要不同的肌肉群，从而能够区分哪些肌肉在起作用，哪些肌肉作用不大。这样放松训练就有了针对性。表15.2举例说明了分化放松法某些可能的水平。

下面是一个应用分化放松法的实例。咨询师让求助者坐在普通的椅子（不是躺椅）上，并辨别出坐着的时候会用到哪些肌肉，没有用到哪些肌肉。如果求助者感到那些没有用到的肌肉紧张（如脸、腿和腹部肌肉），那么就要引导他放松这些坐着时并不需要的肌肉。咨询师指导求助者使用分化放松法。例如，坐在一个安静的地方，肌肉活动水平很低；而站立时，肌肉活动水平很高。几次练习后，可以给求助者布置家庭作业，让他们进行不同水平的活动，如坐在一个安静的餐厅里，坐在一个嘈杂的餐厅里，站着排队买票或走在热闹的购物中心里。进行分化放松练习时，求助者要努力辨别出那些作用不大的肌肉是否存在紧张情况。如果存在紧张，求助者要集中注意力去使它放松下来。

躯体扫描法

对于重建与躯体的联系，躯体扫描法是一个强有力的技术，因为它能同时培养出注意的集中性和灵活性。扫描躯体的目的是感受躯体的每个区域或肌肉群。你能做到在躯体的每个区域上进行呼吸，将气吸入这个区域，又从这个区域呼出。如果求助者感到某个区域紧张，咨询师就要引导求助者把紧张从这个区域呼出，随着气体释放掉。我们这里提供两种躯体扫描方案：第一种方案引导肌肉深度放松，但很少注意呼吸。第二种方案则在整个引导过程中始终注意呼吸。对于那些绷紧肌肉就不能呼吸的人来说，躯体扫描法是非常有益的肌肉放松传统方法的变式。

表15.2 分化放松程序的水平

境遇	身体位置	活动级别
宁静	坐	低——静止
嘈杂	站	高——日常活动

深度肌肉放松躯体扫描的引导语

1.闭上眼睛，非常缓慢地吸气，气从膈肌开始运转向上直到胸腔的顶部，然后非常缓慢地呼出。三次缓慢呼吸后，恢复正常的呼吸。轻轻地、有节奏地吸进呼出。不要强制呼吸，不要故意使呼吸减慢。保持自己的呼吸节奏，完全意识到自己的呼吸模式。感觉吸入和呼出空气温度的细微差异，吸入的空气是冷的，而呼出的空气是暖的。

2.现在你有意识地依次放松躯体的每个部分。放松即没有任何运动，因为即使轻微运动也表示某些肌肉在收缩。注意力集中于你正在放松的部位。

3.现在注意你的右脚，放松脚趾、脚底、脚背、脚跟；在那里停留片刻后，慢慢向上移动你的注意力，放松你的腿、小腿、膝盖、大腿和臀部。感觉你右腿所有的肌肉、关节和组织都完全放松下来。尽可能地放松自己。保持对右腿深度放松的感觉。

4.现在将你的注意力转到左脚，并重复上述过程，像以前那样，放松腿、小腿、膝盖、大腿和臀部，让所有的紧张感释放掉，并感受全部放松的感觉。

5.然后集中注意力到你的右手。放松手指、手掌和手腕。慢慢向上移动你的注意力到前臂、肘、上臂、肩。感觉到右臂的所有肌肉、关节和组织都深深地放松了。保持对右臂放松的感觉。

6.现在将你的注意力放在你的左手，放松你的手指、拇指、手撑、手腕、前臂、上臂和肩，不要让你的左臂有任何紧张感。

7.现在将注意力集中到脊柱的底部，一节接着一节，放松每一节脊骨和脊骨旁的每一块肌肉。放松你的背，首先是下背部，然后中背部，最后上背部。释放背部所有的紧张。让放松变得越来越深。感觉你的背部正在与地板融为一体。

8.让颈部肌肉放松。让所有前颈部肌肉放松。让头颅逐渐休息，接着感觉到颈后部肌肉的放松。让放松变得尽可能的深。

9.放松你的胸部肌肉。你每一次呼气后，就更放松一些。让你的躯体随着每次呼吸，更深地陷入地板中。让胸部所有的神经、肌肉和器官完全放松。现在放松你腹部的肌肉。让腹部所有的神经、肌肉和器官完全放松。感觉它们正在放松。

10.现在注意自己的下巴。让它放松下来。你的嘴唇刚好相触，牙齿分开。放松你的舌头，放松颧骨周围的肌肉，放松眼睛和眼睛周围的肌肉。感觉它们变得放松。你的眼睛变得非常静止。现在放松你的前额，让所有前额的肌肉变得完全放松。你的所有面部肌肉再没有紧张。现在放松你的头皮和头顶上的所有肌肉。

11.你的身体现在完全放松了。让它处于放松状态。

从放松状态出来时，先做一次深呼吸，感觉到能量进到你的手臂和腿部。慢慢移动你的手臂和腿。睁开眼睛，慢慢坐起来并伸展身躯，感觉到精神振奋和精力恢复。

身体意识放松引导语

让身体开始完全放松……吸入并感觉气息从脚底流向头顶，就像温暖而缓慢运动的水波。让紧张随着每一次呼吸流出体外。将注意力集中到左手手指上。吸气并感到它贯穿手指，接着又上到左臂；呼出气体，放松手臂……让放松随着一次呼出而加深。现在注意你的右手指，吸入气息上到手臂，呼出气息并完全放松。当你手臂放松后，开始意识到所有的感受和感觉……将你的所有意识都集中到这种感觉上，并在其中得到放松。

现在将你的注意力转到你的左脚脚趾，吸入气息向上移动到腿的根部，呼出气息时充分放松左腿。现在注意右腿，让气息呈波浪式地流向右腿根部；接着呼出，完全放弃右腿的重量。随着每一次吸气，腿的所有感觉变得更清晰；随着一次呼气，腿部放松就更加深入。当气息贯穿全身时，倾听气息波浪的声音。

现在将呼吸和注意力向上带进你的臀部和骨盆。吸气时感觉骨盆自然地张开，呼气时骨盆沉入大地休息……随着每一次吸入，感觉气息从骨盆的底部向上逐渐进入腹部；随着每一次呼出，骨盆完全放松。感觉气息波浪向上充满整个腹部，感到腹部的起伏。随着每一次呼气，腹部变得相当柔软。感觉到柔软到达下背部，并将气息带到那里。

让气息和注意力向上流进脊骨。每一次吸入，脊骨中就充满了感觉；随着每一次呼出，脊骨充分放松。感到气息贯穿整个背部。吸气，进行感觉；呼气，完全放松。现在将你的注意力放在腹部的起伏上。当你吸气时，让气体进入太阳神经丛，使气体和意识充满整个区域。随着你的呼气，沿让意识的中心得到放松。现在让气息向上进入心脏和肺，并随着每一次呼气，放松感越来越深入心脏的中心。

移动气息进入颈部和喉咙。呼气，让所有的紧张释放掉……让气息向上流入头部。吸气便更多地意识到感觉；呼气，放松。放松下巴、眼睛、前额、头的后部，使内耳变得柔软。

感觉整个身体现在被来自脚底和指尖的温暖气息笼罩，并一路向上到达头顶。随着呼吸变得越来越柔软，感觉到宁静和完全放松。感到躯体变得更柔软、更加放松。

现在让气息更强一些，贯穿脚底，并在腹部起伏。气息变得强大时，让躯体的感觉也增强。让身体和气息一起开始轻轻地运动。移动脚趾和手指……让整个躯体开始轻轻地伸长。保持眼睛闭拢，躯体开始轻轻地转到右侧。让每个动作都被清晰地意识到。躯体又回到坐姿。当你就座时，感受到深层的三部分气息，并体验到人体、气息和精神取得了平衡。

对话示例：肌肉放松法

在这段对话里，咨询师向琼示范了放松练习，帮助她应付身体上的紧张感。

首先，咨询师给琼讲解了放松的基本原理、肌肉放松的目的，并为琼简单概述了有关程序。

1. 咨询师：我们所有人都或多或少地带着某些躯体紧张感，某些肌肉可能好些。在紧张刺激的情况下，某些躯体肌肉甚至会更紧张，尽管你可能并没有意识到。如果你能学会认识肌肉紧张并学会放松肌肉，那么放松状态便能帮助减少紧张、焦虑。我们有意地紧张和放松不同的肌肉群，以帮助你认识什么时候你的身体是紧张的，什么时候你的身体是放松的。最后我们将达到这样的目的，即你能感受到紧张的感觉，并将它们当作信号使自己进行放松。理解了吗？

求助者：理解了。你将告诉我怎么做吗？

其次，咨询师通过注意房间细节和求助者的舒适感来"建立"轻松气氛。

2. 咨询师：是的。首先我将做给你看，使你能知道如何去做。在做之前，要让你尽可能感觉到舒适。为了不被灯光分心，我将把灯关掉。如果你戴着隐形眼镜并感到不舒适的话，就把它拿下来，因为放松过程中你要闭着眼睛。我会给你坐一个特制的椅子，因为直背椅在坐一会儿后就会让人觉得很硬，这也会造成分心。我这里还有一个软坐垫，你可以使用。[拿出特制椅子]

求助者：嗯。确实舒适。

接下来，咨询师开始为琼示范肌肉放松法。这可以使琼知道怎么做，并减少她的困惑。

3. 咨询师：现在我将示范如何使肌肉紧张和放松。我先从右臂开始。（紧握右拳。停一会并注意紧张。松开拳头，停一会并注意放松。再示范其他几个肌肉群。）示范对你有启发吗？

求助者：明白。你不做全身的吗？

咨询师进一步解释关于肌肉放松的知识，并描述琼可能产生的感觉。检查琼是否完全了解了放松练习的过程。

4. 咨询师：你来做。但每次只做一个肌肉群。当你进行每个肌肉群的紧张和放松时，你全身也会感到放松。你会体会到就像你正在松懈下来，当你感觉紧张时，这种松弛是很重要的，因为它会让你放松，而不是更加紧张。现在，你也许不能立刻注意到许多差异——但是你能够做到，到时你甚至可能感觉到你正在漂浮。这种体验当然要依赖于不同的人。最重要的事情是让自己尽可能地保持舒适。在我们开始前你还有其他问题吗?

求助者:我想没有。我想这个过程或许有点像瑜伽。

咨询师继续讲解对17组肌肉群进行交替紧张和放松的练习。

5.咨询师:是的,它们都是基于相同的思想——使人远离躯体紧张。好,请非常舒适地坐在你的椅子上,我们现在开始。[给琼几分钟,使她坐得更舒适些。然后进行放松引导语,见前面的介绍。]

放松以后,咨询师询问琼在放松期间和之后的感觉。发现放松过程如何影响求助者是重要的。

6.咨询师:琼,你现在感觉如何?

求助者:非常放松。

7.咨询师:那么比较肌肉紧张和放松状态时的感觉怎样?

求助者:很容易讲。我猜想某些时候我的身体非常紧张,但我不去考虑它。

咨询师给琼布置每天的家庭作业。

8.咨询师:我前面提到过,为了使你在需要时能够使用这个方法,你要进行有规律的练习,并真正取得实效。录音磁带录有我的引导语,我希望你按照磁带进行练习,每天两次。做练习时要找一个安静的地方,没有其他事情干扰的时间。练习时,还要坐得舒适些。你还有任何问题吗?

求助者:没有,明白了。

咨询师解释如何记日志。

9.咨询师:我还希望你使用日志记录练习情况。记下你在什么地方练习、练习了多长时间、针对哪些肌肉群、每次练习前后的紧张等级。记住,"0"代表完全放松,"5"代表完全或极度紧张。让我们先看一个使用日志的例子。……现在还有任何问题吗?

求助者:没有。我明白我需要进行练习。

最后,咨询师安排下一次追踪时间。

10.咨询师:是的,它与学习任何其他技术一样,不会自动就掌握的。你自己在家练习两周的时间,然后再回来见我,如何?

学习活动15.2列出的练习有助于你熟悉肌肉放松程序。

学习活动 15.2 肌肉放松法

肌肉放松练习包括多组肌肉群的交替紧张和放松,有时与求助者一起练习是困难的。学习肌肉放松最轻松的途径是自己去做练习。它不仅帮助你学习有关内容,而且也能间接帮助你自己放松。

在这个学习活动中,你将运用肌肉放松程序。你可以自己练习,也可与同伴一起来做。可以先独自做,然后再与他人一起练习。自己独自练习

1. 找到一个舒适的姿势,穿宽松的衣服,摘下眼镜或隐形眼镜。
2. 使用本章的书面指导语来进行肌肉放松练习。你可以将指导语录在磁带上,也可以念给自己听。先较快地练习一遍以获得感觉;再慢慢地做,而且不依靠书面指导语。当你练习放松时,体验紧张和放松两者之间的差异。
3. 努力评估你放松以后的反应,使用从0到5(0是完全放松,5是极度紧张)的等级分数,你感觉到的放松程度有多少?是否有任何特殊的肌肉群因收缩而无法交替感受紧张和放松?
4. 一两次肌肉放松练习还收不到任何效果。要在以后几周时间里每天做一两次练习。

和同伴一起练习

一个人扮演咨询师,另一个扮演学习放松的求助者;然后相互转换角色,这样你就可以练习如何帮助他人,也可以自己试一试。

1. 帮助者应该首先介绍和解释肌肉放松的基本原理,以及其他的引导语。
2. 帮助者可以在肌肉放松中朗读指导说明,帮助者应给予充足的时间练习每一组肌肉群,并应鼓励学习者注意紧张和放松时的不同感觉。
3. 完成整个过程后,帮助者应该向学习者询问放松的程度以及对整个过程的反应。

运动疗法

很长时间以来，人们就已认识到运动是促进健康的重要成分，也是对躯体有关问题的一种治疗方法。但恐怕较少为人所知的是关于运动与心理因素的大量研究文献，还有最近的发现，显示运动对于生活中具有严重精神障碍或问题的人具有良好的影响。例如，Tkachuk 和 Martin 进行了一项关于运动疗法的效果的文献综述。研究发现显示，"经常的运动（a）在治疗轻度到中度抑郁时，与个体心理治疗、小组心理治疗和认知疗法相比是一项又有活力、又省钱，但却应用不足的治疗手段，（b）在减低慢性疼痛患者自我报告的疼痛时是有效的行为治疗的一个必要成分。初步的证据也显示，经常运动的方法值得进一步关注，作为（a）某些焦虑障碍的单独治疗手段，适用于躯体形象失调患者，以及用于减少发展性障碍患者的问题行为，（b）对于精神分裂症、转换性障碍和酒精依赖的治疗项目的附属成分。"

这些发现背后有许多种理论，尽管在大多数情况下，没有哪一种理论获得了清晰的证实。这些理论有的提到心身联系（例如抑郁背后的生理机制，如生热作用、内啡呔、单胺神经递质功能），有的则提到体育活动打破了有问题的模式，并以重要的方式影响我们与社会和物理环境的互动（例如参加运动导致主观知觉到的控制感增加、为压力提供缓冲、提供了一种冥想的形式以及使人分散对不愉快的认知、情绪和行为的注意）。此外值得一提的是，研究发现，如果正式咨询结束后运动仍能持续，会得到显著的收益。一项关于患有重性抑郁障碍的成年患者的研究说明了这一点。无论使用有氧运动、药物治疗（舍曲林治疗）或两者的结合，经过四个月的治疗，这三种方式都获得了类似的疗效，但在治疗结束后仍然持续运动的人，在六个月后的追踪时发现比药物治疗组的复发率更低。

专栏15.3列出了一些关于运动疗法的研究发现，我们也提供了一些有关阅读，以便你进一步了解关于运动疗法在各种人群中的应用以及用于缓解或预防生活中的各种问题。运动疗法的具体形式有许多种，例如有氧运动（如散步、跑步、健身）和无氧运动，并具有各种不同的强度、频率和持续时间。对于某些求助者，可以考虑瑜伽类的疗法。这种疗法可以调整以使用各种躯体限制，并可以从放松、条件作用和冥想等目的中获益。临床上关注的不是哪种运动类型最佳的严格定律，而是注重与求助者共同建立对他们来说符合现实的恰当的运动计划。下面列出了一些有助于进行这一合作拟定计划过程的指导原则。

运动疗法在临床上应用的指导原则

Tkachuk 和 Martin 根据 Sime 的工作，列出了下列关于运动疗法的临床应用的指导原则：

1. 了解求助者的运动史，确定其当前的运动习惯和过往的运动经历，以便找出个体喜欢的活动，这对坚持治疗程序非常重要。
2. 参与最初几次运动，提供适当行为的示范。
3. 教育求助者运动可能带来的生理和心理获益，作为促进求助者投入努力的方法。
4. 考虑有利于发挥运动的附加功能的选择，例如以散步、慢跑或骑自行车的方式上下班，或者把家务作为运动的一部分。
5. 利用求助者的环境（如公园、湖泊、健身设施、家庭器械等）促进运动的活跃性。
6. 帮助求助者从各种活动中选择喜爱的活动。
7. 根据求助者当前的状况，确定运动项目的类型、持续时间和强度。没有经过运动生理学培训或没有相关经验的咨询师建议寻求当地专业人员的帮助，请专业人员指导这一过程。
8. 努力促进运动在积极的社会环境中进行。
9. 协助求助者建立行为自我控制策略（例如行为契约、刺激控制、正强化等）以提高坚持性。
10. 使用预防复发的策略使求助者为问题复发做准备。

运动疗法的注意事项和指导原则

正如我们在本章中始终强调的一样，尽管到目前为止的证据支持我们介绍的各种咨询策略，但是

专栏 15.3 关于运动练习的研究

老年痴呆症

Groene, R. II, Zapchenk, S., Marble, G., & Kantar, S. (1998). The effect of the therapist and activity characteristics on the purposeful responses of probable Alzheimer's disease participants. Journal of Music Therapy, 35, 119-136.

Kovach, C. R., & Henschel, H. (1996). Behavior and participation during therapeutic activities on special care units. Activities, Adaptation, and Aging, 20, 35-45.

焦虑

Broocks, A., Bandelow, B., Pekrun, G., George, A., Meyer, T., Bartmann, U., Hillmer-Vogerl, U., & Ruther, E. (1998). Comparison of aerobic exercise, chlomipramine, and placebo in the treatment of panic disorder. American Journal of Psychiatry, 155, 603-609.

Kirkby, R. J., & Lindner, H. (1998). Exercise is linked to reductions in anxiety but not premenstrual syndrome in women with prospectively-assessed symptoms. Psychology, Health, and Medicine, 3, 211-222.

O'Connor, P. J., Raglin, J. S., & Martinsen, E. W. (2000). Physical activity, anxiety, and anxiety disorders. International Journal of Sport Psychology, 31, 136-155.

Parente, D. (2000), Influence of aerobic and stretching exercise on anxiety and sensation-seeking mood state. Perceptual and Motor Skills, 90, 347-348.

抑郁

Babyak, M., Blumenthal, J. A., Herman, S., Khatri, P., Doraiswamy, M., Moore, K., Craighead, W. E., Baldewicz, T. T., & Ranga, K. K. (2000), Exercise treatment for major depression:Maintenance of therapeutic benefit at 10 months. Psychosomatic Medicine, 62, 633-638.

Bosscher, R. J. (1993). Running and mixed physical exercises with depressed psychiatric patients. International Journal of Sports Psychology, 24, 170-184.

Palenzuela, D. L., Calvo, M. G., & Avero, P. (1998). Exercise training as a protective mechanism against depression in a young population. Psicotherma, 10, 23-39.

Palmer, J. A., Palmer, L. K., Michiels, K., & Thigpen, B. (1995). Effects of type of exercise on depression in recovering substance abusers. Perceptual and Motor Skills, 80, 523-530.

发育性残障求助者

Bachman, J. E., & Sluyter, D. (1988). Reducing inappropriate behaviors of developmentally disabled adults using antecedent aerobic dance exercies. Research on Developmental Disabilities, 9, 73-83. Croce, R., & Horvat, M. (1992). Effects of reinforcement based exercise on fitness and work productivity in adults with mental retardation. Adapted Physical Activity Quarterly, 9, 148-178.

Gabler-Halle, D., Halle, J. W., & Chung, Y. B. (1993). The effects of aerobic exercise on psychological and behavioral variables of individuals with developmental disabilities:A critical review. Research in Developmental Disabilities, 14, 359-386.

躯体/医疗症状

Burke, L. E., Dunbar-Jacob, J. M., & Hill, M. N. (1997). Compliance with cardiovascular disease prevention strategies:A review of the research. Annals of Behavioral Medicine, 19, 239-263.

Callahan, L. F., Rao, J., & Boutaugh, M. (1997). Arthritis and women's health:Prevalence, impact, and prevention. American Journal of Preventive Medicine, 12, 401-409.

Rejeski, W. J., Ettinger, W. H., Martin, K., & Morgan, T. (1998). Treating disability in knee osteoarthritis with exercise therapy:A central role for sell-efficacy and pain. Arthritis Care and Research, 11, 94-101.

疼痛

Johansson, C., Dahl, J., Jannert, M., Melin, L., & Andersson, G. (1998). Effects of a cognitive-behavioral pain management program. Behaviour Research and Therapy, 36, 915-930.

Stanton-Hicks, M., Baron, R., Boas, R., Gordh, T., Harden, N., Hendler, N., Kolzenburg, M., Raj, P., & Wilder, R. (1998). Complex regional pain syndromes:Guidelines for therapy. Clinical Journal of Pain, 14, 155-166.

精神分裂症

Chamove, A. S. (1986). Positive short-term effects of activity on behaviour in chronic schizophrenic patients. British Journal of Clinical Psychology, 25, 125-133.

Faulkner, G., & Sparkes, A. (1999). Exercise as therapy for schizophrenia:An ethnographic study. Journal of Sport and Exercise Psychology, 21, 52-69.

Lukoff, D., Wallace, C. J., Liberman, R. P., & Burke, K. (1986). A holistic program for chronic schizophrenic patients. Schizophrenia Bulletin, 12, 274-282.

药物滥用

Matrin, J. E., Calfas, K. J., Pattern, C. A., Polarek, M., Hofstetter, C. R., Noto, J., & Beach, D. (1997). Prospective evaluation of three smoking interventions in 205 recovering alcoholics:One-year results of projects SCRAP-Tobacco. Journal of Consulting and Clinical Psychology, 65, 190-194.

Palmer, J., Vacc, N., & Epstein, J. (1988). Adult inpatient alcoholics:Physical exercise as a treatment intervention. Journal of Studies on Alcohol, 49, 418-421.

在评估危险性和适用性的时候仍然应该谨慎。下面是根据Tkachuck和Martin以及Leith的有关观点整理出的一些指导原则。

考虑危险因素

对于没有学习过运动生理学的咨询师，谨慎的做法是向他人（如医生或运动生理学家）咨询或与之合作进行工作。在采取任何正式的运动项目作为治疗的一部分以前，总要先排除生理上的问题。有许多具体因素可以标示运动疗法可能带来的负性效果的危险水平。根据King和Senn等人的研究，可将求助者分为三类，第一类人外表健康，只需要排除生理问题就可以开始进行运动治疗。第二类人可能难以遵从运动治疗，需要先进行有限症状分级运动测验，然后再排除生理问题以开始运动。第三类人包括已知具有危险因素的人，这些危险因素如心脏病、肺病和代谢疾病，他们需要接受分级运动测验，通过更加严格的标准，并需要医务人员更密切的监控。当然，也存在根本不应接受运动治疗的个体。

有许多筛查工具可用于评估无症状的、表面健康的成人，其中之一是体能活动适应能力问卷（Physical Activity Readiness Questionaire, PAR-Q）。根据Leith的观点，PAR-Q是测查对运动的医疗禁忌症的一项非常敏感的工具，大约符合根据美国运动治疗学院的指导原则判断的80%。PAR-Q的项目内容包括询问心脏状况、胸痛、头晕、骨骼或关节问题等症状以及高血压或心脏状况的用药情况。它并不全面，但作为一项最低限度的筛查工具，它适用于筛选是否进入低到中等强度的运动项目。

它的局限包括对于心电图的异常不够敏感,并且没有测查怀孕及其他使用处方药物的情况。因此,这些方面需要由咨询师进行确认。PAR-Q可以通过向加拿大官方写信获得,地址是 Fitness and Amateur Sport, 365 Laurier Avenue West; Ottawa, Ontario, Canada K1A 0X6。

另一种筛查工具要求将求助者的医疗史对照一个运动测验和训练的禁忌症清单,例如一些与高血压、心脏功能、代谢疾病和呼吸等有关的状况。美国运动治疗学院的指导原则是对具有不同情况的个体确定危险因素并建立运动方案的一个有用的资源。他们提供了健康成人建立和维持心脏呼吸健康/肌肉健康和灵活性所需的运动的质与量的建议,并提供了对老年人和具有糖尿病/骨质疏松/高血压和冠状动脉疾病的患者的建议。

本 章 总 结

在这一章中我们提供了两种冥想策略、一种肌肉放松法、两种躯体扫描法和关于运动疗法的回顾。任何一种冥想策略都可以进行现场应用。咨询师必须意识到冥想和肌肉放松法对于某些求助者有禁忌症和副作用。肌肉放松策略可以使用17组、7组或4组肌肉群进行练习。所有这些策略都可以单独使用,用以处理与压力有关的情境。另外,肌肉放松法还可以同其他压力管理方式(第十四章)、系统脱敏法和暴露疗法以及其他策略,如问题解决法(第十二章)和自我管理(见第十七章),一起使用。

第十五章 冥想与运动策略 481

课后测验

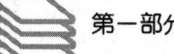 **第一部分**

本章目标一要求你能够准确辨认出放松反应过程的步骤，在下面的9个咨询师引导语中应至少在7个例子中做出正确的辨认。在下列咨询师做出的反应中，确定他们使用了哪部分冥想策略，并记在纸上。会有多个咨询师使用同一种策略的可能性。冥想策略的八个主要部分是：

1. 基本原理
2. 说明在什么时候、什么地方进行练习，练习多长时间
3. 说明放松时要集中注意力在一个字词、一个短语或一段祈祷语上
4. 呼吸引导
5. 说明练习时的被动态度
6. 冥想10到20分钟
7. 探询冥想体验
8. 家庭作业和练习

答案见课后测验反馈。

1. "重要的是在家里进行有规律的练习。如果没有规律，每天练习两次通常也是没有作用的。"
2. "在家里找一个舒适的地方进行练习，一个不被打扰、没有噪音的地方。"
3. "这个程序被应用于高血压患者和有睡眠障碍的人，也可用于当做一般减低压力的过程。"
4. "通过鼻腔呼吸，把注意力放在呼吸上。如能聚焦在字词上，它是非常容易的。"
5. "一定要在安静的时候进行练习。不要在饭后两小时内或睡觉前两小时内做练习。"
6. "持续冥想10到20分钟。完成后还要安静地坐几分钟。"
7. "你认为做起来容易还是困难？"
8. "有时其他的想象和思想进入了你的头脑，要维持一种被动态度。假如你为其他思想烦恼，不要为它分心，但也不要强制它们离开。只要聚焦到自己的呼吸和词句上。"
9. "选择一个像'一'这样中性的字，用于集中注意力。"

第二部分

目标二要求你能准确地辨认出正念冥想的步骤，在下面的8个咨询师引导语中，要至少能在6个例子中进行准确的辨认。将答案写在纸上。每个步骤可能有多种反应。咨询师反应的例子不按顺序排列。正念冥想的八个主要步骤如下：

1. 基本原理
2. 说明练习的态度
3. 冥想的准备
4. 关于投入、自律、能量的引导说明
5. 呼吸引导
6. 躯体扫描说明
7. 讨论求助者对第一次冥想的反应
8. 家庭作业和练习

答案见课后测验反馈。

1. "冥想能够减轻紧张、焦虑、应激反应和头痛等，因而对人们有益。"
2. "冥想进行八周，每天在相同的时间进行一两次。"
3. "允许分心的思想往来，允许出现记忆、想象和思想，不要试图影响它们。"
4. "要以舒服的姿势进行冥想。"
5. "注意从鼻孔吸进和呼出的空气。"
6. "慢慢地退出冥想，闭着眼坐两分钟，慢慢睁开你的眼睛。你感觉如何？"
7. "允许你的呼吸进入你的身体，从脚趾尖一直进入到头顶。"
8. "首先它就像你正在进行训练。"

第三部分

目标三要求你对另一个人讲授冥想的过程，讲授放松反应或者正念冥想。可以让观察者评估你，或用录音带录下自己的教学过程，并评估自己的表现。

第四部分

目标四要求你描述如何应用肌肉放松程序的七个主要部分。用下列求助者案例和随后的七个问题阐述你是如何将程序的某一部分应用于这个求助者的。课后测验反馈可用来

求助者案例描述：这个求助者是个中年男人，他很担心自己的睡眠。他服用过安眠药，但又不愿意依赖药物。

1. 解释使用放松法和冥想法的基本原理，包括目的和概况。
2. 指导进行练习时的适当着装。
3. 列出任何可能影响肌肉放松法的环境因素。
4. 描述你将如何为求助者示范放松练习。
5. 描述你将指导求助者交替进行紧张和放松练习的某些重要的肌肉群。
6. 提供两个探问的实例，用来询问求助者放松后的反应。
7. 你将给求助者布置什么样的家庭作业任务？

第五部分

目标五要求你用角色扮演为求助者示范 15 个肌肉放松步骤中的 13 个步骤。请观察者或求助者来评估你的表现，或者你可根据肌肉放松会谈检测表对自己进行评估。

第六部分

目标六要求你用角色扮演为求助者示范躯体扫描程序。请观察者来评估你的表现，或利用录音带对自己的表现进行评估。

第七部分

目标七要求你能够描述运动疗法的临床应用指导原则的 10 条中的至少 7 条，并说出会增加使用运动疗法的危险性的至少 5 个因素。首先，写下你的回答，然后对照本章中运动疗法的部分进行检查。

正念冥想会谈检核表

指导语：请判断咨询师在会谈中是否使用了下列引导语或问题。在相应的引导语旁边的横线上画上记号。清单中右侧列出了若干引导语示例。

项　目	咨询师引导语示例
Ⅰ．基本原理	
____ 1. 咨询师描述正念冥想的过程。	"我现在教你练习正念冥想。这种冥想长期以来用于缓解由焦虑引起的疲劳，减低可以增高血压的应激水平，使生活恢复平和。冥想能帮助你更加放松，并有效地应对紧张和应激。它会使你对自己有一种新的意识，获得看待世界和生活的新途径。"
____ 2. 为求助者介绍过程概况。	"首先我们选择一处安静的地方进行冥想。你要找到一个放松、舒适的姿势，闭上眼睛，集中注意自己的呼吸，并让思想自由地流动。如果思想分神了，可以通过注意呼吸，注意气体的吸入和呼出将它拉回来。冥想练习约 10 至 20 分钟。然后，我们一起谈一下冥想的体会。"
____ 3. 确定求助者使用这一咨询过程的意愿。	"你觉得现在进行冥想练习怎么样？"
Ⅱ．关于正念冥想基本态度的指导语	
____ 4. 讲述进行正念冥想的态度。	"有 7 种态度可以帮助你进行冥想练习。"
____ 5. 告诉求助者要不做任何判断。	"第一，最好不进行任何判断。我们倾向于将人物、事物和经验进行分类并做出判断。但这些判断会使你在冥想时无法观察到心灵的流动。判断会妨碍每时每刻的意识体验。为了避免作判断，要集中注意于呼吸。"

_____ 6. 告诉求助者要耐心。 "第二，要有耐心，要让事物按照自己的时间表展开。没有必要将我们生活的分分秒秒都填满忙忙碌碌的活动。"

_____ 7. 告诉初学者要敞开心灵，关注每时每刻的体验。 "第三，初学者常常让过去的经验影响现在的体验。要只对每时每刻的体验开放心灵，不要让过去的经验进行判断，使你分神。"

_____ 8. 告诉求助者要相信自己的感觉和直觉。 "第四，冥想时，要相信自己的感觉和直觉。例如，如果身体告诉你冥想的姿势不舒适时，你就要改变当前的姿势。"

_____ 9. 告诉求助者不要强求自己。 "第五，不要强求自己，正念冥想是一种练习过程，每个人的练习都会有所不同。不要让自己去获得什么事情，或者达到什么目的。只要关注每时每刻的心灵过程就可以了。"

_____ 10. 要具有接纳的态度。 "第六，去观察和接受事情每时每刻或现在的真实面目。"

_____ 11. 要放任思想流动。 "第七，放任思想流动，不要附加条件或者停止在某种思想上。"

III. 关于投入、自律和集中能量的指导语
_____ 12. 告诉求助者进行正念冥想时，要投入、自律和集中能量。 "你要向进行体育锻炼那样投入地进行练习；强烈地投入到你自己身上。要有足够的自律来产生能量，以使自己能进行冥想，并进入高层次的正念之中。你不必去喜欢它，只要练习就可以了。8个星期之后，我们就可以检查练习是否有效果了。"

IV. 准备进行冥想的指导语
_____ 13. 告诉求助者进行练习的时间、地点和姿势。 "选择特定的时间进行冥想。每周至少练习6天，共练习8个星期。练习的地方要舒适，没有干扰。冥想练习时，直坐在椅子上，或躺在地板上，以后背支持自己的身体。"

V. 身体扫描指导语
_____ 14. 指导求助者进行身体扫描。 "让身体完全放松下来。吸气时，感觉气体由脚趾贯通到头顶，像平缓流动的水波。呼气时，让所有的紧张流出体外。"

VI. 呼吸指导语
_____ 15. 指导求助者如何进行呼吸。 "观察自己的呼吸，注意到呼进、呼出时的温度差异，并感受气体在鼻腔中流进、流出的感觉。"

VII. 关于心灵漫游的指导语
_____ 16. 告诉求助者如何应对漫游的思想、情感、感觉、疼痛和不舒适感。 "如果练习中发现自己被某个思想、情感、感觉、声音、疼痛或不舒适感干扰，这是很正常的；只要将注意力放到呼吸上就可以了，并随着呼气让分神的东西自然流出。"

VIII. 正念冥想指导语
_____ 17. 告诉求助者要放松、安静地坐好。可以很快地进行一次身体扫描，以便更好地放松。 "静静地坐一会，放松，注意呼吸。"

____ 18. 要闭上双眼，保持舒适的身体姿势，并集中注意于呼吸上。
"闭上眼睛，找到一个舒适的姿势，集中注意自己的呼吸，注意气体的吸入和呼出。"

____ 19. 要集中于现在时刻，意识和观察心灵的流动，不要被其他事情分神。
"意识、体验每时每刻心灵所发生的。如果某些思想、感觉、疼痛等分流能量，就要把它们呼出去，继续进行体验；不要被分神的东西支配。"

____ 20. 告诉求助者要进行大约10到20分钟的正念冥想。
"冥想10至20分钟。我来记时，时间到了我会告诉你。"

____ 21. 告诉求助者要缓慢地从正念冥想中恢复出来。
"从冥想状态出来时，要缓缓而出。闭着眼睛坐一会，让时间消去你刚才的体验。慢慢地伸展四肢，睁开眼睛。"

IX. 讨论求助者对正念冥想的反应
____ 22. 询问求助者正念冥想时的体验。
"刚才的冥想体验是怎样的？"
"你是如何处理分神的事情的？"
"你对正念冥想的感觉如何？"

X. 布置家庭作业
____ 23. 指导求助者每天练习正念冥想一次。提醒他们做练习前要进行各种准备。
"每天练习冥想一次，每周至少5次。记住，要选择一个没有干扰的安静环境。练习前24小时内不要喝任何酒精饮料，或者吃非处方药。吃完固体食物或饮用含咖啡因饮料后，要等待1个小时后才能进行冥想练习。冥想时要关注每时每刻，体验心灵，不要分神。"

____ 24. 告诉求助者进行非正式的冥想。
"当你在日常生活中遇到应激情境时，可随时进行非正式的冥想。放松，并集中注意呼吸，要体验内心宁静，不要分神。"

观察者评语：
_____

放松反应会谈检核表
指导语：请判断咨询师在会谈中是否使用了下列引导语或问题。在相应的引导语旁边的横线上画上记号。清单中右侧列出了若干引导语示例。

项目	咨询师引导语示例
I．基本原理	
____ 1. 咨询师描述正念冥想的过程。	"放松反应法用于缓解焦虑，降低导致高血压的应激，使人更加松弛，会使人获得一种对自身和外部世界的全新体察。"
____ 2. 为求助者介绍过程概况。	"要先选择一个中心词，然后找到一个舒适的姿势，放松身体，注意自己的呼吸。冥想时要保持一种被动的态度，这种态度会引致放松反应。进行10到20分钟的冥想练习后，我们再来谈论冥想的体验。"
____ 3. 确定求助者使用这一咨询过程的意愿。	"你认为可以进行这种放松反应冥想练习吗？"

Ⅱ．关于何时、何地以及练习时间长度的指导语

___ 4. 要告诉求助者进行放松练习的时间、地点和时间长度。

"做练习的最好时间之一是早饭前，因为这段时间做练习可为整个一天奠定良好的基础；也没有被一天中的生活事件和活动所扰乱。按规定时间做练习会使放松效果更好，因为这样会养成习惯。练习地点要安静，不被分神事情干扰。每次练习10至20分钟，最好一天练习两次。"

Ⅲ．关于中心词、短语和祈祷语的指导语

___ 5. 告诉求助者使用中心词、短语或祈祷语基本原理。

"集中思想和精力的主要途径是将注意集中于自己的呼吸，或者集中于一个词、一个短语或者祈祷语上。"

___ 6. 举出中心词、短语或祈祷语的例子。

"可选择一个中性、平和的词或短语，如'仁爱''和平''热情'等，或者选择一个祈祷语'空气在流进和流出'。也可选择与自己信仰相适合的祈祷语，或者听起来平和的声音。"

Ⅳ．身体姿势和眼睛的指导语

___ 7. 指导求助者摆放身体姿势和眼睛。

"有几种冥想方式。我来演示一种。先找到一种舒适的坐姿。"

Ⅴ．身体扫描

___ 8. 咨询师与求助者一起进行快速身体扫描。

"放松身体所有的肌肉。（缓缓地说）依次放松头、脸、颈、肩、胸、腹、臀、腿和脚。放松全身。"（参见身体扫描部分）

Ⅵ．呼吸指导语

___ 9. 告诉求助者如何进行呼吸。

"通过鼻子呼吸，并注意（或意识）到自己的呼吸。有时注意呼吸时便觉得很不自然。就让空气进入到你的身体，自然而放松地呼吸。随着每次吸气和呼气，在心里重复所选择的词汇。"

Ⅶ．关于被动态度的指导语

___ 10. 指导求助者要保持被动态度。

"态度要宁静而被动。如果出现分神的思想和想象，只采用被动态度，不要细想它们。重复默想所选择的词汇、短语或祈祷语。自然地进行呼吸。多次练习后，你就会不分神地考察这些思想和想象，不要将它们驱除出去，而是让它们自然消退。开放自己的心灵，不要尝试去解决问题或思考问题，让它们平缓地流进心灵，然后逐个消退。默念中心词，放松身体。不要为分神思想烦心，回到中心词、短语或祈祷语上来。"

Ⅷ．指导求助者进行冥想10到20分钟

___ 11. 指导求助者进行10到20分钟的冥想。

"现在进行10至20分钟的冥想。你可以睁开眼睛看时间。做完练习后，静坐几分钟，闭着眼睛，不要活动。"

Ⅸ．讨论求助者对放松反应的体验

___ 12. 询问求助者冥想时的体验。

"你的冥想体验怎么样？"
"冥想时什么思想和想象流过你的心灵？"
"你怎样处理分神的思想？"
"你对中心词、短语和祈祷语的感受如何？"

X．布置家庭作业

____ 13．指导求助者每天进行冥想练习。　　"一天练习两次放松反应。练习时要找到舒适的姿势；练习地点要安静，避免干扰。吃饭后两小时之内和睡觉前几小时内不要进行练习。"

____ 14．告诉求助者要将放松反应应用于现实生活场景中。　　"在日常生活情境中遇到问题时，进行冥想放松练习也是很有帮助作用的。应激时要保持宁静和被动态度，观察自己的呼吸，并进行放松。在引发应激的情境中保持法放松。"

观察者评语：

肌肉放松会谈检核表

指导语：请判断咨询师在会谈中是否使用了下列引导语或问题。在相应的引导语旁边的横线上画上记号。清单中右侧列出了若干引导语示例。

项目	引导语示例
Ⅰ．基本原理	
____ 1．咨询师描述正念冥想的过程。	"肌肉放松能有效地帮助那些患有失眠症、高血压、焦虑和应激紧张的人。它能降低身体的紧张度，使你能控制并驱除干扰日常生活的紧张。"
____ 2．为求助者介绍过程概况。	"我会让你绷紧和松弛各部分的肌肉。所有的人都存在身体肌肉紧张的情况，否则我们就不能站、坐和运动，但有时会紧张过度。通过绷紧和松弛练习，你就能意识并比较紧张和放松时的感觉。然后我会训练你对某个肌肉发出放松的指令，这样当你感觉紧张时，就会控制紧张，并放松下来。"
____ 3．告诉求助者肌肉放松是一个技巧练习过程。	"肌肉放松是一项技巧练习。如同其他技巧一样，要掌握好它，就要做大量、反复的练习。"
____ 4．告诉求助者只要觉得不舒服，就要活动一下身体；并告诉求助者放松练习中可能会有平时不曾有过的感觉。	"练习过程中，你躺着或坐着觉得不舒服时，可以活动一下。只要舒服，活动一下是允许的。进行练习过程中，你可能会有强烈的感觉，但它们的产生是正常的。你对我的介绍有什么问题吗？如果没有，你愿意进行这项放松练习吗？"
Ⅱ．求助者衣着的指导语	
____ 5．告诉求助者进行放松练习时的衣着。	"练习时要穿着舒适的衣服。" "不要带隐形眼镜。"
Ⅲ．关于舒适环境的指导语	
____ 6．练习环境要安静，有带椅垫的座椅，或者地板上放有枕头。	"练习时，请坐在这张躺椅上，很舒服。"
Ⅳ．示范练习	
____ 7．咨询师先要示范放松某些肌肉群。	"我将示范某些练习部分。首先，握紧右拳头，使右手和右前臂紧张起来，然后放开拳头。"

Ⅴ．肌肉放松练习的指导语

____ 8. 咨询师以谈话的语调讲述练习指导语，并与求助者一起练习。

____ 9. 告诉求助者保持舒服的姿势，闭上眼睛，聆听指导语。

"现在，尽量坐得舒服些，闭上眼睛，听我讲的话。我会让你意识到身体中的某种特殊感觉，然后减低这些感觉，并增加放松感觉。"

____ 10. 指导求助者依次紧张、放松17组肌肉群（最初练习时，每组肌肉要做两次），并偶尔比较不同肌肉群。进行比较：

  ____ a. 利势手握拳

"首先看着你的右臂，特别是你的右手。握紧右拳，感觉右手和右前臂的紧张。（停一会）现在放开拳头，将右臂放在扶手上放松。（停一会）感觉紧张和放松之间的差别。"（停约10秒钟）。

  ____ b. 非利势手握拳

"左手做同样的事情。攥紧左拳。体察紧张（停5秒钟）然后放松。体察紧张与放松之间的不同感觉。"

  ____ c. 一个或两个手腕

"现在向后弯曲手腕，这样你就会收紧手背和前臂的肌肉。将手指指向天花板，感觉手背和前臂上的紧张。现在放松双臂。（停一会）体验紧张和放松间的不同。"（10秒停顿）。

  ____ d. 一个或两个手臂二头肌

"握紧双拳，向肩部弯曲手臂，并绷紧二头肌。体验肌肉的紧张。（停一会）现在放松。让胳膊放下来，垂到身体两侧。体验紧张和放松间的不同感受。"（10秒停顿）。

  ____ e. 肩膀

"现在向耳部耸起双肩，感觉双肩的紧张。现在放松双肩，并对比肩部的紧张和放松间的不同感觉。（10秒停顿）你感觉肩部像手臂一样放松了吗？"

  ____ f. 前额

"现在练习脸部的各种肌肉。先皱起额头和眉头，直到额头出了皱纹。（停一会）现在舒展眉头，进一步展平额头。"（10秒钟停顿）。

  ____ g. 眼睛

"紧闭上双眼，你能感到眼部周围的紧张吗？（5秒停顿）现在放松眼部肌肉，并体验紧张和放松间的不同感觉。"

  ____ h. 舌头、咬肌

"紧咬牙关，并将嘴角向后拉。体验下颌部的紧张。（5秒停顿）松弛咬肌。你能区分出咬肌紧张和放松的不同感觉吗？"

  ____ i. 嘴唇

"紧闭双唇，感觉嘴唇周围的紧张感。（停一会）现在放松唇部肌肉。体验嘴部和整个脸部的放松状态。"

  ____ j. 头后仰

"现在练习颈部肌肉。将头紧靠椅背，你能感觉颈部和上背部的紧张吗？保持紧张。然后让头部完全放松下来。注意它们之间的差异。继续放松。"（停一会）。

  ____ k. 下巴贴胸

"将下巴贴近胸部，看你是否能将下巴贴到胸部。感觉到颈前部肌肉的紧张。现在放松下来。"（停一会）

  ____ l. 后背

"现在注意后背肌肉。拱起后背，挺起胸部和腹部。你能感觉后背的紧张吗？（停一会）现在放松下来。体验紧张和放松间的不同感觉。"

  ____ m. 胸肌

"深吸气，让气体充满肺部，坚持一会。感觉从胸部到腹部的紧张。保持紧张。（停一会）现在放松，自然呼气。享受愉快的感受。你的胸部同背部一样放松了吗？"（10秒停顿）。

  ____ n. 腹肌

"现在想着你的肚子。绷紧腹部肌肉，并保持一会，让腹部肌肉拧到一起。现在放松腹部肌肉。"（10秒钟停顿）

  ____ o. 臀部肌肉

"注意自己的臀部。提起或者收缩臀部肌肉，体验那里的紧张。然后放松下来。"（停顿10秒钟）

|　　　p. 腿 | "现在关注你的腿部。伸直双腿，感觉大腿肌肉的紧张。（5秒钟停顿）现在放松。体验伸直时的紧张和现在放松下来的不同感觉。" |

|　　　q. 脚趾 | "现在将注意力放在小腿和脚部肌肉。将脚趾指向头部，使小腿肌肉紧张起来，就像有一根线将脚趾提起来一样。你能感觉到拉力和紧张吗？体验那种紧张。（停一会）现在放松下来，让腿部肌肉完全放松下来。体验腿部肌肉紧张和放松间的区别。"（10秒钟停顿）。|

____ 11. 指导求助者放松所有肌肉群。

"现在再重新练习一遍全部肌肉。当我提到某个肌肉群时，你要注意那里是否存在紧张感；如果有的话，就集中注意那组肌肉，并使它们放松下来。想象紧张从身体中排除出去。放松脚部、脚踝和小腿的肌肉。（停一会）放松腿部、臀部肌肉。（停一会）放松下肢的所有肌肉。（停一会）放松腹部、胸部和背部的肌肉。（停一会）将紧张从胸部、肩部排除出去。（停一会）放松上臂、前臂和手部肌肉。（停一会）放松颈部和喉咙的肌肉。（停一会）放松面部肌肉。（停一会）让全身肌肉放松下来。将所有紧张从身体驱除出去。（停一会）现在闭上眼睛，静静地坐一会。"

____ 12. 练习后询问求助者放松水平。

"现在你想象一个5点量表，'0'代表完全放松，'5'代表极度紧张。告诉我你现在处于这个量表的哪个位置？"

Ⅵ. 训练后的评估

____ 13. 询问求助者第一轮放松练习的感受；如果求助者练习过程中有问题，就要与他一起讨论。

"你的感觉如何？"
"你对整个过程的反应怎样？"
"考虑一下我们刚刚做的，其中哪些肌肉群有问题？"
"紧张时，你的反应怎样？放松时，你的反应如何？"
"对比肌肉紧张和放松状态时，你的感觉是怎样的？"

Ⅶ. 家庭作业和追踪

____ 14. 布置家庭作业，并要求助者完成放松练习的家庭日志。

"放松训练，就像其他任何技能一样，需要进行大量练习。每天练习两次，每次练习15到20分钟。在安静的地方，坐在躺椅上，或着躺在安置枕头的地板上进行练习。练习时不要有任何压力，不要在放学、下班或吃饭前进行练习。避免任何干扰，如接电话或约见他人等。完成家庭日志，每做完一次练习，就要做记录。还有什么问题吗？"

____ 15. 安排追踪日期

"你能在接下来的两个星期继续做放松练习，然后两个星期后再来进行咨询吗？"

会谈中遇到的问题

课后测验反馈

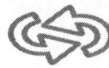 **第一部分**

1. 家庭作业和练习
2. 指导关于在何处进行练习
3. 基本原理——告诉求助者如何进行练习
4. 呼吸引导
5. 家庭作业——告诉求助者如何完成练习
6. 指导求助者进行冥想10到20分钟
7. 探察冥想的体验——评估求助者的反应
8. 关于被动态度的指导
9. 关于聚焦字词或短语的指导

第二部分

1. 基本原理——原因
2. 家庭作业——何时进行练习
3. 关于态度的引导
4. 有关冥想姿势的准备
5. 呼吸引导
6. 讨论对冥想的反应
7. 躯体扫描
8. 有关自律和投入引导

第三部分

使用放松反应会谈检核表或正念冥想会谈检核表来评估你的教学。

第四部分

1. 基本原理：
   a. 目的："如果你有规律地练习这个程序，它就能帮助你变得放松；放松有益于你，能帮助你睡得更好。"
   b. 概况："这个程序包括学习紧张和放松你身体的不同肌肉群。通过做这些，你能比较放松和紧张两者之间的差异。这将帮助你认识紧张，从而你能命令自己放松。"
2. 关于服装的指导："你不需要任何事物转移你的注意力，要穿舒适宽松的衣服训练。你可以取下你的眼镜或隐形眼镜。"
3. 环境因素：
   a. 安静的屋子，并放置椅子
   b. 不要有明显的分心事物或被打断
4. 练习示范："让我来指导你将正确地做什么。仔细地观察我的右臂。我将紧握我的拳头并绷紧我的前臂，像我这样做，学习紧张。现在我将放松，像这样（手变得柔软），让所有的紧张排出手臂、手和手指。"
5. 程序应用的肌肉群包括：
   a. 拳头
   b. 手腕
   c. 二头肌
   d. 肩部
   e. 面部肌肉——前额、眼、口、唇
   f. 头、下颌、颈部肌肉
   g. 背部
   h. 胸部
   i. 腹部
   j. 腿和脚
6. 若干可能的探询：
   a. "在从0到100的刻度尺中，0代表非常放松，100代表非常紧张，你现在的感觉是几分？"
   b. "对于你刚刚所做的，你整体的反应是什么？"
   c. "肌肉紧张和放松之间的对比是怎样的？"
   d. "你做时感觉容易还是困难？"
7. 家庭作业指导应该包括：
   a. 每天练习两次
   b. 在一个安静的地方进行练习
   c. 使用椅子、地板或枕头来支撑

第五部分

使用肌肉放松会谈检核表来评估你的表现。

第六部分

在角色扮演中使用躯体扫描方法。

第七部分

参考书上的内容评估你的回答是否全面和准确。

第十六章

暴露策略

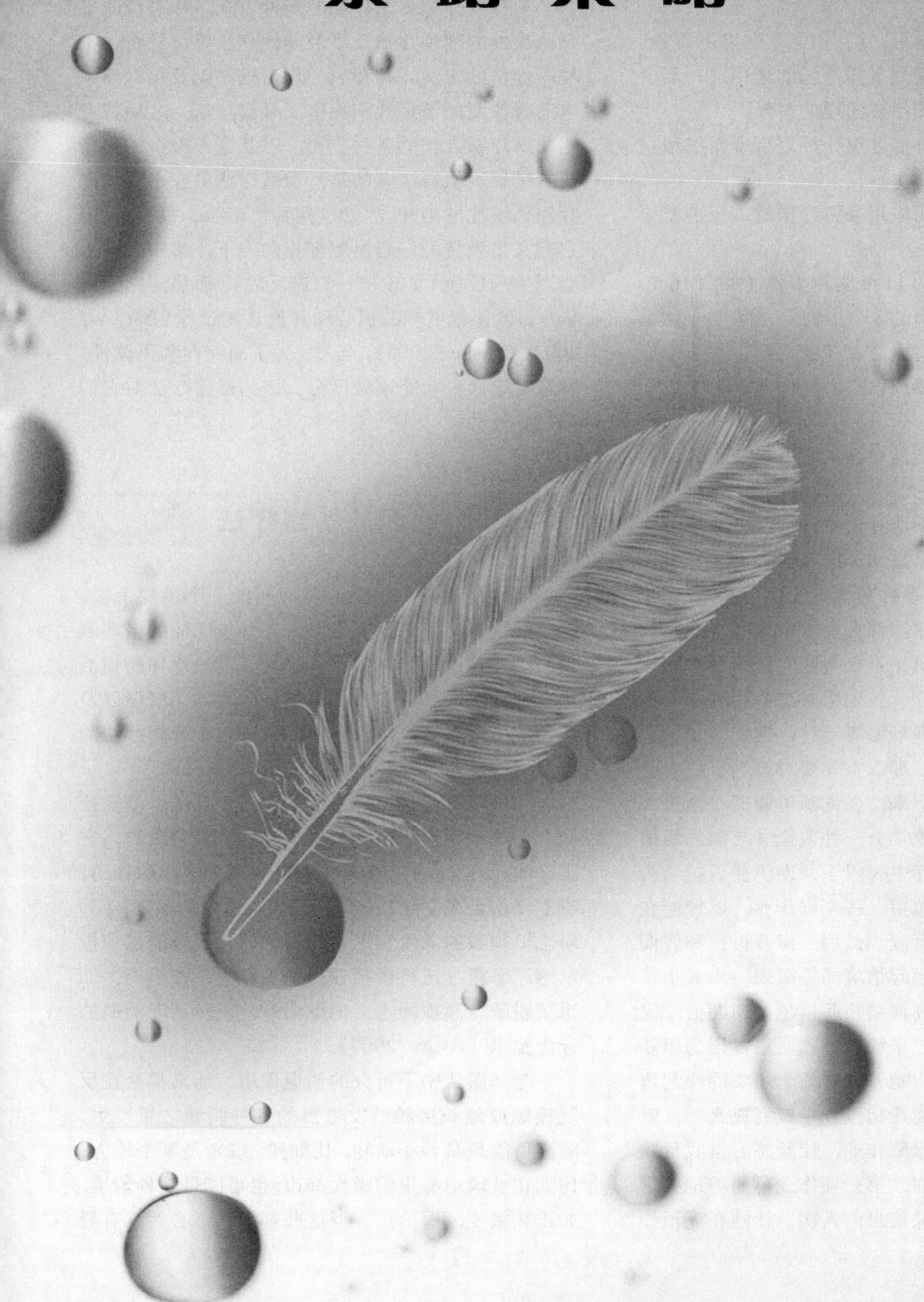

本章目标

在完成这一章的学习之后，你将掌握以下内容：

1. 向求助者阐述使用暴露疗法的理由，并至少能够提供一个暴露疗法疗效的理论解释。
2. 至少能够命名并描述出一种逐级暴露法和一种剧烈暴露法。
3. 在向求助者说明应用暴露疗法时，至少能指出咨询师应当考虑的三个问题。
4. 阐述暴露疗法的 11 个实施步骤（如图 16.1）时，至少能够列出其中的 8 个步骤。
5. 能够解释与知情同意有关的问题，并至少能说出使用暴露疗法时要加以小心的地方。

暴露策略一词概括性较强，它既包括了各种治疗方法，同时也涉及到人类行为改变的基本过程。各种暴露的形式均可用于治疗之中，例如，系统脱敏过程中所使用的想象暴露法，或者让求助者暴露于对其造成困扰的物体、事件和情境的现场暴露法。无论采取什么形式，暴露法都会要求求助者与令其焦虑、恐惧或者困扰的对象进行接触。经典的暴露疗法多以这样的方式进行：首先采用想象脱敏法，然后再在治疗室外进行现场暴露治疗。例如，求助者伊莎贝拉恐惧看牙医，那么首先要对她进行一个全面的个性化评估；接下来，咨询师可能通过渐进式肌肉放松训练，帮助她学会一种放松（与焦虑相拮抗）的反应。初期治疗主要用于帮助伊莎贝拉学会放松，也会给伊莎贝拉留一些家庭作业，以便能在自我监控下进行放松反应。然后，伊莎贝拉和咨询师共同建构一个情绪唤起情境的等级表，由最小情绪唤起情境排序到最高情绪唤起情境。初期治疗完成后，咨询师就会通过系统的方式，用言语为伊莎贝拉描述各种情境，让她"暴露"于想象的唤起情境中。在唤起等级情境建构过程中或完成之后，就可以给伊莎贝拉布置家庭作业，让她练习自我暴露于看牙医的情境。例如，第一项作业可简单地要求她打听牙科治疗的有关信息；其次，让她在无预约的情况下访问牙科诊所；再次，让她在诊所与牙医或保健师进行面谈；最后，她就可以接受牙科治疗服务了。

本章将介绍暴露疗法的多种方式，从系统脱敏到一次性的灌顶疗法，以及其他疗法等。还将讨论暴露疗法的定义、其背后的理论机制以及可以导致求助者改变的渐进式和集中式暴露疗法。之后将介绍暴露疗法当代的各种应用，以及令人振奋的最新研究进展。值得注意的是，暴露疗法多应用于焦虑症和恐惧症的治疗。尽管这两种情绪状态很相似，但它们又是独特的：恐惧更多指向当下，集中表现为心理生理反应（如攻击－逃避反应），而焦虑则指向未来，包含着更多的担心和其他认知过程（Barlow, 2002; Craske, 2003）。当然，为了简明性和可读性，本章对这两种状态不做区分，因为暴露疗法对它们都是有效的。

什么是暴露疗法

暴露是治疗广泛性心理问题的一个重要手段，这些问题包括了焦虑、恐惧，各种焦虑症的极端表现，以及其他情绪障碍等。社会心理治疗和药物治疗在帮助求助者对引发痛苦情绪的物体、情境以及人物做出适应性反应过程中，均依赖于暴露疗法的作用机理。暴露疗法的定义如下，它是：

一种能有效治疗焦虑症的行为治疗法。暴露疗法有系统地面对想像的或者真实的恐惧刺激物。它工作的原理包括：（1）习惯化——由于消退的作用，重复暴露会减少焦虑；（2）否认对恐惧的预期；（3）对恐惧刺激的深度加工；（4）增加自我效能感和控制感。暴露疗法可囊括任何一项行为干预措施，如系统脱敏，灌顶冲击，内爆治疗，以及基于消退的行为技术（APA, 2007）。

与暴露法密不可分的消退作用，通常都会在反复接触或延长接触诱发恐惧的各种刺激之后发生。刺激可能是某种小动物，比如蛇；或者是某个地方，比如在玻璃电梯里俯瞰大都市；也可能是某种情境，如正在接受牙医治疗。但这些刺激又不必然具有导致厌恶反应的特性：如被蛇咬伤、电梯跌落，或是牙齿保健引发疼痛等。各种焦虑问题均可以用暴露疗法来处理，处理其他情绪问题，如悲伤和抑郁等，也可以使用这一策略。在治疗酒精成瘾和其他药物滥用问题时，也可以使用暴露治疗中的某些元素，比如使用线索脱敏，可让个体暴露于酒精和药物诱惑的环境中去看、去听、去闻，同时使用干预法抑制行为反应，这样就会打破这些刺激与实际行为之间的关联。

恐怖症是最常使用暴露疗法进行治疗的神经障碍；它们被视为"一种对于具体情境、物体、或某种活动（如登高、狗、水、血、驾驶、飞行）的持续而不合理的恐惧，其结果通常导致激烈的回避行为或者明显的痛苦感受。在DSM-IV TR手册中，很多个别恐怖症都被归类为'特殊类型恐惧症'。另见'社交恐怖症'"（APA，2007）。创伤性反应，包括创伤后应激障碍，通常也会使用暴露疗法来治疗；"在DSM-IV TR手册中，创伤后应激障碍通常都缘于一个个人经历或亲眼目睹了一种他/她认为威胁到生命安全、肢体完整的情境，同时伴随着恐惧、恐怖、及无助感等"（APA，2007）。强迫症治疗也可以通过向求助者暴露与强迫行为或强迫观念有关的情境进行。例如，可将一位反复洗手的强迫症求助者暴露于灰尘或细菌环境中，同时采用反应干预技术来防止其过度洗手或其他清洗仪式。

暴露会促使一个人对以前曾诱发恐惧或焦虑的物体、情境和/或人物的反应发生改变。行为改变尤其重要，因为目标行为实际发生才是治疗的最终结果。而且，还有一些证据表明，在治疗过程中，外显行为的变化往往先于生理和认知的变化，（Mavissakalian和Michelson, 1982; Rachman和Hodgson, 1974）；如果一个人外在行为先表现出勇敢，那么他/她的害怕观念和相应的生理反应也会平静下来。当然，认知和心理生理的改变也都非常重要，而且往往也是咨询过程的直接目标。

广义的暴露疗法并不仅仅是心理发生改变中的一个关键过程，而且也包含了各种治疗（包括系统脱敏）方法的一个综合性概念。系统脱敏法是一种随时间逐步进行暴露的方法，它可以使用想象、虚拟现实、角色扮演，或在现场暴露（即在求助者的实际环境中）等各种方式来施行。其他可囊括在暴露疗法中的治疗法还有灌顶冲击疗法和想象内爆治疗。这些疗法被认为是强烈的暴露疗法，具有反复、持续或者极端的情绪唤起等特征。

下面我们来看一个用暴露疗法治疗恐怖症的案例。假设在童年时伊莎贝拉受到过狗的攻击，她就可能发展出对于狗的恐惧症。（即使没有直接的创伤体验，也有可能形成类似的恐怖症 [Lichtenstein & Annas, 2000: ö st & Hugdahl, 1983; Rachman, 1977]。）在使用暴露法治疗伊莎贝拉的恐惧症时，首先要对她进行恰当的评估，并向她介绍所用暴露疗法的基本原理；然后，咨询师开始协助伊莎贝拉学习放松技术，以便用来应对暴露之后出现的焦虑反应；接下来，咨询师向求助者提供各种应对狗的方式和规律。关于狗的知识的讨论也是一种暴露，尽管这种暴露方式很温和。要使用想象暴露法，首先就要构建一个情境焦虑等级，从非常缓和的情境（如，走过宠物商店）到能引起强烈害怕情绪的情境（如，一只狂吠的大狗挣脱锁链龇牙咧嘴地向你跑来）。咨询师在接下来的治疗过程中，系统地让求助者依次暴露在这些想象的情境中。在向求助者描述这些情境时，要注意让求助者闭上眼睛，以免分心。放松技术会被应用于想象的全过程，用以帮助来访者消除过度的生理痛苦。最后，要对求助者进行现场暴露刺激。要求伊莎贝拉前往宠物店，观察笼中的狗。或者去当地的饲养狗的公园，在围栏外观察狗和它们的饲养员。在这样的情境中，咨询师或者伊莎贝拉的朋友会进行示范。他们会轻拍或抚摸狗。在朋友轻轻地抚摸狗时，伊莎贝拉可将手放在朋友的手上；随着时间的推移，朋友拿开手，伊莎贝拉的手直接接触狗。然后进一步要求她和朋友的狗一起去散步或者去经常有主人遛狗的场所。渐渐地，求助者会在受到鼓励后保持这种"以暴露为基础的生活方式"（暴露在有狗的情境中），恐惧也将慢慢地消除。例如，伊莎贝拉可能甚至被鼓励去饲养小狗，以适应与小狗一起生活的每一天。

从发展的角度看，暴露会很自然地融入一个人的生活，为个人提供了习得适应性反应的机会，并无需体验教训的苦恼，如焦虑反应。例如，如果伊莎贝拉幼年时没有患任何牙科疾患之前，就曾经接触到专业的牙齿护理，那么她可能永远都不会习得在牙科医疗情境下的恐惧反应（当然，广泛存在着的社会信息渠道，如卡通、广告、家庭成员、朋辈等，也会间接地诱发或者替代性地学习到这种恐怖症）。如果在儿童牙科治疗过程中，首先让儿童从事比较简单的活动，如坐在牙科里的座椅玩耍；牙医或保健师和儿童一起为牙齿计数；从牙医那里得到一把漂亮的新牙刷；或者其他可让儿童得到积极性的活动等。那么伊莎贝拉在这样的情境中，就会定期地去看牙医，而不会因消极的社会信息和不愉快的情境而回避去看牙医。

在其他情况下，生活情境会带来新的机遇，这实际上也是要求人去加以应对（导致暴露）或者可能会选择退缩（代表回避）的挑战。例如，如果伊莎贝拉有兴趣担当高中学生会的工作，那她就要参与公开竞选，这时她可能会发现自己害怕或恐惧进行公开演讲。这是一个机遇，同时也是挑战。伊莎贝拉选择尝试公开性演讲，完成这个任务会伴随着巨大的恐惧感以及不愉快的生理体验和认知后遗症，但也许她会调整自己，从而适应公开演讲。（但此结果可能是不确定的，因为随着时间的推移，很多人仍然会持续抱有这种恐惧反应，即便进行定期的暴露疗法，也会如此。）另外，她可能会为自己的恐惧症寻求专业的治疗，或者她可能会选择不去竞选学生会主席的其他可能性，以避免恐惧情境。

暴露疗法的理论背景

暴露疗法被认为是一种得到实证研究支持的治疗策略（Chambicss等，1997）。但关于暴露疗法如何缓解痛苦和改善机制的争论，还是持续了几十年（Tryon，2005）。尽管本章主要强调如何有效地实施暴露疗法，但简短地介绍一下暴露疗法对焦虑、恐惧和其他消极情绪发挥作用的机制也是必要的。了解暴露疗法作用机制的重要性就在于，它使咨询师能够在面对各种求助者或处于各种复杂的情境中，把握住以暴露为基础的治疗方法的一般原则。一位具有丰厚理论背景的咨询师在不同的治疗情境中，都可以恰当地运用治疗方法。另外，咨询师也需要向求助者阐述暴露疗法的基本原理以及对理论背景的认识。

交互抑制

第一个用来解释暴露法对恐惧和焦虑产生疗效的作用机理是交互抑制原理（Wolpe，1958）。暴露于一种恐惧刺激（及想象）时，也会伴随着某种放松感觉，这是因为副交感神经系统产生的生理放松反应，会直接抑制交感神经系统产生的恐惧或焦虑的生理反应。（简而言之，交感神经系统通常与唤醒和兴奋相关，而副交感神经系统则控制与此相拮抗的生理反应。）当放松反应与刺激的联结增强时，恐惧和焦虑与目标刺激之间的联结就会被切断，恐惧刺激就将不再会激发恐惧和焦虑反应。

人们发现，用交互抑制的理论来解释暴露疗法仍然存在问题（Tryon，2005）。第一，交互作用仅仅是神经系统的短时期作用，但是一些求助者能够在长时间的治疗过程都保持着疗效。

第二，对于那些反复或长时间暴露在恐惧刺激中的人，学会放松技术与没有学习过放松技术对于疗效上并没有显著的影响（例，Yates，1975）。当然，交互抑制的理论支持了没有放松训练的治疗是无效的假设，因为恐惧刺激与两极的生理状态并不共存。上述两个问题表明，生理机能并不是引发恐惧和焦虑的唯一组成部分。

拮抗作用

另一个早期关于暴露疗法有效机制的解释是拮抗作用（Davison，1968；Tryon，2005）。正如交互抑制作用一样，拮抗作用也体现在求助者学习放松训练过程中。但是，与交互抑制作用不同，拮抗作用并不完全抑制焦虑，而是帮助求助者学会一种能够控制焦虑的反应。因此，拮抗作用会在行为和情感层面上产生长期的改变效果，而不仅仅只是生理的变化。

把拮抗作用作为一种理论机制来解释暴露疗法

的疗效，同样也遇到了困难。拮抗作用受到反对的主要原因在于，拮抗消退作用不能解释在运用暴露疗法的过程中，那些没有使用放松训练的求助者所发生的改变。因此，这一观点使得研究者无法将放松训练看成是有效的疗效因子。

习惯化

由于放松训练不能成为暴露疗法的有效因子，随着这样的证据的不断增多，研究者的焦点开始转向对其他可能的有效机制的研究中。其中包括了习惯化机制，即在延长暴露的过程中，对恐惧刺激的生理反应会逐渐减弱（Emmelkamp 和 Felten, 1985; Lader 和 Matthews, 1968; Watts, 1979）。简而言之，求助者对恐惧刺激的生理反应并不能持续很长的时间，因此，当求助者体验到生理唤醒减弱时，恐惧刺激源就失去了它与生理反应的联结，因而也就丧失了引发焦虑和恐惧的能力。

习惯化或许可以解释在一个治疗过程中焦虑和恐惧是如何减弱的；但它不能解释在两次咨询之间出现的减弱现象（Tryon, 2005）。一系列的证据表明，导致咨询之间出现焦虑和恐惧减弱的因素，才是暴露疗法重要的疗效因子（Kamphuis 和 Telch, 2000），因此，在很长一段时间内，人们都无法用习惯化机制来解释暴露疗法的有效性。一些证据还表明，生理唤醒并不是对所有个体都是暴露疗法的必要因子（Lang 和 Craske, 2000）。

消退

能够比较全面地解释暴露疗法作用的机制就是消退理论，它包含了经典条件反射和操作性条件反射两个方面（Hazlett-Stevens 和 Craske, 2003; McGlynn, Mealiea, 和 Landau, 1981）。非条件刺激（US）会诱发求助者不愉快的情绪反应（即非条件反射），而当一个中立的刺激（即条件刺激，CS）与该非条件刺激建立联结时，求助者就会形成对条件刺激的恐惧反应。这种反应（如激烈的生理唤醒或痛苦）会令求助者感到厌恶。随着非条件刺激与条件刺激的联结反复出现时，条件刺激就会像非条件反射一样，诱发出一种令求助者感到厌恶的极度恐惧的条件反射。每当求助者觉察到不愉快的条件反射，他就会尝试逃避条件刺激，以避免产生条件反射。消除和回避条件反射的行为对求助者逃离和回避条件刺激形成了负强化。以小孩子害怕雷雨为例：乌云和闪电等暴风雨即将来临的征兆原本并不令人感到厌恶，虽然一些孩子听到雷电的故事会自然地感到害怕。但经过暴风雨与雷电交加的反复联结匹配，乌云和闪电等征兆就会诱发孩子的恐惧。当暴风雨来临时，孩子甚至会藏在壁橱里或寻求成年人的安慰，来逃避与征兆相关的恐惧。

暴露疗法通过不断呈现条件刺激、而不是非条件刺激，来减弱甚至消除条件反射。持续地暴露于条件刺激而没有出现逃避或回避行为等负强化，也可减弱逃避回避与强化之间的联结（从而也减弱了对逃避和回避行为的进一步强化作用）。例如，孩子可能直接暴露于没有雷电征兆的暴风雨中，就像是经历没有非条件刺激的条件刺激。此外，孩子也可适当地接触不带闪电的暴雨征兆，由于消退的作用，时间会使孩子呈现持续的恐惧消退，而不只通过逃避和回避行为来暂时性地减缓恐惧。最终，通过消退作用，孩子体验到的暴风雨引起的焦虑情绪会越来越少，以后也就不会对乌云和风等产生过激的反应了。

当然，暴露疗法的消退理论也同样存在着一些困境。首先，并不是所有焦虑和恐惧情绪的求助者都能够回忆起与条件刺激相联结的非条件刺激。其次，辨别出求助者通过逃避或回避条件刺激想消除的条件反射，是具有一定难度的，特别是当求助者对恐惧刺激的生理反应只处于最低限度时（Hodgson 和 Rachman, 1974; Rachman 和 Hodgson, 1974）。最后，在消退机制的理论框架下，引发条件反射的因素并不是暴露疗法的疗效因子，两个重要的疗效因子一个是实施条件刺激，另一个是回避非条件刺激的行为。

接纳

近年来，接受和承诺治疗法（ACT）已被认为是心理治疗的一种新的形式，它从传统的行为疗法中生长出来（其创始人将其视为行为疗法的第三次浪潮），并以认知行为疗法的一种形式存在（Eifert

和Forsyth, 2005; Hayes, Strosahl, 和Wilson, 1999)。ACT咨询师们认为,当人们想竭力避免无可避免的事情的时候,如负面的隐私事件(令人不安的认知,私密的言语行为或生理状态等),就会出现一些精神病理学现象。ACT的创立者认为,传统的认知行为疗法要求求助者应能控制自己的隐私事件,但这样做反而会加剧求助者的消极体验。相反,ACT咨询师会让求助者接受那些一旦暴露在恐惧刺激中,就会出现的令人厌恶的个人体验。暴露疗法在其中能够起到一定的作用,它让求助者在体验厌恶事件时,能够学会如何参与到有一定价值的任务中去。ACT法强调要以自然和平常的方式去接受私人事件,而不是控制和消除被恐惧刺激诱发出的个人隐私状态,更重要的是,不要试图去指导个人的行为。有关暴露疗法的传统认知行为理论将治疗的目标指向改变私人事件的方式上(如在恐惧刺激的现场降低生理唤醒),而暴露疗法的ACT基本理论则是将改变私人事件的功能作为治疗的目标(如,生理唤醒不应成为阻碍恐高症求助者去体验高处实景的高峻和挺拔的理由)。求助者应当学会在私人事件和公开行为之间建立新的关系,而不只是强调减低或改变他们的私人事件。在使用ACT法作暴露练习时,恐惧感和生理唤醒的确都会有不同程度的降低,但这种私人事件引起恐惧感的强度和频率的降低,只是暴露疗法所产生的副作用。

迄今为止,许多研究都表明,接受和承诺疗法是一种有效的心理治疗方式(例如,Eifert 和Forsyth, 2005; Hayes, Luoma, Bond, Masuda 和Lillis, 2006)。但是,无论是其支持者还是怀疑者都认为,需要更加精心设计的研究来证明ACT疗法是否等同于或优于其他的治疗方法(Hayes等, 2006)。另有一些批评者认为,ACT疗法与传统认知行为疗法的差异,也有待进一步的论证。一条评价ACT法的评论指出,尽管ACT不将减轻生理唤醒作为ACT暴露疗法的主要目标,但是生理唤醒水平的降低仍然会在治疗过程中发生。所以,虽然ACT强调与认知行为疗法有着不同的治疗目标,但很难确定的是,ACT疗法是通过上面假设的机制(即改变私人事件的功能、而不是其形式)还是通过与认知行为疗法相似的机制(通过学习消退作用的机制,来改变私人事件的形式)发挥作用。同样,认知行为疗法的咨询师会向ACT的支持者提出质疑,认为ACT咨询师曲解了认知行为治疗的目标。认知行为疗法咨询师更强调那些能够在日常生活中减弱害怕和焦虑情绪的作用机制,他们并不要求或者期望能够完全和永久地消除恐惧和焦虑。

再学习

情感过程理论表明,暴露疗法的作用在于指出并修正了求助者的"恐惧结构",即求助者将之与恐惧情境相联系的一套信念和行为(Foa和Kozak, 1986; Foa & McNally, 1996; Lang, 1977; Rachman, 1980)。根据此理论,治疗的重要功能在于,要尽可能完整地引发出求助者的恐惧和焦虑,以便能获取从而更全面地改变求助者的恐惧结构。与此相关,一些研究人员强调暴露疗法应被看做是形成新的习得行为,可以通过学习的一般原则(反复尝试,多种背景和不同空间下的练习等)来强化新的行为,而不是必然将它视为是对刺激产生的原始恐惧和焦虑反应(Mystkowski, Craske, 和Echiverri, 2002)。

目前,技能娴熟的咨询师在熟练掌握暴露疗法的理论之后,能够取得更大的获益,因为他们可以在多种治疗模式并存的情况下,更为恰当而有效地使用暴露疗法。关于暴露疗法的理论基础参考书目,我们推荐Craske、Hermans 和 Vansteenwegen等人共同编写的著作。

运用暴露唤起改变的途径

暴露疗法一般可以采取两种形式:逐级暴露疗法和冲击疗法。逐级暴露疗法要在几次咨询过程中,以一种稳步增加的方式,让求助者暴露在越来越强烈的恐惧或焦虑诱发刺激下;而冲击疗法则是在很短的时间内,就直接将求助者暴露于强烈的焦虑或恐惧的刺激下,有时在第一次或很少的几次咨询中就这么做了。求助者和咨询师通常都会认为,逐级暴露法会更为适用。使用冲击疗法时需要注意以下几点：要让求助者做好足够充分的准备，同时也要强调知情同意权。求助者更乐于接受逐级暴露法，所以在治疗初期，求助者会变得越来越满意，很少有人早早放弃治疗。然而，冲击疗法的有效性及其效率也吸引了不少因为疗效难以展现而要放弃的求助者。

逐级暴露法或脱敏治疗

几十年来，逐级暴露法被有效地应用于减缓恐惧和焦虑情绪。恰当地运用逐级暴露法或称为脱敏法，是帮助求助者成功摆脱焦虑问题的关键因素。使用暴露疗法时，每一种症状都有细微的差别，咨询师要参考那些较为成熟且容易使用的工作指导手册（同时还会附有求助者指导手册），并根据具体的症状来调整使用本章所介绍的暴露治疗策略。当然，根据我们的经验，虽然暴露疗法的细节会随求助者情况不同而变化，但基本治疗原则会在不同个体和不同背景中保持一致。我们这里介绍的是使用暴露疗法的策略和技术，但是咨询师在协助求助者克服焦虑和恐惧情绪的具体咨询中，必须自己探索究竟哪些策略是最佳的选择。

可以以下述三种递进的方式使用逐级暴露法。首先，可将求助者暴露在想象的刺激中（如，一种能够引发求助者恐惧或焦虑情绪的意象）。其次，可将求助者暴露在替代刺激（in vitro）中，在这种情境中求助者被暴露在类似的刺激中。例如，咨询师可以在引发求助者焦虑的与上司相处情境中，进行上下级关系的角色扮演。最后，可将求助者暴露在能够引发其恐惧或焦虑情绪的真实情境中，即现场暴露。害怕蜘蛛的求助者可以尝试让蜘蛛在自己手上爬行，或甚至是在脸上爬行。这三种形式的逐级暴露法可以相继使用，也可以同时使用或独立使用。

无论咨询师选择怎样的暴露疗法的特定组合，其主要的治疗步骤都是相似的（参见图16.1）。第一，咨询师要先介绍暴露疗法的基本原理，这当然要受到咨询师对暴露疗法所持的理论观点的影响。但总体上，咨询师可向求助者作如下解释：焦虑和恐惧的出现是非常自然、多数人都会遇到、且对人类有一定益处的情绪。例如，在森林中遇到熊时的恐惧，会帮助人们逃跑和远离伤害。但有时，过度的恐惧和焦虑会与各种刺激物或者情境建立关联，也可能导致日常功能的损害。总之，是人类自己"习得"了恐惧。暴露疗法可以帮助求助者切断其恐惧和焦虑情绪与特定刺激或情境之间的联结，进而学会除逃避以外的应对焦虑和恐惧的反应方式。

介绍完暴露疗法的基本原理之后，咨询师应当回答求助者向咨询师提出的疑问和顾虑，并在实施治疗前获得求助者的知情同意。匆忙进入暴露治疗而不进行合理的提问和解惑，会破坏咨患双方的关系和治疗联盟。求助者通常会提及的顾虑包括以下三个方面：（1）治疗进程太快；（2）问题可能会进一步恶化；（3）发掘不出潜在的或原始的致病因素。并不是所有的回答都能令求助者满意，但咨询师可以预先准备一些针对一般情况的回应。关于治疗进程的疑虑，咨询师可向求助者做出如下承诺：尽管可能会让求助者面对和挑战可接受范围以外的刺激，但咨询师多数情况下都会按求助者的步调实施治疗。关于其问题进一步恶化的担心，咨询师可向求助者说明，求助者现在所做出的努力都会缓解将来的焦虑。重要的是要指出，暴露疗法不会对所有求助者都是一个轻松和愉快的经历。虽然咨询师不应该允诺治疗成功，但是可以用过去的经验来支持治疗的效果，并如实说明有很多求助者都从中获得了进步。对于潜在的或原始的恐惧原因，咨询师可以坦诚地作如下的解释：虽然将求助者的问题的历史片段信息汇总起来，似乎可以用来说明求助者问题的原因，但是本次治疗将主要探讨那些令求助者感到恐惧或者诱发其逃避行为的情境。咨询师要告诉求助者，过去是无法改变的，但一个人至少在某种程度上可以对现在的行为进行控制。学习活动16.1提供了一个介绍暴露疗法的练习。

获得求助者的治疗知情同意之后，咨询师便开始进一步明确那些引发求助者恐惧的刺激源。患有焦虑问题的求助者一般可以按类别诊断，但是没有两个求助者的症状是完全相同的。咨询师必须具备足够的耐心去发现究竟是什么导致求助者出现恐惧和回避。尽管"你害怕什么？"的问题看起来似乎太简单了些，但是咨询师必须要有足够的准备去面对搜集信息过程中的各种困难。许多求助者采取回

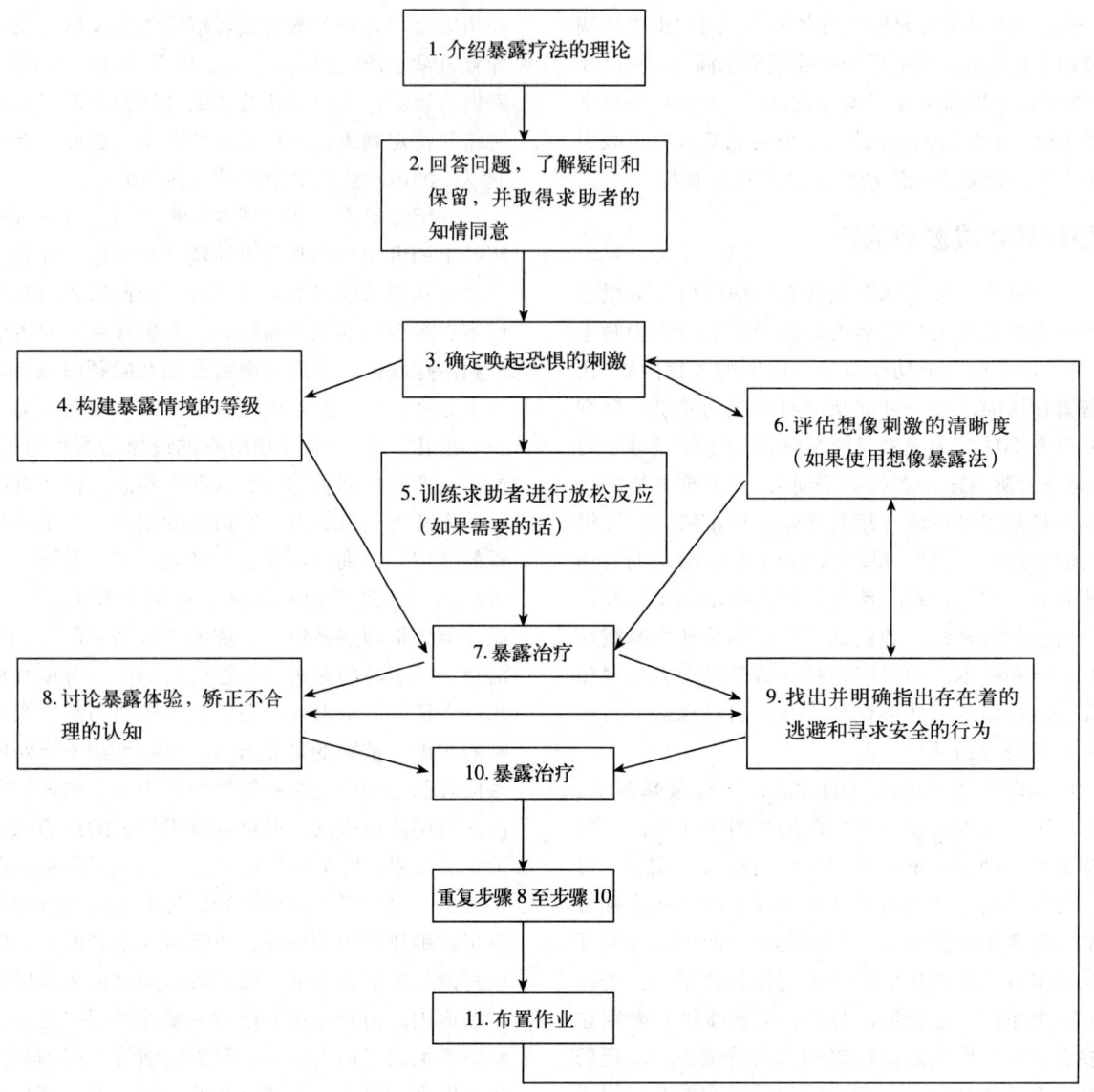

图 16.1 暴露疗法的实施程序

避行为已经很多年，所以很难确定其最初最害怕什么。而且，在治疗过程中讨论一些恐惧话题对求助者而言是非常痛苦的。描述恐惧的语言或认知表达通常令人厌恶，就如同真实场景（例如，与创伤后应激障碍的求助者谈论创伤性事件）或者恐惧刺激（如，一个强迫症患者的强迫想法）一样令人厌恶。对于患有焦虑症状的求助者而言，对令其痛苦的情境作具体而准确的描述也很困难。例如，求助者报告对电梯恐惧。但询问中要确定求助者是对哪种电梯类型具有恐惧，是封闭的空间，或是电梯的运动，或是升降的生理感觉，抑或是难以抑制的对坠梯或电梯突然停滞（停运）的担心而产生的恐惧？

咨询师要注意进度不能太快，上述问题必须得到有效的回答，之后才可以继续暴露疗法的下一个步骤——建构暴露情境等级表。要协助求助者列出令其恐惧的各种情境。SUDS法可以帮助人们完成

学习活动 16.1 解释暴露疗法

这项活动示范如何向求助者解释暴露疗法的实施过程。可以与你的同事、同学，或朋友一起做此项活动。最好选择非专业人士作为伙伴，因为这与实际解释过程最为近似。

第一步：准备一个脚本

用手写或者使用电脑打出一个脚本，标出要点以免在过程中再去读脚本。将要点按其重要性排序，并在其中安排几次机会，以便让求助者有时间能够做出评论或提出问题。

第二步：练习解释

您不妨在私人场合反复大声朗读脚本，以便找到适合自己的最佳词汇。

第三步：实施解释

坐在求助者角色扮演者对面。在提供你的解释时，就像你处在真实情境中一样。（你认识到这种角色扮演是自我暴露的一种形式了吗？）

第四步：寻求反馈

这是倾听的环节。询问一下其他参与者对暴露疗法的理解。给他们时间，鼓励他们去思考。可以问他们，是否对暴露疗法还有不清楚的问题，是否还有一些想要了解的其他问题。

第五步：反馈

下面列出了一些在暴露疗法解释中应该提到的重要方面：

- 恐惧是习得的。
- 因为恐惧是习得的，所以一定存在一些新的学习可以代替不正确的习得。
- 暴露疗法是以习得为基础的治疗方法，它在治疗恐惧、焦虑和其他问题时很成功。
- 暴露疗法可能是帮助你解决问题的最好选择。
- 到目前为止你的想法是什么。
- 暴露疗法的形式有：想象的，角色扮演的和真实的生活。
- 暴露疗法可以是系统脱敏和冲击疗法。
- 讨论和提问。思考使用暴露疗法的最佳方式。
- 可能布置的家庭作业。
- 让我们一起制定一个能帮你解决问题的暴露治疗的疗程。

这一环节。SUDS 是以 0 至 100 分数值逐级来确定等级的。使用暴露疗法的目标是要区分出"无恐惧/焦虑"和"很恐惧/焦虑"的情境，或者"无痛苦"和"很痛苦"的情境。大部分求助者可以很快地理解 SUDS 等级法，因此 SUDS 成为一种报告自我恐惧焦虑水平的快捷简便的工具。按原则讲，求助者需要至少列出十种会引发恐惧的情境，每两种情境之间要限制在十个等级单元之内。求助者对于每一种情境都要尽可能详细地加以描述。每一等级情境所容纳的信息还应包括：求助者在该情境中特殊的想法和特定的反应（如，回避特殊情境的求助者或有强迫仪式行为的强迫症患者），以及特定的生理反应。这些信息可以帮助咨询师清楚地了解到求助者的视角，以及辨识出究竟是哪些情境引发了求助者的强烈焦虑和恐惧（例如，"当我在地下室看到一只蜘蛛时，我的手心会出汗"，"当我在卧室睡觉看到蜘蛛时，我的手掌冒汗，心跳加快，我无法让自己停止

想'它会在我熟睡时接近我'等"。可以用纸笔或者计算机将这些情境记录下来，以便将来查询和增添内容。图 16.2 是一个记录样例。练习 16.2 提供了一个在暴露治疗中建立情境等级的练习机会。

在治疗的这个阶段，咨询师可以训练求助者学会放松技能，以便在暴露时使用。可以找到许多相关材料，包括如何进行放松训练，如何进行肌肉放松训练和呼吸训练等（例，O'Donohue, Fisher, 和 Hayes, 2003）。尽管有一些研究表明，放松训练对于减缓恐惧和回避的暴露疗法并不是非常必要，但我们仍然推荐使用放松训练，其主要原因有如下几点。暴露疗法通过求助者习得的自我效能感的机制产生作用，从这一层面来讲，放松训练可以培养求助者在暴露治疗过程中的自我掌控感。其次，放松训练可以帮助求助者意识到自己的生理感受。意识到的身体感受可以帮助求助者体验这些感知觉，并认识到，这些生理唤醒并不一定会导致长期的身体

情境描述信息

简单描述_____ SUDS 值_____

用各种感官描述刺激情境的细节（视觉、声音、嗅觉、味觉、触觉）_____

_____

_____

你典型的行为反应是什么？_____

_____

你是怎么想的？_____

你的生理反应如何？_____

（在求助者自发报告反应之后，询问没有提及的身体系统，以及潜在的生理激活，如心率加快、肌张力增高、快速呼吸、出汗和视觉模糊。）

图 16.2　暴露感觉描述表格

学习活动 16.2　设置暴露治疗的情境

这项活动的目的是让你练习如何制定在暴露疗法使用的刺激情境。您可以自己做这个练习，因为几乎每个人都至少对某些事情存在某种程度的恐惧或焦虑。集中在自己身上，可以使自己对恐惧有不同的认识，同时也会让你学会尊重别人的隐私。

第一步：描述一般情况

写出或打印出一份会引发你焦虑情绪的情境清单，要尽可能包括各种相关参数，如一天中什么时间、天气以及他人是否在场等。当然最好不要选择令人恐怖的情境，因为它所引发的情绪可能会阻碍本练习。

第二步：描述你的行为反应

描述你在这种情境中的典型行为，比如寻求别人的安慰、远离电梯的玻璃墙，或闭上你的眼睛等。

第三步：描述你的思维

描述你在情境之前、之中和之后都有哪些想法？列出任何你能记住的有关该情境的事情，不管它是否合理。

第四步：描述你的生理反应

你的身体对这个情境是如何反应的？观察你的身体系统，然后列出你的所有反应。

问题（例如，"心跳加速或脑袋像要炸了，我快要疯掉了"），唤醒和放松会自然而然地交替出现。最后，许多有焦虑问题的求助者也会提到来自于实际生活中的各种各样的压力源。每日的放松训练有助于减缓求助者超载的压力水平，也会对降低焦虑产生积极的影响。

随着暴露情境等级的建立及放松训练的完成，咨询师和求助者就可以正式开始暴露治疗了。经验显示，如果让求助者自己选择，他们宁愿尽可能地延迟暴露疗法的实施。这种回避行为会以这样的形式表现出来：反复地询问与暴露疗法有关的问题，或者在治疗的开始阶段就反复讨论"危机事件"。尽管意外的生活事件（比如家庭成员的死亡或失去工作）可以说明这些回避行为的合理性，但是有经验的咨询师应当以礼貌且专业行为，减少求助者的回避行为，以便尽快地开始暴露治疗（如，"我理解您仍然对治疗过程存有疑问，但我认为我们已经尽可能地进行了全面的了解。从这个意义上来讲，最好的解决您问题的方式就是尽快开始暴露治疗"；或者"这听起来的确是一个需要花精力去解决的问题，我们可以在之后讨论它，但是现在我认为我们最好先开始暴露治疗"）。

通常暴露治疗开始的情境，是从 SUDS 值接近于 0 的暴露情境等级中挑选出来的。求助者可以暴露在何种刺激情境的选择方法，取决于所采用的暴露疗法类型。但对于所有的暴露方法普遍适用的原则是，求助者依次完全暴露于每一个等级情境中，直到 SUDS 值降低到可以接受的水平，而不管其最初的 SUDS 值是多少。所谓的"可接纳水平"取决于暴露疗法的目标和模式。一种目标在于掌控的暴露模式强调在减少焦虑反应时要达到高水平的熟练程度，因此 SUDS 目标值应接近 0。相反，一种应对式的暴露模式则强调将焦虑降低到一个可控水平就可以了，并不要求完全消除焦虑，因此，只要 SUDS 值低于原始值 10 个主观感觉尺度值即为可接受水平。无论咨询师使用怎样的暴露模式和选择何种目标，他都要与求助者讨论和协商暴露治疗所要达成的目标。每一次暴露治疗疗程都应当记录在一张如图 16.3 所示的表格上。

当求助者的 SUDS 值降低到预先设定的水平时，可再次呈现刺激。咨询师应当鼓励求助者在其焦虑和痛苦水平降低之前一直暴露在该情境中，即使这样会耗费一些时间。如果求助者或咨询师在未达成目标前就终止了暴露，则会出现一些负面效果：求助者的逃避和回避行为因此而得到强化，从而使"刺激非常危险，需要以恐惧和回避来应对"的歪曲

暴露疗法记录

姓名_____ 日期_____ 开始和结束时间_____

地点_____ 参加人_____

刺激/条件_____

	SUDS 值	想法	身体感觉
开始			
5 分钟			
10 分钟			
15 分钟			
20 分钟			
25 分钟			
30 分钟			
35 分钟			
40 分钟			
45 分钟			
50 分钟			
55 分钟			
60 分钟			
65 分钟			
70 分钟			
75 分钟			

图 16.3　暴露疗法记录表

认知也会得到强化,进而切断恐惧和刺激之间联结的学习效果将不会发生,而且求助者的自我效能感也会进一步降低。

时间安排上,咨询师要在每次咨询结束时留出一部分时间讨论求助者的体验,并指出那些会妨碍实施暴露疗法的行为。站在求助者的立场上回顾咨询的过程中,对于咨询师和求助者都会有很多收获,因为在这个过程中,求助者的问题会渐渐明朗起来。例如,一个惊恐障碍的求助者可能会持有"我马上就要疯了"的信念或在恐惧情境中有突发心脏病的问题。在这种内部感受暴露过程中(这些求助者会对自己身体感觉特别是某种感觉信号唤起感到害怕。所以通过能够引发类似惊恐症状的运动,可以将他们暴露在这种内部感觉中,例如心跳过速和窒息的感觉),求助者通过练习,逐步地暴露在令心率逐渐增加的情境中(只有近期做过身体检查评估之后,才可以使用这样的步骤)。这些运动会加快心率并导致求助者恐惧和焦虑(随后会减弱)。实施暴露疗法之后,咨询师和求助者可以一起进行体验讨论,并与暴露之前的求助者的期望联系起来(如"你期望在暴露过程中会发生什么?""你认为在你体验惊恐症状时会发生些什么?""当体验心跳加速和急促的呼吸时会是什么样的感觉?""暴露之后又会发生什么?""下次你体验心跳和呼吸加速时会怎样?")。帮助求助者自己得出结论,要比告诉他们怎么说和怎样想更为重要。暴露疗法是一种做中学的过程;它与完全说教式的治疗相反,后者并不要求求助者独立地获得自己的结论。

咨询师同时也要留意求助者回避和寻求安全行为的信号。这些行为会拖延治疗的进度,并强化那些会妨碍对焦虑进行有效控制的有害行为。回避和寻求安全的行为会以不同的形式表现出来,咨询师应当注意研究特定行为的功能,而不是仅仅着眼于行为的表现形式。一些回避和寻求安全的行为比另外一些更为常见,但是,其中含有一些咨询师必须警惕的"红色警戒"信号,它们代表着求助者并没有能够从暴露疗法中获益。如果求助者的 SUDS 值没有降低到所期望的水平,求助者可能就会表现出公开的回避行为(例如,远离刺激)或隐蔽的回避行为(例如,想其他的事情)。一些求助者由于之前过高地估计了情境的 SUDS 值,以至于他们习惯性地回避刺激,这时,咨询师要委婉而坚定地应对求助者可能出现的逃避行为。如,当求助者过度言谈或者反复询问诸如"你确定这样做很安全?""你确定蛇不会逃离饲养场?"等的问题时,咨询师就要做好相关的记录。因为,过多的言谈是一种干扰行为,表明求助者并没有充分地去体验刺激。相反,反复的询问通常也是一种向咨询师寻求肯定的行为。尽管可以直接回答求助者的问题,以便减轻他们的恐惧,但是这样做会造成负面的影响,即它可能隐性地强化了"刺激不安全,需要担忧"的信念。同时也可使求助者在完成暴露练习时开始依赖咨询师("如果你不能让我确信这样做很安全,那么我就不可能完成它")。要让求助者必须明白,他们能够独立而有效地应对诱发恐惧的刺激,暴露疗法没有"专家"的协助,它们也是可以完成的。

在评估求助者首次暴露反应以及解决了出现的问题后,咨询师通常会在随后的疗程中反复使用暴露法。当求助者对情境等级中的一个刺激的反应表现出最小的 SUDS 值和最弱的回避行为时,咨询师就可以与求助者一起开始下一个暴露等级的训练。在每一次暴露咨询之后,咨询师都要和求助者一起,对暴露疗法本身和求助者的想法进行讨论,并应对求助者表现出的各种安全寻求和回避行为。逐级暴露疗法是一个反复的过程,随着时间进程会不断产生新问题,要不断地解决问题。在治疗的最后阶段,求助者应当能够在脱离治疗环境时,亦可独立地进行自我监测式的暴露练习,并做好暴露练习记录(如图 16.3)。

家庭作业应当使求助者已经在咨询中熟练应对的、但仍然会感到不太舒服的刺激。这样的练习对于帮助求助者形成刺激和无焦虑的联结非常重要。

遵循暴露疗法的实施的步骤,才能让咨询师真正了解暴露疗法的要点,除此之外,没有其他可以替代的方法,虽然督导练习也有一定的帮助作用。暴露疗法基于这样一种假设,经过几轮经验学习之后,那些曾经习得的恐惧和逃避行为就会渐渐地消失,因此，学习和掌握暴露疗法技巧本身，也是一种做中学的过程。进一步而言，逐级暴露疗法的特殊形式的细节还需要进一步讨论，以便能更好地了解其优缺点，各种形式之间的细微差别，以及该领域最新的研究和争论。下面将详细描述三种形式的逐级暴露疗法：想象法、替代法和现场法。

想象暴露法

在这种形式的暴露法中，求助者被暴露在能够诱发焦虑的假想情境中。通常情况下，求助者会详细描述诱发焦虑的情境，然后咨询师或求助者将其记录下来。记录卡片通常会被使用，但是考虑到后面可能的修正，通过手提电脑来保存和打印记录有更大的优势。为了使想像的情境近乎真实地呈现出来，求助者应当尽可能多地描述与情境相关的感觉和反应信息。一位因遭遇车祸而害怕驾驶的求助者会简单描述坐在汽车方向盘后面的情境（例如，仪表板和室内装饰的颜色，后视镜里所能看到的景象，等），求助者也应该尝试去回忆气味（如，室内皮革装饰物的气味）、声音（引擎空转的声音）、触觉（如柔软的坐垫），甚至是一些味道（如果求助者在驾驶时吃口香糖，那么也可以回忆一下薄荷口香糖的味道）。尽可能详细地描述那个场景，使得治疗过程具备更多的线索去激发焦虑，这有助于减少随后的焦虑，并开始在新情境下的学习。

想象暴露疗法适用于这样的情境，其中引发恐惧的原初刺激属于认知层面。例如，一些亲眼目睹致命车祸的创伤性事件的求助者，会对创伤时间记忆产生恐惧。在此类案例中，要给予求助者特殊的关照，让他能够在一个支持性良好的环境中进行暴露练习，同时要让新建立的信念具有说服力，让求助者理解想法本身并不会造成伤害，也不必然会导致外部动作。

想象暴露法的实施步骤顺序通常是：让求助者选择一个中立或者积极的形象，作为SUDS值为0的情境。咨询开始时，让求助者闭上眼睛坐在椅子上，并放松地去想象这个形象。当放松到SUDS值为0或接近0值时，求助者用一个信号示意咨询师（例如，竖起食指）。通常非言语的信号更为可取，因为这样可以最大程度地减少注意力的分散。然后咨询师让求助者去想象一个暴露等级中等的情境。当求助者示意此情境的想象已经非常清晰时，咨询师要让求助者继续暴露在这个想象中一段时间（通常是15-30秒），然后再停止该情境的想象。紧接着，咨询师要快速而轻声地询问求助者的SUDS值，并让求助者再次想象中立场景1至2分钟。求助者示意又一次放松下来时，咨询师可让求助者再次回到中等刺激情境的想象中。一旦该情境所诱发出的SUDS值明显降低时，咨询师和求助者则可以开始进行下一个等级场景的想象。完成一个焦虑情境想象，并进入到中立或放松情境的想象，就可以结束一个暴露想象的过程。下一次暴露想象则从上一次引发最小SUDS值的焦虑情境开始。

使用想象暴露疗法时，咨询师是否很会讲故事，是否能以唤起记忆的方式读出情境脚本，也是很重要的，好的叙述可以激发出求助者的想象。求助者的回避行为可以表现为拒绝行为。咨询师要与求助者一起讨论他们所关心的问题，如他们是否能够清晰地想象出刺激情境，刺激情境之间的过渡是否很突兀，等等。想象暴露疗法的家庭作业主要是让求助者自己在家里，练习已经在治疗过程中成功完成的同一等级暴露刺激。

想象暴露疗法可以单独使用，也可以与替代法和现场法配合使用，但通常要在替代法或者现场法使用之前加以实施。如果求助者的恐惧都是发生在认知层面，那么单独使用想象法就很有效。但是，通常情况下，即使只是认知层面的焦虑唤醒，现实层面发生的一些事件也可能会加剧恐惧认知。例如，创伤后应激障碍患者通常都是在创伤性回忆感到焦虑和痛苦，但现实中某些能够刺激其回忆起的事件，会更多地让他们体会到创伤性记忆。想象暴露疗法被认为是其他各种暴露疗法的基础，求助者在其中习得的新认识能够更广泛地应用到其日常生活中。

想象暴露法的优点 想象暴露法有很多优越性。它是严重焦虑症患者唯一愿意首先尝试使用的一种暴露疗法。想象暴露疗法可以逐渐消除求助者的消极期望和帮助他们建立自我效能感，也可使他们更好地适应基于其他类型的暴露疗法。它的另一个优势在于能够很好地对治疗过程进行控制。咨询师和求助者期望看到的治疗进展，能较好地与所构建出来的想象刺激情境保持一致。不可预见的事件通常会阻碍求助者的疗效（例如，经过一次暴露疗法治疗的一位强迫症患者，因为接触到浴室门把手而病情加重了；或者患有狗恐怖症的患者突然真的被狗咬伤了等），但这些不可预见的事件不可能在想象暴露法中发生。还有，想象暴露疗法同时还为认知层面所诱发的恐惧刺激提供了最直接的暴露形式。

最后，想象暴露疗法比较容易操作，可以呈现一些很难出现的刺激情境（如身处遇到气流而颠簸的飞机），或者道德上不允许的现实情境（如，打斗中受伤或造成他人伤害）。

想象暴露法的局限性 尽管想象暴露法有很多独特的优势，但也有其局限性。一些缺乏想象技巧的求助者很可能难以完全进入诱发焦虑的想象情境之中，他们会认为这样的过程很假，过于人为操作。如果想象情境没有激发出完全引发出求助者的焦虑，或者建构的想象情境与实际上的焦虑刺激源相差较远，那么治疗过程中新的行为就替代不了旧的行为。栩栩如生的想象可能会激发出求助者真实的体验，但那仅仅只是真实刺激的象征和代表。而新行为最好是在真实刺激的情境下获得，正如一项研究所指出的那样，从这个角度看，现场暴露疗法可能更为有效（Davey, 1997; Zoellner, Abramowitz, 和 Moore, 2003）。最后，虽然咨询师可以测量求助者的 SUDS 值，并从他们的自我报告中推断是否引发出了特定的场景，但是能够真正感受想象情境的只能是求助者自己。相反，在现场暴露治疗中，咨询师则至少能够直接观察和测量到真实刺激的效果（如，牙医恐怖症患者允许牙科仪器在口腔里停留的时间）。

想象能力及评估 想象暴露疗法的部分疗效至少要取决于求助者是否具有生动的想象能力。在想象中被引出来的想象，还应伴随着诸如心率改变、肌肉紧张、汗腺活动等心理生理反应。想象疗法通常会采用"视觉化"的手段，让求助者聚焦于可视的形象，或"头脑中的图像"。但想象会跨越所有的感觉通道，包括嗅觉、味觉、听觉和触觉等。例如，在牙医恐惧症的治疗中，求助者的记忆不仅有牙医、牙科的躺椅和仪器等的形象，也会唤起对牙科药品气味、治疗过程中药品味觉、牙医钻头的声音、和仪器接触到牙齿和牙床的触觉等记忆，同时还可想象到牙医戴着手套的手指在口腔里活动的感受。这些想象对于牙医恐惧症患者来说都是非常痛苦的，但这也正是想象暴露疗法能够产生积极治疗改变的基础。这些想象对于想象脱敏非常有益。事实上，这些形象所唤起的生理心理反应越多，想象暴露疗法也就越容易成功。需要注意的是，这些存在于求助者的记忆里令其恐惧的想象，可能是建立在求助者真实体验的基础上，也可能产生于替代学习（例如朋友或亲戚讲述的治牙故事），抑或是产生于求助者自己对媒体报道或其他偶遇事件所做的恐惧联想。

Peter Lang 和他的同事在想象暴露治疗方面做了大量的工作（Lang, 1977），他们发现，在治疗中，求助者的跨越感觉通道的想象是能够有效加以利用的强有力工具。咨询师能够引发出求助者的想象，并帮助他们学会控制这些想象，即一方面要能够进行想象，但另一方面又不能让这些想象失控而始终萦绕在头脑之中。一般而言，与个人生活相关的情境想象要比一般性的想象更容易被引发出来。事实上，咨询师必须要认识到，求助者的想象中掺杂了大量的与个人生活相关的事件。例如，放松情境需要高度个人化，因此咨询师要将它们从求助者那里诱发出来，而不能将自己假想的放松情境强加给求助者。在瀑布边度过一个憩息、懒散日子的想象，对于咨询者来说很可能是一种放松情境，但是它对于一位患有恐水症的求助者则可能就不尽然了；同样，对于曾在瀑布边与朋友浪漫玩耍，但随后就分手的求助者来说，瀑布的想象当然也不会是放松的场景了。

在治疗中使用暴露疗法，了解求助者的想象能力非常重要。想象力因个体不同而表现出差异，有些求助者具有丰富想象力，能够很好地被诱发出想象并对想象加以控制，有些求助者则缺乏在"头脑中看到图象"的能力，对即便最容易诱发的刺激物也丝毫没有反应。咨询师可通过以下方式对求助者的想象能力做非正式的评估，给求助者呈现一个能引发轻微情绪反应的想象情境，然后询问求助者在多大程度上他们认为和感受想象情境就像真实发生的情境一样。当然，也可以使用自我报告问卷来评估想象力（如，心理想象力问卷，Sheehan，1976）。

训练求助者的想象力也是可能的，但这种必要性不大，因为求助者的想象力较弱时，还可以采用其他形式的暴露疗法，而无须花费时间去提高他们的想象力。然而，由于现实或道德的原因难以实施实际的刺激时，想象力训练不失为一种很好的选择。在这样的训练中，咨询师要指导求助者，让他们努力去假想想象的情境就是真实发生过的事情；他们不是这些情境被动的、远距离的旁观者。要鼓励求助者利用各种感觉通道，试着去体会想象情境下的嗅觉、味觉、声觉以及身体感觉，而不仅仅只是利用视觉表象。想象训练时要使用能引发积极情感的情境。咨询师要让求助者想象并报告想象的过程，特别是其中伴随的生理反应。咨询师要特别关注这些反应，并要表扬和鼓励求助者在以后的训练中加强这种反应。

在想象脱敏治疗和其他治疗中，想象是一种非常有效的工具。它已被纳入新的治疗应用体系中。

眼动脱敏和再加工 眼动脱敏记载加工（EMDR）疗法是否可以被认为是想象暴露疗法的一种形式，在过去几十年的研究中备受争议（Shapiro，2001）。简言之，眼动疗法是专门针对因创伤记忆而陷入痛苦的求助者设计的一种治疗形式。当咨询师在求助者的视野范围内快速来回移动手指时，会唤起求助者的创伤性记忆。当求助者继续回忆创伤性事件时，他的注意力会紧随咨询师的手指。眼动疗法的支持者认为，求助者对创伤性事件的记忆反复进行"再加工"，直到记忆不再诱发焦虑和恐惧。（眼动疗法的专家指出，为了能恰当地实施眼动疗法，咨询师有必要接受专门的训练。在接受恰当的训练和督导之前，任何咨询师都不应尝试应用EMDR技术。当然，使用任何治疗技术都需要进行培训和督导。但是否必须要获得某种专门的认证，则还存在着争议。）

实证研究表明，眼动疗法有利有弊。一些论文和综述文章支持眼动疗法的有效性（例如，Davidson和Parker，2001），APA也将其列为治疗创伤后应激障碍的有效方法（Chambless等人，1997）。但另有一些论文和综述文章指出，眼动疗法的效果不及一些传统的暴露疗法（例如，Devilly，2002；Taylor等，2003）。有些批评意见认为，眼动疗法只不过是一种使用了并无必要的眼睛运动的想象暴露疗法，一些研究也支持了这种观点（Devilly，2002）。有的研究者反对眼动疗法，是因为它的有效成分含糊不清。眼动疗法的支持者们拒绝接受这些研究批评，他们认为批评者使用了不恰当的研究方法。

尽管眼动疗法究竟是成功还是失败尚未定论，但争论双方都需要考虑如下的几个重要问题。如果眼动疗法要获得科学的证明或者证伪，那么它的使用就必须遵循科学研究的原则。眼动疗法的有效成分必须得到明确的阐述（最好写在手册中），以便于该疗法可以得到可靠的重复。临床使用眼动疗法效果应当累计记录下来，并达到适当的水平。如果可能，研究对象应当被随机分配到眼动治疗组或者另一个接受其他有效疗法的治疗组（最佳对比设计），或者另一个接受心理安慰或安慰剂的治疗组（次佳对比设计），或者另一个不做任何治疗的控制组（较弱的对比设计）。而且研究最好是由不同的独立研究团队进行。同时还应进行解析研究，以便确定EMDR治疗的必要和充分的构成成分。最后，如果将EMDR算作有证据支持的治疗方法，那么研究者们就应事先约定好，哪些证据能够提供支持，哪些证据不能支持。我们前面已经就想象暴露疗法进行了讨论，下面的学习活动16.3提供了一个想象暴露疗法的练习。

替代暴露疗法（模拟情境）

"in vitro"这一专业词汇是指"在试管内"进行的实验，我们用它来指在咨询室，通常使用角色扮演或模拟情境等技术进行的暴露疗法。由模拟实际生活中诱发恐惧的刺激和情境构成的替代暴露疗法，在真实性上介于想象暴露疗法和现场暴露疗法之间。角色扮演在治疗社交恐怖症的认知行为团体治疗中得到广泛的应用（Hope，Heimberg；Juster，和Turk，2000），它让求助者在团体咨询的安全氛围中，暴露于模拟的社交情境中。在治疗过程中，咨

学习活动 16.3 设计一个想象暴露治疗的例子

这个活动让你练习一下如何用想象暴露疗法。假设那个叫伊莎贝拉的求助者患有牙医注射恐惧症。

第一步：建构一个刺激情境等级表

手写或在计算机上录入一个可能的情境列表，伊莎贝拉在这些情境中对针头和口腔注射感到不舒服。

第二步：设计刺激感觉表

借助图16.2的帮助，对每一种情境下的反应进行全面的描述，包括伊莎贝拉的行为、言语和生理方面的反应。

第三步：实施暴露操作

以适当的情感、有说服力的语调，绘声绘色地为假想的求助者大声地说出这个情境。在讲述过程中适当地加以停顿，好让不存在的求助者能够全力体验该刺激场景。

询师要尽力模拟出一个求助者报告会引发焦虑反应的事件。模拟情境的复杂性和真实性会有很大的变化。如果咨询师能够全面地了解引发求助者焦虑的人的行为习惯和行事风格，那么他就可以模拟出一个十分真实的焦虑诱发情境。同样，咨询师可以利用适当的资源，为恐惧他人（如自己的孩子）呕吐的求助者构建一个真实的模拟呕吐情境。

替代暴露疗法的一种实施途径是，首先要查看求助者在描述暴露情境等级时披露的各种场景和刺激。咨询师要确定其中哪些场景适用于替代暴露，哪些情境适用于现场暴露，以及哪些情境既适用于替代暴露法，也适用于现场暴露法。例如，一位社交恐怖症患者与同事谈话时会体验到SUDS值为40的焦虑情绪，与老伴谈话时则会体验到SUDS值为60的焦虑情绪。最可能的治疗方法是：在治疗后期，将现场暴露作为家庭作业留给求助者；而替代暴露法则在前期让求助者练习各种社交技巧，同时暴露在可能来自于同事和上司的各种反应之中（热情和支持、冷漠、敌视等）。这样，替代暴露就为之后的现场暴露提供了放松练习的机会打下了基础。

由于替代暴露要能够典型地模拟出真实生活中引发焦虑的情境及刺激，所以情境模拟的真实性就非常重要。需要的话，可以引入经过适当培训及道德认可的咨询师合作者，以便模拟出有陌生人或者异性存在的情境。并且，由于替代暴露只是模仿了现实，因此重要的是，替代暴露治疗要制定出明确的目标，以便最终能够转移到现场暴露治疗。有时，从替代暴露进入到现场暴露，并不那样容易。例如，用替代暴露疗法为恐飞症求助者进行治疗的咨询师，可能直到治疗结束时都不会使用现场暴露法。但是，应用角色扮演法治疗社交恐惧症的咨询师则可分两步进行治疗，首先通过替代暴露疗程让求助者练习现场暴露的作业；然后再让求助者自己进行现场暴露的家庭作业。

替代暴露疗法也可用于治疗内感线索-内部生理感觉所引起的恐惧。内感暴露法通过让求助者参加一系列的活动来产生眩晕和心率加快等生理感觉，例如，坐旋椅或做蹲-起练习等（Barlow，2002）。也有人认为这已经属于现场暴露，但我们仍然将它算作替代暴露，是因为上述活动都是在咨询室进行的，有咨询师的监控，而不是发生在完全自然的环境中。

在替代暴露治疗中，咨询师要警惕求助者的回避行为。拒绝进入模拟情境的求助者可能是担心进入后的结果。如，使用虚拟现实技术进行暴露时，求助者可能不会配合治疗，他们会说自己有运动眩晕症状。求助者也可能对不断重复同一情境的角色扮演表示不满，他们会抱怨说不明白为何要反复进行这类练习，即使第一次角色扮演很顺利。尽管求助者对替代暴露的关注和抱怨是合情合理的，但是咨询师还是必须要做好应对求助者的阻抗。

替代暴露法的优势　替代法表现出一些明显的优势。替代法可以让求助者暴露在一些现场法很难实施的情境和刺激中。与想象法不同，咨询师使用替代法时可以直接观察到求助者暴露于其中的刺激源。除此以外，咨询师在替代暴露疗法中实施更多的控制，而这在现场法和想象法中则难以实现。咨询师可以任意地导演角色扮演过程，唯一的限制就是咨询师本人的想象力。比如，开始角色扮演时，可以让求助者体验到积极的强化，然后，再设计出为难求助者的情境，以挑战他们适应环境的能力。替代疗法的这种可控性，使咨询师能够对刺激暴露的准确性和确定性加以控制，而这在现场暴露中几乎是不可能的。

替代暴露法的局限性　替代法的最大局限性在于，实施替代暴露有时需要大量时间和资源。并不是所有咨询师都拥有虚拟现实的设备，或者很容易就找到帮助暴露刺激的合作者。使用替代暴露法补充或者取代现场暴露法所需要投入的时间和精力，有时似乎是不值得的，特别是，并非所有形式的替代暴露法疗效都能够得到如同现场暴露法那样的实证支持。最后，并不是所有求助者都会认真地看待替代法，或者能让自己体验替代刺激，因而也就很难像在现场暴露中那样获得收益。

角色扮演　角色扮演是模拟发生在两人或者多人之间的互动，用于模仿已经发生过或者未来可能发生的社交情境。求助者大多扮演自己，咨询师或其合作者扮演求助者日常生活中的其他人。有时，特别针对那些缺乏技巧且伴随焦虑的求助者，咨询师可以首先扮演求助者的角色，以便为其示范社交技巧。角色扮演对焦虑症的治疗非常有效（例如，Foa，1997）。

根据求助者现有的社交水平，以及在咨询师期望求助者将要掌握社交经验的基础上，角色扮演的实施可以有多种方式。如果求助者非常缺乏社交技巧，只有四成的把握，那么最好先由咨询师进行示范。同样地，如果求助者的焦虑使得他无法进行角色扮演，咨询师也最好先来示范，告诉求助者如何去做。但如果求助者具有足够的技巧且其焦虑情绪不妨碍活动，那么最好由求助者自己进行角色扮演，而无需咨询师进行示范。

咨询师在角色扮演治疗中需要面对的另一个问题是，他期望求助者的社交技能达到怎样的熟练程度。如果只要求求助者在某种焦虑状态下能够完成特定的任务，那么就不需要将追求完美作为本次角色扮演治疗的实现目标。此种情况下，咨询师示范角色时，应表现得尽管有些焦虑，但仍能应对社交情境的样子。但是，如果治疗目标在于完全消退社交焦虑，那么角色扮演就需要反复进行，直到求助者不再显现焦虑。咨询师的示范也要表现出更大的自信和把握，以便为求助者树立一个更高的标准。

虚拟现实　虚拟现实暴露法（VRE）作为一种替代暴露的治疗方法，近些年越来越受到关注（Wiederhold 和 Wiederhold，2005）。虚拟现实暴露法利用电子媒体设备虚构出了一个模拟真实的、求助者活动的三维的空间。通过这种技术，咨询师或求助者都可以对治疗进程加以控制。技术含量越高，VRS呈现的空间就越能接近求助者体验到的真实生活。但即便VRE环境并不精确地复制现实，求助者仍能在其中体验到大量的焦虑和恐惧，这也就为求助者提供了学会新的应对方式的机会。

虚拟现实暴露法非常适合那些在现场暴露治疗中难以实现的情境和刺激。而且，它不需要离开当前的治疗环境，就能为求助者呈现出各种各样的刺激情境。比如，在治疗患有严重恐高症患者时，咨询师就不需要在周围寻找一个高层建筑或者与高度相关的刺激，并为求助者安排"现场"之行。相反，求助者可以直接来到咨询室，虚拟现实仪可以为其虚构出适当的刺激来（如，一座拥有观景平台的大厦、一座桥、悬崖峭壁、玻璃电梯、一次热气球旅行等）。求助者所需的暴露刺激可以虚构出很多，只要编制者有足够的想象力和技术。

虚拟现实暴露法近些年成为研究的热点，对于其效能和疗效的早期研究结果也很积极。虚拟现实暴露技术还可帮助咨询师深入了解暴露治疗背后的潜在机制。为了更好地了解这项技术和提高虚拟现实暴露法的可信度，还需要进一步的研究。专栏16.1列出了一些关于虚拟现实疗法的研究，关于替代暴露法先就讨论到这里。学习活动16.4提供了一个替代暴露法的练习。

现场暴露法

现场暴露法是指将求助者暴露在能够引发求助者恐惧和焦虑的实际情境和刺激之中。依据求助者

学习活动 16.4 替代暴露治疗的练习

这项活动为你提供了一些运用替代暴露法的练习。再次假定,伊莎贝拉对牙科注射患有恐惧症。

第一步:构建一个刺激情境等级表

手写或在计算机上录入一个可能的情境列表,伊莎贝拉在这些情境中对针头和口腔注射感到不舒服。(这个列表可与你在学习活动 16.3 中构建的一样。)

第二步:设计替代暴露的步骤

手写或者是用电脑输入你将在咨询室使用的替代刺激图标。替代刺激有多种可能性,例如,使用一些牙科诊所的照片,从网上下载一些牙科治疗过程的图片,从牙医那里借来一些牙科器具以及各种规格的注射器,或者进行身体其他部位注射治疗的影片片断,让求助者接触玩具注射器和针头,在胳膊上进行注射角色扮演,让求助者坐在椅子上(模拟牙科椅),将玩具注射器接近口腔(但出于卫生原因,不要进入口腔)等。

问题的性质,现场暴露可安排在治疗机构内,也可安排到其他地方。例如,对于恐惧蜘蛛的求助者,在治疗机构进行暴露治疗是可行的,因为可以将不同种类的蜘蛛带到治疗现场。但对于害怕开车的求助者,暴露治疗就必须脱离治疗机构,而让求助者真正地驾驶汽车。(这种情形下,咨询师必须要慎重,要由驾校的专业教练进行指导。)

现场暴露疗法的步骤与想象法和替代法大致相同,见图 16.1。对于现场法而言,重要的是,咨询师要采取必要的步骤,以保证让求助者一直都暴露在诱发恐惧的刺激中,直到恐惧的 SUDS 值减少为止。例如,在帮助一位求助者克服多年来的社交回避行为时,咨询师要确保求助者能够在相当长的时间滞留在诱发恐惧的刺激现场,这需要咨询师具有丰富的临床经验和智慧。如果求助者要想打破逃避或回避行为与焦虑减退之间的联结,那么他们应该在恐惧刺激和恐惧减低同时存在的现场,进行建立新联结的学习。

同样,在其他形式的暴露治疗中,咨询师必须留意求助者的逃避、回避以及寻求安全的行为。求助者很可能会来回讨论,而迟迟不付诸行动。而在实施暴露过程中,求助者可能不会直面刺激,或进入感觉逃避状态(例如,充耳不闻,思考其他事情等)。求助者也可能会以和咨询师谈话的方式岔开话题。咨询师还要注意到,尽管只取得很微弱的焦虑和痛苦减退的进步,但求助者可能会通过报告很低的 SUDS 值逃避现场暴露。若咨询师注意到求助者的自我报告和公开行为表现(如远离刺激源)或生理反应(如满头大汗)之间的差异,他就应当以委婉的方式向求助者指出这种不一致状态。

现场暴露疗法的另一个优点在于,它可以家庭作业的形式完成。每周只做一小时咨询的求助者,要在咨询室之外度过自己一周生活的其他 167 个小时。证据表明,在暴露疗法中进行的学习具有很强的情境关联性(Mystkowski 等,2002),所以,非常有必要让求助者在咨询情境之外、特别是要在那些日常生活的场所中进行练习。虽然求助者第一次在治疗环境之外就完成了特定刺激下的暴露练习,但是仍需要根据他在治疗过程中所取得的进步情况来为之布置家庭作业。为了给家庭练习找出一个恰当的名称、以及减少对练习效果的不现实的期望,布置家庭作业时甚至还可以参考行为实验的结果。例如,一位社交恐惧症患者害怕与同事交谈。咨询师可以让患者暴露于与其同事进行交谈的情境中。通过这样的行为实验,咨询师可以考察求助者的信念和假设。以这种方式,咨询师可为求助者创造出一种很少会失败的情境。如果交谈暴露体验进行得顺利,求助者自己就会建立自我效能感,并进行新的学习,以表明求助者可应对社交焦虑了。但如果谈话进展得不顺利,咨询师就要和求助者一起探讨,为何暴露体验进展不顺利,下一步要做怎样不同的暴露以便获得积极的体验。

本章后面还要详细讨论的一个问题,是关于在现场暴露治疗时咨询师是否在场的效果。暴露初期,咨询师在场可能会使暴露进行得更为顺利。在一些案例中，两到三位咨询师（其中一位也许是实习者）同时在场是有助益的。这样，治疗效果就可能泛化到其他社交情境中，而不会导致求助者将自己的成功只归结到有主要咨询师本人存在的情境。

现场暴露疗法可以在想象法或替代法实施之后使用，也可以在整个治疗中单独使用。如前所述，一些求助者在开始时容易接受真实性较低的诱发焦虑的刺激，然后再慢慢地接触真实刺激。但有时，一开始就使用现场暴露疗法也可取得很好的效果。何时使用现场暴露疗法取决于咨询师的临床决断以及求助者表示出的需求。

现场暴露疗法的优势 尽管对暴露疗法背后的准备作用机制存在着争论，但是大多数研究者还是同意，暴露过程中最有效的学习通常都是在面对引发焦虑的实际刺激时所取得的。治疗目标是要改善求助者的适应能力和减轻他们在日常生活感受到的痛苦，因此让求助者暴露在导致其焦虑的日常生活刺激场景中，就是非常合理的。最后，现场暴露法使用的刺激可以观察到，因此可加以客观量化，以便用于记录暴露治疗进展。使用现场暴露法治疗恐蛇症的咨询师可能都注意到，开始时求助者对于一条关在笼子里的0.3米的菜蛇都害怕得不得了。而经过治疗后，他甚至可以让一条2米的巨蟒在他肩膀上停留5分钟之久。

现场暴露法的局限性 许多求助者对于进行现场暴露疗法都持保留的态度，特别是他们没有经历过想象治疗或者替代治疗的"准备"环节的话。这是因为，第一，咨询师不可能对现场暴露治疗过程实施完全的控制，所以，发生一些妨碍求助者进步的不可预知事件的可能性总是存在的。第二，带有行为试验性质的家庭作业可能会给遭遇高度"失败"的求助者带来逆转的效果，因此，咨询师就不得不花费治疗时间来修复求助者的自信和对暴露疗法的信念。第三，对于一些求助者来说，诱发他们焦虑的主要刺激是想象出来的，那么使用现场暴露疗法可能无法最大程度地诱发求助者的焦虑情绪，进而就无法促进求助者最新的学习。第四，现场暴露法的使用还受到操作层面及道德层面的限制。如同介绍想象暴露法和替代暴露法时一样，我们在学习活动16.5中也提供一个现场暴露疗法的练习。

冲击疗法

除了上述各种逐步暴露疗法外，暴露也可以在短时间内以一种剧烈的方式加以实施。逐步暴露法强调循序渐进地将求助者推出自己感到安全舒适的境地，而剧烈暴露法则要在短时间内诱发求助者出现高度的恐惧和焦虑。咨询师在实施冲击疗法时，不会按照每周一个小时、连续几周的时间来慢慢提高暴露刺激的等级，而是一开始就要将求助者暴露在最高等级的情境之中。

到目前为止，有许多证据表明，剧烈暴露法在治愈恐惧和回避行为方面是有效的，并且效果也可

学习活动 16.5　现场暴露治疗的练习

这项活动为你提供了一些运用替代暴露法的练习。再次假定，伊莎贝拉对牙科注射患有恐惧症。

第一步：构建一个刺激情境等级表

手写或在计算机上录入一个可能的情境列表，伊莎贝拉在这些情境中对针头和口腔注射感到不舒服。（这个列表可与你在学习活动16.3中构建的一样。）

第二步：设计现场暴露的步骤

手写或者输入电脑伊莎贝拉将在本次暴露治疗中可能的步骤。伊莎贝拉需要进行有牙科注射的牙医治疗，那么现场暴露治疗就要让她实际走访牙医诊所。最理想的是，不要有时间压力就立即完成预约的任务，虽然有时是有时间压力的。与伊莎贝拉的牙医进行合作是必要的，还需要伊莎贝拉和其父母的书面许可。可能采取的现场暴露步骤有：走进牙医办公室，与牙医谈论有关注射的问题，接受有关牙医注射以及如何完成注射的知识，在口腔需要注射的部分涂抹麻醉药，让牙医触碰伊莎贝拉口腔需要注射的部分，让牙医在牙科椅旁摆弄牙科器具，但不让伊莎贝拉看到注射器和针头，将注射器放到她的口腔里足够长的时间，最后，实际注射药物。

以维持很长的时间（Zoellner等，2003）。如果有迹象显示可以使用各种暴露治疗时，此时就要在多种暴露法中进行选择，使用何种暴露疗法进行治疗取决于多种因素。首先，或许也是最重要的，我们的经验显示，逐步暴露疗法更容易为大多数求助者所接受。当那些担心和逃避社交多年的求助者听到"要立即暴露在最糟糕的情境中"的想法时，会表现得犹豫不决。当然，也有一些求助者求治动机很强，他们愿意为尽快发生改变做出任何努力并接受咨询师建议的任何治疗措施。其次，要考虑到使用两大类暴露疗法时对不同咨询时间的要求。逐步暴露法可能需要每周治疗两次，每次一到一个半小时，根据求助者的进步速度和参与程度，治疗可能要持续数周。而剧烈暴露法则需要几个小时（通常最少3个小时）的治疗，但是咨询的次数相对少很多。第三，有些咨询师澄清问题的方式使他们更倾向于应用剧烈暴露疗法，另外一些咨询师倾向于逐步暴露疗法。例如，擅长于在动物园或者宠物店进行现场治疗的咨询师，在面对恐蛇症患者时更容易选择剧烈暴露治疗。但面对一位恐惧飞行的求助者时，咨询师可能就不会要求求助者进行高空飞行的剧烈暴露治疗，因为该患者可能表现出的惊恐反应会对飞机上的其他乘客造成影响。

应该让咨询师和求助者共同决定，究竟何种暴露方法更适用于解决求助者目前的特殊困难。逐级暴露法可能有更广泛的适用群体，但剧烈暴露法在过去和现在也一直有其一席之地。对于那些渴望快速改变的求助者来说，灌顶和冲击等剧烈暴露法可能更为直接和有效，可能会更快地缓解症状。

灌顶（现场冲击）疗法

现场冲击疗法从本质上来讲就是一种剧烈的现场暴露疗法。让求助者在很长一段时间内都处于诱发恐惧的刺激情境中，直到他的焦虑和痛苦有所缓解（Zoellner等，2003）。与现场暴露疗法几处重要不同在于刺激的性质和呈现顺序、放松反应训练、治疗时程长度以及治疗发挥作用的机制。现场暴露法从诱发恐惧的最小刺激开始逐级增加暴露，而现场冲击疗法则直接将求助者暴露于最令其恐惧的情境之中。现场暴露法一次治疗时间持续一至一个半小时，而剧烈疗法则要持续几个小时，直到恐惧反应几乎完全消失才可结束一次治疗。最后，现场暴露的疗效通常强调两次咨询治疗间求助者在生理反应方面的消退以及恐惧刺激导致的主观感受SUDS值之差。相反，使用现场冲击疗法的咨询师则强调一次治疗所减少的SUDS值和生理反应。

下面这个治疗蜘蛛恐惧症的案例显示了现场暴露疗法和现场冲击疗法之间的差别。现场暴露疗法要经过若干次现场暴露治疗过程，如首先让求助者看蜘蛛的卡通图片，然后看蜘蛛的照片、进到有蜘蛛的房间，再到手拿蜘蛛等。而现场冲击疗法会将求助者直接暴露在有蜘蛛的房间，然后让他直接触摸蜘蛛，要在一次连续几个小时的咨询治疗过程中完成。

想象冲击疗法

如果说现场冲击疗法与现场暴露疗法较为相似，那么想象冲击疗法则与想象暴露法较为类似。想象冲击疗法并不让求助者循序渐进地暴露在诱发恐惧的想象情境中，而是直接暴露在能够诱发强烈焦虑情绪的想象情境之中（Levis和Kranrweiss，2003）。这种想象情境具有高度刺激性，可能会触碰到与求助者回避行为相关的心理动力的冲突状态。在现场暴露法与现场冲击法之间存在的差异，也同样适用想象暴露法和想象冲击法。想象冲击法的一个优势在于，它能够让求助者暴露在生活中可能不会再现的想象的痛苦情境之中。例如，在治疗蜘蛛恐惧症患者时，使用想象冲击法的咨询师可能会要求求助者想象出一个像房子那么大的蜘蛛。当然，这样的想象会非常令人恐惧，这样的治疗过程对于咨询师和求助者都会带来巨大的压力。

实施暴露

实施暴露治疗需要咨询师和求助者都做好充分准备，包括制定出可不断评估治疗进展的计划。有坚实的理论基础、疗效评估计划以及清晰的治疗目标的治疗方案才是最有效的。不应轻视准备工作，因为只有充分的计划，才能保证恰到好处地实施这种往往带有应激压力的治疗步骤。

1. 第一步，咨询师首先必须制定出针对求助者心理问题的暴露治疗初步计划，他们必须要考虑患者心理问题的类型及其性格特征等——包括求助者自身的优势（如语言和想象能力强）和弱点（如还患有抑郁）。了解求助者的优缺点会有助于治疗，比如考虑心理问题的类型至少可以帮助咨询师选择最初的暴露方案。经验表明，治疗飞行恐惧症时通常最好将想象疗法作为最初方案，因为这种方法在室内咨询中较容易操作。

治疗计划中还应考虑到地点的便利性。比如，附近的机场或飞机航线可以帮助（潜在的）求助者对飞行有良好感觉。治疗的时间安排也很重要。我们的经验表明，患有恐惧症的求助者只有当治疗计划中含有一定的现场暴露的成分，才肯参与治疗，比如安排他们做一次商务旅行，距离很远、不得不乘飞机前往；或者让他们准备一次推托不了的讲演等。

2. 第二步，但也许是最重要的一步，就是咨询师必须征得求助者的知情同意——只有得到求助者同意后才能使用暴露疗法。知情同意除了书面协议的含义外，是要让求助者了解暴露疗法的基本原理，并且希望看到治疗在自己身上的效果。必须让求助者全身心地投入能够带来改变的治疗过程。按照Herimberg和其同事（Hope等人，2000）的说法，接受暴露治疗的求助者愿意"以自己的焦虑对平静的未来进行投注"。我们发现这个信条非常有用。咨询师可以与求助者分享该信念，并且在整个治疗的过程中不断用这句话提醒他们。治疗一段时间后，暴露法会使求助者的日常生活得以改善，我们鼓励求助者继续过这种基于暴露法的生活。因为求助者要想保持摆脱了恐惧或其他心理问题的健康状态，他就必须周期性地暴露于引发焦虑的刺激情境下，以减少恐惧复发的可能性。通常，要获得求助者的知情同意协议，咨询师就需要告知求助者关于暴露疗法的理论，并至少提及一些支持性的研究结果，还要说明暴露法通常采用的途径，如先使用想象暴露法，然后是现场暴露法等。

3. 在求助者和咨询师就采用暴露疗法达成一致后，下一步就是制订具体的治疗计划。与暴露疗法的其他部分一样，咨询师要和求助者一起来制定计划，只有他们相互配合才能取得好的效果。咨询师不要以高居指导者的地位，要求求助者被动接受治疗计划。在许多情形下，根据求助者的语言和写作能力，咨询师可要求求助者做家庭作业，列出一个引发其恐惧或其他心理问题的刺激情境等级表，表上可列出十到十五个刺激或情境，并按照它们引起焦虑的程度由低到高排序。如果求助者表现出高度逃避性行为，或者缺乏良好的文字或语言能力，可以利用一次咨询的时间帮助求助者列出这个清单。鼓励求助者提交纸版或者电子版等级表，这样便于今后的修改和增添新的内容。然后，咨询师向求助者解释SUDS评估系统（比如：0-100分；Wople，1990），再让求助者针对表上列出的十至十五个刺激情境标出引起焦虑的可能SUDS分值，相隔两个情境间的级差分数不要超过十个SUDS。

下面将讨论在制定暴露治疗计划之前，首先要考虑的几个尤为重要的方面。

个性化的治疗方案

与其他种类的心理治疗一样，治疗暴露疗法的计划也最好能针对求助者个性化的问题。通常，对恐惧症的治疗需要临床干预具有高度的针对性。比如，某个求助者只害怕绿色的蛇、却不害怕棕色的蛇，其原因在于他相信两种蛇的毒性是不一样的。

临床医生的准备工作和灵活性

与实施任何疗法一样，咨询师在对求助者实施暴露疗法之前，都应该接受一定的培训。应对咨询师实施的第一次暴露治疗进行督导，同样对他们处理的疑难案例也应进行督导。咨询师在实施暴露疗法时感到某种程度的焦虑是正常和自然的，正是这种焦虑才促使咨询师追求更高水平的咨询和治疗。咨询师在治疗求助者时，并不一定要对情况完全掌控，也不一定要对求助者的问题"了然于胸"，甚至做出自己是个"心理健康模范"的样子。事实上，如果咨询师能够向求助者坦诚他们自己也对某些引发恐惧的情境感到不适的话，这反而会对求助者有所帮助。因为这会使求助者觉得自己的反应也是正常的，并使他们相信自己也可以慢慢地学会如何应对这些恐惧情境。

在计划和实施暴露疗治疗时,咨询师必须是灵活的,以便能对求助症的恐惧症或其他心理问题的任何变化做出应对。随着治疗的进行,咨询师和求助者本人都对求助者的问题有了进一步的了解,这时他们可能都会要求使用暴露疗法去促进改变。通常,必须先改变想象暴露情境和现场暴露情境的刺激,以使这些刺激能更接近求助者真正恐惧的情境或事物。比如,想象刺激物经过一段时间就要加以调整,因为求助者此时会想起新的细节,而这之前因为焦虑情绪或者相应的逃避行为,这些细节没能被回忆出来。

重复暴露

对暴露疗法内在机理的研究结果(如 Emrnelkamp 和 Felten, 1985; Hazlett-Stevens 和 Craske, 2003; Mystkowski 等, 2002)常常会指出:暴露疗法要想有效,就必须有足够的强度,足够的时间,而且要能不断重复。在许多案例治疗中,逐渐提高暴露的强度都取得了良好疗效,对于那些希望逐渐进入暴露治疗的求助者来说,也是最为适合的。但无论如何,求助者要面对最终刺激或情境必须足够的强烈,以便能够让他们体验最大可能焦虑反应(Forsyth 和 Fuse, 2003)。只有这样做好了,求助者才能明白他们完全可以在那些以前令他们害怕或痛苦的情境中"存活"下来,甚至还可以"战胜"它们。

暴露的时间长度无论在一次咨询中,还是在由若干疗程组成的整个治疗过程中,都是一个核心的因素。因为存在逃避心理,一些求助者总想通过讨论暴露法而不是真正进行暴露程序来推迟暴露治疗。推迟现象可发生在一次治疗中进行某次暴露之前,或者发生在两次暴露治疗之间的间隔期。当然,这并不意味着,应该忽视或不鼓励求助者通过讨论而表达自己想法和感觉,而是要提醒咨询师,他们应该注意那些连求助者自己也可能没意识到的难以察觉的逃避行为。而且,咨询师自己对暴露于刺激的不适感或者恐惧感也会导致求助者的逃避!我们督导新手咨询师的经验显示,在将求助者暴露于可能非常痛苦的想法或棘手的刺激情境时,他们自己往往也会感到不适。因此,有时咨询师甚至会与求助者达成某种默契,使得暴露治疗过程进展得非常缓慢,而且每次暴露时间都非常短,却花大量时间来讨论暴露法以及暴露对求助者情绪的影响。然而,这就像个陷阱,短时间的暴露事实上对求助者没有帮助。通常,要在单次治疗咨询中进行重复的以及(或者)持续的暴露。同样,求助者也必须体验刺激或情境足够长的时间,以便让焦虑(或相关的)反应完全表现出来,然后才能通过消退或者习惯化的机制来消除这类反应。

反应预防

治疗临床心理问题特别是治疗强迫症案例时,重要的是不要让求助者在暴露期间或者暴露之后从事任何降低焦虑的活动(Roth, Foa, 和 Franklin, 2003)。例如,对于患有害怕细菌的强迫症患者(会强制性地洗手),不应让他们在暴露治疗期间因触摸"过脏的"或其他"细菌感染"刺激物之后一段时间内去洗手。这是一种反应预防措施,它会使求助者因暴露而引发出来的焦虑完全展现出来,而不会因为求助者其他的行为而减弱下来。洗手就是这样一种潜在的、及时的能够减弱该强迫症患者焦虑的行为。在暴露期间,求助者也不应从事任何可能会分散他们注意的活动,比如数数或想其他事情等。求助者这么做就会让暴露引起的焦虑消失,但却无法达到暴露治疗的预期效果。当然,有关暴露期间注意力分散的研究尚众说纷纭,需要进一步的研究(Rodriguez 和 Craske, 1993)。

恐惧复发

虽然已经证实暴露疗法对许多受焦虑困扰的求助者很有效,但也有一些求助者在治疗结束之后还会出现恐惧复发(Hermans 等, 2005)。一些求助者的恐惧复发现象可能有若干原因,咨询师应该留意它们,以避免这种恐惧复发现象的发生。用动物进行的暴露治疗的研究结果暗示,在消退学习之后,如果无条件刺激反复出现,就会导致动物的恐惧复发现象,同样的结果在人类被试身上也存在着(Hermans 等, 2005)。例如,对恐惧飞行的求助者,暴露疗法能帮助他消除飞行恐惧。但如果该求助者在治疗之后的几年内，都未曾乘坐飞机，其间不断读到报纸或其他媒体关于空难的报道，导致他的恐惧症复发。另外，咨询师还必须记住，暴露治疗法可能会令求助者新学到的信息与其原有信息彼此冲突，而不是令其忘记之前的恐惧反应（Mystkowski等，2002）。因此，应该在暴露治疗中遵循学习的一般性原则，咨询师要尽可能地利用目前已知的有关学习的研究结论。恐惧之所以会复发，是因为在暴露于恐惧激发刺激时，求助者所处的环境不同于暴露治疗所提供的情境（Mystkowski等，2002）。一个求助者虽然学会了如何在咨询师办公室控制自己面对蜘蛛时的恐惧，但当她在室外野餐遇到蜘蛛时，仍可产生强烈的恐惧感。另外，Tsao和Craske（2000）的研究发现，比起多次间隔时间接近的咨询治疗，均匀间隔的咨询治疗和"递进间隔的"咨询治疗（即两次咨询间的时间长度不断增加）能使治疗疗效保持更长的时间。这也许是因为后两种咨询时间安排，要求求助者在两次咨询之间做更多的努力，以便找回在咨询过程中学到的信息。而且，这样的安排，情境线索也会有更多的变化。通常，为了防止恐惧复发，咨询师应鼓励求助者尽可能在不同的时间和不同的环境中重复进行暴露练习，以此来增加进一步加强学习的机会。不同的情境要尽可能地包括求助者未来可能遇到的环境。

刺激物的展现次序

在逐步暴露治疗方案中，呈现刺激的习惯次序是按照刺激物引发恐惧的程度由低到高依次呈现。如前所述，采用这种呈现次序的部分原因是，这可以帮助求助者建立起自我效能感，且能提高求助者对暴露疗法的接受程度。当然，在制定暴露疗法的计划时做如此考虑很重要。同样重要的是，咨询师不应拘泥于这种经验性的刺激呈现排序。虽然暴露疗法常采用刺激情境等级，但是开始就呈现最能引起求助者恐惧的刺激（Miller, 2002）的现场冲击疗法获得成功的经验表明：要让求助者克服他们的恐惧，不一定非要从呈现引起恐惧程度较低的刺激开始。另一项研究显示，适应于个人的等级排序或呈现等级刺激的某些特别方法并不一定会影响暴露疗法的效果（Yates, 1975）。某项研究甚至表明，恐惧能够叠加起来，即是说，当引发低程度和高程度恐惧的两个刺激依次呈现时，比两个刺激同时呈现会导致更大的恐惧反应（Rachman和Lopatka, 1986）。一名求助者在SUDS评估中给"蜘蛛爬到手上"的刺激打50分，给"蜘蛛爬到胳膊上"打90分。当该求助者进行暴露治疗时，先被呈现"一只蜘蛛爬到她手上"的刺激，然后呈现"一只蜘蛛爬到她胳膊上"的刺激。那么她在下一次暴露中被呈现"蜘蛛一直从她手上爬到胳膊上"的刺激，她就会给这种刺激一个更高的SUDS评分（也许是95分）。Rachman和Lopatka也发现，如果按照相反的顺序呈现两种刺激时，比如，先呈现引起高程度恐惧的刺激，然后再呈现低程度恐惧刺激，会导致求助者的恐惧程度降低。虽然大多数咨询师仍会依靠求助者对刺激物的评估值大小来决定暴露刺激呈现的次序，但是咨询师们在决定刺激呈现顺序时，应该考虑到适用上述已有证据支持的替代顺序，尤其是面对那些最初的暴露并没有达到很好效果的求助者，更应如此。

警告、危险和限制

知情同意

对于包括心理治疗在内的任何形式的帮助，求助者都要具有足够的知情权，并且要对即将提供的治疗表示同意（例如，知情同意）。这一步骤对于暴露疗法似乎尤为重要，因为该疗法通常引发求助者高度的情绪唤起，使他们行为上出现与认知上和生理状态相反的反应（例如，为了避免遭遇暴露在所恐惧的刺激情境，他们出于"战斗或逃跑"的本能，会希望能立即离开这这种治疗的情境）。在某种程度上来说，暴露疗法对于求助者来说是违反直觉的，因此，对于咨询师来说非常重要的一件事情就是，要为求助者提供一个完整的治疗原则和理念，并在整个治疗过程中反复提示这些原则。必须要让求助者明白，逃避行为短期而言是一种强化刺激，它会使他们自己的恐怖症状得以继续维持。如前所述，应当向他们强调指出，暴露疗法是以目前的焦虑体验作为投资，以换取将来长久的安宁。

求助者选择的权利

当你为求助者进行治疗的时候，最好要让他们了解到，治疗过程是"在他们的掌控之中"，咨询师不会"强迫他们"做任何事情。"你的生活和行为是由你自己来掌握的，我并不能代替你。我只是作为一个指导者，在这里鼓励你，并尊重你和你的权利。你要自己去作决定。"同时，一个比较明智的做法是要让求助者知道，你会不断地鼓励他们去"触碰"（多数是心理上的）那些他们所恐惧的东西，因为治疗过程是谋求改变，并获得最终舒适的必经之路。比起以甜言蜜语的方式或者令其自感愧疚的方式来说，暴露治疗能够让求助者做出改变的行为，并且是以小步骤、逐步体验的方式做出改变的。

何时"推进"及何时"停顿"

求助者的个性特征、咨询师的风格和临床判断等是咨询师决定何时应该"推进"（在心理上，而非身体上）治疗，而何时应停顿下来，以耐心等待求助者巩固已取得的治疗效果。一些求助者更依赖于咨询师给予的鼓励，并将这种鼓励看成是治疗中非常有价值的一部分。但另一些求助者则更愿意按照自己的感觉走，他们并不十分看重咨询师的鼓励。当然，在进入暴露情境之前，咨询师的这种鼓励对他们来说还是必要的。

咨询师在场或不在场

在许多暴露治疗过程中，咨询师是否在场也是一个关键性的治疗要素。在治疗广场恐怖症、强迫症和一些其他神经症时，如果咨询师或其他"令人安全者"在场，就会妨碍任何求助者出现任何的焦虑，从而会破坏暴露治疗。当然，在暴露治疗的起步阶段，咨询师在场会帮助求助者"蹒跚学步"地进入状态。另外，也可以将"令人安全者"是否在场设计成为暴露等级情境中的因素，在低水平的焦虑唤起情境中，可安排"令人安全者"出现在暴露现场。

在现场暴露治疗过程中，咨询师是否在场还牵涉到道德、法律以及安全方面的问题。在某些情境中，出于安全的考虑，必须要有两位咨询师在场。同样的，在社会治疗现场，仅仅咨询师的出现就暗示了其他人，求助者正在别人的帮助下进行治疗，这在某种程度上损害了治疗的私密性。当然，这并不意味着咨询师一定不能在场，只要事先告诉求助者存在这样的可能性，双方就可以共同来决定是否需要这样做。现场暴露治疗有强的冲击效果，所以经常需要咨询师在场，尤其是在治疗的起步阶段。

在现场暴露治疗中，要极度关注求助者的安全，以及公众和咨询师的安全。患有电梯恐惧症的求助者暴露在一个五层楼的电梯时，他出现危险的可能性很小，但如果让一个患有广场恐怖症、多年没有单独外出的求助者，在郊外单独驾驶车辆时，则危险性极高。（在后面提及案例中，驾驶现场的暴露疗法最好在驾校进行，因为驾校具有为求助者提供身体方面保护的经验。）例如，求助者有时要求（甚至是请求）咨询师能够陪伴他们进行飞机旅行。在这种情况下，咨询师的暴露治疗可能成功也可能不成功，因为在整个旅行并不完全在咨询师的控制之下，要受到很多法规和规则的限制。还要得到派遣求助者出差的公司或团体的事先允许，以便能够在旅行过程中实施现场暴露治疗。

逃避行为

求助者的逃避有多种形式。它可以是非常明显和易于观察的；也可以是非常难以捉摸的，会使咨询师怀疑求助者是否感觉不舒适并尝试逃避。Isaac Marks（1987）的研究对理解各种回避和躲闪行为提供了理论和实践上的基础工作。"战斗或逃避"反应可能是最常见和突出的疑似回避行为。离开令人焦虑的场所是一种十分常见的回避的行为形式。

逃避与逃走是有区别的。逃避行为是指不愿进入那些会接触到恐惧刺激的环境，以此来避免预期的焦虑。相反，逃避行为发生在个体已经置身于这样的环境中，他们想要离开已经实际接触到的恐惧物体、事件或是情境。逃避和逃走对求助者都是有害的，因为它们都对焦虑情绪产生了循环强化作用。

木僵是另外一种形式的恐惧反应，也是一种逃避行为。人们常会在公众演说场景或是牙科诊所看到这样的情况。木僵从功能上讲可使个体避开与情境的互动，使他们自己与动态的情境隔离开来。

伪装也是逃避行为的一种。求助者往往有意或无意地企图最大程度地减小他们在社交情境中受到的影响。如，一个人在社交中较少地被他人关注，那么他被别人提出要求的机会就会减少。我们例子中的求助者伊莎贝拉，她可能在学校舞会上选择穿不太显眼的衣服，这样她就可能不太显眼。不被别人注意，就可使得她避免社交接触，也使她不必决定是否要接受跳舞的邀请。事实上，如果伊莎贝拉体验到社交恐惧的话，这样她就会逃避与人跳舞。而且，她也可能会使用一些借口（比如，舞会没意思等），从舞会的社交场合逃走。

作为人类，我们不仅会逃避那些让我们感到不舒服的物体、场景和事件，也会尝试回避那些令我们紧张的生理和认知反应，以及对这些反应的预期。根据ACT理论，求助者还存在着一种体验回避，以使他们避免负性的认知和心理生理反应（Hayes等，1999）。但是，从不让自己体验这样的内部状态，这本身也是一个问题，因为它实际上强化了恐惧，让它得以持续，甚至增强起来。

认知逃避产生于担心（Borkovec，1994），在想象脱敏治疗过程中也会发生，如在建构想象情境以及在呈现这些场景时都会产生。求助者有了认知逃避，就不可能去唤起那些令他们痛苦的想象，让想象维持足够长的时间，或者在进行想象时不被其他想法干扰。

当然，不是所有形式的回避都直接起作用，很多逃避都是被动而难以察觉的。回避与其他一些因素结合起来共同影响和决定行为。例如，逃避牙科治疗很常见，但是公开承认是因为恐惧而不去看牙医，则就不多见了，因为社会期望一个人能够控制自己，表现得勇敢。他可能会声称自己"现在没有时间去看牙医"；或者费用太高，他看不起牙医，等等。虽然后一个理由对于有些人来说是事实，但是对于另一些人来说，则的确是为其逃避行为寻找的一种借口，其实质则是恐惧去看牙医。

对各类求助者进行的治疗实践和研究

由于暴露疗法强调基本的学习过程及其实用性和常识性，它可适用于很广泛的群体。但是，当咨询师来自主流社会群体，而其求助者来自非主流社会以及暴露的主题与非主流群体潜在相关时，他们就应保持特别的敏感性。如，欧美咨询师为少数族裔求助者进行暴露治疗时，要考虑到社会文化因素。

对非裔美国人的焦虑症有很多的研究，因为焦虑在这个群体中很普遍，并且带有一些独特性（如，睡眠麻痹症）。探索性研究显示，暴露疗法对该群体也是非常有效的治疗模式（Friedman，1994）。但是，选择暴露疗法对于非裔美国人来说，也具有非常独特的挑战性，因为种族歧视造成他们日常生活中的困扰，以及他们也可以选择其他的治疗方法（Friedman，1994）。

在跨种族文化群体的研究中，创伤后应激障碍及其治疗受到了相当的重视，如对美洲印第安人，西班牙裔人、亚裔美国人和非裔美国人的研究等（Marsella，Friedman，Gerrity，和Surfield，1996）。在难民中越来越多的创伤后应激障碍患者也使得暴露疗法成为为他们提供治疗的一种选择。但是，咨询师作为一种权威人物，在给这些难民提供引发情绪的暴露刺激或情境时，要十分小心自己所处的整体生态环境。

暴露疗法，特别是逐级暴露法，在治疗儿童恐怖症方面成效显著（Beidel和Turner，2005）。出于伦理的考虑，对于儿童通常不使用冲击疗法。现场暴露法适用于还没有语言概念能力，无法使用想象暴露法的儿童，例如一些有智力发育障碍的儿童。关于知情同意以及一些相关伦理问题，在治疗儿童时需要引起足够的重视。逐级暴露法广泛地被应用于儿童案例，因为它使咨询师能够缓慢而持续地考察暴露对儿童的影响。

暴露疗法的研究现状

研究者们继续对暴露疗法进行着大量研究工作，涉及到它的效率和疗效，它的局限和阻碍，它的基本机制和基本行为过程，以及它在新领域的拓展和新技术的应用，等等。如果全面总结和综述近期发表的关于暴露疗法的研究文献，则其范围将远超出本章。暴露疗法研究中近期有三个"热门"领域，即提高暴露疗效的方法、虚拟现实暴露疗法（VRE）以及在暴露疗法中使用 D-丝环氨酸（这是一种抗生素类化合物，可用于结核病的治疗）。（见专栏 16.1）。

近期很多暴露疗法研究多集中在那些或多或少地会减少恐惧和焦虑的因素之上。一个引起关注的变量就是求助者可以利用的安全线索（Powers, Smits 和 Telch, 2004）。研究者将安全线索定义为外显或者内隐的逃避的一种形式，包括求助者即刻从暴露刺激逃离的能力，或者可将注意力拉走的其他吸引注意的刺激。结果显示，这些安全线索即使存在，也并不一定会被求助者加以利用，从而影响暴露疗法的效果以及长时间地保持这种疗效。另外一个被研究的因素是两次暴露治疗间的间隔时间。根据 Tsao 和 Craske（2000）的研究，均匀间隔和"递进间隔"的疗程安排能够导致长效的恐惧降低。暴露治疗实施的环境背景也是一个重要的变量，咨询师应让求助者在一个多样背景下进行暴露治疗，这样其疗效就能够更好地被泛化到其他情境中（Mystkowski 等, 2002）。另外，研究者还暗示，在减少求助者的恐惧心理方面，单独使用暴露疗法比将暴露疗法和认知疗法相结合更为有效（Foa, Rothbaum, 和Furrr, 2003; Moore, Zoelleer, 和 Bittinger, 2004）。

近年来，对于在暴露疗法中使用虚拟现实设备的评论逐渐增多，对其治疗效果方面的文献也在逐渐增多。从理论层面看，许多研究者都假设，暴露疗法有效的机制在于它接近了求助者的恐惧结构（见 Lang, 1977; Rachman, 1980; 和 Foa 和 Kozak, 1986），那么任何能够充分接近恐惧结构的媒介，都可以用来引发求助者的改变。虚拟现实暴露疗法为咨询师提供了多方面的益处，包括构建不可能在现实中复制的情境，构建比一般现实中刺激更为强烈的情境，以及构建在日常生活中常见的情境和能够由咨询师直接控制其关键变量的情境（如控制呈现给蜘蛛恐惧症求助者蜘蛛的数量）。当然，虚拟现实暴露疗法的设备与大多数电子设备一样，在呈现各种情境时还是存在一些技术问题，也需咨询师花费时间和精力去学习如何使用这样的仪器。同时，在构建足够"真实"的情境时也会存在一定的难度。对虚拟现实暴露疗法进行的初步研究证明它还是很有前景的。Krijn 等人指出，VRE 在治疗飞行恐惧症和恐高症方面的疗效尤其突出（Krijn, Emmelkamp, Olafesson, 和 Biemond, 2004）。但是，大多数对虚拟现实暴露疗法进行的研究也只是使用较小的样本，而且很少使用随机实验设计。虚拟现实暴露疗法虽然获得最初的成功，但在未来的实践中，它还需要通过更多的实证研究来证明它能够帮助求助者发生改变。

最后，研究者近来对使用一种叫做 D-丝环氨酸的药物（DCS）来促进暴露治疗产生了兴趣。关于 DCS 的研究大多是建立在动物行为及其消退的基础实验室研究之上。将其成果转移到人类身上的最初研究（Hofman 等, 2006）表明，DCS 还是令人鼓舞的。那些在进行暴露治疗前使用了 DCS 的被试，在一开始进行暴露练习时就快速地降低了恐惧和焦虑，而且这种在 DCS 影响下获得的早期收获能够保持较长的时间，虽然在随后的暴露疗程中，那些没有使用 DCS 的被试也能够"赶上来"。因此，在这一领域中，早期和正在进行中的研究表明，DCS 在暴露治疗中对于加速消退学习的过程还是有用的。

这里还需要提到 DCS 使用中的几点注意事项，包括 DCS 必须是由内科医生开出处方，并在他们指导下使用。还必须向求助者交代清楚：DCS 并不能代替暴露疗法；DCS 的使用仍然处于试验阶段；以及这一应用的长期效果还不是很清楚。一些研究者担心，DCS 会减弱求助者在暴露治疗中获得自我效能感，并且对 DCS 上的研究会减少用于暴露疗法的基本行为机制的研究时间。对于心理学家来说，DCS 的潜在效用在未来还可能成为处方权之争的助燃剂。尽管如此，许多研究者仍将 DCS 看做一个成熟的议题，一个可能在未来对暴露疗法的治疗方式产生影响的议题。然而应该指出的是，确实存在其他的手段来辅助增强暴露疗法。

暴露疗法的对话示例：伊莎贝拉案例

为了对咨询师使用暴露疗法进行治疗有一个直观的感受，可以参照下面咨询师与伊莎贝拉之间的对话。伊莎贝拉对学习数学相当焦虑，包括做数学题和上数学课。首先，咨询师提醒伊莎贝拉，要确认引发恐惧发生的刺激，然后一起构建一个刺激等级，并进行放松反应。在暴露之前，咨询师简要地提出了对暴露练习的期望，并且询问伊莎贝拉对此是否还有问题。

1、咨询师：伊莎贝拉，我们已经讨论了你在做算术题和上数学课时的焦虑，并且确认了在面对不同刺激时，你感到不同程度的焦虑。你已根据我介绍的SUDS系统，对自己所害怕的刺激物进行了等级评分。你在深呼吸放松训练方面表现很出色。你告诉我，当你在使用这种方法放松和保持冷静时，会感到非常的舒服。那么我们下一步该如何进行？首先，我会让你在椅子上舒适地坐下来，花一些时间将注意力集中到我们正在进行的事情上。然后，我会要求你通过视觉想象出一个中性的画面，也就是我们之前探讨过的SUDS分数为0的刺激。当你感到放松并做好准备时，请用手指做出示意。我看到你已经做好准备的信号后，我将要求你想想那些等级较低的刺激，比如上课铃响之前坐在数学教室中。当你能清晰地想象出这个画面时，你再用手指提示我。请你保持这个画面约半分钟时间，直到我提示你能够从头脑撤出这个画面为止。这时，你要对刚才的刺激给出SUDS评分，然后再回到原先中性的画面上，并进行放松练习，直到你的感觉再次回到SUDS值接近0的状态。这时，我将让你再次想象坐在数学课教室的画面。我们将反复进行这样的训练，直到该画面不再引起你的恐惧感为止。然后我们会进入等级表中高一等级的刺激，并且重复上面提到的过程。你觉得这样如何呢？

伊莎贝拉：今天将要完成几个项目呢？我们不会进行那个等级表中最顶端那个刺激吧？我真的很害怕这个周末的那节数学课。我们可能要进行突击测验！

伊莎贝拉此时的反应可以被解释为企图拖延和回避进行暴露。咨询师简短而适当地强调了伊莎贝拉的担心，但同时也温和而坚定地将治疗转到暴露程序上。咨询师也让伊莎贝拉树立了对成功的预期。

2、咨询师：你提出了一个很好的问题。我非常理解，暴露会引发一定程度的焦虑，因为它会使我们想起那些令我们感到非常焦虑和沮丧的事情。我会让你保持一个相对舒适的刺激等级转换节奏，同时这一节奏又能保证你有进步。整个过程都受到你自己的掌控，以你减少恐惧的速度来调节转换节奏。我也不能确定今天我们将要完成几个等级，但有一点是可以确定的，当你没有做好准备时，我们是不会进入下一个等级项目的。我确信你将比想象得更加顺利地通过这些项目。

伊莎贝拉：好的，我想我能做到这些。

咨询师在开始进入暴露前，再次询问伊莎贝拉是否已放松并进入想象，以确定她是否已经具有为进行成功暴露所需要的放松和想象技巧。

3、咨询师：好的！现在，你放松训练进行的如何呢？

伊莎贝拉：我每天都在家练习几次。当我感受到来自父母的压力时，它能够帮助我冷静下来。

4、咨询师：非常好，在真实压力环境下练习呼吸，将会对你今天的治疗环节非常有帮助。我们讨论一下能帮助你想象真实情境画面的技能。你有哪些不同的方法会帮助你清晰地进行想象呢？

伊莎贝拉：我不仅仅想象场景，而是试图使自己身临其境。我会这样考虑场景：我问自己，我会在这个场景中闻到什么，听到什么，尝到什么，和感觉到什么；而不仅仅是看到什么。我还会考虑在这样的情形下，我的身体会做出怎样的反应呢？对于想象场景，我能得到越多的和越详尽的细节就越好。

咨询师表扬了伊莎贝拉的放松和想象能力，并给她最后一次机会来提出自己的问题。

5、咨询师：确实如此！你确实抓住了重点，在进行场景想象时，要将注意力集中于细节和自己的身体感受。你能集中注意力进行思考，它就可引导你在暴露情境下体验自己的感受。现在我们已经作好了准备，就要开始等级刺激场景想象。我知道你很担心自己掌控这种暴露方面的能力，但我们前面已经讨论过了这些恐惧，以及为什么想象这些令你恐怖的场景会对你产生长期的助益。听起来，你已经对放松技术运用娴熟了，并且已经对减少恐惧的体验做好了准备。现在能够开始了吗？

伊莎贝拉：我还是对如何进行暴露感到有一些担心，但是我同样也相信，它确实能够帮助我克服恐惧。开始吧。

咨询师再次肯定了伊莎贝拉的积极态度，并且一同和她回顾了想象暴露法的步骤。首先，呈现一个积极的或者是中性的场景。接着，咨询师将场景转移到一个在伊莎贝拉的等级中较低端的场景，等待这一场景变得清晰，等伊莎贝拉在头脑中擦去这个画面后，记录她的SUDS分数。在重复暴露该情境之前，咨询师指导伊莎贝拉回到中性场景，并持续进行这个循环，直到这个暴露疗程结束。

6、求助者：非常好！这是一个能帮助你在想象暴露中获得成功的态度。让我们现在就开始吧。请在椅子上坐下，调整到舒适的位置，集中注意力于此时此地。当你准备好时，闭上你的眼睛。（伊莎贝拉闭上眼睛，选择了一个比较舒适的坐姿。）好了，继续深呼吸，就像你在练习想象自己在沙滩上那样。（咨询师曾经测验过，这样的场景对她来说是积极的，不会产生其他诸如怕水的恐惧。）天空万里无云，海上潮涨潮落，你闻到海边的味道，清风吹拂着你的脸颊，你脚下的沙子柔软而温暖。当这样的场景变得清晰的时候，请你示意我。（咨询师等待求助者的信号，到收到信号大致需要30-60秒。）

好了，伊莎贝拉。现在我们该转向一些其他的事情了。（停顿10秒）现在，想象你正坐在一间即将上数学课的教室里面。你能看到黑板，你开始考虑上课后会发生什么，你能够感受到肩部的紧张，同时胃里也有一些恶心。当这个场景非常真实的时候，请用手指提示我。（咨询师耐心地等待，直到伊莎贝拉举起她的手指。）好的，你应该能够闻到粉笔的味道，看到教室窗外的树，然后感觉到你的心跳在加速。现在，伊莎贝拉，请继续想象这个场景。（咨询师等待15-30秒）非常好，伊莎贝拉，现在从你的头脑中擦去这个场景。请告诉我你感觉的SUDS分值。（咨询师记录下伊莎贝拉的SUDS值为15。）谢谢。伊莎贝拉，请再次去想象沙滩场景，并且当你感到放松的时候，举起你的手指提醒我。（咨询师等待伊莎贝拉的信号，重复这样的循环，直到伊莎贝拉的SUDS评分降至10或者更低。咨询师反复呈现这个等级刺激，直到这一过程结束。）

在最后呈现的恐惧想象场景中，咨询师尝试用一个求助者不感到恐惧或者希望终止的想象来结束此次疗程。作为此次想象疗程的总结，咨询师再次呈现积极的场景，以使求助者在积极想象中结束。

在暴露治疗部分结束后，咨询师要与伊莎贝拉讨论刚才的经历。然后布置家庭作业，并安排下次的疗程。

在讨论时，咨询师要采用一种开放的态度，以便让伊莎贝拉做出自己的结论，这样的结论对她自己那些不合理的认知起到削弱的作用。

7、咨询师：好，伊莎贝拉，请告诉我一些你对于这次咨询的想法和感觉。你对数学课上的焦虑注意到了什么呢？

伊莎贝拉：它并不像我所想得那样糟糕。我原以为，即使想象数学课也会非常可怕，但是我很快地就停止了焦虑。整个过程让我感到，我能够在现实生活中应对数学课了，甚至也可以做算术题了。

咨询师在反馈8中，对伊莎贝拉的治疗效果进行了巩固。

8、咨询师：非常好！在第一次暴露咨询结束后，很多人和你有同样的感觉。很多时候我们会逃避预期会产生焦虑的情境，但实际上等真正遇到该情境时，我们并不会体验到那样的焦虑。这与你的体验相符吗？

伊莎贝拉：是的，这非常符合我今天在治疗中的感觉。

咨询师给伊莎贝拉布置家庭作业，让她在现实场景中进行暴露练习，以便巩固她在这次咨询中获得的成功。

9、咨询师：很好，我为你有这样的感觉感到高兴。我建议你在接下来的一周中，可以作这样一个尝试。你说过，你通常会避免在上课铃响之前坐在数学教室中，因为那样做会使你觉得紧张和担心。我想让你看看如果你真的在上课铃响之前坐在教室中会发生什么样的事情。你觉得你能够尝试吗？

伊莎贝拉：我对这样的尝试有一点儿恐惧，虽然我知道你讲治疗外的练习是非常重要的。也许它也会像今天这样，我现在的担心要大过于实际的担心。

咨询师再次表扬了伊莎贝拉对勇于暴露的生活方式的选择。然后说明下一次咨询将以角色扮演的方式继续向真实情境的暴露推进。

10、咨询师：伊莎贝拉，这是一个非常好的态度。我不能准确说出上课铃响之前你坐在教室中的感受，但是我可以肯定，在这个练习中，对好的结果的期待会带给你很大的帮助。同时，在你离开前，我们讨论一下，下次治疗时要做的事情。你曾经提到过，举手提问和到黑板上回答问题都会让你感到焦虑和担心，是吗？

伊莎贝拉：是的，我非常担心我会被同学们看做白痴，或者做一些让自己很难堪的事情。

11、咨询师：好的，下次，我们将进行角色扮演，让你进行提问、并要求你在黑板前回答问题。为了使角色扮演达到很好的效果，我需要你考虑一下这些场景出现的不同方式，每一结果的可能性，它们带给你的感受，以及如果这些结果发生你将会怎么做。这样的安排如何？

伊莎贝拉：我想我能够做到这些的。

12、咨询师：太棒了！下周见。

本 章 小 结

暴露疗法是一个冲击很强的治疗手段，它可以在很大程度上帮助患有恐惧症、创伤后应激障碍和强迫症的求助者，也可以帮助那些因过度、长期悲痛而出现临床问题的求助者。根据求助者的问题以及他们的性格和选择偏好，暴露疗法可以采用逐步治疗或者冲击疗法的方式。暴露疗法的一种形式是想象暴露法，如系统脱敏法；另一种形式我们称之为替代暴露法，即在严格控制的咨询室或实验室环境中，以一种角色扮演方式或者呈现通常并不存在的恐惧刺激（如，在咨询室观看和触摸牙科治疗仪）的方式进行暴露。最后，最具冲击力的暴露疗法就是现场暴露。如现场暴露实际可行，并且求助者也愿意接受的话，它能给求助者带来最大的潜在益处。无论何种形式的暴露，与诱发恐惧刺激进行接触的长短、强弱等数量就是可操作的因素。其意义非常明确：无论暴露是重复进行还是长时间进行的，越多的暴露就越会带来好的疗效。成功的治疗必须要有"进行暴露的生活方式"为依托，以防止恐惧复发，并确保疗效的持续。在暴露疗法的运用中要关注道德问题和操作问题，包括得到求助者知情同意以及咨询师是否在场等。只要实施恰当，并有后续跟踪，暴露疗法就会在很大程度上帮助求助者扩大活动范围，提高他们的生活舒适性以及生活质量。

16　知识与技能构建

知识与技能构建练习中的问题都直接来自于章节开始时描述的学习目标。问题的答案可以在之前"知识与技能建构练习答案"中找到。

1. 你正在帮助一位蜘蛛恐惧患者。她说，儿时曾被一种有毒的蜘蛛咬过，之后就有了这种恐惧。她避免所有与蜘蛛有关的事情。在看到一个特别安排的电视节目后，她对暴露疗法产生了兴趣，她希望在开始治疗之前，能够得到更多的有关信息。你如何描述暴露疗法的理论基础？要确保其中包含至少一种暴露疗法作用机制的理论解释。

2. 另外一个求助者向你询问暴露疗法的不同形式。这个求助者来访之前，曾浏览过一些关于治疗公众面前讲话恐惧症的网页。请命名并描述出至少一种逐级暴露疗法和一种冲击疗法。

3. 您正试图为一位害怕飞行的求助者选择一个暴露疗法。在选择一种暴露疗法时你应至少考虑的三个问题是什么？

4. 在使用暴露疗法治疗患有恐高症的求助者时，你会采取哪些步骤？

5. 在实施暴露疗法时，有哪些问题应与求助者达成一致？在使用这种形式的治疗时，你至少应该谨慎考虑的问题之一是什么？

16-13　知识与技能建构练习答案

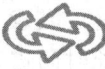

1. 你可以向求助者解释，从与蜘蛛有关的厌恶事件（即"几乎死去"）的经历中发展出蜘蛛恐惧是极为正常的现象。这种联系，使她学会了把蜘蛛与恐惧捆绑在一起，并随后出现逃避行为。已经习惯多年的逃避行为对于求助者进行新的学习、建立新的联结起到了妨碍作用。暴露疗法的目标就是创造新的学习环境，以便让求助者不再把蜘蛛与恐惧联系在一起，从而有效地解决蜘蛛恐惧的问题。暴露疗法可能是通过条件与操作消退机制发挥作用的。蜘蛛不再引起任何厌恶的反应，且求助者也再不会因为逃避行为导致的唤起而得到进一步的负强化。

2. 咨询师可能使用的一种逐步暴露治疗法是现场暴露法。求助者被逐步引导接触到现实中引起恐惧和焦虑的刺激（而不是想象或模拟刺激）。另外，也可以使用冲击疗法（如灌顶疗法）对求助者进行治疗，让求助者在他所能承受的最大恐惧唤醒刺激中暴露较长的时间，直到恐惧和唤醒降低。

3. 在选择使用暴露疗法时，需要至少考虑以下一些问题：可行性的考虑，如，当地是否有机场，能否使用虚拟现实设备，是否有与飞行有关的 **DVD** 等其他资源，求助者的动机水平，求助者参与不同形式暴露疗法的意愿，以及来访者的健康状况，等。

4. 简单地给求助者解释暴露疗法的理论基础，然后在获得求助者知情同意之前，要强调其关心的问题。下一步要准确地确定出导致求助者恐惧和焦虑的情境和刺激，并利用这些信息来为求助者建立恐惧刺激等级。如可能，最好将放松技巧练习和暴露疗法结合起来使用。如果你使用的是想象暴露法，应该对求助者的想象能力加以评估。然后才可以呈现能够唤起求助者焦虑的等级刺激。暴露疗法过后，要鼓励求助者谈论自己的想法和感受，分析原来信念的不合理性。结束时还要讨论求助者的收获，以及他们的回避和寻求安全的行为。利用最初暴露治疗中获得的信息，你可以改善和调整以后的暴露治疗，并为求助者布置家庭作业。

5. 与求助者讨论知情权时要注意的三个问题是：要确信求助者有能力签署知情同意书，要确保在足够的信息基础上签署知情同意，并且知情同意是自愿签署，而不是被咨询师要求的。咨询师在实施暴露疗法时应小心，如果暴露治疗引发生理的反应，就要关注求助者的身体条件，如是否有心脏问题等。对于有躯体问题的求助者有必要要求他们进行身体检查。

第十七章

自我管理策略

自我监测、刺激控制、自我奖赏、自我偶像和自我效能

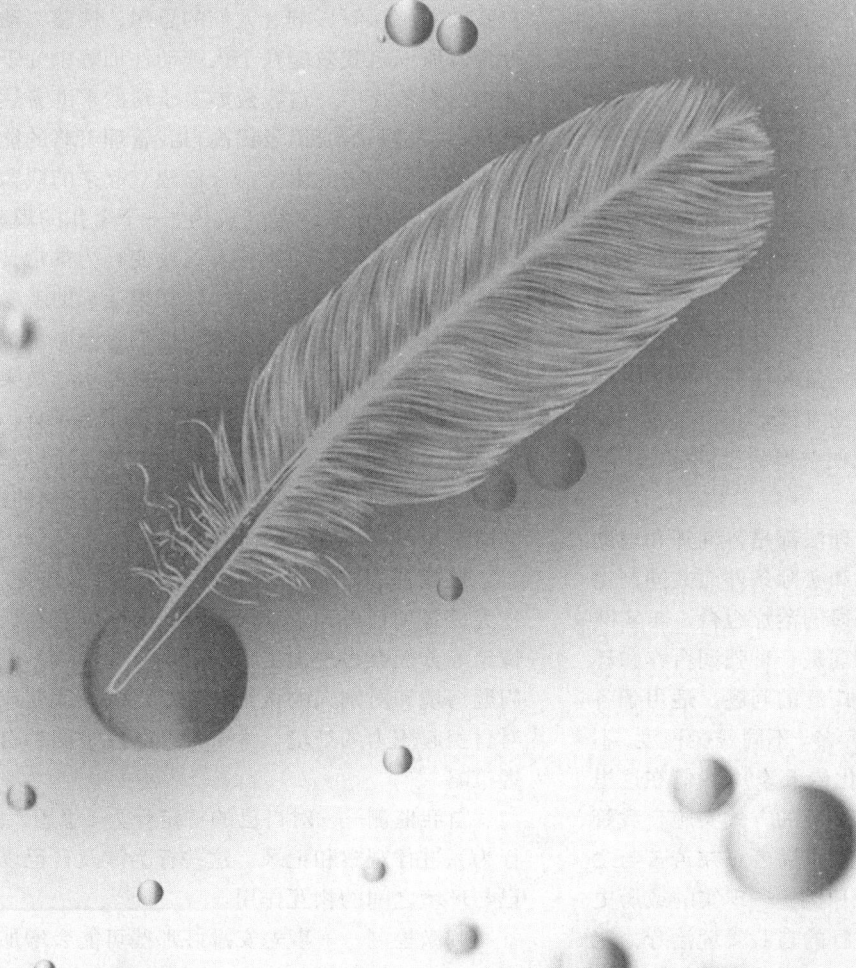

本章目标

学完本章内容后，你应当能够

1. 根据给出的案例，向求助者指出如何使用自我监测和刺激控制法。
2. 向另一个人教授如何实施自我监测的自我改变策略。
3. 根据给定的案例，说出对于该求助者使用的与文化相关的自我管理方法。
4. 向另一个人教授如何使用自我奖赏、刺激控制、自我监测和自我偶像的方法。

咨询师使用自我管理策略帮助求助者更好地理解自然发生的过程（特别是行为和心理过程），因为这些过程对于求助者出现问题的行为和反应有着相当的影响。自我管理治疗策略很像一种教学取向的方法，它在治疗疗程之中让求助者明白那些促成他们问题的心理过程，那些可能导致他们出现改变的心理过程，以及只要他们在治疗疗程之外能够坚持达致持久改变的活动步骤。因此，自我管理法要靠求助者在各个疗程之间完成大量的任务。自我管理干预法的一个主要目标是帮助求助者获得自我主导的能力或者"管理机构"，以便取得治疗目标——能够独立而适应良好的生活。

从许多方面看，自我管理法都是咨询师和求助者依据评估结果、治疗目标和实际条件而共同制定的、包含多种工具和干预手段的治疗组合。与实践和新的原则相一致，自我管理是一种强调合作和环境的治疗策略，它可以用于广泛的问题，适用于各种各样的求助者类别（不同年龄、不同残疾程度、不同问题的严重性、不同的文化传承等）。我们在这里大声呼吁，不要用一种脱离环境的方式实施自我管理干预策略，例如，不去关注求助者正在苦苦与之斗争的问题背后存在着真正原因——现实的或历史的不平等以及应激源，而进行的自我管理治疗。这样的思路看重的是个体"自我"，看重个体如何获得权力，如何取得目标取向的自我意识，但却没有将之看成众多"自我"适应出了问题的环境的结果。

对自我管理的定义至今还未达成共识，这其中部分原因在于术语使用的混乱。比如，自我改变的方法被称为自我控制、自我调整或自我管理。我们更喜欢"自我管理"一词，因为"自我管理"暗示着使用某种技巧来指导和掌握人生，同时这个词也避免了"控制"、"调整"所隐含的抑制和压抑等含义。

不论用哪个词，人们对自我管理所包含的过程看法是一致的。班杜拉指出，社会认知理论认为人类行为是由正在进行着的自我影响过程激发和调整的。自我管理主要有下述四项基本功能：（1）对行为及其构成和效果进行自我监测；（2）对行为的评价；（3）情感性的自我反应；（4）自我效能。由于自我效能感深深影响着人们的思想、情感、动机和行为，所以自我效能在个人能动性训练中处于核心地位。在治疗中，自我效能对于帮助求助者达到治疗目标、增强信心以及提高自我管理策略的能力都很重要。咨患之间由于治疗而建立起来的联盟非常重要，它可以激发求助者成为"一个合作的观察者、报告者和自我改变的执行者"。改变行为常常具有挑战性，而又常常令人不愉快。如果让求助者参与制定治疗计划和制定治疗目标，他们将会愿意执行治疗方案，并有可能达到更令人满意的治疗效果。最后，正像 Kanfer 和 Gaelick-Buys 提出的那样，客观情境中出现困难的变化是不可预计的，所以求助者必须学会应对技能，以便应付这些难以应付的改变，同时这也是现实存在的外界情境。

自我管理策略可使求助者出现以下转变：（1）在完成各项任务和进行人际交流时，以及在认知和情绪等方面会表现出更为有效的行为；（2）改变对问题情境和对别人的认知和态度；（3）改变或学会对付引起压力的处境。本章介绍了以下四种自我管理策略：

自我监测——对自己的特定行为（思想、感情、行为）进行观察和记录。这些行为涉及自己以及自己与环境之间的相互作用。

刺激控制——事先安排好那些可能会增加或减少目标行为的刺激和线索。

自我奖赏——在自己做出所期望的反应之后，

给予自己一个积极的刺激。

自我偶像——把自己作为一个榜样人物，观察自己用理想的方式执行目标行为。

这四种策略都可视为自我管理，因为在每个过程中，求助者都要以自我引导的方式进行自我监测、自我改变、自我奖赏、自我模仿，并获得自信（自我效能），以便在进行某个特别任务的同时达到改变自己行为的目标。我们将在本章后面介绍自我效能训练。正像前面各章反复强调的那样，所有这些干预策略都无法避免求助者个人经历、性别、年龄、文化背景、民族以及当时所处的环境等变量的影响。事实上，因为制定自我管理治疗计划不仅十分依赖于对求助者主诉和需求的评估，而且依赖于对求助者能担起自我管理者的能力的评估，因此对多元性和情境化因素的评估就显得尤为重要。

除了以上这四种自我管理方法外，求助者完全可以用自我引导的方式进行任何治疗策略。比如，求助者在没有咨询师帮助的情况下，可以借助放松训练的录音磁带进行放松训练，从而缓解焦虑。事实上，求助者的自我管理对于每一个成功的治疗案例而言，都是必不可少的。在本书介绍的各种治疗策略实施方案中，已经隐含了自我管理的许多因素，它们主要在以下四个方面表现出来：

1. 会谈中的求助者自我引导练习。
2. 真实情境中（如完成家庭作业）的求助者自我引导练习。
3. 家庭作业中求助者对目标行为完成情况的自我观察和记录。
4. 成功完成咨询步骤和家庭作业后，求助者对自己进行的言语或物质奖赏。

自我管理策略的临床应用

临床上已经广泛使用了自我管理策略（见专栏17.1），涉及的健康问题包括：关节炎、哮喘、癌症、糖尿病、头疼、营养、自我健康管理。设计的心理健康问题包括：孤独症、心境障碍、行为障碍、饮食障碍、抑郁、情绪困扰、以及失眠等。自我管理模式还可以和社会支持结合起来使用，用来缓解求助者的悲痛，帮助他们戒毒和戒酒，弥补发育能力缺陷，并改善落后学生的课堂行为等。自我效能量表可用于自我管理，用该量表的分数预测求助者的自我管理行为。

专栏17.1　自我管理的研究领域举例

愤怒情绪

Medd, J., & Tate, R. L. (2000). Evaluation of an anger management therapy programme following acquired brain injury: A preliminary study. Neuro-Psychological Rehabilitation, 10, 185-201.

Rossiter, R., Hunjiset, E., & Pulsford, M. (1998). Anger management training and people with moderate to severe learing disabilities. British Journal of Learning Disabilities, 26, 67-74.

关节炎

Barlow, J. H., Williams, B., & Wright, C. C. (1997). Improving arthritis self-management among older adults: "Just what the doctor didn't order." British Journal of Health Psychology, 2 (2), 175-186.

Barlow, J. H., Williams, B., & Wright, C. C. (1997). The reliability and validity of the arthritis self-efficacy scale in an UK context. Psychology, Health, & Medicine, 2, 3-17.

Lorig, K., Gonzalez, V. M., Larunet, D. D., Morgan, L., & Laris, B. A. (1998). Arthritis self-management program variations: Three studies. Arthritis Care & Research, 11, 448-454.

哮喘

Allen, R., & Jones, M. P. (1998). The validity and reliability of an asthma knowledge questionnaire used in the evaluation of a group asthma education self-management program for adults with asthma. Journal of Asthma, 35, 537-545.

Bartholomew, L. K., Gold, R. S., Parcel, G. S., Czyewski, D. I., Sockrider, M. M., Fernandez, M., Shegog, R., & Swank, P. (2000). Watch, discover, think, and act:Evaluation of computer-assisted instruction to improve asthma self-management in inner-city children. Patient Education & Counseling, 39, 269-280.

Belloch, A., Perpiona, M., Pacual, L. M., de Diego, A., & Creer, T. L. (1997). The revised asthma problem behavior checklist:Adaptation for use in Spanish asthma patients. Journal of Asthma, 43, 31-41.

Buston, K. M., & Wood, S. F. (2000). Noncompliance amongst adolescents with asthma:Listening to what they tell us abour self-management. Family Practice, 17, 134-138.

Jones, A., Pill, R., & Adams, S. (2000). Qualitative study of views of health professionals and patients on guided self-management plans for asthma. British Medical Journal, 321, 1507-1510.

Perez, M. G., Feldman, L., & Caballero, F. (1999). Effects of a self-management educational program for the control of childhood asthma. Patient Education & Counseling, 36, 47-55.

癌症

Cunningham, A. J., Phillips, C., Lockwood, G. A., Hedley, D. W., & Edmonds, C. V. I. (2000). Association of involvement in psychological self-regulation with longer survival in patients with metastatic cancer:An exploratory study. Advances in Mind-Body Medicine, 16, 276-286.

心脏病

Clark, N. M., Janz, N. K., Dodge, J. A., Schlork, M. A., Fingerlin, T. E., Wheeler, J. R. C., Liang, J., Keteyian, S. J., & Santinga, J. T. (2000). Changes in functional health status of older women with heart disease:Evaluation of a program based on self-regulation. Journal of Gerontology, 55B (2), S117-S126.

Clark, N. K., Dodge, J. A., Schlork, M. A., Wheeler, J. R. C., Liang, J., Keteyian, S. J., & Santinga, J. T. (1997). Self-management of heart disease by older adults. Research on Aging, 19, 362-382.

慢性心理疾患

Corrigan, P. W., & Basit, A. (1997). Generalization of social skill straning for persons with severe mental illness. Cognitive & Behavioral Practice, 4, 191-206.

Kennedy, M. G., Schlepp, K. G., & O'Connor, F. W. (2000). Symptoms of self-management and relapse in schizophrenia. Archives of Psychiatric Nursing, 14, 266-275.

课堂行为

Davies, S., & Witte, R. (2000). Self-management and peer-monitoring within a group-contingency to decrease uncontrolled verbalizations of children with attention-deficit/hyperactivity disorder. Psychology in the Schools, 37, 135-147.

Peterson, L. D., Young, K. R., West, R. P., & Peterson, M. H. (1999). Construction and validation of four childhood asthma self-management scales:Parent barriers, child and parent self-efficacy, and parent belief in treatment efficacy. Education & Treatment of Children, 22, 357-372.

创造性写作

Albertson, L. R., & Billingsley, F. F. (2001). Using strategy instruction and self-regulation to improve gifted students 闸 creative writing. Journal of Secondary Gifted Education, 12, 90-101.

抑郁情绪

Rokke, P. D., Timhave, J. A., & Jocic, Z. (1999). The role of client choice and target selection in self-management therapy for depression in older adults. Psychology & Aging, 14, 155-169.

Rokke, P. D., Timhave, J. A., & Jocic, Z. (2000). Self-management therapy and educational group therapy for depressed elders. Cognitive Therapy & Research, 24, 99-119.

糖尿病

Clark, M., & Hampson, S. E. (2000). Implementing a psychological intervention to improve lifestyle self-management in patients with Type 2 diabetes. Patient Education & Counseling, 42, 242-256.

Paterson, B., & Thorne, S. (2000). Development evolution of expertise in diabetes self-management. Clinical Nursing Research, 9, 402-419.

与残疾相关的孤独症

Autism

Koegel, L. K., Koegel, R. L., Harrower, J. K., & Carter, C. M. (1999). Pivotal response intervention 1: Overview of approach. Journal of the Association for Persons with Severe Handicaps, 24 (3), 174-185.

唐氏综合征

Cuskelly, M., Zhang, A., & Gilmore, L. (1998). The importance of self-regulation in young children with Down syndrome, International Journal of Disability, Development, & Education, 45, 331-341.

教育小环境

Cavalier, A. R., Ferrettie, R. P., & Hodges, A. E. (1997). Self-management within a classroom token economy for students with learning disabilities. Research in Developmental Disabilities, 18 (3), 167-178.

Koegel, L. K., Harrower, J. K., & Koegel, R. L. (1999). Support for children with developmental disabilities in full inclusion classrooms through self-management. Journal of Positive Behavior Interventions, 1, 26-34.

McDougall, D. (1998). Research on self-management techniques used by students with disabilities in general education settings: A descriptive review. Remedial & Special Education, 18, 310-320.

Snyder, M. C., & Bambara, L. M. (1997). Teaching secondary students with learning disabilities to self-manage classroom survival skills. Journal of Learning Disabilities, 30, 534-543.

健康关怀

O'Hara, L., DeSouza, L. H., & lde, L. (2000). A Delphi study of self-care in a community population of people with multiple sclerosis. Clinical Rehabilitation, 14 (1), 62-71.

卫生

Garff, J. T., & Storey, K. (1998). The use of self-management strategies for increasing the appropriate hygiene of persons with disabilities in supported employment settings. Education & Training in Mental Retardation & Developmental Disabilities, 33, 179-188.

癫痫症

Schmid-Schoenbein, C. (1998). Improvement of seizure control by psychological methods in patients with intractable epilepsy. Seizure, 7, 261-270.

头疼

Acury, T. A., Quandt, S. A., McDonald, J., & Bell, R. A. (2000). Faith and health self-management of rural older adults. Journal of Cross-Cultural Gerontology, 15, 55-74.

Olness, K., Hall, H., Rozniecki, J. J., Schmidt, W., & Theroharides, T. C. (1999). Mast cell activation in children with migraine before and after training in self-regulation. Headache, 39, 101-107.

Health care

Lorig, K. R., Sobel, D. S., Stewart, A.

L., Brown, B. W., Jr., Bandura, A., Ritter, P., Gonzalez, V. M., Laurent, D. D., & Holman, H. R. (1999). Evidence suggesting that a chronic disease self-management program can improve health status while reducing hospitalization. Medical Care, 37, 5-14.

艾滋病（HIV/AIDS）

Gifford, A. L., & Sengupta, S. (1999). Self-management health education for chronic HIV infection. AIDS Care, 11 (1), 115-130.

家庭作业

Carrington, P., Lehrer, P. M., & Wittenstrom, K. (1997). A children's self-management system for reducing homework-related problems: Parent efficacy ratings. Child & Family Behavior Therapy, 19, 1-22.

营养

Quandi, S. A., McDonald, J., Acury, T. A., Bell, R. A., & Vitolins, M. Z. (2000). Nutritional self-management of elderly widows in rural communities. Cerontologist, 40, 86-96.

疼痛

Kerns, R. D., Rosenberg, R., Jamison, R. N., Caudill, M. A., & Haythornthwaire, J. (1997). Readiness to adopt a self-management approach to chronic pain: The pain stages of change questionnaire. Pain, 72, 227-234.

LeFort, S. M., Gray-Donald, K., Powat, K. M., & Jeans, M. E. (1998). Randomized controlled trial of a community-based psycho-education program for the self-management of chronic pain. Pain, 74, 287-306.

自我管理测量

Ownsworth, T. L, McFarland, K., & Young, R. McD. (2000). Development and standardization of the self-regulation skills interview (SRSI): A new clinical assessment tool for acquired brain injury. Clinical Neuropsychologist, 14, 76-92.

自我管理技能

Kern, L., Marder, T. J., Boyajian, A. E., Elliot, C., et al. (1997). Augmenting the independence of self-management procedures by teaching self-initiation across setting and activities. School Psychology Quarterly, 12, 23-32.

Yamamoto, J., Kunieda, Y., & Kakutani, A. (1999). Acquisition and generalization of self-management skills among students with developmental disabilities. Japanese Journal of Developmental Psychology, 10, 209-219.

自我控制学习

Bockaerts, M. (1997). Self-regulated learning: A new concept embraced by researchers, policy makers, educators, teachers, and students. Learn & Instruction, 7, 161-186.

社会行为

Embregts, P. J. M. (2000). Effectiveness of video feedback and self-management on inappropriate social behavior of youth with mild mental retardation. Research in Developmental Disabilities, 21, 409-423.

药物滥用

Brichcin, M., Cadova, I., & Zyka, J. (1997). Objective manifestations of will factors in adolescents abusing drugs. Ceskoslovenka Psychologie, 41, 1-29.

Copeland, J. (1997). A qualitative study of barriers to formal treatment among women who self-manage change in addictive behavior. Journal of Substance Abuse Treatment, 14, 183-190.

Horvath, A. T., & Velten, E. (2000). SMART Recovery®: Addiction recovery support from a cognitive-behavioral perspective. Journal of Rational-Emotive & Cognitive Behavior Therapy, 18 (3), 181-191.

视觉丧失

Brody, B. L, Williams, R. A., Thomas, R. G., Kaplan, R. M., Chu, R. M., & Brown,

S. I. (1999). Age-related macular degeneration: A randomized clinical trial of a self-management intervention. Annals of Behavioral Medicine, 21, 322-329.

Lanfaloni, G. A., Baglioni, A., & Tafi, L. (1997). Self-regulation training programs for subjects with mental retardation and blindness. Developmental Brain Dysfunction, 10, 231-239.

控制体重
Braet, C. (1999). Treatment of obese children: A new rationale. Clinical Child Psychology & Psychiatry, 4, 579-591.

Kitsantas, A. (2000). The role of self-regulation strategies and self-efficacy perceptions in successful weight loss maintenance. Psychology & Health, 15, 811-820.

自我管理的跨文化应用

自我管理策略已经在各种类别的求助者中使用，如健康管理、学校行为、关系冲突、HIV教育干预等。Jacob、Penn、Kulik和Spieth研究了自我管理与正性强化的效果。他们请非裔美国妇女报告在为期九个月的时间里进行乳房自我检查的履行率，发现自我管理和正性强化策略都能促使这些妇女坚持进行自我检查，尤其是那些一开始就被指定为"检查者"的妇女（更像她们对自己进行追踪）。

Roberson以那些被诊断为患有慢性疾病并生活在乡村的成年非裔美国人为对象，研究了自我管理策略和坚持性的关系。她发现这些病人和医生对坚持性持有不同观念，而且双方的治疗目的也不相同。病人认为坚持治疗意味着明显的康复，并得到易于操作、可行而有效的治疗。他们用于对付疾病的自我管理策略与自己的生活风格、信念模式、个人特点相互协调。他们相信这种自我管理对治疗和康复都有效果。Roberson指出，治疗师不应过多地指责求助者没有坚持治疗，而应鼓励和促进求助者以自己的努力应付疾病，使他们生活得更好。

哮喘病是医疗中的一个重点。在一个相关的研究中，Haire-Joshu、Fisher、Munro和Wedner比较了两组病人对自我管理疗法的态度。这些病人都是非裔美国成年人且患有哮喘病。不过一组病人在急救中心接受治疗，而另一组病人则住在强调自我管理策略的私人诊所。与第二组学习过预防哮喘自我管理技巧的病人相比，急救中心的病人更倾向于进行自我治疗（依赖于床头的医药），或者避免、延后他人的帮助。他们发现，在为这些病人制订干预计划时，要应该关注这样一些因素，如是否容易得到他人的帮助，以及他们过去与医疗机构打交道的不同经验。Rao和Kramer发现在婴儿患有镰刀细胞病的非裔美国母亲中，自我控制是她们减轻或应对压力的一个重要方面。当然，其他类型的改变策略（积极强化法、寻求社会支持、问题解决法等）对于自我管理策略的补充作用也是十分明显的。

自我管理策略在减少同性恋男人感染艾滋病病毒的风险中，也是一个很有效的治疗成分。在一项针对非洲裔美国青少年减少艾滋病风险的研究中使用了自我管理方法，该研究比较了三种干预条件：只向青少年提供知识；只为他们培训技能；同时提供知识和技能训练。结果发现，同时接受知识和技能的青少年比那些只接受其中之一的青少年，减少感染风险的程度最大，维持低风险行为的时间最长，推后进行性活动的时间也最长。当然，研究还发现，对于那些异性恋的城市非裔美国青少年来说，他们的中途退出率和与己无关的感受都是上升的。

还有研究发现，自我管理是减低同性恋男性感染艾滋病病毒训练计划中的重要课程。在一个新近的研究中，数百名非裔美国青年接受了八个星期预防艾滋病病毒风险的自我管理疗法训练。研究比较了分别只进行教材讲授或技能训练与同时进行教材讲授和技能训练的效果，结果发现综合使用两种方法的青年比只使用一种方法的青年降低了感染率，性行为的冲动性也得到了更大的控制。

新近的研究指出，将自我管理干预法中涉及的环境资源可以进一步扩大，如包括社会支持人群和网络，精神信仰，以及与家庭和社会一起共同发展出各种文化相关的方法等。例如，在治疗哮喘病过程中，人们制定出一种计算机辅助的自我管理方法。除去各种研究发现外，Bartholomew与其同事还指出，可以将某些理论（如自我效能理论和自我调整过程理论）以一种文化敏感的方式应用于自我管理干预法中。Wang和Abbott讲述了一个以华人社区为对象的项目，该项目建立了一种基于社区的文化敏感自我干预计划来治疗糖尿病和高血压等慢性疾病。在那些农村少数民族老年人的健康管理中，信仰、祈祷和宗教活动也显示出它们的重要性，因此，在制定自我管理干预计划时应当考虑到这些因素。为农村人口特别是弱势（如丧偶）的老年人提供营养自我管理干预法时，也反复强调这些因素。

自我管理法对于来自多元群体的求助者来说，可以成为一种文化敏感的有效干预措施，特别是当进行自我管理治疗的时间有限，针对的是当前问题，并且要用实用的解决问题的方法时，似乎更是如此。相似的，那些针对求助者行为模式以及针对引发他们行动的信念和观念取向的干预法，与自我管理干预法的思路是一致的，而那些单纯的"谈话"法和自我探索法则与自我管理法不相一致。当然，我们不应将自我管理法视为一种"冗长的漫游"法或者无应答的方法。实际上，自我管理法对于包围在自我和问题解决周围的环境资源和文化视角是十分敏感的。自我管理法可以吸引那些不喜欢传统心理健康服务，或者对此感觉不舒服的求助者。要记住，在自我管理治疗中，求助者应是主角，大部分治疗过程都是在咨询之外进行的。价值观、信念系统（如自立、忠诚、融进群体是生活中的重要策略）以及求助者所在环境的特征（社会、物质、信息、政治等）都是在制定自我管理干预计划时，要加以评估的重要维度。

然而并不能认为自我管理作为干预措施适合于来自任何文化群体的求助者。McCafferty提出，在不同的文化和不同的社会中，自我调控过程是有差异的。而自我管理中涉及的许多概念都植根于欧洲文化。Casas宣称自我管理的"一些基本概念可能与少数民族的生活经验不一致，特别是由于种族主义、歧视、贫穷生活的影响，人们可能产生了一种与自我调控方法相反的认知模式（比如外控源、责任推卸、习得性无助）"。我们在第十章讨论了制定治疗计划中的各种观点，并提到Sue等的四象限文化身份模式理论，这四个象限从内控过渡到外控，从内在责任过渡到外在责任。这样，控制源和责任的内外归因可能就是影响自我管理是否适合于某些妇女和少数民族求助者的中介因素。St. Lawrence进行了一项创造性的研究，要求非裔美国男女青年回答下列有关问题，如艾滋病知识、避孕套使用态度、艾滋病病毒传染性、避孕措施偏爱及控制源。内控越高的人使用避孕套的可能性就越大，其中女孩的比例要高于男孩。除去这两个中介因素外，研究者还发现对自己文化的认同感、对美国文化的趋同和同化程度也都是重要的中介变量，它们对少数民族求助者使用自我管理策略都产生着影响。

对不同文化背景的求助者使用自我管理的指导原则

我们建议使用如下的指导原则进行跨文化自我管理治疗：

1.在评估自我管理策略是否有用时，要考虑求助者的生活风格、信仰、行为模式及个人价值观等因素。例如，若求助者对追踪事件过程感兴趣，那么自我监测的策略就应该与其个人的认知风格相关联。对于那些不感兴趣于事件发展过程的求助者，那么使用自我监测策略便是浪费时间，其活动则与个人和文化没有关系。

2.干预策略要与求助者的文化相配合。有些求助者的成长过程使他们变得十分保守，他们不愿意将自我监测资料公之于众。而另外一些求助者则缺乏自律，难以为了自我监测而坚持做某事，如借助吸烟椅子进行戒烟。求助者的成长经历不同，接受自我奖赏观念的程度也不同，因此奖赏也必须根据求助者的性别、年龄和文化进行调整。

3.要了解求助者的世界观（见第十章），并据此来判断自我管理的适用性。对于那些来自强调外源控制和外部责任文化的求助者，自我管理是没有作用的。

4.要根据求助者进行咨询治疗的目的和他们的生活环境来判断自我管理策略的适用性。如果求助者生活艰难，环境压抑，并存在着种族主义、种族歧视和种族压迫，那么自我管理策略就不太可能发挥作用。假设你是一个收入很低的妇女，没有任何社会支持和社会联系，并常常遭受同居男人的打骂，而这时咨询师告诉你要进行某种自我管理治疗，这当然是很难想象的事情！另一方面，一种或多种自我管理策略使求助者通过更好的健康管理或者通过帮助自己的孩子更好地管理课堂行为来获得某种具体的缓解和安慰，而这正是治疗目标中有意义的一部分。

有效自我管理策略的特征

如果能很好地计划和执行自我管理策略，它就会表现出一些在咨询师主导的治疗过程中不甚明显的特征。第一，它可以增加求助者对环境的控制感，减少对咨询师和其他人的依赖；增强的控制感会促使求助者采取行动。第二，自我管理策略非常实用，既不需要花费很多，又可以随时进行。第三，它对求助者来说很适用。有时求助者会拒绝进行"咨询师主导的治疗"（如戒烟或减肥），但他们可能会同意使用自我管理治疗方法。对于那些不信任咨询治疗的求助者来说，自我管理方法具有特别的优势。最后，自我管理策略还可使学习效果进一步扩大，从会谈咨询扩大到实际生活，从问题情境扩大到一般情境。正是这些优点促使研究者和咨询师不断使用和探索自我管理策略，研究其有效成分和成功的疗效。

虽然还有很多问题，但我们仍然可以指出在进行有效的自我管理治疗时，下面几个因素很重要：

1.各种策略的组合，有些着重于行为的前提，有些则着重于行为的后果。

2.在一段时间里坚持使用这些策略。

3.求助者的自我评价、设立目标和自我效能感的情况。

4.使用内隐的、言语的以及实物的自我管理方法。

5.外部环境的支持程度。

策略组合

我们提到过，自我管理法经常是与其他改变策略一同使用的。组合策略通常要比单个策略更为有用。在一项控制体重的研究中，Mahoney、Moura和Wade发现，使用自我奖赏会显著地加强自我监测和对刺激物的控制。而且，同时使用自我奖赏和自我惩罚策略的求助者要比只用一种策略的求助者，体重减轻的效果更明显。应激接种训练法（见第十四章）将自我管理法纳入有多种方法组合而成的治疗组合，在治疗儿童青少年问题等许多问题上都取得了疗效。自我管理法与其他方法的组合被用于如下一些问题，如体重控制、人际关系技能训练、发展性残疾、焦虑、各种年龄组的抑郁患者、失眠症以及学业成绩等。本章包括的一些表格提供了诸多应用自我管理法的生活领域和问题。

Greiner和Karoly也发现同时使用自我监测、自我奖赏和制定计划策略的学生，学习成绩提高得更快，而只使用一种策略的学生效果则没有那么明显。Mitchell和White发现患者头痛频率下降的程度与他们同时使用自我管理策略的数量直接相关。Perri和Rihards、Heffernan等的研究表明，自我控制成功者使用的策略数量更多，坚持的时间更长；而自我控制不太成功者则相反（成功者是指将目标行为增加或减少至少50%，并将这种改变至少持续几个月时间的人）。使用综合自我管理策略的问题领域有：减低体重，人际关系技巧训练，焦虑，成瘾障碍，抑郁，失眠症，学习问题。另外，在长期控制肥胖的治疗过程中，自我强化、刺激控制和自我监测都是维持治疗继续进行的重要策略。

应用策略的一致性

持续而有规律地使用这些策略对于自我管理治疗的成功是非常重要的。自我管理治疗不成功常常不是因为这个策略无效，而是因为没有持续地使用这个策略。自我控制成功者较之不成功者更经常和更持久地使用这些策略。同样，自我管理法的"失败"或许就在于疏于使用管理措施。如果自我管理的努力不持续一段时间的话，它的效力也许会因为太弱而无法产生任何变化。

自我评价、设定标准和自我效能

以设定标准(目标)和意向陈述的形式表述的自我评价构成了自我管理法的重要组成部分。证据显示，自我选择严格标准比选择宽松标准能更积极地影响到绩效和成绩。重要的是要区分出结果预期（关于某种行为和事件将引致特殊结果的信念）和自我效能预期（对自己形成意图、设定目标并成功行动能力的信念和信心水平）。求助者可能对自己完成某个行动抱有信心，但因为他相信采取这个行动并不能达到预期目标（或者存在着阻碍达致目标的障碍），而没有采取这个行动。在某些案例中，要对情境进行现实的了解，强调对求助者周围存在的那些可能对预期目标产生重要作用的环境、其他人物和因素等进行仔细的评估。一般来说，许多人相信，知觉到的自我效能是其中的关键成分。没有自我效能感，就难于制定需要求助者极大投入的自我管理干预计划并使求助者在干预过程中取得不断成功而具有强化作用的目标结果。另一方面，加强自我效能预期可以增强求助者的内部资源，这对于自我管理干预法的未来成功是十分关键的。例如，自我控制成功者通常为自己设定较高的目标或标准，但是标准必须是现实的、能够达到的，否则自我强化就不可能发生。

Bandura讨论了影响自我效能预期的各种原因，(1)个人所取得的成就；(2)替代经验（如观察他人、阅读故事、想象等）；(3)言语劝告；(4)胜利和情绪状态（如将积极心境和放松状态与需要自我效能感的情境联系起来）。

自我强化的使用

自我强化，无论是内隐的，还是言语的或实物的，都是自我管理方法的重要组成部分。能够在心里表扬自己并注意到积极改变的迹象，与自我改变有着密切联系。相反，自我批评（内隐和言语的）则阻碍变化。重要的是要考虑到，哪些东西被求助者认为具有真正的强化作用。例如，有些人认为实物自我奖赏（如金钱和有价值的东西）可能比自我监测和自我惩罚更有作用。而另外的人可能认为获得社会支持或者荣誉更为有效。自我强化还必须与求助者的性别和文化相关联。

环境的支持

某种程度的外部支持对于自我管理策略产生和保持疗效是必要的。例如，公开自己的监测资料和他人的帮助都提供了获得社会强化的机会，而社会强化有助于促进行为改变。成功地进行了自我控制的人说，他们得到了比没有成功的人更多的来自他人的积极反馈。为了维持自我管理带来的改变，就必须有社会和物理环境的支持，尽管如何获得最佳支持会因求助者的文化背景、年龄群体和生活环境而不同。我们在前面用例子说明了对于"自我"的理解可能因人而异，而自我管理可能受到网络、社群、历史遗产或应考虑的当前状况等方面的不同影响。这些例子说明了信仰与精神性的重要性，同时也说明了社会网络与文化身份的重要性。

为求助者设计自我管理方案的步骤

下面我们介绍自我管理方法的步骤，并将刚刚介绍完的有效自我管理特征加入进去一起讨论。只要在自我治疗中用到刺激控制、自我监测或自我奖赏策略，下述的步骤就是适用的。图17.1总结了各个步骤，左侧所列即为自我管理方法的特征。

第一步和第二步包括设定目标和自我评价。求助者在步骤1中要确认出目标行为以及原因和后果，并将它们记录下来。求助者还要收集基线数据，并据此监测行为的变化。如果问题评估（第九章）中没有收集这方面的数据，这时就要加以补充。求助者在步骤2中要具体明确地定义目标行为、改变条件和改变程度。第十章曾提到，行为、条件和改变程度是治疗目标的三个组成部分。确定目标是自我管理策略的重要步骤，因为设立目标对求助者来说有着动机作用。确定目标可以影响到自我管理的某些措施，因而可以达到预期的目标。

第十七章 自我管理策略

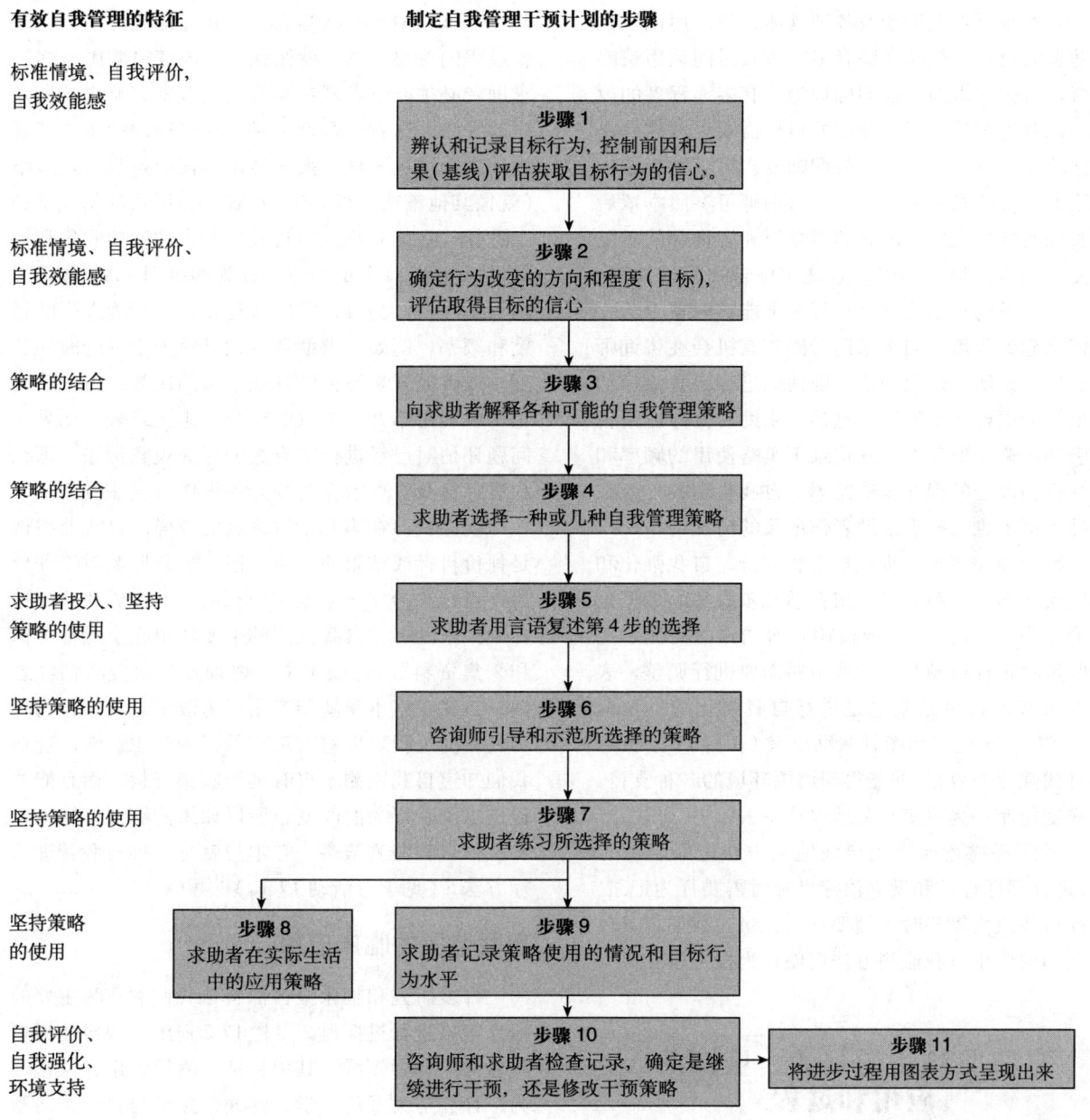

图 17.1 建立有效的自我管理方案

第三步和第四步用来帮助求助者选择出自我管理策略的组合。咨询师要向求助者解释清楚所有的策略（步骤3），并强调求助者选择出的策略应当包括两类，一部分策略要与行为原因发生联系，而其他的策略则要用于操作和管理行为结果。求助者最终要自己决定应当选用哪些自我管理策略（步骤4），求助者自己选择策略是自我管理和自我引导方法中很重要的一步，如果能够获得专业咨询师和其他支持求助者进行选择的人的帮助，这个步骤将会获益颇多。

第五步至第九步涉及各种具体操作，用以增强求助者的投入，鼓励求助者坚持较长时间运用策略组合。首先，求助者要明确行为应有多大程度的改变，以及为了达到行为改变的目标需要采取哪些具体行动（步骤5）。其次，咨询师要告诉求助者如何实施所选择的策略（步骤6）（咨询师可参照本章后面所列的指导原则）。清晰的引导语和咨询师的示范将使求助者能够更准确有效地实施自我管理策略。咨询师给予的指示语在某种程度上能够对整个治疗过程都起到作用。如果求助者能够有机会在咨询师的辅导下预演全过程的话，则他们进行自我治疗的效果就会更好（步骤7）。最后，求助者实际应用自我引导策略（步骤8），并记录下策略使用的频率和目标行为改变的程度（步骤9）。自我管理的疗效在某种程度上也有赖于求助者作记录的情况。

第十步和第十一步包括自我评价、自我强化和环境支持等。求助者可利用在前几步收集的数据来评价行为改变的情况（步骤10）。评价结果可显示出哪些策略进行得顺利，哪些策略需要进行调整。表明有进步的评价结果也是进行自我强化的一个时机。将每一个进步制图并张贴出来（步骤11），会增强自我强化的效果，并能得到周围环境的各种支持，这样就能使行为改变长久地保持下去。

下面将描述如何用自我监测方法记录目标行为。进行问题评估和设立治疗目标时需要行为记录，进行自我改变策略时也需要行为记录。我们将具体讨论如何应用自我监测方法促使行为发生改变。

自我监测法的目的、监测的应用和过程

自我监测的目的

在第八章我们将自我监测定义为观察、记录自己的行为及自己与周围环境交互作用的过程。自我监测是进行问题评估时非常有用的手段，因为观察资料能够证实或改变求助者关于问题行为的口头报告。我们建议求助者要在指定的时间内观察并记录日常行为，主要包括有问题行为及其前因后果。

Thoresen和Mahoney宣称，自我监测是任何自我改变过程的首要步骤（就像在其他改变策略中一样）。求助者必须能够发现在实施自我改变策略之前所发生的行为，这就像咨询师必须在进行治疗前先了解求助者的情况一样。换句话说，任何自我管理策略（就像其他策略一样）应该在观察和记录的基线基础上进行。在建立基线的过程中，求助者要收集和记录目标行为（B）的数据，行为的前因（A）和行为的后果（C）。另外，求助者还要记录行为发生的强度和频率。例如，求助者可记录每天学习的时间长度，或者离开学习去做其他事情的次数。自我监测也可以利用第九章提供的行为日志记录表。如果在问题评估时已经进行了有关的行为观察记录，那么在进行自我管理治疗时则无须再作自我监测。

就像我们在第九章讨论过的那样，自我监控也是评价目标或结果的有用手段。自我监测对于评价治疗目标和治疗结果也十分有用。治疗前和治疗进行中，求助者"自我监测的主要功用在于进行评估和采集资料"。近些年来，咨询师和研究者们注意到，自我观察本身就能产生行为改变。收集自己行为资料的过程可以对被观察的行为产生影响。现在我们知道自我监测不仅有助于收集资料，而且能够促进求助者行为的改变。所以如果能够很好地安排和执行自我监测策略，它本身就是一种自我管理治疗方法。（见学习活动17.1。）

自我监测的临床应用

许多研究和临床报告都将自我监测作为主要的治疗策略进行过探讨。专栏17.2列出了曾经使用自我监测的各种领域。其中包括：酒精饮用、课堂行为、社会与关系动力学、疼痛、焦虑与恐慌、问题解决、学习、进食与体重减轻、压力以及许多健康问题等。自我监测已经应用于许多不同的人群，包括残障人士、慢性心理疾病患者、儿童、老年人、照料者以及其他文化的人群。

影响自我监测反应性的因素

第九章曾谈到自我监测有两个应关注的问题，一个是自我记录的可靠性，另一个是自我监测的反应

学习活动 17.1　自我监测

这个学习活动将帮助你自己实施自我监测，以下是为你设计的自我监测计划：

1. 识别目标反应
   a. 确定一个你想改变的目标行为，并挑选该行为的积极和消极方面进行监控——这取决于你更看重哪一方面以及你想增加还是减少该行为。
   b. 写下该行为的定义，你的界定是否清晰？
   c. 你能否举出该行为的例子？如果有困难，可以紧扣你所下的定义来举例——也可以对照举出该行为正面和反面的例子。

2. 记录目标反应
   a. 选择记录时机，注意以下原则：
   （1）若想减少不希望出现的行为，则采用行为前监测法；
   （2）若想增加该行为，则采用行为后监测法；
   （3）马上记录——不要拖延；
   （4）只有当没有其他竞争性反应时才记录，写下你选择的记录时机。
   b. 选择记录方法（频率持续性等），注意：
   （1）频率指标适用于反应行为间断性发生的情况；
   （2）持续性或潜伏性指标适用于反应行为持续一段时间的情况；
   （3）强度指标用来说明反应的严重程度。
   c. 选择用来记录的设备，注意这些设备应该是：
   （1）携带方便；
   （2）容易找到；
   （3）经济；
   （4）令人感兴趣。
   d. 做好以上选择之后，实施自我监测至少一周（最好两周），然后开始第三步、第四步、第五步。

3. 制图表：将每天监控的资料画成单线图表。

4. 展示资料：选择一个（你感觉舒服的）地方展示自己的情况图表。

5. 分析资料：将自己现有的水平与所提出的目标水平进行对比，看看行为出现了哪些改变。

专栏 17.2　自我监测研究领域举例酗酒

酗酒

Walitze, K. S., & Connors, G. J. (1999). Treating problem drinking. Alcohol Research & Health, 23, 138-143.

孤独症

Akane, A. (1998). Self-monitoring of autistic behavior. Psychology:A Journal of Human Behavior, 35, 23-29. Strain, P. S., Kohler, F. W., Storey, K., & Danko, C. D. (1994). Teaching preschoolers with autism to self-monitor their social interactions: An analysis of results in home and school settings. Journal of Emotional and Behavioral Disorders, 2, 78-88.

血糖升高

Bernbaum, M., Albert, S. G., McGinnis, J., & Brusca, S. (1994). The reliability of self blood glucose monitoring in elderly diabetic patients. Journal of the American Geriatrics Society, 42, 779-781.

课堂行为

Todd, A. W., Horner, R. H., & Sugai, G. (1999). Self-monitoring and self-recruited praise: Effects on problem behavior, academic engagement, and work completion in a typical classroom. Journal of Positive Behavior Interventions, 1(2), 66-76. VanLeuvan, P., & Wang, M. C. (1997). An analysis of students-self-monitoring in first- and second-grade classrooms. Journal of Educational Research, 90(3), 132-143.

Wood, S. J., Murdock, J. Y, Cronin, M. E., Dawson, N. M., & Kirby, P. C. (1998). Effects of self-monitoring on on-task behaviors of at-risk middle school students. Journal of Behavioral Education, 8, 263-279.

文化因素
Goodwin, R., & Soon, A. P. Y. (1994). Self-monitoring and relationship adjustment: A cross-cultural analysis. Journal of Social Psychology, 134, 35-39.

Weierter, S. J. M., Ashkanasy, N. M., & Callan, V. J. (1997). Effect of self-monitoring and national culture on follower perceptions of personal charisma and charismatic message. Australian Journal of Psychology, 49, 101-105.

残疾工人
Kaplan, H., Hemmes, N. S., Moltz, P., & Rodriguez, H. (1996). Self-reinforcement and persons with developmental disabilities. Psychological Record, 46, 161-178.

拔头发行为
Rogers, P., & Darnley, S. (1997). Self-monitoring, competing response, and response cost in the treatment of trichotillomania: A case report. Behavioural and Cognitive Psychotherapy, 25, 281-290.

Stoylen, I. J. (1996). Treatment of trichotillomania by habit reversal. Scandinavian Journal of Behaviour Therapy, 25 ( ), 149-153.

免疫系统
Greene, B. R., Blanchard, E. B., & Wan, C. K. (1994). Long-term monitoring of psychosocial stress and symptomatology in inflammatory bowel disease. Behaviour Research and Therapy, 32, 217-226.

强迫冲动障碍
McKay, D., Todaro, J. F., Neziroglu, F, & Yaryura, T. J. A. (1996). Evaluation of a naturalistic maintenance program in the treatment of obsessive compulsive disorder: A preliminary investigation. Journal of Anxiety Disorders, 10, 211-217.

疼痛知觉
Dar, R., & Leventhal, H. (1993). Schematic processes in pain perception. Cognitive Therapy and Research, 17, 341-357.

Panic attacks
de Beurs, E., Garssen, B., Buikhuisen, M., & Lange, A. (1994). Continuous monitoring of panic. Acta Psychiatrica Scandinavica, 90, 38-45.

学业成绩与学业困难
Jitendra, J. K., Cole, C. L, Hoppes, M. K., & Wilson, B. (1998). Effects of a direct instruction main idea summarization program and self-monitoring on reading comprehension of middle school students with learning disabilities. Reading and Writing Quarterly: Overcoming Learning Difficulties, 14, 379-396. Jitendra, A. K., Hoppes, M. K., & Xin, Y P. (2000). Enhancing main idea comprehension for students with learning problems: The role of a summarization strategy and self-monitoring instruction. Journal of Special Education, 34 (3), 127-139.

Reid, R. (1996). Research in self-monitoring with students with learning disabilities: The present, the prospects, the pitfalls. Journal of Learning Disabilities, 29, 317-331.

问题解决
Lan, W., Repman, J., & Chyung, S. Y (1998). Effects of practicing self-monitoring of mathematical problem-solving heuristics on impulsive and reflective college studentsheuristics knowledge and problem-solving ability. Journal of Experimental Education, 67, 32-52.

精神分裂/幻觉
Brebion, G., Amador, X., David, A., Mapaspina, D., Sharif, Z., & Gorman, J. M. (2000). Positive symptomatology and source-monitoring failure in schizophrenia: An analysis of symptom-specific effects. Psychiatry Research, 95, 119-131.

Dayus, B., & van den Broek, M. D.

(2000). Treatment of stable delusional confabulations using self-monitoring training. Neuropsychological Rehabilitation, 10, 415-427.

Stirling, J. D., Hellewell, J. S. E., & Quraishi, N. (1998). Self-monitoring dysfunction and the schizophrenic symptoms of alien control. Psychological Medicine, 281, 675-683.

自我效能

Zimmerman, B. J., & Kitsantas, A. (1996). Self-regulated learning of a motoric skill: The role of goal setting and self-monitoring. Journal of Applied Sport Psychology, 8, 60-75.

吸烟

Becona, E., & Vasquez, F. L. (1997). Does using relapse prevention increase the efficacy of a program for smoking cessation? An empirical study. Psychological Reports, 81, 291-296.

自杀观念

Clum, G. A., & Curtin, L. (1993). Validity and reactivity of a system of self-monitoring suicide ideation. Journal of Psychopathology and Behavioral Assessment, 15, 375-385.

控制体重

Foreyt, J. P., & Goodrick, G. K. (1994). Attributes of successful approaches to weight loss and control. Applied and Preventive Psychology, 3, 209-215.

工人健康

Fox, M. L., & Dwyer, D. (1995). Stressful job demands and worker health: An investigation of the effects of self-monitoring. Journal of Applied Social Psychology, 25, 1973-1995.

性。评价目标行为时自我记录的可靠性即准确性很重要，但将自我监测作为一种行为改变策略使用时，资料的准确性就不那么关键了。从咨询的角度来讲，自我监测的反应性就很适合行为改变策略。例如，Kanfer 和 Gaelick-Buys 提到过，一对夫妻曾用自我监测法观察他们自己的争论行为。后来他们报告说，每当监测仪（录音机）打开时，他们就会停止争论。

虽然自我监测的反应性在资料收集过程中具有两难性，但有意地将自我监测作为一种治疗策略时，它却是有益的。作为改变策略时，要尽量扩大自我监测的反应性作用，至少要达到行为改变的目标。长时间的自我监测可以维持其反应性。

有许多因素影响着自我监测的反应性，总结这些因素发现：当求助者能够持续监测少量的、具体而积极的目标行为时，当所提供的反馈信息、目标或标准十分清楚时，或者当监测行为十分突出并且与目标行为在时间上十分接近时，自我监测最有可能导致积极的行为变化。

Nelson 总结出八个有关变量，影响着自我监测反应性的发生、强度和方向：

1. 动机。对改变监测行为有兴趣的求助者更有可能在自我监测时表现出积极的反应性。

2. 目标行为的重要性。求助者看重的行为会提高自我监测的效果，相反的行为会减少其效果，而中性行为则没有效果。

3. 目标行为的类型。被监测行为的性质会影响自我监测对行为改变的效果。

4. 标准（目标）设定、强化和反馈。如果在进行自我监测的同时有明确的目标和反馈信息，其反应性就会增加。

5. 自我监测的时间。自我记录的时间会影响反应性，目标反应前、后进行监测的效果是不同的。

6. 自我监测的工具。使用可见的记录装置能比隐蔽的装置产生更多的反应性。

7. 被监测的目标反应的数量。监测行为只有一项时，自我监测的反应性就会增加。而被监测行为的数量越多，其反应性越低。

8. 自我监测的时间安排。自我监测的频率会影响反应性。持续的监测要比断续的监测能够导致更大的行为改变。

另外下面三种因素对自我监测的反应性亦有影响：

1. 求助者的特点。求助者的智力和躯体能力与反应性有很大的关系。

2. 求助者的期望值。求助者对行为的改变抱有期望，求助者的期望与治疗对求助者的"要求"很难截然区分开来。

3. 求助者行为改变技巧。求助者与行为改变有关的知识和技能会影响反应性。如，成瘾行为的反应性受到求助者关于禁食和戒烟等简单知识的影响。这些一般性指导的效果随求助者的性别、阶层、民族、种族的不同而有所不同。

自我监测的步骤

自我监测至少包括六个步骤：介绍治疗原理、区分反应、记录反应、将反应绘成图表、展示改变进程资料、分析资料。以下将对这几步的实施一一作

介绍，并用表 17.1 作一总结。请记住，这些步骤都是相互联系的，每一步都是自我监测取得成效不可或缺的。同时，每一步都要考虑求助者的性别和文化。

治疗基本原理

首先，咨询师要向求助者解释自我监测方法的原理，使求助者在开始治疗之前了解自我监测要进行哪些内容以及这些内容对他有何帮助。以下是 Benson 和 Stuart 进行原理解释的一个例子：

自我监测的目的在于使你增加对自己睡眠情况的了解。研究表明坚持进行自我监测对失眠症患者颇有益处。一个星期内，每天早晨都要记录前一天晚上上床的时间，大约用了多少分钟睡着；如果在夜间醒来，醒了多少分钟才又睡着；睡眠时间一共

表 17.1　自我监测的步骤

1. 基本原理	A. 目的 B. 概况
2. 区分反应	A. 选择监测目标反应 1. 反应类别 2. 反应重要性 3. 反应数目续表
1. 基本原理	A. 目的 B. 概况
3. 记录反应	A. 记录时间 1. 行为前记录降低反应；行为后记录增加反应 2. 及时记录 3. 不存在竞争反应时记录 B. 记录方法 1. 记数 2. 时间长度 a. 连续记录 b. 取样记录 c. 记录设备 1. 可携带的 2. 可接近的 3. 经济的 4. 在某种程度上引人注意的
4. 将反应制图	A. 将记录反应的每天总数制成图表
5. 展示资料	A. 环境支持图示
6. 分析资料	A. 准确解释资料 B. 自我评价和自我强化

多少小时；早晨起床的时间。同时用量表做出如下评定：早晨是否感到得到了良好休息、前晚入睡的困难程度、睡眠质量、前晚入睡时的身体紧张程度、大脑兴奋程度，以及前一天的工作效率等。这种日志会帮助我们评价你的睡眠状况和纠正睡眠中存在的问题。你认为这种方法怎么样？

对反应的区分

求助者要使用自我监测法，首先就要对自己的反应进行观察或做出区分。比如正在对咬指甲的习惯进行监测的求助者，必须能够区分咬指甲行为和其他行为。如果能够辨认某种行为是否出现，这就做到了区分反应；这种行为可能是外显的（如咬指甲），也可能是内隐的（如积极的自我观念）。Thoresen和Mahoney指出，区分行为反应可以被看做是自我监测法中的"意识"层面。

区分反应包括帮助求助者识别要监测"什么"，这个决定通常需要咨询师的帮助。被监测的反应类型会影响自我监测的治疗效果，比如，每天记录体重和热量摄入量的病人比只记录体重的求助者可能会减掉更多的体重。McFall指出，现在还不清楚为什么有些目标反应似乎比其他反应更容易进行自我监测，因此对被监测的目标反应的选择仍然只是从实际考虑出发的。Mahoney也指出这样的情况，即对某类反应的自我监测会削弱治疗的效果，比如让有自杀倾向的人监测自己的抑郁观念。

自我监测的效果还会随目标反应的重要性而变化。任何被监控的行为都有积极和消极两个方面。在有些情境中，某个方面会比另一方面对自我监测的影响更重要。

遗憾的是，几乎很少有指导资料告诉我们自我监测时应当选择什么样的反应或其重要性如何等。因为行为本身的价值影响到自我监测的反应性，因而这可以作为一个指导原则，即应让求助者监测那些他们非常想要加以改变的行为。一般来讲，应当鼓励求助者只监测一个反应，特别是在刚开始进行监控时。如果求助者监测一项行为没有困难，就可以慢慢增加监控对象的数目。

记录反应

求助者学会了对反应进行观察、区分后，咨询师就可以告诉他们如何进行行为记录。大多数求助者很可能从来没有系统记录过自己的行为，而系统记录对自我监测法的成功至关重要，因此求助者必须了解做记录的重要性和具体方法。求助者需要知道何时记录、如何记录以及记录工具的使用等情况。记录的时间、方法和工具都会影响自我监测的效果。

自我监测的时间：何时记录

关于自我监测人们理解最少的一个方面就是记录时间，即指求助者在什么时刻实际对目标行为进行记录。记录可以在行为之前，也可在行为之后进行。在行为前监测中，求助者要记录行为的意图和动机；在行为后监测中，求助者要记录目标行为的完整过程。Kazdin指出，自我监测的效果依赖于监测发生在反应链的哪一点上。Kanfer和Gaelick-Buys总结说，现有的资料不足以说明究竟是行为前还是行为后监测能取得更好效果。Nelson指出，自我监测时间的选择在一定程度上要看求助者作记录时是否还有其他引起注意的行为反应。另一个影响自我监测时间选择的因素是反应和记录之间的时间长短，许多人认为延迟记录会削弱监测的效果。

我们建议应用如下四条原则指导咨询师和求助者决定何时进行记录。第一，如果求助者想要用自我监测法减少某种行为，那么行为前记录会更有效，因为记录似乎可以使反应链提前中断。自我监测不良行为的一个例子就是，每当你刚刚产生吸烟和吃零食的念头时，你就进行记录。行为发生前的监测比行为发生后进行的监测会更多地改变行为。行为前监测可能较行为后监测能导致更多的行为改变。如果求助者是想增加某种行为，那么行为后监测可能更为有效，因为记录可能会使求助者意识到所期望的行为还太少。第三，行为发生后马上记录可能是最有效的。简单的原则是"当有了吸烟念头后马上记录，或者在你暗暗对自己进行赞扬之后立即记录下来，不要等到15或20分钟之后再记录，那样记录的影响就失去了"。第四,让求助者在进行自我记录时,不要为环境影响或其他行为反应而分心。如果可能,要训练求助者在行为现场中马上记录,而不要在每天晚上依靠记忆记录一天的行为。当然,现场记录不一定总能实施,因此在某些案例中,求助者的自我记录必须要在事后进行。

自我监测的方法:如何记录

咨询师要告诉求助者记录目标行为的具体方法。McFall 指出记录方法有许多种变式:

有的记录是非正规、非结构化的,如让求助者记录下与心境变化有关的心理事件;有的记录方法则是很正规、结构化的,如让求助者按时间抽样安排次序填写情绪评价问卷量表。记录方法可以非常简单,比如让求助者追踪记录在给定的时间内吸了多少支香烟;也可以很复杂、费时,比如不只问吸了多少支烟,还要问吸烟的时间、地点、环境以及点燃每支烟时伴随的情感反应等。记录可以是很客观的,比如记录每天摄入的热量;也可以是非常主观的,比如记录每天有多少次成功抗拒了吃甜食的诱惑。

Ciminero 等人指出,记录方法应该是"易于操作的,必须能获得目标行为的样本,必须对目标行为的变化很敏感"。对于那些不能做"监测"或那些认为"追踪记录"没有什么价值的求助者来说,要尽量采用非正式、非结构化的记录方法。

第九章关于治疗结果评估部分我们曾讲到:使用连续记录或时间取样记录方法都可以记录行为的频率、持续性、强度几个指标。具体选择哪一种方法主要取决于目标行为的类型和发生频率。要记录目标反应的次数可以选择频率指标。当目标反应间断发生时,频率指标对监测反应是非常有用的。比如,求助者可以记录渴望吸烟的次数或者暗自表扬自己、抱怨自己的次数。

其他种类的目标反应用持续性作指标,就更为准确和容易记录。只要求助者想要记录行为反应的量或者长度,就可以使用持续性指标。Ciminero 等人建议,只要目标反应是连续的行为,使用持续性指标就是适合的。例如,求助者可用持续性指标来记录读书的时间或练习竞技运动的时间,求助者也可用它来记录"愉快情绪"持续的时间。

有时求助者可能要用频率和持续性指标记录两种不同的反应。比如,求助者用频率记录想吸烟的次数,用持续性指标记录吸烟的时间。Watson 和 Tharp 提出,当用频率可以清楚地记录离散行为时就用频率指标,当行为持续较长时间时就用持续性指标。

需要时,求助者还可以记录反应的强度。如,记录愉快、焦虑和抑郁情绪的程度。

自我监测工具的形式

有许多自我监测方法可以记录目标反应的频率、持续性、严重性以及相关影响因素。监测工具的特殊性可能会影响到反应性,从而增加求助者服从自我监测的过程。监测方法必须适合求助者的问题和本人的具体情况。图17.2列出了自我监测工具形式的几个例子。图中第一个例子说明了如何记录思想过程,可用于各种案例,特别是饱含情绪色彩的案例。求助者要记录情境、心境、自动思维和表象、支持关键思维的证据、替代或平衡思维以及对心境的重新评定等。

第二种形式适用于进行相对频繁的记录,如夫妻间进行交流的内容和质量的自我监测。使用这种监测形式,每个人都要记录与对方交流时的内容(如,一起吃晚饭,讨论经济收入问题,谈论工作,同去看电影,探讨子女教育问题等),并对上述交流的质量进行评定。

第三种形式适用于进行详细的记录,它引导求助者将注意指向自己的反应和观点的内容(如,当时我对自己说了些什么?)、联系(如,系统引发某种反应的事件类别)以及反应的水平等。这种形式很适合焦虑反应的自我监测,也可以用于其他种类的内隐(内部)的反应监测。每种形式都可使用多种自我监测设备。

第四种形式适用于那些言语能力有限的求助者,如儿童、母语为非英语的求助者以及患有发展障碍的求助者。家庭自我概念和动机问卷(SCAMIN)包括这样的问题,"你将戴什么样的面具?",以便帮助求助者指出自己在某种情境下的感受,如在家里的感受。需要了解的是,监测工具可

例1：思维记录表

1.情境： 谁？ 什么？ 何时？ 何地？	2.情绪 a.你体验到什么心境？ b.请用百分比评定每一种心境（0~100%）。	3.自发思维（想象） a.在你开始这样感觉之前，你的思想是怎样的？还有什么其他的想法和想象吗？ b.请将关键性思维圈出来。	4.支持关键性思维的证据	5.不支持关键性思维的证据	6.替代性/平衡性思想 a.请写出一种替代性或平衡性思维。 b.请用百分比评定你对替代性思维的确信程度(0~100%)。	7.评定现在的心境；并再次评定第二栏中所列出的情绪、或者新出现的其他情绪（0~100%）。

例2：婚姻交流的内容和质量

在"内容"栏中记录交流的类别，选出最能代表交流质量的等级

时间	交流内容	非常愉快	愉快	中性	不愉快	很不愉快
6:30 A.M.		++	+	0	-	--
7:00		++	+	0	-	--
7:30		++	+	0	-	--
8:00		++	+	0	-	--

例3：记录焦虑反应的自我监测日志

日期/时间	焦虑反应频率	外部事件	内部对话	行为因素	唤醒水平	应对情境技能
记录事件的日期和时间	说明每次焦虑产生的情境	记下引发焦虑的线索	记下你的思想或当时你对自己说的话	记下你是如何反应——你做了什么	评定焦虑的强度： 1.一点儿 2.有些强烈 3.很强烈 4.极强烈	评定你有效地控制情境的程度： 1.很少控制 2.部分控制 3.很能控制 4.绝对控制

例4：家庭自我概念与动机问卷（SCAMIN）

姓名：_李太太_
日期：_10/28/90_
父亲的姓：_史密斯_　　　　　　　　　　　　　母亲的姓：_琼斯_

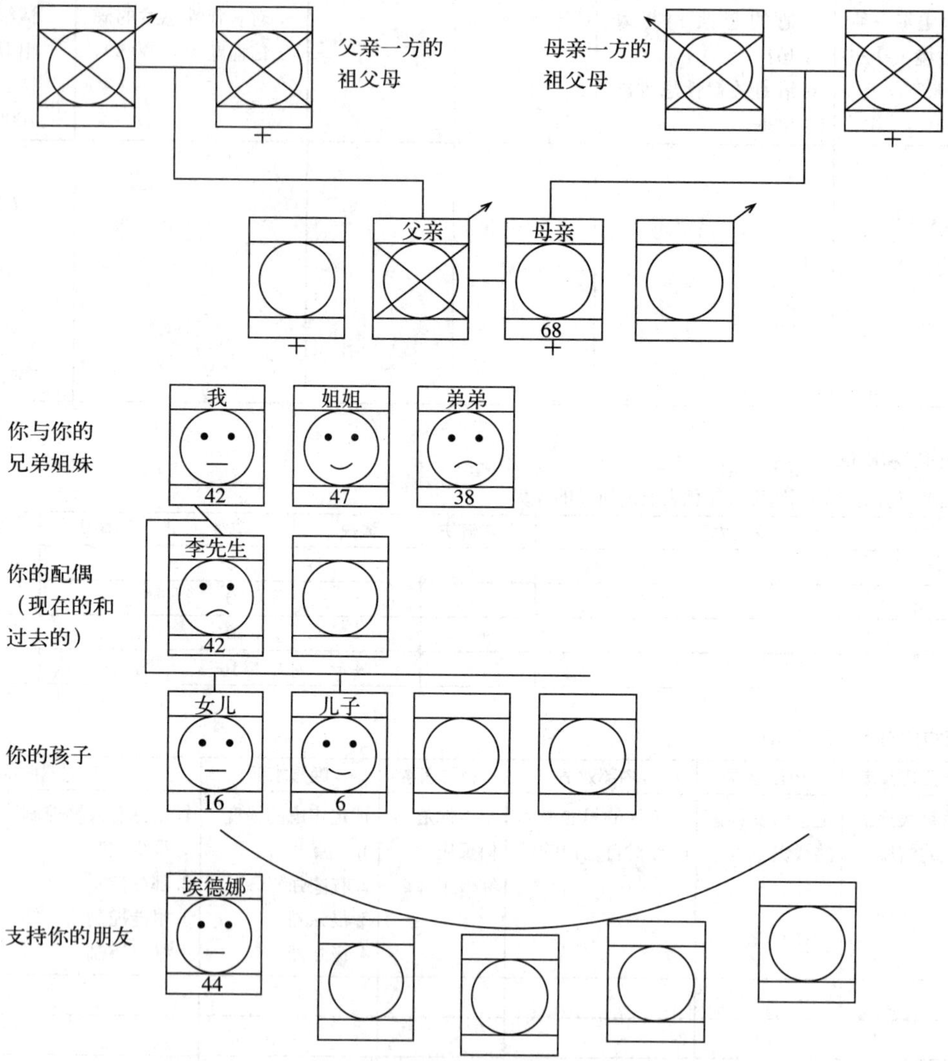

图17.2　4例自我监测记录表自我监测的设备

以任何适合于求助者的形式出现，只要它们能够获得所需的信息。

自我监测的设备

求助者报告说自我监测最令人感兴趣的地方在于用来记录的设备或仪器。为了使记录能够做到系统和准确，求助者必须要借助于纪录仪器。仪器设备多种多样，如可用于记录的卡片、日志清单、日记等；很受欢迎的、戴在手腕上的计数器等。计数器可以在许多情境中进行自我记录。如果同时要记录多种行为，求助者可以带多个腕式或者组合计数器。腕式计数器有一排按钮，可同时记录多种行为。

录音带、录影带、牙签或塑料代币等都可以作为记录使用的材料。Watson和Tharp报告了使用硬币作计数器的经验：求助者在一个口袋里装上硬币，每当目标行为出现一次，就从其中拿出一个硬币放到另一个口袋里。儿童可以用贴星星或者使用卡通画的办法来记录行为频率。记录图表上列出三列图画和数字，用来记录"我做了什么""我做了多少"以及"发生了什么"。采用持续性指标记录行为可用钟、手表和计时器等。设备的性质依赖于你要进行什么样的观察，记录思维、情感、反应和观察环境，与记录行为的频率和时程的设备当然是不同的。

信息技术肯定提供了新的观察记录手段。大多数纸笔形式的记录都可以由计算机和文字处理软件实现，而多媒体则可实现更多的功能（例如艺术形式的程序）。对一些人来说，计算机设备是一种更快、更方便的手段。例如，记录表格可以由文件或网络进行电子传递（帮助求助者与咨询师之间的沟通；方便那些居住乡村或交通不便之处的人们之间的沟通）；电子表格更容易保存。另外，计算机辅助评估方法本身也可带来积极的效果，Calam等人曾经讨论过计算机为儿童和残疾人士带来的好处；McGuire等人也描述过触摸屏比键盘的优越之处；Newman等人总结了计算机在这方面的优势与不足，如掌上电脑体积很小，方便携带（因此更容易在目标情境中进行记录）。

前面各章都强调了计算机的使用，如第七章讲到使用计算机辅助信息，第九章的计算机辅助评估工具，特别是第十章提到在记录与评价中使用计算机。Bloom等人详细地讨论了在各种对人进行咨询服务的活动中可以使用的计算机手段以及如何获得这些方法的网站地址。

咨询师和求助者要共同选择记录设备，这为双方提供了一个进行创造的机会！帮助求助者选择记录设备有几个实用的标准：设备要便于携带、易于得到，这样当行为出现时就可以取到它们；设备要容易使用、花费不多；设备要显眼突出，它们的作用是要提醒求助者进行自我监测，然而如果设备太过显眼，可能会分散那些对求助者自我监测给予奖赏或惩罚的人的注意力，从而降低他们的作用；最后，所选设备应能提供累积频率的资料，这样求助者就可以统计每天目标行为发生的总数。

当求助者学会了对记录时机的把握并选好记录方法与设备之后，他就应练习使用记录系统。常常由于求助者对记录过程了解得不清楚而造成自我监测的中断，对记录过程进行演练可以使求助者正确地进行记录。通常求助者的自我监测时间应进行三到四周，因为在一到二周时间内，自我监测不会表现出明显的效果。

将行为反应绘成图表

求助者记录下来的数据要转换成图表，一方面容易长期保存，一方面有利于求助者直观地总结变化的进程，并且还可以为求助者提供一种自我强化的机会，而自我强化又会促进自我监测。记录数据图可以天为单位用单线条图形表示。比如，某求助者记录了每天渴望吸香烟的次数，就可以画成图17.3的形式。另一个求助者则可将自己每天用于学习的时间制成类似的图表，其纵坐标用时间表示，如15分钟、30分钟、45分钟、1小时等。

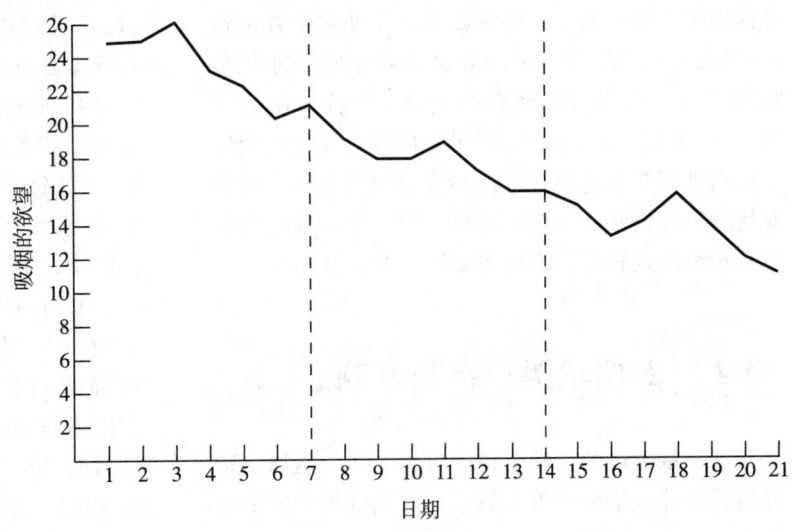

图17.3　自我监测图

咨询师应当用口头或书面的指示教会求助者如何制图，还要帮助求助者解释和分析图形趋势。如果使用自我监测法是要增加某种行为，图形中的线条应当是逐渐上升的；相反，如果想要降低某类行为，则线条应是逐渐下降的。

展示资料

图表制成后，求助者有权决定是否将它展示出来。如果展示这一图表，那么就会促进环境强化效果，而环境强化则是有效自我管理治疗过程中的必要组成部分。通常公开展示图表后会增加自我监测的效果。当然有些求助者出于保密和害羞的原因不愿意将自己的情况公之于众，这也是完全可以理解的。

资料分析

如果不对求助者的记录资料进行回顾和分析，求助者可能很快就会忘了画图表的意义，而仅仅把它当做是画直线的简单练习！有证据表明，得到反馈的求助者在行为上的改变程度要大于没有获得反馈的人。因此，自我监测结果的记录和图表应当成为明确向求助者提供了解自己行为或业绩的途径。求助者应该在每周一次的会谈时间里与咨询师共同回顾和分析自己的情况。会谈中咨询师帮助求助者将自己的情况与理想目标和标准相比较；求助者则用这些资料进展情况进行自我评价，并判断自己是否达到了希望的水平。咨询师可以帮助求助者正确地解释记录结果。Thoresen和Mahoney观察到："对图表资料不恰当的解释会严重影响自我控制的疗效。"在过去的若干年中，对于如何有意义地展示和分析求助者自我监测数据的指导原则和方法，已经变得越来越精巧。咨询师可以用第十章所描述的许多方法和原则来指导求助者进行自我监测治疗。

● 案例示例：自我监测

第十章讲述的女学生琼的目标之一，是增加她有能力学好数学的积极念头（同时减低相关的消极念头）。这一目标很适合通过自我管理策略来达到，原因如下：首先目标行为是内隐行为（积极的观念），只有琼自己能觉察到。其次，目标的另一面（消极观念）则是长期形成的行为习惯，而大多数消极观念都发生在咨询会谈之外。要改变这种观念模式，琼就需要这样一种治疗策略，一是自己可以进行，二是只要需要随时可以应用。

以下描述自我监测法是如何帮助琼达到上述目的的。

1. 治疗原理：咨询师要向琼解释进行自我监测的原因。要强调这种方法她自己就能进行，而且可针对自己的内隐行为，在现实生活可随时加以使用。

2. 认识、区分行为反应：咨询师要帮助琼明确界定目标反应。如目标行为可以这样界定："任何时候我想到做数学题，我都会成功地加以解决。"咨询师还可以为这个定义举出一些例子，如"哇，今天的数学作业做得真不赖！"或者"我把今天的练习做完了！"要鼓励琼也来举一些例子。因为琼是要增加这个反应行为，所以要用积极语调举出目标反应的例子。

3. 记录反应行为：要告诉琼记录反应的时间、具体方法和设备。因为琼是要通过自我监测来增加某种行为，她应该使用行为后监测法。应当在目标观念出现之后立即进行记录。因为琼对目标观念产生的次数感兴趣，所以可以采用频率指标；记录卡片或腕上计数器可用作记录设备。讲解完如何进行纪录之后，要让琼进行练习，然后再进行实际自我检测。要告诉琼自我检测要连续进行四周时间。

4. 制图表：每周做完自我监测后，琼都要将每天反应发生的总数用线条画在图中，如图17.4所示。琼的图形是逐渐上升的。如果自我监测确实对目标反应有促进作用，那么在以后的几周里，图形线条应该表现出更大的上升。

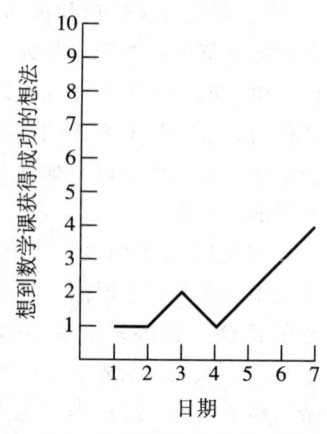

图17.4 自我监测的简单直线图

5. 展示资料：琼也许会将自己的图表张贴在某个地方，如她自己的房间里。当然，这需要由她自己决定。

6. 分析资料：与咨询师会谈时，琼应将每周自我监测的记录带给咨询师。咨询师为她提供反馈，并帮助她准确地解释这些资料。琼也可以将结果和自己的目标做比较，从而对进展情况做出自我评价。

刺激控制法

Kanfer 和 Gaelick-Buys 将刺激控制法定义为预先安排好的环境条件，它会使某些目标行为出现的可能性降到最低程度。刺激控制法要对影响某些行为的外部线索或前因（环境条件）进行重新安排或调整。第七章讨论的行为 ABC 模式曾提出过，行为常常是由某些前因所导引，并由后果所维持的，而且前因和后果可以是外在的，也可以是内隐的。比如，前因可以是情境、情绪和认知，也可以是言语或内心独白。

刺激控制法的临床应用

刺激控制法已经被广泛应用于许多领域，专栏 17.3 列举了其中的一些研究。这些领域包括进食障碍、肥胖症、健身活动、排便训练、焦虑、教学有效性以及阻抗和依从行为等。如果研究的数量可作为一个重要性指标的话，则刺激控制法主要用于治疗失眠症。另一个值得注意的领域是最近对于学习及相关障碍的研究。

专栏17.3　刺激控制研究领域举例贪食症

贪食症

Viens, M. J., & Hranchuk, K. (1992). The treatment of bulimia nervosa following surgery using a stimulus control procedure: A case study. Journal of Behavior Therapy and Experimental Psychiatry, 23, 313-317.

残疾相关行为

Asmus, J. M., Wacker, D. P., Harding, J., Berg, W. K., Derby, K. M., & Kocis, E. (1999). Evaluation of antecedent stimulus parameters for the treatment of escape-maintained aberrant behavior. Journal of Applied Behavior Analysis, 32, 495-513.

Carr, E. G., Yarborough, S. C, & Langdon, N. A. (1997). Effects of idiosyncratic stimulus variables on functional analysis outcomes. Journal of Applied Behavior Analysis, 30, 673-686.

Graff, R. B., Libby, M. E., & Green, G. (1998). The effects of reinforcer choice on rates of challenging behavior and free operant responding in individuals with severe disabilities. Behavioral Interventions, 13, 249-268.

Hanley, G. P., Piazza, C. C., Fisher, W. W., & Adelinis, J. D. (1997). Stimulus control and resistance to extinction in attention-maintained SIB. Research in Developmental Disabilities. 18, 251-260.

Ray, K. P., Skinner, C. H., & Watson, T. S. (1999). Transferring stimulus control via momentum to increase compliance in a student with autism: A demonstration of collaborative consultation. School Psychology Review, 28, 622-628.

有效的教学

Martens, B. K., & Kelly, S. Q. (1993). A behavioral analysis of effective teaching. School Psychology Quarterly, 8, 10-26.

健身

Estabrooks, P., Courneya, K., & Nigg, C. (1996). Effect of a stimulus control intervention on attendance at a university fitness center. Behavior Modification, 20, 202-215.

失眠症

Jacobs, G. D., Benson, H., & Friedman, R. (1993). Home-based central nervous systemassesment of a multifactor behavioral intervention for chronic sleep-onset insomnia. Behavior Therapy, 24, 159-174.

Lichstein, K. L, Wilson, N. M., & Johnson. C. T. (2000). Psychological treatment of secondary insomnia. Psychology & Aging, 15, 232-240.

Reidel, B. W., Lichstein, K. L., Peterson, B. A., Epperson, M. T., Means, M. K., & Aguillard, R. N. (1998). A comparison of the efficacy of stimulus control for medicated and nonmedicated insomniacs. Behavior Modification, 22, 3-28.

肥胖症

Haddock, C. K., Shadish, W. R., Klesges, R. C., & Stein, R. J. (1994). Treatments for childhood and adolescent obesity. Annals of Behavioral Medicine, 16, 235-244.

骨盆检查

Williams, J. G., Park, L. I., & Kline, J. (1992). Reducing distress associated with pelvic examinations: A stimulus control intervention. Women and Health, 18, 41-53.

社会影响

Weatherly, J. N., Miller, K., & McDonald, T. W. (1999). Social influence as stimulus control. Behavior & Social Issues, 9, 25-45.

如厕训练

Taylor, S., Cipani, E., & Clardy, A. (1994). A stimulus control technique for improving the efficacy of an established toilet training program. Journal of Behavior Therapy and Experimental Psychiatry, 25, 155-160.

写作任务

Stromer, R., MacKay, H., Howell, S., & McVay, A. (1996). Teaching computer-based spelling to individuals with developmental and hearing disabilities. Transfer of stimulus control to writing tasks. Journal of Applied Behavior Analysis, 29, 25-42.

前因如何成为刺激控制

如果前因的出现使某种行为得到强化，那么前因对该行为就有了控制作用。由于前因成为某种反应的刺激条件，所以可以把它看做是"刺激控制"。一旦前因成为反应行为的刺激控制，它的出现导致某种行为的可能性就变得非常高。例如，大多数人看到红灯时，会自动地进行减速、刹车反应。红灯就是控制停车行为的刺激。通常前因的这种控制作用是很有益处的，如它能使我们做到红灯停、绿灯行。

问题行为中不恰当的刺激控制

求助者的问题行为可能与不适当的刺激控制有关。肥胖者的贪吃行为与环境中的许多刺激线索相联系。他们不仅在餐桌上吃东西，而且在做饭、看电视、走过冰箱、路过饮食店时都会不停地吃，这些行为会很快导致肥胖。其他的问题行为也大多与环境线索有关，尤其是"过量"问题，如吸食烟草等。因此，使用刺激控制法的首要目标就是减少与过分行为（如进食、吸烟）有关的环境线索。

还有一些问题行为似乎是由于刺激线索过少所致。肥胖者有时为了减肥，吃得非常少（所谓厌食症），因而使身心健康都受到损害，对他们来说，环境中太缺乏能让他们进食的线索。缺乏身体锻炼也是环境线索过少的一个例子。对于某些人来说，少数与锻炼有关的环境线索也会导致体育活动的减少。因此在这些案例中使用刺激控制的首要目标就是创建或增加能引发目标行为的线索数量。

概括地说，自我管理中的刺激控制法包括减少与不良行为相联系的前因数量，同时增加与适应行为相联系的前因数量。表17.2列出了刺激控制的基本原理和一些具体例子。

使用刺激控制法减少行为

为了降低某行为的发生率，应该减少与该行为相联系的前因出现率，或重新安排、改变它们出现的时间和地点。当将不良习惯行为与其前因分离开来（改变它或消除它）时，它就会被终止。许多"过渡"行为，如吃东西、吸烟、喝饮品或者自我苛责等，都与大量的前提情境有关系。减少这些前提线索可以阻碍不良行为的产生。重新安排现存的线索也会使目标行为难以执行，从而令人不愿再做该种行为。如把某人吸烟时坐的椅子搬到一个不方便的地方（如地下室），每当他想吸烟时将不得不走到地下室去。也可以将线索安排的控制权掌握在另外一个人手中，比如你可以将烟盒交给某个朋友，并要求这个朋友同意帮助你减少吸烟次数，当你吸烟时不给予强化或进行某种惩罚。

刺激控制之所以能减少某种行为，是因为它打断了求助者习得的某种模式或次序——由一个或多个前因引出不良行为。这种习得次序也可以称为事件链。问题行为常常是由一长串事件链所引发的。例如，吸烟行为是由许多行为依次构成的。某人吸烟之前，要走到售烟机跟前，把钱投进去，取出一盒烟，并从中拿出一支，然后点燃它。

这个事件链可以用多种方式来打断：中断事件链、改变事件链或制造停顿。这几种方法都涉及到事先安排或改变行为发生的时间。可以通过及早发现并中断事件链上早期的环节或扰乱各事件发生的先后顺序来阻断行为的发生。比如吸烟的人可以不去卖烟的零售店；或者，如果吸烟者一般在某个特定时间吸烟，就可以重新安排这段时间的活动。有人在感到无聊、紧张或无事可做时就会开始吸烟，那么他们就可以在这种时候去做另一件事，比如无聊时就给朋友打电话，紧张时就放松一下，手上没事做时可以织毛衣、玩扑克等。最后，可以有意地将事件链停顿下来，以便减少某种自动化的行为。停止这类自动行为的方法之一就是在对线索进行反应之前停顿一段时间。当抽烟者遇到应激线索想吸烟时，就要故意在实际点烟之前停顿10分钟。停顿时间可以逐渐地加长。故意停顿下来做些纪录（如在书页上、用笔记本电脑或者其他检测工具等），对于求助者进行反思是十分有益的，例如反思自己此时此刻的感受和思维，当时的环境因素等；这样的反思会打断不良的行为链。有时，也可以通过内部对话告诫自己治疗的目的以及不吸烟的好处，以加强停顿过程的效果。停顿本身就会成为行为的一种新的前因。

使用刺激控制法增加行为

刺激控制法也可以用来增加求助者所需要的行为。如表17.2所示，一个人若想增加某种反应行为的发生率，他就要增加或预先安排好前因线索。要

表17.2 刺激控制策略的原则和例子

改变原则	例　子
减少行为	减少与该行为相关的线索事件。 1. 事先安排或改变与行为发生地点相联系的线索 　　a. 事先安排事件，使该行为难以发生。将令人增重的食物放在高处难以够到的地方。 　　b. 事先安排事件，使求助者受控于他人。请朋友或家人只给你清淡的食物，而不给你会导致肥胖的食品。 2. 改变前因与目标行为之间的时间链。 　　a. 中断这种时间链。只在吃饱了的时候才买食物或烹调食物。 　　b. 改变这种时间链。当你想去吃快餐时（或走向冰箱、糖果售卖机时），用一种与食物无关的活动取代它。 　　c. 在两者之间制造停顿。添加食物或快餐之前，拖延一段预定好的时间。
增加行为	增加或事先安排与目标反应相联系的线索。 1. 有意寻找促使目标行为发生的线索。在一间只有书桌的房间学习，想学习的时候就来这儿。 2. 在该线索情境中专注于目标行为。在此房间中专注于学习，一旦分神就离开，不要把学习与其他活动如听录音、谈话等混淆。 3. 逐渐将目标行为扩展到其他情境中。当你能在这个房间里控制自己的行为后，可以把目标行为扩展到其他房间或地点。 4. 通过别人或自己设置的提醒自己的事物促使有益的线索发生。请同屋的人在你说话或分心时提醒你离开课桌。在课桌上方贴一清单或用自我指导语来提醒自己保持良好的学习习惯。

努力找出目标行为的前因线索，并将注意力集中于该目标行为；必须避免任何分心的行为反应。当刺激在某一情境中逐渐地控制了目标行为后，求助者再将目标行为扩大到另外一种情境中。这一刺激泛化过程意味着，在一个情境中习得的行为可以迁移到另一个不同的、相近的情境中。请别人时刻提醒自己或用内部对白的方式都可以促进新的前因的出现。增加目标反应发生的地点和时间，也可以使目标反应随之增加。

例如，假设你正在为一个希望增加自己每天的运动量的求助者咨询。首先，要为他建立起更多的引发肌肉和躯体活动的线索，如让他坐着时或等红灯时都进行肌肉紧张练习；也可以将锻炼时间安排在早晨或晚上，让他在专门的小垫子上进行运动。求助者应该寻找这些前因线索，并在该情境中进行运动时集中注意力。不要再做其他的活动，以免打断目标行为。求助者可以将锻炼活动逐渐扩展到新的相近情境中去，如坐在地板上或在会议开始前做肌肉紧张运动。可以用提示卡片的方法促进运动——在墙上张贴运动图表，把图表放在口袋或皮夹中随身携带，亦可展示运动清单。

刺激控制法在治疗失眠症方面很有作用。比如可以这样指示求助者：（1）只有在感到困时才上床躺下；（2）在床上不要读书、看电视、吃东西——床只是睡眠和性行为的场所；（3）如果躺下10到20分钟之后还未睡着，起来活动一下，直到有睡意时再回到床上——如果必要，整夜都坚持这样做；（4）床前放置闹钟，每天清晨定时起床，不论晚上睡得怎样；（5）白天不要睡觉。

Kanfer 和 Gaelick-Buys 指出，刺激控制法的一个优点是求助者只需要很少的步骤就可以引起环境线索的改变，从而影响希望获得或者去掉的目标行为。当然，刺激控制方法如果没有其他的方法相配合，还不足以改变行为。Mahoney 和 Thoresen 经过观察指出，使用刺激控制法对于求助者行为的长期自我改变还是不够的，除非同时还配合其他自我管理方法，才能够影响目标行为的后果。

案例示例：刺激控制

这个例子将说明如何将刺激控制法作为方法之一，来帮助琼达到她自己的目标——增强有关自己数学能力的积极观念。用刺激控制法来增加某种行为的原则是，增加与该行为相连的线索事件。这里显示的是如何将刺激控制原则用于琼的案例：

1. 至少建立一个线索，让琼把它当作积极观念的前因。我们建议她在手表上贴一块胶带之类的东西作为这样的线索。

2. 列出关于数学的积极观念清单，将它们写在随身携带的空白卡片上。

3. 要求琼每次看表时都要想起或读一下写在某

学习活动 17.2　刺激控制

本章的重点是自我管理，所以学习活动的设计将有助于你自己运用这些策略！这个学习活动的目的是帮助你借助刺激控制减少一种行为。

1. 选择一种你想摆脱或减少的行为。如吸烟、进食、咬指甲等外显的行为，也可以是内隐的行为，如关于自己的消极观念，想到食物的美味或烟草的口味等。

2. 从表17.2减少目标行为的刺激控制方法中选择一两种。记住，要减少与该行为有关的线索或前因的数目，途径是改变目标行为发生的时间和场所。

3. 每天实施刺激控制，坚持两星期。

4. 在这两星期当中，对目标反应进行自我监测。记录你所采用的自我监测的类别及实施情况，用频率或持续性表示目标行为的多少。

5. 两个星期快要结束时，回顾记录的资料。问一问自己，是否坚持使用了所选择的方法？如果没有，是什么原因使你没有坚持下来？如果你坚持得很好，你是否达到了逐渐减少目标行为的目的？在实施刺激控制时你遇到了哪些困难？你体会到什么可以帮助你指导求助者实施刺激控制？

张卡片上的积极观念。要让她尽可能多找机会看手表，然后再将注意力集中于那些积极观念上。

4. 当琼能够在看手表时自动地想到某个积极观念时，就可以用同样的方式建立起别的前因了。比如，她可以在自己的数学书上贴一个笑脸图案。每当她拿出数学书看到笑脸时，她就要将注意力集中于另一个积极观念上。

5. 她可以使用提醒物作为积极观念的刺激控制线索。比如，她可以在镜子或衣橱门上贴上积极观念清单。琼也可以请朋友或同学在讨论有关数学或数学课的话题时，提醒自己注意积极观念。

自我奖赏：过程和应用

自我监测和刺激控制法对于许多人维持目标行为是足够有效的。然而对于某些人，比如低自尊、抑郁、情绪反应强烈、环境作用强烈、低自我效能感的人来说，自我监控法在校正他们的行为上并不总是有效果。在这种情况下，用自我奖赏法可以帮助求助者管理和加强自我引导行为。不仅外部的后果，而且自己引导的后果也同样能够对行为产生控制作用。

按照班杜拉的看法，自我强化，也就是自我奖赏，需要几个必须的条件：

1. 求助者本人（而非他人）为自己确定行为反应和强化标准。

2. 求助者本人（而非他人）能够控制奖赏的出现。

3. 求助者本人（而非他人）要能对自己实施强化和奖赏。

自我奖赏包括自我裁决和自我管理两个部分。这种区分在自我强化研究和应用中常常被忽视。Nelson等人提出"自我强化之所以有效，首先在于它是对自然环境造成影响的刺激"。

自我奖赏法用来增强和增加目标反应。自我强化过程被认为与外在强化具有同等的效果。换句话说，自我奖赏就像外部给予的强化一样，要依据它是否能够对目标行为产生作用而加以定义。强化物（自我强化或者外在强化）通常是在目标反应之后实施，往往能维持或者增加该反应在未来出现的概率。自我奖赏优于外在奖赏的好处在于，求助者可以独立地运用和实施这一策略。

自我奖赏分为两类，正强化和负强化。在正强化中，求助者在某一特定的行为之后给自己一个积极的刺激。正强化的例子如当你完成了一项长期而艰难的任务之后表扬自己；当你练习了一定量的钢琴弹奏之后，给自己买一张音乐光盘；或者在做完每天的练习之后，想象自己在最喜欢的地点休息。负强化是在目标反应之后去除掉消极刺激，比如，在完成了目标反应之后，从墙上摘下一幅不完美的图片或图表。

我们把自我奖赏作为一种治疗方法进行讨论，但仅限于正强化，原因有几方面：首先证明负强化有效的研究还很少；其次，按照定义，负强化涉及令人厌恶的活动，诸如将板油放在冰箱里或者在墙上挂一幅难看的图画，都会令人不快。许多人不愿意使用令人厌恶的治疗方法；再次，我们建议咨询师不要使用这种令人厌恶的方法是因为它会使求助者终止咨询。

自我奖赏的有关研究

如同其他管理治疗策略一样，自我奖励法曾用于多种临床应用。最新的研究显示出如下几种应用。在一些案例中，自我奖励是干预方法中的一个组成部分，如用于治疗成长发育性障碍；鼓励小学儿童增加躯体活动和行为自控能力；增强有学习困难的中学生的学习效果；治疗11岁女孩对感染艾滋病以及其他疾病和被毒害的恐惧。还有研究报告了自我奖赏法对于促进减肥、提高学习技巧、提高约会技巧、提高抑郁病人的活动水平都有效果。有的研究还探讨了影响自我奖赏效果的中介变量，如Enzle、Roggeveen和Look发现，使用自我奖赏法时，如果行为评定标准非常清晰的话，会促进求助者的内在动机。Solomen等人发现，外部金钱奖励对于鼓励妇女进行乳房自我检测的效果，要比使用自我奖励暗示法更强。研究还考察了干扰人们进行有效自我奖励的各种因素，如，有抑郁情绪的人和患有持续疼痛的人都难以进行自我奖赏治疗法。最后，研究也考察了那些能够促进自我奖励效果的变量，如Field等人发现，当治疗策略中包含自我奖励法时，那些具有较低外部控制倾向的求助者能够进行较高的积极自我强化和选择较为明确的目标。总之，这个研究表明，求助者自身状态和环境压力特征在应用自我奖励治疗法过程中具有相当的重要性。类似的研究表明，外部激励的孩子（3岁到6岁）在严厉或宽松的要求情况下，为自己的行为设定更高的标准，其自我奖赏时间安排更缺乏变化；而内在激励的孩子则更现实，自我强化时间的安排也更灵活。观察发现，有自我失败感或抑郁情绪的人进行自我强化的频率比较低。Rokke和Kozak发现抑郁的人自我评价和自我奖赏的水平低；当自我评价得到控制时，与正常人相比，他们自我强化的程度还是较低。最后，Field和Steinhardt报告说，在大学生关于体育锻炼和促进健康行为的看法上，外控制点上的低分数与正性自我强化高频率相关。

临床上自我强化的效果也可能来自于某种外在因素，包括求助者先前受强化的经历、求助者的目标设置、求助者自我监测的角色、别人监督求助者、所处环境的外在一致性以及给予求助者的指导语等。在自我奖赏治疗中，这些外在因素究竟起着多大的作用依然不很清楚。但是，咨询师应该承认并尽力利用这些因素来加强自我奖赏方法的临床效果。

自我奖赏法的组成

自我奖赏法包括由求助者计划适当的自我奖赏，以及在何种条件下使用这种奖赏。自我奖赏主要包括四个部分：（1）选择一个合适的自我奖赏物；（2）给予奖赏物；（3）奖赏的时机；（4）计划如何将自我改变维持下去。下面的列表总结了这四部分的大体情况。虽然它们是分开讨论的，但切记它们是自我奖赏程序中有机整体的一部分。

1. 选择适当的奖赏物
   a. 可实际获得的奖赏
   b. 个人化的奖赏
   c. 使用若干个奖赏
   d. 使用不同类型的奖赏（言语符号、物质、想象、现时或潜在的）
   e. 使用有一定力度的奖赏
   f. 使用不会伤害他人的奖赏
   g. 使用与目标行为相配合的奖赏
   h. 使用与求助者的文化、性别、年龄和阶层相符合的奖赏
2. 给予奖赏物
   a. 对目标反应进行自我监测
   b. 确定做什么和做到什么程度才能得到奖赏
   c. 对不同水平的目标反应进行强化/要做到"量少多奖"
3. 自我奖赏的时机
   a. 应在行为之后而不是之前给予奖赏
   b. 行为后马上给予奖赏
   c. 奖赏应该针对行为，而非针对承诺
4. 维持自我改变的计划
   a. （如果需要）可请他人帮助提供奖赏物
   b. 与咨询师共同总结自己的改变进程

选择适当的奖赏物

为了帮助求助者有效地运用自我奖赏法，必须花时间选择适合求助者和目标行为的奖赏物。选择过程可能会花费很多时间，但自我奖赏的效果在某种程度上取决于是否存在对于求助者有强化作用的事件。咨询师要帮助求助者进行选择，但这一工作应主要由求助者本人完成。

奖赏的形式多种多样，可以是言语/符号的、物质的、想象的等。言语/符号形式的奖赏就是进行自我表扬，如对自己说"我做得很出色"，这类奖赏对惯于自我挑剔的求助者十分有效。物质奖赏应是有形的，如看电影、买东西等，或者是可以获取这些强化物的分数。想象奖赏可以是内心浮动的一个令人愉快并带来美好情感的场景或情境，如想象自己减掉许多体重后成为苗条的人，或者想象你在湖面上自由滑水的情境。

自我奖赏也可以分为当前的和潜在的。当前奖赏是指每天都会发生的令人愉快的事件，如进食、与朋友谈话、读报纸等。潜在奖赏是指不经常出现、希

望未来能够出现的新奇事件，如度假、买一件奢侈的商品（你非常喜爱却很少为自己买的物品，不一定很昂贵）、进行一项奢侈活动——你很少做的事情等，都是一种潜在强化。比如对于一个工作很忙的人来讲，休息可能就是一种奢侈的活动、一种潜在的强化物。

求助者进行选择时要考虑各种奖赏物是否能够实现。我们认为设计很好的自我奖赏程序应该包含多种类型的奖赏，应鼓励求助者既选择言语的，也选择物质的奖赏。仅靠物质性奖赏可能不能发挥积极自我评价所应有的重要作用，而且，有批评指出物质性奖赏被用得过多过滥。想象性奖赏可能不及物质性和言语奖赏那样有效，但当其他类奖赏无法实施时，想象奖赏就可取而代之。

求助者还应考虑既选用当前奖赏，又结合潜在奖赏。使用当前奖赏最便捷的方法是，观察现在每天所思所做的事件中哪些具有强化作用，然后将它们重新安排以使之发挥强化作用。但求助者使用当前奖赏时，有可能引入剥夺和自我否定成分，如打扫厨房后可以阅读报纸这样的自我奖赏，有可能使求助者将读报纸不再看成是愉快的事情。Thoresen 和 Mahoney 指出，这种自我否定对自我奖赏策略是一种不利因素，有些人对自我改变或自我引导行为中任何令人厌恶的部分都会做出不良的反应。本书作者之一一直在"滥用"自我奖赏的原则：在反应之前就给予强化（如在打扫厨房之前读报），这样就可避免因引入"必然"的自我否定而带来的厌烦感。

咨询师可用多种方法帮助求助者识别和选择多种自我强化物。一种办法是采用口头报告，相互讨论自我奖赏治疗活动和强化物种类。求助者还可以通过现场观察来识别奖赏物，要指导求助者观察并列出那些能维持行为的后果。最后，求助者还可以通过回答偏好与强化问卷来找到奖赏物。偏好问卷可以帮助求助者识别自己爱好和喜爱的活动。下面是 Watson 和 Tharp 推荐的一个偏好问卷：

1. 什么将成为你达到目标的奖赏物？
2. 你希望得到自己或他人什么样的赞扬？
3. 你希望得到什么样的东西？
4. 你主要对什么感兴趣？
5. 你的爱好是什么？
6. 你喜欢与什么人相处？
7. 你喜欢与这些人一起做什么？
8. 你娱乐时做什么？
9. 你以什么方式放松？
10. 你要全力避免的东西是什么？
11. 什么使你感觉良好？
12. 对你来说什么东西能算是好礼物？
13. 对你来说什么东西是重要的？
14. 如果得到 20 元、50 元或 100 元，你将买什么？
15. 每星期中，你把钱花在什么上面？
16. 每天你会做些什么（不要忽略那些显而易见、普通的事情）？
17. 你是否经常用某些行为来取代目标行为？
18. 你会为失掉什么东西而愤恨？
19. 每天所做的事情当中你最不愿意放弃的是什么？
20. 你最喜欢的白日梦和幻想是什么？
21. 你所能想象的最令人放松的场景是什么？

求助者可以用纸笔或讨论的方式完成上面的偏好调查。那些识别强化事件有困难的求助者可以通过回答更正式的强化问卷而获得帮助，如 Cautela 编制的强化调查表和儿童强化调查表。也可通过让求助者做家庭作业来识别出各种可能的言语和想象强化物，如记录一星期内每天所想到的积极念头以及正面的后果，还可列出所有喜欢的白日梦主题或愉快的想象情境。

有时求助者可能会由于难以找出适当的强化物而感到沮丧。Watson 和 Tharp 注意到：行为消耗强化物（如吸烟和进食）的人、行为受到间断强化的人以及逃避行为受到负强化的人，都难以找到有强化作用的后果。抑郁的人寻找强化事件也有困难。在以上这些情况下，咨询师和求助者可以做出几种选择来克服选择强化物的困难。

如果缺乏时间或金钱，求助者可以用想象奖赏代替物质奖赏。在目标反应之后进行愉快场景想象被 Cautela 称为"内隐的正强化"（CPR）。在 CPR 过程中，求助者在想象中完成目标行为，然后接着想象一个强化场景。只有在其他方法都不能使用的情况下，咨询师才考虑使用想象强化法。

另一个选择是以求助者的日常活动作为自我强化物。某些临床案例中使用接电话或阅读来信等日常活动作为自我奖赏（事实上，这些活动更像提示线索而不是强化物）。如果用发生频率很高的活动作为强化物，那么它应是令人喜欢的活动，或至少是一种中性活动。Watson 和 Tharp 指出，不应把求助者不喜欢的高频率活动当作自我奖赏事件，因为负面高频率活动与其说是强化物不如说是惩罚。

为抑郁的求助者选择强化物一般较困难，因为许多事情都失去了应有的强化作用。因此先要提高某些事件的强化作用，然后才能把它作为自我奖赏事件。Anton、Dunbar 和 Friedman 介绍了一种"期待训练"程序，用以提高抑郁者对事物的积极期待。训练中求助者要找出几件令其愉快的活动，并做好活动计划安排，然后针对每项活动写出三个积极期待的句子，最后在想象中进行这些活动，并联想有关的积极期待的句子。下面就是针对某项活动的三个积极预期的句子：

活动计划：在湖边度过一个下午。

活动日期：星期二，如果星期二下雨就改在星期三。

我将尽情享受：坐在沙滩上读书的乐趣。

我将尽情享受：热天里游泳的乐趣。

我将尽情享受：清新的空气。

不存在对所有人都具有强化作用的观念、事件或想象情境。一个人的强化事件与另一个人的往往有很大差别。使用自我奖赏方法有一点很重要，那就是帮助求助者选择出对他们自己有效的强化物，强化事件不是为咨询师、朋友或配偶选择的。Kanfer 和 Gaelick-Buys 指出，重要的是要考虑求助者的经历，以及他们的性别、文化、年龄和阶层。

咨询师可以参考以下指导原则来帮助求助者寻找有效的自我奖赏物：

1. 使奖赏物针对求助者个人。
2. 目标行为发生后，奖赏物应能方便地得到。
3. 交替使用多种奖赏物，以防止厌烦（奖赏物重复呈现会丧失原有的强化作用）。
4. 应选择不同类型的奖赏（言语/符号的、物质的、想象的、潜在的）。
5. 奖赏强度应是足够的，但又不能强到使人不愿只是偶尔得到它。
6. 奖赏不能对他人构成惩罚。Watson 和 Tharp 指出，如果奖赏涉及到他人，要征求他人的同意方能实施。
7. 奖赏应与目标反应相协调。例如，对减轻体重的人来说，可以用穿新衣做奖赏，或者用对减肥后的健美体形的想象做奖赏；但如果选用美食作为奖赏则是不合适的。
8. 奖赏应与求助者的价值观、生存环境及其文化、年龄、性别、社会经济地位和其他突出的特征（如个性和哲学观等）相关联。

给予自我奖赏

实施自我奖赏方法的第二部分工作是要选择给予自我奖赏的条件和方式。首先，求助者必须在掌握一些基本情况后，才能实施自我奖赏。自我监测是首要的一步。

其次，求助者要确定在何种明确的情况下给予奖赏。换句话说，求助者必须讲清楚游戏规则，要在弄清楚奖赏什么和奖赏多少之后才能给予奖赏。通常求助者对出现的微小进步及时给予奖赏是很有效的自我奖赏方法，而等待目标行为完全出现后才给予奖赏就会造成强化的延迟。

最后，求助者要确定各种反应达到不同水平时，要给予何种奖赏和奖赏多少。求助者要针对反应的程度来选择奖赏的种类和强度。通常将强化细分为较小的单位并频繁进行自我奖赏的做法更为有效。可以用代币制或记分的办法进行频繁的小单位强化，当代币券或分数积累到一定数目之后就可以换取更大的强化物。学习活动 17.3 会引导你带着问题进行自我奖赏练习。

自我奖赏的时机

咨询师还要指导求助者确定自我奖赏的时机——何时应给予奖赏。这里有三条基本原则：

学习活动 17.3　自我奖赏

本学习活动旨在帮助读者实施自我奖赏治疗。

1. 选择一种你想要增强的目标行为，写下你要达到的目标（要增强的行为、希望增强的程度以及行为出现的情境）。
2. 选择几种奖赏方法并写下来，奖赏的形式可以是言语/符号的、物质的（现时的和潜在的）、想象的。所选择的奖赏要符合以下标准：
   a. 适合于你自己
   b. 能够得到，并且便于操作
   c. 多种奖赏
   d. 包括不同类型的奖赏
   e. 奖赏要有效力
   f. 不能惩罚别人
   g. 奖赏要与期望的目标相协调
   h. 奖赏应符合你的性别和文化特点
3. 计划如何给予奖赏：采用哪种强化方式？需要多大强度的强化？目标行为要达到何种程度？
4. 打算何时实施自我奖赏？
5. 如何借助他人的帮助？
6. 实施一段时间的自我奖赏程序之后，你的目标反应增强了吗？达到了什么程度？
7. 你认为应如何向不同群体的求助者推荐自我奖赏方法？自我偶像法

1. 应在特定的反应之后给予奖赏，而不是反应之前。
2. 反应之后及时给予奖赏，延迟奖赏会使奖赏无效。
3. 应在实际的反应之后给予奖赏，不应奖赏行为的承诺。

自我改变的维持

自我奖赏像其他自我改变策略一样，需要环境的支持才能将行为变化长期地维持下去。自我奖赏策略的最后一步工作，就是帮助求助者计划如何维持行为变化。首先，咨询师可以允许求助者将他人引进治疗过程，可由他人实施强化。有证据表明，有些人在自我奖赏过程开始时得到他人的奖赏会取得更好的效果。其次，求助者应该与咨询师共同总结在实施自我奖赏过程中收集到的资料。总结会谈使咨询师有机会对求助者进行再次强化，同时也可帮助求助者对自我奖赏方案作必要的修改。如果治疗师能起到强化者作用的话，那么他对求助者的期望和表扬将增加自我奖赏方法的总体效果。

使用奖赏的一些注意事项

对于将奖赏作为一种激励和传递信息的方式存在着许多争议。把奖赏，尤其是物质的奖赏，作为一种激励的做法受到批评。理由是有形的奖赏被滥用、误用，常常会挫伤而不是鼓励求助者。

作为一种治疗技术，自我奖赏不应不加区分地应用于任何人。在提出建议之前，咨询师应仔细考察求助者，包括他以前接受强化的经历以及他所期望的变化。如果求助者的文化认为自我奖赏是不应该和不谦虚的，那么自我奖赏策略就不适合该求助者。如果咨询师和求助者决定使用自我奖赏策略，下面的两点警告则需要加以注意。首先，不能过于依赖物质性奖赏。在借助外在奖赏作为激励之前，治疗师要想办法增加求助者对完成目标行为的内在满足感。其次，咨询师在治疗过程中的作用仅限于介绍治疗方法以及对病人给予鼓励。应该由求助者来选择奖赏物以及确定给予奖赏的标准和时机。如果目标行为和其他奖赏物是由求助者之外的某人确定的，那么确切地说这个治疗程序就不能称之为自我改变疗法。

案例示例：自我奖赏

这个例子将说明如何使用自我奖赏法来帮助琼，培养她对于自己学好数学的能力的积极思维。

1. 选择奖赏：首先，咨询师要帮助琼选择出适当的奖赏物。咨询师应鼓励琼想一些自我表扬的话（如"我做对了"、"我对数学的态度正在发生改变"）。琼可以就她每天产生的积极观念为自己打分。分数累积到一定数额就可以换取物质性奖赏，包括现时奖赏（比如从事所喜欢的日常活动）和潜在奖赏（比如购买渴望已久的东西）。以上都是些建议，琼应该对实际的选择负责。咨询师可以建议琼通过自我观察或回答偏好调查问卷来选择奖赏种类。咨询师应检查琼选择出的奖赏是否可以达到，是否便于操作。为了避免厌烦，可以选择多种奖赏方式。咨询师还要考虑奖赏物是否有效，是否与琼的目标相协调，是否切合琼的情况同时又不伤害他人。

2. 奖赏的给予：咨询师应帮助琼确定给予奖赏的准则。琼可以决定每当她产生一个积极的想法就给自己计一分，这样就可以对微小的进步进行强化。如果分数达到了事先规定的标准，比如每天得五分，琼就可以给自己一个现时的奖赏，比如看电视或去朋友家拜访。如果达到每周应得到的总分数，琼就可以给自己一个有力的奖赏，比如看一场电影或购物。如果琼的行为超过了预定的水平，她就可以给自己额外的奖赏。

3. 奖赏时机：咨询师要让琼在产生积极的想法"之后"，或得到了预定的总分数"之后"，给自己以奖赏。要强调给予奖赏应在目标行为出现之后，而不是承诺之后。同时，咨询师要鼓励琼在达到每天或每周的目标之后尽可能及时地对自己进行奖赏。

4. 自我改变的维持：咨询师可以帮助琼寻找维持自我改变的方法。一种方法是每隔一段时间，就由求助者和咨询师共同总结治疗取得的成果；琼还可以找位朋友来帮助她，她们将共同分享看电视、购物等奖赏，这位朋友也可以对琼的进步给予表扬。

自我偶像法

自我偶像法就是求助者将本人作为偶像。本章我们讲到的自我偶像法是由Hosford首先采用的。在Hosford和de Visser的治疗程序中，是求助者将自己看做偶像，以所期望的方式从事目标行为。求助者可以用录音带进行练习，做得好可以得到奖赏，出现错误就被纠正。这种治疗程序中不仅包含模仿，也包括练习和反馈。

为什么让求助者成为偶像？资料显示偶像的特征，如威望、地位、年龄、性别及民族等对求助者都有不同的影响。对于某些人而言，观察另一个人（即使与求助者在各方面都非常相似）可能会产生消极反应。而如果看到、听到自己出现在电影上或录音带中，有些人则会给予更多的注意。例如，当我们在摄像机或录音机前做事时，我们必须承认我们都愿意表现得更好。

Dowrick回顾了关于自我偶像法的研究，发现其应用非常广泛，从初学走路的婴儿到为人祖父母的老年人；并可用于多种目的，如躯体技能（复健与体育运动）、学业和职业目标、沟通以及个人与社会适应等。总的来说，Dowrick认为，使用个人未来成功意象的自我偶像法效果要优于其他方式（例如使用自我偶像法作为同伴示范的一种延伸）。近期的研究表明，使用自我偶像法减少各种行为问题，如扰乱课堂的行为、口吃、不语、不当性行为以及恐惧反应等。自我偶像法也成功地用于增加希望发生的靶行为，如从事任务、自闭症儿童的适当反应、年轻的体操选手的成功表演、注意缺失障碍儿童的集中注意和数学学习行为、课堂参与行为，以及具有发展障碍的学前儿童的求助行为。

所要模仿的行为应该与求助者的年龄、性别、文化相符合。从Hosford和deVisser的自我偶像法中，可以总结出实施过程的五个步骤（这五个步骤在本章后面的自我偶像法检核表中有进一步说明）：

1. 基本原理
2. 将期望的行为记录在磁带上
3. 编辑磁带
4. 播放编辑后的磁带
5. 家庭作业：求助者进行自我观察和实践练习

治疗原理

求助者与咨询师双方共同确定了问题行为及目标行为之后，咨询师就可向求助者说明使用自我偶像法的原理：

我们将要进行的治疗基于这样原理：人们可以通过观察他人在各种情境中的行为来学习新习惯或新技能（原因）。其方法是观察他人的行为，或者观看他人做事的录像。我们所要做的稍有不同，你要观察的对象是你自己而不是其他人。我们将把你从事目标行为的过程进行录像（或录音），这样你可以看见（或听见）你自己是如何做事情的。然后，你将按照你所看见（听见）的行为模式进行练习，我将对你的练习结果进行反馈。我想观看自己的行为会帮助你更好地获得目标行为（概要）。你觉得这种疗法怎么样（求助者的意愿）？

当然，以上只是可以采用的方式之一。咨询师还可以补充一点："看见自己做这些事情将会增强你的信心。"这句话强调了自我偶像法的认知成分；通过把自己当做偶像，求助者可以看见自己在曾经唤起焦虑的情境中进行应对的情况。

记录所期望的行为

首先将期望的目标行为以音像的形式记录下来。比如，某人可能需要学会以下自我肯定技巧，如以坚定、强烈的声调表达自己观点的技巧，同时不要出现错误，不要有时间延误（在对方发言之后五秒钟内进行发言）。在这个例子中，咨询师和求助者应从声调发音开始练习，记录求助者以坚定、洪亮的声音向别人表达观点的情况。磁带要保证足够长，从而求助者可以听见自己在与他人对话中坚定的话语；咨询师可能要在录音上花费大量时间才能使求助者达到他的理想目标。在实际录音前先试一下空白带的长度或许会有所帮助。

咨询师有时可以教会求助者在现实生活中记录他们自己的行为。如要求口吃的人在一星期中某些指定的时间里用录音机录下他与别人交往的过程。我们建议那些与异性交往不自信的人也采用这种记录方式。现场记录的优点在于，可以获得求助者在现实生活情境中的行为方式样本。然而，如果求助者在目标行为上的基线水平很低，就不宜采用现场记录的方法。无论录制磁带是在现实生活中，还是在会谈过程中，通常要反复录制多次才能得到所期望的行为。

磁带的编辑

然后，咨询师接下来要对录音或录像带进行编辑，以便使求助者听到或看到的磁带只含有适宜（理想）的行为。Hosford等人建议要从磁带中去掉那些"不适宜"的行为，而只留下适宜的行为。这种编辑磁带的目的就在于使求助者看到的是正面的、积极的自我形象。这就像是锄掉花园里的蒲公英，只剩下水仙花。在我们所举的例子中，磁带中只应留下他以坚定的语调表达自己观点的部分；在治疗口吃的案例中，应该把口吃的部分删掉，留下比较流利的对话部分。

展示编辑好的磁带

磁带编辑好之后，就可以展示给求助者了。首先，要告诉求助者观察磁带中的哪些段落。在对口吃者的训练中，咨询师可以说"请听磁带，注意在这段对话中你能够流利地与人交谈"或者"请注意你在向对方传达观点时，你要用眼睛注视着他"。

指导语之后放磁带。如果磁带较长，可以在某些地方停下来，并观察求助者的反应。此时或磁带放到头时，咨询师要鼓励求助者做出期望的行为，或对其给予积极的反馈，这一点至关重要。

磁带放完之后，求助者应对目标行为进行练习。咨询师要在旁边加以指导，奖赏进步，指出不足。自我偶像法的这一步能否奏效，取决于练习和反馈。

家庭作业：求助者的自我观察和练习

如果求助者在治疗以外的时间对照编辑过的磁带进行练习，那么他就可以从自我偶像法中取得很好的疗效。咨询师可以指导求助者每天都听自我偶像磁带进行家庭作业。(在进行家庭作业时，录像带可能并不适合)。在每天听完录音带之后，求助者要公开地或不公开地练习目标行为。这也可以知道求助者在没有磁带对照的情况下仍在进行练习，逐渐地求助者要在现实生活中做出期望的行为反应。求助者还要自行在清单上记录对目标行为达到期望水平的评价及次数。另外，在求助者完成一部分家庭作业之后，咨询师应安排追踪。以下的清单给出自我偶像法的实施步骤。

自我偶像法的检核表

基本原理

_____1. 说明基本原理
_____2. 关于本疗法的概述
_____3. 了解求助者是否愿意采用本疗法

录制期望的行为方式

_____4. 将期望的行为细分
_____5. 指导求助者成功地完成细分后的每一部分行为
_____6. 求助者借助咨询师或磁带得到反馈
_____7. 在音像带上录制期望的行为,可以在会谈中或现实中录制。反复录制,直到得到一个完整的、期望的行为样本

磁带的编辑

_____8. 咨询师对磁带进行编辑,从而得到一个清晰的期望行为样本

编辑后磁带的展示

_____9. 告诉求助者要注意磁带中的哪些东西
_____10. 播放磁带,让求助者观察
_____11. 对求助者在磁带上的表现给予积极反馈
_____12. 要求求助者练习目标行为;奖赏成功,指出不足

家庭作业:求助者的自我观察和练习

_____13. 要求求助者每天观察或听磁带上的理想行为样本,并坚持一段时间
_____14. 咨询师提供由求助者掌握的某种激励方法,比如一些卡片
_____15. 要求求助者在清单上记录练习中目标行为的水平和练习次数
_____16. 咨询师在会谈结束后,检查求助者家庭作业的情况并给予鼓励,可以当面进行,也可以通过电话完成

对话示例:自我偶像法

以下咨询师和琼的对话可以帮助读者掌握自我偶像法的步骤。对话的目的仍然是为了帮助琼达到第十章曾提到的咨询目的:增加她对自己数学能力的信心。

第一次咨询

在对话1中,咨询师向琼说明自我偶像法的基本原理。首先使用这种方法培养琼的主动提出问题的能力。注意,咨询师不仅要说清基本原理,还要了解求助者是否愿意接受这一疗法。

1. 咨询师:我们过去讨论过你在数学课上几乎从不主动回答问题或发表见解。你说在数学课上发言时感到窘迫,而且毫无信心。我们将试着采用自我偶像法来帮助你改善这一状况。这个方法很有意思,在实施中你还会用到录音机。这样你就可以听一听你自己是如何回答问题的。这将帮助你像你所希望的那样行事,同时增强你的信心。你觉得试一试怎么样?

求助者:嗯,我从前很少在磁带上听到自己的声音。我想可以试一下。

在对话2中,咨询师向求助者说明如何使用录音机,并花一点时间与求助者共同操作一下,以免录音设备干扰自我偶像法的进行。

2. 咨询师:习惯于在治疗中使用录音机需要一些时间,因此我们先来熟悉一下录音机在治疗中的使用。我们现在就开始(琼和咨询师大约用了15分钟进行录音和播放)。

在对话3中,咨询师总体介绍自我偶像法的步骤。

3. 咨询师:看起来你已经不再受录音机的干扰了。我现在告诉你治疗中将涉及哪些步骤,使你心中有数。我们先找出你希望自己能主动发言的行为方式,然后按照这种方式进行练习;我们同时将练习过程录下音。然后我会边放录音,边给你反馈。从你的练习中挑出做得很好的一次,保留在磁带上作为行为样本。这样你就可以把磁带和录音机带回家,

每天听着磁带进行练习。我说清楚了吗？

求助者：很清楚。我想磁带可以让我知道自己发言的情况。

在对话4中，咨询师强调自我偶像法的认知特点或应对功能。

4.咨询师：很对。磁带会常常提醒你，你能够做得比你自己认为的还要好。这就是为什么磁带会对你有帮助。

求助者：我可以理解这一点。刚刚才听了一会儿录音，就增强了我的信心。我的声音并不像我过去想的那样让人觉得不舒服。

在这个案例中，求助者在数学课上的言语参与包括三项行为。这里先对其中一个行为，即主动发言进行咨询帮助。另外两个行为将在以后处理。在对话5中，咨询师指导琼练习这一行为。

5.咨询师：好。现在让我们讨论一下你如何才能平静而自信地主动发言。现在你想到的是什么？

求助者：我几乎从来没有在课上主动发过言。我总是等老师叫到我时才发言。并不是我不会，事实上大多数时候我都知道答案。我想我只差举起手并说出答案。比如当老师说"谁知道这道题的答案"时，我要做的就是举起手，说出答案，比如25或者40等。我不知道为什么我没有这样做。可能是因为我担心自己会显得傻傻的，或者我的声音听起来很可笑。

在下一段对话中，咨询师使用澄清反应以确定琼对于主动发言的担心。

6.咨询师：这么说来，你更担心的是你发言的方式而不是发言的内容。

求助者：我想是的。

在对话7中，咨询师就主动发言的方式对琼加以指导，并开始首次练习。

7.咨询师：好，让我们试一下。我来扮演老师，你举手回答问题。你要尽量使语气坚定，使我听起来毫不费力。或许讲话前先做一次深呼吸。可以吗？[咨询师打开录音机，用老师的口气问]谁知道答案？

[琼举起了手]

咨询师[像老师那样环顾四周，停顿，然后问]：琼？

第十七章 自我管理策略 555

求助者：[用相当响亮的声音说]25。在磁带空放一会后，咨询师用反应8到反应10给琼提供目标行为的反馈[回放磁带]。

8.咨询师：好，先到这儿。你感觉怎么样？

求助者：嗯，事实上并不太难。我做了一个深呼吸。

9.咨询师：你的声音相当清晰，要是把声音放大一些就好了。现在让我们来听一下录音[放录音]。

10.咨询师：你认为你听到的声音怎么样？

求助者：还可以。我的意思是我的声音并不那么可笑。

在对话11中，咨询师再次为琼录音。这次的录音将被编辑成样本。

11.咨询师：一点儿不可笑，而且声音响亮。现在让我们反复练习几次。深呼吸一下，坚定地发言（练习并录音）。

在对话12中，咨询师说明磁带编辑过程。编辑好的磁带将在下一个咨询疗程中使用。

12.咨询师：进行反馈练习之前，我先要编辑处理一下录音带。今天就到这儿吧，到下星期我们见面时我会把磁带整理好。简单地说，我编辑磁带的目的是使你得到清晰而坚定的声音样本（咨询师应抹掉那些听不清、刺耳的声音，保留那些坚定、响亮、音调适中的声音）。

第二次咨询

一个简短的热身过程之后，咨询师指导琼去听编辑后的声音样本。

1.咨询师：琼，你的录音已经编辑好了。我现在放一遍录音。在这个过程中希望你注意体会你在回答问题时的声音是多么清晰、镇定（放录音）。

2.咨询师：你感觉如何？

求助者：你说得很对。我的声音不可笑，至少在磁带上的声音听起来不愚蠢。

在对话3中，咨询师为琼的行为进行正面强化。

3.咨询师：从你的声音判断，你对答案很自信。你的声音很容易让人听清楚。

求助者：但是我在课堂上也能像这样发言吗？

在对话4中，咨询师告诉琼如何使用磁带练习家庭作业。家庭作业要规定琼做什么和做多少。

4.咨询师:我们下一步就要解决这一问题。同时我希望你在这一星期里按照磁带进行练习。你能否每天拿出固定的时间来听磁带,就像今天这样?听完之后,再对照练习。想象老师提问了,然后你举起手,做个深呼吸,镇定地说出答案。现在你知道如何使用录音样本吗?

求助者:知道了。就是每天听一遍录音,然后对照着进行练习。

在对话5中,咨询师要求琼用日志的方式记录每天的练习情况。

5.咨询师:希望你在日志上记录每次练习的情况。同时,用5级量表评价你进行练习前后的舒适程度。

求助者:我想这做起来并不难。

在对话6中,咨询师鼓励琼对自己的进步进行自我强化,并安排下一周的追踪。

6.咨询师:你所做的日志可以帮助你看到自己的进步。如果在练习中出现了进步,你就对自己给予表扬。下个星期我们将讨论你是如何取得进步的,并看看你能不能在课堂上也有类似的进步。

下一步将是在课堂上录制琼主动发言的样本。首先应在琼不感到紧张的课上录音,然后再在数学课上录音。这一步最大的难题是,不使琼因同学们在场而感到窘迫,同时又能录到琼的发言样本(参见学习活动17.4)。

学习活动 17.4　自我偶像法

你可能还记得威尔夫人和弗雷迪的案例吧。威尔夫人希望弗雷迪早晨能自己为上学做好准备而不再需要她的帮助。她想找一个合适的方式告诉弗雷迪:她将不再帮助他穿衣,不再在公共汽车到达前五分钟提醒他。威尔夫人担心弗雷迪会撇嘴或不同意,担心不能实施她的计划,或者在向弗雷迪表达时不够坚定。

描述一下,你如何通过使用自我偶像法的五种成分,去帮助威尔夫人达到以下的四种目标?

1. 向弗雷迪清楚说明自己的主张
2. 以坚定的声音说
3. 说话时眼睛注视着弗雷迪
4. 避免声音变小、避免屈服或改变最初的指令

(答案见学习活动反馈17.4)

学习活动反馈 17.4　自我偶像法

1.治疗原理

首先你应该向威尔女士解释自我偶像法是如何帮助她解决问题的(原理),并要说明治疗中包括哪些内容(概述),然后问威尔女士对这种疗法的看法(求助者的意愿)。

2.记录期望出现的行为

威尔女士在与弗雷迪谈话时有四件事情要做,咨询师要依次对这几件事进行指导,当威尔女士有时能做出期望的行为时就可以开始录音或录像了(要记录说话时眼睛的注视运作就必须录像)。因为威尔女士还不能在弗雷迪面前这样做,所以不宜录制现场情境,而只是录制咨询时的情境。咨询师可以扮演弗雷迪。最后把四件事都录制完。

3.编辑磁带

录制好磁带后,咨询师就要着手编辑,删除做得不理想的部分。比如,威尔女士目光移开的部分就应该删掉。只保留下来那些目光坦然注视着对方的部分。最后,磁带上就完全是威尔女士期望做到的那些行为了。

4.展示编辑后的磁带

磁带编辑好之后,就可以用来帮助威尔女士练习了。咨询师要指出威尔女士应注意什么,并对正确的行为给予正面反馈。然后威尔女士把磁带倒回来,并对照练习,同时得到咨询师的正面反馈。

5.家庭作业:求助者自我观察和练习

当威尔女士能在咨询师的指导下做出期望的行为以后,她就可以对照磁带自己练习了。她可以先自行练习,然后公开地——面对弗雷迪练习,这时练习可以脱离磁带。最后,咨询师还要追踪调查威尔女士是否已达到了预期的目的。

自我效能

Bandura、Adams 和 Beyer 等将自我效能描述为是一种对行为改变起调节作用的认知过程。自我效能是指人们对自己在某种情境下能够完成某种行为的判断和随后形成的信念。这包括（但不限于）外显行为，如我们相信自己能够在特定情境下控制思想和情感，能够采取某种行动。自我效能信念可以很宽泛，如相信自己在大多数情况下都能做到某些事情（如走路、用母语进行交流等），也可能是情境特指的（如相信自己只在某些情境中能够做到自信或者拒绝诱惑，而在其他情境中则难以做到）。

要记住，这里存在着许多重要的区别。自我效能信念是人们预期自己能够完成某些事情。这虽与结果预期（相信自己的行动会产生特殊的结果）有关，但又与其不同。我们可以感到自己有能力完成某项任务（如学业或工作任务），因而具有较高的自我效能。但如果我们相信，仅仅有能力还不足以取得所需要的结果时（如治疗成功或工作得到认可等），那么我们就会有较低的结果预期（也许是因为我们相信，取得该结果还要依赖于其他人、事件或者不可预测的力量等）。因此，对求助者的结果预期和可能影响结果的各种因素进行评估是很重要的事情。因为它们与自我效能一样，都对求助者追求目标有着很大的影响作用，而且对于考虑的现实性也有着很大的影响，例如无论求助者的能力和信念如何，都要考虑到那些可能阻碍成功的因素。

自我效能与自尊也不相同。例如，我们对于完成某些任务有着很高的自我效能感和信念，但一般性的自尊却很低。这可能由于很多的原因，如我们对于能够做好的事情并不看重，而却十分在意那些我们不相信自己能够做好的事情；或者他人对于我们能够做好的事情并不给予鼓励。但一般来说，在我们十分关注的生活领域（能够展示自己的影响，能够获得希望的事情，或者认识到自己已经获得成功等），较高的自我效能是与较高的自尊相关联的。在高自我效能背后存在乐观情绪和产生高效的期望，而在低自我效能背后则存在着无望和绝望等情绪。

人们在某些情境中自我效能感高，而在另外的情境中自我效能却较低，如相信自己能够干好工作，但却不能做个好家长。一般的，自我效能是建立在过去的经验基础（无论是他人的经验还是自己的经验）之上的，而且还从有关自我的认知图式中获得依据（例如，自己和他人对自己学业能力的经验和评判，会使人在应对学业困难方面出现高或低的自我效能，这就要看经验和评判具有怎样的性质）。因此，自我效能不是固定不变的，其大部分都是后天习得的，由生活经验所塑造，并且可以通过针对性地干预法重新获得和进行再塑造。自我效能如此重要的部分原因在于，它在许多生活问题中都扮演着重要的角色，如幸福感、寻求或逃避机遇、努力程度、坚持性、问题解决、应对、业绩、自信、决心、乐观、希望以及热情等。

在过去的几年中，有关自我效能的研究不断增加。专栏17.4 选择列出了其中的部分研究。从中我们可以看到涉及广泛的生活领域和临床问题，如堕胎、药物滥用、健康状况（哮喘、癌症、心血管疾病、牙病、糖尿病、多重硬化症、艾滋病感染等）、成就与业绩、职业与工作问题、节食行为、饮食障碍、应对、计算机辅助技能、父母教养行为、焦虑与创伤等。但自我效能研究的实际数量比我们这里列举的要多得多。因此，我们鼓励读者根据自己的需求，去选择有关临床问题、治疗目标或者治疗样本的文献。

有这样几方面因素可对自我效能等人格概念产生影响。班杜拉指出四个基本因素：（1）实际绩效；（2）心身状态；（3）环境体验；（4）人的行为。在人格和个人构念等心理学概念之中，有许多影响自我效能和相关概念的个人因素。根据班杜拉的理论，有四种主要影响效能预期的资源：（1）实际的绩效成就；（2）心身状态，如情绪觉醒状态；（3）环境体验，如替代学习；（4）作为治疗开始的言语移入。言语移入是指咨询师有意增强求助者完成特定任务的信心或自我效能预期的过程。咨询师可以通过谈论求助者过去完成类似工作时的成功，为求助者移入积极的自我效能感。而如果求助者没有从事过类

专栏 17.4 有关自我效能的研究

堕胎

Cozzarelli, C. (1993). Personality and self-efficacy as predictors of coping with abortion. Journal of Personality and Social Psychology, 65, 1224-1236.

酗酒

Aas, H., Klepp, K., Laberg, J., & Edvard, L. (1995). Predicting adolescentsintentions to drink alcohol: Outcome expectancies and self-efficacy. Journal of Studies on Alcohol, 156, 293-299.

Greenfield, S. J., Hufford, M. R., Vagge, L. M., Muenz, L. R., Costello, M. E., & Weiss, R. D. (2000). The relationship of self-efficacy expectancies to relapse among alcohol dependent men and women: A prospective study. Journal of Studies on Alcohol, 61, 345-351.

Maisto, S. A., Connors, G. J., & Zwiak, W. H. (2000). Alcohol treatment changes in coping skills, self-efficacy, and levels of alcohol use and related problems one year following treatment initiation. Psychology of Addictive Behaviors, 14, 257-266.

哮喘

Alaniz, K. L, & Nordstrand, J. (1999). Camp superteens: An asthma education program for adolescents. American Journal of Maternal/Child Nursing, 24 (3), 133-137.

运动

Escarti, A., & Guzman, J. F. (1999). Effects of feedback on self-efficacy, performance, and choice in an athletic task. Journal of Applied Sport Psychology, 11 (1), 83-96.

帮助受过袭击的妇女

Lerner, C. F., & Kennedy, L. T. (2000). Stay-leave decision-making in battered women: Trauma, coping, and self-efficacy. Cognitive Therapy & Research, 24 (2), 215-232.

癌症

Eiser, C., Hill, J., & Blacklay, A. (2000). Surviving cancer: What does it mean for you? An evaluation of a clinic-based intervention for survivors of childhood cancer. Psycho-Oncology, 9 (3), 214-220.

McCormick, L. K., Masse, L, Cunnings, S. S., & Burke, C. (1999). Evaluation of skin cancer prevention module for nurses: Change in knowledge, self-efficacy, and attitudes. American Journal of Health Promotion, 13 (5), 282-289.

心血管疾病

Lox, C. L, & Freehill, A. J. (1999). Impact of pulmonary rehabilitation on self-efficacy, quality of life, and exercise tolerance. Rehabilitation Psychology, 44, 208-221.

Ng, J. Y. Y., Tam, S. F., Yew, W. W., & Lam, W. K. (1999). Effects of video modeling on self-efficacy and exercise performance of COPD patients. Social Behavior & Personality, 27, 475-486.

Wright, R. A., Wadley, V. G., Pharr, R. P., & Butler, M. (1994). Interactive influence of self-reported ability and avoidant task demand on anticipatory cardiovascular responsivity. Journal of Research in Personality, 28, 68-86.

职业

Betz, N. E. (2000). Self-efficacy theory as a basis for career assessment. Journal of Career Assessment, 8, 205-222.

Donnay, D. A. C., & Borgen, F. H. (1999). The incremental validity of vocational self-efficacy: An examination of interest, self-efficacy, and occupation. Journal of Counseling Psychology, 46, 432-447.

Kraus, L. J., & Hughey, K. F. (1999). The impact of an intervention on career decision-making self-efficacy and career indecision. Professional School Counseling, 2, 384-390.

Ryan, N., Solberg, V., & Brown, S. (1996). Family dysfunction, parental attachment, and career search self-efficacy among community college students. Journal of Counseling Psychology, 43, 84-89.

Sullivan, K. R., & Mahalik, J. R. (2000). Increasing career self-efficacy for women: Evaluating a group intervention. Journal of Counseling & Development, 78 (1), 54-62.

防止儿童虐待

Dumont, H., Hebert, M., & Lavoie, F. (1999). The contribution of individual characteristics to children's learning in a workshop on abuse prevention. Canadian Journal of Community Mental Health, 18 (1), 39-56.

计算机辅助技能

Carpinello, S. E., Kenight, E. L, Markowitz, F. E., & Pease, E. A. (2000). The development of the Mental Health Confidence Scale: A measure of self-efficacy in individuals diagnosed with mental disorders. Psychiatric Rehabilitation Journal, 23, 236-243.

慢性精神疾病

Decker, C. A. (1999). Technical education transfer: Perceptions of employee computer technology self-efficacy. Computers in Human Behavior, 15 (2), 161-172.

Eastin, M., & LaRose, R. (2000). Internet self-efficacy and the psychology of the digital divide. Journal of Computer-Mediated Communication, 6, np.

Hollis-Sawyer, L. A., & Sterns, H. L. (1999). A novel goal-oriented approach for training older adult computer novices: Beyond the effects of individual-difference factors. Educational Gerontology, 25, 661-684.

Klein, B., & Richards, J. C. (2001). A brief Internet-based treatment for panic disorder. Behavioral and Cognitive Psychotherapy, Staples, D. S., Hulland, J. S., & Higgins, 29 (11), 113-117.

C. A. (1999). A self-efficacy theory explanation for the management of remote workers in virtual organizations. Organizational Science, 10, 758-776.

应对

Aspinwall, L G., & Richter, L. (1999). Optimism and self-mastery predict more rapid disengagement from unsolvable tasks in the presence of alternatives. Motivation & Emotion, 23 (3), 221-245.

Benight, C. C., Swift, E., Sanger, J., Smith, A., & Zeppelin, D. (1999). Coping self-efficacy as a mediator of distress following a natural disaster. Journal of Applied Social Psychology, 29, 2443-2464.

牙齿健康

Maupome, G., Borges, A., Ramirez, L. E., & Diez-de-Bonilla, J. (1999). Perceptions of tooth loss and peridontal problems in an independent elderly population: Content-analysis of interview discourse. Journal of Cross-Cultural Gerontology, 14 (1), 43-63.

糖尿病

Griva, K., Myers, L. B., & Newman, S. (2000). Illness perceptions and self-efficacy beliefs in adolescents and young adults with insulin dependent diabetes mellitus. Psychology & Health, 15, 733-750.

Piette, J. D., Weinberger, M., & McPhee, S. J. (2000). The effect of automated calls with telephone nurse follow-up on patient-centered outcomes of diabetes care: A randomized, controlled trial. Medical Care, 38, 218-230.

节食行为

Povey, R., Conner, M., Sparks, P., James,

R., & Shepherd, R. (2000). Application of the theory of planned behaviour to two dietary behaviours: Roles of perceived control and self-efficacy. British Journal of Health Psychology, 5 (2), 121-139.

饮食障碍

Smalec, J. L, & Klingle, R. S. (2000). Bulimia interventions via interpersonal influence: The role of threat and efficacy in persuading bulimics to seek help. Journal of Behavioral Medicine, 23 (1), 37-57.

体育锻炼

Dawson, K., & Brawley, L. R. (2000). Examining the relationship between exercise goals, self-efficacy, and overt behavior with beginning exercisers. Journal of Applied Social Psychology, 30, 315-329.

Rodgers, W., & Brawley, L. (1996). The influence of outcome expectancy and self-efficacy on the behavioral intentions of novice exercisers. Journal of Applied Social Psychology, 26, 618-634. Sullum, J., Clark, M. M., & King, T. K. (2000). Predictors of exercise relapse in a college population. Journal of American College Health, 48 (4), 175-180.

性别问题

Betz, N. E., & Schifano, R. S. (2000). Evaluation of an intervention to increase realistic self-efficacy and interests in college women. Journal of Vocational Behavior, 56 (1), 35-52.

Chaplain, R. P. (2000). Beyond exam results? Differences in the social and psychological perceptions of young males and females at school. Educational Studies, 26 (2), 177-190.

Dickerson, A., & Taylor, M. A. (2000). Self-limiting behavior in women: Self-esteem and self-efficacy as predictors. Group and Organization Management, 25 (2), 191-210.

Lapan, R. T., Adams, A., Turner, S., & Hinkelman, J. M. (2000). Seventh gradersvocational interest and efficacy expectation patterns. Journal of Career Development, 26, 215-229.

Weitlauf, J. C, Smith, R. E., & Cervone, D. (2000). Generalization effects of coping-skills training: Influence of self-defense training on women's efficacy beliefs, assertiveness, and aggression. Journal of Applied Psychology, 85, 625-633.

头疼

French, D. J., Holroyd, K. A., Pinell, C., Malinoski, P. T, O'Donnell, F., & Hill, K. R. (2000). Perceived self-efficacy and headache-related disability. Headache, 40, 647-656.

Martin, N. J., Holroyd, K. A., & Rokicki, L. A. (1993). The headache self-efficacy scale: Adaptation to recurrent headaches. Headache, 33, 244-248.

健康

Eachus, P. (1993). Development of the health student self-efficacy scale. Perceptual and Motor Skills, 77, 670.

Schwartzer, R., & Renner, B. (2000). Social-cognitive predictors of health behavior: Action self-efficacy and coping self-efficacy. Health Psychology, 19, 487-495.

艾滋病

Denson, D. R., Voight, R., & Eisenman, R. (1994). Self-efficacy and AIDS prevention for university students. International Journal of Adolescence and Youth, 5 (), 105-113.

Semple, S. J., Petterson, T. L, & Grant, I. (2000). The sexual negotiation behavior of HIV-positive gay and bisexual. Journal of Consulting & Clinical Psychology, 68, 934-937.

Weeks, K., Levy, S., Zhu, C., & Perhats, C. (1995). Impact of a school-based AIDS prevention program in young adolescents' self-efficacy skills. Health Education Research, 10, 329-344.

与职业相关问题

Brouwers, A. T, & Tomic, W. (2000). A longitudinal study of teacher burnout and perceived self-efficacy in classroom management. Teaching & Teacher Education, 16, 239-253.

Friedman, I. A. (2000). Burnout in teachers: Shattered dreams of impeccable professional performance. Journal of Clinical Psychology, 56, 595-606.

Gregoire, J., & Suddith, C. (1999). The relationship between self-efficacy beliefs and two indicators of training effectiveness in an applied setting: A meta-analytical procedure. Science et Comportment, 28 (1), 39-54.

King, R., LeBas, J., & Spooner, D. (2000). The impact of caseload on the personal efficacy of mental health case managers. Psychiatric Services, 51, 364-368.

Krieshok, T. S., Ulven, C., Hecox, J. L, & Wettersten, K. (2000). Resume therapy and vocational test feedback: Tailoring interventions to self-efficacy outcomes. Journal of Career Assessment, 8, 267-281.

Prieto, L. R., & Meyers, S. A. (1999). Effects of training and supervision on the self-efficacy of psychology graduate teaching assistants. Teaching of Psychology, 26, 264-266.

Washington. O. (1999). Effects of cognitive and experiential group therapy on self-efficacy and perceptions of employability or chemically dependent women. Issues in Mental Health Nursing, 20 (3), 181-198.

学习

Cassidy, S., & Eachus, P. (2000). Learning style, academic belief systems, self-report student proficiency, and academic achievement in higher education. Educational Psychology, 20, 307-320.

Fall, M., Balanz, J., Johnson, L., & Nelson, L. (1999). A play therapy intervention and its relationship to self-efficacy and learning behaviors. Professional School Counseling, 2 (3), 194-204.

Moriarty, B., Douglas, G., Punch, K., & Hattie, J. (1995). The importance of self-efficacy as a mediating variable between learning environments and achievement. British Journal of Educational Psychology, 65, 73-84.

Shea, C., & Howell, J. M. (2000). Efficacy-performance spirals: An empirical test. Journal of Management, 26, 791-812.

母亲自我效能

Gross, D., Conrad, B., Fogg, L, & Wothke, W. (1994). A longitudinal model of maternal self-efficacy, depression, and difficult temperament during toddlerhood. Research in Nursing and Health, 17, 207-215.

数学自我效能

Randhawa, B. S. (1994). Self-efficacy in mathematics, attitudes, and achievement of boys and girls from restricted samples of two countries. Perceptual and Motor Skills, 79, 1011-1018.

多重硬化症

Wingerson, N. W., & Wineman, N. M. (2000). The mental health, self-efficacy, and satisfaction outcomes of a community counseling demonstration project for multiple sclerosis patients. Journal of Applied Rehabilitation Counseling, 3 (2), 11.

鸦片成瘾复吸危险

Reilly, P., Sees, K., Shopshire, M., & Hall, S. (1995). Self-efficacy and illicit opoid use in a 180-day methadone detoxification treatment. Journal of Consulting and Clinical Psychology, 63, 158-162.

疼痛

Arnstein, P., Caudill, M., Mandle, C. L, Norris, A., & Beasley, R. (1999). Self-efficacy as a mediator of the relationship between pain intensity, disability, and depression in chronic pain patients. Pain, 80, 483-491.

Ellis, J. A., Blouin, R., & Lockett, J. (1999). Patient-controlled analgesia: Optimizing the experience. Clinical Nursing Research, 8, 283-294.

Stevens, M. J., Ohlwein, A. L., & Catanzaro, S. J. (2000). Further evidence that self-efficacy predicts acute pain. Imagination, Cognition, & Personality, 19 (2), 185-194.

父母教养方式

Jackson, A. P., & Huang, C. C. (2000). Parenting stress and behavior among single mothers of preschoolers: The mediating role of self-efficacy. Journal of Social Service Research, 26 (4), 29-42.

完美主义

LoCicero, K., & Ashby, J. S. (2000). Multidimensional perfectionism and self-reported self-efficacy in college students. Journal of College Student Psychotherapy, 15 (2), 47-56.

恐惧症

Zoeller, L. A., Echiverri, A., & Craske, M. G. (2000). Processing of phobic stimuli and its relationship to outcome. Behaviour Research & Therapy, 38, 921-931.

害羞

Kuzuu, S. (1994). The effects of self-observation on self-efficacy of shy students. Japanese Journal of Counseling Science, 27, 97-104.

吸烟

Dijkstra, A., & de Vries, H. (2000). Self-efficacy expectations with regard to different tasks in smoking. Psychology & Health, 15, 501-511.

Mudde, A., Kok, G., & Strecher, V. (1995). Self-efficacy as a predictor for the cessation of smoking. Psychology and Health, 10, 353-367.

Pederson, L. L., Ahluwalia, J. S., Harris, K. J., & McGrady, G. A. (2000). Smoking cessation among African Americans: What we know and do not know about interventions and self-quitting. Preventive Medicine: An International Journal Devoted to Practice & Theory, 31 (1), 23-38.

社会焦虑

Nicastro, R., Luskin, F., Raps, C., & Benisovich, S. (1999). The relationship of imperatives and self-efficacy to indices of social anxiety. Journal of Rational-Emotive & Cognitive Behavior Therapy, 17, 249-265.

创伤

Benight, C. C., Freyaldenhoven, R. W., Highes, J., Ruiz, J. M., Zoschke, T. A., & Lovallo, W. R. (2000). Coping self-efficacy and psychological distress following the Oklahoma City bombing. Journal of Applied Social Psychology, 30, 1331-1344.

Saigh, P., Mroueh, M., Zimmerman, B., & Fairbank, J. (1995). Self-efficacy expectations among traumatized adolescents. Behaviour Research and Therapy, 33, 701-704.

似的任务，咨询师就要与他讨论过去的成功经验，以帮助他树立自信心。

实际绩效

人们做事的方式有着巨大差异。自我效能高的人能很快地从失败中恢复过来。尽管有失败的可能，他们仍然受到激励，充满精力，甘愿冒险——或者是因为他们可能没有预期出现失败，或者他们是以一种并不损害自我效能的方式预期失败的可能性。处于另一种极端的人则会陷入习得性无助状态，他们满怀抑郁，痛苦地跋涉；他们没有活力，对自己消极暗示，敏感而脆弱；最后导致悲观失望。遇到失败的时候，他们会把这当作自己缺乏能力的证据（他们就会说"这是我的错"，"我总是把事情弄糟"或"这再次证明我不能做好任何事情"），这样会更进一步加深自我效能的降低。这种面对失败的习得行为会导致悲观的、灾难式的感情和思考方式。你可以看到，自我效能的认知基础以及自我图式、认知加工习惯等都会对自我效能信念产生积极的或者消极的影响（见第四章）。

大多数人介于以上这两种人之间。自我效能感作为一个主要的因素，决定了人们是否会完成某项任务；如果做某事，他们会付出多大的努力；遇到困难时，他们会坚持工作多久。例如，经常在互联网上寻找特定网页的人，会认为自己是有能力做到的，即使没能成功登录某一站点，他们仍会对自己的能力相当自信，也会继续坚持长时间的搜寻；但如果让同一批人去编软件，他们就会逃避。有时人们觉得自己有能力做好某项工作，但由于缺少刺激而不去做。同样还有些人由于不熟悉某项工作，而不现实地期待自己能够成功。比如，对于同样的工作，有人过分自信，有人却心里发虚。总之，如果我们要培养自己的能力，我们就要提高和加强自我效能、自信心、自尊、承担风险的意愿及完成某项工作的能力。

心身状况与自我效能

正像我们在前面各章所了解的那样，人们的情绪感受和躯体感觉以及伴随着各种情绪体验出现的各种现象，对于他们从自我记忆中获取怎样的认知信息以及在对所处环境产生怎样的认知都会发生重要的影响作用。例如，当我们高度焦虑时，我们从记忆的加工过程中获得突出的信息，就会与我们在平静或者激动时的信息不一样。所以，处于焦虑情境中时，我们难以提取过去成功的记忆信息，或者也无法注意到环境中那些可能促使我们成功的信息。这就会导致我们在该情境中出现一系列认知图式和知觉，它们全都与高度的自我效能无关。因此，意识到并且能够管理自我情绪状态（从高度情绪觉醒转为低度觉醒，从焦虑不安转为坚定行动）的能力，是调整自己效能感和成功预期的十分重要的途径。

同样，人们一方面不断增强对思维、情感和行为的意识，另一方面也开始意识到这些心理过程如何影响到或者受到躯体系统（如生物化学、神经传导等）的影响。例如，在心身信息加工系统内部存在着一种连锁反应和相互作用。一些加工过程都包含着信使分子、肽分子和受体，这些分子是情感的生物化学粒子。这些信使分子或神经肽会影响自我效能。人们会注意到，具有高自信、高自尊的人比低自信的人更倾向于尝试困难的工作；面对困难时能够调动更多的能量，坚持更长时间；遇到失败时不会责备自己。这种人具有控制感。一个假说认为：这些人大脑中的内生性镇静剂（内啡肽）分泌得多，内啡肽高分泌量与人的自信有关。内啡肽有镇痛作用，它分布到全身各处，可以减轻人对疼痛的敏感。

相反，没有控制感的人自我效能水平也低，他们会力图避免困难工作，为达到目标所做的努力不够。他们安于个人不适的现状，常进行消极的自我陈述，很少努力去工作，需要很长时间才能从失败中恢复过来。他们极易受应激和抑郁的影响。那些感到无力自我控制、低自我效能感的人可能会引致大量儿茶酚胺或应激激素的分泌。自我效能感的程度和生物化学反应性的程度有许多影响来源，包括家庭出身（遗传和社会基础），以及家庭所处的环境和文化背景。不用说，这只是心理神经免疫机制、思维、情感和行为之间复杂关系中的一小部分内容。虽然自我效能本质只涉及到人的信念，但就像其他认知功能一样，它绝不只是"出于人的头脑"。

环境的影响

人的自我效能受到认知、情感、行为、关系、环境和文化等多种因素的影响。人在家庭、文化和环境的影响下形成自我效能，自我效能又作用于人的认知发展和认知活动。班杜拉提出自我效能感对四种主要的发展过程具有巨大影响，它们是认知发展、动机发展、情感发展和知觉选择过程。比如，班杜拉指出自我效能感在四种不同水平上影响着学生的学习：（1）学生对于调节自己学习以及掌握学习内容的效能感，决定了他们的动机水平和最终的学习成绩;(2)教师激励和促进学生学习自我效能感的能力,影响着他们为学生创造一个怎样的学习环境,也影响着学生进步的程度;(3)教师集体对自己团体的效能感将显著地影响学校的教学水平;(4)通过改变教师的集体效能感,将更能突出学生在学校成就水平中的作用。

注意这四种水平的自我效能也会受到求助者世界观的影响。班杜拉和其他人已经开始从文化的视角研究自我效能。例如,Oettingen从个体主义-群体主义、权力距离、男性主义和躲避不确定性等四个维度,考察了文化对自我效能的影响。在群体主义的文化中,群体中的主要成员可能是每位成员获得自我效能感的主要信息源,而在个体主义文化中,人们主要依据自我评价和情绪反应来获得自我效能。在权力距离较大的文化或社会,具有较大权力的人也具有较大的资源,对于效能评价有较大的环境影响力。而在权力距离较小的社会,人们倾向于认为行动和效果只与自己有关,因此,效能感和能力预期更多地决定于自身。代理人式的学习有许多维度,其中包括存在成功和相关的人物示范出各种能力。第十二章提供了有关的示范法的研究背景。

自我效能是治疗的前提

求助者对治疗结果的预期建立在自我效能感基础之上。这种预期能够影响认知过程。求助者首先必须获得自我效能感(信心),才能成功地进行与治疗相关的技能练习。班杜拉曾经证实,一个人的自我效能感与他最终达到的绩效水平之间存在着密切联系,自我效能感是强烈影响治疗成功与否的心理前提。笔者相信,如果咨询师能够最大限度地提高求助者的自我效能感和对治疗的预期,那么求助者对治疗的每一步都会充满信心,从而潜移默化地提高治疗的效果。Rosenthal和Steffek指出,"当病人开始尝试或坚持他们最初的逃避活动时,所有心理治疗——不管它们使用的是什么方法——都必须首先提高患者的自我效能感"。

自我效能感强度的评估涉及第十章提到的治疗目标的确认。可以为求助者提供一系列特定的目标行为或治疗结果目标,然后请他们判断哪些行为目标可以达到,以及做出这一判断时的信心有多大。评估量表通常由0(不确定)到100(确定)。比如,Ozer和班杜拉曾对45名妇女自愿者进行训练,帮助她们有效地应付可能遭遇的性攻击。这些妇女训练前都减少了参与文化、教育和社交活动的次数,因为她们认为不能(缺乏自我效能)应付独自外出会遇到的潜在危险。对她们自我效能训练的评估是从以下几个方面进行的:(1)自卫能力,即测量自己能对暴力进行还击的效能感;(2)增加消闲活动的能力,通过测量恢复夜间外出参与消闲活动的自然轻松感;(3)人际交往的效能感,即测量在各种场合对遇到的性威胁和性搔扰进行有力反击的能力;(4)控制困扰性认知的能力,即测量克服对可能遇到性攻击强迫性思想的能力;(5)其他的一些测量,如可能被攻击的观念、易受攻击性、风险性以及恐惧感等。因为每种治疗都要达到特定目标,所以它们的疗效大部分要依赖于求助者的自我效能感。求助者的年龄、性别、社会地位、文化与民族背景都会影响他们完成特殊任务时的自我效能感。

自我效能感在跨文化治疗中的应用

自我效能感越来越多地被用于多元求助者群体和研究样本。就像专栏17.5显示得那样,自我效能研究用于多元群体时的范围是很广泛的。例如,在预防和降低风险的领域,自我效能就被认为是与下属问题相关的一个因素,如药物滥用、酒精滥用、吸烟、艾滋病感染、性传染疾病、心血管疾病和其他健康问题。我们在第十五章注意到,体育锻炼和活动越来越成为临床关注的目标,自我效能正是这类关注的一个组成部分。抑郁、社会支持、精神悲伤和其他情绪维度和心理幸福感等都将自我效能当成一个重要的因素。对于学业绩效和其他各种职业选择行为、工作行为和职业生涯等也都包含着自我效能的作用,并被用于多元求助者样本。同样,老年人、残疾人和处于贫困边缘的人们也越来越多地被纳入自我效能的研究之中,并探讨文化差异的影响。这些研究在美国和其他地方都有进行。

专栏 17.5 自我效能多元文化应用举例

学业成绩和职业选择

Boileau, L., Bouffard, T., & Vezeau, C. (2000). The examination of self, goals, and their impact on school achievement in sixth grade students. Canadian Journal of Behavioural Science, 32 (1), 6-17.

Bong, M. (1999). Personal factors affecting the generality of academic self-efficacy judgments: Gender, ethnicity, and relative expertise. Journal of Experimental Education, 67, 315-331.

Bong, M. (2001). Between- and within-domain relations of academic motivation among middle and high school students: Self-efficacy, task value, and achievement goals. Journal of Educational Psychology, 93 (1), 23-24.

Bong, M., & Clark, R. E. (1999). Comparison between self-concept and self-efficacy in academic motivation research. Educational Psychologist, 34 (3), 139-153.

Gloria, A. M., & Robinson Kurpius, S. E. (2001). Influences of self-beliefs, social support, and comfort in the university environment on the academic persistence decisions of American Indian undergraduates. Cultural Diversity & Ethnic Minority Psychology, 7 (1), 88-102.

Gutman, L. M., et al. (2000). The role of protective factors in supporting the academic achievement of poor African American students during the middle school transition. Journal of Youth & Adolescence, 29, 223-248.

Kremer-Hayon, L, & Tillema, H. H. (1999). Self-regulated learning in the context of teacher education. Teaching & Teacher Education, 15, 507-522.

Lee, J., & Cramond, B. (1999). The positive effects of mentoring economically disadvantaged students. Professional School Counseling, 2 (3), 172-178.

Morrow, S., Gore, P., & Campbell, B. (1996). The application of a socio-cognitive framework to the career development of lesbian women and gay men. Journal of Vocational Behavior, 48, 136-148.

O'Brien, K. M., Dukstein, R. D., Jackson, S. L, Tomlinson, M. J., & Kamatuka, N. A. (1999). Broadening career horizons for students in at-risk environments. Career Development Quarterly, 47 (3), 215-229.

O'Brien, V., Martinez-Pons, M., & Kopala, M. (1999). Mathematics self-efficacy, ethnic identity, gender, and career interests related to mathematics and science. Journal of Educational Research, 92 (4), 231-235.

Panagos, R. J., & Dubois, D. L. (1999). Career self-efficacy development and students with learning disabilities. Learning Disabilities Research & Practice, 14 (1), 25-34.

Shih, S. S., & Alexander, J. M. (2000). Interacting effects of goal setting and self- or other-referenced feedback on children's development of self-efficacy and cognitive skills within the Taiwanese classroom. Journal of Educational Psychology, 92, 536-543.

Stewart, S. M., Bond, M. H., Deeds, O., Westrick, J., & Wong, C. M. (1999). Predictors of high school achievement in a Hong Kong international school. International Journal of Psychology, 34 (3), 163-174.

评估

Cheung, S. K., & Sun. S. Y. K. (1999). Assessment of optimistic self-beliefs: Further validation of the Chinese version of the General Self-Efficacy Scale. Psychological Reports, 85(3, Pt.

2) 1221-1224. Jeffreys, M. R. (2000). Development and psychometrics evaluation of the Transcultural Self-Efficacy Tool: A synthesis of findings. Journal of Transcultural Nursing, 11 (2), 127-136.

Kawauchi, K. (1999). Construction of the Campus Interaction Self-Efficacy Scale for students with visual impairments. Japanese Journal of Educational Psychology, 47, 471-479.

Resnick, B. (1999). Reliability and validity testing of the self-efficacy for functional activities scale. Journal of Nursing Measurement, 7 (1), 5-20.

心血管疾病预防

Winkleby, M., Flora, J., & Kraemer, H. (1994). A community-based heart disease intervention: Predictors of change. American Journal of Public Health, 84, 767-772.

避孕套使用

Berkley, T. W., Jr., & Burns, J. L. (2000). Factor analysis of the Condom Use Self-Efficacy Scale among multicultural college students. Health Education Research, 15, 485-489.

Bogart, L. M., Cecil, H., & Pinkerton, S. D. (2000). Intentions to use the female condom among African American adults. Journal of Applied Social Psychology, 30, 1923-1953.

Kvalem, I. L., & Traeen, B. (2000). Self-efficacy, scripts of love, and intention to use condoms among Norwegian adolescents. Journal of Youth & Adolescence, 29, 337-353.

文化差异

Brown, C., Darden, E. E., Shelton, M. C., & Dipoto, M. C. (1999). Career exploration and self-efficacy of high school students: Are there urban/suburban differences? Journal of Career Assessment, 7, 227-237.

Durndell, A., Haag, Z., & Laithwaite, H. (2000). Computer self-efficacy and gender: A cross-cultural study of Scotland and Romania. Personality & Individual Differences, 28, 1037-1044.

Earley, P. C., Gibson, C. B., & Chen, C. C. (1999). "How did I do?" versus "How did we do?" Cultural contrasts of performance feedback use and self-efficacy. Journal of Cross-Cultural Psychology, 30, 594-619.

Mau, W. C. (2000). Cultural differences in career decision-making styles and self-efficacy. Journal of Vocational Behavior, 57, 365-378.

Piontkowski, U., Florack, A., Hoelker, P., & Obdrzalek, P. (2000). Predicting acculturation attitudes of dominant and non-dominant groups. International Journal of Intercultural Relations, 24 (1), 1-26.

Randhwawa, B. S., & Gupta, A. (2000). Cross-national gender differences in mathematics achievement, attitude, and self-efficacy within a common intrinsic structure. Canadian Journal of School Psychology, 15 (1), 51-66.

Schaubroeck, J., Lam, S. S., & Xie, J. L. (2000). Collective efficacy versus self-efficacy in coping responses to stressors and control: A cross-cultural study. Journal of Applied Psychology, 85, 512-525.

Tafarodi, R. W., & Walters, P. (1999). Individualism-collectivism, life events, and self-esteem: A test of two trade-offs. European Journal of Social Psychology, 29, 797-814.

Troth, G., & Grainger, J. (2000). The psychological impact of custody on the Aboriginal adolescent. Psychiatry, Psychology, & Law, 7 (1), 89-96.

抑郁

Casten, R. J., Rovner, B. W., Pasternak, R. E., & Pelchat, R. (2000). A comparison of self-reported function assessed before and after depression treatment among depressed geriatric patients. International Journal of Geriatric Psychiatry, 15, 813-818.

Ennis, N. E., Hobfoll, S. E., & Schroeder, K. E. E. (2000). Money doesn't talk: How economic stress and resistance resources impact inner-city women's depressive mood. American Journal of Community Psychology, 28 (2), 149-173.

Makaremi, A. (2000). Self-efficacy and depression among Iranian college students. Psychological Reports, 86, 386-388.

残疾与障碍

Brody, B. L, Williams, R. A., Thomas, R. G., Kaplan, R. M., Chu, R. M., & Brown, S. I. (1999). Age-related macular degeneration: A randomized clinical trial of a self-management intervention. Annals of Behavioral Medicine, 21, 322-329.

Hampton, N. Z. (2000). Self-efficacy and quality of life in people with spinal cord injuries in China. Rehabilitation Counseling Bulletin, 43 (2), 66-74.

Heller, T., Miller, A. B., & Hseich, K. (1999). Impact of a consumer-directed family support program on adults with developmental disabilities and their family caregivers. Family Relations: Interdisciplinary Journal of Applied Family Studies, 48, 419-427.

Kempen, G. I. J. M., van Heuvelen, M. J. G., van Sonderen, E., van den Brink, R. H., Kooijman, A. C, &Ormel, J. (1999). The relationship of functional limitations to disability and the moderating effects of psychological attributes in community-dwelling older persons. Social Sciences & Medicine, 48, 1161-1172.

Kempen, G. I. J. M., van Sonderen, E., & Ormel, J. (1999). The impact of psychological attributes on changes in disability among low-functioning older persons. Journals of Gerontology: Series B: Psychological Sciences & Social Sciences, 54B (1), P23-P29.

Lackner, J., Carosella, A., & Feuerstein, M. (1996). Pain expectancies, pain, and functional self-efficacy expectancies as determinants of disability in patients with chronic low back disorders. Journal of Consulting and Clinical Psychology, 64, 212-220.

Rumrill, P. D., Jr. (1999). Effects of social competence training program on accommodation request activity, situational self-efficacy, and Americans with Disabilities Act knowledge among employed people with visual impairments and blindness. Journal of Vocational Rehabilitation, 12 (1), 25-31.

药物/酒精滥用

Allsop, S., Sounders, B., & Phillips, M. (2000). The process of relapse in severely dependent male problem. Addiction, 95 (1), 95-106.

Epstein, J., Botvin, G., Diaz, T, & Toth, V. (1995). Social and personal factors in marijuana use and intentions to use drugs among inner city minority youth. Journal of Developmental and Behavioral Pediatrics, 16, 14-20.

Epstein, J. A., Griffin, K. W., & Botvin, G. J. (2000). Role of general and specific competence skills in protecting inner-city adolescents from alcohol use. Journal of Studies on Alcohol, 81, 379-386.

Guthrie, B. J., & Low, L. K. (2000). A substance use prevention framework: Considering the social context for African American girls. Public Health Nursing, 17, 363-373. Taylor, M. J. (2000). The influence of self-efficacy on alcohol use among American Indians. Cultural Diversity & Ethnic Minority Psychology, 6 (2), 152-167.

Wills, T. A., Gibbons, F. X., Gerrard, M., & Brody, G. H. (2000). Protection and vulnerability processes relevant for early onset of substance use: A test among African American children. Health Psychology, 19, 253-263.

种族身份

Bennett, M. D., Jr., & Fraser, M. W. (2000). Urban violence among African-American males: Integrating family, neighborhood, and peer perspectives. Journal of Sociology & Social Welfare, 27 (3), 93-117.

Smith, E. P., Walker, K., Fields, L, Brookins, C. C., & Seay, R. C. (1999). Ethnic identity and its relationship to self-esteem, perceived efficacy, and prosocial altitudes in early adolescence. Journal of Adolescence, 22, 867-880.

Ying, Y. W., Lee, P. A., & Tsai, J. L. (2000). Cultural orientation and racial discrimination: Predictors of coherence in Chinese American young adults. Journal of Community Psychology, 28, 427-442.

体育运动/活动

Booth, M. L., Owen, N., Bauman, A., Clavisi, O., & Leslie, E. (2000). Socio-cognitive and perceived environmental influences associated with physical activity in older Australians. Preventive Medicine, 31, 15-22.

Castro, C. M., Sallis, J. F., Hickman, S. A., Lee, R. E., & Chen, A. H. (1999). A prospective study of psychosocial correlates of physical activity for ethnic minority women. Psychology & Health, 14, 277-293.

Clark, D. O. (1999). Physical activity and its correlates among urban primary care patients aged 55 years or older. Journals of Gerontology: Series B: Psychological Sciences & Social Sciences, 54B (1), S41-S48.

Clark, D. O., & Nothwehr, F. (1999). Exercise self-efficacy and its correlates among socioeconomically disadvantaged older adults. Health Education & Behavior, 26, 535-546.

Clark, D. O., Patrick, D., Grembowski, D., & Durham, M. (1995). Socio-economic status and exercise self-efficacy in late life. Journal of Behavioral Medicine, 18, 355-376.

Fang, Y, & Zhu, P. (2000). The relationship of middle school students' perception of motivational climate in physical training classes and intrinsic motivation, self-efficacy, and physical performance. Psychological Science, 23, 236-237, 229 (China).

Heesch, K. C., Massey, L. C., & Aday, L. A. (2000). Perceptions of sedentary African-American women about continuous versus intermittent walking. Women & Health, 30 (4), 43-59.

Katula, J. A., Blissner, B. J., & McAuley, E. (1999). Exercise and self-efficacy effects on anxiety reduction in healthy, older adults. Journal of Behavioral Medicine, 22, 233-247.

Lafferty, S. C. (2000). Physical activity among older Mexican American women. Research in Nursing & Health, 23, 383-392.

McAuley, E., Blissner, B., Katula, J., & Duncan. T. E. (2000). Exercise environment, self-efficacy, and affective response to acute exercise in older adults. Psychology & Health, 15, 341-355.

McAuley, E., Katula, J., Mihalko, S. L., Blissner, B., Duncan. I, Pena, M., & Dunn, E. (1999). Mode of physical activity and self-efficacy in older adults: A latent growth curve analysis. Journals of Gerontology Series B: Psychological Sciences & Social Sciences, 548 (5), P283-P252.

Peterson, E., Howland, J., Kielhofner, G., Lachman, M. E., Assmann, S., Cote, J., & Me, A. (1999). Falls self-efficacy and occupational adaptation among elders. Physical & Occupational Therapy in Geriatrics, 16 ( ), 1-16.

Stevens, M., Lemmink, K. A. P. M., Greef, M. H. G. de, & Rispens, P. (2000).

Stimulating physical activity in sedentary older adults: First results. Preventive Medicine: An International Journal Devoted to Practice & Theory, 31, 547-553.

健康

Hartman, C. A., Manos, T. M., Winter, C, Hartman, D. M., Li, B., & Smith, J. C. (2000). Effects of T'ai Chi training on function and quality of life indicators in older adults with osteoarthritis. Journal of the American Geriatrics Society, 48, 1553-1559.

Rosengren, K. S., McAuley, E., Woods, D., & Mihalko, S. (2000). Gait, balance, and self-efficacy in older black and white American women. Journal of American Geriatrics Society, 48, 707-709.

Siero, F. W., Broer, J., Bemelmans, W J. E., & Meyboom-de Jong, B. M. (2000). Impact of group nutrition education and surplus value of Prochaska-based stage-matched information on health-related cognitions and on Mediterranean nutrition behavior. Health Education Research, 15, 635-647.

艾滋病预防

Belgrave, F, Randolph, S., Carter, C., & Braithwaire, N. (1993). The impact of knowledge, norms, and self-efficacy on intentions to engage in AIDS-preventive behaviors among young incarcerated African-American males. Journal of Black Psychology, 19, 155-168.

Bowleg, L., Belgrave, F. Z., & Reisen, C. A. (2000). Gender roles, power strategies, and precautionary sexual self-efficacy: Implications for black and Latina women's HIV/AIDS protective behaviors. Sex Roles, 42, 613-635.

Colon, R. M., Wiatrek, D. E., & Evans, R. I. (2000). The relationship between psychosocial factors and condom use among African-American adolescents. Adolescence, 35, 559-569.

Faryna, E. L., & Morales, E. (2000). Self-efficacy and HIV-related risk behaviors among multiethnic adolescents. Cultural Diversity & Ethnic Minority Psychology, 6 (1), 42-56.

Malow, R., Corrigan, S., Cunningham, S., & West, J. (1993). Psychosocial factors associated with condom use among African American drug abusers in treatment. AIDS Education and Prevention, 5, 244-253.

Rotherman-Borus, M. J., Roasario, M., Reid, H., & Koopman, C. (1995). Predicting patterns of sexual acts among homosexual and bisexual youths. American Journal of Psychiatry, 152, 555-595.

Yzer, M. C., Siero, F. W., & Buunk, B. P. (2000). Can public campaigns effectively change psychological determinants of safer sex? An evaluation of three Dutch campaigns. Health Education Research, 15, 339.

职业寻求与绩效

Bikos, L. H., & Furry, T. S. (1999). The job search club for international students: An evaluation. Career Development Quarterly, 48 (1), 31-44. Davidson, O. B., & Eden, D. (2000). Remedial self-fulfilling prophecy: Two field experiments to prevent Golem effects among disadvantaged women. Journal of Applied Psychology, 85, 386-398.

Keim, J., & Strauser, D. R. (2000). Job readiness, self-efficacy, and work personality: A comparison of trainee and instructor perceptions. Journal of Vocational Rehabilitation, 14 (1), 13-21.

Kneipp, S. M. (2000). The health of women in transition from welfare to employment. Western Journal of Nursing Research, 22, 656-674.

Nesdale, D., & Pinter, K. (2000). Self-efficacy and job-seeking activities in unemployed ethnic youth. Journal of Social Psychology, 140,

608-614.

Orpen, C. (1995). Self-efficacy beliefs and job performance among black managers in South Africa. Psychology Reports, 76, 649-650.

Watkins, D. (2000). Hong Kong student teachers'personal construction of teaching efficacy. Educational Psychology, 20, 212-235.

低收入者

Boardman, J. D., & Robert, S. A. (2000). Neighborhood socioeconomic status and perceptions of self-efficacy. Sociological Perspectives, 43 (1), 117-136.

Brekke, M., Hjordahl, P., Telle, D. S., & Kvien, T. K. (1999). Disease activity and severity in patients with rheumatoid arthritis: Relations to socioeconomic inequality. Social Science & Medicine, 48, 1743-1750.

Epel, E. S., Bandura, A., & Zimbardo, P. G.(1999). Escaping homelessness: The influence of self-efficacy and time perspective on coping with homelessness. Journal of Applied Social Psychology, 29, 575-596.

Kunz, J., & Kalil, A. (1999). Self-esteem, self-efficacy, and welfare use. Social Work Research, 23 (2), 119-126.

Moldofsky, Z. (2000). Meals made easy: A group program at a food bank. Social Work with Groups, 23 (1), 83-96.

Raver, C. C., & Leadbeater, B. J. (1999). Mothering under pressure: Environmental, child, and dyadic correlates of maternal self-efficacy among low-income women. Journal of Family Psychology, 13, 523-534.

Todd, J. L., & Worell, J. (2000). Resilience in low-income, employed, African American women. Psychology of Women Quarterly, 24 (2), 119-128.

精神疾病/幸福感

Bisconti, T. L., & Bergeman, C. S. (1999). Perceived social control as a mediator of the relationships among social support, psychological well-being, and perceived health. Gerontologist, 39 (1), 94-103.

Cheung, S. K., & Sun, S. Y. K. (2000). Effects of self-efficacy and social support on the mental health condition of mutual-aid organization members. Social Behavior & Personality, 28, 413-422.

Chou, K. R., LaMontagne, L. L, & Hepworth, J. T. (1999). Burden experienced by caregivers of relatives with dementia in Taiwan. Nursing Research, 48 (4), 206-214.

Gillespie, A., Peltzer, K., & MacLachlan, M. (2000). Returning refugees: Psychosocial problems and mediators of mental health among Malawian returnees. Journal of Mental Health (UK), 8 (2), 165-178.

Houston, D. M., McKee, K. J., & Wilson, J. (2000). Attributional style, efficacy, and the enhancement of well-being among housebound older people. Basic & Applied Social Psychology, 22, 309-317.

Mizell, C. A. (1999). African American men's personal sense of mastery: The consequences of the adolescent environment, self-concept, and adult achievement. Journal of Black Psychology, 25 (2), 210-230.

Peltzer, K., Cherian, V. L., & Cherian, L. (1999). Minor psychiatric morbidity in South African secondary school pupils. Psychological Reports, 85, 397-402.

Nyamathi, A. M., Stein, J. A., & Bayley, L. J. (2000). Predictors of mental distress and poor physical health among homeless women. Psychology & Health, 15, 483-500.

Zimmerman, M. A., Ramirez-Voiles, J., & Malton, K. L. (1999). Resilience among urban African American male adolescents: A study of the protective effects of sociopolitical control on their mental health. American Journal of Community Psychology, 27, 733-751.

父母教养方式

Brady, G. H., Flor, D. L., & Gibson, N. M. (1999). Linking maternal efficacy beliefs, developmental goals, parenting practices, and child competence in rural single-parent African American families. Child Development, 70, 1197-1208.

Izzo, C., Weiss, L., Shanahan, T., & Rodriguez-Brown, F. (2000). Parental self-efficacy and social support as predictors of parenting practices and children's socioemotional adjustment in Mexican immigrant families. Journal of Prevention & Intervention in the Community, 20 (1/2), 197-213.

Jackson, A. P. (2000). Maternal self-efficacy and children's influence on stress and parenting among single black mothers in poverty. Journal of Family Issues, 27 (1), 3-16.

Jung, L. P., & Silbereisen, R. K. (1999). Supportive parenting and adolescent adjustment across time in former East and West Germany. Journal of Adolescence, 22, 719-736.

Kwok, S., & Wong, D. (2000). Mental health of parents with young children in Hong Kong: The roles of parenting stress and parenting self-efficacy. Child & Family Social Work, 5 (1), 57-65.

Weber, J. L., & O'Brien, M. (1999). Latino children's responses to simulated interparental conflict. Cognitive Therapy & Research, 23 (3), 247-270.

前列腺癌

Boehm, S., Coleman-Burns, P., Schlenk, E., & Funnell, M. (1995). Prostate cancer in African American men: Increasing knowledge and self-efficacy. Journal of Community Health Nursing, 12, 161-169.

吸烟

Epstein, J. A., Griffin, K. W., & Botvin, G. J. (2000). A model of smoking among inner-city adolescents: The role of personal competence and perceived social benefits of smoking. Preventive Medicine: An International Journal Devoted to Practice & Theory, 31 (2, Pt. 1), 107-114.

社会功能

Heberlein, W., Licht, M. H., & Licht, B. G. (1999). Older adults' perceptions of control in social situations. Social Behavior & Personality, 27 (1), 29-37.

STDs

Nuwaha, F., Faxelid, E., Neema, S., Eriksson, C., & Hoejer, B. (2000). Psychosocial determinants for sexual partner referral in Uganda: Qualitative results. International Journal of STD & AIDS, 11 (3), 156-161.

心理弹性概念正在受到更多的关注，自我效能也是这类分析中的重要部分。例如，Zimmerman等人考察了非裔美国男性青年人自我效能观念的自我保护功能，即他们在无助感和精神健康（心理症状和自尊等）之间，是否相信自己能在社会和政治系统中发挥作用（即是否具有社会政治控制感）。他们发现，社会政治自我效能信念会限制无主感对于精神健康的负面影响作用，这表明这类自我效能形式能够缓冲或者保护青年人受到无助感的消极影响。

自我效能理论的一个可取之处就在于，它常常是出于背景变量和结果变量之间的一个中介。利用统计方法来验证这类关系越来越成为可能。在Smith等人对不同种族/民族的男女青少年进行的研究中，上述关系得到了支持。他们发现，虽然种族身份与自尊有关联，但它们仍然是相互区别的。它们共同对于男女青少年取得目标的亲社会态度产生影响。这种影响又是通过青少年对于取得目标能力的自我效能感的中介而发挥作用。这类研究支持了这样的观点，即虽然努力培养健康的身份感和积极自尊在治疗中无疑是十分重要的，但如果没有相应的自我效能的参与的话，它们还不足以支持人们取得治疗目标。

另外还应该关注环境和情境因素的对自我效能的影响及相互作用。Boardman等人的研究探讨了整个社区的社会经济地位特征与人们自我效能之间的关系。他们发现，较低的社会经济地位对应着较低的自我效能感。特别是，较低的社区社会经济地位指标（如高失业率、高公共援助率等）与低自我效能关系甚至超过在个体水平上的两者之间的关系。与当今咨询实践核心相一致，这类研究结果提醒我们，在为个体和家庭进行咨询治疗服务时，一定要强烈地意识到，人们总是依存于多种生存环境——社会、物质、文化、政治等，因此要在评估和干预中考虑到这些环境因素。

大量有关艾滋病的研究仍在不同种族、性别、性趣向以及社会经济地位的人们当中持续着。在这些研究中，自我效能都表现出在艾滋病预防中具有重要作用。许多研究还显示，自我效能具有预测艾滋病相关危险行为的重要作用。当然，研究结果并非如此简单，例如还需要根据不同人群多元文化维度和身份对行为改变的理论模型进行修正。Faryna和Morales的研究发现，在包括多种族的高中学生群体中，他们的种族身份是预测艾滋病相关危险行为的最重要的预测变量，其重要性要超过性别、自我效能、或相关知识态度、性观念以及药物使用观念等。Cochran和Mays针对目前所使用的预测危险行为模型讨论过一些潜在的问题，这种讨论基于非裔美国人的案例。他们注意到这些预测模型更多强调个体性的、对行为直接进行控制的方法，而较为忽略外部的因素，如种族歧视、贫困等对于艾滋病高危非裔美国人的影响。因此，他们认为不考虑非裔美国人群体中所遭受到的特殊问题，而直接应用那些预测模型，将无法追踪到决定危险行为产生的最主要原因。Casch等人也谈到，在艾滋病教育和预防的过程中，需要动员非裔美国人群体中的成员的意愿。预防计划的成功要依赖三个前提：

1. 环境在形成危险行为的过程中发挥着关键条件作用；

2. 在非裔美国人中，男性和女性对于社区风气恶化的体验是不同的；

3. 城市中的非裔美国人每天都在尝试在那些具有威胁性但又不得不面对的生态和社会环境中寻找生活的意义。

Gasch和他的助手们提出了一个艾滋病教育的模式，该模式对非裔美国男性强调了社会责任感，对非裔美国女性则强调了关系性自我效能感。

一项对七年级学生（他们中有非裔，也有西班牙裔，家庭收入都很低）的研究结果发现，自我效能感可以作为吸食大麻或吸毒意向的预测指标。来自成人、朋友和父母对吸食大麻的宽容度也可以作为预测吸食大麻的指标。缺乏自我效能感以及低水平的学业成绩与这些青年吸食毒品的意向相关。在另一项对非裔美国成年人注射毒品的研究中也发现，自我效能感与吸毒存在着关联。特别是自我效能感是预测注射针头是否消毒的十个预测变量之一。十个变量中自我效能、对效度的预期和年龄是最有效的三个预测变量。Van-Hasselt、Hersen、Null和Ammerman对毒品预防进行了研究，他们指出在家庭中进行各种促进自我效能感、成就需要及自尊发展的活动可以使非裔儿童较少接触毒品。

Winkleby、Flora和Kraemer将自我效能感作为因素之一，研究它们与心血管风险指数（RFSS）的关系。被试者是成人，他们来自于不同的种族、民族，并都接受过为期六年的减轻心脏病风险教育。发生积极改变比例最高的一组被试者全都超过55岁，他们发病风险最高，接受的医疗措施最多，血压和胆固醇水平也最高。相反，积极变化比例最低的一组被试者受过很少教育，健康知识不多，自我效能感水平也很低。

自我效能感也是影响学业成绩的重要因素。Bryan等发现自我效能感和积极情感与初、高中学习困难学生的成绩有关。有研究表明墨西哥和拉美裔大学生的自我效能感——即他们认为自己能顺利完成大学学业的信心程度——是决定他们适应大学生活的重要因素。

班杜拉的自我效能模式也被应用于职业选择过程。Morrow、Gore和Campbell调查了自我效能感对于男、女同性恋的职业发展模式的影响。对学生择业兴趣的研究表明，少数民族学生（主要是西班牙裔和美国土著学生，来自于农场家庭）的职业兴趣、职业的吸引力、自我效能预期（相信自己能够成功地从事某项职业）都可用来预测他们的择业意愿。

Lauver 和 Jones 的研究对象是 800 多名高中生（西班牙后裔、美国土著人和白人学生），他们发现了择业自我效能的民族差异，其中美国土著学生对 18 种职业中的 7 个表现出很低的职业效能感。

性别也是影响择业效能感的一个因素。Church 等人发现西班牙裔及美国土著高中男女学生，都更希望选择自身性别占优势的工作，而女学生不愿选择男性占优势的职业的倾向更为明显。这一发现似乎表明学生对非传统职业的胜任预期与低自我效能感有关。Lauver 和 Jones 对来自农村的西班牙裔、美国土著人、白人高中生的研究发现，在对同性别或跨性别职业的兴趣和自我效能感上都存在性别差异，男生更不愿意考虑那些跨性别的职业。自我效能也被认为是老年人进行体育运动和活动中的一个有影响的变量。

跨文化咨询中应用自我效能策略的指导原则

从跨文化的观点出发，我们不能单一地使用增强自我效能感的策略。正像 Cochran 和 Mays 指出的那样，自我效能感模式强调了个人主义以及对行为选择的直接控制。这反映了高度内控和高度内在责任感的世界观。强调集体主义和整体性的民族的求助者对这一模式有可能会感到不舒服，而处在被压迫、种族主义和贫穷条件中的人们将同样也难以接受此模式。人们也越来越多地从毕生发展和环境的角度去探索和研究自我效能。人们将注意力更多地放在历史、文化、发展、语言、社会网络、特权、和其他环境因素，考察它们如何对个体自我效能的发展产生影响，以及人们的自我效能图式和认知是如何在特定的情境中被激活和被加以解释的。例如，Guthrie 和 Low 在针对非裔美国妇女制定药物滥用防治计划时，特别强调要关注种族歧视、性别歧视、社会地位歧视、年龄歧视等因素，因为它们在相关的干预中都具有种族特殊意义和有效性。

如果将提高自我效能感的办法在特定的环境中与其他方法配合使用，则不失为帮助妇女及有色人种求助者的有力工具，因为这不仅增强了他们的自我效能感，而且培育了群体和文化意识，减少了自我指责。这种综合的方法的确有效，因为它不仅强调个人内在的自信心，而且也强调外在的社会背景因素。

有关多元文化人群的大量研究确实显示，增进求助者的自我效能感可以成为有用的干预目标。如果在某种改变过程的背景下使用自我效能，它也可以成为赋予权力的有力工具。Shulz 和 Hechhausen 认为，虽然从历史角度和跨文化角度看，人们一生中都在追求控制是具有普遍性的事实，但如何表达控制欲望和相关的信念却部分地受到文化的制约。他们强调毕生发展观的重要性，特别是要加强理解自我效能在生活中是如何变化的，以及这些变化又如何使咨询师形成求助者自我效能的假设并制定出干预治疗计划。这与本书主张的观点完全一致，即在咨询服务中要将注意力放到环境和多样性因素上来，要采取合作的方式，要考虑人们生活的情境、自身的优势和现实的局限性等。Epel 和班杜拉等人对无家可归的成年人进行了一项关于自我效能、时间观和应对住宿与打工的策略的研究。他们发现，那些时间观指向未来的人，他们无家可归的时间较短暂，并且也愿意接受培训，从培训中获得正面帮助的效果也较大；而那些时间观指向现在的人，倾向于采用逃避的应对策略，虽然能够获得暂时的庇护居住地。尽管自我效能和时间观具有一定的预测能力，但它们无法预测是否获得稳定居所，这要受限于资源的缺失和个人从根本上改变自己生存条件的努力。对于赋权的关注使人们注意到上述限制和其他局限性与自我效能的关系。例如，Gutierrez 提议，在为妇女、有色人群和其他边缘人群进行赋权咨询时，不仅要找到提升他们自我效能感的途径，而且要让他们培养出群体和文化的意识，减少他们对自身进行的自我责备。我们认为这种观点十分有用，因为它既强调了外部的社会-情境因素，又强调了个体的自信感。

案例示例：自我效能

在第十章我们介绍了琼的目标。第一个目标（举手提问和提出合理要求）有四个次目标：（1）降低由目标一（对数学课）：
降低数学课引发的焦虑（从 70 到 50）的信心
    0   10   20   30   40   50   60   70   80   90   100
    不确定   完全确定

目标一（对父母）：
降低害怕被父母拒绝而产生焦虑（从 70 到 50）的信心
    0   10   20   30   40   50   60   70   80   90   100
    不确定   完全确定

目标二（对数学课）：
在数学课上进行积极言语或观点（"女孩是有能力的"）的次数增加到每星期四五次的信心
    0   10   20   30   40   50   60   70   80   90   100
    不确定   完全确定

目标二（对其他情境）：
在其他竞争性场合中进行积极言语或观念（"女孩是有能力的"）的次数增加到每星期四五次的信心
    0   10   20   30   40   50   60   70   80   90   100
    不确定   完全确定

目标三：
把每星期上数学课的次数增加到四五次的信心
    0   10   20   30   40   50   60   70   80   90   100
    不确定   完全确定

目标四（对数学课）：
在数学课上提问的信心
    0   10   20   30   40   50   60   70   80   90   100
    不确定   完全确定

在数学课上回答问题的信心
    0   10   20   30   40   50   60   70   80   90   100
    不确定   完全确定

在数学课上主动举手回答问题的信心
    0   10   20   30   40   50   60   70   80   90   100
    不确定   完全确定

在数学课上走到黑板前演算的信心
    0   10   20   30   40   50   60   70   80   90   100
    不确定   完全确定

目标四（对父母）：
向父母发出询问的信心
    0   10   20   30   40   50   60   70   80   90   100
    不确定   完全确定

回答父母问题的信心
    0   10   20   30   40   50   60   70   80   90   100
    不确定   完全确定

向父母提供意见的信心
    0   10   20   30   40   50   60   70   80   90   100
    不确定   完全确定

于在数学课上发言失败或被父母拒绝而引发的焦虑;(2)在数学课或其他竞争情境中增加"女孩是有能力的"这类自我对白的次数,从一星期内少于两次到一星期有四五次,坚持两个星期;(3)将每星期上数学课的次数从每星期二三次增加到四五次;(4)在数学课上和与父母交流时,增加言语参与和积极举手的次数,从没有到每星期三四次。言语参与是指在课上向老师提问、回答老师问题、主动回答问题或发表观点、到黑板前进行演算等活动。

咨询师可以分别测量琼对上述每个目标行为的自我效能感(信心),用0代表没有信心,100代表非常有信心。要求琼据此进行口头判断。也可以设计一个量表,让琼用笔画出她对每个目标抱有信心的程度(见学习活动17.5)。下面将为琼的所有目标给出测量量表。

在目标四中列出了七种不同的行为和情境。我们要非常具体地评估目标四列出的每种行为和情境中琼的自我效能感。随着琼更加成功地做到她的目标行为,她在自我效能上的得分将会提高。

本 章 总 结

自我管理是求助者自己引导行为改变的过程,其中可能应用一种或数种治疗策略。自我监测策略为求助者提供了这样一个方法,使他能够更好地了解自己的外在行为和思想、感情等内在反应;它还可以提供影响这些行为的社会和环境的有关信息。刺激控制策略则要对目标行为的前因或增加、减少行为的线索(行为的环境条件)进行重新安排。自我奖赏策略是在求助者自己做了某项特定行为之后,对自己进行正面积极刺激。自我偶像法则是求助者通过将自己作为偶像,从而获得所期望行为的方法。这四种策略方法之所以被称为自我管理,是因为它们都以自我引导的方式,由求助者自己引发、调整和控制行为的前因和后果,从而产生所期望的行为改变。增强求助者对自我管理治疗的投入和责任感,可以采用下面几种方法:在治疗过程的后期引进自我管理策略,评估求助者寻求行为改变的动机强度,营造帮助求助者自我管理的社会支持系统,在求助者自我治疗过程中要保持与他们的接触。本书谈到的自我管理策略以及所有其他干预策略,都受到求助者自我效能这种认知过程的影响。

在美国和世界其他地方,自我管理干预策略已经被用于多元文化的群体之中,其中包括根据性别、年龄、残疾程度、性取向、社会经济地位、何种族/民族等分类的求助者。研究综述表明,近来有关自我管理策略的四种方法的实证研究,无论是一般性的、还是特定性的,都有着广泛的变化,其中对自我效能的研究最为集中。假定自我管理策略的"自我"特点,在那些看重自我价值、不希望长期干预治疗、注重现时利益、希望解决身份问题的人群中就具有很强的吸引力。主要集中在这样两个领域:行为医学,以及预防艾滋病病毒感染和使用毒品的教育。自我管理不一定适合所有的少数民族求助者;但对于那些注重自我独立价值观,希望干预措施能在一定时间内完成,能够解决现存问题的少数民族求助者;自我管理策略也是可用的。但是,根据求助者文化与社会环境的不同,他们自我调节的过程也是不同的,虽然多数自我管理策略背后的观念都是

学习活动 17.5 自我效能感

在本练习中,你要评价一下自己的自我效能感。

1.回顾第十章,选择你想要达到的某些目标,并且要把总目标细分成次目标。

2.写下你的总目标以及次目标。这些目标要符合第十章提出的条件。

3.制定量表(0到100)测量你对达到目标行为、观念或情感以及各个次目标的自我效能感(信心)。包括在多种情境下与每个人交往的自我效能感。

4.在每个量表上划出代表你的自我效能感的数字。

5.在练习的过程中,可以借助自我效能量表对你的信心增长情况进行自我监测。

欧洲中心主义的，特别是内在控制和内在责任感的观念更是如此。这两个变量以及求助者的文化认同、文化适应和文化同化的状况都会影响自我管理治疗方法的适用性。我们同意Gutierrez提出的观点，他认为对不同群体求助者使用自我管理策略，不仅要增加他们的自我效能感，而且也要培养他们的群体和文化意识，并减少他们进行自责和贬低的倾向。

最后的话

在我们结束这段旅程之前，我们想要给你留下一些思考。首先，作为一个咨询治疗师，你一定要谨慎而现实地为自己和自己的职业设定好一个范围。要知道你能为求助者做些什么，哪些是你做不到的。提供有效帮助的一个关键成分是要知道何时应该退后一步并评估治疗过程：是否需要重新界定角色和责任？是否需要引入其他资源或准备转变到不同的咨询背景中？

其次，查看一下你对自己和对求助者的期望。咨询师常常会发现他们对行为改变的期望与求助者有很大出入，尤其是当求助者不情愿进行咨询，或对咨询持悲观态度的时候。在这样的情况下，与其说咨询师在力求满足求助者的需要，帮助他们解决问题，不如说咨询师在满足自己对改变和成功的需要。如果咨询师希望从求助者那里获得的东西比求助者要求自己的东西更多（或者不同），那么有效咨询就会受到损害。在这样的情境之下，这样的咨询师就会与求助者（的根本利益）发生冲突，从而失去了治疗同盟。要认识到对所有人来说，进行改变都是困难的，尤其是改变那些长期形成了的行为习惯。还要记住，求助者抵制改变的行为常常具有正面意义，因为它们具有自我保护功能。阻抗信号也许提示出，求助者在咨询过程中体验到的东西正在与他们自身的价值观、目标、视角、人格、社会情境以及其他存在的维度发生冲突，因此它向咨询师提示出，要采取尊重、合作和符合实践核心价值的方式进行咨询治疗。

要记住，从事职业咨询工作是一项很辛苦的事情，至少有时确实很辛苦。最近，"同情疲劳症"引起咨询业界的关注，它是指职业咨询师没能设立好自己的界限，为求助者过多操心而不关注自身，不去关注自己在如今复杂而紧张的咨询业所遇到的应激和挫折，从而引起咨询师本身的生理和心理疲惫。幸运的事，咨询师也可从这项职业中获得不少的回报，如持续地"充满激情"，保持高度的个人成就感，以及该项职业带来的精力而不是懈怠的状态。对咨询师来说，"照顾好自己"是一条重要原则。

最后，最重要的是要因人而异。本书所介绍的方法和策略只提供了方法学的指导，它们效果的好坏依赖于咨询师的创造性和直觉。求助者之间存在着极大的差异，不仅表现在文化和性别方面，而且表现在外在与内在的行为模式、生活经历和成长历史以及所处的社会政治环境等方面。本书中我们提到了各种各样的求助者人群，有男人、女人、年轻人、老年人、同性恋者、学习困难者、残疾人以及来自各种民族的求助者等。但绝不能因为某个求助者属于某群体，就将该群体的分类标签戴到个体求助者头上。因人而异的咨询师，把每个求助者都看成独特的人，是否选用某种治疗方法要根据它对该求助者的效果而定。

第十七章 自我管理策略

课后测验

第一部分

本章目标一要求你针对以下案例，描述自我监测和刺激控制的方法。

案例描述

求助者，玛丽亚，一个30多岁的波多黎各妇女，与丈夫分居十五年之后终于双双来到美国团聚。重聚一年以来，她感到颤抖和虚弱。她担心丈夫会英年早逝，留下自己孤独一人。她没有早期的失落或遭抛弃的经历，但从移居以来她感到了失落。她依赖于丈夫Juan，完全没有了自我。她笃信宗教，经常因自己的状况而祈祷。

她希望咨询师能帮助她对颤抖和虚弱的感觉有所控制。你能否用自我监测和刺激控制的方法帮助她减少这种感觉？根据她的文化背景等情况你将注意哪些问题？答案见课后测验反馈。

第二部分

目标二是要求你教别人如何进行自我监测。在教的过程中，要遵循表18.1提出的六个步骤：讲清原理、区分反应、自我记录、将资料制成图表、结果展示和资料分析。答案见课后测验反馈。

第三部分

目标三是要求你对于特定的案例，指导求助者如何使用适合于他的文化背景的自我管理程序（自我效能、自我偶像、自我监测、自我奖赏和刺激控制）

案例描述

求助者撒德是一个非裔美国男青年，最近发现自己是同性恋者。撒德向你诉说了他的同性恋倾向。他去过一些同性恋者常去的酒吧，并参加过他们的一些活动，但他没有在外面与任何人约会，也没有想这样去做。你向他介绍了自我监测和自我奖赏的过程，撒德对此很感兴趣，并且愿意每周与男性同伴至少外出一次。

你将如何从自我监测、自我奖赏、自我偶像、刺激控制和自我效能中选择合适的策略并运用到这个特定的求助者身上？答案见课后测验反馈。

第四部分

目标四要求你教别人如何使用自我奖赏、自我监测、自我控制和自我偶像等方法，你可以参考自我监测步骤、刺激控制原则、自我奖赏的各个组成部分以及自我偶像法的步骤。

课后测验反馈

第一部分

自我监测

1. 讲解治疗原理时，你应强调这种方法可以帮助求助者了解她颤抖和虚弱的有关情况，也能对其进行调整。要告诉她在今后的几个星期里记录现实生活中颤抖和虚弱的情况。你要使你的解释适合于她的文化价值观。

2. 反应区分训练包括选择、定义将要监测的反应，咨询师可以提供该行为的一些例子，并鼓励求助者也想出一些来。你尤其要帮助求助者记录诸如感到虚弱等行为的性质和内容。

3. 记录的时机：因为求助者是在用自我监测法减少不想有的行为，她应在行为前监测：每当她感到虚弱时就记录下来。

   记录方法：应指导求助者使用频数法，记录她感到虚弱的次数。如果她不能区分这种感觉是何时开始、何时结束的，她可以使用时间取样法，比如她可以把一天分成相等的时间段，然后记录"全或无"。如果在某段时间间隔里这种观念产生了，就记"是"，如果没发生，就记"否"。或者，她可以在每段时间间隔里评价这类行为发生的大致频率，比如0代表"从未发生"，1代表"偶尔发生"，2代表"经常发生"，3代表"很频繁"。

   记录工具：在这个案例中没有一个特别合适的记录工具。她可以在记录卡上记录发生频率，使用腕表纪录或者手掌电脑。她也可以在日记上记录自己内心的轨迹。

4. 可制成简单图表。横轴代表日期，纵轴代表行为发生的频率。

5. 这个求助者可能不愿公开地展示这些资料，因此她可以把它们放在钱包或背包中。

6. 可以通过咨患共同讨论的方式分析资料，也可以由求助者将自己现在的情况与基线水平或目标水平（期望的行为改变）进行比较。后一种方法需要进行自我评价，或许还需加入自我强化过程。

刺激控制

可以告诉她，刺激控制是另一种帮助她控制颤抖和虚弱的方法。途径是限制这种感觉只在特定的场所和时间发生，这样它便不能随时发生了。你可以建议她挑选一个"担心地点"或"担心椅子"，在特定的时间她才能进去担心和发抖，而一旦离开这个地点或椅子，她便不能再担心了。

除了以上两种自我管理干预法，了解以下情况也是有益的：她因移居而产生的失落感和不安全感，她为了适应美国文化做了哪些努力，以及她感受到的两种文化间的冲击程度。

第二部分

对照表17.1进行指导，同时检验求助者的自我监测情况。

第三部分

首先要确定所采用的自我管理与撒德的信念、价值观、世界观、生活风格相适应的程度，假定撒德接受了自我管理，而且更倾向于内在的控制点和责任归因，你就可以做下一步工作了（但是，分析是否还有其他外在的社会因素使他感到不安也是很重要的）。你可以首先评价并增强他的自我效能感，即撒德对自己以及对他与其他男人接触的信心。注意本例中，撒德的自我效能感受到男同性恋者和非裔美国人双重身份的影响。我们预期在撒德使用多种自我管理方法的过程中，他的自我效能感会逐渐提高。

实施自我偶像法时，要录制撒德与其他男性进行社会接触的录像带或录音带。自我奖赏是在他与男性有了社会接触或与男性外出时进行。

1. 言语性的奖赏可以是自我表扬或者是关于自己行为的积极观念，比如：

"我做到了！请他外出了！"

"我完全做到了自己想做的事。"

"噢！我和×××度过了一段多么美好的时光。"

2. 物质性的奖赏可以选择撒德喜欢的事物、事件。比如看电视、听音乐、运动。既可以使用现时奖赏，也可以使用潜在的奖赏。当然以上这些例子只是具有可能性，还要由撒德决定什么具有强化作用。

想象的奖赏既可以是令人愉快的情境，也可以是野外郊游的场景：

想象自己荡舟湖中

想象自己在足球场上驰骋

想象自己与同伴看电影

想象自己与同伴躺在温暖的海滩上

可使用自我监测法帮助撒德记录他与其他男人的交往次数。

可使用刺激控制法帮助撒德增加线索事件，从而促进他与其他男性的交往。比如，他可以在感到很舒服的场所或时机与男性交往，慢慢地，他可以把与人交往的场合扩展到别的地点。

第四部分

利用以下的指导：自我监测的步骤、刺激控制的原则、自我奖赏的各种方法、自我偶像的内容。基于证据的咨询技能认知

行为的干预/改变的策略示范

案例、各种举例以及每章中的对话示范

这是一本你在进行有效咨询、建立咨询关系、进行评估和治疗时必备的指导书和参考资料！

第十八章

处理阻抗的策略
方案凝聚疗法与动机性访谈

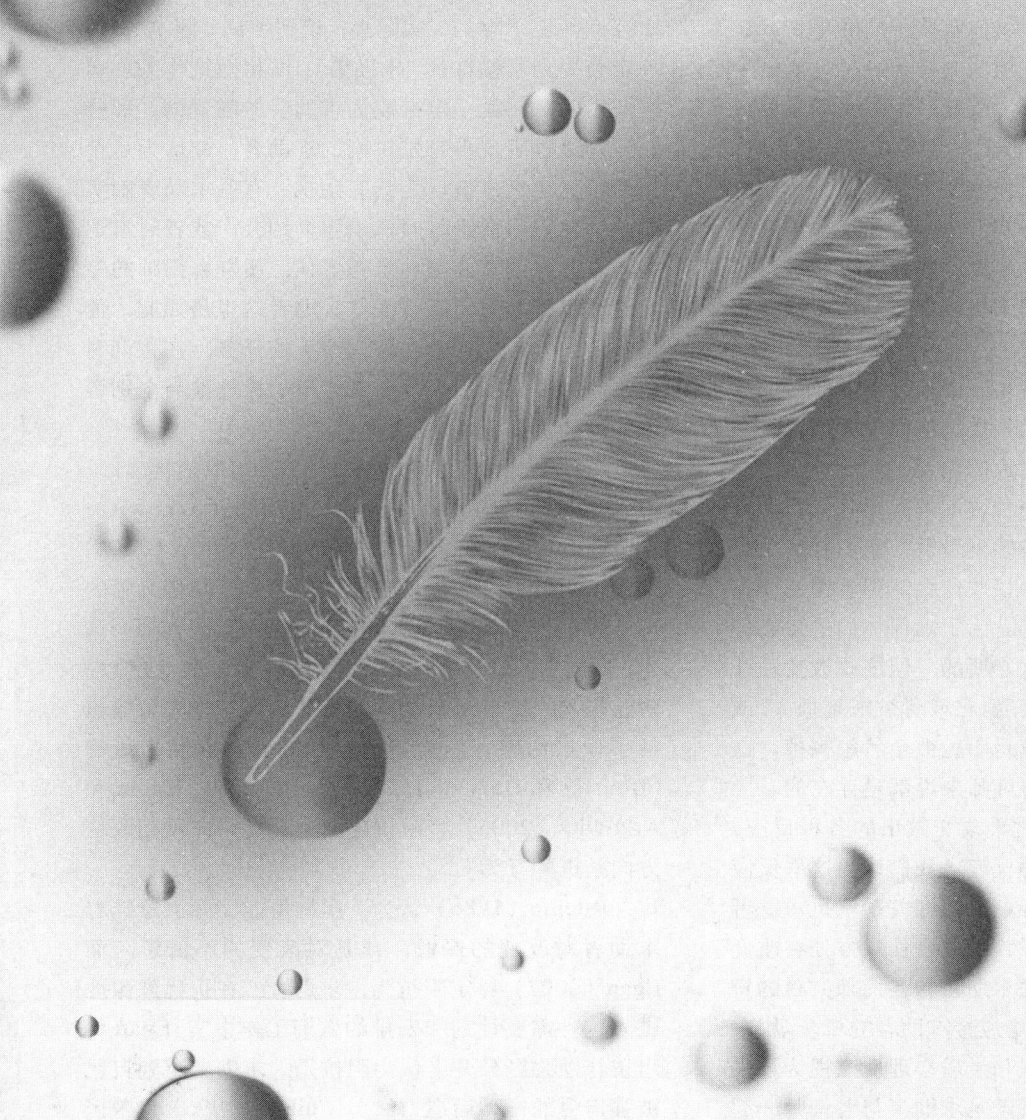

本章目标

完成本章的学习后，你将能够在书面的案例描述和咨询师与求助者的对话记录中，辨识出使用三种策略方法的例子：

1. 方案凝聚治疗法；
2. 动机性访谈法；
3. 以上两种方法的结合。

回想一下，当别人建议你做些不同的事情或让你尝试改变自己时，你被烦恼的样子。也许是一个不错的朋友建议你在外形上改变一下，比如发型或是服装，而你认为那样的改变过于极端、没有必要；也许是你的家人强烈建议你改变一个习惯，或是改变你在与某人相处时的方式，比如要和某个重要的人建立严肃的关系之类。尽管这些建议可能都是出于好意，但你会因为他们干扰了你自己的生活而感到很挫折。

这种经验也许和许多第一次来寻求专业帮助的求助者所体会到的不完全一样。他们中大部分人来到咨询室，是为了满足他人的需要，或是被强迫来的。他们可能对于进入一种咨询关系感到恼怒，或者对于将要发生些的事情感到恐惧；他们会认为自己根本不需要去和咨询师谈些什么，更不用说要在生活中做出重大的改变了。为了确保他们的身心健康，尽管有些改变是很有必要的，但这些改变往往并非被真心诚意地加以接受。它或者被拖延很久，或者被极不情愿地接受，或是干脆被全然忽视掉。这样的情形对于求助者和咨询师来说都是存在的。

本章将会讨论人们对于改变做出的各种反应，如阻抗、勉强和矛盾心理反应，我们认为这些反应都是改变过程中的正常现象。咨询关系就是求助者与咨询师之间的合作关系，因此合作双方处在改变的过程中。改变过程就像求助者与咨询师共跳的舞蹈，咨询师要顺着、而不是逆着求助者的舞步盘旋、移动。与其将阻抗、勉强和矛盾心理反应视为过失或错误，还不如将它们看做是求助者与咨询师一起工作时的舞步，咨询师如何引导求助者将会决定双人舞进行得如何。我们将提出并讨论两种有助于处理阻抗、勉强和矛盾心理反应的方式：方案凝聚疗法和动机会谈法。这些特别的策略会帮助咨询师学会如何在于求助组织共舞中朝着积极的方向改变。

阻抗、勉强和矛盾的心理

在治疗中，对求助者行为的描述常常自动地与阻抗挂起钩来，部分原因在于，阻抗的含义往往是由咨询师说了算的。实际上，谈到名词"阻抗"，就一定会提到其修饰词"求助者"；而将阻抗作为形容词使用时，它就一定会成为求助者的前置词。那些在咨询过程表现得特别挑剔的求助者，被认为是个"难题"，也常常被认为具有阻抗。有些求助者确实如此，他们习惯于临时取消咨询约会，或者时常迟到，不愿意面对问题和承担责任，质疑咨询师的专业性和真诚等等。还有一些求助者这也是如此，他们不能很好地完成上次咨询留下的任务，在咨询时也不提供重要的信息，或者并不积极地参与个别咨询和团体咨询谈话。

阻抗是一个复杂的现象，它不是简单的构念，只用一个简短精确的定义就可以说明的（Arkowitz, 2002; Engle 和 Arkowitz, 2006）。Newman（2002）提出，阻抗很难被加以定义，是因为它与咨询师的理论倾向密切相关。持认知行为观点的咨询师会认为，阻抗是求助者在个人改变过程（如一段治疗）中防止损失、或者重拾损失的企图，这些损失可能包括了像自由感、安全感、自己的完整性和力量等（Beutler 和 Harwood，2000）。实际上，Engle 和 Arkowitz（2006）将阻抗定义为"妨碍向预期改变方向前进的行为"。

Ritchie（1986）认为，阻抗可能实际上意味着求助者对改变的保留，或是对改变的不情愿，而 Egan（2007）界定阻抗为，求助者"在犹犹豫豫地进入这种需要计划和安排的咨询工作中"。Egan 将阻抗与勉强区分开，认为阻抗是"求助者感到自己被强迫时的一种后退力量"。Cullari（1996）也曾区分过这两个概念，认为阻抗表现出了求助者心灵内部的、潜意识的过程（与心理动力学的观点一致），而勉强则是一种发生在求助者与咨询师之间"意识层面的矛盾状态"。

一个与此相关的概念是反应性，它是"一种动机性的状态……具有驱使个体从事自由复原行为的增强性质"（Miron和Brehm，2006，）。反应性包含了当个体的自由（如选择的能力）受到威胁或拒绝时（如不能进行选择），人们表现出的行为反应（如反对、防御等）以及情绪体验（如挫败感、发怒等）。例如，当人们预期自己会失去了驾驶权、孩子监护权或一份工作时，他们就会出现某些形式和某种程度的反应性。如果告诉求助者，如果他们不去进行咨询，就要被强制送入精神病院接受治疗或是被监禁起来，这时他们的反应性也极有可能以某种形式出现。

反应性并不是病理性的，它是一种可预期的反应，是个人在维护自由时表现出的正常过程。对个人自由的威胁可以是痛苦的感受、暴露自我的资料、对自己的顿悟和了解、甚至是改变本身，它们会导致求助者反抗这些威胁，也包括反抗咨询师帮助他们的尝试（Mahalik，1994）。

在认知行为疗法中，求助者的阻抗常被理解为不合作、或不依从治疗建议。求助者不合作的典型例子有：不完成家庭作业，不坚持用药，企图延长没有必要的治疗，或是过早地停止治疗等。求助者在面谈中的不合作表现包括：打岔与顶撞咨询师，对咨询师提出不合情理的要求，表现得很消极，不断曲解咨询师的评论并坚持自己的安排（Newman，2002；Patterson和Forgatch，1985）。Kemp，David和Hayward（1996）认为，"依从性治疗"是一种整合了认知疗法与动机会谈原则的临床治疗法，用以提高精神病患者持续用药的自觉性和依从性。虽然依从性这个术语因暗示了求助者的被动性与束缚，而一直受到批评（见Donohue，2006），但它和不依从将继续为医学和心理从业者使用，除非有更令人满意的替代概念出现。

矛盾心理表现为变动不定的依从性（Westra和Dozois，2006），是阻抗的另一种形式，通常被认为是求助者同时用两种方式感受或思考事情的结果。更准确地说，矛盾心理反映出两种同样吸引、但又对立的感情或态度之间的紧张，这导致了求助者出现优柔寡断、迷惑不解、及被困住感，也表现为他们行为的迟滞。因此，一方面认为自己的生活需要改变（如运动、度假、降低体重、建立亲密关系、戒掉成瘾行为等）、并认真严肃地考虑如何进行改变（如制订随后半年的计划，Prochaska和DiClemente，1982），但另一方面又似乎没有采取任何必需的措施或步骤，来实际进行改变，正是具有矛盾心理求助者的主要特征。矛盾心理的体验可以被夸张描述为被"卡在岩石和硬地之间的夹缝中"，正如Arkowitz（2002）所描述的那样，是一种"介于渴望与恐惧之间的冲突，介于'应该'与反对两种态度之间的冲突"。

DiClemente（2003）建议将矛盾心理看做冲动性的反面，因此它不仅是必要的，还是整个改变过程中令人愉快的一步，特别是对那些倾向于草率行事并有高危行为（酒精成瘾、毒品、药品、赌博或是性行为）的求助者来说，更是如此。由此来看，矛盾心理的出现标志着问题行为有了暂时的停歇，因此求助者可以表现出一种从"饱含问题"的生活方式所导致的衰弱和耗竭之中，得到暂时解脱的感觉。这种对矛盾心理的另类描述，支持了Arkowitz用矛盾心理替换阻抗的观点（2002），因为前者更加中立，有着较少的贬义。作为阻抗的一种形式，矛盾心理在整个改变过程中就标志着求助者进入了一个正常的、且期望的阶段，反映了一种在咨询过程中咨询师和求助者都要加以利用的资源，一种舞步。

虽然勉强、反应性和矛盾心理等反映出求助者在咨询过程中改变的程度，或者至少反映出他们参与和合作的反应类型，但我们却不能得出结论说，阻抗是专属于求助者特征的概念。澄清这一点非常重要，Arkowitz（2002）提醒咨询师们注意，"我们定义阻抗的方式会直接影响到我们如何应对它"。仅仅将阻抗归因于求助者意味着，好像阻抗只是求助者内部的东西，并且完全受其控制。这样的想法会使咨询师逃避承担自己制造并导致阻抗的责任，并为疗效不佳提供最便利的借口。

举一个拒绝让咨询师同自己妻子联系的求助者为例。这个求助者很可能被贴上阻抗的标签，直到该案例被督导检查时，才发觉咨询师并没有向求助者解释清楚，为什么要见他的妻子，也没有向求助者保证，她会沟通他妻子所提供的信息。由于咨询师没有阐述清晰自己的需要，也没有同求助者仔细地查看要求妻子提供信息的内容，包括从他妻子那里得到的信息将被如何处理等，这位求助者拒绝咨询师提出与其妻子会谈的请求就不难理解了。与其将这位求助者的行为描绘成阻抗，不如说这段咨询关系具有阻抗的特点，或者更确切地说，产生出了阻抗。咨询师的失误不仅直接、确切地导致了求助者的不情愿，还在咨询面谈中体验到了阻抗。

因此，阻抗并不是一个人的责任，正如跳"双人探戈"，是两个人的责任。这个观点在研究文献（Cullari，1996）中得到支持，它强调了动机会谈治疗法背后的主要假设，即咨询师的风格是导致阻抗和改变的重要决定因素（W.R.Miller，1999；W.R.Miller和Rollnick，1991，2002）。动机会谈法将阻抗阐述为互动的产物，比如求助者与咨询师对治疗目标没有达成一致的互动过程中，就会在双方之间发生一些事情。这意味着咨询师也对阻抗负有责任（如没能建立和维持良好、健康、有效的咨询关系），求助者不应该为此负担全部的责任。Rappaport（1997）提出了相同的看法，尽管"求助者要为自己是否发生改变负最终的责任，然而在治疗的任何时刻，咨询师都对求助者谋求改变的动机水平起着重大的影响作用"。他认为，如何促使求助者向积极方向改变，是对咨询师"最大的挑战"。

咨询师意识到自己对造成阻抗的作用很关键。Safran与Muran（2000）所说的治疗联盟破裂，就是我们这里所说的阻抗失效了。阻抗的产生，表明发生某些对求助者、对咨询关系、或是双方都很重要的事情，而无论这些事情是什么，它们都要得到尊重和理解（2002）。因此对于咨询师来说，要注意那些暗示咨询关系陷入困境的线索，然后以一种不会扩大求助者焦虑、混乱和挫折的方式，与求助者一起讨论咨询关系中出现的问题。要不断地表示，"我不知这样做对你是否有意义？"，这不仅能够表现咨询师对求助者的关心，同时还能让求助者感到咨询师尝试从自己的观点看问题。同样地，问一下"现在你觉得进展如何？"，就能从求助者那里引导出许多连求助者自己还都没有答案的有价值的信息。与其让求助者提出中断咨询或干脆不来咨询以表达其不满，咨询师不如有意识地在每一次咨询中都向求助者寻求他们的反馈意见。

非常重要的一点是，阻抗有许多的形式，它并不总是容易被调整的。Beutler 与 Harwood（2000）探讨了阻抗的特征（如，稳定性、持久性）和阻抗的状态（如，随情境变化的特性），前者比较类似人格特质（因此很难改变），而后者则是短暂且可变的（因此较容易进行调整）。咨询师必须能够区分出持久的阻抗和短暂的阻抗，从而相应地调整自己的互动风格。尽管Beutler与Harwood将特征性阻抗赋予高阻抗求助者，将状态阻抗赋予低阻抗求助者，但有些时候，情境依赖性的阻抗也会变得非常突出起来，同样，像人格特质一样的稳定性阻抗也会变得不引人注意。例如，求助者的合作性可以用来说明求助者的沉默顺从，或者具有令人喜欢人格的求助者也会长期拒绝咨询师培养其自主和自立的意图。因此，辨别阻抗并非易事。求助者的依从在开始时往往会受到咨询师的欢迎，但这可能是求助者将自己与咨询师保持距离的手段，这些手段还包括"理性化、打岔、合理化、依从、或是不假思索地认同于咨询师的观点"等（Safran，Muran，和Samstag，1994，）。实际上，根据14位求助者讲述他们的初次或第二次咨询体验，Rennie（1994）将求助者的依从或者与他们的顺从性有关，或者与他们假装的礼貌有关。求助者从咨询师那里感受到要求和明确期待的压力，因此，它们或者服从（如被动遵守）、或者反抗（如，一次咨询后不再出现）。

为了更好地了解阻抗这个概念，以便我们有效地应对并解决它，我们需要提及双向阻抗这一观念。阻抗是求助者与咨询师相互作用的产物，或者，如Cullari（1996）所提到的，"阻抗可被视作是因冲突而生的，冲突来自于同时出现的自我保存和自我转变两种力量，这种力量冲突存在于求助者内心，也存在于求助者与咨询师和社会之间"（p.9）。因此，特征性阻抗和状态性阻抗一定要被明确地、相互关联地得到解释。如果一个咨询关系以特征或稳定阻抗为主，那么与阻抗状态为主的咨询关系相比较而言，它就需要更仔细的重构和计划，需要更具体而明确的互动指示（如书面的协议等），需要更多地咨询其他相关人员（如，督导和转介者），并且需要做更多的客观测量仪监测治疗的进展（如，特定的行为变化）。而状态阻抗为主的咨询关系则应当看重求助者与咨询师之间当下的、有深意的谈话，以便能够对治疗过程中出现的不和谐、不一致现象加以即刻的讨论。

不管是哪一种类型的阻抗出现在咨询关系中，咨询师都要通过持续的观察谈话内容（如，表述的准确性）及谈话之外的内容（如，对概念的解释、非言语表达等），来反思自己与求助者的互动，并且始终抱着非评价的、非惩罚性的态度、以恰当的方式处理阻抗，而不是简单地忽略它的存在。比如问，"我想知道，你能否帮助我更好地了解你此时的感受呢？"、"为了使我们都能有所收获，你认为我们需要做出那些调整呢？"。这些问题会显示出咨询师对双方互动关系的兴趣，同时可以将阻抗最小化，并可建设性地利用阻抗（如，将它视为求助者对改变的兴趣、以及发生某种改变的动力），防止同盟关系的破裂。Beutler 与 Harwood（2000）提出了咨询师应对阻抗的三种基本策略（见专栏18.1）。本章后面的内容还将介绍更多的特殊应对策略，以便处理具有各种特征和状态的阻抗。这些策略将结合在方案凝聚治疗法、动机会谈法、以及两者的综合疗法一起加以介绍。

为了更好地说明咨询师对阻抗以及对咨询信任关系的影响，我们鼓励你仔细阅读并参与练习活动18.1。你需要另外一个人与你一起参与练习，可选择扮演求助者、咨询师或观察者的角色。练习可在教室里进行，让参与者了解到求助者与咨询师之间如

专栏 18.1　对求助者阻抗表现的三种反应

1. 承认求助者所关切及愤怒的反应；
2. 与求助者一起讨论咨询关系；
3. 与求助者重新协商治疗目标和治疗角色。

资料来源：Beutler & Harwood, 2000.

学习活动 18.1　阻抗中咨询师的角色

这个活动的目的在于帮助你认别咨询关系中由咨询师所引发和控制的各种阻抗。活动由三人一组进行，其中一人扮演求助者，前来咨询的原因是要因罪咨询、而不要因罪人狱（如，忽视对儿童的教养、人身攻击、或酒后驾车等）。自然，这位求助者本不愿意进行咨询，也不认为这对他会有什么用。另外一人扮演第一次与该求助者会面的咨询师。咨询师要尽量让求助者相信，进行咨询是必要的，他/她需要改变自己的行为，在咨询时要考虑听从咨询师给予的所有建议。求助者的借口全都不予接受！

活动中第三个人做观察者，一面注意观察求助者和咨询师的互动进程，一面要思考下列问题：当求助者勉强地接受咨询的必要性时，他/她的不快和易激怒的情绪是怎样表现的？为了让求助者确信，有必要对他的生活彻底反省并做出迅速的改变，咨询师都说了些什么、做了些什么？面对咨询师权威性的语言（如"你现在就非常需要对周围的一切做出改变，否则事情将变得更糟"），求助者作了何种反应？他们双方之间都有哪些非言语交流？

练习只进行5分钟，由观察者掌握时间，之后，观察者将自己对求助者和咨询师互动过程的意见反馈他们双方。

使用相同的情节，三个人的角色可互换，如观察者和咨询师调换。新的咨询师要鼓励求助者表达出被迫接受咨询的不快，强调为了让求助者达到他/她自己的目标，他们两个人会一起努力；还要告诉求助者，改变可能会需要一些时间。观察者留意求助者对咨询师的新做法有什么反应。

同样，5分钟后，观察者结束互动，并问求助者下列问题：这个咨询师说了哪些帮助你决定继续咨询（或对你有帮助）的话？你注意到这个咨询师有哪些内在的特征（语调、面部表情、动作以及其他的非言语表达）？与第一位咨询师的风格比起来，这一位有什么不同？你更愿意与谁合作？为什么？对你来说他们有哪些特别的地方是你需要的？

何产生阻抗，以及咨询师采取怎样的行为去应对和缓解阻抗。在这个练习中，观察者的反馈是至关重要的。

关于方案凝聚疗法（SFT）和动机会谈法（MI）的研究

Beutler、Moleiro和Talebi（2002）在总结了35篇关于阻抗的研究论文后得出结论，非指导性的、或支持性的治疗介入方法通常对那些显示出高阻抗的求助者有很好的效果。方案凝聚疗法（SFT）和动机会谈疗法（MI）这两种咨询方式都反映出了人性化、非指导性、以及求助者—咨询师合作的价值观，因此特别适合用于非自愿参与咨询的求助者。它们都具有针对求助者优点进行咨询的特点，而且有意识地进行整合（Lewis和Osborn, 2004），并与认知行为疗法一同发挥作用（Corcoran, 2005）。STF与MI的整合或结合模式已经被用于亚裔美洲妇女的毒品成瘾的治疗中（Robert和Nishimoto, 2006），也已经被用于研究青少年的糖尿病控制之类的项目之中。

STF与MI的发展前景非常乐观。Norcross、Hedges和Prochaska（2002）利用Delphi调查技术，询问了62位从事心理咨询和治疗的专家，让他们到2010年为止出现的29种理论的应用前景（或流行性）做出预测。预测以一个7级量表（1=极大的减少，4=保持不变，7=极大的增加）为基础，将所有理论按预测的应用增加分数划分等级。在29种理论的列表中，SFT的预测平均分为4.70，MI为4.47，因而它们两者的总体排名等级分别为第10和第11。这说明，心理治疗专家们都认为它们的应用会保持不变甚至轻微提高，在未来的几年中它们作为应用理论丝毫不会动摇。在这项研究中，认知行为疗法排名第一（预测均分达到5.67），说明它的应用性将比其他的28种理论增加得更快。

SFT研究

尽管方案凝聚疗法（SFT）的应用非常广泛，但它由于缺乏实证研究的基础也受到了不少批评（Fish, 1997; Shoham, Rohrbaugh, 和Patterson, 1995; Stalker, Levne, 和Coady, 1999）。近几年来有关SFT疗效的报告，都是由SFT的创始者和那些在SFT的大本营——威斯康星州密尔沃基的简明家庭疗法中心参加了集中培训的临床咨询师们发布的。正如S.D.Miller所指出的，对这些报告结果的解释一定要谨慎，因为它们多是由"主观的临床经验"加以证实的，并且报告多以轶事的形式呈现。因此，有关SFT效用的论述主要是理论思辩性，还没有得到严格的实证研究的检验。

Gingerich和Eisengart（2000）回顾了到1999年为止的15项研究，他们发现，其中只有5个研究满足良好控制的标准（如，瞄准特定的障碍问题，使用随机区组设计或者可接受的个案研究设计，使用治疗手册和程序来监控治疗过程）。其中4个研究结果显示，采用SFT治疗比不进行治疗或者采用传统治疗方案的效果都更为明显，另一项研究则显示，SFT与其他治疗性的干预技术（对抑郁症的人际互动治疗）相比，效果不相上下。尽管把这15项研究作为整体"来确定疗效是远远不够的"（也就是说，与其他治疗方法比较时是否取得可观效果），Gingerich与Eisengart仍坚持认为，这项综述性的研究"提供了治疗效果的证据——证明了SRT疗法在通常的咨询环境中也能发挥作用"。

在Trepper, Dolan, McCollum, 和Nelson（2006）眼中，SFT的研究是"有前途的早期发现"。在实际应用SFT时要考虑到一些特别的过程，因为这些过程对求助者的进步起到促进作用，比如像求助者提出问题的过程。Bishop和Fish（1999）进行过一项模拟录像的研究，其中同一位扮演咨询师的演员以三种不同的提问风格（苏格拉底式、方案凝聚式及诊断式），分别向同一位有同样抱怨（如，害怕向女士提出约会邀请）的求助者扮演者提问。心理咨询实习生（n=67）和本科生（n=115）观看这三段录像后，认为方案凝聚面询要比苏格拉底式（与合理情绪疗法相关）及诊断式面询效果更好。另外，参与者认为咨询师提出的方案凝聚问题，要比其他两种问题对求助者更有帮助。支持方案凝聚法的理由通常是,"它能够提高求助者在治疗中的自主性和参与水平",暗示出"对维持积极关注点的长处"。该项研究参与者的评论支持了这一结论:"咨询师给予求助者大量自己表达和思考的时间","咨询师让求助者自己找出问题所在",以及"求助者依靠自己的力量获得自信和启发"。

SFT的其他过程也得到了调查研究,像求助者先于治疗提供自己要做出改变的报告(即所谓治疗前的改变)。在两项不同的研究中(Lawson,1994; Weiner-Davis,de Shazer,和Ginerich,1987),求助者在第一次咨询中就被要求描述自电话预约以来,他所经历的积极改变。这两个研究中,大多数求助者都在治疗前就表现出改善的迹象,于是研究者建议,咨询师应将此一过程常规化,向新来求助者询问他们的改变,以便加强他们已出现的改变,并使求助者有信心推动自己做更深层的改变。

另一项研究目的在于引发求助者自身的力量和资源,以及尊重求助者自己做出的选择,其结果显示出有益的效果。de Shazer和Isebacrt(2003)在比利时对有药物依赖并接受护理的病人进行了研究,他们使用了方案凝聚疗法。治疗主要关注药物依赖问题之外事情,并尊重求助者对治疗结果的选择——也就是说,求助者想要通过治疗得到些什么。经过了4年的追踪调查(通过电话联系),50%的患者(n=36)都报告停止了药物依赖,32%的人报告成功地控制了酗酒行为。尽管这些研究不是明确的SFT研究,但它们都强调了在咨询过程中,询问以及利用求助者自身力量的重要性。毒品成瘾求助者在得到让他们从事积极行为(如,参加自助团体活动)的保证(如,获得公交车票、购物票、电影票)时,经过四个6周的评估阶段之后,他们会比另外两个对照组更有可能戒掉毒品(Iguchi,Bilding,Mortal,Lamb,和Husband,1997)。在另一项研究中,Bray和Kehle(1996)发现,让有口吃的孩子看三段长5分钟自己的录影带,在录像中他们都没有口吃,并鼓励他们多进行这样的"模仿性行为",结果"所有的学生在学校和非学校环境中的口吃现象都有所减轻"。这显示了有目的的聚焦和强调求助者的个别例外情况(即,力量和能力),对于发动和维持积极的改变很有帮助。

尽管SFT尚缺乏定量或受良好控制的研究支持,现有的研究还是能够说明,在整个咨询过程中,当方案凝聚疗法的特定方面(如,问询求助者何时他现有的问题不再被视为问题)被整合使用时,求助者就会有很大收获。因此,方案凝聚法的咨询师在咨询过程中,常常重构阻抗,把它视为一种有用的资源,也就是说,把阻抗看做是一种指标,说明求助者已经对某种形式的改变产生了兴趣或好奇心、并愿意为之付出了。持有这种观点的咨询师更倾向于祈求求助者自己做出选择,以发自内心的合作精神为求助者提供真诚的关注,支持他们更为独立自主,并对他们迈向改变的步伐予以强化。

MI 研究

与SFT相比,动机会谈法(MI)则获得了更广泛而深入的研究支持,这些研究有着良好的控制和说服力。迄今为止至少有5项关于MI的回顾性研究。最早的一例(Noonan和Movers,1997)回顾了11项研究,而最近的一例(Hettema,Steele,和Miller,2005)回顾了72项研究内容。在最近的回顾中,大部分MI研究(72%,n=51)都是针对于酒精和其他药物成瘾问题进行的。其他应用MI的研究,包括Hettema等人所做的元分析,都指向了HIV/AIDS,治疗依从性,赌博,亲密关系,水源净化/安全,饮食障碍,以及饮食与运动等问题。以该综述基础,Hettema等人的元分析得出结论说:有53%(n=38)的研究显示出MI具有显著疗效。最有力的支持来自与对药物滥用、尤其是酗酒的研究。尽管MI在减少或戒除非法的药品滥用方面非常有效,但在一项应用MI来戒烟的研究中,却没有发现持续的积极作用或有效的改善。Burke,Arkowitz与Menchola(2003)在他们对30项MI研究进行分析后得到了类似的发现。总的说来,MI的回顾性研究不仅扩展了这种咨询方式在行为主义为领域的应用范围,更重要的是,MI的运用(包括结合其他疗法的整合)促进了求助者的积极改变。

尽管Burke,Dunn,Atkins,和Phelps(2004)将MI的应用和研究视为"大有前途的开端",他们也明确指出,目前对MI究竟如何发挥作用还知之甚少。Hettema等人(2005)在观察不同地点、不同人群使用MI的疗效时,发现其中存在着很大的变异,因此,MI究竟如何发挥作用的问题引起了人们的关注。从其他的观察中发现,MI的效果在治疗初期非常明显,但经过一段时间(超过12个月)后便消失;MI疗效在不同种族之间的差异显著高于白人群体之间;如果MI结合了其他类型的疗法,它的效果就会持续加强。使MI有效的因素被认为是,它在治疗中起到引发和辅助的作用(如,对抑郁症的心理治疗;见Zuckof T,Swartz,和Grote,2008)。尤其是对于那些不太了解咨询过程的求助者,MI在改变的早期阶段给予他们很大的协助。Arkowitz与Westra(2004)坚持认为,MI能够使那些还在犹豫中的求助者作好准备,以便能积极地投入到认知行为疗法中。实际上,Westra和Dozois(2006)发现,在用认知行为疗法治疗焦虑症时,与常规的认知行为疗法相比,如果开始辅以MI法,则求助者将更有可能在以后的治疗中受益,完成布置给他们的家庭作业,并且更有效地控制自己的焦虑症状。因此,它证明了,MI可以协助求助者对咨询过程负上责任,促进他们在认知行为疗法或其他行为取向疗法中更加投入、更加服从,也是疗效更加持久。

近年来对MI的研究集中于求助者言语的重要性上。如Amrhein,Yahne,Palmer及Fulcher在研究中指出,"当求助者表达承诺时,衡量其语言的力度,是MI评估求助者求治动力性的一种特别有效的方法"。在他们回顾有关药物滥用者的咨询过程录相后,Amrhein(2004)与他的同事(Amrhein等人,2003)发现,求助者表达承诺的频率并不能预测戒除药物滥用的最终结果,但表达承诺时的语言力度会直接预测戒断的程度。例如,"我不会再使用下去"这样的陈述,比说"我也许该停止了"要强烈得多。此外,如果表达承诺的语言出现在咨询的结束阶段,那么求助者戒断的可能性比很早就开始承诺要大得多。作者认为,他们的发现都认同MI的理念,即强调要由求助者而不是咨询师,提出改变的理由,并且咨询师要在整个咨询过程中留意、提示、鼓励求助者发生改变的线索或承诺的话语。

从直觉性的、有些孤立的咨询实践(即始创者个人对咨询经验的反思和观察),SFT和MI已经发展成为当今被许多咨询专家在不同人群中加以广泛应用的知名疗法。这两种方法的未来发展将取决于咨询师能否忠实于原始的理论(即,人性化、以求助者为中心、系统性),以及他们将其与其他治疗方法(如,认知行为疗法)进行结合的意愿。SFT与MI都已经过学术研究的审核,这些研究也增加了SFT和MI的吸引力和关联性,这对于MI来说,更是如此(见专栏18.2 MI相关研究列表)。尽管对于SFT与MI各自独立的、与也许是共同具有的"积极因素"会有持续不断的、系统的疑问被提出来,但它们在帮助人们改变过程中的作用,已经经明了它们的确是很受关注、不错的方法。有关SFT和MI的其他研究由于与特殊的咨询策略相关,我们将在本章的余下部分进行讨论。

专栏18.2 动机会谈法的研究

青少年:

Peterson, P. P. L, Boer, J. S, Wells, E. A., Ginzler, J. A., & Garrett, S. B. (2006). Short-term effects of a brief motivational intervention fo reduce alcohol and drug risk among homeless adolescents. Psychology of Addictive Behaviors, 20, 254-264.

Stein, L A. R., Colby, S. M., Barneft, M. P., Monti, P. M., Golembeske, C, Lebeau-Craven, R., & Miranda, R. (2006). Enhancing substance abuse treatment engagement in incarcerated adolescents. Psychological Services/ 3, 25-34

大学生

Boer, J. S., KMahan, D. R., Blume, A. W., McKhighr, P., & Marlott, G. A. (2001).

Brier intervention for heavy-drinking college students; 4-year follow-up and natural history. American Journal of Public Health, 91, 1310-1316.

Carey, K. B., Carey, M. P., Maisto, S. A., & Henson, J. M. (2006). Brief motivational interventions for heavy college drinkers: A randomized controlled trial. Journal of Consulting and Clinical Psychology, 74, 943-954,

LoBrie, J. YV., Lamb, T. R, Pedersen, E. R., & Quinlan, I (2006). A group motivational interviewing intervention reduces drinking and alcohol-related consequences in adjudicated college students. Journal or College Student Development, 47, 267-280.

Michael, K. D., Curtin, L., Kirkley, D. E., Jones, D, L, & Harris, R., Jr. (2006). Group-based motivational interviewing for alcohol use among college students: An exploratory study. Professional Psychology: Research and Practice, 37, 629-634.

酒精依赖

John, U., Veltrup, C, Driessen, M., Wetterling, I, & DHIing, H. (2003). Motivational intervention: An individual counseling vs. a group treatment approach for alcohol-dependent inpatients. Alcohol and Alcoholism, 38, 263-269.

Schilling, R. R, El-Bassel, N., finch, J. B., Roman, R. J., & Hanson, M. (2002). Motivational interviewing to encourage self-help participation following alcohol detoxification. Research on Social Work Practice, 12, 711-730.

Vasilaki, E. I., Hosier, S. G., & Cox, W. M. (2006). The efficacy of motivational interviewing as a brief intervention for excessive drinking: A meta-analytic review. Alcohol and Alcoholism, 41, 328-335.

毒品依赖

Stotts, A L, Potts, G, R, Ingersolf, G., George, M. R., & Martin, L E. (2007). Preliminary feasibility and efficacy Of a brief motivational intervention with psychophysiological feedback for cocaine abuse. Substance Abuse, 27 (4), 9-20.

Stotts, A., L, Schmitz, J. M., Rhoades, H. M, & Grabowski, J. (2001). Motivational interviewing with cocaine-dependent patients: A pilot study. Journal of Consulting and Clinical Psychology, 69, 858-862.

戒烟

Kelly, A. B., & Lapworth, K. (2006). The HVP program—Targeted motivational interviewing for ooblescent violations of school tobacco policy. Preventive Medicine: An International Journal Devoted to Practice and Theory 43, 466-471,

Steinberg, M. L., Ziedonis, D. M., Krejci, J. A., & Brandon, T. H. (2004). Motivational interviewing with personalized feedback: A brief intervention for motivating smoker' with schizophrenia to seek treatment for tobacco dependence. Journal of Consulting and Clinical Psychology, 72, 723-728.

Stotts, A. L, DiClemete, C. C, & Dolan-Muflen, R (2002). One-to-one: A motivotional intervention for resistant pregnant smokers. Addictive Behaviors, 27, 275-292.

药物滥用伴随障碍

Baker, A., Bucci, S., Lewin, T. J., Kay-Lambkin, R, Constable, P. M., & Carr, V. J. (2006). G>gnitr/e-behavioural therapy for substance use disorders in people with psychotic disorders: Randomised controlled trial. British Journal of Psychiatry 188, 439-448.

Bellack, A. S., Bennett, M. E., Gearon, J. 5., Brown, C. H., & Yang, Y. (2006). A randomized clinical trial of a new behavioral treatment for drug abuse in people with severe and persistent mental illness. Archives of General

Psychiatry, 63, 426-432.

Graeber, D. A., Mayers, T. B., Griffith, G., Guojarao, E., & Tonigan, S. (2003). A pilot study comparing mofr/anonal interviewing and an educational intervention in pafienfe with schizophrenia and alcohol use disorders. Community Mental Health Journal, 39, 189-202.

HIV/AIDS 的预防

Kiene, S. M., & Barta, W. D. (2006). A brief mdrviduofized computer-delivered sexual risk reduction intervention increases HIV/AIDS preventive benov?or. Journal of Adolescent Health, 39, 404-410

Picciano, J. R, Roffman, R. A., Kalichman, 5. C, Ruttedge, S. E., & Berghuis, J. P. (2001). A telephone based brief intervention using motivational enhancement to facilitate HfV risk reduction among MSM: A pilot study. AIDS and Behavior, 5, 251-262.

坚持药物治疗

Parsons, J. T., Rosof, E., Punzalan, J. C, & DS Maria, L (2005) Integration of motivational interviewing and cognitive behavioral iherapy fo improve HIV medication adherence ana reduce substance use among HIV-positive men and women: Results of a pilot project. AIDS Patient Care and STDs, /9, 31-39,

Thrasher, A. D., Golin, C. E? Earp, J. A, L, Tien, K, Parlor, G, & Howie, L, (2006). Motivational interviewing fo sup' port an J(retroviral therapy adherence: The role or quality counseling. Patient Education and Counseling, 62,

母乳喂养的持续

Wilhelm, S, L, Sfepons, M. B. F,, Herfzog, M., Rodehorjf, T. K. C, & Gardner, P. (2006). Motivational interviewing to promote sustained breastfeeding. Journal of Obstetric, Gynecologic, and Neonatal Nursing: Clinical Scholarship for the Care of Women, Ch'ttdbearing Families, and Newborns, 35, 340-348.

饮食热量管理

Knight, K, Mv Bundy, G, Morris, R., Higgs,, J, Fv Jameson, R. Av Unsworth, P., & Jayson, D, (2003). The effects of group motivational interviewing and externalizing conversations for adolescents with fype-1 diabetes. Psychology, Health and Medicine, 8, 149-157,

Riegel, B., Dickson, V V, Hoke, L, McMahon, I I, Ms, B. F., & Savers, 5, (2006), A motivational counseling approach to Improving heart failure self-care; Mechanisms or effectiveness. Journal of Cardiovascular Nursing/ 2\, 232-241.

减肥

Corals, R. A., Darby, L, Gacciapoglio, H. M,, Konrad, K., Coif, C, Harper, X, et al. (2007). Using motivational interviewing as a supplement to obesity treatment; A stepped-care approach. Health Psychology, 26, 369-374.

营养/节食

Resnicow, K,, Jockson, A., Wang, T, De, A. K., McCarty, P., Dudley, W. N., & Boronowski, T. (2001). A motivational interviewing intervention to increase fruit and vegetable intake through Black churches: Results of the Eat for life trial, American Journal of Public Health, 91, 1636-1693.

躯体活动性

Bennett, J. A, Lyons, K. $., Winters-Stone, K? Noil, L M., & Scherer, J, (2007). Motivational interviewing to increase physical activity in long-term cancer survivors: A randomized controlled trial. Nursing Research, 56, 18-27.

处理阻抗、勉强和矛盾心理

方案凝聚疗法和动机性访谈二者对阻抗的理解稍有不同，因此，它们各自的发展也独具特色。SFT一直很反感阻抗，认为围绕阻抗的讨论对于解决问题毫无益处，甚至相信考虑阻抗本身就渗透着阻抗的影响。在O'Hanlon和Weiner-Davis（2003）看来，"如果将焦点集中于寻找阻抗，那么你一定会找到像它的事情"。因此，早期的方案凝聚咨询师们是不理会阻抗的，近乎宣布它的死亡（de Shazer，1984），或是干脆唱起它的哀歌（O'Hanlon和Weiner-Davis，2003）。在这些方案凝聚咨询师眼中，阻抗这个概念毫无意义（如，Corcoran，2005），只会转移咨询师的注意力和精力，而这些本应该投给尊重求助者的选择，或是与求助者取得合作以达至共同治疗目标上面。然而，其他的咨询师（如，Shilts和Thomas，2005）则把阻抗的出现视为求助者的一种好奇心。他们认为，求助者和咨询师在某些事情上会有共同的好奇心，或至少都会产生兴趣，因此完成任务就变成了对共同兴趣的分享与确认（如，求助者重新获得了孩子的监护权；延长了住院进行心理治疗的时间等）。一旦共同的兴趣和好奇在咨询中建立起来，治疗性的合作便起步了。

与那些方案凝聚咨询师的看法不同，持MI观点的咨询师则把阻抗看做是改变过程中自然出现、并让人期待的部分，并且可以从"求助者对现状的防御和言语的表述中"找出它们来（Hettema等人，2005）。另外，W.R. Miller和Rollnick（2002）主张，如果咨询中的阻抗增加，那么它一定是为了适应求助者现在的某种行为。虽然MI建议咨询师"与阻抗周旋"或"绕开阻抗"，这仅仅意味着我们不应该与阻抗硬碰硬，而是应该采取反思和适当的重构。MI咨询师宣称，阻抗是"鲜活、健康的"，因此一定要认清它、小心地处理和利用、并最终要解决它，这与SFT咨询师截然不同。Arkowitz（2002）强调了关注阻抗的重要性，他认为阻抗是有意义的，它出现了某些重要线索的提示，并且为咨询过程提供方法或目标。

不管是SFT还是MI，都为咨询师和求助者一起应对阻抗提供了一个框架。两种方法都不是把咨询关系中的合作与协作简单地视为治疗中的副产品，而将其当作咨询过程中起关键作用的元素。求助者与咨询师之间的合作与协作是被有意识地加以建立和监控的，它们也是治疗计划中的一个大体目标。我们可以放心的说，当求助者与咨询师已经建立起了有建设性的工作依从关系，并且密切合作，阻抗就不存在或是减少到了最低限度。

SFT与MI将令人愉快的、受人欢迎的咨询关系的特点形象化，分别将它比喻为两种不同的双人运动。SFT把咨询关系喻为"专家间的跨学科合作"（Prochaska和Norcross，2007），在de Shazer（1984）看来，两者之间不是对手，而像是站在同一边的网球搭档。同样的，MI把它比喻为"双人舞蹈：不与对方对抗，两人一起平稳的移动步伐。事实上，其中一方为领舞，但这引导非常的轻微、甚至不需要被他人所察觉。好的引导是轻柔的、反应性的、并具有想象力"（W.R. Miller和Rollnick，2002）。对SFT和MI来说，它们更关注于咨询师应该如何与求助者互动，而不是咨询师为求助者或者与他一起做了些什么。在两者的互动中所形成的咨询风格，在应对阻抗、勉强和矛盾心理过程中，要比特定的干预（如，具体技巧）更为重要。利用这两种运动（网球与舞蹈）作比喻，是为了让咨询师和求助者能更形象地意识到：（1）他们是完美的网球搭档，要一起打败求助者现在的问题，或至少要成功地削弱在网子对面这位敌手的影响；（2）他们协调着各自的步伐、节奏、旋律和音乐，向有助于求助者的方向翩翩起舞。专栏18.3中列出了几个可供选择的关于阻抗的定义，以及由本章阐述的SFT和MI理论所提议的应对建议。

当然，进行网球双打与跳双人舞，都需要参与双方去学习并应用特定的技术。当这些技术被应用于目的在于建立并维持同盟关系的咨询过程中时，也就是双方要一起应对遇到的勉强、犹豫不决的矛盾心理和阻抗的时后，就需要能够将人际技巧与SFT和MI结合起来的专业的咨询师来加以引导。这

> **专栏 18.3　重构并处理阻抗**
>
> **阻抗的定义**
>
> 矛盾心理：
> - 对改变的不确定、迷惑。
> - 维持现状与投入新的、有益的活动之间的紧张状态。
> - 改变过程中正常的、期望的情况。
> - 冲动的终结；反思的机会。
>
> 好奇心：
> - 对咨询师和求助者都很重要且有意义的事情。
> - 咨询师和求助者都对某种类型的改变感到有兴趣。
> - 功能的、互动的定义：
> - 阻抗是有意义的，并能够在咨询过程中提供目标。
> - 咨询师和求助者都要为阻抗的出现和解决负责。
> - 咨询过程中对阻抗的处理
> - 咨询师和求助者正在进行网球双打比赛。
> - 咨询师和求助者正在学着一同起舞。

些技术包括（1）告知求助者关于咨询过程的某些事项（如，求助者和咨询师的角色与责任），（2）明确告诉求助者，他们有权决定是否继续参与治疗，（3）反思准确的移情反应，（4）询问矛盾点（如，求助者现有的行为模式及其渴望的生活模式之间的差距）和求助者的矛盾心理，（5）寻找现有问题的例外情况（如过去曾经有过的、当前取得的、以及将来可能取得的成就），并把这些例外告知给求助者。然后，要继续鼓励求助者（1）进行自我暴露，（2）探索做出生活的改变与维持现状之间的不同之处，（3）允许咨询师与求助者生活中的其他人进行接触（如其配偶，或者转介人），（4）将求助者在实际生活中可能做出的更加积极的新行为加以形象化（并最终能够加以练习）。

下面的部分将更加详尽地讨论在不同的人群中，如何使用 SFT 和 MI 来培养并维持积极的咨询关系，还将讨论应对并解决阻抗的特殊的咨询策略或实践。

方案凝聚治疗

正如其名称所暗示的那样，方案凝聚治疗对既成问题的起源和发展不感兴趣，而更愿意通过或围绕求助者报告的问题构建解决方法。方案凝聚治疗注重于构建解决方案，而不是谈论要解决的问题。谈论中使用的语言使咨询的焦点从缺陷、责任、看似不可逾越的障碍等转变为力量、资源、可能性等。的确，Miller 和 de Shazer 声称，担忧、争论、或问题都与改变过程脱开了、甚至无关了。求助者暴露出的问题就仅是一个许可证，它带求助者来到治疗的门前，但聚焦于其问题并不能帮助求助者走过并走出这扇治疗之门。方案凝聚的咨询师们专注的不是问题本身，而是问题之外的情况、问题不存在时的状态（过去的或现在的），以及求助者已经暂时摆脱或即将暂时摆脱问题时的状态。Miller 将这些上述状态称为"问题的无规则性"，即求助者的问题周期被打乱的状态。问询和放大这些例外情况是咨询方案建构过程中的一个组成部分，这有益于澄清和理解问题的无规则性。

方案凝聚治疗常被称为非病理性的方法。不是去定义什么东西出错了（这样做就会让问题成为关注的主角），SFT 则去谈论优点和资源，因此它是一种以求助者能力为基点的咨询方法。求助者的能力和资源被看做是建构解决方案的材料，咨询师相信求助者通过使用这些能力和资源，就会对自己的生活做出积极改变。在什么对改变是有益的问题上，求助者是专家，咨询师要把自己看成是求助者的学生，并从求助者身上学习那些对治疗或许会有益的选择。这种观念"挑战了目前流行的观点，即是咨询师为求助者带来智慧和疗效"，也部分地说明了方案凝聚治疗的特征，即"求助者决定"的咨询。

在方案凝聚治疗中，求助者和咨询师扮演颠倒的角色（相对于传统的模式：咨询师作为专家和求助者作为被动的学生），它鼓励求助者在咨询过程中进行合作，从而降低或至少可以有效地管理阻抗。的确，Milton Erickson 的催眠治疗即为方案凝聚治疗的早期发展，它将阻抗看成是求助者的合作性和响应性。例如，一位求助者怀疑治疗的效果，而这实际上是表示，她要想更多地了解治疗过程，也表示了如果她决定继续接受整个治疗之前，至少要听一下咨询师的看法。Erickson 也相信，阻抗可以服务于治疗目的，例如，求助者和咨询师因此而积极地投入。此外，阻抗可以提醒咨询师，他们需要对治疗计划进行调整了。当求助者和咨询师都愿意承认、理解并应对阻抗时，他们的合作就是可能的。这样的合作当然是必要的，就像网球双打伙伴要战胜对手一样。当求助者被允许表达他的意见，咨询师同时表达出求助者的看法感兴趣时，阻抗就可以指出来，两者的合作也就可以继续发展。

在方案凝聚治疗中利用阻抗

方案凝聚治疗的一个恒长的的假设就是利用的概念，该名词被 Milton Erickson（1954）借用来标志卷入和"接受求助者的言语陈述和行为表现"。这句话的意思是，求助者是一个怎样的人，他为咨询过程带来的一切，都应该被承认和验证，并被融入咨询过程之中。利用也可以被理解为，承认和有意识地将求助者和咨询师表达和表现出的资源整合到治疗过程中。这当然也包括阻抗，这就意味着阻抗可以服务于咨询目标，如澄清目标和目的，建立一个强大而持久的咨询关系，展示了求助者采取行动的能力等。Shilts 和 Thomas 再将阻抗重构好奇心时，他们强调了求助者和咨询师在计划和改变过程中都要进行投入，即每个人都要对积极结果感兴趣，因而双方所表现出的原动力就能够被以一种有益的方式培育、释放出来。

咨询关系的种类

值得再次提及的是，方案凝聚治疗关注的是咨询关系的类别，而不是求助者的类别或者咨询师的类别。这令人充分相信，方案凝聚治疗的确将求助者—咨询师之间关系置于优先考虑的位置。Miller 和 Berg 描述了三种类型的求助者—咨询师关系：（1）客户类型关系，（2）抱怨类型关系，以及（3）访问类型关系。每一种关系类型都是由求助者和咨询师双方共同形成的，每种关系都可以发生改变，因此需要咨询师为着求助者的利益承担更多责任，去管理和利用相互之间的关系。

客户类型关系的特征在于求助者和咨询师之间进行互动，一起共同确认并就某一个工作目标达成一致意见。咨询师承认并确认求助者的需求和选择，并且同意以盟友和顾问的角色帮助求助者构建一个现实有效的解决方法。相应的，求助者认识到自己的资源和能力，并使自己在整个治疗过程中成为一个积极的参与者。

抱怨类型关系中，求助者与咨询师就初步目标达成协议，但却省却确定用于实现目标的具体步骤。咨询师可能期望求助者主动开始并继续改变的过程，而求助者则指望咨询师或其他人（例如，学校负责人）帮助使改变发生。换句话说，求助者和咨询师"可能没有把自己看做为解决方案的一部分。事实上，他们可能相信的唯一解决方案就是他人发生改变、而不是自己"。

访问类型的关系发生在这样的求助者和咨询师之间，他们既没有一起识别出需要或问题，也没有就工作目标达成一致协议。这种类型关系的特征表现为，在早期阶段的互动过程中，求助者或者对进行专业咨询的目标模糊不清、或者甚至认为这样咨询并无必要。相应的，咨询师也不清楚到底做些什么才能帮助求助者，但他仍然愿意通过咨询过程帮助求助者。

为了帮助方案凝聚的咨询师们能够促进上述的三种关系，Osborn 描述了在 SFT 治疗中咨询师应采用的 12 种措施或态度，它们尤其适用于访问者和抱怨者类型两类关系中（例如，求助者被强制参加专业治疗，或者其认为是"非自愿"的求助者），但它们也有助于建立和强化消费者类型关系。这些措施包括：（1）请求助者讲述自己的故事（及他自己的观点和视角),(2)承认求助者处于糟糕的状况,并同情他的处境(如,是别人告诉他要进行必要的治疗),(3)表扬求助者寻求专业帮助的决定,尽管他还有某些保留和敌意,(4)鼓励求助者全身心的参与咨询过程,(5)接触转介者、并将他的建议纳入为求助者制定的咨询方案和目标之中,(6)与求助者一起制定出清晰和现实的目标。

下一节开始之前,我们鼓励你进行学习活动18.2中的练习。该练习会帮助你考虑,四种咨询师的角色如何能够促进上述SFT中的三种咨询关系。

方案凝聚治疗的具体策略:培养合作

在方案凝聚治疗的整个过程中,咨询师要始终对下列对象保持好奇的态度和强烈的兴趣,即求助者是怎样一个人,他的问题和选择是什么,他有怎样的能力和资源,以及为增进其福利而培养和开发求助者的可能性如何等等。建立、维持并充分利用求助者和咨询师之间的合作关系,是方案凝聚治疗最为重要的内容,因此,方案凝聚治疗的策略是双方都要参与的共同活动,而不仅仅是咨询师个人的事情。方案凝聚治疗之所以著名,就在于它能创造性地提问(问题需要求助者和咨询师共同思考,旨在促进可能性的思考),以及它对求助者和咨询师使用言语。因此,咨询师和求助者之间的对话是动态的,而不是照本宣科的,反应了求助者和咨询师双方对不断变换的视角和现实的共同探索。

提出建设性的问题

在方案凝聚治疗中,咨询师鼓励求助者积极参与、并和求助者携手共建现实目标或解决方案。这通常需要咨询师通过对问题进行仔细的加工,然后对求助者提出一些问题,这些问题可以使求助者能更好地融进治疗过程中。的确,"提出问题是一种很好的方式,它为求助者创造了一个开放的空间,以便能够更好地思考和评价自己的状况并寻求解决方案"(Lee,2003)。之所以被称为建设性的问题,是因为这些问题引进了新的可能性,带来了更多的满意和更为有益的现实,问题带来"足够不同的差异"(Lipchik和de Shazer,1986),因而可以被用来构建各种解决方案。因此,建设性问题的目的在于"引导求助者进行对话,并对非同寻常的观点进行思考"(如,求助者自己的选择)。这就像是在"提示、促进、或者引出改变或关于改变的信息"(Lipchik和de Shazer,1986)。

通常会使用以下几类问题,来邀请求助者参与共同构建咨询方案。其中最主要的问题是关于例外的问题。例外问题让求助者知道,他自己的生活并不总是一成不变的,目前的问题也并不永久伴随其身。Lipchik和de Shazer把"例外"定义为"在主诉范围之外的任何行为、知觉、思维和期望等……这些都是可被用来构建解决方案的积木"。例外可能发生在过去,也可能将要发生,可能是新的,也可

学习活动18.2 咨询关系中的咨询师的角色

本活动的目的是要你进一步考虑咨询师如何在三种方案凝聚治疗中的咨询关系中进行工作。

Prochaska和Norcross(2001)描述了咨询师面对处于改变阶段的各种求助者时,可扮演的四种角色。养育父母的角色,他承认并与求助者一起反对改变,或者愿意做出改变,并像求助者一样对改变具有矛盾心理;苏格拉底式教师的角色,他会鼓励求助者去思考并获得自己对环境及选择的理解;经验丰富教练员的角色,他给求助者提供出一个行动计划,并对求助者自己建构的方案给予评判;最后是顾问的角色,他在行动计划进展得如人预期那样顺利时,为求助者提供有用的建议和支持。

Norcross和Prochaska(2001)描述的这四种咨询师类型中,哪一种会有助于管理和利用Berg和Miller(1992)所描述的三种咨询关系呢?即:(1)客户关系类型;(2)抱怨关系类型,以及(3)访问关系类型。假定某一种关系存在着,那么咨询师该如何知道要采用哪种角色或立场呢?他又怎么知道哪一种特定的角色能够对求助者起帮助作用呢?以及他又如何在每一种咨询关系中结合两种角色呢?

学习活动 18.2 的反馈　咨询关系中的咨询师角色

要鼓励咨询师意识到自己在特定类型咨询关系中应承担的角色和义务。在 Berg 和 Miller 描述的三种咨询关系的每一种，都可应用 Prochaska 和 Norcross 描述的一个或多个咨询师角色。下图描述的了哪种咨询师角色最适合管理三种咨询关系中的哪一种关系。苏格拉底教师角色可能有助于访问类型和抱怨类型的关系，经验丰富教练员角色可能对抱怨类型关系和客户类型关系有益。

然而，父母养育角色更适于访问类型关系，这是因为我们假定，这类关系常常出现于咨询过程的开始阶段，此时双方都在探讨如何进行咨询，因而咨询师更专注于使自己成为能为求助者提供帮助的伙伴。而当咨询师和求助者已确立咨询目标并达成一致，他们一起已经工作了一段时间，并且看到了初步的变化之后，此时顾问角色在访问类型关系可能更具有优势。

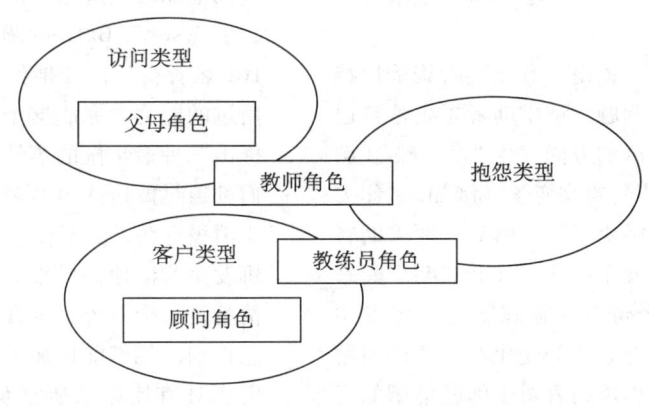

能是再次发生的。例如，一个求助者认为他把所有时间都用来照顾生病的母亲了，咨询师可以这样问他："请告诉我，你最近一次从照顾母亲的生活中得到片刻休息的时间是何时？你是怎么安排这次时间的？这次休息对你又有什么样的帮助？"通过提出关于过去发生的例外问题，咨询师对求助者问题不存在时的情境表示了好奇，无论这段时间有多短，求助者都因为没有人打搅而感到舒适自在。一旦求助者能够找出这样的例外，咨询师就应鼓励他扩大这个例外所带给他的好处，并让他想象相似的机会未来还是会出现的。

另一个过去例外问题的例子是，咨询师要在第一次 SFT 治疗中问到的问题，即求助者在治疗前出现的改变有哪些？Weiner-Davis 等人（1987）对第一次见面的求助者提出了以下的问题："人们经常注意到，在他们预约心理咨询后到第一次和真正与咨询师见面时，许多事情在这期间都发生了变化。你是否也注意到你自己的情况了么？"如果求助者做出正面的回应，咨询师便要接着问："这些改变与你前来参加治疗的理由有关么？你愿意让这类的改变继续发生么？"Lawson 在提这些问题时就观察到，"咨询师通过交流确定的期望，可以显著地影响求助者解决一个既存问题的期待"。Weiner-Davis 等人强调，求助者对治疗前改变的的描述不是"飞向健康"，而是"真正的改变（虽然必须承认这只是最初的改变，并且还有几分'没有成形'）"；他们因而将在此基础上对求助者进行的咨询工作看做是，继续让求助者飞行，并将这一飞行最终转变成真正持久的改变。

在抱怨类型关系中帮助求助者构建一个改变后的景象，咨询师可能问："假设我们一起能够达成一个共同的改变目标，而且我们的谈话也有助于你的改变。那么你会通过什么证据知道这些改变确实发生了呢？什么事情会告诉你我们并没有浪费时间？"这种针对未来（"快速向前"）的例外问题假设，求助者会在某一个时间点因此求助咨询而获益。从这个角度看，例外问题类似于预先想象的问题或预设，是一种关于出现积极或期待结果的现实问题，就像要问："当你感觉我们的谈话已经对你有所帮助时……"，而不是去问："如果你认为我们的谈话已经对你有帮助……"。因此，例外问题和预先假设的问题是用来"放大……例外，用来传达求助者改变的必然性，引出求助者的结果性目标，并和求助者一起共同为他创造一个问题消解的未来"（Selekman，1993）。

最著名的例外问题、也是最具方案凝聚治疗特色问题就是有关奇迹的问题。请求助者想象他自己的生活已经朝着他所渴望的方向发生"奇迹般"（例如："今晚，当你睡觉时"）的改变了（例如，"你去咨询时的问题已经得到解决了"）。然后，要求助者描述出他怎样知道自己发生改变了（如"明早醒来时，你怎么能知道一个奇迹在你睡觉的时候发生了？奇迹发生后你将会有怎样的变化？"）。奇迹问题的价值是在于，它能引出求助者对于问题消解的将来进行明确和详细的描述能力，捕捉已经出现但求助者还没有意识到的解决问题方案中的元素。

求助者最开始会用"我不知道"回答奇迹问题，这时要鼓励他去"假设"或者"尽量去猜"，以让这样一个实际上不太可能发生的奇迹出现。咨询师可能会说，"我知道这看起来像是一个奇怪的问题，好像离开了正题。但还是要请你运用想象力，或者戴上魔术师帽子。"无论求助者能够提供的差异（即例外）多么小（如，"嗯，我睡了一会，真的"），咨询师都要有意地将其进行结构和澄清，并加以放大，以便营造出这一天实际上会到来的可能性。例如，咨询师可能鼓励求助者对睡好觉后次日醒来时的感觉进行描述，（例如，"你会感觉到什么？那会有什么不同吗？"），然后问求助者，他为自己睡好觉做了什么事情，（例如，"在前一天或者睡觉前，你都做过什么事情，以帮助自己睡得这么好？你为什么相信这样做对睡眠会有效？"）。通过这样的问题，咨询师就将这样一个奇迹可能发生预期传达给了求助者，并帮助求助者就像做"彩排"一样准备好它

的到来。这里的重点要放在求助者的行为上，以便鼓励和加强求助者为积极改变做出努力。

第三种方案凝聚问题是有关应对的问题（"想办法"问题，Miller，1997）。应对问题用来询问求助者自己如何处理所咨询的问题，以及他们如何在现在成功应对的基础上做更多的事情，如问："你做了很大的努力，你是如何取得成功的？"这些问题含蓄地表扬了求助者的能力，技能，和已经取得的进步。当求助者被问及目前或过去的成功时，就等于赞扬他能够处理困难的任务。

Tyson和Baffour调查了在精神病院急诊住院的108名青少年，要他们列出过去经历过的例外和使用过的能力。完成这个列表之后，再让他们从中选择出三种最常做的事情。每当消极事件发生时，他们都通过做这些事情来打消自己的"消极情绪或停止消极行为，而不被消极情绪所左右"。或者，当危机发生时，他们并没有被医生送院治疗，这样的事情就是一个例外。这样重构事件的想法会使青少年意识到，他们能比原先想象的更好地应对挑战，他们也具有比原来所意识到的要多的资源去抵御危机。大多数的青少年认为自己有艺术优点，例如听音乐、或者写作（如写诗、作曲等）、做手工艺品、唱歌/弹奏乐器等，这些特长都有助于预防或减缓危机对他们的影响。

量级问题是要求助者在一个数量等级上量化自己感觉和愿望（例如，从1分到10分的量表），该量表用完全相反的两个端点固定住，如1代表"完全没有信心"，10代表"非常自信。"量级问题被描述为"方案凝聚治疗中运货的马匹，因为它们会被频繁的使用……以取得了各种各样的治疗目标"。量级问题的目的在于帮助求助者表达最初模糊不清的情感，澄清下一步想要达到的目的，并评估求助者的进步（G.Miller，1997）。在访问者类型咨询关系中，量级问题可以用来确定求助者在改变过程中的投入程度，也可以用来具体化要实现的方向。例如，咨询师也许会问："在一个从1到10的量表上，1代表'一头雾水'，10代表'像钟一样明确'，那么你认为自己在需要些什么上有多么清楚呢？"如果求助者回答"1"，咨询师则回应说，"很好，你对于需要什么仍然是朦

胧不清的。那么就让我们从现在开始加快前进，我们争取在两星期内让你对这个问题的回答变成"2"。那么为了能够诚实地回答上述问题，在接下来的两周内你预期将会发生发生呢？"因此，量级问题在建构解决方案时，可以用来问询求助者的例外。

方案凝聚治疗中仔细准备的有目的性的提问，不仅仅会指出、而且也会利用求助者—咨询师之间的阻抗。这意味着，提问不仅是SFT的干预手段，而且也是求助者—咨询师之间互动的成果。换一种说法，阻抗（或者是Shilts and Thomas（2005）认为的好奇心）既是建设性问题的目标或受体细胞，也是这些问题产生的胚芽和酵母。上面所介绍的所有类型的问题都是通过利用求助者的资源和能力，以使他们能更投入于咨询过程。

你最好自己动手构建一些建设性的问题。学习活动18.3提供了这样的机会，它描述了Susan的案例，要求你针对Susan的情况构建出各种可能的例外问题、应对问题和量级问题等。参与18.3的学习活动之前，请复习这三种类型问题的介绍材料。

进行合理的表扬

当求助者能够管理或完成困难任务时，应对其进行鼓励和表扬。在方案凝聚治疗中使用鼓励和表扬是很重要的手段，以致有些研究者甚至建议"方案凝聚治疗的全部就在于表扬"（Campbell, Elder, Gallagher, Simon, & Taylor, 1999）。表扬——我们更喜欢用称赞一词——就是要承认求助者的优点和能力，将求助者的经验加以正常化，帮助求助者从不同视角看待自己目前的问题，并放大求助者建构问题解决方案上的能力。例如，"听起来好像你已经做了你当时知道要做的事情"，这样称赞指出了求助者具有做决策的技巧，会减少他对自己"不知道做什么"和"做得不够"的担心。此外，如"你遭遇了很多事情，但你设法使自己了保持镇定"的称赞，传达给求助者这样信息，过去的经历和挑战都没能打败他，因此求助者是能够抽取和调出各种可用的资源来摆脱困境的。求助者从咨询师那里听到这样评论，就会从一个新视角重新看待自己，就会

学习活动 18.3　编制建设性问题

这个活动提供给你一个机会，可针对Susan案例练习编写一些建设性的问题。以下是编写的四个步骤。

1. 通过阅读Susan的案例，结合方案凝聚治疗法，识别并编制一个你认为是Susan的优点和能力的清单。这个清单将构成建设性问题的基本材料。
2. 明确叙述并写下三种不同的例外问题：一是突出过去的能力和资源；另一种集中于目前的能力和资源；第三种旨在引出Susan现有或期望拥有的、在未来发展中将要使用的能力和资源。第三个例外问题可以写成一个奇迹问题。
3. 制定并写下三个不同的应对问题。注意，这些问题和例外问题有什么不同？
4. 制定并写下三个不同的量级问题。并确定每个量级问题的端点意义？换句话说，在量表中1代表什么，10什么代表？

三十五岁的Susan是美国土著人，她自出生以来手臂、手面就一直微微的颤抖，她的父亲也是这样。因为颤抖变得越来越明显，她一年前把餐馆服务员的职位辞掉了。她接受了医生的建议，同时她自己也希望能够回去工作，因此她决定寻求心理咨询。她很担心与咨询师谈话，也并不确定能做些什么来帮助自己。她很安静、内敛，只有当咨询师问她时，她才会轻轻地说一些话。她蜷缩地坐在那里，并且双手紧抱着双腿。

Susan在遭受数年的虐待之后，四年前离婚了。她说，当他前夫开始打他们的儿子时，她终于决定离开他。她的儿子叫Matt，现在十四岁。Matt目前和Susan的父亲一起生活在一个较远的地方。Susan一年半前搬到她目前的居住地时，Matt选择留在祖父身边（他不想离开他的学校和朋友）。Susan没有经常去看Matt，因为她和她的男朋友目前都没有汽车，她也从来没有驾驶过。Matt在学校忙于踢足球和打篮球。当Susan说到Matt，说到自己不是一个好妈妈时，很容易流泪。她说如果她能够回去工作，她就能给Matt提供更多，并更多地尽母亲的责任。她说这是Matt应该得到的。

增强求助者参与自己建构解决方案的决心。这当然就是咨询过程中的所谓授权。

我们对于"表扬"（以及方案凝聚治疗法中讲到的"喝彩"）有一些担心，因为它们可能会被匆忙地表达出来，从而被求助者认为太过肤浅。当求助者还没有完全投入、仍处于怀疑咨询效果、正在尝试测试咨询师的可信度和是否值得信任的时候，他会将表扬的言语（例如，"你太棒了!"）解释为一种虚伪。的确，这可能会让求助者认为，咨询师是在讨好或者是太急于"赢得"这个求助者，从而导致求助者撤出咨询过程。

我们认为，称赞标志着真诚和诚实。然而，表扬可以被解释为奉承或做秀,显示说话者的浅薄(有些人称之为"自我感觉良好的吹嘘者")。表扬应该是用来引出并且聚焦于求助者的本质品质。表扬虽然可能稍瞬即逝，然而也可让咨询师设计成经久不衰的鼓励。我们相信表扬是对求助者的尊重，从长远来看，它有利于求助者在更大程度上参与和投入到改变过程中。

使用求助者的语言说话

与人本主义和求助者中心的方法一样，SFT法也要致力于识别、欣赏、并确定每个求助者独一无二的经验和观点。但方案凝聚治疗法更被认为具有建构主义和后建构主义 – 及社会建构主义的思想（Berg& de Shazer, 1993; de Shazer& Berg, 1992），这些理论认为，现实是通过人们的互动和对话而建构形成的。这意味着，现实是不断变化和处于"建构之中的"，而不是静态或被发现的，因此，求助者和咨询师一起的互动才决定了什么是对求助者真正有帮助的。因此，求助者不是向咨询师"要答案"或"找到解决方案"（虽然有些求助者可能存在这样的期望），因为这表示"真理"或"配方"都已经存在，只等待顾客敲门或输入密码了。相反的，通过他们之间的对话，求助者和咨询师要共同为求助者创造或构建出一种新型的现实，就好像求助者是作者，而咨询师是编辑一样。因此，求助者说些什么、以及他们言语中表达的含义，很值得咨询师加以仔细的关注。

治疗的一个特点就在于，它是"一种语言系统和言语事件"（Anderson, 1997），咨询师就是"语言侦探"（Efran&Cook, 2000）。因此，方案凝聚咨询师要从知觉层面跟踪求助者通过言语所表达的自己独特经验和观点。这就需要咨询师自己表达出真诚和"专注的好奇心"（Strong, 2002），以显示自己在方案凝聚治疗过程中所处的"并不知道一切"的立场（Anderson& Goolishian, 1992）。咨询师不要假设自己知道如何去帮助求助者，也不要企图将自己的想法或建议强加给求助者。相反，咨询师要以学生的身份，去学习和探讨求助者的主观世界（例如，"你能告诉我世界对你来说是个什么样子的么？"或"你如何描述你目前的经历呢？"），并关注求助者通过言语或非言语所表达出的自己的内部世界。只有通过对话，咨询师才能与求助者一起找到独一无二的解决方案。Walter和Peller（2000）已经注意到，"从对话中才能创造出积极表象、描述、或体验，这不是强迫出来的"。

咨询师使用求助者语言说话的能力，在本质上是尊重、理解和欣赏求助者所思所想，这当然有助于构建解决方案。Weiner-Davis和O'Hanlon（2003）将它形容为"匹配求助者的语言"，或"使用求助者的用词与求助者建立支持性的咨询关系"。例如，不要期望求助者通过咨询师的视角去理解惊恐障碍，咨询师要不断地去探索求助者是如何体验"惊恐障碍"这个医学词汇所描述的情境，并用求助者的语言（例如，"大雾"，"卡住"，"被冻住"等）来讨论求助者的现实问题。求助者和咨询师的下一步讨论就要使用"雾灯"、"从卡住状态摆脱出来"、"解冻"或"融化"等言语。在这个例子中，正是求助者的经验以及他用来描述体验的词汇，构成了求助者—咨询师对话的过程。

探索求助者的"替代"

方案凝聚治疗假设，求助者想要发生改变，不想让事情就这样维持下去。因此，"替代"这个词就成为一个很好的工具，可用来帮助求助者对改变进行设想和计划。它与形成完好的目标的一个特点相一致，也就是说，目标描述的是所渴望或所需要的东西，而不是令人逃避或厌烦的东西。因而问询求助者的"替代"，会引发出求助者心中的需要和偏

学习活动 18.3 反馈　编制建设性问题

1、Susan 的能力和资源（反映咨询师的观察和印象）：
- 看过医生
- 接受医生的建议前来咨询。虽然她担心咨询是否有帮助，但还是愿意试一试
- 有重新工作的愿望和动机
- 想要成为 Matt 的好母亲
- 有勇气离开了受虐待的婚姻
- 其他的能力和资源？＿＿＿＿＿＿＿＿

2. 向 Susan 提出例外问题：
- 有关过去的例外问题："谈谈你生活中对你来说很特殊的一段时间，这是一段你非常重视和珍惜的时光。是什么使得这段时间很特殊？是什么使得它与其他时间不同呢？"
- 有关现在的例外问题："自从你预约了咨询，并走进来和我谈话以来，你注意到你的生活中有什么变得好一些了吗？"
- 有关未来的例外问题："我们快进到三个月以后，请你想象一下，到那时所有事物都变得对你有利起来。那么请描述一下那时的情境会是什么样子呢？你是怎么知道那时的事情会变得顺利起来的呢？发生了一些什么事情使你知道事情会好起来的呢？"
- 奇迹问题："让我们讨论一下今晚的情况，你上床后很快进入梦乡，这时一个奇迹发生了。奇迹是有关你今天咨询的问题，这些问题全都消失了，不见了，蒸发掉了。这就是奇迹的内容。但是你当时并不知道奇迹已经发生，因为你睡着了。第二天早上你醒来的时候，你将注意到的第一件事情会是什么呢？它会暗示你身上已经发生了改变吗？有些东西已经不一样了吗？"

3. 向 Susan 提出应对问题：
- "尽管你不太确信咨询能够为你提供些怎样的帮助，但是你今天还是走进咨询室、并与我进行谈话，是什么促使你这样做的呢？"
- "你说在你过去的生活里一直都有这些颤抖。有没有这样的时候，比如上周某个时刻，你能够很好地应对和控制这些颤抖？"
- "是什么使你能够离开虐待你的前夫呢？你如何能最终下定决心那样去做的呢？"
- "当你想变成一个好妈妈时，你说这是 Matt 应该得到的。那么你看你自己应该做些什么事情呢？你能说出几件你要做的事情吗？即使它们很微小，也没有关系。"

注意：应对问题要利用到咨询师已经确认的 Susan 的能力和资源（例如，控制颤抖，离开施虐的前夫等）。例外问题要让 Susan 认识到，那些事情她可以认为是不同于或者例外于自己正在遭遇到的问题。例外问题涉及到一般性的差异（例如，生活中某一个特殊时间点），而应对问题则涉及 Susan 用来控制、应对、或管理自己问题的、她目前正在做（或将要做、或是已经做过的）特殊实例。两类问题旨在表明，求助者有责任并且也能够使改变发生。

4. 向 Susan 提问量级问题：
- "我们说 1 代表'一点帮助都没有'，10 代表'非常有用'。那你觉得我们今天的治疗对你有多大的帮助？"
- "量表中 10 代表'颤抖失去控制'，1 代表'颤抖对自己一点影响都没有'。那么请你告诉我，在过去一周里你对颤抖的总体感觉是怎样的程度？你所感觉的对应于量表中的 1 分，如从 6 降到 5。什么时候你会感觉颤抖会减轻一点呢？"
- "你了解女服务员的工作。那么你现在有多大自信在三个月时间内，回到员工岗位上去工作、并能工作得很好？请选择 1 到 10 的分数，"完全不自信"是 1，"非常自信"是 10。那你现在的自信程度是多少分呢？"
- "如果 Matt 今天来了，他会告诉你你过去是怎样一个妈妈吗？10 代表'一直是最好的妈妈'，1 代表'完全不是一个好妈妈'。那么，你认为 Matt 会给你一个怎样的分数呢？"

好。例如，不去建议"抛弃依赖药物的心境/想法"（即去避免什么或者不去做什么），而是要鼓励求助者去"积极加入和参与一种轻松的生活方式"（即要去从事什么行为或者去做些什么）。两者之间的不同在于，后者使求助者和咨询师都能看到积极行为的出现（如参加匿名戒毒会，按时服用药物，从事体育锻炼，记日记等），而前者只是描述问题的减弱或者消失。某个东西的消失可以从替代它的东西身上得到理解。因此，讨论求助者将要做些什么去替代喝酒，是更为有效和带来希望的，因为这样做是在描述积极的行为，而不是问题行为。

尊重求助者的选择

因为方案凝聚治疗是求助者指向的咨询形式，其重点是要关注求助者想要表达什么，求助者想从与咨询师的交流中得到什么。因此，咨询过程一开始，就要详细记录求助者的想法、欲望、偏爱，并在整个咨询过程中对它们给予充分的考虑。Walter和Peller把这种咨询实践称为"偏好咨询"。要让求助者的偏好说出自己的担忧和问题，Walter和Peller允许偏好主导咨询。因为他们认为，对于求助者来说，重要的是他们自己被理解，而不是由咨询师（过早地）把对话引向问题解决方案。后者应被称为"方案强制咨询"、而非"方案凝聚咨询"。（Nylund& Corsiglia, 1994）

让求助者说出自己的偏好、并尊重求助者的选择，会"导致双方去讨论求助者的目标，求助者想要从咨询中得到什么"的问题（Walter& Peller, 2000）。求助者最初的目的可能是，"让那些缓刑监督官从我的背后离开"或这"不要让我的家庭分裂"等，求助者这些最初选择更多地将找到和执行问题解决方案的责任推给了其他人或事。但是，这样的话语不应受到压制，相反，方案凝聚治疗咨询师要去深入讨论，实现这样的最终结果对求助者会有怎样的帮助，以及求助者应该做哪些事情才能真正开始朝向最终目标的行程。提出诸如"怎样做才可能使缓刑监督官离开？"、以及"你已经尝试过哪些方法去阻止家庭解体？"等问题，就是尊重了求助者自己的选择，并使他的选择偏好有助于建构问题解决方案。

解构问题解决建构方案的对话示例模型：伊莎贝拉的案例

由于伊莎贝拉在改变过程中十分投入与合作，她与咨询师到目前为止已经建立起了消费者类型的关系。咨询师因此可以扮演顾问的角色，并在下面的对话中表示出对要辨识出共同构建解决方案的细节和成分。这个解构过程可以让伊莎贝拉和咨询师在伊莎贝拉使用的解决方案中找到"积极性成分"，这样，在咨询结束后，那些为伊莎贝拉所控制的积极行为也能够得以继续。咨询师希望伊莎贝拉能够意识到自己在改变过程中的积极作用，意识到不是实现的结果不是偶然的，而是伊莎贝拉自己行为的结果。有了这样认识和领悟将使得 求助者更为有力。

1.咨询师：伊莎贝拉，我们已经在一起咨询过好几次了，我认为我们应回顾一下到目前为止我们所做的工作。对我来说，我想听到你认为什么事情对你起到了帮助作用。

求助者：好的。

2.咨询师：你真的很努力，并且已经在学校的数学课上取得了良好的进步（咨询师正在表扬伊莎贝拉的进步）。你认为，最主要的是那些事情使你在学校表现得不错呢？

求助者：嗯，你知道的，这并不是一下子就取得的。咨询将一些事情分解开来，所以我，比如说，在数学课上发言就不再恐慌了。

3.咨询师：所以做事情要一点点、一步步地做。这使得你取得了现在的进步。

求助者：是。你对我一直非常耐心了，也很尊重我。我的意思是说，你没有强迫我去做一些事情。

4.咨询师：所以说，小步骤、而不急着或者被强迫去做，也对你很有帮助。

求助者：是。我在这里没有感到焦虑，也没感到压迫。你总耐心地解释给我听，也不使我感到自卑。

5.咨询师：那么你认为是什么使你能够在这里与我合作，并完成我们布置的所有练习呢？

在应答5中，咨询师试图将对话领回到伊莎贝拉在建构和实施解决方案中的积极角色上。咨询师不想为伊莎贝拉的进步表扬自己。要注意到，在应答3和应答4中，咨询师谈到这些方案时，用动词的现在时态对应伊莎贝拉所用的过去时态。童谣要注意到，在这应答中，咨询师将注意集中到伊莎贝拉的行为上，而不是咨询师自己的行为。这些细致的努力都是要加强伊莎贝拉自己的努力，强化她继续进行积极改变的能力。

求助者：我想我不得不这样做。

6.咨询师：你不得不做？我不太明白你的意思。能解释一下么？

求助者：我的意思是，如果我不那样，我可能会在数学考试时不及格，甚至会因为成绩差而被学校开除。到时，我的父母真的会很生我的气。所以，我不得不这样做。

7.咨询师：你想留在学校里继续学习、并想学得很好。而你知道，另外一种唯一的替代物是你不可接受的。

求助者：我想你可以那样说。我只是不想失败。

8.咨询师：你当然没有这样想。事实上，从你所述，你的表现都是相当不错的。所以让我们快速前进到初中年级。那么你能抓到并描述出你在完成高等代数时将要做的两、三件事吗？你的描述会显示，今天我们在这里会面，以及我们一直以来所进行的咨询和练习，是值得的吗？

求助者：哇！这是一个大问题。

在应答8中，咨询师问了一个指向未来的问题，旨在帮助伊莎贝拉想象出那些在实施治疗过程中学会的积极行为。这个问题的假设是，积极的改变不需要太多的努力就会持续并且会自然地表现出来（例如，伊莎贝拉将"抓住"她自己保持的积极行为）。

9.咨询师：它可能需要你花一些时间去思考。

求助者：让我想象。在课堂上有问题时，我猜测我会举手；如果我对某些东西还是不太清楚，我会下课后再当面问老师。

10.咨询师：这听起来太棒了！你并不需要思考太长时间。这让我认为，你从我们的共同工作中得到了一样东西，那就是自信。你今年数学成绩就是证明。这太鼓舞人了！

动机性访谈

要强调说，动机性访谈（MI）是一种咨询风格和一种交流方式、而不是某些咨询技术，这一点很重要。初级咨询师往往热衷于学习和尝试不同的干预技术，并把它们保存在他们的"工具箱"中。然而，MI绝不仅仅是咨询策略的集成，实际上它是一套关于人性及人类改变过程的信念体系或假设。它提示我们在改变过程中，咨询师要把自己当作有影响力的参与者，绝不能将求助者的进步归功于或是局限于他们从"工具箱"中选出的某一种孤立的技术，也绝不能在咨询中只应用着一种技术。咨询师是怎样的一个人（如，文化认同），有着什么样的信念（如，理论取向，人的主观性范围），以及他/她一贯用怎样的方式与求助者交流和互动等，在整个改变过程中的影响力可能要比任何特效的（也许是客观、无个人色彩的）干预技术都远大得多。因此，实践MI需要接受或确认一定的咨询理念，而不是简单地掌握一系列被列出的干预技术。

MI的灵魂

为了突出MI可能的贡献，我们首先来关注经常被提及的MI的"灵魂"（W.R.Miller和Rollnick，2002）。其灵魂和精髓构成了MI实践特色的基本预设。Moyers与Rollnick（2002）把这一灵魂看做是一段旋律而不是歌词，MI不能够被分割成独立的词句或音乐符号；它只能作为一个整体、一个综合的信念体系或一段完整的乐谱而被欣赏、被忠实的应用。

MI应该被归为"认知情感心理疗法"这一类（W.R.Miller和Rollnick，2004）。在这样的理论框架内，MI的操作性定义为："一种有目的的、以求助者为中心的咨询方式，它通过帮助求助者进行探索与解决矛盾，从而引发其行为的改变"（Rollnick和Miller，1995）。MI是一首含义丰富的曲调，这样的描述抓住了MI的灵魂或精髓，为了更好地欣赏（听到）其整体旋律，我们将对其中的每一部分（或每一个音符）做详细讨论（或聆听）。

MI 的主题

在 MI 咨询实践中有四个引导性的假设或主旋律。它们被列于专栏 18.4 中，并在本节内加以讨论。

首先，MI 是人性化的、以求助者为中心的咨询方式，是人本主义治疗方法的体现。William R. Miller，这位致力于发展 MI 的心理学家，描述其早年的临床实践为，主要是不断地倾听有酒精依赖的求助者在诉说（Moyers，2004），因为"我什么也不知道"。通过有目的的倾听，并且不去劝导求助者做出改变，Miller 得到了"一段'有趣并深刻'的经历……以及在与求助者交谈中有种'直觉性的默契'"（Moyers，2004）。他发现，自己非常享受聆听、并从与求助者交谈中学习，而且求助者们似乎也从他的关注与倾听姿态中受益匪浅。

在今天，MI 依旧强调着同样的倾听和学习姿态，并且把它归为"学着去了解"的模式（W.R Miller, Yahne, Moyers, Martinez, 和 Pirritano, 2004；W.R.Miller 和 Moyers，2006）。大体上，这就是要培养咨询师从求助者如何投入 MI 咨询的过程中去体会。特别的是，咨询师一定要关注求助者的谈话或行为中的转换，这些转换可能提示出对话或合作关系需要加以调整了（从而有目的地、确切的强化了咨询师的 MI 咨询实践），或暗示阻抗已经出现，求助者满足于现状了。后一种情况意味着是咨询师需要改变自己的姿态，以便培养或加强咨询关系的和谐。因此，"学着去了解"的模式让咨询师扮演学生的角色，在咨询中去关注并从求助者的言行中进行学习。这是对"求助者为中心"的引申，是求助者在咨询过程中负责引导咨询师。或者，如 W.R. Miller 等人所说的，"一旦咨询师能够将这些线索[如，求助者言行的转换]整合起来，他们的求助者便教会了他们如何进行 MI"。

矛盾心理是 MI 关注的焦点，它是改变过程中出现的正常经历和自然阶段。这也是 W.R. Miller 和 Rollnick（2004）所提出的 MI 四个主旋律中的第二点。矛盾心理状态是同时出现的对某事物有冲突或相对立的态度或情感。例如，读硕士学位很有吸引力，但同时在此过程中花费颇多，于是是否要获得这个学位有时让人难以取舍。矛盾心理也被定义为思索改变阶段的特点（Prochaska 和 DiClemente，1982）。虽然有人能够自己理清头绪并摆脱迷惑，但仍有很多人会在很长一段时间内，被卡在这种张力与进退两难的矛盾中。后一组人则需要专业的支持。这对于有不良人际关系的人来说尤为重要，像有成瘾行为的人（如，吸烟），以及有临床症状（如，饮食障碍、糖尿病、双向情感障碍）的人。对他们及有其他状况的人来说，他们常常出现延迟的反应或行为的拖延（即，停止积极的改变，这是另一个思考改变阶段的特点），MI 对此是非常有效的干预方式。

作为一种在改变过程中有目地地帮助求助者的咨询方式，MI 的"目的是引发并探索矛盾，并帮助个体向积极方向做出改变并解决矛盾"（W.R. Miller 和 Rollnick，2004）。能否让求助者走出困境的决定性因素，是咨询师引发出并倾听矛盾双方的能力，是与求助者一起探索相关张力的能力，是保持耐心等待求助者自己做出改变决定的能力，以及在做决定的过程中对求助者的引导能力。求助者优柔寡断的行动也许要花费些时间，因此需要咨询师极度的耐心，W.R. Miler（2002）将它形容为与求助

专栏 18.4　动机性访谈的主题

1. 动机性访谈以求助者为中心。重点在于依靠求助者的自身力量，并对改变自己做出决定。
2. 动机性访谈的目的是引起并探索矛盾（或迷惑、不确定、冲突、不一致）。
3. 动机性访谈是有目的的，更准确地说，它是有方向性和目标性的。它的目标是引发并加强求助者向积极方向改变的动机。
4. 动机性访谈集中关注于求助者的言语，倾听矛盾的双方（即，关于支持与反对改变）的争论，并协助求助者表达对改变的看法。

引自：W.R. Miller 和 Rollnick，2004.

者一同等待。然而有些时候，向积极方向改变的决定会在简短的对话（如，5-10分钟）后就出现，比如在急诊室一个处在危机中求助者与咨询师的对话。这种对话通常需要咨询师了解求助者的困扰、害怕，表达他/她对求助者健康状况的担心，在取得求助者许可的情况下，给予适当的反馈（如，实验室化验结果，咨询师对求助者状况的个人评估等），并最后与求助者一起回顾可供选择的方案。这种简短会谈法是MI访谈法的一种变式，因为它具有反馈成分，显示出了"可教授的关键点"，并且已经被临床实验证明其乐观的前景（见Burke等人，2003；Dunn，Deroo，和Rivara，2001；hettema等人，2005；Resnicow等人，2002）。因此，矛盾心理不应该被看做是难处理的谜题，而是一种相当常见的现象，需要咨询师的照顾和敏感性（有时是时间），来同求助者一起探索，并满怀希望地加以解决。

MI的第三个主旋律是目的性。这意味着MI在咨询实践中是有方向和目标的。它的目的就是引发和强化求助者积极改变的动机。虽然"目的性"可以被解释为对抗性或说明性，但MI绝非如此。作为人本的、以求助者为中心的咨询师，MI的实践者鼓励求助者自己决定是否要改变，以及要做出哪些方面的改变。MI的目的性是指咨询师要引导谈话的方向，让求助者考虑改变，而不要将改变强加于求助者。实际上，W.R. Miller（2002）遵从着Carl Rogers的核心信念，"咨询师并不是求助者所作改变的作者，而是改变出现的见证者"。改变的目标是求助者的领悟——改变被求助者曾经视为不可接受的或不可能的，而现在则是被接受并承担的。这在MI的探索阶段的表现特点。

第四个也是最后一个MI的主旋律由W.R. Miller和Rollnick（2004）提出的，即MI聚焦于求助者的言语。特别要指出的是，咨询师要先去听矛盾双方的声音，哪些是支持现状的（即不要改变、或阻抗），哪些是倾向于改变的（即，自我动机的陈述或关于改变的谈话）。在某种意义上，接下来MI咨询师开始有选择性地听——倾听矛盾双方。这意味着咨询师要"对关于改变的谈话以特殊的方式加以反应，以便强化改变、消除阻抗、促进行为的改变"（W.R. Miller和Rollnick，2002）。通过分析得失（查阅代价/收益分析或决策平衡；W.R. Miller和Rollnick，2002），矛盾的双方都被充分的探索，咨询师还要对它们的强度做出评估。

图18.1提供了一位求助者的代价/收益分析图，由求助者Heather和她的咨询师共同完成。要注意到，Heather维持虐待关系的收益多于她要付出的代价，并且结束虐待关系的付出要多于收益。通过这项分析，可以了解到Heather目前还没有做好改变的准备，并且她有所改变的举动（即，离开），将只是秋千一样的摆动或是向反方向的轻轻一跃。换句话说，只有当保持原状的代价超过收益，或反过来，结束的收益超过代价，Heather才有可能真正离开这段虐待关系。

运用开放性问题、肯定、反射性陈述或共情反应、以及总结（通常缩写为OARS；W.R. Miller和Rollnick，2002）等技术，MI咨询师鼓励像Heather一样的求助者去尽量详尽、全面地考虑改变所带来的结果——

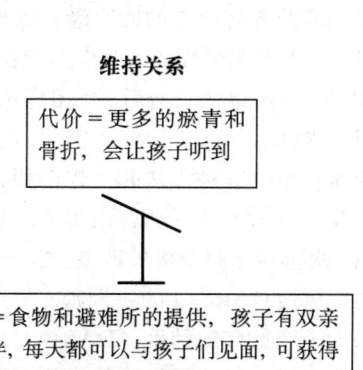
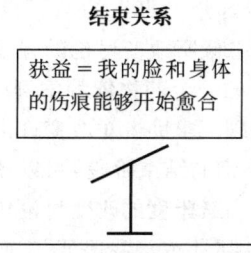

图18.1 对一例虐待关系的代价/收益分析样图

即，赞成与反对不改变的理由、以及赞成与反对改变的理由。咨询师要多听少说，用启发而不是灌输，通过利用求助者自己的资源（如，价值观，话语）来思考改变，并加固或加强求助者的力量（如，动机）。由求助者自己做出积极改变的承诺非常重要，因为如同Amrhein（2004）所说，"对改变做出口头承诺，相当于求助者宣布了如果改变没有发生，那么他/她现在的情感与信念状态将会受到个人或公众的嘲弄或失望"。通过这个过程，W.R. Miller和Rollnick（2004）认为，求助者便能够逐渐地说服自己要改变。

在过去的15年里，求助者言语的类型和强度都被当作是MI研究的焦点，结果显示，求助者说出的内容，和没有说出来的内容都非常重要。比如说，在一个有饮酒问题的案例中，W.R. Miller, Benefield, 和Tonigan（1993）发现，求助者回避的阻抗或是不合作的言语（即，打岔，争辩，回避的反应如沉默转换话题，负面的反应如不认可或责备某人），与其言语呈现出的内容（"积极的"）相比，"会和结果有更强的相关，通常可以用来标记改变（即，认同于咨询师，表示忧虑，决定，或乐观）动机的等级"。这意味着咨询师不应该抓住一开始就听起来像是讨论改变的话不放，而应该有能力从说好话或默认中（即，求助者所说的只是他/她认为是咨询师希望听到的）鉴别出真正的改变讨论。真正的改变讨论将包括表达渴望、能力、理由以及改变需求（这四点是对改变诺言的描述，并可以简写为DARN-C；Amrhein等人，2003）并没有阻抗（即，表示合作），而虚假的改变讨论则难逃阻抗（如，依赖性或退出）。

为了进一步区分出真正的与不真实的改变讨论，咨询应该留意倾听改变讨论的强度或力度。在本章前面曾提及的一个药物依赖案例中，Amrhein等人（2003）发现，求助者对改变许诺的强度（尤其是在一段MI咨询的结束阶段）可以预测求助者的药品戒除结果。高紧张度的改变讨论包括这样的陈述，"我不会再用了"或"我保证"，而低紧张度的谈话包括这些话语"我会努力"或"我会考虑的"。MI咨询师鼓励求助者说出更有力量的改变讨论，不是要他们把那些话挂在嘴边，而是反映并支持求助者自己说出改变的理由。

随着MI治疗的出现，在改变过程中求助者言语的重要性在Hettema等人（2005）的三个假说中显而易见：

1、相对于明显的目的性与对抗性，实践MI的咨询师将引发更高程度的改变讨论与更低水平的阻抗。

2、在MI中求助者反对改变的言语争论的程度将与随后的行为改变程度成反比。

3、在MI中求助者言语性的改变讨论（对改变的争论）程度将与随后的行为改变程度直接相关。

重点在于注意邀请或唤起（即，召唤求助者向前的真正的改变讨论）与求助者言语和最终行为改变之间的联系。显然MI是一种高度互动的过程，与权威性或家长式的进取心相比，咨询师在同伴关系的互动中能够反省出更多的东西。MI咨询师需要能够细心地觉察求助者言语的种类与等级，并且对微小的改变讨论都加以支持。这些全部重点的前提是，尊重求助者的咨询自主性，对求助者的状况（矛盾心理）共情，并对以求助者自身力量做出积极改变保持坚决的态度。

在开始阅读进一步的MI特别操作之前，先花点时间查阅专栏18.5。上面列出的五种方法是推荐给咨询师来与求助者开始咨询，并贯穿于整个过程中的操作。这五种方法以不同的方式都反应出MI的理论统一性和哲学性，一种有目的性或方向性的咨询姿态，对于促成求助者与咨询师的合作，是有疗效和有帮助的。在专栏18.5下面部分所列出的五种求助者言语，是MI研究的结论。Amrhein等人（2003）发现，求助者言语中的四个潜在纬度（即，求助者的渴望，觉察到的能力，改变的理由，改变的需求；DARN）对承诺语言有着共同的影响，而这影响又说明了求助者的行为改变。因此，总的说来，当有目的地应用这五种方法时，咨询师将培养求助者在考虑改变时出现这五种言语类型，真正的改变一旦出现，就能够导向积极的改变。换一种表述方法，有目的地应用OARS+1的咨询师，会更容易听到求助者以一个或更多的纬度（DARN-C）讨论改变。

学习活动18.4是用来帮助你识别求助者的改变讨论，并确定其强度。在你开始进行这个活动之前，

专栏 18.5　咨询师对求助者改变讨论的帮助

影响求助者讨论改变的方法
OARS+1
- 询问开放性问题（O）
- 肯定（A）
- 提供反射性陈述（R）
- 总结（S）
- 倾听改变讨论

求助者改变讨论的纬度

DARN-C
- 渴望（D）
- 能力（A）
- 理由（R）
- 改变需求（N）
- 承诺（C）

来自：Amrhein 等人，2003；W.R. Miller 和 Rollnick，2002.

学习活动 18.4　探测求助者改变讨论的维度

这个活动提供了在 MI 研究中练习捕捉并为改变讨论划分强度等级的机会。在下面列出的陈述来自 Susan，在本章的前一部分提到的一位求助者。当你阅读这些陈述时，注意去区分求助者改变讨论的每一句陈述属于哪一个纬度。Susan 关于改变的谈话反应了她对改变的渴望、能力、理由、需求还是承诺？确定好纬度后，为每一句陈述划分等级，从 -3 到 +3，-3 表示最低的强度（如，"我完全不需要改变"），+3 表示最高的强度（如，"我现在非常需要做一些不同的事情了"），0 代表中等强度（如，"我不知道自己需要什么。我想我需要再等等"）。

1. "我今天来只是为了 Matt。他是个好孩子，应该有个好母亲。"
   改变讨论的纬度：_____
   强度：_____

2. "我不能再这样下去了。有些事情一定要改变。"
   改变讨论的纬度：_____
   强度：_____

3. "端盘子或是倒咖啡这些事情我以前一直做得不错。我认为不应该现在就回去，虽然我在客人们面前一点也不紧张。"
   改变讨论的纬度：_____
   强度：_____

4. "我的医生认为我应该去见见某人，但我一直把事情往后拖。我不想和一个完全陌生的人讨论我的私事。"
   改变讨论的纬度：_____
   强度：_____

5. "明天我就会去看看正在招聘的饭店。"
   改变讨论的纬度：_____
   强度：_____

6. "我真希望自己能重新获得驾照，这样就可以去看看 Matt 了。"
   改变讨论的纬度：_____
   强度：_____

7. "我想我已经在考虑了，如果我能够离开 Matt 的爸爸，我将会在某些方面变得更勇敢、更独立。"
   改变讨论的纬度：_____
   强度：_____

8. "我必须去找点事情做，因为我们不能再靠我男友给的钱生活下去。"
   改变讨论的纬度：_____
   强度：_____

9. "也许我应该和我之前的老板谈谈。这应该不会有什么坏处的。"
   改变讨论的纬度：_____
   强度：_____

10. "我厌倦了终日无所事事。"
    改变讨论的纬度：_____
    强度：_____

学习活动 18.4 反馈 探测求助者改变讨论的维度

改变讨论的纬度	强度
1. 理由	+2 或 +1
2. 需求	+3
3. 能力	-2 或 -1
4. 渴望	-2
5. 承诺	+3 或 +2
6. 渴望（也可能是理由）	0
7. 能力	+1 或 0
8. 需求或理由	+1
9. 承诺	-2
10. 理由	0

注释：低强度等级反映了优柔寡断（如，"也许"），缺乏承诺或信心，并且没有什么兴趣。高强度等级反映出决心，特别的改变计划，或对改变有明确的理由。中间强度反映出既可能是一般的"希望"，没有暂时的或具体的特殊性，也可能是模糊的解释。

希望你先复习一下在学习活动 18.3 中提到的 Susan 案例。

MI 培养积极改变的具体策略

虽然 MI 更像是一种与求助者同在的咨询风格或方式，而非技术的集装箱，但在 MI 咨询师们在与求助者一起工作时，还是运用了或从他们的假设中体现出了一些特别的策略。Hettema 等人（2002）回顾了 72 例研究，确定了与 MI 相关的 12 种干预手段，并用它作为衡量一种治疗方法（结合了 12 种干预手段中至少 3 至 6 种）是否为"MI 型"的标准。这些干预手段为：

1. 合作的
2. 以求助者为中心的
3. 非评价的
4. 建立信任
5. 减少阻抗
6. 为改变做更好的准备
7. 更高的自我效能感
8. 察觉到更多的矛盾
9. 进行反射性的倾听
10. 引发改变讨论
11. 探索矛盾的心理
12. 投入的倾听

Moyers, Miller 和 Hendrickson（2005）将这 12 种咨询师的行为进行提炼，总结出了更有代表性的 7 种，它们都显示了与 MI 一致的风格，即在咨询过程中促进求助者的投入程度。专栏 18.6 列出了这 7 种咨询师的姿态，以及 5 种与 MI 不一致的咨询师行为。由于这些行为会影响对阻抗的处理和解决，因此我们将详细地讨论这 7 种与 MI 一致的行为，并以 5 种与 MI 不一致的行为作对照。

经过许可再给出建议

首先，给求助者提建议这个观念违背了 MI 的价值观。虽然 MI 被描述为有指导性的方法，但是在 MI 中提出建议并不等于告诉求助者要去做什么。回想一下 MI 中的指导性，它指的是咨询师是有目的地做出以下行为：（1）促发求助者的矛盾，（2）探索矛盾的双方，并（3）引发求助者讨论改变。因此，MI 给出的建议是在协助求助者作决定和改变过程的范围内，才有指导性的。在某些适当的情况下，出于对求助者健康的关心，MI 咨询师是可以向其提出建议的。

W.R. Miller 和 Rollnick（1991）提出了三个提供建议的指导方针：（1）咨询师不应该急着给出建议（这样做会制造出困难），而应该等待直接的邀请或信息需求。（2）咨询时应该对任何建议都加以限定，并努力做到在表达时不带有个人的感情色彩。举例来说，咨询时可以说，"我不知道这对你是否有帮助，但我可以告诉你一些对相同情况下的人比较有效的办法"（或者是"你可以试一下，看看它对你是否有用"）。（3）咨询师不应该只提供一种选择，而应该是一组选项。提供不止一个选项（通常三个比两个更好）不仅显示了对求助者自主性的尊重，同时还表现出咨询师个体化的关心每一位求助者的努力。另外，当被提供选择的机会时，求助者会获得更多的权利感，也许当这个特别的行为是由他们自己挑选出时，会让他们更好地坚持下去。"我可以说出几种可能性，然后你告诉我哪一种对你来说最有帮助。"遵循这三条方针的咨询师会这样陈述他/她的观点。

提出建议的关键，是咨询师只有经过求助者的许可后才能这样做，实际上，这一点对MI的所有策略都非常重要。同样的，这样做反映出MI人本的、以求助者为核心的价值观。咨询师为了征得同意，可以这样说："我已经考虑过了，我这里有一些建议对你可能会有帮助。你想听听我的想法吗？"在以下三种情况下，是应该提出建议的，于是征得同意最为重要（Denise Ernest, 由 W.R. Miller 和 Rollnick 引用，2002）：

1. 接收者询问信息。
2. 咨询师掌握了对求助者有益的信息。
3. 道德迫使咨询师提供建议。

在看过相关的临床检查结果后（如，血液检查提示有高胆固醇、肝脏疾病、贫血症），听到求助者提到有躯体虐待或有自杀观念时，或是了解到求助者的法律背景及现状（如，正处于缓刑期）后，咨询师会感到必须要提出些建议。不管是什么情况，提供建议应该是以传达对求助者健康的关心的方式进行。

肯定

MI 的第二项操作是肯定求助者向积极方向转变的力量，即，给予欣赏、强化、或信心（W.R. Miller, Moryers, Ernst, 和 Amrhein, 2003）。这项操作与SFT对咨询师的建议非常吻合，如注意差别（即，求助者问题状况的例外），或关注求助者的力量和资源，并将这些观察或评价传递给求助者。正如本章之前所讨论的，比起与SFT相关的"表扬"或"加油"，我们更喜欢"称赞"或"肯定"。后两个术语意味着建立在一定事实基础上的真正的观察（如，求助者表现出了某种技术），而恭维可能被解释为表达咨询师美好祝愿的普通或空洞赞扬。注意这两者的区别："你做得真好"和"你始终坚持并完成了一项艰巨的工作"。第一句陈述没什么特别的，并且可能表现出过于乐观。相比之下，第二句陈述则指出了导致求助者获得积极成果的一个特殊品质（即，坚持不懈）。这样，我们可以利用肯定把求助者的注意力引到有用的事情上，如他/她自身的、固有的或可获得的资源，这些可以在以后的情境中培养、动员。

咨询师要在特定的观察中发现求助者的力量，对求助者自己意识到积极改变的能力保持信心，并以肯定或欣赏的言语传达他们的信心，这些正是W.R. Miller（2000）所描述的"他人效能感"的实践。与自己对自己有信心的自我效能感相反，他人效能感是指自己对他人的能力有信心。因此，肯定咨询师是他人效能感的一个例子。

强调个人的选择和控制

与MI的人本主义哲学相一致的，要向求助者强调，决定如何参与并利用咨询的人是他们自己，其中包括是否要进行咨询、或者在何种程度上改变他们的生活。这项操作证明了在专业咨询中自主权的伦理原则（Kitckener, 2000），也就是说，当求助者有能力胜任时，充分尊重他们就自己的关注点做出选择的权利。可以这样表达对求助者自主权的强调，"好的，接下来要做的事情是你自己的选择。我们已经讨论了一些可能性，但只有你才能控制将要发生的事情。我无法替你做决定，更不用说让你去做任何事了。"W.R. Miller和Rollnick（2002）认为，这样让人安心的陈述对感到被威胁、及反感别人命令或建议他改变行为的人来说，是"最好的治疗方法"。更进一步说，咨询师是真实的，并且尊重求助者的自主权。在W.R. Miller（1999）对咨询师的警告中，这一点得到很好的体现：

如果在咨询中运用动机性的方法，那么给求助者建议就不是你的任务，选项不是由你给出的，而是求助者自己做出的。你不能让求助者去做选择，因为选择权已经并且一直都属于求助者。求助者自己选择。你的任务是帮助求助者做出尽可能对其有利的选择。

询问开放性问题

在这里提到这项特别的干预手段，是由于在MI

中它非常重要，尤其是在处理阻抗时。开放性的问题将会打开通往深入交谈的大门，使我们搜寻信息，提高求助者的觉察，或鼓励其自我探索（W.R, Miller 等人，2003）。它的反面就是封闭性提问（通常只能用"是"或"否"来回答），而开放式提问则可以得出许多的可能答案，这种方法和 SFT 中的建设性提问非常相像。

开放式提问通常以"什么"（如，"你对来这里有什么样的想法，或是有什么想和我谈谈的吗？"）和"怎样"（如，"你希望事情怎样改变呢？"）为开头。不要去质问（经常是一些以"为什么"开头的问题），开放式提问的目的是要引出求助者的意见并鼓励其表达。因此，这样的问题不一定非要以问句的形式提出。"告诉我关于——"和"可以再详细说说——"都是 MI 中被归入开放式提问的动机性陈述，因为它们都引出了更进一步的信息，包括求助者的想法和情感，并且让求助者一直在谈话。通过询问开放性问题和做出邀请的陈述，MI 咨询师会听比说多，而这正是处理阻抗时的一个重要目标。实际上，Hettema 等人（2005）将 MI 描述为"引发求助者自身的价值感和改变动机的一套复杂的临床方法。倾听比告诫重要得多，启发比灌输重要得多"。

虽然有时询问开放式问题会看起来很简单或傻傻的，但咨询师还是需要非常小心的。首先，咨询师的语调一定要传达出真诚的询问，而不是怀疑。这一点是可以监控的，通过观察对问题中的哪些词被强调而得知。另外，开放式的提问一不小心就会变为封闭式提问，如"和我说说你吸烟这件事吧。你几岁开始的？"Miller 等人注意到，开始提问时引出许多没有限制的有用信息，但很快就转变为对某一特定方面的探究，限制了大量的信息。这些弯路被称为"被破坏的开放提问"（2003）。公正地说，当咨询师知道了他/她想要的是什么（如，"你的意思是……？"），封闭式提问也是有用的，它可以证实咨询师的假设是否正确，并且能够加速信息的收集。然而当咨询师遇到了阻抗，尤其是在咨询的开始阶段，开放式提问是比较合适的，因为它们会表达出对求助者的尊重，鼓励其参与和合作，还可以避免传递咨询师"最了解"的信息。

反馈

W.R. Miller 和 Rollnick（2002）把反射性的倾听概括为"动机性访谈中最重要也是最有挑战性的技术"。实际上，反馈是寻找意义的产物，因此需要咨询师具有相当的洞察力和思索能力。为了了解反馈的必要性和功能，我们将它比作是在键盘上敲打空格键，使词语被分隔开并变得有意义。当词语之间没有了空格，句子中的所有词一下子全跑出来，任何信息都会变得难以理解。同样的，反馈就是交谈中的停顿或空格，使得咨询师和求助者可以打断一连串的思绪，把目前为止讨论或是分享过的信息理出头绪。他们将观念、想法、和感情分开，以促进理解和共情。就像是键盘上的空格键，反馈为觉察和寻找意义创造了空间。反馈起到了这样的作用，难怪说咨询过程中的反射性倾听是种挑战！

反馈也被称作反射性的或共情的陈述，它将求助者所说的内容捕捉并反馈给求助者（W.R. Miller 等人，2003），并检查求助者是否已经听到。反射性陈述的本质是由咨询师猜出谈话者可能的意思（如，想法、感情、目的），但这些猜想由短句的形式说出，而不是问句，因此表达者的语调是下降的（即，以句号而不是问号结尾）。

练习说几遍这个陈述句"你对下面要做的事情充满迷惑。"现在说一遍同样的词语，但把结尾换成问号。注意到差别了吗？问号（即，语调在最后上升）使陈述句变成了封闭式的问句，非常像 W.R. Miller 等人（2003）所说的"被破坏的开放提问"。重复这句话，在后面加上句号（即，语调在最后下降），便不再是对求助者感受或打算的质问；而是打开了一扇大门，让求助者选择同意或反对并且可以对其详细阐述。以这样的方式，反射性陈述在咨询中为交流提供了续集（W.R. Miller 和 Rollnick, 2002）。

尽管 MI 中有许多种类的反馈，但我们在这里只讨论 3 种基础的反射性陈述，在专栏 18.7 中，我们还给出了例子。简单的反馈真实的反映、获得求助者其情绪、观点或感知，然后将求助者的话重复或改述。复杂的反馈在简单反馈之外加入了丰富的意

专栏 18.7　三类反射性陈述的例子

求助者："到这儿来说的全是废话。都是政治惹的祸。有人帮我冷静下来我没有意见，但是你知道的，我来这儿的唯一原因就是那个该死的检察官又再任了！这太不公平了。"

简单的反馈："对于来这里你感到很沮丧，尤其是为了帮助一个政客的再任。"

复杂的反馈："来到这里完全是在浪费你的时间，因为你认为这对你没有任何的帮助。成为别人促进职业生涯的牺牲品，而不是为了你自己的健康而来，你感到很沮丧。"

双面的反馈："你愿意变得冷静些，但是（或并且）还是很气愤，当你得知来这里只是为了帮助检察官的再任。"

义或强调。咨询师要想这样做，可以运用比喻或类推（不是让求助者用）。还有一种方法就是将某些词语的程度夸张或放大，以便向求助者传达其想法或情感的强度。以这种方式来反馈可以鼓励求助者"冷静下来"，或是从饱满的感情或确定的想法中撤离（即，作为情感或确定的空格键或停顿）。以直接的、共情的方式改变声音说话，以及用过度概括（如，"从不"、"只有"、"永远"，或"什么都没有"）都能够使交流更贴近求助者自己的观点。因此，复杂的反馈能够验证求助者的经验感受，同时还提供了另外一种看法。

在 MI 中双面的反馈被归为复杂反馈的一个特殊类型，用于求助者说出了矛盾状态的时候。咨询师仔细的倾听矛盾的两方面，然后将这两面都不折不扣的反馈出来，以便让求助者在紧张的局面中斗争。需要运用双面反馈的一个信号就是，求助者在谈话中出现了"但是"，这意味着同时出现了两个冲突的或者至少是不同的观点。作为回应，咨询师可以保留"但是"，然而如果用"并且"来连接两者，会在最初阶段帮助求助者直面双方的重量或紧张，使他们意识到"需要做一些事了"。

当我们用反馈来弄明白矛盾或犹豫的两方面时，它便可以被看做是一种面质。W.R. Miller（1999）将它重构为得到澄清。这意味着要去鼓励求助者面对"困难和有威胁性的现实，'走进去'而不是'封闭起来'，并且让这些现实去改变他们。这样，面对就变成了咨询的目标而不是一种特殊的技术"。可以用三个词作为反射性陈述的序言，也就是表示面对或得到澄清的一句话"帮助我理解"。"帮助"是一种邀请（或是请求许可），"我"将请求个人化，"理解"暗示了咨询师期望达到与求助者的斗争共情。为了练习这个序言，可以在专栏 18.7 中双面反馈例子的开头插入这三个词。留意这三个词是怎样引起了求助者的注意，并且使双面反馈的效果更加柔和。我们鼓励你不时地用"帮助我理解"这句话，为澄清事实提出真诚的请求。

虽然反射性陈述有些像柔和的面质，但要注意他们的目的是表达理解和共情。也许之所以说反射性倾听是一个挑战，是因为它需要咨询师非常的耐心，始终与求助者的情感或体验同在。咨询师在求助者改变之前就已经做好了准备，Skovholt（2001）将这个差异描述为"准备差距"，仅仅是从事专业咨询的 1/20 "风险"。实际上，咨询师可能太渴望加速改变的过程（由于证明求助者进步的压力、待处理的求助者已安排不过来、或者仅仅是不耐烦了），他们没有很好的去听或是去理解求助者情绪和处境的重要（如，愤怒、迷惑、焦虑、抑郁）。正如反射性陈述并不是可以轻松被求助者听到一样，反射性的倾听对于咨询师来说也并不容易。他们都像是在照镜子时，可能反馈出的是一个不大愉快或很沮丧的现实，求助者需要面对，咨询师需要产生共鸣加入其中，尤其是当真正的、持久的改变发生时。Kenneth Minkoff（the Mental Illness Education Project, 2002）认为，在与有联合障碍发生的求助者（物质依赖和精神疾病）工作时，咨询师应该"有勇气进入他们的绝望感"。因此，表述清晰的反馈不仅是求助者要面对并解决他们矛盾的挑战，反射性倾听也是对按下空格键，并加入到求助者的矛盾体验中的咨询师的一个挑战。这样共情的联盟也许是咨询师要掌握的最难的舞步，但也是他们开始打破阻抗以指导求助者的最重要的舞步。

为了帮助询问开放性问题和反射性倾听的实现（MI中两个重要的策略），W.R. Miller 和 Rollnick（2002）提出了四个基本原则：

1. 说话少于求助者。
2. 对你所问的每一个问题都提供两到三个反馈。
3. 提出的开放性问题是封闭性问题的两倍。
4. 当你共情的倾听时，你提供的反馈一半以上应该更深入，复杂的反馈（释义）要比简单的重复或改述多。

重构

在这里提到重构，是因为说到阻抗并解决它时，重构非常的重要。重构在一定程度上与反馈类似，都是传递理解。它们的区别在于重构"还可以通过求助者的陈述改变其喜恶或情绪"（W.R. Miller等人，2003），从而使负面的意义向积极或相反面转化。重构提供了新的意义或解释，并以全新的视角重塑了求助者的信息，来达到支持改变的目的（W.R. Miller & Rollnick, 2002）。比如，求助者说"我已经到达极限了，我真不知道自己是否还能继续下去。"复杂的反馈会是"你遇到了阻碍，或者至少是被困在角落里了，现在你不知道是否应该继续这个方向或是这样的步伐。"而重构是这样的，"你正站在十字路口，并且在考虑也许自己需要换一条路线了。"与反馈需要对求助者目前的境况或情绪状态做出推测不同，重构提供了新的意义并引入了替代性的观点（即，"在十字路口"与"你需要换一条路线"），这比简单的去验证求助者"受到阻碍"的感受要有意义得多（即，求助者有改变的机会，以及其他的反应方式是可行的）。

重构还可以提示求助者，那些不利的方面或似乎"没什么大不了的"事情可能是在冒险，只是他们没有意识到或目前为止考虑不周。比如说，当把"酒量大"重构为"耐受力"或机体的警报系统对某种毒素的适应后，它可能就不再是一个值得骄傲的本事了（W.R. Miller 和 Rollnick, 2002）。另外，做个"好孩子"也许必须以牺牲"好妻子和好妈妈"为代价，因为照顾年迈的父母会剥夺对其他家庭成员的照顾和关注。同样，不断的"追上 Joneses"或追求"超人妈妈"或"超人爸爸"实际上会在父母和孩子之间造成隔阂，因为这些评价全来自于外在的、短暂的标准，并且会造成肤浅的个性。专栏18.8列出了更多的例子来说明重构的可能性。

支持

支持性的陈述在MI中是指对赞同、感应和同情的表达。"我会在这里帮助你处理它"会传递出提供安慰和保证，而"那一定有些困难"反映了同情或赞同的特点。在MI中，同样是支持性的表扬，支持性的陈述与肯定是有所区别的，它会反映出咨询师对求助者健康状况更多的担心或研究，而肯定的目的在于指出求助者具备的力量和资源。支持性的陈述会更重视咨询师的特质（如，同情心，关心的），而不是求助者的特质；相反，肯定是为了强调求助者的特质。

对 MI 相一致的咨询实践的支持

动机性访谈最初被看做是药品依赖治疗和提供心理健康服务的准备，以提高求助者在治疗过程中的参与度和持续性。因此，在面对处于改变的初期阶段的求助者，以及那些认为还不需要去改变、拒绝任何帮助、对改变感到勉强或矛盾的求助者时，MI是一种合理的、或者至少是适当的方法。另外，MI对

专栏 18.8　重构可能性的举例

- 现在无法做出决定 = 非常谨慎
- 固执 = 坚决
- 自私 = 自我照顾
- "不再复苏" = "允许自然死亡"
- 强迫 = 坚持不懈
- 挑剔 = 关心
- 失败 = 学习教训
- 剩饭剩菜 = 饭菜得留有余量

不同的体系、人群、以及现存问题都有着极好的兼容性，并且它已经得到证明，当与认知行为或其他疗法（Arkowitz和Westra，2004；Arkowitz，Westr，W.R. Miller，和Rollnick，2008；Baker等人，2006；Westra和Dozois，2006）组合或整合使用时，它会是一个好"搭档"。实际上，"当MI作为治疗的准备时……它的效果是贯穿整个过程的，这说明了MI与其他疗法的协同效应"（Hettema等人，2005）。当MI在治疗初被引入，则会显示出它对治疗的持续性和忠实性方面的附加效果，这一点千真万确。

这一章都在强调的一点，MI是一种帮助求助者，陪伴求助者，和求助者交流的方式，而不仅仅只是将一大堆技术用在求助者身上（参加Rollnick，2001）。虽然我们介绍了7中MI的具体技术（好比一首歌中单个的音符），但是割裂的技术本身不具有灵魂。要想很好的理解MI，需要一步步的将它还原成整体去理解。听音乐也是一样，是整体的听，而不是听单个的音符。

MI疗法中最突出的是以求助者为中心的人本主义态度，强调对求助者的尊重和共情，特别是在面对求助者表现出阻抗，不情愿或矛盾情况时，仍能做到人本主义态度。虽然这个观点早就被提出来了，但在最近的MI疗法的咨询师的研究中，这种价值观的重要性才体现的更加明显。Moyers等人（2005）指出当咨询师表现出MI倾向的人际互动模式，或者MI一致性行为时，预示着求助者会参与到治疗中。这也就意味着，"咨询师的某些技能会对求助者产生影响，比如可能会提高他们的合作性，开放性，以及对感受的表达"。令人惊奇的是，当咨询师表现出热情，同理心，以及接纳的态度时，虽然行为属于MI不一致性的，但是参与治疗的求助者人数并不会下降。当咨询师带着一个同情，接纳以及平等的态度时，虽然行为表现的不够一致（比如，面质，过于直接，或者没有经过允许就给出建议），"但是由于态度上的真诚是能够被求助者接受的，这同样可以引导求助者的合作，以及增加开放和表达感受"。换句话说，咨询师虽然行为上可能会面质或过于直接的对待求助者，但是基于同理和接纳的态度，"恰恰传递出咨询师真诚和开放的一面，这种做法不但没有限制求助者的开放，反而起到一定的促进作用"。

另一项研究当中，Moyers和Martin（2006）发现有三种MI一致性行为，能够在求助者在转变谈话中看到明显效果：（1）、充分肯定求助者自身的力量，（2）、强调求助者的选择权利和控制权利，或者鼓励求助者在转变的过程中发挥自主性，（3）在给予建议之前向求助者求得允许。研究发现咨询师的这三种行为，会增加求助者言语表达，他们更可能表达出自己对转变的态度，是否转变的理由和具备的能力。这三种行为也就是专栏18.6中，左侧例举的七条中的前三条。根据Moyers和Martin的研究发现，对于MI一致性咨询师，这三种行为是在与求助者谈话过程中最重要的。

示范对话：肯定、共情、自主性以及在求助者允许的情况提供建议：伊莎贝拉案例

伊莎贝拉希望能在学校以及在父母面前，能更顺畅地进行表达。特别是，当她与和他人有不同的观点或处于消极情绪感受中时，更是如此。从咨询师和伊莎贝拉的咨询进展看来，她在课堂上，尤其是在数学课上的表达能力已经有了一定的提高。在此基础上，咨询师开始询问伊莎贝拉是否准备好，为在父母面前以及在家中提高表达能力而努力。伊莎贝拉一直非常矛盾，是否向父母提出换大学预科环境的请求，因此咨询师采用了MI这种适合的咨询方式。

1. 咨询师：我很高兴，通过一起练习合作，你在很多技能方面已经取得了很大的进步。从你的谈话中，我听得出来，你已经能很好地适应了数学课，而且数学成绩也有了很大的提高。

求助者：是的，我对自己的表现也挺满意的。当我在学校时，不再会为如此多令人焦虑的事情烦恼，这真是一种快乐的体验啊。

2. 咨询师：很高兴你能这么说。我建议的练习，你都积极地尝试过。你的合作态度让我感受到，在学校取得很好的表现对你来说是件很重要的事情。而且我也听出来，你的努力是值得的。我敢肯定，很

好地完成工作后的体验真得很不错吧。

求助者：我为自己感到骄傲。当我确信这一切都是出自我的双手，那种感觉真的很好。不需要别人的肯定，我肯定我自己，就能让我觉得很满足。

咨询师此时已经对伊莎贝拉的进步给予了肯定。

3.咨询师：我记得在咨询之初，你曾谈到过，除了希望能在数学课上很好地表达，你也同样希望和父母在一起时，能够很自信而坚定地表达自己。到目前为止，我们还没有涉及这个方面，现在可以开始谈谈这个问题了吗？

求助者：嗯。他们当然为我在学校取得的这些进步感到很开心。他们说："看吧，我们早就知道你是可以做到的。你只要多用心就好了。"因此我现在的问题就变成了，如何能够保持这种状态而不让他们再次失望。好像在他们心中，他们已经非常确定我将来会怎样，他们希望我按照他们提供的模式去学习，成为他们心中所想的样子。但是我不知道我心中的想法是否与他们一致。

4.咨询师：你希望对自己以后选择什么学习方向有自己的想法。

在应答4中，咨询师只给了一句很简短的反馈，表达了对伊莎贝拉的肯定。肯定信息用短句表达出来，是希望求助者能够听懂和理解。而且，咨询师在短语确定了伊莎贝拉的希望，即她要为自己的学业选择做主。

求助者：是的。当我在数学课上感受到自己的能力时，我开始觉得我在其他方面也应该具备同样的能力，虽然这是我曾经敢都不敢想的事情。但是我也了解我父母（特别是我父亲）的想法。当他知道我真正希望选择的方向时，肯定会不高兴的。

5.咨询师：你逐渐增强的自信激发了你对其他领域的兴趣，而这些领域连你父母可能以前没有想到你会感兴趣。

需要注意的是，在应答5中，咨询师没有问伊莎贝拉她想选择的方向是什么，而是给予又一个简短的反馈。前面提到过，在动机性面谈中，这类反馈数量应该比提问的数量多两倍以上。咨询师认为，相比感兴趣的具体学习方向，伊莎贝拉更关心的是她父母的反应。了解具体的学习方向只是满足咨询师自己的好奇心。当没有直接问到这方面问题时，伊莎贝拉有权利决定是否说出这方面信息。

求助者：是的，他们只支持我选择他们认为适合的方向。

6.咨询师：也就是说你希望多一些自主性，但是又不想失去他们的支持。

在应答6中，咨询师用了一个双面反馈，指出了伊莎贝拉内心中存在的矛盾。拥有更多的自主控制，但是又愿意不失去父母的支持。

求助者：也许这种想法有点自私。或许我应该放弃，然后做他们希望我做的事情，特别是他们将来还会为我交纳大学学费。

7.咨询师：好的。现在我有一些想法，你愿意听听吗？[咨询师给求助者提供任何观察到的信息、或者建议之前，需要征求求助者的同意]

求助者：当然愿意。

8.咨询师：首先说明这可能只是我主观的看法。在数学课上，你没有向焦虑投降。你运用我们曾经一起练习的策略，比如放松、想象等技术，很好地战胜了焦虑。所以现在我期待你也可以不用向你父母的期望投降。你可以使用我帮助你学会用在数学课堂上进行表达的技巧，也用在与你父母之间的沟通上。你觉得可以吗？[这段话结束之前，要问一下求助者的反馈]

求助者：你的意思是说，让我面对父母时，也使用一些类似于你帮助我提高数学课表的的技能，是吗？

9.咨询师：是的。我认为，如果这种方法对你数学课上的表现有帮助的话，那么对你与父母之间的沟通也会有效果的。比如，你在班上已经能够表达自如，而且，看起来你所做的没有什么不适当的地方。因此我在想，你也会以一种适当的方式——镇静，自信，尽量客观的方式，向你父母表达你真实的想法。这样说是否你也认可呢？

求助者：我也赞同，但是我不太确定是否能做到。

10.咨询师：你可能现在还能不确定。[咨询师提供强化反馈，强调伊莎贝拉的不确定只是暂时的。这句话向伊莎贝拉表明她不敢确定，但也指出这只是暂时的]。

求助者：[叹气]，我确实很希望自己有能力和父母对话，而且能够自己选择喜欢的方向。

11. 咨询师：用我们在这里练习过的表达方式，试着去和你父母交流看看。这些方式你在学校中也已经使用过了。但是，你不必一定要这么做，你可以自己做出决定。

在应答11中，咨询师强调求助者的自主性，告诉是否会在父母面前以学会的方式表达，她是有权利进行选择的。

求助者：好的，可能这真值得试一试。虽然我在数学课上已经能够表达，但是我还是不太确定这个是否可以用于和父母的交流上。但是，我相信，还是有可能性的。

12。咨询师：一步步地做。对吗？

求助者：是的。这也是我在这里学到的，改变都是需要时间的。没有谁能一口吃成个胖子。

为了帮助你辨识咨询师的反馈是属于MI一致的，还是MI不一致的，建议做一下学习活动18.5中的练习。这个练习的反馈答案中还将不一致的反馈替换成一致性的反馈，以帮助你更好地学习如何做到MI一致性。

学习活动 18.5　练习 MI 一致性

这个练习让你学会判断咨询师的哪些反馈是一致的，并替换那些不一致的反馈。通过阅读每个求助者的陈述，来判断咨询师的反馈是一致的、还是不一致的。如果反馈是一致，则从专栏18.6中七种一致类型找到对应的条目。如果反馈是不一致的，就从专栏18.6中五种不一致类型中找到对应的条目。然后试着将它们改写成一致性的反馈，然后看看修改反馈属于那种类型。

1. 求助者：为什么你给我这个小册子。你是想告诉我，我得用安全套吗？

    a."这只是给你提供一个信息。至于如何选择完全在于你自己。没有人可以强迫你使用安全套。"

    b."我认为，如果你不使用安全套，你可能最终会有很多个孩子，你需要为此承担更多的费用。"

    c."我只是想表示一种关心，并向你提供一些可能对你有帮助的信息。"

2. 求助者：我以为，我只是来做做测评的。没有人告诉我说，我是来做咨询的。你现在告诉我，我必须重新参与一些团体咨询活动。我觉得这简直就是胡扯！

    a."听我这么说，你很不高兴，而且认为只是因为别人通知错了，你才来到这里。甚至认为，来到这里是被算计了。"

    b."我有不同的想法。我可能是错的，但要看你是怎么想的了。因为之前你曾谈到过，你认为没有一个人很认真地对待你。我在想，你是否可以尝试一次团体咨询看看，只是试一试。我想，你在这样的团体中，可能会发现你自己对有些事情看得太过认真。当然，我的建议也不一定就合适，但是我认为，你至少可以参加一期的咨询，你会发现它是有帮助作用的。"

    c."嗯，但是我的确这样认为，至少参加一期的团体咨询，对你是有好处的"

3. 求助者：我确实不知道这有什么大惊小怪的。我和所有的朋友都喝酒，而且我们在一起喝酒很开心。大学生活不就应该是这样吗？当然，我的学习成绩还可以再好一点。我也可以将钱花在其他更有意义的事情上，来报答父母。

    a."听起来你已经想了很多，而且看到了喝酒和你正在应对的一些事情之间的联系"

    b."虽然你还很年轻，但是我不希望看到你越陷越深。"

    c."听起来你的生活过得太快乐了，以至于你没有将足够的精力放在学习上。在我看来，学习才是大学生活的重心，而不是喝酒聚会。"

4. 求助者：我的老板说我是一个不会控制愤怒的人。天啊，他自己才经常情绪失控呢。

    a."好了。现在是帮助你解决自己的问题，而不是你老板的问题。因此我们将谈话主要集中在你身上，而不是他的身上。"

    b."我们需要看看，你老板为什么认为你需要来接受咨询呢？"

    c."上天没有赋予你这方面的天赋，这看起来有点不公平。不过没关系，你肯定有其他不为人知的优势。你通过在这里进行情绪管理的学习，就肯定可以掌握一种合适的方式，用以向你的老板表达心情。"

学些活动 18.5 反馈　练习 MI 一致性的答案

MI 一致性？还是 MI 不一致？	咨询师反馈中一致性的类型	咨询师反馈中不一致性的类型	改写咨询师反馈中的不一致部分
1、a、一致	强调个人的选择和控制/鼓励求助者自主选择		
1、b、不一致		警告	不是的。我不是要告诉你，你应该怎么做。你曾给我留下很深的印象，即你要自己做出决定。因此我想到，这本小册子可以在你决定时提供帮助。
1、c、一致	支持		
2、a、一致	反馈		
2、b、一致	基于允许的情况下提出建议		
2、c、不一致		没有获得允许，就给出建议	你有最终的选择权，是否接受我的建议（强调个人的选择和控制）
3、a、一致	肯定		
3、b、不一致		没有经过允许，就提出担忧	一方面，喝酒的时光令你快乐。另一方面，你也看到了某些不喝酒的好处。（双面反馈）
3、c、不一致		过于直接	你其实也不太明白自己为什么这么喜欢喝酒。（简单反馈）
4、a、不一致		面质	听起来，你对他人有较好的理解，而且你对我们一起如何工作，也有自己的看法。（肯定）
4、b、一致	开放性提问		
4、c、一致	重构		

SFT 和 MI 在不同群体中的应用

有研究显示，方案凝聚疗法（SFT）和动机性会谈（MI）在许多不同的群体中都有很好的疗效。特别在少数民族群体中，他们很难获得适宜的心理健康服务，SFT和MI的应用让他们看到了希望（美国健康和人员服务部，2001）。消费能力有限，缺少社会支持，咨询师没有考虑特殊文化背景带来的影响，以及求助者对专业帮助存在的恐惧和误解，所有这些因素都可能阻碍少数族群获得有效的帮助。不同文化背景的求助者开始时都会对咨询疗法存在质疑，但是由于SFT和MI疗法中考虑到阻抗的因素，因此它们对这些求助者来说可能更为有效。秉持以人为本，非指导性，以及求助者—咨询师合作的咨询理念，SFT和MI为求助者创造了一个安全的氛围，使他们能够参与到咨询中来。

SFT被认为适用于少数族群（如非洲裔美国人，墨西哥美国人，和亚裔美国人）、家庭（Corcoran, 2000; Lee 和 Mjelde, Mossey, 2004）和个人（Berg 和 Miller, 1992a）以及阿巴拉契亚人（Gunn, 2001），以及父母被监禁的拉丁裔儿童（Springer, Lynch, 和 Rubin, 2000）。为什么SFT能在很多群体中都有很好的适用性呢？首先SFT强调求助者（团体）自身的资源和力量，咨询过程是一个将赋予求助者权利的过程。其次，SFT疗法比较务实，这点对于来自不同文化背景的求助者有一定的吸引力，而且他们感觉接受的是较少刻板定势的专业服务。最后，Lee（2003）还指出，重视集体主义的种族群体，多以解决实际问题为导向，恰好方案凝聚疗法也是是以目标为导向的，并且它还强调咨询进展要有实际的明确指标。

本章才开始谈到的有关 MI 研究表明（见 Hettema 等，2005），相对于白人求助者，MI更加适用于少数种族群体。虽然目前还没有完全找到这种疗效上差异背后的真正原因，但是有种解释认为，MI主要用于解决矛盾心理，因此它更适用于常常感到生活压力、并常与其他势力进行争斗的群体。还有另外一种解释，MI疗法秉持的对人尊重的态度，它能够激发并保持所做出的改变，而且它能使那些经受着不同形式歧视和压抑的群体更能体会到如浴春风般的感受。

Roberts 和 Nishimoto（2006）建议将SFT和MI两种疗法整合起来，以帮助非洲裔美国妇女（特别是产后妇女）进行药物治疗。他们认为，利用SFT法会为妇女们带来希望，因为它能够帮助她们更多地关注"高成功"或者"明光复现"的情境，而不再去注意那些"高风险"或者"慢性恶化"的情境（参见Berg 和 Miller, 1992b; Mason, Chanler 和 Grasso, 1995）。同时利用 MI 法来探索求助者的内部动机。Roberts 和 Nishimoto 认为，在探讨内部阻抗时，可能会让受害者感到被责备，但不一定如此，因为考察求助者的内部阻抗…会为咨询师更好地了解求助者内部动机提供途径，特别在需要应对多种主题的情况下就更是如此。

本 章 小 结

本章以全新或不同视角来审视阻抗，我们不再将它看做是需要加以直接打击或者比之唯恐不及的东西，阻抗是可以接受的东西，是我们与求助者在合作关系中加以应对的东西。我们将阻抗理解成为是一种"双人互动"的结果（即求助者和咨询师共同参与和产生的结果），而不能将之完全归结为求助者的特征。阻抗问题反而为咨询师提供了更多的选择，咨询师会发现处理阻抗的方式有很多种，而不是他们一开始想象的那么单一。

方案凝聚疗法（SFT）和动机性会谈疗法（MI）让我们相信，与求助者一起应对阻抗很有意义。两种疗法基于相同的哲学理念，即助者和咨询师坐在同一架马车上，他们能够共同获益。事实上，Lewis 和 Osborn（2004）提出，SFT 和 MI 有七个共同点和五个不同点，见专栏18.9。他们将 SFT 和 MI 进一步整合，并指出这种"协同事件"的三个特征。其一，尊重求助者讲述的故事，并将其贯穿于整个咨询过程；其二，冲突和矛盾被认为是求助者改变的资源；其三，改变是在咨询关系之中发生的。他

> **专栏 18.9　SFI 和 MI 的比较**
>
> **两者的相同点**
> 1、关注非病态、健康的方面
> 2、多元视角
> 3、中心围绕着改变
> 4、重构"阻抗"
> 5、合作成为关键
> 6、利用求助者自身的力量和资源
> 7、时刻保持敏感性
>
> **两者的不同点**
> 1、语言的社会建构
> 2、改变的概念
> 3、咨询师的关注点和目标
> 4、时间的关注点
> 5、反馈方式
>
> 资源：Lewis 和 Osborn（2004）

们认为，当 SFT 和 MI 一起使用时，咨询效果是要放在多次对话活动和咨询关系变动的背景下进行评估的，这体现了咨询过程的系统性、整体性、互动性、和循环性。

Lewis 和 Osborn（2004）推测，SFT 和 MI 的结合可以推动改变的过程，因为它向求助者为应对在改变过程遇到的挑战的停顿提供了多条途径。在咨询关系中求助者表现出的力量和资源都可以用来应对阻抗，这也正好体现出解决方案建构的实例。

通过我们对 SFT 和 MI 的介绍，你脑中是否出现了一副生动清晰的形象，去描述两种疗法整合后应对"阻抗"的情境呢：一个怀有好奇心的双人舞的情境。W.R. Miller 和 Rollnick（2002）指出，咨询关系就好像跳双人舞，而 Shilts 和 Thomas（2005）则将阻抗看成是好奇心，上述图景图就是四个人观点的组合。我们相信，当求助者和咨询师进行合作（共舞），并怀有强烈的好奇心，为求助者构建一个更加可控和充满希望的现实而努力之时，那么求助者和咨询师双方都会从中获益。

课后测验

a) 知识和技能

此活动是用于强调本章的三个学习目标。练习活动的目的是为了评估你在求助者与咨询师互动关系中是否能够识别 SFT 和 MI 两种干预方法。

先阅读下面的雯丝案例,以及他和咨询师(一个高加索中年女性)最近进行的一次对话,然后回答,咨询师在咨询中使用哪三种 SFT 策略?她又使用了哪三种 MI 策略?而雯丝的咨询师又使用了哪三种反映 SFT 和 MI 结合的整合?为每个答案都提供出为什么采用该策略的理由。对于 SFT 和 MI 结合干预法,要指出它们是怎样说明本章的主题——即"怀有好奇心的双人舞"在应对阻抗中的作用。

雯丝是一个25岁的混血男性(非裔和高加索人的结合),高中毕业,现在就学于一所当地的技术学院第一个学期。他曾经因为使用致命武器伤害他人,而在另一个州的监狱中服刑过四年,现在还处于假释之中。雯丝必须接受当地一所毒品和酒精治疗机构的咨询,以此作为假释的交换条件。他说,为了通过每月缓刑监督官员进行的尿检,他选择了吸食"野草"(即大麻),但这种毒品不易保持清洁("它能帮助我镇静")。在他被从本地监狱中释放出来之前,他持续用了两周的毒品,他是因为拥有毒品罪而入狱的。后来这罪名被取消了。雯丝承认他做过五年的可卡因贩运"职业",但是他否认使用过可卡因,说他贩运可卡因的部分利润用来供他吸食大麻。他说,他八岁时开始抽烟,大约在10岁时就开始抽大麻。他承认,他偶尔也喝酒,但不依赖酒精。

雯丝在2岁时被一对高加索夫妇收养,这对夫妇当时已经有两个他们自己生育的孩子(6岁和8岁)。雯丝的爸爸是位大学教授,妈妈是个社会工作者。雯丝说他的父母一直很关注他,希望他能远离毒品、并最终摆脱毒品。他和他们的关系很疏远。雯丝承认,他从来都不能相信任何人。他一个人住在公寓里,最近才开始在当地的一家垃圾收集公司工作。他说想回到拳击运动中去。他有拳击天赋,19岁时曾赢得金手套比赛。

咨询师:你要知道,我真得很高兴你今天能来咨询。上周我还不太确信这一点,因为上周我们在第一次探讨你曾被收养过。我感觉到你对我提及此事有些不高兴。直到咨询快结束时你都很少说话。咨询一结束,你就不辞而别。这对你而言是不寻常的。也许我可能误解你了。

雯丝:不。当时我是有些愤怒。

咨询师:你对我提及收养问题感到不快。

雯丝:是的。

咨询师:我很高兴你能让我了解到这点。我很好奇,什么使你决定今天再次来咨询,尽管上周我使你感觉不快了。

雯丝:(耸耸肩膀)我必须来。

咨询师:你不想毁坏假释,再回到监狱里去。

雯丝:是的。

咨询师:因此你决定做些你应该做的事,以便远离监狱。

雯丝:你说得对。

咨询师:那么我很好奇,你今天来到这里,是怎样想的,当我们讨论话题时,你又在想些什们?

雯丝:除了不谈被收养的话题外,其他什么话题都可以谈。你也很清楚,过去的已经过去了,不是吗?我现在只想朝前走、而不想一直倒退。

咨询师:你已经开始往前看了,回顾过去使你感到不舒服、甚至是白白浪费时间。

雯丝:是的。你知道,我想我已经浪费时间了,深挖过去或者追忆已经发生的事情都是没有用的。做过了就是做过了。

咨询师:你是个有使命感的人。可能在你大部分的生活中一直都有使命感。

雯丝:也许是吧。

咨询师:嗯,若真的如此,你可以谈谈你有怎样的使命感吗?

雯丝:(耸耸肩膀)我想自我独立,我不想依赖任何人,不是吗?我只想一个人独处。

咨询师:一个人独处有它的优点和缺点。

雯丝:(看着咨询师)有优、缺点之分吗?

咨询师:很多东西都有它们的正面和反面。

雯丝:是啊。你拿起好的,就带出坏的,拿起坏的又看到好的,诸如此类。

咨询师:这正是我欣赏你的一个方面,雯丝,在这一点上你恰好就是你自己。你是很现实的,我的意思是说,你的头脑很清晰，脑子不糊涂，装满了各种幻想，不知从那儿来的想法。你有很现实，非常实际。做你想要做的事情。我的印象是，你充满了愤怒，总想与什么争斗，要进行攻击。

雯丝：（手紧紧地抓住他的座椅扶手）你要是和我有同样的遭遇，你也会这样的。瞧，（开始从他的椅子上站起来），我不需要你试图理解我、读懂我。你现在的说话方式很像我妈妈（站起来，往办公室门走去），我不需要另一个白种女人告诉我，我是谁，我需要做什么。我来之前应该猜到，今天会再次发生这样的事情。（手握着办公室门的旋钮，停顿了一下，没有打开旋钮）

咨询师：（仍然坐在那儿，没有把脸转向雯丝）雯丝，你知道，你有权离开。没有人会阻止你。我只想知道你怎么了，我刚刚说了些什么，使得你想离开？

雯丝：（仍然握着门旋钮）瞧，我认为，我来进行咨询是要解决我抽大麻的问题，是帮助我保持清洁的，而不是针对我的过去和愤怒。

咨询师：雯丝，从某种意义上讲，这些问题都有内在的联系。你并非因吸烟而入狱的。

（沉默）

雯丝：瞧，你一直试图处理我过去发生的、很久很久以前的事情。过去大部分生活中都是这样子的，现在还是，也许未来的很长时间里都会这样子下去。我只想帮助你处理问题。我不是你的妈妈。我不想成为你的妈妈。如果我是白人，也禁不住这样去做。我只想给你提供我力所能及的帮助，以便于你能保持清洁、远离监狱，做一些在你的生活中必须去做的好的事情。

（沉默。雯丝还呆在办公室内，手握着门旋钮）

咨询师：你在说什么？你现在愿意呆在圈内，不用拳头、拳击手套和任何力量去解决问题吗？我们能不用暴力而讨论这个问题吗？

雯丝：（松开门旋钮，双手抱胸，肩斜靠着门的背面）我只想一个人独处。我不需要任何人告诉我，我该做什么、我该怎样生活。我很累。

咨询师：你可以做你自己想做的事，独自计划你自己的事情。

雯丝：似乎没有人能这样做。

咨询师：雯丝，我们有很多需要讨论的，我想我们是不是可以坐下来谈。

雯丝：（现在直接站起来，耸耸肩膀，慢慢地回到座位上）好吧，无论怎样。（坐下）

咨询师：谢谢。（停顿）很好，那么你告诉我，你对自己已经做出什么打算。在这里我是一个学生，我有很多东西是要向你学习，你有很多东西可以教我。

雯丝：你想知道些什么？

咨询师：哦，作为初学者，我很好奇是什么促使你这样做的，你的动机是什么。我已抛弃愤怒，让它像曲线球一样消失了。对于我而言，我可能有些自以为是了。我现在需要听听你的看法。

雯丝：不，你说的不完全离谱。我想我确实有很多东西在体内燃烧。我想这应该是愤怒。

咨询师：具体说说。

雯丝：我不知道。在我的记忆里一直就是这样。（停顿）就像高压锅的压力似的，逐渐累计起来。我必须用某种方式把它释放出去。

咨询师：拳击和抽烟帮你释放了。

雯丝：是的。但现在这两种方式我都不能用了。

咨询师：你说，上次咨询之后你感到"有些愤怒"。愤怒时如果不抽烟，你会做些其他的什么事情呢？

雯丝：噢，不知道。我去健身、举重、跳绳。

咨询师：很好，非常好。那样做对你都会有怎样的帮助呢？

雯丝：放松。肌肉再次运动、流汗，自己独自去做。

咨询师：有些事可以带给自己自信，而不仅仅是腱子肉。

雯丝：哦，是的。我想是这样的。我之前没有这样想过。

咨询师：因此，虽然只有上周一周时间，你已经做了很多事情，以帮助自己克服你所提及的愤怒、紧张和内心燃烧的火焰。你感觉还可做些什么其他有益的事吗？

雯丝：（叹息）我想还有对话。

咨询师：在这儿和我谈话。

雯丝：是的。

咨询师：你今天做到了。你本来可以离开的，但你还是留下来了。

雯丝：我差点就离开了。

咨询师：确实如你所说的。使你决定留下来的原因是什么呢？

雯丝：你让我自己选择，而不是告诉我该怎么干。

咨询师：你有权决定。还有其他原因吗？

雯丝：你刚刚说的很直率。我没有时间吸烟。

咨询师：你没有和我争论。

雯丝：不，我知道这些问题是有联系的。我只是想要自己来处理。

咨询师：你自己处理也是有优点和不足的。

雯丝：噢？

咨询师：好吧，我们一起来讨论一下你自己处理愤怒、尝试保持清洁、待在学校学习这些事情的优点。（雯丝认识到控制的感觉，获得荣誉感、自豪感，证明他人的错误，等）好，那么缺点又是什么呢？自己处理这些问题的弊端在哪？（雯丝讨论了孤独、失败的感觉，疲惫和沮丧感，等）让我们再看看其他方面：让他人帮助你一起解决这些问题有哪些优点呢？还有些什么可有助解决问题？

雯丝：也许将不再如此艰难了。

咨询师：其他人将帮你分担。还有其他的吗？

雯丝：我将不再感觉孤单了。

咨询师：你需要有人陪伴。好的，他人帮助也可能会有弊端和不足，也不一定会一帆风顺的。

雯丝：你说得很对。就像你所说的，我经常被踢爆。

咨询师：因此，尽管有人帮助你，一起解决你自己的问题，比如愤怒，还是可能会使你感觉愤怒。

雯丝：我想是这样的。你这样说，听起来似乎很愚蠢，但我想确实是这样的。

咨询师：你已经意识到这些了，这点很好。那么，你所面临的挑战就是如何让他人在不同时间、用不同方式去帮助你，但却不会令你对他们产生愤怒。

雯丝：也许这不可能。

咨询师：也许。你今天已经留在这儿了。你和我讨论了关于优点和缺点的问题，也许我说得并不对，但你看起来也没有对我产生愤怒。

雯丝：还算冷静。我没问题。

第18章 知识与技能的反馈

 **SFT 的策略**

1. 提出建设性的问题:"上周与我的谈话使你感到一丝愤怒,是什么又让你今天再次过来呢?"
   原理:让求助者找出在已经解决的问题和挑战中,自己处理问题与行为的方式。

2. 提供合理的表扬:"你现在心情低到了极点。去做你认为必须要去做的事情,这是很现实的。"
   原理:强调求助者出现在咨询过程中的力量、资源及能力。

3. 进行"角色转换":咨询师作为学生,而求助者作为老师。"现在我是学生。我有很多事情要向你请教,并且你也有很多东西要教我。"
   原理:强调咨询关系是一种合作关系,咨询师并不是无所不知的,而求助者可以提供非常有价值的信息。

4. 询问求助者的"替代":"如果不吸烟,你会用怎样的替代去处理这些愤怒呢?"
   原理:在建立解决方案时突出了求助者的参与,也就是说,当雯丝(Vince)能够重复已经出现的"例外行为"或积极行为,他也许就能摆脱现在的问题了。

5. 用求助者的言语说话:根据对方的反应,咨询师用求助者的话,来形容自己的体会和想法,如"心里冒火"和"踢爆"等。
   原理:咨询师试图告诉求助者他可以被理解,他的体验是合理的,其表面的价值是可以被接受的。

MI 的策略

1. 提供反射性或共情的陈述:"你不想毁掉假释而进监狱"(简单反馈),和"回顾过去使你感到不舒服、甚至是白白浪费时间。"(复杂反馈)。
   原理:用来澄清听到的或理解的是求助者的本意。简单的反馈可以反映出求助者的经验,而复杂的反馈可以提出另一种观点(如,用"知道将要发生什么"作为"不再退回去"的反面),或是给求助者所说的内容增加意义(如,"退回去"也许是"浪费时间")。

2. 强调个人的选择和控制:"你随时都可以离开……没有人会阻拦你的。"
   原理:提醒或强化求助者这样的既定事实:他有权力选择是否留在谈话中,或是继续进行咨询。这对雯丝非常重要,当他听到这些会更加珍惜自己选择的自由,自己做出决定的权利。他认为他继续咨询是因为"你让我选择,而不是告诉我要做什么。"

3. 表示肯定:求助者认为去体育馆做运动的好处是"释放"。咨询师把这种积极的体验解释为 Vence 能够负起责任的(即,他能够承担的一种积极的结果)、他所感兴趣的事情("以前从没有这样想过")。
   原理:正如 SFT 所推荐的,肯定能够突出求助者的能力和力量。

4. 询问开放性问题:"再多说一些。""还有什么吗?""是什么让你决定留下?"
   原理:可以从求助者还没有提到的细节中得到更多的信息。

5. 提供支持:"我只希望可以提供力所能及的帮助,使你可以保持自由,远离监狱,并且去做那些你一直都想要做的、对你生活有益的事情。"
   原理:可以向求助者传达咨询师对他状况的担心,以及她会坚持陪他度过咨询和改变阶段的承诺。

SFT 与 MI 的结合策略

1. 尊重求助者的喜好(或目标、抱负):如果求助者在这次面谈开始时就说得很清楚,他在前次的咨询中对于"追忆"感到"有点愤怒",咨询师就不可再强行开始"回忆"该话题(如,求助者的收养问题)。作为替代,咨询师可以问问另一种观点——也就是说,前面有什么?她通过重构性的陈述,"你是一个有使命感的男人",然后询问他的"使命"是什么。咨询师是在求助者的带领下(体现了 SFT 和 MI 的人本主义、以人为中心的理念),向求助者提出了新的思考领域。

2. 把矛盾心理作为资源:尽管雯丝明白,和咨询师交谈对他是有帮助的,但他仍然不接受做咨询这件事(他把自己回来咨询解释为"我不得不")。因此他对咨询过程是很矛盾的。他对应该如何处理自己的愤怒也充满了矛盾，希望得到别人的帮助，又想依靠自己的力量。咨询师在咨询中可以利用这样的矛盾状态，以代价/收益分析的形式探索矛盾的双方（即，他人帮助的优劣势，以及自己处理愤怒的优劣势）。因此矛盾心理被视为正常的过程，对它进行探索可以很好地鼓励求助者参与到咨询中。注意"好奇心"一词的运用，它是邀请求助者提供出自己的观点。他的矛盾心理被好奇地探查，而不是被加以打击和拒绝。这样求助者便会对这种方法表示欢迎，并且积极地参与其中。

3. 关系中的改变：在整个咨询过程中，咨询方式始终强调合作，以及改变的不仅仅是单方面的体验。很典型的是，咨询师频繁地用第一人称交谈，以证明她是以同伴的身份参与到咨询中的。她也知道，指出雯丝的愤怒"烧掉"了他的"现实性"和"使命感"，也许是一种"曲线球"和有些"专横"。尽管提起这件事可能会让雯丝勃然大怒，并差一点离开咨询谈话，但事实证明咨询师的观察是合理的（雯丝说她的观察并不离谱）。她花了不少时间才在舞蹈中占据了主导。在另一处她也起着引导作用，她说，"你并非因吸烟而入狱的。"这种在融洽的氛围中提出的温柔质问，会让雯丝改变想要离开咨询室的想法。他宣布自己之所以留下来，是因为咨询师对他的"直率"。虽然雯丝并不喜欢被别人要求去做这做那，但看来他很欣赏诚实的、能够直接面对他的人。当咨询师只是提供选择、而不是将选择强加于他的时候，他对咨询的态度便变得开放了。也许求助者和咨询师都需要去学习双人舞蹈和网球双打中的合作关系，才使的已经困扰雯丝很久的愤怒得到有效的管理。

万千心理 心理咨询与治疗书目

书号	书名	著、译者	定价(元)
\multicolumn{4}{c	}{心理咨询与治疗导论}		
6927	心理咨询师的问诊策略（第六版）	S. Cormier等著　张建新等译	78.00
7313	心理咨询与治疗经典案例（原著第七版·中文第二版）	G. Corey著　谭晨译	92.00
3154	心理咨询与治疗的理论及实践（原著第10版）	G. Corey著　朱智佩等译	118.00
3201	网络上的咨访关系	G. I. Russell著　巴彤，谢冬梅译	68.00
2880	自杀风险的评估与管理	David A. Jobes著　李凌等译	72.00
2151	荣格心理学的实践	June K. Singer著　蔡成后译	88.00
1715	危机干预策略（第七版）	R. K. James等著　肖水源等译	108.00
1796	心理治疗基础	许又新著	48.00
1947	当代自体心理学	P. Buirski编著　王静华等译	72.00
1560	自体心理学导论	P. A. Lessem著　王静华译	48.00
9106	自体心理学的理论与实践	M. T. White等著　吉莉译	32.00
1795	心理咨询与治疗的案例评估和分析	刘稚颖等著	38.00
9937	心理治疗中的改变	波士顿变化过程研究小组编著　邢晓春等译　李孟潮审校	42.00

9938	心理治疗中的首次访谈	S. Lukas著　邵啸译	30.00
9575	心理咨询面谈技术（第四版）	J. Sommers-Flanagan等著　陈祉妍等译	80.00
9468	心理治疗实战录	M. F. Basch著　寿彤军，薛畅译	45.00
0911	101个心理治疗难题	J. S. Blackman著　赵丞智，曹晓鸥译	88.00
9164	心理治疗师该说和不该说的话	L. N. Edelstein等著　聂晶等译	50.00
9974	精神分析导论	J. Milton等著　余萍，周娟等译	50.00
6232	调查研究手册	Pamela L. Alreck等著　王彦译	36.00
心理咨询与治疗导论合计			**1283.00**
心理治疗精选读物			
0222	给心理治疗师的礼物（精装）	Irvin D. Yalom著　张怡玲译	58.00
9978	日益亲近（精装）	Irvin D. Yalom著　童慧琦译	58.00
1761	直视骄阳（精装）	Irvin D. Yalom著　张亚译	48.00
2051	罗杰斯心理治疗（软精装）	B. A. Farber等著　郑刚等	78.00
9509	隐性说服力（全彩）	M. Adnrews等著　宋一辰译	60.00
9440	一个阿尔茨海默病人的回忆录	G. O'Brien著　王晓波译	78.00
0911	爱·恨与修复	M. Klein等著　吴艳茹译	18.00
9164	嫉羡和感恩	M. Klein著　姚峰等译	60.00

……
欲了解更多图书信息，请登录www.wqedu.com
联系地址：北京市西城区三里河路6号院2号楼213室　万千心理
咨询电话：010-65181109，65262933
*本目录定价如有错误或变动，以实际出书为准。